Klinik der Lungentuberkulose

Von

Professor Dr. Hellmuth Ulrici

Ärztlicher Direktor des Tuberkulosekrankenhauses der Reichshauptstadt Berlin
Waldhaus Charlottenburg in Sommerfeld (Osthavelland)

Dritte, verbesserte Auflage

der

Diagnostik und Therapie der Lungen- und Kehlkopftuberkulose

Mit 375 Abbildungen

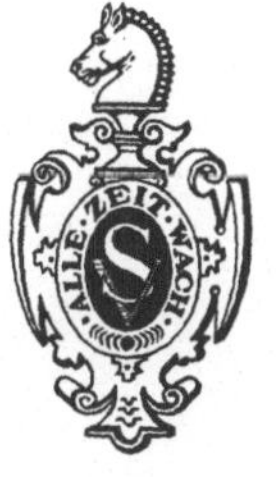

Berlin

Springer-Verlag

1944

ISBN-13:978-3-642-90484-4 e-ISBN-13:978-3-642-92341-8

DOI: 10.1007/978-3-642-92341-8

Vorwort zur dritten Auflage.

Die zweite Auflage dieses Buches ist schon seit einiger Zeit vergriffen. Auf dem Gebiet der Tuberkulose hat die Entwicklung der letzten 10 Jahre wiederum große Umwälzungen gebracht und zwar sowohl in rein wissenschaftlicher wie auch besonders in praktisch diagnostischer und therapeutischer Hinsicht. Es ist notwendig, den Facharzt wie auch den praktischen Arzt über diese Entwicklung gründlich zu informieren, damit für die rechtzeitige Diagnose der Tuberkulose und für die Behandlung des Kranken das bestmögliche herausgeholt werden kann. Angesichts der beträchtlichen Wandlungen in der Kenntnis der Tuberkulose war dieses Buch einer vollständigen und gründlichen Umarbeitung zu unterziehen. Der Entschluß dazu war nicht leicht, da die Kriegszeiten eine Vervielfältigung der Arbeit und der Aufgaben gebracht hatten, und demnach die Zeit für solche Neubearbeitung nur schwer herauszuholen war. Die Anerkennung als kriegswichtig wurde zwar von der zuständigen Stelle dankenswerterweise ausgesprochen, aber auch der Verlag, der sich zu dieser schwierigen Arbeit zur Verfügung stellte, mußte mit großen Schwierigkeiten rechnen. Unter diesen Umständen hat sich die Fertigstellung der neuen Auflage leider über 4 Jahre hingezogen, doch glaube ich nunmehr den Interessenten ein Buch in die Hand geben zu können, das durchaus dem neuesten Stand wissenschaftlicher und praktischer Erfahrung entspricht.

Ich habe unserem Röntgenologen Professor ROTHER und manchem meiner früheren und jetzigen Mitarbeiter für freundliche Hilfe herzlich zu danken, besonders aber unserer technischen Assistentin Fräulein WERNER, die zusätzlich zu aller anderen Arbeit die mühevolle Erstellung des Manuskriptes, der Abbildungen und der Korrekturen übernommen hat. Auch dem Verlag, der alle Schwierigkeiten laufend überwunden hat, ist dafür und für die bewährte musterhafte Ausstattung herzlicher Dank zu sagen.

Sommerfeld (Osthavelland), im Oktober 1944.

H. ULRICI.

Inhaltsverzeichnis.

Seite

I. Pathogenese der Tuberkulose. 1

II. Pathologische Anatomie der Tuberkulose 18

   1. Übersicht über die allgemeinen Gewebsreaktionen auf Eindringen
     des Tuberkelbacillus und über die Heilungsvorgänge 18
   2. Spezielle pathologische Anatomie der Lungentuberkulose 28
     a) Die exsudative Tuberkulose 29
     b) Die hämatogene Tuberkulose der Lungen 31
     c) Die produktive Tuberkulose 34
     d) Die cirrhotische Tuberkulose 36
     e) Die Tuberkulose der Pleura 38
   3. Pathologische Anatomie der Kehlkopftuberkulose 39
   4. Pathologische Anatomie der Darmtuberkulose 44

III. Anamnese und Symptomatologie der Lungentuberkulose 46

IV. Befunderhebung und Diagnostik der Lungentuberkulose 57

   1. Physikalische Untersuchung 57
   2. Spezifische Diagnostik 67
   3. Röntgendiagnostik der Lungentuberkulose 69

V. Bakteriologische, morphologische, chemische Untersuchungen und
  Funktionsprüfungen 92

   1. Untersuchung der Sekrete und Exkrete 92
   2. Blutuntersuchungen 102
   3. Funktionsprüfungen von Lunge und Kreislauf 110

VI. Die endothorakale Tuberkulose im Kindesalter 121

VII. Klinik der Lungentuberkulose des Erwachsenen 158

   1. Erstansteckungstuberkulosen Jugendlicher 159
   2. Reste aus der Frühansteckung an Tuberkulose und Exacerbations-
     tuberkulose 167
   3. Der klinische Beginn der Lungentuberkulose 174
   4. Die exsudative Tuberkulose 188
   5. Die Pleuritis exsudativa im Formenkreis der Lungentuberkulose 199
   6. Die hämatogene Lungentuberkulose 207
   7. Der schleichende Beginn und die produktive Tuberkulose 217
   8. Die cirrhotische Phthise 227
   9. Besondere Tuberkuloseformen 232
  10. Heilvorgänge bei der Lungentuberkulose 248
  11. Das Endstadium 255
  12. Der Tod an Tuberkulose 256
  13. Zur Psychologie der Phthisiker 259

VIII. Die Differentialdiagnose 268

IX. Die Allgemeinbehandlung des Tuberkulösen 304

Seite

X. Symptomatische Behandlung 315

XI. Spezifische und unspezifische Reizbehandlung 333

XII. Kollapstherapie 349

    1. Zweck, Methoden und Indikationen 349
    2. Der Pneumothorax 374
    3. Strangdurchbrennung 394
    4. Der intrapleurale Oleothorax 405
    5. Die künstliche Zwechfellähmung 407
    6. Die thorakoplastischen Operationen 411
    7. Die Paraffinplombe, der extrapleurale Oleothorax und der extra-
       pleurale Pneumothorax 421
    8. Kavernensaugdrainage nach Monaldi 432
    9. Dauererfolge der Kollapsbehandlung und Aussichten für ihre Aus-
       gestaltung 434

XIII. Kehlkopftuberkulose 450

XIV. Darmtuberkulose 463

XV. Tuberkulose und Umwelt 471

    1. Soziale Bekämpfung der Tuberkulose 471
    2. Lungentuberkulose und soziale Versicherung 487

Literatur 493

Sachverzeichnis 502

I. Pathogenese der Tuberkulose.

Für ein folgerichtiges diagnostisches Denken und zweckmäßiges therapeutisches Handeln ist die stete enge Fühlung mit der Pathogenese und pathologischen Anatomie selbstverständliche Voraussetzung, denn ihre Kenntnis bildet den Schlüssel, mit dem wir am lebenden Organismus im Buche der Krankheit lesen, und gibt den Maßstab für die kritische Würdigung unserer Untersuchungs- und Behandlungsmethoden.

Aufbauend auf ROBERT KOCHS genialer abschließender Klärung der Ätiologie der Tuberkulose und seiner für die Kenntnis der Tuberkulose außerordentlich wichtigen Entdeckung des Tuberkulins hat die wissenschaftliche Forschung der letzten Jahrzehnte in emsiger Arbeit ein Gesamtbild der Beziehungen zwischen dem menschlichen Organismus und dem wichtigsten seiner Feinde, dem Tuberkelbacillus, zusammengetragen, das in den Einzelheiten noch recht viele Unklarheiten enthält, in den großen Zügen aber für unser heutiges Begriffsvermögen endgültige Erkenntnis bedeutet.

Typus humanus und Typus bovinus des Tuberkelbacillus. In hunderten menschlicher Generationen und in ungezählten Millionen Generationen des Bacillus, wenn man von solchen sprechen darf, hat sich eine konstante Sonderart des Bacteriums, der Typus humanus, speziell auf den menschlichen Organismus eingestellt; von Mensch zu Mensch geht er über, nur im menschlichen Organismus findet er, soweit unsere Kenntnisse reichen, unter natürlichen Verhältnissen seine Lebensbedingungen. 90% aller Tuberkulosetodesfälle fallen der Lungentuberkulose zur Last, deren Erreger so gut wie ausschließlich der Bacillus vom Typus humanus ist, in den restlichen 10% der Tuberkulosen des Menschen wird in einem noch umstrittenen Prozentsatz, der mindestens ein Zehntel, vielleicht nicht unerheblich mehr betragen dürfte, der Typus bovinus gefunden, der vom Rinde, meist wohl durch die Milch, auf den Menschen übergeht. In neuesten Untersuchungen haben GRIFFITH, MUNRO und B. LANGE in 1,8% von insgesamt 1700 Fällen den Typus bovinus als Erreger der menschlichen Lungentuberkulose gefunden.

Die Tabelle 1 nach einer Zusammenstellung von MÖLLERs gibt 3,0% bovine Infektionen bei Erwachsenen, aber 22,2% bei Kindern an. Bemerkenswert ist, daß die bovinen Infektionen bei den extrapulmonalen Tuberkulosen stark hervortreten, bei der Tuberculosis verrucosa cutis der Erwachsenen (Berufsinfektionen der Tierärzte, Schlächter) 48% und bei den Halsdrüsen- und Abdominaltuberkulosen der Kinder (Milchinfektion) bis 40% erreichen.

Tabelle 1. Humane und bovine Infektion beim Menschen.
(Nach Möllers: Pirquet-Engel, Handbuch der Kindertuberkulose.)

Diagnose	Kinder unter 16 Jahren		Erwachsene über 16 Jahren		% der bovinen von der Gesamtzahl untersuchter Fälle
	human	bovin	human	bovin	
Tuberkulose der Lungen und Bronchialdrüsen	88	2	1057	3	0,43
Extrapulmonale Tuberkulosen .	598	197	277	39	23,9
Zusammen	686 (+ 10)[1] = 22,2%	199 (+ 10)[1]	1334 (+ 7)[1] = 3,04%	42 (+ 7)[1]	

[1] Die in Klammern gesetzten Zahlen geben die Anzahl der festgestellten Mischinfektionen (human und bovin) an.

Auf der Wiener Tuberkulosetagung 1940 berichtete B. Lange, daß er bei 13 Halsdrüsentuberkulosen 5mal, bei 31 Mesenteriallymphdrüsentuberkulosen 14mal den Typus bovinus fetstellte, überwiegend natürlich bei Kindern; wichtig ist, daß er bei 141 tuberkulösen Meningitiden, bei denen er den Typus ermitteln konnte, 14mal den Typus bovinus fand. Sicher ist immerhin, daß bei Zurücktreten der humanen ein mindestens relatives Anwachsen der bovinen Infektion für die Tuberkulose der Kinder zu erkennen ist.

Ultravisible Form des Tuberkelbacillus. Seit etwa 15 Jahren hat die Frage einer *filtrierbaren ultravisiblen Form des Tuberkulosevirus* die Forschung stark beschäftigt. Namentlich französische Autoren unter Führung von Calmette glaubten den wissenschaftlichen Beweis für diese Form erbracht zu haben, während deutsche Untersuchungen von Uhlenhuth u. a. die Frage durchaus offen lassen. Es soll deshalb auf dieses Problem, dessen positive Lösung die soziale Therapie der Tuberkulose stark beeinflussen würde, hier nicht näher eingegangen werden, vielmehr nur der Gegensatz der Auffassungen durch zwei Zitate illustriert werden. Péhu und Dufourt schreiben in einem Aufsatz über die Anschauungen der französischen Forschung: „In Frankreich bildete die Frage des tuberkulösen Ultravirus den Gegenstand zahlreicher Arbeiten, unter denen wegen ihrer Wichtigkeit sowohl die von Fernand Arloing und André Dufourt als auch von A. Calmette und Valtis genannt seien. Die Tatsache, daß die Untersuchungen der französischen Forscher im Laufe der letzten Jahre im Auslande und speziell in den Ländern der romanischen Sprachen von mehr als 20 Autoren bestätigt wurden, läßt keinen Zweifel an dem sicheren Bestande von filtrierbaren Formen des Tuberkelbacillus aufkommen." Blumenberg dagegen erklärt am Schluß einer eingehenden Literaturstudie über das filtrierbare Virus „Zusammenfassend muß festgestellt werden, daß überzeugende Beweise für die Existenz ultravisibler Tuberkelbacillusformen nach wie vor fehlen. Daran ändert auch die unbestreitbare Tatsache des Polymorphismus des Tuberkuloseerregers nichts. Wenn eine unsichtbare Phase im Entwicklungszyklus des Kochschen Bacillus auch nicht geleugnet werden kann, so handelt es sich doch bisher um eine Hypothese, für die sichere Unterlagen zu erbringen Sache künftiger Forschung sein muß."

Die Einfallspforte der Tuberkelbacillen ist nach den Arbeiten von Kuss, Ghon, Ranke und vielen anderen in der großen Mehrzahl der Fälle die Lunge, seltener der Darm, hauptsächlich natürlich bei den reinen Abdominaltuberkulosen, oder die Halsorgane bei den reinen Halsdrüsentuberkulosen; Ghon fand bei 750 Kindertuberkulosen autoptisch nur $2^1/_2\%$ extrapulmonale Primärinfekte, ein Satz, der sich allerdings in den Befunden anderer Untersucher (M. Lange, St. Engel, Schürmann u. a.) bis 15, ja annähernd 30% erhöht. Nach B. Langes neuesten Mitteilungen bestehen innerhalb der Reichsgrenzen regionär außerordentliche Verschiedenheiten des Prozentsatzes der abdominellen Infekte, die die Errechnung eines Durchschnittswertes nicht zulassen, zumal die Zahl der Untersuchungen allgemein dafür zu klein ist. Lange meint, daß die behauptete durchschnittliche Häufigkeit von 20% Fütterungsinfekten bei den kindlichen Tuberkulosen sich ebensowenig beweisen lasse wie der Prozentsatz von 5%, und daß die Wahrheit zwischen beiden Zahlen liegen dürfte. Ein besonders hoher Prozentsatz von 30% Fütterungstuberkulosen bei Kindern ist in Kiel festgestellt, aber Bessau hat bei seinem Berliner Krankengut sogar noch eine größere Zahl abdomineller Infekte gefunden. Die äußere Haut scheint unverletzt für den Tuberkelbacillus unpassierbar zu sein; die Leichentuberkel bei Ärzten, Tierärzten und ihrem Hilfspersonal und die analogen Infektionen von Schlächtern an tuberkulösem Vieh kommen durch kleine Verletzungen zustande, ebenso der Lupus gelegentlich durch Schmierinfektion kleiner Hautläsionen, während er in der Mehrzahl der Fälle nicht durch äußere Infektion, sondern hämatogen von einem entfernten Herd aus entsteht. Eine Wundinfektion (Inoculation von Tuberkelbacillen) kommt bei der rituellen Circumcision vor, wenn ein lungenkranker Beschneider die Blutstillung durch Saugen vornimmt. — Die kongenitale Übertragung der Tuberkulose durch Samen- oder Eizelle ist bis heute unbewiesen; die fetale Übertragung von der kranken Mutter aus, mit oder ohne Placentartuberkulose, ist zwar in einer Anzahl von Fällen einwandfrei festgestellt, kommt aber zweifellos selten vor.

Staubinhalation und Tröpfcheninhalation. Praktische Bedeutung hat nur die Infektion durch Inhalation (Staubinhalation nach Cornet, Tröpfcheninhalation nach Flügge) oder durch Fütterung (Schmierinfektion, Nahrungsmittelinfektion). Nach den experimentellen Untersuchungen der Flüggeschen Schule kommt der Streuung von Hustentröpfchen die überragende Bedeutung für das Eindringen der Tuberkel-

bacillen in die Lunge zu. B. LANGE hat indessen darauf hingewiesen,
daß nur kleinste Hustentröpfchen durch die engen Zugänge der terminalen
Bronchiolen bis in den Acinus gelangen können, wo sie haften und den
Primäraffekt setzen können und mißt deshalb der Staubinhalation die
weit überragende Bedeutung bei. Die Hustentröpfchen der Phthisiker
dürften bei der Ansteckung immerhin eine große Bedeutung dadurch
haben, daß sie an der Kleidung und dem Bettzeug des Kranken sehr
schnell antrocknen, und nunmehr die Tuberkelbacillen leicht verstäubt
werden können. B. LANGE hat experimentell nachgewiesen, daß für das
Zustandekommen einer tuberkulösen Infektion eine Infectio minima,
ja wahrscheinlich sogar ein einzelner Tuberkelbacillus, vollkommen
genügt, um nicht nur den Infekt zu setzen, sondern auch die Ausbreitung
des tuberkulösen Prozesses von ihm aus. Kliniker und Fürsorgeärzte
messen der sogenannten massigen Infektion eine entscheidende Rolle
für die Entstehung der schweren tuberkulösen Infekte bei. Die Untersuchungen von B. LANGE beweisen aber, daß mindestens in der Lunge
eine massige Infektion, d. h. das Eindringen von tuberkulösem Material,
das massenhaft Tuberkelbacillen enthält, an dem Ort der Wirkung gar
nicht möglich ist und für die Wirkung der Infektion auch keine Rolle
spielt. Wenn BRAEUNING, sicherlich mit Recht, darauf hinweist, daß für
die Entstehung der tuberkulösen Infektion der massig streuende schwer-
kranke Phthisiker die gefährlichste Infektionsquelle darstellt, so muß
man das so verstehen, daß ein Eindringen von Tuberkelbacillen in das
Lungengewebe gar nicht so leicht zustande kommt, weil die große Mehrzahl nicht nur der Hustentröpfchen, sondern auch der verstäubten
Bacillen auf der Schleimhaut niedergeschlagen und mit dem Bronchial-
schleim durch die Flimmerbewegung des Bronchialepithels wieder hinaus-
befördert wird. Wenn aber das Respirationsorgan des Gefährdeten häufig
und massenhaft von kleinsten Hustentröpfchen und verstäubten Bacillen
erreicht wird, so ist natürlich die Möglichkeit des Eindringens von
Tuberkelbacillen in den Acinus in sehr viel höherem Maße gegeben.
Es wäre also richtiger, nicht von einer „massigen Infektion“, sondern
von einer langdauernden und „massigen“ Gefährdung zu sprechen.

RANKEs *Stadieneinteilung der Tuberkulose-Ausbreitung* hat die Tuber-
kulose-Wissenschaft in den letzten Jahrzehnten ausgiebig beschäftigt
und ist bis heute Gegenstand lebhaftesten Meinungsstreites. Nicht be-
stritten ist das Lokalisationsgesetz CORNETs, nach dem vom primären
Herd aus regelmäßig die Infektion der regionären Lymphknoten erfolgt, also vom Lungenherd aus die Infektion des im Abflußgebiet der
Lymphe dem Primärherd zunächst gelegenen Lungenwurzelknotens, von
den Halsorganen aus die Infektion des nächstgelegenen Halslymph-
knotens, vom Darm aus die der Lymphknoten des Gekröses. RANKE
bezeichnet dieses Stadium der Tuberkulose: Primärherd und Infekt
des regionären Lymphknotens als Primärstadium oder *Primärkomplex*.

In diesem Stadium kommen unzählige Tuberkulosen zur definitiven Abheilung oder richtiger zum Steckenbleiben des Infekts.

Epidemiologie der tuberkulösen Infektion. Pathologisch-anatomische Untersuchungen von Naegeli, Burckhardt, neuerdings Schürmann, Aschoff u. a. ergaben bei Leichen Erwachsener 90—100% anatomische Merkmale früherer Tuberkuloseinfektionen; Lubarsch, Orth, Beitzke und Hart fanden 60—70%. Der Ort, an dem die Untersuchungen (Sektionen) vorgenommen sind, und soziale Schichtung scheinen für die Ausbeute wesentlich zu sein. Umfangreiche Prüfungen mit der Tuberkulinhautreaktion ergaben nach Pirquet, Hamburger und vielen anderen, daß in den großen Städten 90 und mehr Prozent der Kinder das Pubertätsalter tuberkuloseinfiziert überschritten, während in ländlichen Bezirken der Prozentsatz geringer ist. In den seither vergangenen Jahrzehnten hat sich indessen infolge des Rückganges der Tuberkulosemortalität und Morbidität und der durch ihn bedingten Minderung der Infektionsquellen der Durchseuchungsgrad ganz erheblich geändert. Die Durchseuchungsverhältnisse im Kindesalter werden je nach dem Zeitpunkt der Untersuchung, der angewandten Methode und vor allem der Herkunft der Kinder recht verschieden angegeben. Über Untersuchungsergebnisse aus den zwanziger Jahren berichtet die nachfolgende Tabelle:

1. Säuglinge bis zu 2 Jahren positiv 6—23%, durchschnittlich 12%
2. Kleinkinder „ „ 6 „ „ 15—51%, „ 36%
3. Im frühen Schulalter bis zu 10 Jahren. . . . . „ 34—90%, „ 53%
4. Bei Schulentlassung . . . . „ 30—94%, „ 60%

Die höheren Angaben stammen durchweg aus Großstädten und dürften überwiegend Kinder aus den ärmsten Bevölkerungsschichten umfassen. Nach neueren Erfahrungen, für die freilich größere Untersuchungsreihen nicht zur Verfügung stehen, scheint sich das Durchseuchungsalter, auch in den Großstädten, noch wesentlich hinaufgeschoben zu haben, so daß für heutige Verhältnisse die oben angegebenen Durchschnittszahlen noch wesentlich niedriger liegen dürften. Für die Jugendlichen im Alter von 18—21 Jahren haben Mayer, B. Lange und andere einen Durchseuchungsgrad von etwa 80% festgestellt.

Immerhin ergibt sich aus diesen neueren Feststellungen, daß die Durchseuchung in unseren Verhältnissen bis zum 20. Lebensjahre bereits etwa 80% erreicht und bis zum 25. Lebensjahre fast 100%. Von dieser ungeheuren Zahl von Infektionen kommt die weit überwiegende Mehrzahl niemals über das primäre Stadium hinaus. Zur biologischen Heilung, d. h. zur Abtötung oder Eliminierung der eingedrungenen Erreger kommt es aber nur ausnahmsweise, vielmehr unterhalten die irgendwo sitzenbleibenden Tuberkelbacillen — auch alte Kalkherde können virulente Bacillen enthalten — und das von ihnen hervorgerufene tuberkulöse Gewebe meist für die ganze Lebensdauer des Individuums, also oft

Jahrzehnte, die Allergie. Die veränderte Reaktionsweise ist klinisch durch den positiven Ausfall der Tuberkulinproben gekennzeichnet. Über den Sitz des tuberkulösen Herdes und ein etwaiges Fortschreiten des tuberkulösen Prozesses ist durch diese Proben freilich im allgemeinen nichts zu erfahren.

Der frische tuberkulöse Infekt. Frische, primäre Lungenherde sind anatomisch von GHON u. a. beschrieben, röntgenologisch von HARMS und namentlich von REDEKER gefunden und verfolgt. Der frische primäre Lungenherd besteht nach GHON aus einer kleinen rasch verkäsenden Pneumonie, in der die Menge der zur Wirkung gelangenden Tuberkelbacillen eindrucksvoll ist. Des weiteren verursacht jedoch die käsige Entzündung relativ rasch die Bildung einer Bindegewebskapsel am Herdrand. Röntgenologisch überrascht beim frischen Herde die große Ausdehnung der gelegentlich lappenfüllenden Infiltrierung (*Primärinfiltrierung* REDEKERs). Für diese Tuberkuloseform mit ihrem eigenartigen röntgenologischen Bild und klinischen Verlauf der scheinbar völligen Resorption haben die ersten Beschreiber ELIASBERG und NEULAND den heute nicht mehr gebrauchten Begriff der Epituberkulose geprägt. Aus dem zunächst homogenen Schatten der Infiltrierung differenzieren sich die Bestandteile des RANKEschen Primärkomplexes, Lungenprimärherd und gleichsinniger Lymphknotenherd, mit immer schärfer werdenden Konturen heraus. In diesen Vorgängen spiegelt sich die Labilität primärer Herdbildung. Viel sinnfälliger kann man die Eigenheiten des frischen Primärinfektes an äußerlich sichtbaren Stellen (Haut, Circumcisionstuberkulose) verfolgen, während sie an Stellen wie in den Halsorganen und im Mittelohr in ihrer wahren Natur verkannt zu werden pflegen. Der abgeheilte primäre Komplex in der Lunge ist auf der Röntgenplatte nicht ganz selten höchst eindrucksvoll im intensiven kleinen Schattenfleck des verkalkten Primärherdes und einem ähnlichen größeren Schatten des verkalkten regionären Lymphknotens nachzuweisen (s. Abb. 106, S. 168).

Primäre Lungentuberkulose. Heilt die Tuberkulose im primären Stadium nicht ab, so kann der Zerfall des primären Herdes (primäre Kaverne GHONs) durch Aspirationsaussaat zu der im Säuglingsalter nicht ganz seltenen *primären Lungenphthise* führen (Abb. 1, vgl. auch Abb. 72 und 73, S. 138). Unterbleibt dieses örtliche Fortschreiten vom Primärherd aus, so stehen der weiteren Ausbreitung der Tuberkulose im nunmehr einsetzenden Sekundärstadium mehrere Wege offen.

Sekundäre Tuberkulose. Es kann vom Lymphknotenherd aus eine lymphogene Ausbreitung, zunächst auf die benachbarten Lymphknoten, weiterhin auf andere Lymphknotengruppen erfolgen; es kann an irgendeiner erkrankten Stelle oder auch über den Ductus thoracicus (Abb. 2) ein Einbruch in die Blutbahn zustande kommen und damit der hämatogene Ausbreitungsweg erschlossen werden. Schließlich kann ein erweichter Lymphknoten in eine seröse Höhle (Abdomen) oder ein Kanalsystem (Bronchalbaum) durchbrechen und damit eine intraabdominale oder intracanaliculäre Ausbreitung ermöglicht werden. Bei rapidem Verlauf der Tuberkulose findet die Ausbreitung der Bacillen auf allen diesen Wegen gleichzeitig statt (Abb. 1), viel häufiger aber ist eine mehr oder minder protrahierte Entwicklung. In diesen Fällen heilt der primäre Herd häufig ab, nicht aber der Lymphknotenherd,

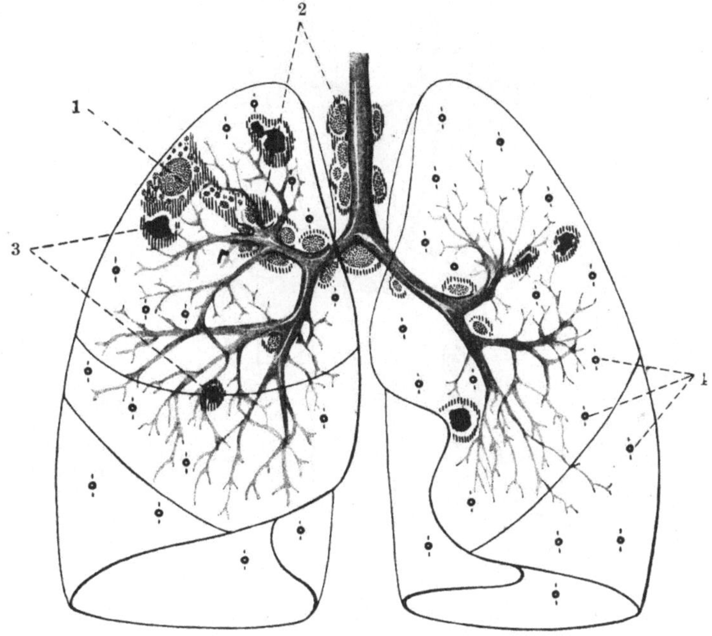

Abb. 1. Primäre Tuberkulose.
4 Ausbreitungsweisen: 1 Verkäster und erweichter Primärherd, Appositionswachstum.
2 Lymphweg. 3 Bronchogene Streuung. 4 Hämatogene Streuung.
(Nach Ranke in Ranke-Pagel: Ausgewählte Schriften.)

von dem aus vielmehr die Infektion der ganzen zentralen Lymphknotengruppe erfolgt (Bronchaldrüsen, Mesenterialdrüsen, Halsdrüsen); die Infektion wandert dann die Lymphknotenkette entlang, z. B. von den Bronchaldrüsen die paratracheale Lymphknotenkette entlang zum Venenwinkel oder von den Mesenterialdrüsen zum Ductus thoracicus, um auf einem dieser Wege schließlich den Weg der hämatogenen Ausbreitung zu erreichen. Gelangen nur wenige Bacillen in die Blutbahn, so entstehen nunmehr einzelne entfernte tuberkulöse Herde (Knochen, Gelenke, Sehnenscheiden, seröse Häute, Sinnesorgane, Hirnhäute, äußere Haut, Lungen); es zeigt sich in diesem Stadium deutlich eine gewisse Disposition mancher Gewebe, während andere (Muskeln, Sehnen, Nerven) tuberkulosefrei bleiben. Dem frühen Sekundärstadium gehören auch

gewisse toxische Fernwirkungen tuberkulöser Herde auf die Haut und
die Schleimhäute an, so die sog. skrofulösen Ekzeme und Schleimhaut-
katarrhe und die Phlyktänen. Überhaupt steht in diesem Stadium der
Organismus ausgesprochen im Zeichen der Allgemeininfektion und All-
gemeinintoxikation, die aber auch in diesem Stadium so oder so ihr
Ende finden.

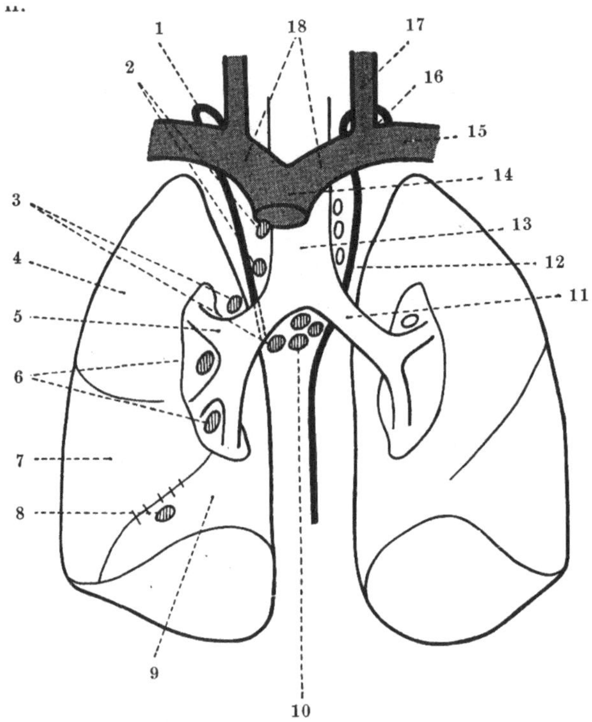

Abb. 2. Infektionsweg der Tuberkulose. Lungen medial von vorn.
1 Truncus lymphaticus bronchomediastinalis. 2 Paratracheale Lymphknoten. 3 Tracheo-
bronchale Lymphknoten. 4 Oberlappen. 5 Rechter Hauptbronchus. 6 Bronchopulmonale
Lymphknoten. 7 Mittellappen. 8 Pulmonaler Primärherd. 9 Unterlappen. 10 Bifurkationsdrüsen. 11 Linker Hauptbronchus. 12 Ductus thoracicus. 13 Trachea. 14 Vena
cava superior. 15 Vena subclavia. 16 Venenwinkel. 17 Vena jugularis. 18 Vena anonyma
sinistra und dextra. (Nach GHON.)

Die im sekundären Stadium lymphogen oder hämatogen neugesetzten
Herde können, auch wenn sie zahlreich sind, mit oder ohne Defekt und
ohne bleibenden Schaden abheilen. Vollkommen infaust ist bekanntlich
die tuberkulöse Infektion der Hirnhäute, die Meningitis tuberculosa;
tuberkulöse Herde verhältnismäßig sehr geringer Ausdehnung unter-
binden die Blut- und Lymphzirkulation lebenswichtiger Gehirnbezirke
und schneiden dadurch den Lebensfaden ab. Auch die Weiterentwicklung des primären Lungenherdes oder neuer hämatogen entstandener
Lungenherde gibt in diesem Stadium eine ungünstige Prognose; die

Struktur der Lunge bietet dem sauerstoffbedürftigen Tuberkelbacillus besonders günstige Bedingungen, den Heilungsvorgängen aber, der Bildung bindegewebiger Abgrenzung, ein schwieriges Feld; in diesem sekundären Stadium der noch nicht voll entwickelten Resistenz vermag der Organismus diesen Nachteil noch nicht so gut zu kompensieren, wie ihm das im späteren Verlauf gelingt.

Kommt es zum Eindringen zahlreicher Tuberkelbacillen in die Blutbahn, sei es von einem Gefäßtuberkel aus oder auf dem Wege über den Venenwinkel oder zu einem längere Zeit offen bleibenden Einbruch, so besiegelt die akute oder mehr oder minder chronische Miliartuberkulose das Schicksal des Kranken. Es scheint aber für das Entstehen dieser Krankheitsbilder eine besondere, bis jetzt nur in Umrissen erfaßbare Empfindlichkeitslage des Körpers Voraussetzung zu sein, für die spezifische und unspezifische Faktoren maßgebend sind.

Nicht nur im primären Stadium kann der tuberkulöse Infekt stecken bleiben, sondern auch in jeder Phase des geschilderten Sekundärstadiums kann der Prozeß scheinbar völlig abklingen. Und doch lebt der eingedrungene Parasit, selbst in völlig verkalkten Herden, zwar wie im Winterschlaf, aber vollvirulent weiter, setzt er nicht selten, ganz langsam nur sich ausbreitend, ein Lymphdrüsenherdchen nach dem andern, schießen für den fibrös degenerierten Tuberkel wie Köpfe der Hydra zwei neue auf. Der Prozeß kann so ungemein zögernd fortschreiten, aber er — und nur er (NEUFELD) unterhält das erwähnte Stadium der Allergie (v. PIRQUET), das eine zeitweilige Überlegenheit des Organismus in der Abwehr, wenn man so sagen will, eine Teilimmunität bedeutet, aber zugleich das Fortbestehen der Infektion.

Während das Primärstadium der Tuberkulose in seiner anatomischen, röntgenologisch sich wiederspiegelnden Gestalt und in seinen klinischen Verlaufsrichtungen eng umgrenzt erscheint, begegnen wir im Sekundärstadium einer Fülle anatomischer und klinischer Bilder. Ursache dieses Reichtums der Formen ist die für das zweite Stadium charakteristische humorale Generalisation, die den Tuberkelbazillen gestattet, in allen Organsystemen Fuß zu fassen und anatomische und funktionelle Störungen zu setzen. Neben dieser Generalisation charakterisiert die Empfindlichkeit des Gewebes das Sekundärstadium, die wie im Primärstadium perifokale Entzündungen großen Ausmaßes zuläßt. Diese Infiltrierungen, auf spezifische und unspezifische Reize um ältere Herde aufschießend, sind röntgenologisch besonders eindrucksvoll. Den Studien REDEKERs ist die Kenntnis der Verhältnisse vorzüglich zu danken. Die Gewebsüberempfindlichkeit findet ihren klinisch so bedeutungsvollen Ausdruck in der Labilität gegenüber spezifischen und unspezifischen Reizen. Es muß sich um die anatomischen Auswirkungen einer hohen Giftempfindlichkeit handeln. Wie bei der Tuberkulinreaktion finden wir auch hier keine Tuberkelbacillen im Gewebe, keine Verkäsung, wohl aber bei verzögertem Ablauf die Ausbildung tuberkulöser Gewebsstrukturen. Generalisation, Gewebsüberempfindlichkeit und klinische Labilität machen zusammen RANKEs Sekundärstadium aus.

Das Sekundärstadium der Tuberkulose kann sehr unscheinbare Erscheinungen machen, die, überwiegend dem Kindesalter angehörend, nicht recht gedeutet oder vergessen werden; es kann auch abortiv verlaufen. Manche Autoren meinen, daß eine wenn auch noch so geringe hämatogene Streuung im unmittelbaren Anschluß an den Primärkomplex oder während seiner Entstehung ebenso häufig sei wie der Primärkomplex selbst (SATA, REDEKER). Ich habe den Eindruck, daß ein ausgesprochenes Sekundärstadium, das einen scharfen Kampf zwischen Organismus und Erreger bedeutet, meist mit dem endgültigen Siege des einen oder des anderen endet. Gegen das Ende des Sekundärstadium pflegt die humorale Metastasierung zurückzutreten, aber es gibt chronische Formen der verallgemeinernden Tuberkulose, von SCHÜRMANN anatomisch, von DIEHL klinisch als protrahierte progressive Durchseuchungsperiode beschrieben, die in langwierigem Krankheitsverlauf mit einzelnen oder auch zahlreichen Schüben ein Organ oder Organsystem hauptsächlich befallen und eine isolierte Phthise (RANKEs Tertiärstadium) vortäuschen. Diese Formen erweisen sich aber durch vereinzeltes oder auch sich wiederholendes Auftreten von gröberen humoralen Metastasen (Urogenitaltuberkulose, Drüsen- und Knochenherde, Meningitis, Miliartuberkulose) als dem sekundären Kreis zugehörig. Die Abb. 3. zeigt chronologisch die Entwicklung einer solchen protrahierten Streuung und die Abb. 4 gibt die anatomische Analyse des pulmonalen

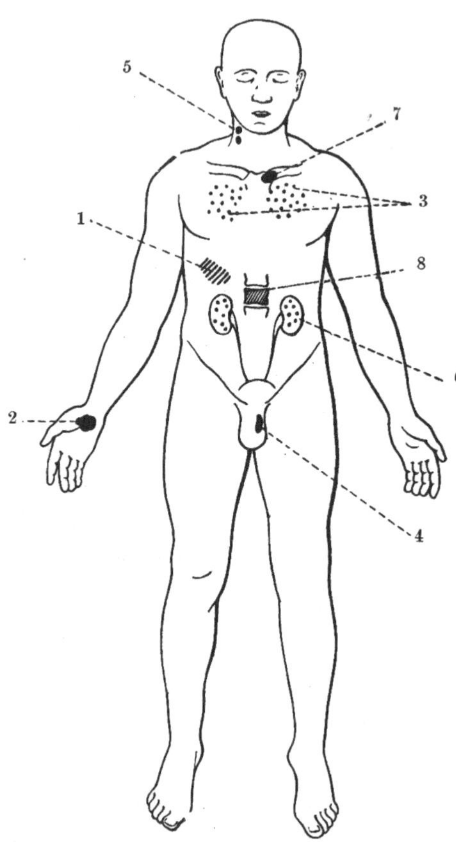

Abb. 3. Chronische hämatogene Tuberkulose. Verlaufsschema: 1 (12. 28): Pleuritis exsudativa rechts. 2 (11. 29): Handgelenkstuberkulose rechts. 3 (12. 29): Miliare Aussaat in den Lungen. 4 (2. 30): Nebenhodentuberkulose links und 5 (2. 30): Erweichende Halsdrüsentuberkulose. 6 (5. 30): Nierentuberkulose (im Urin Tuberkelbacillen +) rechts. 7 (6. 30): Tuberkulose des Sternoclaviculargelenks links und 8 (6. 30): Tuberkulose der Wirbelsäule (Lendenwirbel 2—4).

Bildes einer hämatogenen Tuberkulose nach einer Beobachtung des Waldhauses. Im anatomischen Bilde der Lungenveränderungen gibt es gewisse Züge, die kennzeichnend für diese Tuberkuloseform sind, so nach
Schürmann lochartig ausgestanzte Kavernen und lymphangitische Veränderungen, nach Pagel Herdaussaaten mit ausgesprochener diffuser
kleinblasiger Emphysembildung, umschriebene glatte Pneumonien als
perifokale Infiltrierungen um kleine exsudativ-nekrotische Herde, die
Bildung strahliger Narben im Lungengewebe, ferner dichte bindegewebige

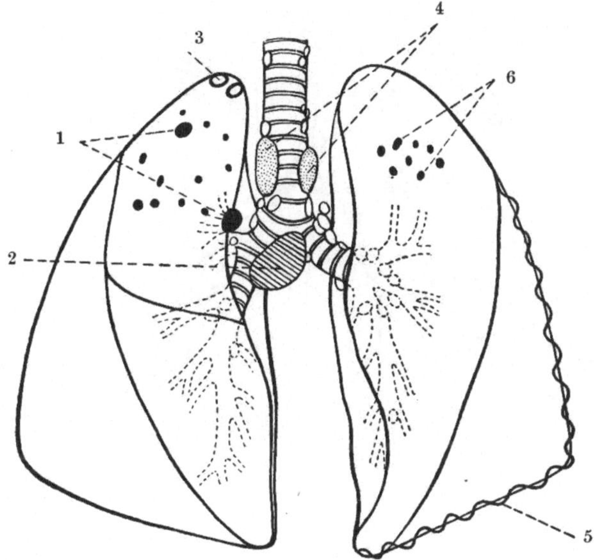

Abb. 4. Schema der Lungenbeteiligung bei hämatogener Tuberkulose. Streuung im großen
Kreislauf s. Abb. 3.
1 Primärkomplex. 2 Kreidige Bifurkationslymphdrüsen. 3 Simonsche Herde. 4 Käsige
Paratrachealknoten. 5 Käsige Pleuritis. 6 Frische hämatogene Streuung.

Indurate in der Spitze und an den Lappenrändern um Tuberkelgruppen.
Solche Herdformen allein rechtfertigen freilich noch nicht die Diagnose
des Sekundärstadiums. Die klinischen Bilder dieser hämatogenen Lungentuberkulosen sind neuerdings von W. Neumann, Braeuning und Redeker
und Ulrici eingehend beschrieben worden.

Tertiäre Tuberkulose. Die echte *tertiäre Phthise* im Sinne Rankes
ist eine isolierte Organerkrankung; Kontaktwachstum der Herde und
intracanaliculäre Ausbreitung beherrschen das pathologische Geschehen
und entscheiden allein über das weitere Schicksal des Kranken. In
diesem tertiären Stadium der isolierten Organtuberkulose, meist der
Lungen, kommt es zum Stellungskrieg gegen den eingedrungenen Feind.
Im weitmaschigen Gewebe der Lungen wird die Abriegelung der tuberkulösen Herde durch fibrilläres Bindegewebe nicht so dicht und fest,

daß dem weiteren Vordringen der Bacillen ein undurchdringlicher Wall entgegensteht. Immer wieder, wenn auch in milder Form auftretende toxische Erscheinungen lassen erkennen, daß der tuberkulöse Prozeß nie ganz zur Ruhe kommt, daß den Tuberkelbacillen ein neuer Einbruch in gesundes Gewebe möglich geworden ist. Dagegen besteht für das Virus nicht mehr die Möglichkeit der humoralen Ausbreitung und wenn es je in Lymphdrüsen oder anderen Organen zur Bildung tuberkulöser Herde kommt (Spättuberkel), so bleiben diese regelmäßig abortiv und

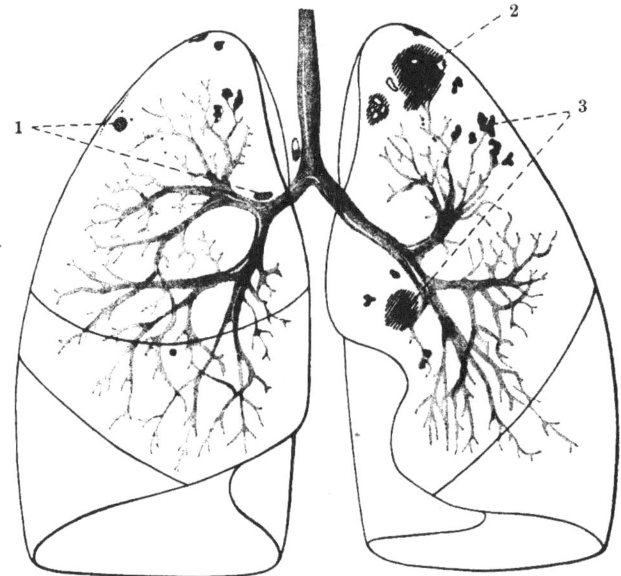

Abb. 5. Isolierte Phthise.
1 Abgeheilter Primärkomplex. 2 Reinfektionsherd. 3 Bronchogene Streuung.
(Nach RANKE in RANKE-PAGEL: Ausgewählte Schriften.)

haben für das pathologische Geschehen nicht die Bedeutung der Generalisation. RANKE erklärt diese Abbiegung des Krankheitsverlaufs mit dem Erwerb spezifischer humoraler Abwehrstoffe, eine Anschauung, die zwar nur den Wert einer Hypothese, aber sicherlich mehr Berechtigung hat, als die rein mechanische Auffassung, daß die Sklerose der Lymphbahnen und Lymphknoten bei der chronischen Tuberkulose dem Tuberkelbacillus den Weg verlegt. Die Konsequenz dieses Ablaufs schließt ein, daß der Kranke nicht eigentlich an der Infektion, sondern an der Organzerstörung (Lunge, Darm) und ihren toxischen Auswirkungen (primärer Phthisetod) oder bei ganz chronischem Verlauf an metatuberkulösen Erscheinungen(Emphysem, chronische Bronchitis, braune Atrophie des Herzens) im sekundären Phthisetod zugrunde geht.

Die Entstehung der tertiären Lungenphthise ist noch nicht geklärt (Abb. 5). Der primäre Lungenherd ist zu Beginn des tertiären Stadiums bereits abgeheilt oder doch praktisch inaktiv; das Stadium der isolierten Organphthise ist ja erst möglich geworden durch das Abreagieren auf den Infekt und seine Propagation, durch die gesamte Umstellung des Organismus den Tuberkelbacillen gegenüber. Vom Bronchialdrüsenherd aus, der in dieser Phase ebenfalls in Rückbildung begriffen ist, kann die neue Infektion weder durch Durchbruch eines Erweichungsherdes in den Bronchus (ein seltenes katastrophales Ereignis der frühsekundären Periode, das zur käsigen Aspirationspneumonie führt), noch durch übergreifendes Appositionswachstum, das durch die stets erheblich verdickte Drüsenkapsel verhindert wird, noch gar durch retrograde Ausbreitung auf dem Lymphwege zustande kommen. Bleibt nur die Annahme der hämatogenen Metastasierung oder der exogenen Superinfektion oder der Exacerbation eines pulmonalen alten Herdes aus der Periode der hämatogenen Frühstreuung.

Die Auffassung der pathologischen Anatomie ist zwiespältig wie die der Klinik auch. Die ursprüngliche Lehre, der die Kenntnis der Kindheitsinfektion und des von GHON ausführlich beschriebenen primären Lungenherdes zugrunde lag, stellte die These der hämatogenen Spitzeninfektion vom alten Herd aus auf (sog. endogene lymphoglanduläre Reinfektion), für die GHON und seine Mitarbeiter anatomisches Beweismaterial erbrachten, Befunde, die ANDERS bei Leuten in höherem Alter bewahrheiten konnte. Doch ist mit diesen Befunden der Beweis für die regelmäßige Entstehung der tertiären Lungenphthise auf diesem Wege nicht erbracht. In neuerer Zeit stellen ASCHOFF und auch BEITZKE der Erstinfektionsperiode die Phase der Reinfektion gegenüber.

Reinfektion. Nach PUHL, dem Mitarbeiter ASCHOFFs, weist der Reinfektionsherd in der Lunge folgende anatomisch-morphologischen Merkmale auf, die ihn vom Primärherd unterscheiden: 1. Lage im Spitzen- oder doch Obergeschoß, selten weiter unten. 2. Häufig multiples Auftreten. 3. Keine Beziehung zum regionären Lymphknoten (für den Primärherd obligat!). 4. Käsig pneumonischer Herd oder auch produktiver Konglomerattuberkel. 5. Keine Verknöcherung in der Verkalkungszone und 6. Bildung einer breiten unspezifischen neben der schmalen spezifischen Kapsel. Die Entstehung dieses wohl charakterisierten Herdes blieb zunächst anatomisch ungeklärt. ASCHOFF sieht zwar die exogene Neuansteckung als den wesentlichen Entstehungsmodus an, vermag aber diese Anschauung anatomisch nicht zu unterbauen und läßt deshalb als Reinfektionsherd jede postprimäre Siedlung von Tuberkelbacillen in der Lunge ohne Rücksicht auf die Entstehungsart gelten. Nach darauf gerichteten anatomischen Untersuchungen (LOESCHCKE, ASCHOFF, GRÄFF) werden isolierte, also erste postprimäre Lungenherde ausnahmslos in den Lungenspitzen gefunden; anatomisch beginnt somit sensu strictiori die postprimäre Lungentuberkulose immer in den Lungenspitzen, welche Feststellung die bisher geltende Lehre vom schleichenden apikalen Beginn der Erwachsenenphthise erneut zu stützen schien. Da aber gleichzeitig LOESCHCKE und ebenso ASCHOFF neben die bekannten überaus häufigen Befunde von tuberkulösen Erstherden die Tatsache stellen, daß sorgfältige Untersuchungen bei 90 und mehr Prozent der Leichen nicht an Tuberkulose verstorbener Personen über 25 Jahre postprimäre tuberkulöse Spitzenherde aufweisen, verliert der anatomische Spitzenbefund das Interesse des Klinikers. Anatomischer und klinischer Beginn der Lungentuberkulose fallen somit auseinander, wie LOESCHCKE richtig schließt.

Der Kritik der Lehre vom schleichenden Beginn der Phthise in der Lungenspitze dienen auch die Ermittlungen von BRAEUNING, LYDTIN, KAYSER-PETERSEN u. a., nach denen von sicheren Spitzentuberkulosen im Laufe langjähriger Beobachtung nur 7% eine Progredienz des Lungenprozesses aufweisen.

Das Frühinfiltrat. Nachdem von klinischer Seite der Reinfektionsherd erkannt wurde, und zwar zuerst von ASSMANN als infraclaviculäres Infiltrat bei jugendlichen Exponierten, demgemäß als exogen entstanden aufgefaßt, ist die Frage der Entstehung der Lungentuberkulose Erwachsener, also der isolierten Organphthise, des III. Stadiums RANKES, Gegenstand einer sehr lebhaften und wissenschaftlich wie praktisch gleich wichtigen Kontroverse. REDEKER, VON ROMBERG, ULRICI und viele andere, die Frage der exogenen oder endogenen Entstehung des neuen Herdes zunächst beiseite lassend, erblicken im „Frühinfiltrat" den klinischen typischen Erstherd der akut beginnenden Lungentuberkulose und stellen damit neben die Lehre vom schleichenden apikalen Beginn die These vom akuten extraapikalen Ausbruch der Lungentuberkulose.

Während nach den letztgenannten Autoren die Spitzentuberkulose dem Frühfiltrat folgt bzw. sein Ausgangsstadium darstellt, versucht LOESCHCKE die Brücke vom zuerst entstandenen Spitzenherd, dem anatomischen Erstherd, zu schlagen, indem er, sich auf anatomische Untersuchungen stützend, am apikalen Herd ein langsames Appositionswachstum annimmt, bis der verkäsende Prozeß in einen Bronchus einbricht, durch den Aspirationsmaterial „gröberen Korns" in den Ramus subapicalis des Oberlappenbronchus (Infraclavicularregion) oder in den Ramus horizontalis (Mittelfeld) gelangen kann, wo es durch den starken massigen Reiz unter typischer perifokaler Entzündung zum Bild des Frühinfiltrats an der klinisch zu beobachtenden Prädilektionsstelle führt[1].

Die Genese des Frühinfiltrats ist sicherlich nicht einheitlich. Möglich sind folgende Entstehungsweisen:

1. Primäre Ansteckung,

2. exogene Neuansteckung (ASSMANN, ASCHOFF),

---

[1] KREMER hat solche Ausbreitungsweise neuerdings in Röntgenschichtaufnahmen interessant verfolgen können.

3. akute hämatogene Entstehung vom entfernten alten Herd aus,

4. Aspiration vom verkäsenden Spitzenherd aus (LOESCHCKE).

5. Exacerbation eines alten primären oder alten frühsekundären pulmonalen Streuungsherdes.

Die primäre Ansteckung älterer Erwachsener ist zwar bei unserem Durchseuchungsverhältnis selten, kommt aber in dünn bevölkerten Bezirken unzweifelhaft vor; im ganz dünn besiedelten Nordschweden z. B. ist nach ARBORELIUS kaum die Hälfte der Bewohner tuberkulös infiziert. Wenn man bei einem akuten Infiltrat Erwachsener röntgenologisch die vollkommene Einbeziehung des Hilus in den Infiltratschatten sieht, so entspricht dieses Bild ganz dem der Primärinfiltrierung REDEKERS, während beim Neuansteckungsherd das Übergreifen auf die regionären Drüsen nicht vorkommen soll. Praktisch wird man die Frage Erstansteckung oder Superinfektion nur ausnahmsweise lösen können. Ihre Entscheidung wäre nicht ohne Bedeutung, da auch bei Erwachsenen Primärinfekte anders zu werten sind wie Superinfekte.

Das akute Infiltrat ist ohne Zweifel die typische Form des akuten Superinfektionsherdes. Wenn man bei beruflich, familiär oder extrafamiliär exponierten jüngeren Personen ein akutes Infiltrat feststellt und sonst keine Lungenherde findet, wird man eine exogene Neuansteckung anzunehmen haben. Die Frage, welcher Prozentsatz der isolierten Infiltrate auf Neuansteckung beruht, kann nach heutiger Erfahrung durchaus nicht beantwortet werden.

Die akute hämatogene Entstehung eines Infiltrates vom alten Herd aus ist von uns bei einem reichen Material hämatogener Tuberkulosen nur vereinzelt beobachtet worden, dürfte also selten sein.

Die Aspiration vom verkäsenden Spitzenherd aus wird von LOESCHCKE als der dominierende Entstehungsmodus des akuten Infiltrates angesehen. Den 90% obsoleter Spitzenherde, die LOESCHCKE bei den Leichen Erwachsener findet, kann der Kliniker nur einen geringen Prozentsatz gegenüberstellen, die er physikalisch oder röntgenologisch ermittelt; er kann deshalb die Frage nicht beantworten, in welchem Prozentsatz der akuten Infiltrate LOESCHCKES Entstehungsmodus zutrifft.

Wichtig erscheint uns die Infiltratentstehung durch Exacerbation eines alten primären oder frühsekundären Herdes, die DUKEN, HARMS, REDEKER, CHIMELNITŻKY, SILBER, ABROMOWITSCH, WURM und PAGEL neuerdings studiert haben. Nach WURM kann proliferierendes Bindegewebe den alten Kalkherd zur Resorption und damit erneut zu Wirksamkeit bringen, oder der Kalkherd seinerseits seine Kapsel durchbrechen. Klinisch kennzeichnend für diesen Vorgang sollen verkalkte elastische Fasern und Cholesterinkrystalle im Sputum sein.

Entwicklungsgänge der Lungentuberkulose. Aber nicht nur die Genese des Frühinfiltrats, auch seine klinische Bedeutung ist noch umstritten. Finden doch manche Autoren in ihrem Material nur wenige Prozent

Frühinfiltrate und ziehen deshalb seine pathogenetische Sonderstellung in Zweifel.

Es ist kein Zweifel, daß in noch stärkerem Grade, als es den Phthisiologen von jeher geläufig war, die Tuberkulose jeder Form in Schüben abläuft; daß Gewebseinschmelzungen, eventuell mit Durchbrüchen in die Nachbarschaft, Aspirationsaussaaten mit oder ohne ausgesprochene perifokale Entzündung, intracanaliculäre Fernsiedlungen, auch hämatogene Ausstreuungen das chronische stabil erscheinende Bild der tertiären Phthise jederzeit stark verändern können und häufig verändern. Kein Zweifel auch, daß solche akute Phase mit oder ohne therapeutische Nachhilfe abklingen und einer erneuten Latenzperiode weichen kann. Aber ebensowenig läßt sich bestreiten, daß es bei jeder Tuberkuloseform eine chronische Progredienz ohne jede Erscheinungen der perifokalen Entzündung oder der klinischen Labilität gibt, die dem Träger der Phthise gelegentlich die fatalsten Überraschungen bereitet, zumal wenn sie sich unter dem Deckmantel scheinbarer Besserung des Allgemein- und Symptomenbildes abspielt.

Im Schlußakt der Tragödie, wenn der negativ gewordene Pirquet das Nachlassen der Abwehrkräfte des Organismus anzeigt, hat schließlich der Tuberkelbacillus gleichsam seine Handlungsfreiheit wiedergewonnen; es stehen ihm Ausbreitungswege wieder zur Verfügung, die ihm teilweise oder zeitweise verschlossen waren: intracanaliculär (Luftwege, Darm) und hämatogen (Leber, Milz, Nieren) überschwemmt er ungehemmt den Organismus. Aus dem langjährigen Stellungskrieg entwickelt sich mehr oder minder plötzlich eine neue katastrophale Phase des Bewegungskrieges und in kurzem Kampf oder in einem letzten verzweiflungsvollen zähen Ringen vollendet sich die endgültige Niederlage des Organismus.

Wir haben in vorstehendem zwar im Sinne RANKES die primäre Tuberkulose oder den Primärkomplex, das Sekundärstadium der Überempfindlichkeit und hämatogenen Verbreitung und die isolierte tertiäre Phthise unterschieden. Diese Krankheitsbilder sind ohne Zweifel wohl charakterisiert, fraglich ist aber ihr genetischer Zusammenhang, wie ihn RANKE gesehen hatte, und ihre Beziehung zur sogenannten Immunitätslage. RANKE hatte ursprünglich den 3 Entwicklungsstadien 3 Stadien der Allergie gegenüberzustellen versucht. Doch hat sich solche Unterscheidung als konstruiert und nicht haltbar erwiesen. Darüber hinaus ist aber auch die Reihenfolge der Stadien, namentlich von Seiten der Pathologen mit guten Gründen angezweifelt worden. In der Tat ergibt die Verfolgung des Tuberkuloseablaufes durch längere Zeiträume sehr häufig zwischen der Erstansteckung und der tertiären isolierten Organerkrankung keinerlei Anzeichen oder doch nur rudimentär Spuren eines Sekundärstadiums, so daß für recht viele Tuberkulosen das tertiäre Stadium unmittelbar aus dem Primärstadium hervorzugehen scheint.

Andererseits folgt dem ausgesprochenen Sekundärstadium der hämatogenen Generalisation nur ausnahmsweise der Übergang in die isolierte Organerkrankung. Wenn die generalisierende Tuberkulose das Individuum nicht in kurzem Ansturm vernichtet, sondern in einen chronischen Ablauf übergeht, so bleiben doch häufig auch in dieser schleichenden Entwicklung mit dem Aufschießen immer neuer hämatogener Metastasen die typischen Züge der sekundären Ausbreitung erhalten. Es ist deshalb der RANKESchen Dreistadienlehre der Übergang aus dem Primärstadium in die generalisierende Tuberkulose einerseits oder direkt in die isolierte Phthise andererseits als Einteilungsprinzip gegenübergestellt worden, und man kann dieser Zweiteilung der Tuberkulose nach klinischen Beobachtungen eine Berechtigung nicht absprechen. Auch die von RANKE vertretene Beziehung des Tuberkuloseablaufes zu einer spezifischen Immunität ist mit guten Gründen angefochten worden. B. LANGE insbesondere hat der Hypothese der spezifischen Steuerung des Tuberkuloseablaufes die individuelle natürliche Widerstandsfähigkeit als Gestaltungsfaktor gegenübergestellt und aus der Epidemiologie und der experimentellen Tuberkulosewissenschaft nachzuweisen versucht, daß die individuelle angeborene und erbgebundene Resistenz nicht nur bei der Hinfälligkeit gegenüber der Tuberkulose, sondern auch in der Steuerung ihres Ablaufes die ausschlaggebende Rolle spielt.

Im Widerstreit der Meinungen über die Entstehung der Tuberkulosekrankheit spielt seit Jahrzehnten eine große Rolle die Frage der spezifischen Immunität, der auch heute noch in der Tuberkulosewissenschaft vielfach die ausschlaggebende Bedeutung für das Tuberkuloseschicksal des Individuums beigemessen wird. Diese Auffassung geht an der Tatsache vorbei, daß es beim Menschen eine fast absolute Resistenz und auch eine fast absolute Tuberkulosehinfälligkeit gibt, und daß für beide eine Spezifität nicht in Anspruch genommen werden kann. Etwa 96% der Tuberkuloseinfizierten überwinden ohne jede Krankheitserscheinungen die Ansteckung an Tuberkulose mit Hilfe ihrer natürlichen allgemeinen Widerstandsfähigkeit und damit ist ihre Auseinandersetzung mit dem Tuberkelbacillus endgültig erledigt. Andererseits begegnen wir einer fast absoluten Tuberkulosehinfälligkeit einmal bei einem großen Prozentsatz der Tuberkulosen der Säuglinge, oder in ähnlicher Absolutheit, wenn auch in anderer pathogenetischer und klinischer Form, bei recht vielen Tuberkulosen der Jugendlichen. Unter den heutigen Durchseuchungsverhältnissen beruhen sicherlich recht viele dieser letzteren Erkrankungen auf einer frischen Erstansteckung und mit dieser Erkenntnis würde nur festgestellt sein, daß auch bei den Jugendlichen eine absolute Hinfälligkeit gegenüber der Erstansteckung, also bei fehlendem immunisierendem Schutz durch eine vorausgegangene Erstinfektion, vorkommt. Nun finden wir aber bei diesen foudroyanten Adoleszentenphthisen röntgenologisch und auch anatomisch nicht selten den typischen verkalkten Primärkomplex, der den vorausgegangenen Erstinfekt beweist, und damit ist festgestellt, daß in diesen Fällen der immunisierende Schutz durch den Erstinfekt vollkommen versagt hat. Wenn wirklich durch das Überstehen der Erstansteckung eine Immunität zustande käme, so könnte sie also nur einen relativen Wert darstellen, ein Wert, dessen Größe und Bedeutung um so problematischer erscheint, als gerade der alte Infektionsherd nicht selten Ausgangspunkt einer neuen, oft gefährlichen Tuberkulosephase wird. Wenn der Versuch einer spezifischen Tuberkulosetherapie durch Jahrzehnte immer und immer wieder gescheitert ist, ein Absinken der allgemeinen Widerstandskraft geradezu als Schrittmacher der Tuberkulose nur allzu bekannt ist, aber andererseits die Hebung der allgemeinen Resistenz auch heute noch das Kernstück jeder Tuberkulosetherapie ist, so muß die immunisierende Wirkung der überstandenen Erstansteckung stärkstem Zweifel begegnen und die Hoffung auf eine Schutzimpfung gegen die Tuberkulose sich auf eine Verschiebung der krankmachenden Infektion aus den Perioden höchster Gefährdung in Zeiten geringerer Hinfälligkeit beschränken.

II. Pathologische Anatomie der Tuberkulose.

1. Übersicht über die allgemeinen Gewebsreaktionen auf Eindringen des Tuberkelbacillus und über die Heilungsvorgänge.

Alteration, Exsudation, Proliferation. Zum Verständnis der pathologisch-anatomischen Grundformen der Lungentuberkulose und ihres klinischen Ablaufes ist die Kenntnis der vom Bacillus überhaupt ausgelösten Reizantworten des Gewebes erforderlich. Dringen Tuberkelbacillen in das Gewebe mit dem Erfolg einer Reaktion ein, so sind aus dem Komplex der aufgerufenen Reizantworten drei Vorgänge grundsätzlich herauszulösen. Einmal eine *Gewebsschädigung* (Alteration, Nekrose), sodann die *Ausschwitzung zelliger* und *flüssiger Blutbestandteile* (Exsudation), endlich die *Wucherung* ortsständiger oder durch Exsudation eingewanderter Elemente (Proliferation, Produktion). Fraglos werden bei der Tuberkulose die reinen Formen dieser Gewebsreaktionen tatsächlich beobachtet. Wir kennen so gut wie reine Nekrosen des Lungengewebes auf Grund alleiniger Wirksamkeit von Tuberkelbacillen; es gibt rein exsudative, ja zuweilen phlegmonöse oder auch absceßartige Lungentuberkulosen. Endlich sind produktive Formen bekannt, für die zu keiner Zeit ein exsudatives und alteratives Vorstadium oder ein solcher Einschlag nachweisbar bzw. wahrscheinlich zu machen ist. Ich erinnere an den typischen Epithelioidzellentuberkel, gewisse Formen der Lymphknotentuberkulose, des Lupus, der eine nicht verkäsende Riesenzellentuberkulose der Haut darstellt u. a. m. Auch bei der Lungentuberkulose kann sich von vornherein innerhalb der Alveolen ein aus Epithelioid- und vor allem Riesenzellen bestehender Tuberkel entwickeln, der der

Verkäsung anheimfällt. Nach der Empfindlichkeit des Gewebes wechselnd kann der tuberkulöse Herd der Lunge einen Beginn mit Exsudation zeigen. Der Prozeß bleibt dann entweder als exsudativer Prozeß erhalten, kann als solcher abheilen oder einer der sekundären Gewebsreaktionen, der Verkäsung und ihren Folgen, Nekrose, Erweichung, Kalkablagerung, Verknöcherung usf. anheimfallen. Oder aber es tritt bald nach Beginn oder auch später — oft erst nach eingetretener Verkäsung — Bindegewebsbildung in den Vordergrund. Der Herd steht in der produktiven Phase; aus einer exsudativ beginnenden ist eine produktive Tuberkulose geworden. Freilich gibt es häufig genug bei der Lungentuberkulose rein produktive Formen. Die „produktive", makroskopisch gewöhnlich knotige Tuberkulose umfaßt also solche mit andersartigem (exsudativ-nekrotisierendem) Beginn und von vornherein Gewebswucherung betätigenden Veränderungen.

Ort der Veränderungen. Für die Gegenüberstellung: exsudativ — produktiv, die, wie wir sahen, oft gar keinen Gegensatz besagen will, ist ausschlaggebend, wo die Veränderungen Platz greifen. Man kann nicht, wie das früher zu Unrecht gern geschah, jeden in der Lichtung der Lungenbläschen zur Entwicklung kommenden Prozeß als exsudativ und jede Veränderung im Zwischengewebe als produktiv bezeichnen. Denn es gibt reine Exsudationen wie Ödeme und Phlegmonen des Zwischengewebes bei der Lungentuberkulose genau so gut wie reine Proliferationen der Alveolarzellen mit Bildung typischer LANGHANSscher Riesenzellen, also produktive Vorgänge innerhalb der Lungenalveolen. Oft ist der Zustand der elastischen Fasern ein gutes Kriterium: ihre Erhaltung in alveolarem Verbande bei den „exsudativen", ihre Zerstörung bis zu büschelförmigen Resten bei den „produktiven Formen" (BALLIN). Worauf es aber allein ankommt, ist, daß einmal die Ausschwitzungen von Blutbestandteilen, auf der anderen Seite die Wucherung von Gewebszellen bzw. Fasern im Vordergrunde steht.

Der Acinus. Der Ort der Veränderungen ist bei beiden Prozessen zunächst der Acinus, die letzte mit einem Terminalbronchiolus beginnende Einheit des Lungengewebes (ASCHOFF, NICOL, LOESCHCKE, HUSTEN). Diese stellt einen würfelförmigen Körper vor, die dichotomische Ausbreitung einer zunächst doppelseitigen epithelbekleideten Röhre zu einem mehr rinnenförmig sich abflachenden Kanalsystem mit immer flacherem Deckzellenbelag, mit glatter Muskulatur, elastischen Systemen armiert, von wechselnder lichter Weite, mündet es in die eigentlich atmenden Abschnitte, die Endsacculi und Lungenbläschen.

Innerhalb dieses Lungensystems (NICOL) spielt sich der Beginn der Veränderungen ab, und man hat deswegen die Tuberkulose als acinös bezeichnet. Im engeren Sinne gehören hierher nur die produktiven Formen, sei es, daß sie von vornherein produktiv sind, sei es, daß sie sich einem (acinös)-exsudativen Grundprozeß aufpfropfen.

Exsudative Prozesse. Die exsudativen, und zwar sowohl die rein exsudativen wie die exsudativ-käsigen Prozesse pflegen sich von vornherein über größere Felder zu erstrecken, als der Acinus es ist. Natürlich kommt auch der Befund rein acinös-exsudativer Prozesse vor. Gewöhnlich jedoch haben wir es mit lobulären käsigen Pneumonien zu tun. **Produktive Prozesse.** Die produktiven Tuberkulosen sind nicht produktiv, weil sie acinös sind, sondern sie halten sich im Rahmen

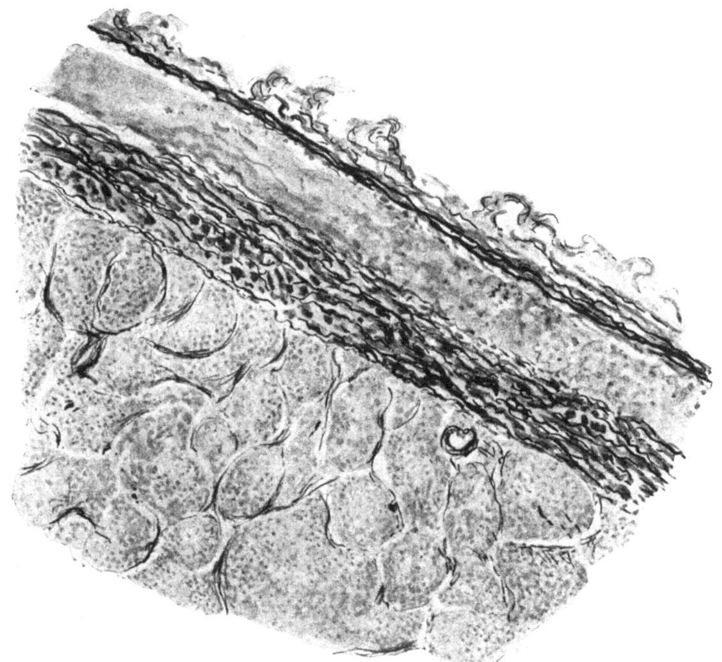

Abb. 6. Käsige Pneumonie. Erhaltung der elastischen Fasern im alveolaren Verbande. Fibrinös-käsiges Exsudat zwischen den Brustfellschichten. (Photographie nach einem Gefrierschnitt des Waldhauses.)

des Acinus, weil sie produktiv sind, weil bei ihnen Erkrankungen mit der Neigung zu baldigem Stillstande vorliegen.

Daraus ergeben sich die beiden grob-anatomischen Haupteigenschaften *der produktiven Tuberkulose* und der *käsigen Pneumonie: Diese neigt zum Zusammenfließen der Einzelprozesse, die von vornherein größere lobuläre Territorien überziehen* (Abb. 6), *jene bildet scharf voneinander abgesetzte, nicht zum Zusammenfließen neigende Einzelveränderungen, die sich an den Rahmen der letzten Einheit des Lungengewebes, den Acinus halten* (Abb. 7).

Der Tuberkelbacillus und der Wirtsorganismus. Fragen wir nun nach den Bedingungen, die Auftreten oder Ausbleiben des einen oder anderen

Grundprozesses steuern, so müssen wir auf die verwickelte pathogenetische Konstellation verweisen, die jedes örtliche tuberkulöse Geschehen bedingt. Sie setzt sich zusammen aus den Eigenschaften des Tuberkelbacillus auf der einen Seite: Fähigkeit zur Vermehrung und Giftbildung im lebendigen Organismus (sog. Virulenz), Suspensionsform, die Art der Verschleppung zum Krankheitsherd (ob auf dem Blut- oder Bronchalwege) u. v. m. Auf der anderen Seite der große und wohl erheblich bedeutsamere Komplex der Gewebs- und Wirtseigenschaften, der bestimmt ist durch das „Genotypische" („Idiotypische"), die erblich fixierte Summe von Eigenschaften — die Konstitution im alten Sinne und das „Phänotypische" („Paratypische"), die Umweltbedingungen. Zu diesen gehört der wichtige Faktor des Lebensalters und der der spezifischen Umstimmung der Allergie. Sie ist für die Mehrzahl der Menschen in unseren Breiten mit der allmählich fortschreitenden Durchseuchung, mit dem Erwerb des Primärkomplexes gewährleistet. Hinzu kommen ferner die besonderen biologischen oder mechanischen Bedingungen in dem erkrankten Organ. Das maschige Lungengewebe kann das Eindringen

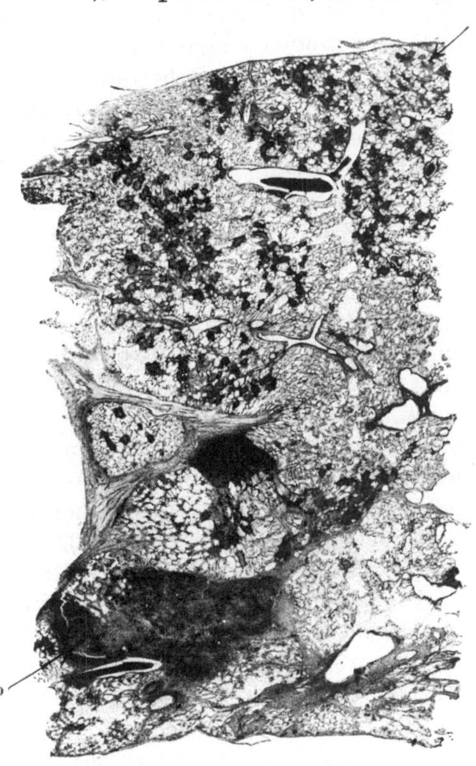

Abb. 7. Produktive Tuberkulose. n einzelne und in Gruppen stehende Epithelioidtuberkel. p Käsige Aspirationspneumonie nach Blutung. (Photographie nach einem Gefrierschnitt des Waldhauses.)

von Tuberkelbacillen graduell anders entgegennehmen als das kompakte Gefüge etwa der Leber, Milz und Niere.

Alle die genannten Faktoren wirken in irgendeiner Weise beim Zustandekommen bestimmter Herdformen, bei Vorwiegen oder Zurücktreten der einzelnen Grundformen mit. Intensiver Bacillenangriff durch hochvirulente Bacillenstämme, individuelle Resistenzschwäche, spezifische Überempfindlichkeit bei relativ geringer Durchseuchung, maschiger Organbau begünstigen im allgemeinen die exsudative und nekrotisierende Grundform. Schwacher Bacillenangriff durch wenig virulente Bacillen, hohe Durchseuchung und dadurch bedingter relativer Durchseuchungswiderstand infolge langdauernder Bekanntschaft mit dem Tuberkelbacillus werden demgegenüber den raschen Übergang in die produktive Phase oder gar von vornherein proliferative Reizantwort auslösen. Feste Gesetzmäßigkeiten bestehen hier nicht bzw. sind uns nicht gegeben. Gewöhnlich sind wir überhaupt nicht in der Lage, im Einzelfalle Sicheres über die kausale Situation auszusagen. Oft bietet das Lebensalter des Betreffenden einen Anhaltspunkt; die Tuberkulose des Säuglings, des Schulkindes, der Pubertätszeit, des Reifungsalters und der Greise ist häufig sehr charakteristisch. Noch öfter lassen sich Schlüsse auf die Durchseuchung des Betreffenden ziehen, die mit der Erkenntnis des hämatogenen und bronchogenen Fortschreitens verknüpft sein können. Aber alle diese Kennzeichen betreffen gemeinhin nur Perioden, Schübe oder auch Herdkomplexe. Für das Zustandekommen des Einzelherdes sind wir meist auf vage Eindrücke und Schlüsse angewiesen.

Im einzelnen gestalten die drei Grundformen recht typische Reaktionsbilder: die Alteration, die primäre Nekrose, die Exsudation, die Ausschwitzung von Blutwasser (Ödem), Blutplasma, Blutfaserstoff und Blutzellen. Bei den tuberkulösen Exsudaten pflegen Fibrinabscheidung sowie die Ausschwitzung von Leukocyten, auch groben einkernigen Elementen, „großen Exsudatzellen", im Vordergrunde zu stehen — bei der Proliferation die Wucherung ortsständiger vor allem bindegewebiger Zellen der Alveolarsepten aber auch von Alveolardeckzellen, gewöhnlich zusammengefaßt zu knötchenartigen Verbänden, dem sog. Tuberkel bzw. den knotig-produktiven Herden.

Alteration. Mit der Gewebsalteration als Grundreaktionsform brauchen wir uns nicht aufzuhalten. Sie spielt keine klinische Rolle und kommt bei schwerem Darniederliegem der allgemeinen Abwehrkräfte, gewöhnlich bei septischer Überschwemmung des Organismus mit Tuberkelbacillen auf dem Blutwege und kombiniert mit gleichsinnigen Nekrosen in vielen Organen vor: sog. Sepsis tuberculosa acutissima, die man gern mit dem rein klinischen Bilde der Typhobacillose von LANDOUZY zusammengebracht hat.

Exsudation. Erheblich bedeutungsvoller die Exsudation! Sie bedingt jenes kennzeichnende Bild der Ausfüllung der Lungenbläschen mit Blutwasser, Fibrin, Leukocyten und großen Zellen (Abb. 8). Diese großen Zellen als solche kennzeichnen die Veränderungsherde nicht als exsudativ, da sie durch alle Übergänge mit den wandernden Zellen bei der produktiven Reaktion verbunden und als Blutbestandteile keineswegs sicher gestellt sind. Ihre Herkunft ist vielmehr bis heute umstritten. Sie dürften kaum einer einheitlichen Matrix entstammen, vielmehr sowohl Abkömmlinge von Alveolardeckzellen wie Septumgefäßwandzellen sein.

Solche rein exsudativen Herde können die selbständige Reizbeantwortung auf eindringende Tuberkelbacillen darstellen. Große Mengen

Tuberkelbacillen sind hier meist anzutreffen, so z. B. in den ersten
Stadien des Primäraffektes. Rasch pflegen dann sekundäre Gewebs-
reaktionen: Verkäsung, oft aber auch im Anschluß daran Bindegewebs-
bildung einzutreten. Oder aber der exsudative Prozeß ist *keine selbständige
Reizantwort*, sondern Folge einer Gift- oder Virusdiffusion aus einem
bestehenden Herde in der Nachbarschaft. Entsprechend fehlt hier ein
Befund von Tuberkelbacillen. Wir haben es hier mit dem bedeutsamen
Phänomen der *perifokalen* (kollateralen — TENDELOO) *Entzündung* zu tun.

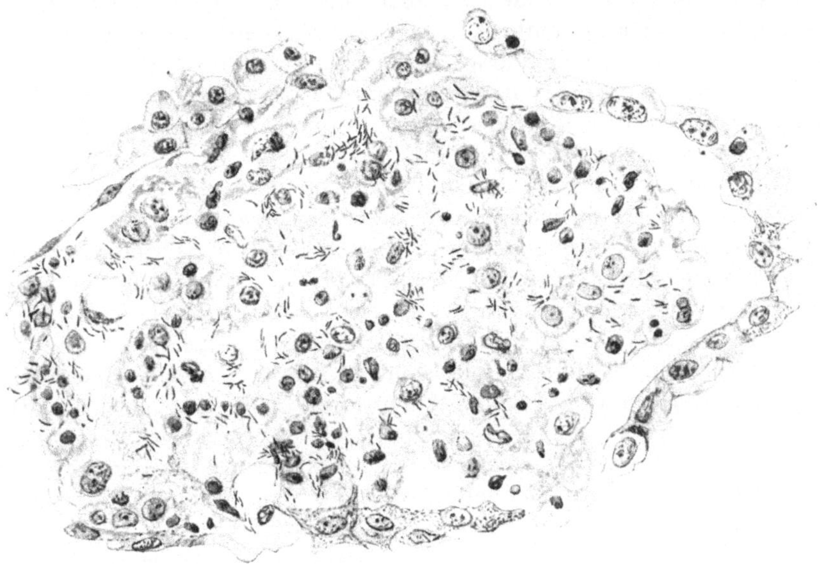

Abb. 8. Lungenbläschen im Beginn der verkäsenden Exsudatbildung. Reichlich
Tuberkelbacillen innerhalb und außerhalb der großen Exsudatzellen.

Perifokale Entzündung. Diese beansprucht vor allem in den Lungen
deswegen besondere Bedeutung, weil sich oft lappenfüllende „Infiltrierungen“ als Substrat der kollateralen Entzündungen erweisen, und
als solche eine ganz andere Vorhersage bedingen, als der selbständige
meist im ganzen verkäsende Herd. Die perifokalen Entzündungsgebiete
verfallen, wenn der meist nekrotisierend-exsudative Herdkern zur Ruhe
kommt, bald weitgehender Aufsaugung. Daraus erklärt sich die *Flüchtig-
keit* vieler Infiltrierungen. Die Resorption braucht keine vollständige
zu sein. Das Entzündungsgebiet kann chronischer Reparation unter-
liegen. Im Zwischengewebe liegt dann die Bildung von Bindegewebszügen vor, für die das Fehlen von Tuberkelbacillen und das Ausbleiben
von Verkäsung kennzeichnend ist. Auch darin erweisen sich diese Herdformen den Tuberkulinreaktionen an anderen Körperstellen verwandt.
Indurationsfeld. Aus der Infiltrierung kann so das Indurationsfeld
durch Karnifikation, bindegewebige Durchwachsung des Exsudats

werden. Klinisch können dieselben Folgen eintreten, wie wir sie später bei den cirrhotischen Phthisen kennen lernen werden: Hebung des Herzens und der Mediastinalgebilde, Verziehung der Luft- und Speiseröhre u. a. m. Die Lappenrandbezirke werden von solchen Zuständen bevorzugt. Schon beim Primäraffekt kann das beschriebene Bild einsetzen (REDEKERS Primärinfiltrierung). In biologischer Hinsicht ist die perifokale Entzündung ebenfalls bedeutungsvoll. Sie kennzeichnet einen Zustand hoher Giftempfindlichkeit und Labilität. Auf engem Grat sind hier die Zustände benachbart, die den Ausgang des Prozesses steuern: die Überempfindlichkeit, die zur fortschreitenden Verkäsung und Erweichung auch der ursprünglich nur kollateralen Bezirke führt, und die Resistenz, die verminderte Empfindlichkeit, der Durchseuchungswiderstand, der Ausheilung des Prozesses durch Aufsaugung und eventuelle spätere Bindegewebsanbildung ermöglicht.

Damit sind wir bereits zu den *sekundären Gewebsreaktionen* auf Eindringen der Tuberkelbacillen gelangt. *Verkäsung, Erweichung* auf der einen, *Bindegewebsbildung, Verkalkung* und *Verknöcherung* auf der anderen Seite.

Verkäsung. Die Verkäsung besteht in der Hauptsache in einer glasigen Versinterung der vorgebildeten und tuberkulös veränderten Gewebsteile. Sie erfolgt durch den Ausfall eines gelartigen Eiweißkörpers aus dem Saftstrom und steht in ihrem Wesen hyalinen und amyloiden Degenerationen nahe. Wie für diese (LOESCHCKE) ist vielleicht auch für die Verkäsung mit der Verursachung durch eine spezifische Antigen-Antikörperreaktion zu rechnen. Zu diesem Vorgang tritt das Absterben der Gewebsteile besonders unter dem Bilde der Fettinfiltration hinzu.

Erweichung. Der Verkäsung folgt oft auf dem Fuße die gefürchtete *Erweichung*. An und für sich betrachtet ein günstiges Ereignis, da sie großzügige Fortschaffung und Ausstoßung der toten käsigen Gewebsteile ermöglicht, ist sie und die von ihr abhängige Bildung der *Zerfallshöhlen (Kavernen)* die verhängnisvollste Verwicklung im ganzen tuberkulösen Krankheitsgeschehen. Der Erweichung sind die Einbrüche käsigen Materials in Hohlorgane (Bronchen, Gefäße, Körperhöhlen) mit den Folgen dauernder Verbreitung großer Mengen von Tuberkelbacillen zu verdanken, ihr die Kavernen zur Last zu legen, die durch Blutung und Kachexie zum Tode oder häufiger durch fortgesetzte kleine Streuung auf dem Wege der vorgebildeten Kanäle zur tödlichen Kehlkopf- und Darmtuberkulose führen.

Von jeher mit allergischen Mechanismen, d. h. der spezifischen Neuberührung eines hochempfindlichen (allergischen) Substrats mit dem Antigen in Verbindung gebracht (RÖMER, ORTH, HUEBSCHMANN), ist die Erweichung als allergischer Vorgang durch den Tierversuch exakt belegt worden. Hier konnten die durch massige Leukocyteneinschwärmung in einen verkästen Bezirk bedingten typischen Erweichungsvorgänge nur auf dem hochempfindlichen Substrat des tuberkulösen Meerschweinchens erzeugt werden. Aber auch unspezifische Einflüsse (Bestrahlung u. a.) können die in der Neigung zu Erweichungen betätigte Überempfindlichkeit stimulieren.

Frühkaverne. Der Einschmelzung und Ausstoßung des käsigen Materials folgt in der Lunge die Gestaltung der Kavernenwand. Diese läßt ihrerseits Rückschlüsse auf den Stand der spezifischen Empfindlichkeit zu. Hohe Empfindlichkeit, wie sie bei der sog. Frühkaverne vorzuliegen pflegt, bedingt meist rasche und weitgehende Ausstoßung der verkästen Teile und nur geringen Umbau des benachbarten Lungengewebes zu einer Kavernenwand. Die Höhlen sind lochartig aus nicht wesentlich verändertem Lungengewebe ausgestanzt (Rundkaverne). Oder aber es kommt in dieser Phase überhaupt nicht zur Bildung richtiger Höhlen. Die Erweichung verursacht schlaffe Sequestrationen, fetzige Abstoßungen mitten aus dem käsigen Gewebe heraus. Es kommt gar nicht zur Bildung von Kavernen, bei denen man von einer Wandung sprechen kann.

Spätkaverne. Ganz anders die Kavernen, die bei verminderter Empfindlichkeit entstehen (Spätkavernen). Hier begegnen wir ausgesprochen dickwandigen Höhlen. Auf die Erweichung und Ausstoßung des toten Gewebes folgt ein ausgedehnter Umbau der Nachbarschaft, gefäßarmes, dann gefäßreiches, faseriges Granulationsgewebe, nach außen hin eine breite Schicht atelektatisch indurierender Lungenbezirke lagern sich an. So kommt eine Höhle mit oft starren, faserreichen Wänden zustande. Es liegt auf der Hand, daß die spontanen Heilungsaussichten für diese starrwandigen Kavernen viel geringer sind, als für die oben geschilderten Frühkavernen mit kaum oder wenig ausgebildeter bindegewebiger Wand. Die Spätkavernen mit ihren dicken Wänden pflegen der isolierten Phthise, die Frühkavernen der chronischen allgemeinen Tuberkulose anzugehören. So lassen sich den großen Entwicklungsgängen der menschlichen Tuberkulose jeweils besondere Kavernenformen zuordnen (SCHMINCKE).

Bei der Kavernenbildung lernten wir die Bedeutung der Vermehrung tuberkulösen Bindegewebes kennen, das sich sowohl im Anschluß an vorwiegend exsudative wie vorwiegend produktive Grundreaktionen entwickeln kann. Häufiger dürfte es den proliferativen Grundprozeß begleiten und auf dem Boden der für die Tuberkulose typischen und namengebenden *Tuberkelbildung* entstehen.

Der Tuberkel. Der Tuberkel ist ein durch Wucherung fixer Gewebszellen, insbesondere von Bindegewebszellen oder „Reticuloendothelien" aufschießendes Knötchen. Es besteht aus den sog. Epithelioidzellen, großen epithelähnlich ohne Zwischensubstanz aneinanderliegenden Zellen mit chromatinarmen Kernen, denen sich in wechselnder Menge Riesenzellen und außen ein Gürtel Lymphocyten hinzugesellen (Abb. 9). Oft

besteht schon im Zentrum Verkäsung, an der Grenze des Toten haben
sich ein paar neutrophile Leukocyten angesammelt, innerhalb der äußeren
Epithelioidzellenreihen entwickelt sich kollagenes Bindegewebe. Es ist
dies das eigentlich tuberkulöse, aus den Tuberkelzellen selbst hervor-
gehende Bindegewebe. Dieses bildet bei größeren Käseherden die innere
meist grobgeflochtene, hyaline, sog. spezifische Kapsel (ASCHOFF), während

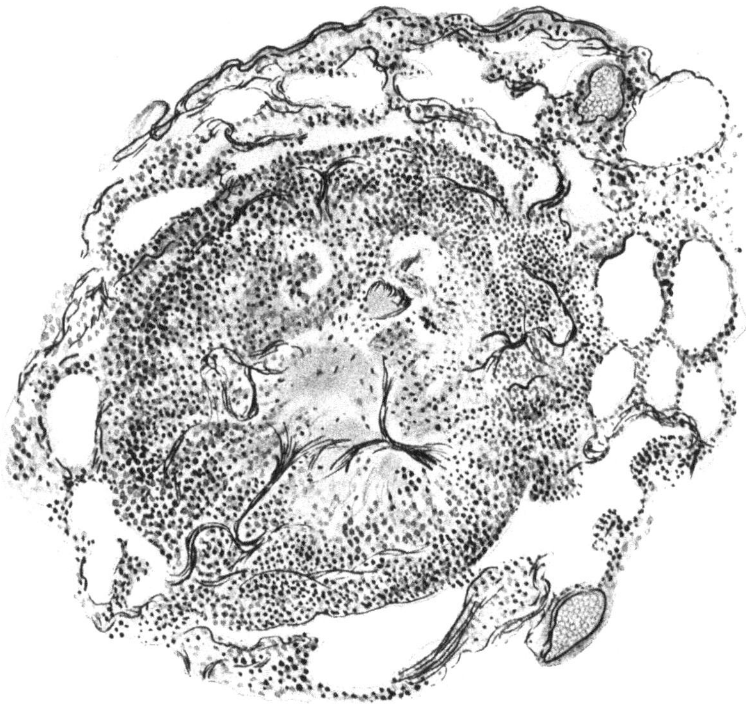

Abb. 9. Herd bei produktiver Tuberkulose. Verkästes Zentrum, einzeln liegende Zellen,
büschelförmige Reste von elastischen Fasern. Lymphocytenwall.

die äußere, unspezifische Kapsel durch Wucherung des Bindegewebes
der vorgebildeten Gefäß- und Bronchalscheiden und Lungensepten der
gesunden Umgebung infolge von Giftdiffusion und kollateraler Entzündung entsteht. Endlich sei noch die Bindegewebsbildung im Schoße
fibrinöser Exsudate erwähnt, die immer mehr Beachtung findet.

Der Tuberkel ist gegenüber der exsudativen Gewebsreaktion, die
meist rasch einsetzt und oft flüchtig bleibt, die weit verwickeltere Reizantwort. Sie wird von einem Substrat in Szene gesetzt, das im Besitz
wirksamerer Abwehrkräfte gegenüber dem Virus ist und Zeit hat, diese
zu entfalten. Gewöhnlich eignet die produktive Reaktion allergischem
Gewebe im Zustand verminderter spezifischer Empfindlichkeit und Affinität zum Tuberkelbacillus. Bei Abbau der Bacillen unter Wirksamkeit

spezifischer Antikörper entsteht der Tuberkel (LEWANDOWSKY). Nach unseren Darlegungen sind natürlich auch geringe Mengen wenig virulenter Bacillen in der Lage, beim jungfräulichen Individuum von vornherein proliferative Gewebsreaktionen aufzurufen (BAUMGARTEN). Praktisch wird dies jedoch kaum eine Rolle spielen.

Zusammenfassend unterscheiden wir mithin eine alterative, exsudative und produktive Grundreaktion. Wir unterscheiden aber eine produktive und exsudative Lungentuberkulose nicht nach diesen elementaren, mikroskopischen Gewebsreaktionen, sondern nach dem Eintritt oder Ausbleiben produktiver Züge von vornherein oder im weiteren Verlauf. So fallen auch zunächst exsudative Prozesse unter den Begriff der produktiven, wenn sie zu irgendeiner Zeit zu nennenswerter Zell- und Bindegewebsproliferation gelangen. Die produktive Tuberkulose kann so eine sofort oder später produktive Form darstellen. Die exsudative, konfluierende Tuberkulose zerfällt in eine rein exsudative, der Heilung durch Aufsaugung zugängliche und eine exsudativ-käsige Form (käsige Pneumonie).

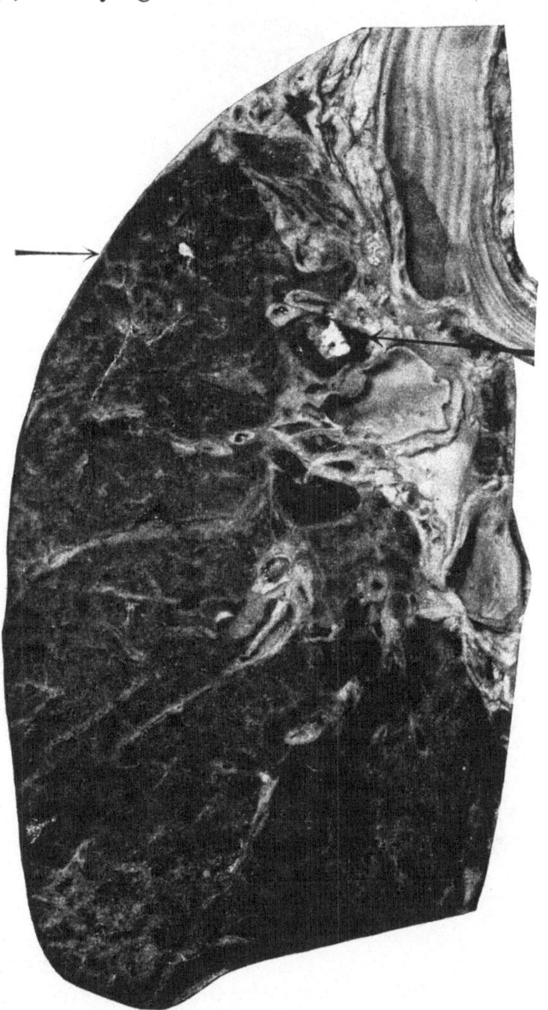

Abb. 10. Verkalkter Primärkomplex.
(Photographie nach Präparat des Waldhauses.)

Heilungsvorgänge. Resorption. Nach dem Gesagten können wir uns über die geweblichen *Heilungsvorgänge bei der Tuberkulose* kurz fassen. Die *ideale Heilung* durch *Aufsaugung* (resorbierende Heilungsvorgänge) eignet vorzüglich den kollateralen, rein exsudativen Formen (Infiltrierungen). Aber auch Gewebsproliferationen sind vor Eintritt der Verkäsung und Bindegewebsbildung rückbildungsfähig.

Ausstoßung. Nach eingetretener Verkäsung kann der Prozeß heilen durch Erweichung und Ausstoßung, Vorgänge, die aber, wie ausgeführt, oft zum Gegenteil, zur Verschlimmerung führen, oder aber durch bindegewebige Kapselbildung (indurierende Heilungsvorgänge). Nur ausnahmsweise kommt bindegewebige Durchwachsung von Käse vor.

Verkalkung. Abgekapselt kann der Herd veralten (obsoleszierende Heilungsvorgänge) und durch Verkalkung sowie Verknöcherung in völlige Latenz zurücktreten (Primärkomplex! Abb. 10, Puhlscher Reinfektionsherd Abb. 11). Später besteht jedoch immer wieder die Möglichkeit der Exacerbation von innen oder durch Auflösung des alten Herdes von außen her.

2. Spezielle pathologische Anatomie der Lungentuberkulose.

Die spezielle klinische Diagnostik der verschiedenen Formen der Lungentuberkulose muß auf die Erkennung der pathologisch-anatomischen Grundformen abzielen, wenn anders sie festen Boden unter den Füßen behalten will. Es ist deshalb notwendig, der klinischen Dia-

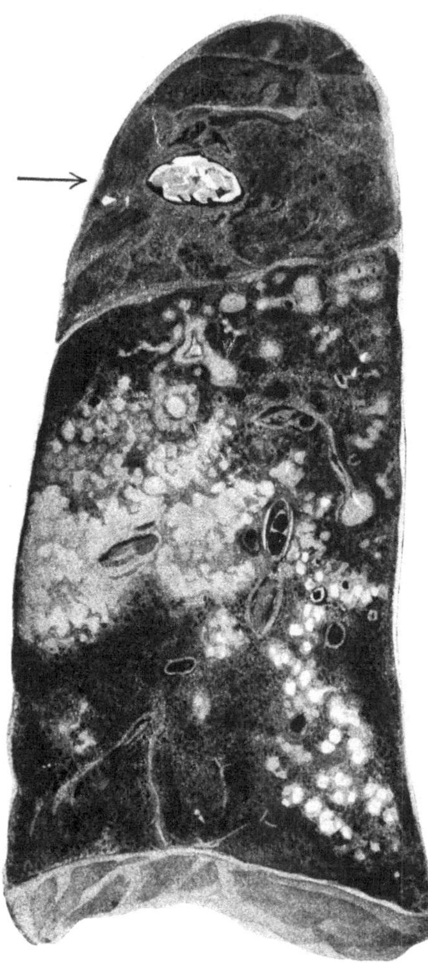

Abb. 11. Verkreideter Puhlscher Herd im Oberlappen. Konfluierende lobulär-käsige Pneumonie im Unterlappen. (Photographie nach Präparat des Waldhauses.)

gnostik eine kurze, auf das Wesentliche beschränkte Rekapitulierung der pathologischen Anatomie vorauszuschicken. Sollte die hier gegebene Darstellung die einzelnen Formen allzu schematisch zu trennen scheinen, so wird sich doch solche Systematik im klinischen Teil als fruchtbringend erweisen. Es sei, um Mißverständnissen vorzubeugen, von vornherein betont, daß die reinen oder auch fast reinen produktiven oder exsudativen Formen der Lungentuberkulose pathologisch-anatomisch nicht häufig sind: Während aber das autoptische Bild die wesentlichen pathologisch-anatomischen Veränderungen, die der Tuberkelbacillus in der Lunge hervorruft, die produktive und die exsudative Entzündung, die bindegewebige Induration und die Verkäsung und Erweichung häufig nebeneinander zeigt, verlaufen diese Prozesse klinisch teils räumlich, teils zeitlich getrennt und dadurch ist ihre artliche Differenzierung im klinischen Bilde meist einwandfrei möglich. Um zu solcher Unterscheidung zu gelangen, ist es notwendig, die reinen Formen anatomisch und klinisch kennnen zu lernen.

Über die morphologische Auffassung der vom Tuberkelbacillus in der Lunge gesetzten Krankheitsprodukte herrscht pathologisch-anatomisch keine volle Übereinstimmung; für die Klinik erweist sich die von der ASCHOFFschen Schule vertretene VIRCHOW-ORTHsche Unterscheidung der produktiven und der exsudativen Prozesse diagnostisch und prognostisch außerordentlich wertvoll. Klinische Gesichtspunkte machen des weiteren eine gesonderte Betrachtung der überwiegend indurierenden Form der cirrhotischen Phthise notwendig.

Es sei erwähnt, daß sowohl von pathologisch-anatomischer (HUEBSCHMANN) wie klinischer Seite (O. ZIEGLER, CURSCHMANN) Bedenken gegen diesen Dualismus vorgebracht worden sind. Diese leiten sich vor allem von der einheitlichen Linie ab, die HUEBSCHMANN für die tuberkulösen Veränderungen als entzündliche entwirft, die sich grundsätzlich nicht von sonstigen Entzündungen im Körper unterscheiden und wie diese eine Stufenleiter von der einfachen Gewebsschädigung über die Exsudation zur Gewebswucherung (Produktion) durchlaufen. Danach setzt die produktive Tuberkulose stets einen wenn auch noch so kleinen exsudativ-käsigen Beginn voraus.

Für die klinische Diagnostik hat sich schließlich die Kenntnis der besonderen anatomischen Merkmale der Lungenherde bei verallgemeinernder Tuberkulose neuerdings als fruchtbringend erwiesen.

a) Die exsudative Phthise.

Die produktive Tuberkulose beginnt meist mit spärlichen Herdchen oder kleinen Herdgruppen, der exsudative Prozeß befällt häufig mit disseminierten Herden akut einen größeren Bezirk. Im Gegensatz zur produktiven Form, die den apical-caudalen Ablauf innehält, beginnt die exsudative Phthise zwar häufig in den Oberlappen, aber mehr in den zentralen Partien; auch wenn sie sich, was gar nicht selten ist, zuerst in den Unterlappen ansiedelt, bevorzugt sie oft die medialen Teile, wie denn bekanntlich auch Pneumonien anderer Ätiologie gern zentral beginnen. Häufig ist sie, namentlich im weiteren Verlauf, ziemlich gleichmäßig in der ganzen Lunge verbreitet und eine ausgesprochen

apical-caudale Entwicklung läßt sie meist vermissen. Der exsudative
Herd zeigt niemals eine so scharfe Begrenzung wie das tuberkulöse
Granulom, ist vielmehr stets von einer Zone geringeren Entzündungs-
grades umgeben und neigt sehr zur Ausbreitung und zum Konfluieren

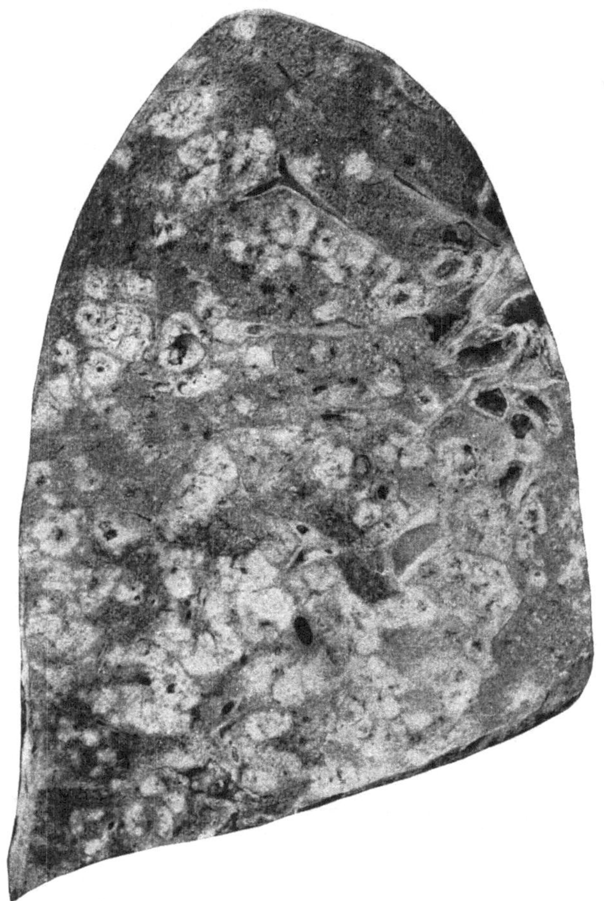

Abb. 12. Konfluierende lobuläre käsige Pneumonie.
(Photographie nach einem Präparat des Waldhauses.)

der Herde. Aus der sublobulären Bronchopneumonie kann so außerordentlich schnell die konfluierende käsige Pneumonie und die lobäre
käsige Pneumonie entstehen (Abb. 12).

Die sekundären Veränderungen bei der exsudativen Phthise unterscheiden sich von denen der produktiven Tuberkulose nur dem Grade
und der Schnelligkeit des Ablaufs nach. Während jedoch bei der produktiven Tuberkulose die fibröse Induration oft ganz im Vordergrunde steht,

immer aber wenigstens mikroskopisch nachweisbar zu sein pflegt, bleibt bei der exsudativen Phthise dieser Heilungsvorgang oft gänzlich aus und die Neigung zu raschester konfluierender Verkäsung beherrscht das Bild; nicht selten kommt es zur Sequestierung größerer Gewebspartien, die allmählich erweichen. Der Verkäsungsprozeß greift schon frühzeitig auf die kleineren und im weiteren Verlauf auf die größeren Bronchen über; die käsige Bronchitis ist also eine regelmäßige Begleiterscheinung der käsigen Pneumonie und trägt zu ihrer raschen Ausbreitung wesentlich bei. Zur fibrösen Induration ganzer Herde, wie sie bei der produktiven Tuberkulose so häufig ist, kommt es überhaupt nicht, wohl aber wird der Herd, wenn Heilungsvorgänge einsetzen, von Bindegewebszügen durchwachsen und von einem bindegewebigen Wall umgeben; das eingeschlossene mortifizierte Gewebe kann dabei als derbe Käsemasse liegen bleiben und sich allmählich mit Kalksalzen imprägnieren.

Auch bei der käsigen Pneumonie, namentlich bei der akuten lobären Form, kommt es häufig nicht zur völligen Zerstörung des Organs; in diesen Fällen zeigen die parenchymatösen Veränderungen sekundär beeinflußter Organe, namentlich die zuweilen außerordentlich starke Verfettung der Leber und der septische Charakter der Milz, daß schwere Giftwirkungen das Leben beendet haben dürften. Bei exsudativen Prozessen mit erheblicher Induration, bei denen der Organismus sich offenbar lange und zäh gewehrt hat, ist die Zerstörung des Organs mitunter so vollständig, daß es unbegreiflich erscheint, wie das Leben mit den minimalen Resten respirationsfähigen Lungengewebes noch hat erhalten werden können.

Während die rein exsudativen Formen der Lungentuberkulose, abgesehen von den bei Erwachsenen seltenen Erstinfektionen, einer dem Primärkomplex unmittelbar folgenden Periode eines käsig tuberkulösen Organzusammenbruchs mit oder ohne rasche Verallgemeinerung (Sekundärstadium) zuzurechnen sind, kommt es im Tertiärstadium im Verlauf der chronischen produktiven Tuberkulose außerordentlich häufig zur Aufpfropfung exsudativer Prozesse, wie sie z. B. nach schweren Lungenblutungen als käsige Aspirationspneumonie gefunden werden. Häufig ist auch pathologisch-anatomisch zu erkennnen, daß die exsudativen Herde frisch entstanden sind, offenbar im Endstadium nach Erliegen der Abwehrkräfte des Organismus; das autoptische Bild dieser finalen käsigen Pneumonie, die innige Durchmischung mit der älteren produktiven Tuberkulose zeigen kann, ist oft überaus bunt.

b) Hämatogene Tuberkulose der Lungen.

Von der anatomischen Charakterisierung der akuten bis subchronischen hämatogenen Miliartuberkulosen der Lungen soll hier abgesehen werden. Aber die protrahierten verallgemeinernden Formen der Tuber-

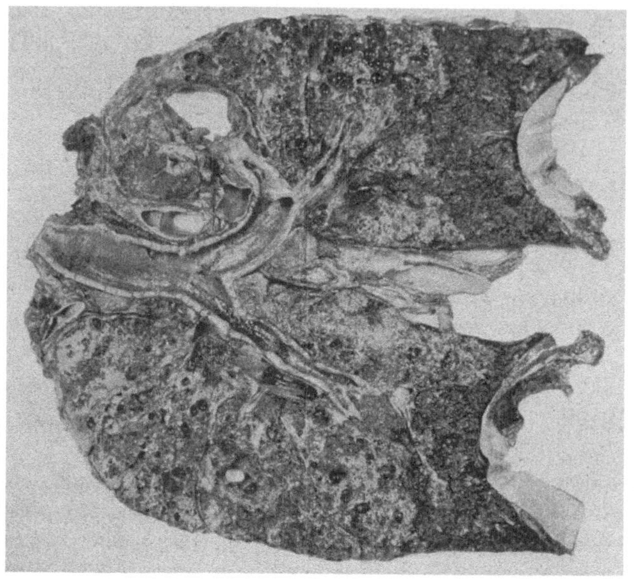

Abb. 14. Hämatogene Emphysemtuberkulose. (Photographie nach einem Präparat des Waldhauses.)

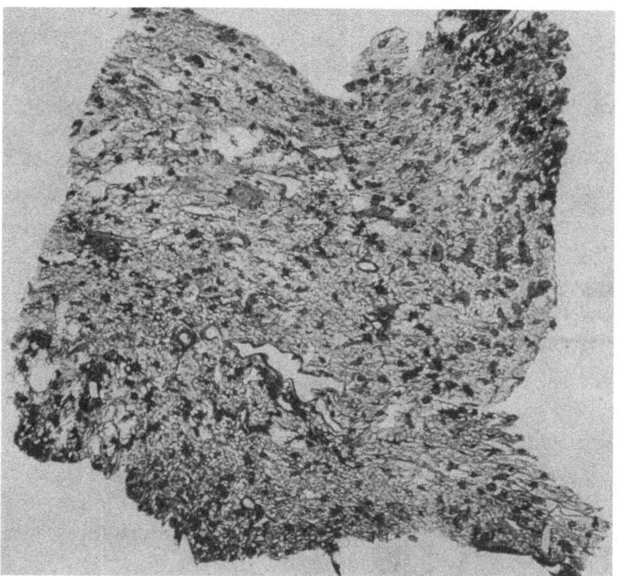

Abb. 13. Disseminierte miliare Tuberkel bei protrahierter hämatogener Tuberkulose in der Lunge. (Photographie nach einem Gefrierschnitt des Waldhauses.)

kulose nehmen nicht nur im Rahmen der chronisch verlaufenden Phthisen einen erheblichen Raum ein — der Prozentsatz ist noch umstritten —, sondern die frühzeitige Erkennung dieser Formen bedeutet auch für den Kliniker eine beträchtliche Bereicherung seiner Diagnostik und vor allem seines prognostischen Urteils. Anatomisch sind nach

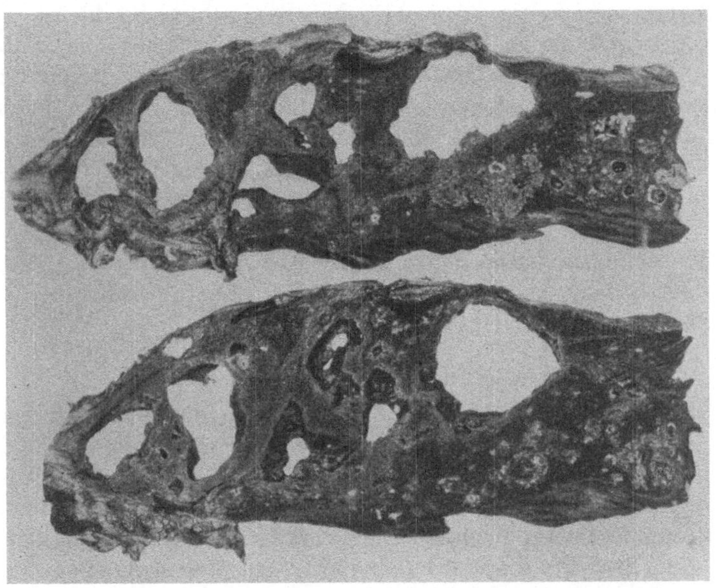

Abb. 16. Lochkavernen und zerstreute miliare Tuberkel bei protrahierter hämatogener Tuberkulose.

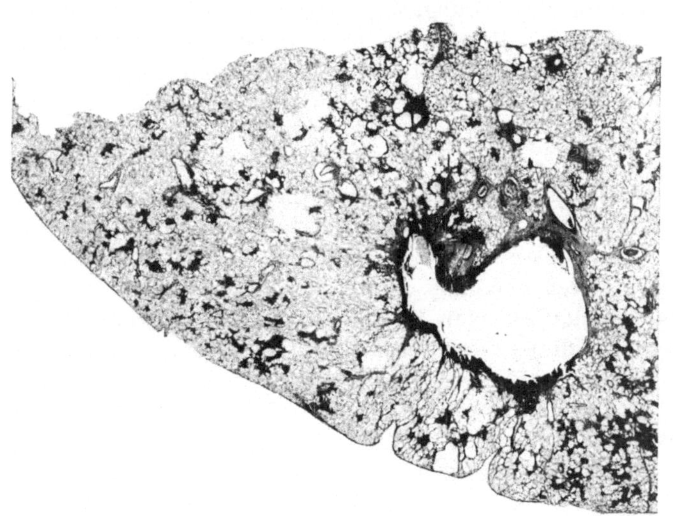

Abb. 15. Lochkaverne und zerstreute miliare Tuberkel bei protrahierter hämatogener Tuberkulose. (Photographie nach einem Gefrierschnitt des Waldhauses.)

darauf gerichteten Untersuchungen von SCHÜRMANN 45% der Lungenherde bei hämatogenen Tuberkulosen durch charakteristische Merkmale ausgezeichnet. Als solche Veränderungen beschreibt er zunächst die miliaren Aussaaten (Abb. 13). Sie gleichen anatomisch dem Bilde der akuten hämatogenen Miliartuberkulose, das als genügend bekannt vorausgesetzt werden kann. Als charakteristisch gelten des weiteren die *Emphysemtuberkulose* (Abb. 14), bei der zahlreiche kleine Luftbläschen innerhalb der miliaren Herde bestehen, und besonders die *Lochkavernen*, die wie ausgestanzt inmitten intakten Lungengewebes oder der miliaren Streuung stehen (Abb. 15 und 16). Bei diesen hämatogenen Lungentuberkulosen treten nach SCHÜRMANN die Aspirationsherde, die käsige Bronchitis, aber auch die Kehlkopf- und Darmtuberkulose, also die gesamte intracanaliculäre Ausbreitung gegenüber den isolierten sog. bronchogenen Phthisen stark zurück. Im Gebiet des großen Kreislaufs finden sich regelmäßig Absiedelungen, die im Gegensatz zu den finalen Ausbreitungen bei den isolierten Phthisen nicht abortiv, sondern progredient sind.

c) Die produktive Tuberkulose.

Die produktive Tuberkulose zeigt durchweg eine ziemlich gleichmäßige apical-caudale, oft anscheinend in der Spitze beginnende Entwicklung sowohl in der zuerst befallenen wie auch in der später erkrankten Lunge; die Herde sind am größten und stehen am dichtesten im obersten Abschnitt und nehmen nach unten zu an Größe und Dichtigkeit ab, so daß die kleinsten und spärlichsten Herde sich in den jeweils untersten erkrankten Partien finden. Eine Behinderung des Fortschreitens der Tuberkulose durch die Lungenlappengrenzen ist meist nicht zu erkennen, vielmehr grast der Prozeß die Lungen von oben nach unten etagenweise ab. Die geschilderten tuberkulösen Granulome können im Gewebe disseminiert stehen, wie bei der hämatogenen Miliartuberkulose (Abb. 17); finden sie sich in solchen Fällen sehr dicht stehend, so scheint es besonders gern zur konfluierenden Verkäsung und Erweichung, also zur Kavernenbildung zu kommen. Häufiger stehen die Tuberkel in Knoten zusammen (produktive nodöse Tuberkulose), die recht verschiedene Größe haben können. Die großknotigen Formen, auch manche disseminierten kleinknotigen, gehören der ganz chronischen indurierenden Tuberkulose an. Die großen Knoten zeigen oft eine scheinbare zentrale Abheilung, eine Bindegewebsbildung, die durch die Kollapsinduration des von Tuberkeln eingeschlossenen atelektatischen Lungengewebes entsteht; diese Herde werden vielfach mißverständlich als Peribronchitis tuberculosa bezeichnet.

Die produktive Tuberkulose ist im allgemeinen ein chronischer Prozeß, doch bestehen im Zeitmaß des Fortschreitens außerordentlich große Unterschiede, die im wesentlichen von der Widerstandsfähigkeit des Gesamtorganismus abhängen dürften. Bei den rasch fortschreitenden Tuberkulosen überwiegt die Neigung des erkrankten Gewebes zu konfluierender Verkäsung und Erweichung, während das langsame Tempo durch die an jedem neuen Tuberkel neu einsetzende bindegewebige Induration und das durch sie herbeigeführte Aufhalten der weiteren

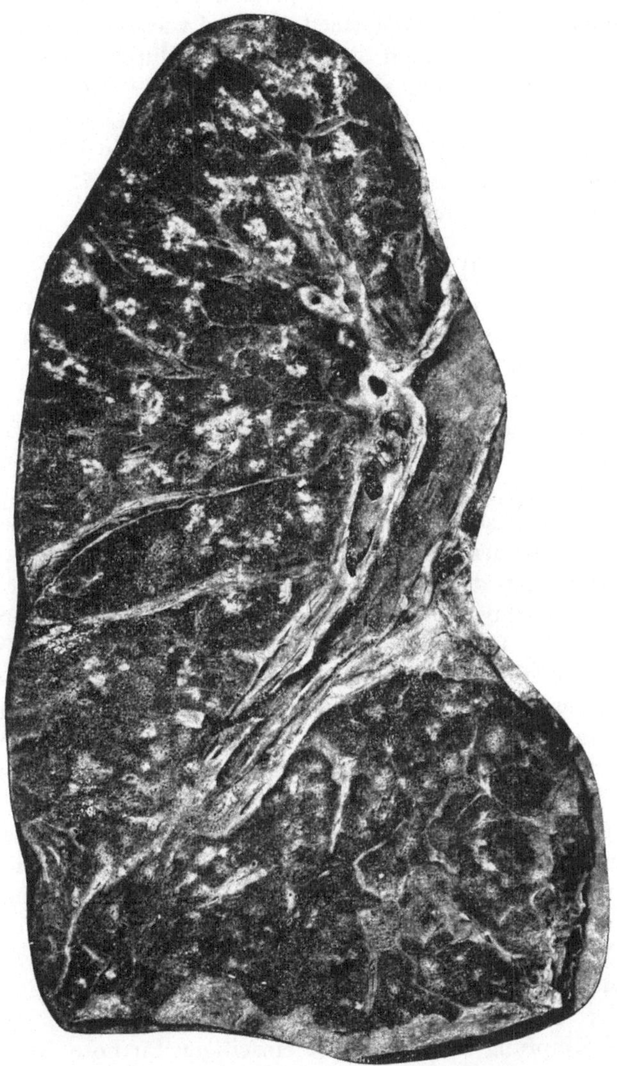

Abb. 17. Produktive Tuberkulose. Isolierte Tuberkel und Konglomerattuberkel. (Photographie nach einem Präparat des Waldhauses.)

Ausbreitung diktiert wird. Verkäsung und Erweichung wie auch bindegewebige Induration folgen dem Fortschreiten der Tuberkulose auf dem Fuße, zeigen daher ebenfalls die Entwicklung von oben nach unten und sind regelmäßig in den oberen Partien am weitesten vorgeschritten.

Bei diesen chronischen Tuberkulosen leistet der Organismus oft bis zur fast völligen Zerstörung des Lungengewebes Widerstand; nicht selten handelt es sich bei ausgesprochen produktiven Tuberkulosen um chronische hämatogene Verlaufsformen; ob und wieviele Streuungen solcher Art hämatogen entstanden sind und auch durch hämatogene Nachschübe fortschreiten, läßt sich auch anatomisch durchaus nicht immer entscheiden. Die finale hemmungslose intra-canaliculäre Ausbreitung über Luftwege und Darmkanal, und die terminale hämatogene Überschwemmung der Leber und Milz gehören regelmäßig zum pathologischen Bild dieser Tuberkuloseform.

d) Die cirrhotische Phthise.

Das Vorwiegen indurierender, besonders indurierend-konfluierender Veränderungen kann das pathologisch-anatomische und vor allem auch das klinische und das röntgenologische Bild so wesentlich beeinflussen, daß es notwendig ist, die cirrhotische Phthise als ein gesondertes Krankheitsbild zu behandeln. Die oben erwähnte scheinbare zentrale Abheilung produktiv-nodöser Herde bildet den Ausgangspunkt der herdförmigen Cirrhose. Es setzt daneben aber schon frühzeitig die Wucherung des perivasculären und peribronchalen Bindegewebes ein, die weiterhin außerordentliche Grade erreichen und sich mit in die Lunge gehenden Strängen des sich schwartig verdickenden subpleuralen Bindegewebes zur konfluierenden Cirrhose vereinigen kann. Entsprechend der Entwicklung des Grundprozesses der Cirrhose, der produktiven Tuberkulose beginnt die konfluierende Induration in der Regel in den oberen Lungenpartien (Abb. 18). Der große Cirrhoseherd umschließt in seinem Innern Käseherde und Kavernen verschiedener Größe, atelektatische Lungengewebspartien und tuberkulöses Granulationsgewebe; in alten cirrhotischen Schwielen ist nicht selten auch mikroskopisch nur spärlich spezifisch tuberkulöses Gewebe zu finden und auch die Kavernen können mit glattem Bindegewebe ausgekleidet und so gut wie ausgeheilt sein. Die eintretende Schrumpfung kann so hochgradig werden, daß der cirrhotische Oberlappen kaum mehr den Raum eines mittelgroßen Apfels einnimmt, eine erhebliche Verlagerung der Mittelfellorgane zustande kommt und zugleich durch die schwartige Pleura, die mit großer Gewalt die Rippen aneinander heranzieht, eine partielle Thoraxschrumpfung entsteht. Bei einseitiger Cirrhose wird das obere Mediastinum mit den Organen, die es einschließt, der Luftröhre und dem Aortenbogen, stark nach der kranken Seite verzogen; auch rückt der Hilus dieser Seite beträchtlich nach außen und oben, wodurch an den Gefäßen und Bronchen, die zum Unterlappen führen, ein so mächtiger Zug ausgeübt wird, daß sie sich vollkommen gerade recken und auf der Schnittfläche geradlinig radiär verlaufen. Der Schrumpfung des Oberlappens antwortet der Unterlappen, der häufig von der Tuberkulose noch wenig befallen ist, mit der Bildung eines mehr oder minder hochgradigen vikariierenden Emphysems, desgleichen nicht selten der Oberlappen der anderen Seite, dessen medialer Rand infolge des Zuges die Mittellinie um mehrere Fingerbreiten überschreiten kann. Am stärksten wird die Schrumpfung, wenn durch den cirrhotischen Prozeß eine ganze Lunge in Schwielengewebe umgewandelt und zugleich nach exsudativer Pleuritis in einen schwartigen Panzer eingezwängt wird. In solchen Fällen kann das Herz um seine eigene Breite verzogen werden, z. B. vollkommen nach rechts rücken (Pseudodextrokardie), auch kann die Leber enorm hochgezogen werden. — Bei doppelseitiger

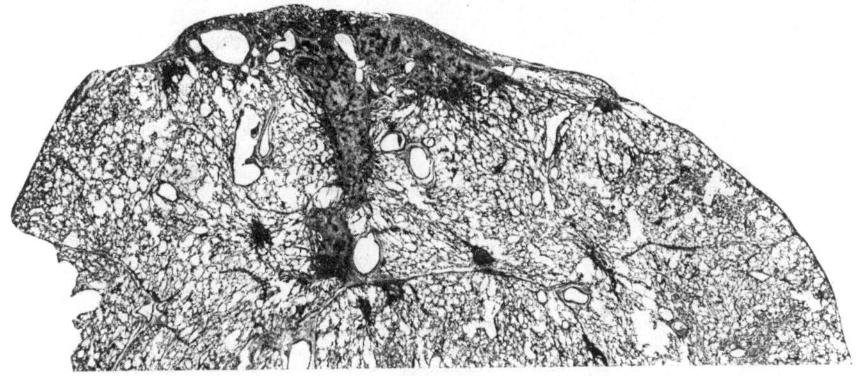

Abb. 18. Cirrhotische Spitzenschwiele.
(Photographie nach einem Gefrierschnitt des Waldhauses.)

Cirrhose der Oberlappen kommt es natürlich nicht zu der geschilderten Verziehung nach der Seite; um so krasser pflegt aber der Zug nach oben in Erscheinung zu treten (Abb. 19). Der Aortenbogen, der ja bekanntlich auf dem linken Hauptbronchus reitet, wird in extremer Weise nach oben gezogen. Da die Aorta descendens in ihrer Lage vor der Wirbelsäule durch ihre Seitenäste, vor allem durch die Arteriae iliacae unverrückbar fixiert ist, muß dem Zuge das Herz nachgeben, das nun, an der Aorta ascendens gleichsam aufgehängt, eine dem Tropfenherz ähnliche Stellung einnimmt (Pseudotropfenherz). Im schwieligen Gewebe der Lunge kommt es durch die Schrumpfung vielfach zur Bildung echter Bronchiektasien, im Bereich der vikariierend emphysematösen Partien stets zur sekundären chronischen Bronchitis. Tuberkulose des Kehlkopfs ist eine sehr häufige, Tuberkulose des Darmes eine regelmäßige Begleiterscheinung der schweren cirrhotischen Phthise. Die vollständige Zerstörung der Lungen durch den tuberkulösen Prozeß hat dieser Phthisiker in der Regel nicht erlebt, vielmehr geht er meist infolge der schweren sekundären Veränderungen in den Lungen sowie der degenerativen Prozesse sekundär beeinflußter Organe, der braunen

Atrophie und degenerativen Fettinfiltration des Herzens, der Atrophie und Stauungsinduration der Leber und Milz, der parenchymatösen Degeneration der Nieren, nicht selten der Amyloidosis dieser Organe, an irgendeiner banalen Infektion zugrunde (sekundärer Phthisetod).

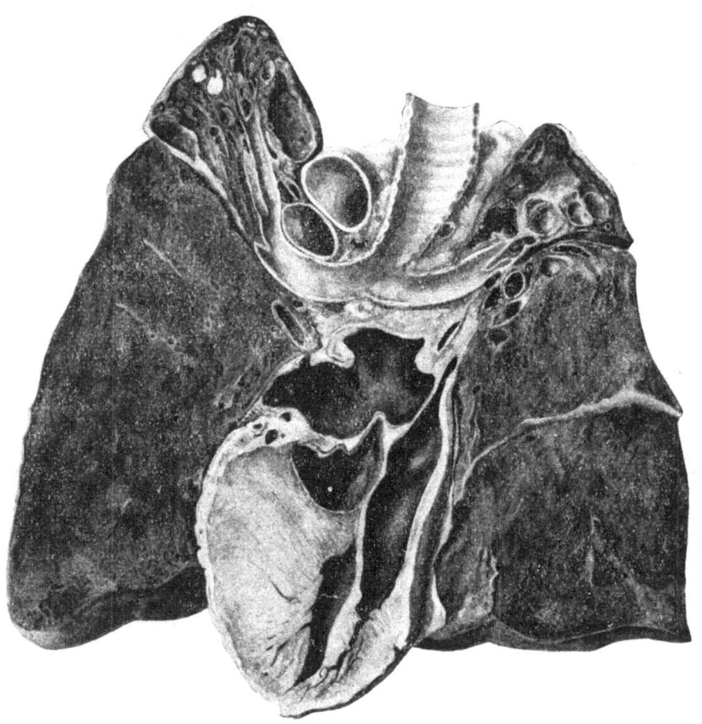

Abb. 19. Cirrhotische Phthise. Äußerste Schrumpfung der Oberlappen mit Bronchiektasien und Kalkherden. Emphysem der Unterlappen. Trachea säbelscheidenförmig verbreitert. Maximale Verziehung der Hauptbronchien. Braune Atrophie des Herzens, Herz in steiler Stellung. (Photographie nach einem Präparat des Waldhauses.)

e) Die Tuberkulose der Pleura.

Abgesehen von der Beteiligung der Pleura bei Lungentuberkulose, die durch direktes Übergreifen des tuberkulösen Prozesses auf die Lungenpleura zustande kommt, gibt es auch eine Pleuratuberkulose als selbständige Organerkrankung. Bei dieser Pleuratuberkulose sind die Lungenveränderungen meist auffallend unscheinbar und oft erst nach längerem Suchen aufzufinden. Die Pleuritis exsudativa, die als isolierte Erkrankung regelmäßig tuberkulöser Natur ist, zeigt anatomisch oft unspezifische Veränderungen in Form serofibrinöser Serositis, während das Exsudat häufig Tuberkelbacillen enthält. Diese Pleuritis exsudativa spielt nicht nur in der Vorgeschichte der Miliartuberkulose eine beträchtliche Rolle, sondern ebenso in den Fällen hämatogener Tuberkulose, die durch Absiedlungen im Bereich des großen Kreislaufes, aber auch bei gewissen Lungentuberkulosen sich als hämatogener Prozeß charakterisiert. Die Pleuratuberkulose kann sich in Form dicker zuckergußartiger Schwarten weiterentwickeln, in deren hyalinem Bindegewebe hie und da eine als tuberkulös anzusprechende Stelle gefunden wird. Es kann im weiteren Verlauf zu einer käsigen Pleuritis kommen, die den Pleuraraum mit großen verkäsenden Massen ausfüllt.

Bereits der Primärkomplex zeigt eine Pleurabeteiligung, wenn auch in umschriebener, meist trockener Form; doch kommen auch in seiner Begleitung ausgedehnte Exsudatbildungen vor. Bei der verallgemeinernden Tuberkulose ist die kollaterale Pleuritis verschiedener Form und Ausdehnung ungemein häufig, neigt auch oft zu Recidiven (pleurite à répétition). Bei der isolierten Phthise (Tertiärstadium) sind die Herdschübe oft von Schwartenbildungen begleitet, die anatomisch als unspezifisch imponieren. Sogenannte kartilaginöse Pleuraschwielen begleiten häufig die sog. Reinfekte. Schließlich sei noch die seltene tumorähnliche Tuberkulose der Pleura erwähnt, bei der bis kirschgroße Konglomerattuberkel gefunden werden.

Der Zellgehalt des tuberkulösen Pleuraexsudates besteht hauptsächlich aus abgeschilferten Pleuraendothelien; daneben überwiegen meist Lymphzellen, doch sind leukocytäre Pleuraergüsse nicht ganz selten; auch kommen hämorrhagische Exsudate vor. Alte Exsudate sind oft rein eitrig und können dauernd rein tuberkulös bleiben. Mischinfektionen, besonders mit Streptokokken kommen meist durch Durchbruch tuberkulöser Lungenherde zustande. Die exsudative Pleuritis, auch in Form eines eitrigen tuberkulösen Ergusses ist eine häufige Begleiterscheinung des künstlichen Pneumothorax, führt nicht selten zu vorzeitiger partieller oder vollständiger Verödung des Pleuraraumes und beeinträchtigt dadurch die beabsichtigte therapeutische Wirkung; andererseits kann die Exsudatbildung auch zu einer starren Verdickung der Pleura führen und dadurch die Wiederausdehnung der Lunge und die Beendigung der Pneumothoraxbehandlung dauernd verhindern.

An der bindegewebigen Umwandlung tuberkulöser Lungenveränderungen ist die Pleura ganz besonders häufig beteiligt. Unter Organisation des Exsudates bilden sich bindegewebige, schwielige Massen, die zwar den tuberkulösen Prozeß zunächst beenden, aber häufig noch tuberkulöses Gewebe enthalten, von dem ein neuer Schub ausgehen kann. Die Heilung der Pleuritis exsudativa beeinträchtigt nicht nur durch Fixierung und Verschwielung die Lungenfunktion, sondern führt auch oft zu erheblichen Thoraxdeformierungen.

3. Pathologische Anatomie der Kehlkopftuberkulose.

Die Kehlkopftuberkulose ist so gut wie ausnahmslos eine Begleiterscheinung der Lungentuberkulose. Die primäre Tuberkulose ist so selten (5 einwandfreie Fälle in der Literatur), daß sie praktisch keine Rolle spielt; dagegen kommt es nicht selten vor, daß der Kranke zuerst auf Erscheinungen von seiten des Kehlkopfs aufmerksam wird, die Untersuchung auf die wahre Natur des Leidens führt und nun erst die in der Regel schon ziemlich ausgedehnte Tuberkulose der Lungen festgestellt wird.

Für die **Entstehung der Kehlkopftuberkulose** kommen drei Wege in Frage. Nach der klinischen Erfahrung erscheint die Kehlkopftuberkulose fast regelmäßig erst im Stadium der offenen Lungentuberkulose, ja in der Mehrzahl der Fälle erst nach längerem Bestehen der offenen Lungentuberkulose. Dazu kommt die Beobachtung, daß die ersten Herde Stellen bevorzugen, die mit dem im Kehlkopf haftenden infektiösen Sputum in besonders intensive Berührung kommen dürften, nämlich die Hinterwand und die Stimmbänder. Daher steht der Kliniker überwiegend unter dem Eindruck der intracanaliculären Genese durch Kontaktinfektion. Bei den hämatogenen Tuberkulosen kann das Frühbild der Kehlkopftuberkulose mit einer Aussaat miliarer Knötchen, die im Verkäsungsstadium gelblich durch die Schleimhaut durchscheinen und nach unseren Beobachtungen besonders gern Rand und Larynxfläche der Epiglottis befallen, sogleich den Gedanken an die hämatogene Entstehung nahelegen. Schließlich kommt die lymphogene Entstehung, z. B. durch Kontaktausbreitung von trachealen submukösen Herden aus in Betracht. Klinisch und selbst anatomisch kann die Genese der Kehlkopftuberkulose im Einzelfall nur ausnahmsweise geklärt werden.

Die Kehlkopftuberkulose wird intra vitam bei 10—30%, pathologisch-anatomisch bei 30—50% der Lungentuberkulosen gefunden; wir selbst fanden bei 1700 offenen Lungentuberkulosen 415 = 24,4% Kehlkopftuberkulosen und bei 1020 Sektionen bei Lungentuberkulose 477 = 46,8% Kehlkopftuberkulosen. Die berufliche und außerberufliche Malträtierung der Schleimhaut der oberen Luftwege bei den Männern bringt es mit sich, daß diese öfters an Kehlkopftuberkulose erkranken als die Frauen. Nach unserer Erfahrung dürfte der chronischen Schädigung der Kehlkopfschleimhaut durch den Husten und besonders durch das zähe Haften des Sputums eine erhebliche Bedeutung zukommen, da die Kehlkopftuberkulose häufiger eine Begleiterscheinung der chronischen, vor allem der exquisit chronischen Lungentuberkulose ist, als der akuten Formen.

Anatomie. Die ersten Tuberkel im Kehlkopf entwickeln sich submukös unter und zwischen den Drüsen der Schleimhaut. Die Schleimhaut ist über den Tuberkeln zunächst intakt, doch geht mit der Rundzelleninfiltration im submukösen Gewebe häufig eine mäßige Wucherung der Schleimhaut parallel, und zwar unter Vermehrung der Schichten des Plattenepithels, Ersetzung des Zylinderepithels durch Plattenepithel und Tiefenwucherung.

Aus der weiteren Entwicklung der ersten Herde formen sich vier verschiedene Arten tuberkulöser Erkrankungen: die diffuse Infiltration, das tuberkulöse Geschwür, das tumorartige Tuberkulom und die Perichondritis.

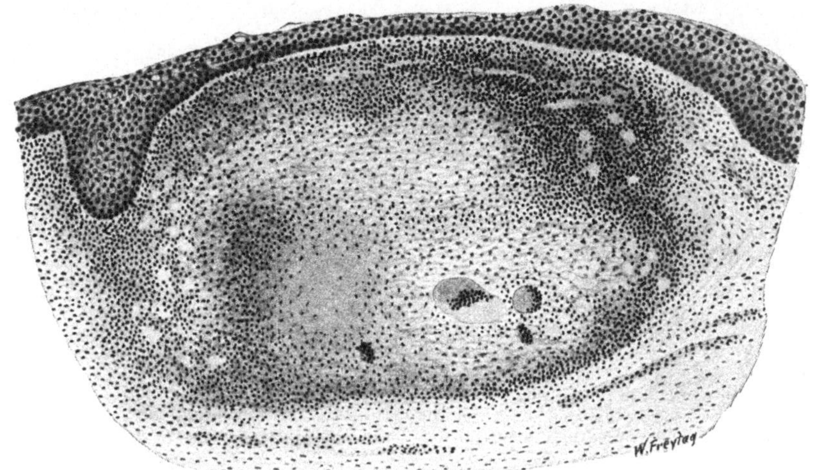

Abb. 20. Stimmband mit subepithelialem Tuberkel.

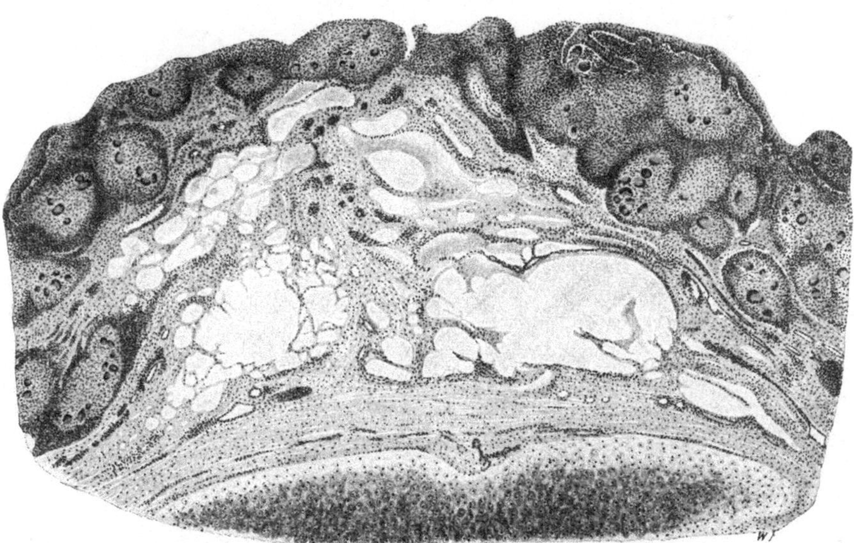

Abb. 21. Infiltration mit reichlicher Tuberkelbildung; oben ein kleiner Epitheldefekt, kleines Ulcus. Zwischen Epichondrium und Tuberkelzone sieht man grobmaschiges Ödem. Schnitt durch die Epiglottis.

Die **Infiltration** besteht anatomisch aus einer Gruppe von Tuberkeln mit Rundzelleninfiltration und ödematöser Durchtränkung des umgebenden Gewebes; Prädilektionssitz sind die Stimmbänder und Taschen-

bänder, die Hinterwand und die Epiglottis. Die Schleimhaut ist über
dieser Infiltration intakt. Die Sekundärvorgänge der fortschreitenden

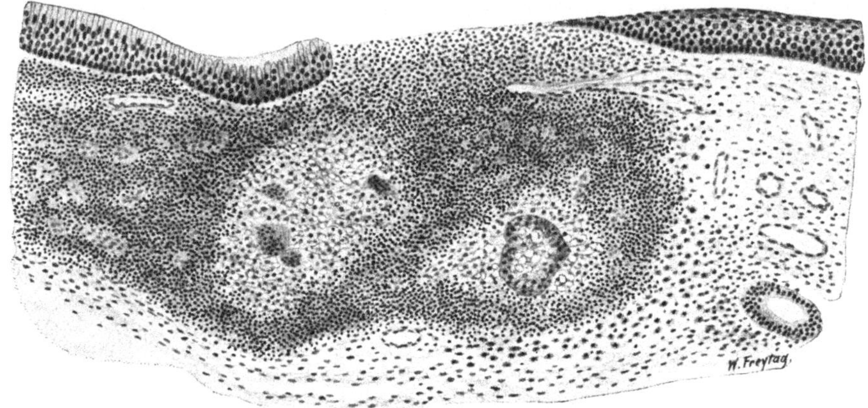

Abb. 22. Taschenband: frisches tuberkulöses Ulcus. Rechts am Rande metaplastisch
entstandenes Plattenepithel, links normales Zylinderepithel.

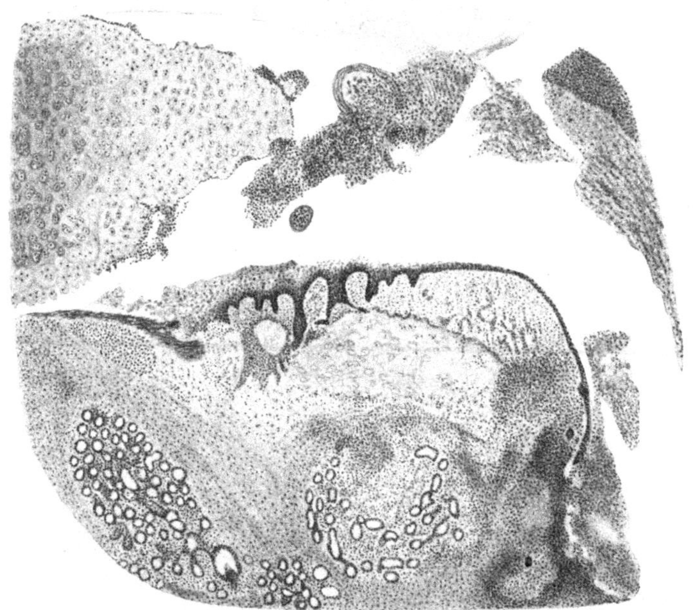

Abb. 23. Perichondritische Höhle an dem partiell zerstörten Aryknorpel. Einwachsen
des Plattenepithels in diese Höhle.

Verkäsung und der Rückbildung durch Induration in diesem Infiltrat,
in ihrer morphologischen Entwicklung gleichsinnigen pulmonalen Herden

entsprechend, hängen weitgehend von der Tendenz des tuberkulösen
Geschehens ab.

Die Ulceration entsteht nach MANASSE nicht durch Übergreifen der
Verkäsung des submukösen Tuberkels, sondern durch Zelltod der Epithel-
decke infolge Vordrängens des Granulationsgewebes; die Verkäsung

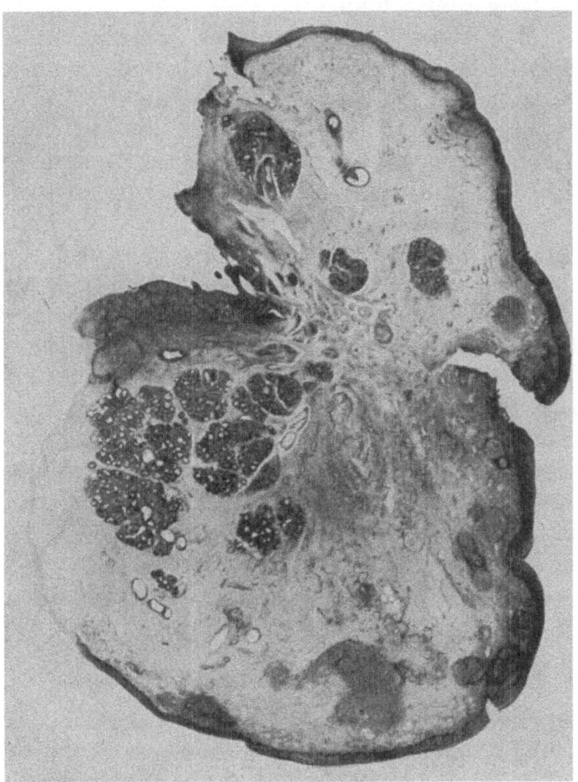

Abb. 24. Fibrotuberkulom des Taschenbandes.

tritt erst in der weiteren Entwicklung auf, zugleich mit dem Wachsen
des Geschwürs in die Breite und, oft trichterförmig, in die Tiefe.

Die **Perichondritis** entsteht durch die tiefgreifenden Einschmelzungen,
am häufigsten an der Epiglottis und an den Aryknorpeln, indem das
Perichondrium zerstört wird und der Knorpel allmählich abstirbt.

Die **Tuberkulome** kommen als Tumoren verschiedener Größe mit
glatter oder höckeriger Oberfläche vor, die breit oder gestielt der
Schleimhaut der Hinterwand und der Taschenbänder aufsitzen, und
zwar als Fibrotuberkulome, die wesentlich aus Tuberkeln und fibrillärem
Bindegewebe, und als Granulatuberkulome, die aus Tuberkeln und

Granulationsgewebe bestehen; Verkäsung ist in diesen Geschwülsten selten zu finden. Schließlich kommen bei der Kehlkopftuberkulose noch *pachydermische Geschwülste* vor als hellrote oder auch weißliche, öfter papilläre Verdickungen des Plattenepithels (Pachydermia verrucosa); an der Verdickung ist außer der Plattenepithellage auch das submuköse Bindegewebe beteiligt, in dem sich bei der tuberkulösen Pachydermie Tuberkel und Riesenzellen finden.

Der **Lupus** der Schleimhaut der oberen Luftwege ist in der Regel nicht eine Begleiterscheinung der Lungentuberkulose, sondern des Gesichtslupus; anatomisch werden zwei Formen unterschieden; die erstere besteht aus kleinen papillären Wucherungen, die oft, eng gestellt und gehäuft auftretend, Plaques mit unregelmäßiger Gestalt mit oft serpiginöser Begrenzung und höckeriger oder feinkörniger Oberfläche bilden können; der Epithelbelag ist dabei erhalten und vielfach grauweiß verdickt. Es kann auch zu erheblicher Verdickung der Epiglottis, der Taschenbänder und der aryepiglottischen Falten kommen, und geschwüriger Zerfall läßt unregelmäßige scharfrandige flache Defekte entstehen. Bei der zweiten Lupusform treten tumorähnliche Gebilde aus tuberkulösem Granulationsgewebe auf, die man auch als Lupome bezeichnet, sowie Pappilome und echt fibröse Polypen ohne tuberkulöse Herde, aber auf lupösem Grunde.

Die Tuberkulose der Luftröhre und der Bronchien ist fast immer mit Kehlkopftuberkulose vergesellschaftet, häufiger ist die geschwürige Form, seltener geschwulstähnliche Tuberkulome, die das Lumen erheblich verengen können; gelegentlich ist die ganze Luftröhre und Speiseröhre geschwürig zerstört und perichondritische Nekrosen mit Bloßlegung der Knorpel sind nicht selten.

4. Pathologische Anatomie der Darmtuberkulose.

Die Darmtuberkulose kann als primäre Tuberkulose durch Tuberkelbacillen, die mit Nahrungsmitteln aufgenommen werden, entstehen. Meist handelt es sich dabei um bovine Bacillen in der Milch tuberkulosekranker Rinder, sehr viel seltener um humane Bacillen, mit denen Nahrungsmittel infiziert waren. Aus dieser Infektion entsteht aber fast niemals eine fortschreitende Darmtuberkulose und demgemäß auch nicht das anatomische und klinische Bild einer solchen, vielmehr in manchen Fällen ein einzelnes Geschwür, von dem aus die Bacillen auf dem Lymphweg verschleppt werden, während in zahlreichen Fällen klinisch und auch anatomisch überhaupt keine tuberkulöse Erkrankung des Darmes gefunden wird, vielmehr nur die Tuberkulose der Mesenterialdrüsen und die sich hier anschließende Generalisation.

Hier interessiert uns die als klinisches Bild in Erscheinung tretende Tuberkulose des Darmes. Sie ist fast ausschließlich eine Begleiterscheinung der offenen Lungentuberkulose und entsteht überwiegend durch

das direkte Eindringen mit dem Sputum verschluckter Tuberkelbacillen in die Schleimhaut, nicht ganz selten aber unzweifelhaft hämar-
togen. In der Regel tritt die Darmtuberkulose im Verlauf der schweren
progredienten Lungentuberkulosen auf, insbesondere ihrer chronischen
Formen, aber nicht ganz selten findet man klinisch wie auch autoptisch
stationäre cirrhotische Phthisen als Ausgangspunkt schwerster progredienter Darmtuberkulosen. Immer wieder ist es eine der merkwürdigsten Erscheinungen im Verlauf der so vielgestaltigen Tuberkulose,
daß an einer Stelle der Prozeß abheilt und gleichzeitig an anderer Stelle
unaufhaltsan fortschreitet, daß also z. B. der pulmonale Prozeß, nachdem er Herde nur geringer Ausdehnung gesetzt hat, zum völligen Stillstand, fast zu klinischer und auch anatomischer Ausheilung gelangen
kann, und doch von diesem alten, allerdings noch infektionstüchtigen,
d. h. offenen Herd die Infektion des Darmes ausgeht; und während in
dem einen sonst für die Tuberkulose so überaus anfälligen Organ die
Ausbreitung der Tuberkulose so hartnäckigem Widerstand begegnet,
daß man versucht wäre, von einer lokalen Immunität zu sprechen, breitet
sich der Prozeß im sekundär infizierten Organ so hemmungslos aus,
daß der Organismus den Krieg verliert und zugrunde geht.

Die Angaben der Klinik und der Pathologie über das Vorkommen
der Darmtuberkulose gehen erheblich auseinander, weil die letztere auch
die Erkrankungen geringer Ausdehnung mitzuzählen in der Lage ist.
Die Pathologen geben die Häufigkeit der sekundären Darmtuberkulose
mit 50 (Heinze) bis über 90% (Orth, v. Baumgarten) der Lungentuberkulosen an; wir selbst fanden bei 1020 Sektionen von Lungentuberkulösen 76,5% Darmtuberkulosen, von denen nur etwa die Hälfte
klinisch diagnostiziert war.

Die Darmtuberkulose lokalisiert sich mit Vorliebe an den Follikeln
und Peyerschen Plaques; der untere Teil des Ileums, die Bauhinsche
Klappe und das Coecum werden bevorzugt, doch kommen einzelne tuberkulöse Geschwüre schon vom Duodenum ab, im Jejunum an Zahl zunehmend vor, und andererseits im Dickdarm, abwärts an Zahl und Größe
meist abnehmend, bis zum Rektum. Während die Geschwüre der Peyerschen Plaques vielfach längst gestellt sind, ist im übrigen die Querstel-
lung, ja die Ringform bevorzugt. Wie beim Kehlkopf entsteht zunächst
das submucöse Infiltrat und erst sekundär unter Verkäsung das tuberkulöse Geschwür, das zunächst kraterförmig aussieht, später die Schleimhaut unterminiert und nicht selten unter Zusammenfließen der Geschwüre nur noch kleine Schleimhautinseln stehen läßt. Nicht ganz
selten werden miliare und submiliare Tuberkel beobachtet, die vielleicht auf eine hämatogene Entstehung hindeuten. Der Prozeß greift
häufig in Form miliarer Tuberkel auf den peritonealen Darmüberzug,
gelegentlich auch auf das Mesenterium über, dessen Lymphbahnen er
subepithelial perlschnurartig begleiten kann. Die Serosa kann sich dabei

verdicken und pelzig feinzottig aussehen. Verklebungen und Verwachsungen mit dem Netz kommen häufiger vor als merkwürdigerweise Perforationen in die freie Bauchhöhle, doch findet der Anatom gelegentlich abgesackte Abscesse zwischen verwachsenen Darmschlingen als Folge einer Perforation, die klinisch nicht erkannt war. Heilungsvorgänge in Form der völligen Reinigung und der Epithelisierung des Geschwürsgrundes (Plattenepithel!) kommen auch bei sehr großen Geschwüren noch vor, doch ist vollständige Heilung recht selten, und es finden sich häufig neben gereinigten Geschwüren frische Herde. Bei sehr chronischem Verlauf der Darmtuberkulose führt narbige Schrumpfung von neugebildetem Bindegewebe zuweilen zur Darmstenose, die sehr erhebliche Grade erreichen und auch an mehreren Stellen zugleich vorkommen kann. Bei chronischen Formen findet man in seltenen Fällen wenig Verkäsung und Zerfall, aber sehr üppige Entwicklung des proliferierenden Granulationsgewebes mit tumorartiger Verdickung der Darmwand, die ebenfalls Darmverengerung bedingen kann; oberhalb der Stenose ist der Darm regelmäßig erweitert und seine Muscularis hypertrophisch. Derartige geschwulstähnliche Darmtuberkuloseformen kommen namentlich im ileocoecalen Abschnitt des Darmes vor.

Tuberkulöse Geschwüre des Rektums führen, wenn sie durchbrechen, zum periproktitischen tuberkulösen Absceß mit innerer oder äußerer Fistel, wenn der Absceß nach innen und außen durchbricht auch mit kompletter Fistel. Die Umgebung des Anus kann dabei umfänglich ulceriert sein.

III. Anamnese und Symptomatologie der Lungentuberkulose.

Wir unterscheiden heute gern den akuten und den schleichenden Beginn der Lungentuberkulose. Den akuten Beginn sehen wir in der Hauptsache bei den infiltrativen Tuberkuloseformen der Jugendlichen, auch bei den primären Tuberkulosen, gelegentlich aber auch beim Diabetes und im Klimakterium; freilich belehrt uns nicht selten eine sorgfältige Anamnese oder die Röntgenaufnahme, daß dem akuten Beginn ein langes Tuberkulosevorspiel vorausgegangen sein dürfte, also gar nicht ein akuter Beginn, sondern ein akuter Nachschub bei schleichendem Beginn vorliegt. Schleichenden Beginn kennen wir bei den Spitzentuberkulosen, den produktiv-cirrhotischen Formen und den postpleuritischen Tuberkulosen; doch liegt es hier wiederum oft so, daß nur scheinbar ein schleichender Beginn vorliegt, während in Wirklichkeit eine verkannte Grippe von einer früheren akuten Phase erzählt.

Aber diese Betrachtungsweise wird der Sachlage nicht gerecht. Erfahrungen bei Röntgenreihenuntersuchungen zwingen uns, neben diese Formen den symptomlosen Beginn zu stellen. Bei scheinbar völlig gesunden Personen finden wir durch Reihenuntersuchungen einen gewissen Prozentsatz aktiver offener Lungentuberkulosen, der je nach der Altersklasse zwischen 0,1 und 0,4% schwankt, wozu noch ein ebenso hoher Prozentsatz unbekannter geschlossener aktiver Tuberkulosen kommt. Auch ausgedehnte und schwere Lungentuberkulosen brauchen dem Träger nicht bekannt zu sein und seine Leistungsfähigkeit nicht wesentlich zu beeinträchtigen (vgl. Kap. VII, Abschn. 7).

Akuter Beginn der Lungentuberkulose. Die Untersuchungen Aschoffs und seines Schülers Puhl über den Reinfektionsherd, die im einleitenden Kapitel über die Pathogenese und im Kapitel über die Pathologie der Tuberkulose gewürdigt wurden, haben die Frage der exogenen Reinfektion bei Erwachsenen zur Debatte gestellt. In dem infraclaviculären Infiltrat Assmanns, zuerst übrigens von Grass als Infiltrat beschrieben, lernte der Kliniker einen Frühherd der Lungentuberkulose kennen, der, bei jugendlichen Exponierten gefunden, jener Hypothese Aschoffs entsprach. Die weiteren Untersuchungen Redekers, Ulricis, von Rombergs und vieler anderer stellten außer Zweifel, daß mindestens recht häufig klinisch die Lungentuberkulose in Form eines akuten Infiltrates unter akuten klinischen Erscheinungen beginnt: Fieber, Husten, Auswurf, Bruststechen; Erscheinungen also, die wohl die Aufmerksamkeit sogleich auf das Respirationsorgan lenken, die aber ganz dem Bilde einer katarrhalischen Grippe entsprechen und in der Regel als solche angesprochen werden. Diese klinischen Erscheinungen, ebenso wie der regelmäßig geringfügige und zweideutige physikalische Befund pflegen rasch abzuklingen, sind also wie die katarrhalische Grippe flüchtiger Natur. Wenn aber geringfügige Krankheitserscheinungen wie Husten, Auswurf, subfebrile Temperaturen, Appetitlosigkeit persistieren, wenn der akuten Erkrankung ein Stadium ungenügender Erholung folgt und volle Gesundheit und Frische nicht rasch wiederkehren, so muß der Argwohn sich *auf einen akuten Tuberkulosebeginn* richten und mit Röntgenaufnahme und Sputumuntersuchung die Aufklärung suchen. In der guten Röntgenaufnahme pflegt das akute Infiltrat regelmäßig deutlich zu sein; auch der Röntgendurchleuchtung entgeht es wohl meist nicht; immerhin bedarf es zu seiner Auffindung auf dem Fluorescenzschirm schon besonderer Übung und die Röntgenaufnahme ist deshalb als zuverlässiger vorzuziehen.

Exposition. Die anatomische und klinische Erforschung des Frühinfiltrats hat zwar, wie im Kapitel über die Pathogenese dargelegt wurde, eine mannigfache Entstehungsmöglichkeit dieser Herdform aufgedeckt, in deren Fülle die exogene Neuansteckung als Causa morbi stark zurücktritt. Immerhin kann nicht zweifelhaft sein, daß ein gewisser, wenn auch stark umstrittener Prozentsatz dieser Herde durch Neuansteckung zustande kommt. Es ist deshalb angezeigt, nach der tuberkulösen Ätiologie verdächtiger Lungenerkrankungen ganz besonders bei solchen

Personen zu fahnden, die familiär oder domiziliär, in ihrem Verkehr oder beruflich der *Ansteckung an Tuberkulose* ausgesetzt sind. Systematische Reihenuntersuchungen Gefährdeter, wie sie von BRAEUNING, REDEKER, ICKERT, GRASS, KATTENTIDT, KAYSER-PETERSEN, in der Reichswehr (FRANZ und MÜLLER) und von vielen anderen vorgenommen und veröffentlicht sind, haben dargetan, daß solche Neuansteckungen vorinfizierter Erwachsener gar nicht so selten sind. Die Suche nach der Ansteckungsquelle wird sich nicht auf Eltern und Geschwister beschränken, sondern auch die chronische Phthise „alter Huster" (Großeltern!), verborgene Phthisen von Dienstboten, Schlafburschen, Verlobten oder Freunden in Betracht ziehen müssen.

In seinen gründlichen Untersuchungen über den Beginn der Lungentuberkulose hat BRAEUNING übrigens festgestellt, daß auch das akute Infiltrat meist gar nicht so rasch entstanden ist, wie es sich dem Arzt bei der ersten Feststellung nach den klinischen Merkmalen darzustellen scheint, daß vielmehr häufig eine allmähliche Entwicklung durch viele Monate in Röntgenbilderserien verfolgt werden kann. Jahrzehntelange Aufklärung der Bevölkerung über die Gefahr der Ansteckung an Tuberkulose hat leider dazu geführt, daß die Furcht vor ihr in der Laienwelt geradezu ungeheuerliche Dimensionen angenommen hat und die daraus resultierende Ächtung der Kranken ihnen oft das Leben unnötig verbittert und die Berufstätigkeit erschwert. Wenn Berufskrankheit in Frage kommt, so entsteht der Eindruck, daß die Lungentuberkulose des Erwachsenen ausschließlich durch Neuansteckung zustande kommt, während in Wirklichkeit der Prozentsatz der Neuansteckungen sicherlich sehr niedrig und der durch Exacerbation alter Herde mit hämatogener oder bronchogener Streuung unzweifelhaft sehr hoch ist.

Initiale Blutung. Tuberkelbacillen im Beginn. Da das akute Infiltrat — nach REDEKERs Vorschlag wird es heute meist als *Frühinfiltrat* bezeichnet — nicht selten rasch einschmilzt, findet man bei diesem akuten Tuberkulosebeginn oft überraschend frühzeitig Tuberkelbacillen und die Auswurfuntersuchung darf deshalb auch bei akuten Lungenerkrankungen niemals unterlassen werden. Gelegentlich beginnt die Erkrankung mit Blutspuren im Auswurf. Das kommt zwar bei der Pneumonie auch vor, sollte aber von vornherein den Verdacht auf eine Tuberkulose lenken. Das akute Infiltrat hat zwar eine nicht geringe Neigung zur Spontanheilung, aber andererseits beginnen auch gerade die gefährlichen akut verlaufenden Tuberkulosen in dieser Form und seine frühzeitige Erkennung ist von eminenter Bedeutung, weil nur die Frühdiagnose der Behandlung gute Chancen gibt.

Schleichender Beginn. Neben der Wichtigkeit der Erfassung dieser Frühformen ist die Diagnostik des schleichenden Beginns ein wenig in Mißkredit geraten. Nicht ganz zu Recht! Zwar ist es sehr zweifelhaft, ob nicht auch diese als chronisch imponierenden Formen ursprünglich akut begonnen haben. Mehrjährige Beobachtung akut beginnender Lungentuberkulosen lehrte uns den allmählichen Übergang in die altbekannten chronischen banalen Phthisen kennen. In der Anamnese dieser „schleichenden" Lungentuberkulosen begegnen uns auch immer wieder Prodromalerscheinungen, gemeinhin als Grippe oder als rezidivierende Katarrhe gedeutet, die einen früheren akuten Beginn zum mindesten nicht unwahrscheinlich machen. Immerhin finden wir unter den Kranken, die Symptome von Respirationserkrankungen darbieten, einen gewissen Prozentsatz, bei dem die Erkrankung protrahiert oder in Schüben oder ganz allmählich eingesetzt zu haben scheint.

Dieser schleichende Beginn und Verlauf bringt es mit sich, daß die anamnestischen Angaben der Kranken ebenso wie die Symptome, die sie zum Arzt führen, häufig sehr unbestimmt sind und keineswegs immer den Verdacht einer Tuberkulose erwecken. Von den anamnestischen Daten, die der bisher nicht behandelte Kranke gibt, sind nur einige wenige geeignet, auf den Verlauf der Krankheit helles Licht zu werfen oder für die Diagnose verwendet zu werden.

Erbliche Belastung. Wenn auch eine eigentliche Vererbung der Tuberkulose nicht vorkommt und die plazentare Übertragung von der tuberkulösen Mutter außerordentlich selten ist, so ist die sog. *erbliche Belastung*, also das Vorkommen von Tuberkulose bei Blutsverwandten in der Vorgeschichte unserer Kranken doch von erheblicher Bedeutung. Einmal läßt die frühzeitige und meist langdauernde Exposition, der die erblich Belasteten in der Regel unterworfen sind, mit großer Wahrscheinlichkeit eine Infektion vermuten, die zwar abortiv bleiben, aber ebensowohl wirksam werden kann und nicht überwunden wird. Obwohl in der Frage der sog. hereditären Disposition die wissenschaftliche Erkenntnis noch recht umstritten ist, lassen doch gewisse zuverlässige klinische Beobachtungen, wie z. B. der gleichartige Beginn und Verlauf der Tuberkulose bei Eltern und Kindern und vor allem bei eineiigen Zwillingen (DIEHL) ihr Bestehen gesichert erscheinen. Angesichts der Feststellungen deutscher Lebensversicherungsgesellschaften an einem großen statistischen Material, daß die Tuberkulosesterblichkeit aller Versicherungsnehmer 11,6%, die der hereditär Belasteten aber 27,7% beträgt, wird die erbliche Belastung dem diagnostischen Suchen immer ein Wegweiser sein müssen, ohne allerdings mehr als ein Wahrscheinlichkeitsmoment für die Diagnose zu bedeuten.

Disposition. Neben der erblichen Veranlagung zur Tuberkulose spricht man von einer erworbenen *Disposition*; im wesentlichen versteht man darunter gewisse Krankheitszustände, die der Tuberkulose den Boden bereiten. So schafft nicht ganz selten der *Diabetes*, bei dem freilich wiederum die erbliche Veranlagung eine große Rolle spielt, eine Disposition zur Tuberkulose, die recht bösartig verlaufen kann. Eine örtliche Disposition, und zwar in den Lungen, entsteht durch gewisse

Staubkrankheiten, z. B. die Silicosis der Steinhauer, wie man annimmt, durch den kleinste Verletzungen setzenden scharfkantigen Staub. Während die Tuberkuloseübersterblichkeit dieser Berufsarten als Folge der Berufsschäden aufgefaßt wird, bestehen bei der in mäßigen Grenzen bleibenden, auch lokal wechselnden Übersterblichkeit der Müller, Bäcker, Tabakarbeiter und Porzellanarbeiter komplizierte Verhältnisse insofern, als gerade bei diesen Arbeitern vielfach sehr ungünstige soziale und Wohnungsverhältnisse mindestens konkurrierend, vielleicht allein als Ursache jener Übersterblichkeit in Frage kommen. Es sei als merkwürdig hervorgehoben, daß die Anthrakose der Bergarbeiter einen gewissen Schutz gegen die Lungentuberkulose, mindestens gegen einen raschen Verlauf zu schaffen scheint, vielleicht durch die Verlegung vieler Lymphwege und die anthrakotische Induration der Lymphdrüsen. Manche akuten Infektionskrankheiten müssen als Schrittmacher der Tuberkulose bezeichnet werden, so Masern und Keuchhusten bei Kindern, Grippe bei Erwachsenen; wie diese Wirkung der akuten Infektion zustande kommt, ist noch nicht geklärt, doch ist durch vielfache Beobachtungen festgestellt, daß während dieser Infektionskrankheiten die lokalen Tuberkulinproben negativ sind, also ein Stadium der Anergie besteht, das erst allmählich wieder in das Stadium der Allergie übergeht; während dieser Periode liegen anscheinend die Abwehrkräfte des Organismus darnieder, und zwar nicht nur die gegen die Infektionserreger abgestimmten, sondern auch die gegen andere Krankheitserreger; dies Erlahmen der Abwehr würde den klinisch nicht so selten zu beobachtenden Ausbruch einer Tuberkulose oder die Verschlimmerung einer Tuberkulose nach diesen Infektionskrankheiten verständlich machen.

Frühere extrapulmonale Tuberkulose. Die *Erscheinungen sekundärer Tuberkulose*, die bei uns zumeist im Kindesalter auftreten, also vor allem die Tuberkulose der Drüsen und der Knochen und Gelenke, ferner die toxischen Fernwirkungen tuberkulöser Herde, die skrofulösen Ekzeme, die Phlyktänen, spielen in der Vorgeschichte der tertiären Lungentuberkulose eine auffallend geringe Rolle. Mag sein, daß die Erscheinungen der letzteren Gruppe, zumal sie nicht selten unerheblich oder flüchtig sein mögen, dem Gedächtnis der Kranken oft entschwunden sind; aber wir finden bei den Lungenkranken auch recht selten die Residuen sekundärer tuberkulöser Herde: Fistelnarben, Gelenkversteifungen, fixierten Gibbus u. dgl. Es mag dahingestellt bleiben, ob das Überstehen solcher Tuberkulosen eine Resistenz gegen die isolierte Organtuberkulose schafft, wie sie die Lungenphthise darstellt; jedenfalls ist in der anamnestischen Angabe über sekundäre tuberkulöse Erkrankungen oder in ihren nachweisbaren Resten ein diagnostischer Anhaltspunkt nicht gerade häufig gegeben.

Lungenblutung in der Anamnese. Von den *Angaben der Kranken* über die Vorgeschichte können nur zwei Vorkommnisse den dringenden

Verdacht einer tuberkulösen Lungenerkrankung begründen; das ist einmal die Lungenblutung und zum zweiten die Pleuritis exsudativa. Aber neben der Möglichkeit absichtlicher Täuschung, die ausnahmsweise bei der Durchfechtung von Rentenansprüchen u. dgl. vorkommt, verdient die Angabe über eine vorausgegangene *Lungenblutung* immer eine kritische Prüfung. Blutungen aus der Nase, Blutbeimengungen bei Anginen und Raucherkatarrhen, Zahnfleischblutungen, gelegentlich von Hysterischen herbeigeführt, können, von selteneren Vorkommnissen abgesehen, den Kranken unnötig erschrecken und den Arzt irreführen. Die von mir selbst beobachteten Fälle von zweifellosem Bluthusten betrafen, wenn ich nicht irre, ausnahmslos Kranke, bei denen nach dem klinischen Befund ohnehin die Diagnose auf Lungentuberkulose zu stellen war. Man wird, genaue Untersuchung und hinreichende Beobachtung vorausgesetzt, die Angaben solcher Kranken über Lungenblutungen skeptisch ansehen dürfen, bei denen auch röntgenologisch ein Befund nicht zu erheben ist; solche Kranke bedürfen immerhin längerer sorgfältiger Beobachtung. Größere Lungenblutungen sah ich nur bei Kranken mit schweren Lungenveränderungen, wie das ja nur natürlich ist; sie können bei Hämophilie auch bei geringfügigen Herden in der Lunge vorkommen, wie mich ein einzelner Fall lehrte. Einigermaßen zuverlässig ist die Angabe des Kranken, daß der Blutung ein warmes Rieselgefühl an bestimmter Stelle der Brust vorausging; das gilt namentlich für Patienten die schon einige Krankheitserfahrung haben und sich gut und leidlich ruhig beobachten. Im übrigen ist die Blutung, erstmalig besonders, für den Kranken ein so alarmierendes Ereignis, daß er völlig den Kopf verliert und z. B. oft nicht anzugeben vermag, ob er das Blut wirklich durch Husten herausgebracht hat.

Initiale Pleuritis exsudativa. Die *Pleuritis exsudativa* ist als erste klinische Manifestation der Lungentuberkulose recht häufig. Jede solche Erkrankung, die selbständig auftritt, also nicht im Gefolge einer Pneumonie, einer anderweitigen Lungenerkrankung oder einer septischen Erkrankung, ist gemeinhin als tuberkulös anzusprechen. Die sogenannte idiopatische Pleuritis exsudativa ist ins Gebiet der Phantasie zu verweisen und die rheumatische Pleuritis exsudativa, deren Vorkommen keineswegs außer Frage steht, ist zum mindesten sehr selten. Es ist jedesmal ein tragisches Vorkommnis, wenn ärztlicherseits der tuberkulöse Charakter einer solchen Pleuritis strikte abgelehnt worden ist und der Kranke dann durch Jahre ahnungslos in ein schweres Geschick verfällt. Als absolut sicher kann der tuberkulöse Charakter einer früheren wäßrigen Rippenfellentzündung angesehen werden, wenn eine spätere Untersuchung zweifellos tuberkulöse Lungenherde feststellt. Der tuberkulösen Pleuritis folgt etwa in der Hälfte der Fälle die manifeste Lungentuberkulose, die in der Regel erst nach 3—6 Jahren, zuweilen auch erst nach 10 Jahren klinisch und röntgenologisch nachweisbar wird. Da diese

postpleuritische Lungentuberkulose immer schleichend einsetzt und dem
Kranken oft lange Zeit nicht bewußt wird, ist es unbedingt notwendig,
jeden Kranken, der eine isolierte Pleuritis exsudativa durchgemacht hat,
jahrelang zu beobachten und insbesondere immer wieder röntgenologisch
zu kontrollieren.

Nach unseren neueren Untersuchungen ist diese initiale tuberkulöse
Pleuritis exsudativa oft hämatogenen Ursprungs; geht sie doch gelegentlich der akuten hämatogenen Miliartuberkulose, recht häufig den hämatogen entstandenen Knochentuberkulosen, Urogenitaltuberkulosen usw.
voraus; und wenn wir sie in der Anamnese von Lungentuberkulosen an-
treffen, so tragen diese häufig die Züge der hämatogenen Reihe, von denen
noch zu sprechen sein wird. Die anamnestisch mehr oder weniger klar
und bestimmt angegebene trockene Pleuritis kann diagnostisch kaum
einen Fingerzeig geben. Abgesehen davon, daß manche Ärzte mit dieser
Diagnose recht freigebig umgehen, finden sich bekanntlich autoptisch bei
Erwachsenen Pleuraverwachsungen, die einen entzündlichen Prozeß zur
Voraussetzung haben, recht häufig ohne sonstige Residuen einer tuberkulösen Lungenerkrankung. Das akute Empyem, das zur Operation
führt, ist fast niemals tuberkulöser Ätiologie; es kommt aber gelegentlich vor, daß blande tuberkulöse Empyme operiert werden. Diese Operation ist kontraindiziert. Sie hinterläßt fast immer Resthöhlen und
Fisteln, die eine mühselige und langwierige operative und klinische Behandlung notwendig machen. Die Pleuritis exsudativa ist des weiteren
nicht selten eine Begleiterscheinung der pulmonalen Superinfektion. Zwar
macht die ausgedehnte massive Verschattung durch das Exsudat den
röntgenologischen Nachweis des intrapleuralen Superinfektionsherdes
meist unmöglich, und auch klinisch entzieht er sich durch die über-
deckenden Symptome der Pleuritis meist der Feststellung. Indessen ist
der Nachweis der Pleuritis exsudativa als Begleiterscheinung der Superinfektion doch in einer Reihe von Fällen überzeugend geführt; außerdem
aber begegnet man der tuberkulösen Pleuritis exsudativa bei tuber-
kuloseexponierten jüngeren Personen erheblich häufiger als bei nicht
exponierten der gleichen Altersklasse. Diese Beobachtung läßt kaum
eine andere Deutung zu wie die Annahme der Entstehung dieser Pleuritis durch pulmonale Superinfektion.

Die in ihrem Zusammenhang mit der Tuberkulose klargestellte
Lungenblutung oder exsudative Pleuritis können für die Diagnose oder
für Begutachtungen sehr wichtige Anhaltspunkte über *die bisherige
Dauer des tuberkulösen Lungenleidens* geben, während im übrigen die
unbestimmten Angaben der Kranken, wenn sie nicht durch präzise
Daten über frühere ärztliche Untersuchungen oder gar durch Beibringung
von Röntgenaufnahmen gesichert werden, über den Beginn der Erkrankung
in der Regel keine hinreichend sicheren Feststellungen zulassen, auch
nicht die Angaben gebildeter Kranken. Die exakte klinische Unter-

suchung, insbesondere die Röntgenplatte, decken sehr häufig alte tuberkulöse Lungenveränderungen auf, während sich die Krankheitsdauer nach Meinung der Patienten auf wenige Monate bemißt. So habe ich bei einer intelligenten Kranken, die mit aller Bestimmtheit angab, bis vor 4 Wochen vollkommen gesund gewesen zu sein, nach der Röntgenplatte eine cirrhotische Phthise eines Oberlappens festgestellt, deren Alter ich auf 8—10 Jahre schätzen möchte.

Allgemeinsymptome. Was von den Kranken über Erscheinungen ihres Leidens angegeben wird, die das *Allgemeinbefinden* betreffen: Mattigkeit, Arbeitsunlust, Appetitlosigkeit, Gewichtsabnahme, Neigung zu Schweißen und ausgesprochene Nachtschweiße, Frösteln und Hitzegefühl, Kopfschmerzen und Schwindelgefühl u. a. m., kann und muß zwar den Verdacht auf eine Tuberkulose hervorrufen, besonders wenn sich diese Symptome schleichend und in zunehmendem Grade entwickelt haben. Aber Allgemeinerscheinungen der geschilderten Art finden sich in derselben Weise bei anderen chronischen Infektionskrankheiten, bei Herz-, Magen- und Darmleiden, bei Basedow, bei organischen und funktionellen Nervenleiden und bei Psychopathen. Nicht viel anders steht es mit den Angaben der Kranken über Symptome, die von dem vermutlich kranken Organ ausgehen: Bruststiche oder heftige Brustschmerzen, Druckgefühl auf der Brust, Husten, Auswurf, Kurzatmigkeit, Herzklopfen; all diese Beschwerden treten bei den Katarrhen der Luftwege akuter, subakuter und chronischer Art, bei Emphysem, bei Bronchiektasien, Koniosen und bei chronischen Pneumonien, die durchaus nicht so selten sind, wie meist angenommen wird, schließlich auch bei Herzleiden aller Art, besonders wenn sich ein Stauungskatarrh auf den Lungen entwickelt hat, ganz regelmäßig in Erscheinung. Auch die Organsymptome werden den Verdacht auf eine tuberkulöse Erkrankung der Lungen hervorrufen, ohne doch für die Diagnose entscheidend verwendet werden zu können.

Fieber. Eine Sonderstellung kommt einem Symptom zu, das ebenso häufig überschätzt wie unterschätzt wird, dem *Fieber*. Fiebererscheinungen von wechselndem, oft ganz unregelmäßigem Verlauf und geringer bis mittlerer Höhe sind dem Symptomenbild der exsudativen Tuberkulosen eigen, dem wir überwiegend bei Kindern und Jugendlichen begegnen; sie sind der Ausdruck der Labilität des pathogenetischen Vorgangs und entsprechen der Neigung der Herde, namentlich der Lungenherde, auf jeden Reiz erneut mit perifokaler Entzündung zu reagieren. Ganz übereinstimmend sind bei Erwachsenen die ähnlichen entzündlichen akuten Infiltrate im Beginn oder Verlauf der eigentlichen Lungenphthise mit Fieberbewegungen verschiedenen Typs und verschiedener Dauer verbunden. Da diese Herde schubweise auftreten, haben wir es mit Fieberattacken zu tun („Poussée évolutive" der Franzosen), die mit dem Abklingen der perifokalen Reaktion auch wieder weichen. Dauernde

Fieberbewegungen sind die Begleiterscheinungen der akut fortschreitenden exsudativen Tuberkulosen einerseits und der weit vorgeschrittenen nunmehr im Endstadium rasch verlaufenden und ebenfalls mit exsudativer Herdbildung einhergehenden chronischen Phthisen; Lungentuberkuloseformen also, bei denen die Fieber auslösenden Schübe sich gleichsam unaufhörlich folgen. Im scheinbar schleichenden Beginn der chronischen Lungentuberkulose aber und in den langen Intervallen ihres chronischen Ablaufs ist der Kranke in der Regel fieberfrei, wenn er auch natürlich leichter aus dem Temperaturgleichgewicht gerät, als der Gesunde, z. B. auf Bewegungen mit einem höheren Ausschlag reagiert. Es ist aber geradezu ein Fehler, bei jeder Temperaturerhöhung in erster Linie nach der Tuberkulose zu fahnden. Einmal sind die Temperaturlagen der Menschen in gewissen Grenzen ungleich. Darüber hinaus aber gibt es unzählige Kinder und Erwachsene mit hochliegenden Temperaturkurven, die Psychopathen z. B. und jene vegetativ Stigmatisierten, die in ihrem gesamten seelisch-körperlichen Habitus durch eine Labilität des endokrinnervösen

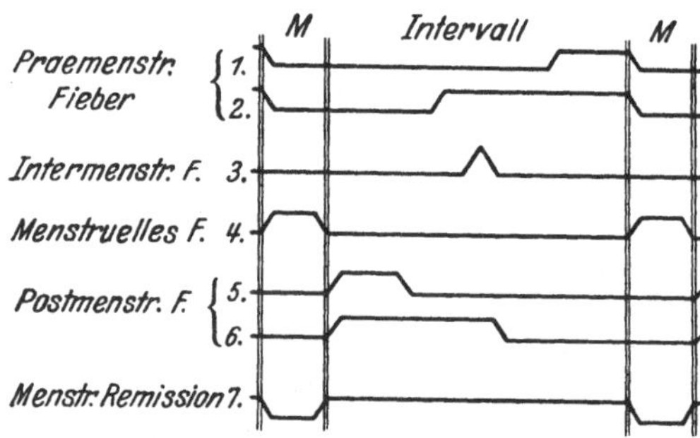

Abb. 25. Schema der Temperaturbewegungen im Zusammenhang mit dem Menstruationszyklus nach TURBAN.

Gleichgewichts gekennzeichnet sind. Ganz besonders finden sich hohe Temperaturlagen und Temperaturschwankungen bei Frauen, meist im Zusammenhang mit dem Auf und Ab der Menstruationsvorgänge. TURBAN hat vor längerer Zeit die solchergestalt vorkommenden Temperaturschwankungen schematisch in der hier wieder gegebenen Form (Abb. 25) als für Tuberkulose charakteristisch bezeichnet. Gewiß zeigen sich bei tuberkulosen Frauen an den kritischen Punkten solche Temperaturschwankungen besonders häufig. Aber an sich deuten sie auf Tuberkulose keineswegs hin, da sie genau so bei Frauen vorkommen, die sicher keine aktiven tuberkulösen Prozesse haben. Nur wenn die Ausschläge so groß werden, daß sie einen pathologischen Untergrund vermuten lassen, liegt Anlaß vor, nach der tuberkulösen Ursache zu fahnden.

Chronisches Fieber jeder Art wird immer den Verdacht einer Tuberkulose nahe legen. Es findet sich aber auch häufig bei chronisch verlaufenden Infektionen wie Lues, Gonorrhoe, Malaria, chronischer Sepsis, Colicystitis, Bronchiektasien, bei Basedow und bei manchen anderen Krankheitszuständen. Das durch Tuberkulose bedingte Fieber hat häufig eine Eigentümlichkeit, die gelegentlich diagnostisch ausgenützt werden kann; die Temperatur ist nämlich sehr labil und kann daher ebensowohl durch kleine Gaben von Antipyreticis leicht heruntergesetzt, wie durch mäßige körperliche Anstrengung des Kranken erhöht werden. Andererseits können die Temperaturschwankungen der Psychisch-Labilen oft durch Narkotica, Opiate insbesondere, tiefergehalten werden (Holló).

Nachtschweiße bei Lungenkranken sind meist Begleiterscheinungen des Fiebers; sie fehlen bei initialen Fällen in der Regel und können daher diagnostisch kaum einen Hinweis geben. Neigung zum Schwitzen und feuchte Hände stellen sich als Anzeichen irritierter Körpertemperaturen im Beginn der Tuberkulose gelegentlich ein und sollten mindestens zur genauen Temperaturkontrolle veranlassen.

Frühere Kuren und Behandlungen. Bei angeblich schon längere Zeit bestehenden Lungentuberkulosen begegnet uns nicht selten die anamnestische Angabe über frühere Sanatoriums- oder *Heilstättenkuren*. Solche Angaben dürfen keineswegs dazu verleiten, die Diagnose Lungentuberkulose als sichergestellt anzunehmen, sich mit ihr nicht weiter aufzuhalten und gleich in die Therapie einzutreten. Den Heilanstalten strömt, wie uns eigene Erfahrungen lehren, die von vielen anderen Anstalten bestätigt sind, ein nicht unerheblicher Prozentsatz von Kranken zu, die nicht an Tuberkulose, sondern an einer anderen Lungenerkrankung leiden oder nur als tuberkuloseverdächtig angesehen werden können. Daß eine Aufnahme in eine Heilanstalt stattgefunden hat, besagt natürlich nichts darüber, ob in der Anstalt überhaupt eine Tuberkulose angenommen wurde, ob die ungemein schwierige Diagnose einer initialen Lungentuberkulose unzweifelhaft richtig war und ob nicht ein damaliger Lungenherd längst zum Petrefakt geworden ist. Der Diagnostiker muß sich schon selber helfen. Unter Umständen, z. B. bei Begutachtungen wird es aber nötig sein, bei der betreffenden Heilanstalt wegen der damaligen Diagnose und dem Befund anzufragen.

Bei Lungentuberkulösen, die nach längerem Leiden in unsere Behandlung kommen, ist der bisherige Krankheitsverlauf von Bedeutung für die Diagnose des jetzigen Standes der Erkrankung und die qualitative Diagnose der Krankheitsherde. Wiederum sind hier die Lungenblutungen und die Pleuritis exsudativa von besonderer Wichtigkeit; erstere, weil sie Aspirationsherde an einer dem ursprünglichen Krankheitsherd fernliegenden Stelle gesetzt haben können, letztere, weil sie zur Schwartenbildung und zu beträchtlicher Schrumpfung, zu erheblicher Verlagerung des Herzens und der übrigen im Mittelfell gelegenen Organe geführt haben, auch die Anlegung eines künstlichen Pneumothorax auf der betroffenen Seite unmöglich machen kann. Verschlimmerungen einer Lungentuberkulose, die im Anschluß an einen Partus oder an Grippe, nach Kriegsstrapazen, schweren Verwundungen mit langem Krankenlager, körperlicher oder seelischer Not aufgetreten sind, können auf besondere Verlaufsweisen der Tuberkulose hinweisen und sind deshalb zu beachten. Schließlich kann der Effekt eines früheren Heil- oder

Behandlungsverfahrens (Anstaltskuren, Tuberkulinbehandlung, Pneumothorax) gewisse Anhaltspunkte für die prognostische Beurteilung des Falles und für die Chancen einer neuen Behandlung bieten. Es ist nicht angenehm, wenn der Vorschlag einer Tuberkulinbehandlung dahin beantwortet wird, daß der Patient im Vorjahr 50 Spritzen ohne merkbaren Erfolg bekommen hat, oder die Empfehlung eines Kurortes mit dem Bemerken, daß gerade dieser Aufenthalt dem Kranken gar nicht gut bekommen ist.

Frühere Erkrankungen der Atmungsorgane und des Herzens. Man sollte meinen, daß eine Lungentuberkulose mit ihrem charakteristischen Verlauf und Befund *differentialdiagnostisch* keine Schwierigkeiten bieten könne. Die Erfahrung lehrt das Gegenteil. Deshalb ist es dringend notwendig, den Kranken genau nach *früheren Erkrankungen der Atmungsorgane* zu befragen: nach rezidivierender Bronchitis, nach Lungenentzündungen, die häufig Reste zurücklassen, nach Pleuritiden und Empyem, die im Anschluß an Lungenentzündung auftraten und zu umfangreicher Schwartenbildung sowie zu schweren Veränderungen des Lungengewebes (Atelektase, Bronchiektasien) führen können, nach Lues, die gelegentlich chronisch entzündliche Veränderungen in der Lunge, viel öfter aber schwere Herz- und Gefäßerkrankungen setzt, nach bestimmten Berufstätigkeiten — der Beruf kann ja aus gesundheitlichen Gründen gewechselt sein — die erfahrungsgemäß zu Koniosen und anderen Folgezuständen führen: Steinhauer, Metallschleifer, Porzellanarbeiter, Müller, Bäcker, Bergarbeiter und Tabakarbeiter usw. — Herzkrankheiten in der Anamnese und deren Grundkrankheiten (Scharlach, Gelenkrheumatismus, Anginen usw.) sind zu beachten, denn sie führen nicht selten durch Stauung zu chronischen Lungenveränderungen. Daß Erkrankungen anderer Organe auf die Lungen übergreifen oder sie in Mitleidenschaft ziehen (Leberabsceß, Neubildungen) sind schon seltenere Vorkommnisse, die anamnestisch meist nicht aufgeklärt werden können, sondern sich erst aus der Untersuchung ergeben.

Fiebermessung. Soweit die von dem Kranken geklagten Symptome einer objektiven Nachprüfung zugänglich sind, wird man auf ihre Feststellung Wert zu legen haben; das gilt in erster Linie für die *Temperaturkontrolle.*

Es wurde schon hervorgehoben, daß die diagnostische Bewertung subfebriler Temperaturen mancherlei Einschränkungen unterliegt; aber wenn eine Tuberkulose festgestellt wird, so zeigen febrile Temperaturen, falls nicht Komplikationen bestehen, den toxischen Charakter eines progredienten Prozesses an und sind daher für die Prognose von großer Bedeutung und für die Behandlung zunächst wenigstens ausschlaggebend. Die Temperaturkurve wird am besten für eine Woche bei täglich fünfmaliger, also dreistündlicher Messung festgelegt. Die bequemste und nach den Erfahrungen in den Lungenheilanstalten genügend exakte

Messung ist die Mundmessung, bei der das Thermometer 10 Minuten bei geschlossenem Munde unter der Zunge liegt; kleinere Kinder müssen rectal gemessen werden. Die Mundtemperaturkurve überschreitet beim ganz Gesunden, ruhiges Verhalten vorausgesetzt, 37,0⁰ C nicht, doch kommen bei gesunden Frauen, besonders prämenstruell, und bei erregbaren Personen physiologisch Temperaturen bis 37,3—4⁰ C und darüber nicht selten vor.

Die **Pulszahl** wird bei klinischer Beobachtung am besten zweimal täglich in die Temperaturkurve eingetragen; bei ambulanter Beobachtung muß man sich mit einigen Kontrollen in der Sprechstunde begnügen. Der diagnostische Wert einer festgestellten Tachykardie ist zweifelhaft, da mannigfache Krankheitsbilder von erheblichen Pulsbeschleunigungen begleitet sind und viele erregbare Kranke, zu denen die Tuberkulösen recht oft gehören, schon auf die Beobachtung ihres Pulses mit einer erheblichen Beschleunigung reagieren; immerhin wird man der Tachykardie zusammen mit anderen als toxisch anzusehenden Symptomen (Fieber, Neigung zu Schweißen, Mattigkeit und Unlustgefühle, Appetitlosigkeit usw.) eine gewisse prognostische Bedeutung beizulegen haben.—

Sputum. Die Quantität und die Beschaffenheit des Sputums kann diagnostische Hinweise geben. Die gewaltigen Sputummengen von mehr als 100 bis zu 700 ccm kommen bei Tuberkulose kaum vor, sind aber häufig bei Bronchektasien und chronischen multiplen Lungenabscessen. Die Sputummengen bei Tuberkulösen, die von Spuren bis 100 ccm und darüber schwanken können, können nicht nur eine besondere medikamentöse Therapie notwendig machen, sondern auch über die Möglichkeit einer operativen Behandlung entscheiden. Die Messung der Sputummenge ist eine klinische Methode, die zu wenig gehandhabt wird, dabei aber für die Feststellung von Behandlungserfolgen oft von großer Bedeutung ist.

IV. Befunderhebung und Diagnostik der Lungentuberkulose.

Die Diagnose Lungentuberkulose stützt sich außer auf die Anamnese und die Symptomatologie auf die physikalische Untersuchung, die Röntgenuntersuchung und die ergänzenden Untersuchungen des Blutes, der Sekrete und Exkrete, gelegentlich auch auf die Tuberkulinprobe.

1. Physikalische Untersuchung.

Die Untersuchung des Kranken beginnt mit der *Inspektion*. Dem Habitus des Patienten ist eine gewisse Bedeutung für seine Disposition zur Lungentuberkulose beizumessen. Die Lungentuberkulose befällt mit Vorzug Personen mit *asthenischem Habitus* (graziler Knochenbau, geringes Fettpolster, Tropfenherz, Enteroptose, ⸵costa decima fluctuans usw.) oder *primärem phthisischem Thoraxbau* (langer, schmaler, flacher Thorax mit weiten Intercostalräumen, steil verlaufenden Rippen, spitzem Rippenwinkel, nach vorn hängenden Schultern und abstehenden Schulterblättern); nach den Erfahrungen der Lebensversicherungsmedizin beträgt die Tuberkulosedurchschnittssterblichkeit 11,6%, die der Astheniker aber 34,9%. Die Tuberkulose verschont aber keineswegs Personen mit kräftigem Körperbau und schön gewölbtem Brustkorb; die Athletiker zeigen sogar eine auffällig große Anfälligkeit für Erkrankungen an Lungentuberkulose. Nur bei den Pyknikern mit dem ausgesprochen faßförmigen Thorax findet man selten Tuberkulose, dagegen häufig Emphysem und chronische Bronchitis. Der sog. *sekundäre phthisische Habitus*, den chronische vorgeschrittene Phthisen regelmäßig herbeiführen (tief eingesunkene Ober- und Unterschlüsselbeingruben, Abflachung der oberen Thoraxpartie, Herabsinken des Schultergürtels usw.), wird nicht streng genug vom asthenischen und vom primären phthisischen Habitus getrennt; die sekundären Veränderungen kommen erst durch die tuberkulösen Schrumpfungs- und Zerstörungsvorgänge im Innern des Thorax und durch den von der Tuberkulose herbeigeführten Schwund der Muskulatur, die den Schultergürtel hält, und den Schwund des Fettpolsters, das die Skeletvertiefungen ausfüllte, zustande und haben mit dem Habitus des Kranken nichts zu tun.

Die Inspektion des Thorax wird von eingesunkenen Ober- und Unterschlüsselbeingruben, *Abhängen einer Thoraxseite* und ihrem *Zurückbleiben bei tiefer Atmung*, was häufig von hinten her über die Schultern des Kranken weit besser zu beobachten ist, Kenntnis nehmen, ohne doch diesen Erscheinungen allzu große Bedeutung beizulegen. Sie finden sich, durch Erkrankung der Lunge bedingt, nur bei schweren schrumpfenden oder zerstörenden Veränderungen im Thoraxinnern, die wir bei der Untersuchung der Lungen nicht übersehen und ohnehin mit genaueren Methoden analysieren müssen; als Frühsymptom der Lungentuberkulose können sie nicht vorkommen, da der knöcherne Thorax durch geringfügige Lungenveränderungen nicht zu einer Formänderung gebracht wird, und Weichteilveränderungen nicht eindeutig sind. Abhängen und Nachschleppen findet sich übrigens ganz ähnlich nach Empyem und nach abgeklungener Pleuritis exsudativa, die nicht tuberkulös gewesen sein muß. Ein lokales Einsinken in einem Intercostalraum sieht man zuweilen bei großen Kavernen. Es sei daran erinnert, daß bei großen Exsudaten und bei großem Spannungspneumothorax die kranke Seite vorgewölbt ist, verstrichene Intercostalräume zeigt und bei der Atmung stillsteht, Symptome, die immerhin für die weitere Untersuchung einen Fingerzeig geben. Bei Pleuritis sicca oder bei beginnender Pleuritis exsudativa kann der Kranke bei der Atmung wegen der heftigen Schmerzen die kranke Seite bis zu einem gewissen Grade freiwillig ausschalten.

Den *Anomalien der oberen Thoraxapertur*, die wir am Lebenden allerdings nur röntgenologisch ermitteln können, kommt nach unseren umfangreichen Untersuchungen eine Bedeutung für die Entstehung und die Diagnose der Lungentuberkulose nicht zu; wir können sie daher hier übergehen.

Perkussion. Trotz der negativen Bewertung dieser auf Lungentuberkulose deutenden und der von ihr tatsächlich herbeigeführten Veränderungen im äußeren Bild des Kranken ist eine genaue Inspektion des Thorax notwendig, und zwar wegen der Bedeutung der Thoraxkonfiguration für die Perkussion. Abweichungen vom regelrecht symmetrischen Thoraxbau sind ungemein häufig; bei einer Reihenuntersuchung an 400 Gesunden und leicht Lungenkranken fand ich 40% Veränderungen am knöchernen Brustkorb, hauptsächlich habituelle Skoliose, die sich am deutlichsten am Schiefstand des Schultergürtels zu erkennen gibt. Die Skoliose sowohl wie auch die häufigen Asymmetrien an der oberen Thoraxapertur bedingen geringe Deformitäten am ganzen Thorax, namentlich an der Rippenstellung. Diese Veränderungen verdienen die Beachtung des Klinikers, weil sie Verschiedenheiten der Oberschlüsselbein- und Obergrätengruben herbeiführen, die bei der Inspektion nicht selten ohne weiteres zu erkennen sind und die stets vergleichende Perkussion der Lungenspitzen ausschlaggebend beeinflussen. Häufig werden diese Differenzen des Brustkorbbaues beider Seiten noch kompliziert durch ungleiche Entwicklung der Schultermuskulatur; bei Handarbeitern, besonders bei Schwerarbeitern, pflegen die Unterschiede beider Seiten recht erheblich zu sein.

Die Bedingungen für die *perkussorische Untersuchung der Lungenspitzen* sind also oft recht ungünstig, dazu keineswegs immer leicht zu überblicken. Die Perkussion hat in den Oberschlüsselbeingruben selbst bei abgemagerten Kranken eine Weichteilschicht von 5 cm Dicke und mehr zu durchdringen, bevor die Resonanz des lufthaltigen Gewebes sich geltend machen kann; in der Obergrätengrube sind es 7 cm Weichteilschicht und darüber. Die Verdichtung des Lungengewebes der Spitze muß schon dem Grade oder der Ausdehnung nach erheblich sein, wenn die Schalländerung für das Ohr des Untersuchers den Schwellenwert der Wahrnehmung deutlich überschreiten soll; andererseits können Unterschiede der bedeckenden Schichten recht leicht Lungengewebsveränderungen vortäuschen oder durch Überkreuzung wegtäuschen. Dazu kommt, daß blinde Untersuchung, also Voruntersuchung durch einen anderen bei Abwendung des Urteilenden, darüber belehrt, wie leicht man Täuschungen ausgesetzt ist. So findet man in der Tat nicht selten deutliche Schalldifferenzen über den Lungenspitzen, für die man nach dem auskultatorischen Befund und der Röntgenaufnahme Gewebsverdichtungen in der Lunge nicht verantwortlich machen kann; solche Schalldifferenzen finden sich auch gelegentlich ganz ausgesprochen

bei Personen, die, klinisch gesund, aus äußerem Anlaß, z. B. auf Dienst-
tauglichkeit untersucht werden. Unter diesen Umständen kann die
Feststellung einer Schallverkürzung über einer Lungenspitze eine selbständige Bedeutung bei der Diagnose der Lungentuberkulose nicht beanspruchen; sie kann vielmehr diagnostisch nur bewertet werden, wenn
auskultatorisch und röntgenologisch das die Gewebsverdichtung be-
dingende Korrelat gefunden wird. Es ist eine physikalisch unrichtige
Vorstellung, wenn man glaubt, Gewebsverdichtungen in der Lungenspitze durch 5 cm Weichteilschicht perkussorisch feststellen zu können,
die auskultatorisch keine Atemgeräuschveränderungen und auf der
Röntgenplatte keinen Schattenfleck geben. Es sei hervorgehoben, daß
die Ermittelung doppelseitiger Schallverkürzung immer mißlich ist, weil
es an einem Vergleichsobjekt fehlt; intensive Dämpfungen können schon
auf beiden Seiten festgestellt werden. Die perkussorische Untersuchung der Lungenspitzen ist sonach starken Fehlerquellen ausgesetzt,
deren Berücksichtigung die speziellen Spitzenperkussionsmethoden von
Krönig und Goldscheider entwerten muß. Diese Methoden stellen
Verfeinerungen einer Untersuchungsart dar, die wegen der Ungleich-
heit der bedeckenden Schichten als ziemlich grob bezeichnet werden
muß und daher solche Verfeinerung nicht verträgt. Geradezu warnen
muß man vor dem Versuch, sog. *Hilusdämpfungen* im Interscapular-
raum herauszuperkutieren. Bei Erwachsenen zeigen die Hilusdrüsen bei
Tuberkulose in der Hauptsache regressive Veränderungen, sind also
klein. Aber auch bei Kindern ist die Vergrößerung der Drüsen bei käsiger
Bronchaldrüsentuberkulose selten so erheblich, daß ihr perkussorischer
Nachweis in Frage kommen kann; liegen doch von diesen Drüsen die
oft am stärksten veränderten Bifurkationsdrüsen zwischen Wirbelsäule und Herz, sind also von Organen verdeckt, die ihrerseits absolute
Schalldämpfung geben, und die übrigen Drüsen liegen auch bei Kindern
vorn wie hinten unter einer 6—8 cm starken Schicht von lufthaltigem
Lungengewebe, die eine Beeinflussung des Klopfschalls durch mäßig vergrößerte Drüsen nicht zuläßt. Wir haben bei einem Erwachsenen einen
gänseeigroßen carcinomatösen Bronchaldrüsentumor perkussorisch nicht
nachweisen können, obwohl wir seine Größe und Lage aus der Röntgenplatte genau kannten, und ebenso bei einem kleinen Kind ein gut wal-
nußgroßes Drüsenpaket zwar auf der Röntgenplatte, nicht aber perkussorisch gefunden; die perkussorische Feststellung der Bronchaldrüsentuberkulose dürfte meist ein aussichtsloses Unternehmen sein.
Nöggerath hat die interessante Beobachtung mitgeteilt, daß paravertebrale Schallverkürzungen beim Kind verschwinden, wenn es in
der Glissonschen Schlinge am Kopf suspendiert wird; danach können
solche Dämpfungen durch Haltungsskoliosen, und zwar durch Zusammen-
drängen der Rippen und der Weichteile auf der konkaven Seite bedingt sein.

Neben der Schalldämpfung und der Schallverkürzung verdient bei der Perkussion besondere Beachtung eine qualitative Änderung des Schalles, die *Tympanie,* die gelegentlich das einzige Symptom großer Kavernen sein kann. Auch über dem Pneumothorax findet man tiefe Tympanie, die aber beim großen Pneumothorax dem normalen sonoren Lungenschall so gleichen kann, daß die Feststellung eines großen Pneumothorax allein durch die Perkussion ungemein schwierig, wenn nicht unmöglich wird.

Die Finger-Finger-Perkussion ist dem Arbeiten mit Instrumenten überlegen, weil sie zu den akustischen Erscheinungen in dem Resistenzgefühl des aufgelegten Plessimeterfingers Tastempfindungen hinzunimmt; mit Instrumenten sollte man daher im allgemeinen nur zu Demonstrationszwecken, also in Perkussionskursen und bei klinischen Vorstellungen perkutieren. Für die Bestimmung von Organgrenzen, die der Thoraxwand unmittelbar anliegen (untere Lungengrenzen, untere Lebergrenze, absolute Herzdämpfung) ist die leiseste Perkussion (Schwellenwertsperkussion GOLDSCHEIDERS) die souveräne Methode, ebenso für die Bestimmung von Exsudatgrenzen, namentlich auch beim Pneumothoraxexsudat, deren Grenze die laute Perkussion infolge des Mitschwingens einer größeren Partie des knöchernen Thorax um etwa zwei Finger breit tiefer erscheinen läßt, als der Feststellung bei der Durchleuchtung entspricht. Für die Perkussion der Gewebsverdichtungen in der Lunge und der tiefliegenden Organgrenzen (relative obere Leberdämpfung, relative Herzdämpfung = wahre Herzgröße) bedarf es einer leisen bis halblauten Perkussion, während die laute Perkussion wiederum nur für Demonstrationszwecke in Frage kommt.

Die *Bestimmung der Organgrenzen,* namentlich der unteren Lungengrenzen, bei denen auch auf ihre Verschieblichkeit geachtet werden muß, ist bei jeder Untersuchung der Brustorgane notwendig, um Exsudatreste, Pleuraschwarten u. dgl. nicht zu übersehen, Schrumpfungsvorgänge in der Lunge oder vikariierendes Emphysem zu erkennen. Ein frühdiagnostisches Zeichen der Lungentuberkulose ist aber weder das Höherstehen der unteren Lungengrenzen auf einer Seite noch ihre verringerte Verschieblichkeit, denn ersteres kann nur durch ausgedehnte Schrumpfungsprozesse der Lunge, letztere nur durch Ausfall eines beträchtlichen Teils von respirierendem Gewebe durch Infiltration oder Zerstörung zustande kommen oder auf Pleuraatresie beruhen, die selbständig zu würdigen ist; alle anderen Deutungen für diese Symptome sind unzulänglich. Es sei hier angefügt, daß die Messung der Atmungsbreite mit dem Bandmaß und die spirometrische Bestimmung der Vitalkapazität der Lunge, die übrigens individuell je nach dem Körperbau große Verschiedenheiten zeigt, nur beim Ausfall großer Gewebspartien eine zweifellose Verminderung zeigen.

Schließlich ist die Prüfung des *Stimmfremitus* zur Unterscheidung von gewebeinfiltrierenden Prozessen einerseits und Pleuraschwarten und vor allem Exsudaten andererseits wichtig. Das Auflegen der ganzen Hand gestattet auch geringere Unterschiede wahrzunehmen, während das Aufsetzen der äußeren Handkante im Intercostalraum ein genaueres Lokalisieren ermöglicht; der Kranke muß möglichst tief und laut sprechen.

In der *Bronchophonie*, der Auskultation der Stimme über infiltrierten Lungenpartien, haben wir eine Methode, die als eine Ergänzung und Kontrolle der Perkussion anzusehen ist; sie kann besonders wertvoll sein, wenn wegen erheblicher Thoraxdeformität der perkussorische Vergleich beider Seiten unmöglich ist. Man darf aber nicht vergessen, daß derartige Deformitäten Atelektase größerer Lungengewebspartien bedingen können, die physikalisch dieselben Erscheinungen macht, wie eine Gewebsinfiltration. Bei schwerer Kyphoskoliose kann die physikalische Untersuchung der Lungen eine unlösbare Aufgabe sein.

Auskultation. Beruhen die diagnotischen Irrtümer bei der perkussorischen Untersuchung der Lungen wesentlich auf der Überschätzung der Leistungsfähigkeit der Methode und der Unterschätzung ihrer Fehlerquellen, so begegnen wir bei der Auskultation häufig recht erheblichen technischen Fehlern, die zu einem Übersehen wichtiger Befunde führen.

Während wir bei der Perkussion auf Hammer und Plessimeter am besten verzichten, ist für die auskultatorische Untersuchung der Lungen ein Hörrohr unentbehrlich, weil das bloße Ohr an manchen Stellen nicht angelegt werden kann, Nebengeräusche nicht zu vermeiden sind und außerdem mit dem bloßen Ohr die Geräusche eines größeren Bezirks erfaßt werden, so daß ein hinreichend genaues Abgrenzen der Veränderungen nicht möglich ist. Schlauchhörrohre und Phonendoskope sind zwar bequem, besonders bei bettlägerigen Kranken, aber die ersteren vermitteln die Geräusche unvollkommen, ja sie verschlucken geringfügige, aber wichtige Abweichungen und die letzteren verändern die Schallqualitäten und stören durch Nebengeräusche. Man kann sich mit jedem Hörrohr einarbeiten, aber die einfachsten sind die besten. Es gibt für die Auskultation der Lungen nur eine richtige *Atemtechnik des Kranken.* Der Kranke muß in mittlerem Tempo maximal ein- und ausatmen, auf Auffordern (Anklopfen mit der Hand) nach dem Exspirium nur mit der Residualluft, also ohne dazu vorher wieder Luft zu holen, einmal kurz und kräftig, dabei aber tonlos anhusten und nach dem Husten ohne besondere Aufforderung sofort wieder tief einatmen. Der kurze Hustenstoß nach dem Exspirium fördert vorhandenes Sekret in die Atmungswege und der sofort folgende Inspirationsstrom muß nun dieses Sekret passieren und dadurch die überhaupt möglichen Sekretgeräusche, die eigentlichen Rasselgeräusche, vollständig zu Gehör bringen. Nicht selten sind bei schwerkranken Phthisikern, die nur noch über einen kleinen Rest atmungsfähigen Lungengewebes verfügen, ohne Husten überhaupt kaum Rasselgeräusche zu hören, nach dem Husten aber dichtes klingendes Rasseln über der ganzen Lunge. Mangelhafte

Technik der Auskultation führt daher oft zu einer Täuschung über die Ausdehnung und die Bedeutung der vorliegenden Lungenveränderungen und gelegentlich zum völligen Übersehen schwerer Befunde.

Es ist zweckmäßig, Atemgeräusch und Rasselgeräusche getrennt zu auskultieren, also an jeder Brustwandstelle zwei Atemzüge zu behorchen; ist man über die Atemgeräuschveränderung im Zweifel, so sind, wie bei der Perkussion, symmetrische Brustkorbstellen zu vergleichen. Bei vielen Personen täuscht eine Resonanz im Nasenrachenraum einen bronchalen Beiklang vor, der namentlich über den oberen Lungenpartien zu hören ist. Diese Störung muß ausgeschaltet werden, indem man den Kranken durch den weit geöffneten Mund atmen läßt; gegen das Anhusten durch den Kranken schützt sich der Arzt, indem er den Kopf des Kranken zur Seite dreht und ihn das Taschentuch seitlich vor den Mund halten läßt.

Abweichungen des Atemgeräuschcharakters vom normalen weichen, hauchenden Inspirium bei fast unhörbarem Exspirium sind ein Zeichen von Lungengewebsveränderungen, die bei der Lungentuberkulose physikalisch betrachtet teils Verdichtungen, teils Zerstörungen des Gewebes sind; da diese beiden Veränderungen nicht nur in Herden ganz verschiedener Größe, Dichte, Form und Lage, sondern auch häufig kombiniert auftreten, unterliegt das Atemgeräusch Abänderungen qualitativ und quantitativ mannigfachster Art. Das bronchale Geräusch der Luftbewegung in der Trachea und ihren großen Ästen wird bekanntlich bei gesunder Lunge durch das dem Ohr nähere Vesiculäratmen des Gewebes vollständig verdeckt, durch verdichtetes Gewebe aber dem Ohr vermittelt; je nach dem Umfang und der Lage der Verdichtungsherde tritt es mehr oder weniger deutlich in Erscheinung und das zustande kommende gemischte Atemgeräusch wird graduell als vesicobronchal, bronchovesiculär oder bronchal bezeichnet. Jeder Ausfall von atmendem Lungengewebe durch Infiltration oder Zerstörung muß notwendig eine Abschwächung des Atemgeräusches zur Folge haben, da weniger Luft ein- und ausstreichen kann; aber durch den lauteren Charakter des bronchalen Beiklangs wird diese Abschwächung gleichsam überkompensiert. Eine Verstärkung der Atmung kann nur dadurch zustande kommen, daß für ausgefallenes Gewebe gesundes Gewebe vikariierend eintritt; ist das kranke Gewebe stark geschrumpft, so wird das gesunde Gewebe emphysematös gedehnt und dadurch das darüber zu hörende Atemgeräusch wieder abgeschwächt.

Bei der Lungentuberkulose treten entsprechend der Vielseitigkeit der Gewebsveränderungen alle Arten von *Sekretgeräuschen* auf, die überhaupt bekannt sind. Es kann ein großer Irrtum sein, aus dem Vorhandensein lediglich bronchitischer Geräusche (Giemen, Brummen, Schnurren usw.) ohne weiteres eine reine Bronchitis zu diagnostizieren und die Diagnose Lungentuberkulose fallen zu lassen. Die diffuse sekundäre Bronchitis ist wie das sekundäre Emphysem namentlich bei den Phthisen cirrhotischen Charakters eine ganz banale Erscheinung; es treten aber auch bei beginnender Lungentuberkulose häufig über den oberen Lungenpartien bronchitische Geräusche auf. Tonlose Rasselgeräusche kommen über nicht oder wenig infiltrierten Gewebspartien zustande; während über den unteren Lungenpartien infolge von Sekretstauung in den Bronchen auch feuchte Rasselgeräusche, sogar großblasige Geräusche entstehen können, ohne daß Gewebsinfiltration und Gewebszerfall bestehen, sind über den oberen Partien, wo eine Sekretstauung im Bronchalbaum nicht zustande kommt, solche Geräusche immer ein Beweis für die Bildung pathologischer Hohlräume im Gewebe. Die großblasigen klingenden Rasselgeräusche über den Oberlappen sind ein Kavernensymptom, das fast ausschließlich der Lungentuberkulose eignet, während gleiche Geräusche über den Unterlappen bei sehr verschiedenen krankhaften Prozessen vorkommen können.

Wie bei der Perkussion ist auch bei der Auskultation auf *Fehlerquellen* der Befunde über den Lungenspitzen hinzuweisen, die leicht zu folgenschweren Irrtümern führen können. Bei tiefen Oberschlüsselbeingruben liegt auch das beste Hörrohr nicht gleichmäßig an und es entstehen daher bei der Atembewegung leicht Nebengeräusche durch Verschiebung auf der Haut. Die sog. Entfaltungsgeräusche beim ersten tiefen Atemzug dürfen diagnostisch nicht verwertet werden. Gelegentlich hört man über den Spitzen knackende oder kurze reibende Geräusche, die pleuralen Ursprungs sind. Spitzenverwachsungen sind zwar wohl meist Begleiterscheinungen tuberkulöser Spitzenherde; aber einmal gibt es zweifellos auch Spitzenverwachsungen ohne Tuberkulose, sodann können Spitzentuberkulosen, die sich nur so geringfügig bemerkbar machen, ganz alte, längst abgeheilte, klinisch bedeutungslose Herde sein, wie sie autoptisch ungemein häufig als Nebenbefund festgestellt werden; nach LOESCHCKE weisen 90% der Leichen Erwachsener über 25 Jahre tuberkulöse Spitzennarben. auf. Diagnostisch sind solche geringen Spitzenbefunde, die man wie geringe perkussorische Differenzen sehr häufig bei gelegentlichen Untersuchungen klinisch ganz unverdächtiger Gesunder findet, nur im Verein mit bestimmten anderen klinischen Erscheinungen zu verwerten. Schließlich ist es ehrlicher, sich zu gestehen, daß man minimale Spitzenbefunde nicht einandfrei zu deuten vermag, als eine Überdiagnostik zu treiben, die immer mit Erfolg angefochten werden kann. Das Wohl des Kranken erfordert in solchen Fällen in der Regel nichts anderes, wie eine längere sorgfältige Beobachtung, der sich allerdings der eine oder andere entzieht. Eine Behandlung, welcher Art sie auch sei, bedarf unter allen Umständen einer gesicherten diagnostischen Unterlage.

Mit den speziellen *Kavernensymptomen* der Lehrbücher der Perkussion und Auskultation ist nicht viel anzufangen. Der WINTRICHsche

Schallwechsel (Höherwerden des Klopfschalls beim Mundöffnen des Kranken) ist nur recht selten einigermaßen deutlich zu beobachten und deshalb von geringer Bedeutung. Niemals habe ich den GERHARDTschen Schallwechsel (Änderung des Klopfschalls bei Lagewechsel des Kranken infolge anderer Einstellung des Kaverneninhaltes) gefunden; an einem Röntgenplattenmaterial, das in Tausenden von Fällen Kavernen zeigt, haben wir recht häufig einen Sekretspiegel in einer Kaverne beobachtet; aber stets war in diesen Fällen die Flüssigkeitsmenge sehr gering im Vergleich zur Größe der Kaverne. Auch der Metallklang und das Geräusch des gesprungenen Topfes sind seltene und unzuverlässige Phänomene; ebenso unsicher ist die Feststellung des FRIEDREICHschen Schallwechsels (Höherwerden des Klopfschalls beim Inspirium). Es wurde oben erwähnt, daß ausgesprochene Tympanie über einem Teil des Thorax auf Kavernen oder Pneumothorax hindeutet; um für sich allein die Diagnose Kaverne zu ermöglichen, muß die Tympanie schon eklatant sein; eine Verwechslung einer Kaverne mit einem Pneumothorax kommt kaum in Betracht. Die völlige Aufhebung des Atemgeräusches über den oberen Lungenpartien bei sonorem Klopfschall muß immer an Kavernen denken lassen, die an der Atmung nicht teilhaben, vielleicht weil der zuführende Bronchus durch Schrumpfungsvorgänge abgeknickt oder durch Schleimhautentzündung oder Wucherung verstopft ist; aber auch diese Beobachtung ist meist zu unsicher, um für sich allein die Diagnose Kaverne zu ermöglichen. Daß großblasige klingende Rasselgeräusche über den oberen Thoraxpartien nur in größeren Zerfallsherden zustande kommen können, wurde schon erwähnt; sie haben daher als sicheres Kavernensymptom zu gelten. Von sonstigen zuverlässigen Kavernenzeichen ist das amphorische Atmen zu nennen, das stark abgeschwächt schwer zu erkennen sein kann, sowie einige auskultatorische Erscheinungen, die wenig bekannt sind: das sehr charakteristische Kavernenquietschen (nicht mit Giemen zu verwechseln!), das wohl bei stenosiertem zuführenden Bronchus entsteht, und zwar in der Regel am Ende des Inspiriums; das Kavernenknarren, wohl durch Bewegung der derben Kavernen- oder Pleuraschwarte zustande kommend, und ein eigentümlich juchzendes Geräusch, das entsteht, wenn die beim starken Husten mit Gewalt aus der Kaverne herausgepreßte Luft wieder einstreicht. Bei solcher Bewertung des physikalischen Befundes gelingt es, die Mehrzahl der mittleren bis größeren Kavernen festzustellen; die Diagnose von Kavernen, die röntgenologisch oder autoptisch nicht zu finden sind, kommt dabei nicht vor. Dem aus vergangenen Tagen übernommenen Irrtum gegenüber, eine Kaverne müsse physikalisch nachweisbar sein, ist aber festzustellen, daß über ein Drittel der röntgenologisch und klinisch einwandfreien Kavernen sich physikalisch gar nicht verrät, ja daß ein nicht kleiner Prozentsatz völlig stumm ist.

Aufzeichnung der Befunde. Die Vereinigung deutscher Lungen-heilanstaltsärzte hat vor Jahren eine allgemein in den Anstalten ge-brauchte Zeichensprache eingeführt, die eine exakte Aufzeichnung der Befunde und ihre Übermittlung an andere Ärzte gestsattet; diese Zeichen-sprache ist auch in vielen anderen Staaten akzeptiert. Für praktische Zwecke scheint mir eine Vereinfachung geboten.

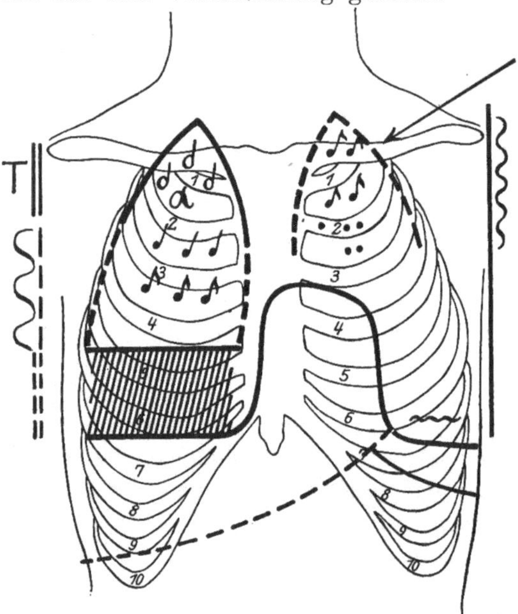

Abb. 26. Beispiel für Einzeichnung eines Lungenbefundes, Vorderseite.

Ich empfehle zu unterscheiden und zu bezeichnen:
1. bei der *Perkussion*
   Dämpfung: durchzogene Umrandung des Lungenfeldteiles,
   Schallverkürzung: gerissene Umrandung,
   Tympanie: ⊤ neben der tympanischen Stelle,
   geringe Verschieblichkeit der Lungengrenzen: ╂╂,
   Exsudat: Schraffierung |||||;
2. bei der *Atemgeräuschveränderung*
   verstärkt: durchzogene Linie
   abgeschwächt: gerissene Linie
   aufgehoben: doppelte gerissene Linie
   vesicobronchal: fein geschlängelte Linie
   bronchovesiculär: stark geschlängelte Linie
   bronchal: doppelte durchzogene Linie
   rauh: wird an den Rand geschrieben,
   amphorisch: α im Brustkorb an entsprechender Stelle;

    in entsprechender Ausdehnung neben dem Brustkorb

3. *bronchitische Geräusche:* Υ mehrfach im Brustkorb,
   Pleurageräusche: ⌇ an entsprechender Stelle;
4. *Rasselgeräusche:*

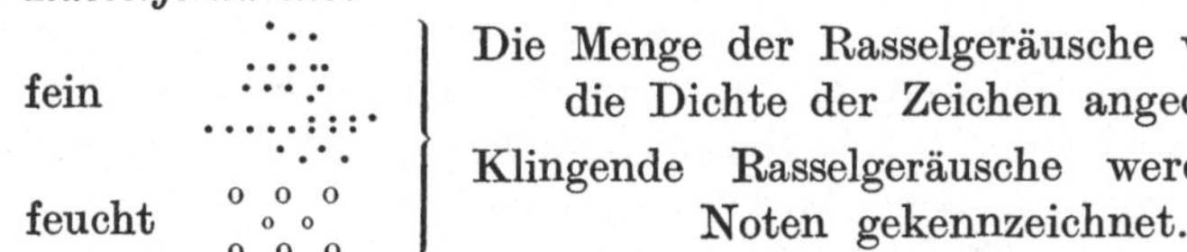

fein	⁘	Die Menge der Rasselgeräusche wird durch die Dichte der Zeichen angedeutet.
feucht	∘∘∘	Klingende Rasselgeräusche werden durch Noten gekennzeichnet.

5. *Besondere Befunde* werden an den Rand geschrieben.

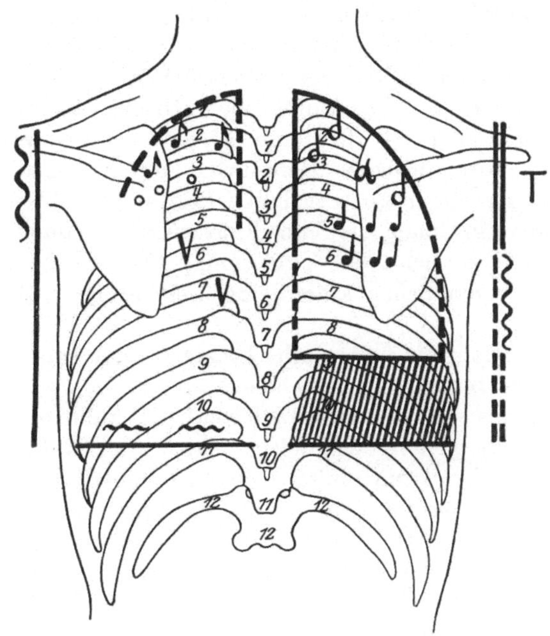

Abb. 27. Beispiel für Einzeichnung eines Lungenbefundes, Rückseite.

Diese Zeichensprache ist einfach und leicht zu erlernen und gibt doch schon die Möglichkeit, den Befund so darzustellen, daß ein ziemlich getreues Bild der Gewebsveränderung entsteht, ja daß man aus der Zeichnung, wenn man sie zu lesen und zu deuten gewohnt ist, gewissermaßen eine plastische Vorstellung der pathologischen Veränderungen gewinnen kann. Die Abb. 26 und 27 geben ein Beispiel für die Einzeichnung eines Befundes.

2. Spezifische Diagnostik.

Tuberkulinprobe. Die Bedeutung der Tuberkulinprobe für die Diagnose der Tuberkulose im Kindesalter ist im Kapitel Kindertuberkulose besprochen. Neuere Untersuchungen von HANS MAYER, auf unsere

Veranlassung ausgeführt im Standortlazarett Wünsdorf, und Bruno Lange, ausgeführt in der Tuberkulosefürsorgestelle Berlin-Charlottenburg, haben ergeben, daß die gesunden Jugendlichen im Alter von 18—20 Jahren ohne Unterschied zwischen Stadt und Land zu 80% auf Tuberkulin positiv reagieren. Bis zum 25. Lebensjahr kann die Tuberkulosedurchseuchung der Bevölkerung in Deutschland als abgeschlossen angesehen werden. Der Tuberkulinprobe kommt also höchstens bei jugendlichen Erwachsenen ein bescheidener diagnostischer Wert insofern zu, als bei Jugendlichen der negative Ausfall der Probe die Diagnose Tuberkulose hinfällig machen würde, während der positive Ausfall bei Erwachsenen überhaupt nichts besagt. Meist ist indessen das klinische Bild der Tuberkulose der Jugendlichen so unzweideutig, daß man auch bei ihnen die Tuberkulinprobe entbehren kann. Wir machen im Krankenhaus und in der Fürsorge bei Erwachsenen von der Tuberkulinprobe nur ausnahmsweise Gebrauch. Anders liegen die Verhältnisse allerdings in sehr dünn besiedelten Bezirken nordischer und überseeischer Länder, in denen die Tuberkulosedurchseuchung der Jugendlichen kaum 50% erreicht, der Tuberkulinprobe also bei verdächtigen Erkrankungen Jugendlicher schon eine weit größere Bedeutung zukommt.

Der Herdreaktion, die früher sehr hoch bewertet wurde, können wir eine diagnostische Bedeutung nicht beimessen. Es ist wohl nicht zweifelhaft, daß man mit einer Überfalldosis von Tuberkulin bei tuberkulösen Kranken eine mehr oder minder heftige Tuberkulinreaktion am Krankheitsherd hervorrufen kann; in der ersten Tuberkulinaera sind mit heroischen therapeutischen Dosen heftigste Reaktionen herbeigeführt worden. Aber wenn man eine deutliche Tuberkulinreaktion hervorruft, so hat man unzweifelhaft schon die Grenze der Unschädlichkeit für den Kranken überschritten. Eine geringe Herdreaktion aber ist nur geeignet, die diagnostischen Zweifel zu vermehren. Eine röntgenologisch deutliche Reaktion am Krankheitsherd, die man besonders bei Kindern erwarten sollte, habe ich nie gesehen. Anders liegen die Verhältnisse bei tuberkulösen Herden, die wie bei der Hauttuberkulose der direkten Beobachtung zugängig sind, also auch eine geringe Herdreaktion festzustellen gestatten.

Die Tuberkulinprobe als therapeutischer Indikator wird auch heute noch von manchen Tuberkuloseklinikern hoch bewertet. Nach unseren vielfältigen Erfahrungen mit der Tuberkulinbehandlung können wir uns dieser Anschauung nicht anschließen. Wenn manche Autoren in der abgestuften Cutandiagnose einen qualitativen und quantitativen Maßstab des pathologischen Geschehens, also einen diagnostischen und prognostischen Wertmesser zu haben glauben, so schießt das nach unseren Erfahrungen weit übers Ziel. Dafür einige Beispiele. Starke Reaktion auf kleine Dosen (hohe Allergie) soll frische Infektion anzeigen; ich sah die heftigste Reaktion, die mir zu Gesicht kam (sehr schmerzhafte starke Schwellung und Rötung des ganzen Armes mit tagelangem hohen Fieber, keine Herdreaktion), auf Intracutanprobe mit Alttuberkulin 1:1000 nach negativem Pirquet bei einer klinisch gesunden Person, bei der röntgenologisch außer verkalktem primären Lungen- und verkalktem Bronchialdrüsenherd verkreidete Spitzenherde nachweisbar waren; die Patientin war noch viele Jahre danach völlig gesund. Schnellreaktion, Abklingen der Lokalreaktion innerhalb von 24 Stunden, soll gleich der negativen Anergie prognostisch infauste Bedeutung haben; sie findet sich aber gelegentlich bei Kindern mit geringfügiger sekundärer Tuberkulose, die klinisch-prognostisch durchaus günstig zu beurteilen sind. Normalreaktion soll noch nicht inaktivierte tuberkulöse Herde anzeigen; da sie jenseits des Kindesalters bei 60—90% aller Gesunden nachzuweisen ist, muß sie als klinisch bedeutungslos angesehen werden. Protrahierte Reaktion soll abgeheilte Herde bedeuten, doch wird sie geradezu häufig bei progredienten offenen Lungentuberkulosen beobachtet.

Gar von einem Parallelgehen der abgestuften Cutanreaktion mit den beschriebenen Formen der Lungentuberkulose kann nach unseren Erfahrungen keine Rede sein; es herrscht hier vielmehr ein regelloses Durcheinander oder richtiger, wir haben die bestehenden Beziehungen noch nicht aufklären können. Die Lokalreaktion und die Allgemeinreaktion stehen für unsere Beobachtungsmöglichkeit nicht in einer konstanten Beziehung zum Krankheitsherd, sind nicht von diesem allein, sondern auch von anderen Faktoren abhängig, die wir noch nicht übersehen und auseinanderhalten können.

Alles in allem gibt nur *die positive Lokalreaktion im frühesten Kindesalter* und *die negative Reaktion* (ausgenommen bei schweren Phthisen und nach gewissen akuten Infektionskrankheiten) diagnostisch wertvolle Aufschlüsse, die negative Reaktion bei Tuberkulose und gleichzeitiger oder eben abgelaufener akuter Infektionskrankheit prognostisch gewisse Anhaltspunkte, während die Herdreaktion meist neue diagnostische Rätsel aufgibt und die negative Reaktion bei schwerer Phthise Bekanntes unterstreicht.

3. Röntgendiagnostik der Lungentuberkulose.

Bedeutung der Röntgendiagnostik. *Die Röntgenuntersuchung der Lunge ist heute die souveräne Methode der Tuberkulosediagnostik.* Die Formen der Infiltrierung, die akutes Geschehen anzeigen und die Erstherdbildung wie auch die wichtigsten späteren Neuherdbildungen begleiten, können der sorgfältigsten physikalischen Untersuchung vollkommen entgehen. Die Ausschließung des tuberkulösen Charakters einer Lungenerkrankung ohne Röntgenuntersuchung erweist sich allzu oft als ein folgenschwerer Irrtum. Deshalb ist die Röntgenuntersuchung für die

Frühdiagnostik nicht zu entbehren. Die therapeutische Indikation andererseits erfordert die Qualitätsdiagnostik. Der klinisch bedeutsamste tuberkulöse Herd in der Lunge, die Kaverne, wird zu einem großen Teil nur im Röntgenbild sicher erkannt, und die für das Gesamturteil oft entscheidende kleinfleckige Streuung kann physikalisch schon gar nicht gefunden werden. Auch die therapeutische Indikation ist daher auf die Röntgenuntersuchung angewiesen.

Die *Durchleuchtung* und die *Röntgenaufnahme* haben verschiedene Aufgaben und sollen sich gegenseitig ergänzen, aber nicht ersetzen. Zur Voruntersuchung kann man sich wohl der *Durchleuchtung* bedienen, mit deren Hilfe die überwiegende Mehrzahl der Lungenherde herauszufinden ist, sicherer und schneller jedenfalls als mit der physikalischen Untersuchung. Ein Bruchteil nicht unwichtiger Lungenherde, z. B. die kleinherdigen hämatogenen oder bronchogenen Streuungen, aber auch weiche Schatten von kleinen Infiltraten, ja selbst von kleinen oder zartwandigen Kavernen können dem Auge des Untersuchers entgehen. Die Durchleuchtung als Reihenuntersuchungsmethode ist also mit einem gewissen Fehlergebnis behaftet, dessen Größe von der Eignung und Übung des Untersuchers weitgehend abhängt. Die Durchleuchtung bietet andererseits den Vorteil des Absuchens der Lunge mit enger Blende und bei verschiedener Stellung des Kranken, die Möglichkeit also, Herdschatten aus der Überdeckung der Rippen, des Herzens oder der Leber herauszuholen; es kann daher vorkommen, daß man Herdschatten bei der Durchleuchtung deutlicher sieht als im Aufnahmebild. Schließlich bleibt ihr allein die Prüfung der Organbewegung bei der Atmung vorbehalten, die für therapeutische Zwecke von großer Bedeutung sein kann.

Die **Röntgenaufnahme** liefert ein Bild der Lungenveränderungen, dessen Feinheit und Schärfe von dem Durchleuchtungsbild auch nicht entfernt erreicht wird. Für die exakte Diagnose ist die Röntgenaufnahme notwendig, denn nur sie garantiert Vollständigkeit der Herderfassung und Klarheit über die Lungenveränderungen; sie gestattet eine „Herddiagnostik", z. B. ein sicheres Urteil über Kavernenbildung und Streuung, aber auch über das Vorherrschen des exsudativen, produktiven oder cirrhotischen Charakters des Prozesses. Deshalb muß sich jeglicher Heilplan für die Lungentuberkulose auf eine gute Röntgenaufnahme stützen, ganz besonders die Entscheidung über operative Eingriffe aller Art. Auch die oft so wichtige Klärung verdächtiger Allgemeinsymptome, also die Auffindung oder Ausschließung einer diskreten Tuberkulose wird immer auf die Röntgenaufnahme zurückgreifen müssen. In der Röntgenaufnahme hat der Arzt außerdem ein wichtiges Befundbild in Händen, an dem er sich immer wieder sehr schnell und vollständig den Zustand der Lunge vergegenwärtigen kann. Längere Zeit zurückliegende Röntgenaufnahmen sind eine Ergänzung der Anamnese von dokumentarischem und durch nichts zu ersetzendem

Wert; die Begutachtung pflegt in der Röntgenaufnahme ihr wichtigstes
Beweisstück vorzulegen. Bedeutend ist der wissenschaftliche Ertrag der
Röntgendiagnostik, denn erst die Serienaufnahmen bei der Lungentuberkulose haben uns die Schübe des pathologischen Geschehens und
ihr phantastisch vielseitiges Auf und Ab kennen gelehrt. Eines der
wichtigsten Glieder dieser anatomischen Kontrolle am Lebenden ist
die Verfolgung der Heilvorgänge, die ohne das Röntgenbild nur sehr
unvollkommen erkannt werden.

Freilich ist es heute notwendig geworden, vor einer Überschätzung
der Röntgenuntersuchung zu warnen. Es ist nicht so, daß eine gute
Sagittalaufnahme allein eine tuber-
kulöse Erkrankung der Lunge mit

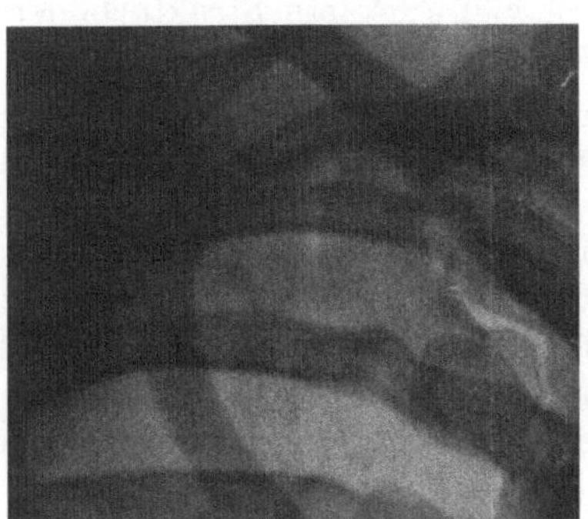

Abb. 28. Amb., ♀, 21 Jahre. Schrägaufnahme. Größeres Infiltrat im ersten
Zwischenrippenraum rechts.

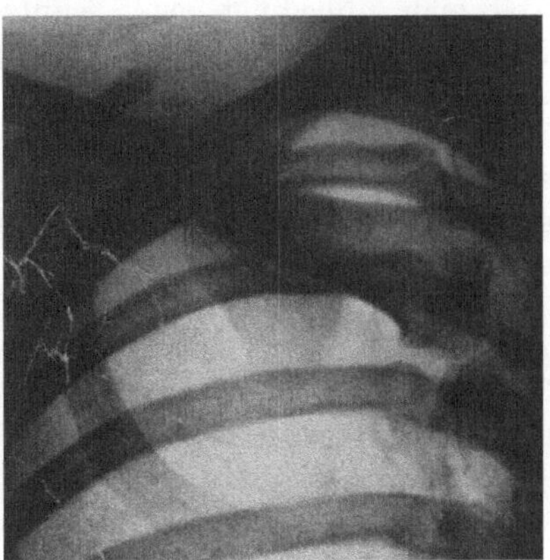

Abb. 29. Derselbe Fall. Das Infiltrat ist in
der Sagittalaufnahme durch Knochenschatten
ganz verdeckt.

voller Sicherheit auszuschließen gestattet. Die Abb. 28 zeigt einen
weichen Herdschatten von erheblicher Ausdehnung, der von einem erfahrenen Untersucher bei der Durchleuchtung gefunden und in Schrägaufnahme festgehalten wurde, während zu der gleichzeitigen guten
Sagittalaufnahme (Abb. 29) mehrere sehr erfahrene Untersucher keinerlei Verdacht auf tuberkulöse Herde äußerten. Das neue Verfahren der
Schichtaufnahmen, von dem noch zu sprechen sein wird, zeigt nicht
selten ziemlich umfangreiche Schatten tuberkulöser Herde, besonders
in den Spitzen, von denen in der Sagittalaufnahme nur so wenig zu
sehen war, daß die Beurteilung der Veränderungen irrig war. Noch ein
zweites Moment verdient Beachtung. Weniger die Tuberkuloseärzte als
die Röntgenologen und Internisten neigen dazu, aus der Schattenbildung
im Röntgenbild allein weitgehende prognostische Schlüsse zu ziehen
und insbesondere die Aktivität des Prozesses auszuschließen. Das hat
schon recht oft zu tragischen Abläufen bei den Kranken und zu fatalen
Rechtsstreitigkeiten geführt.

Die *Technik der Röntgenuntersuchung* kann hier nur insoweit besprochen werden, als Besonderheiten bei der Untersuchung der Lungen in Frage kommen.

Technik der Durchleuchtung. Für die *Durchleuchtung* des Brustkorbs genügt heute jedes nicht ganz unmoderne Gerät. Die moderne Metallkonstruktion der Röhren macht kostspielige Raumisolierungen überflüssig. Für die Bedienung des Apparates ist eine Hilfsperson zu entbehren, wenn der Schalttisch in Reichweite des Arztes steht oder die Schaltung am Gerät selbst oder mit Fußpedal betätigt wird. Man durchleuchtet in der Regel mit 3—5 Milliampère bei 45 bis 50 bis 70 Kilovolt Spannung (Scheitelwert). Ein Durchleuchtungsstativ ist notwendig, weil man unbedingt eine Schlitzblende braucht; die Einengung der Bestrahlungsfelder mit Hilfe der Blende schaltet den Großteil der Sekundärstrahlung aus und ergibt dadurch viel schärfere Strukturbilder. Wünschenswert ist die Parallelverschiebung von Röhre und Schirm, sowie die Bedienung der Schlitzblende von vorn, während die selbständige Bewegung von Röhre und Schirm und die Drehung der Röhre entbehrlicher sind.

Das Stativ garantiert auch die Einhaltung des zur Verhütung von Hautschädigungen vorgeschriebenen Fokushautmindestabstandes von 35 cm und die feste Anbringung des für jede diagnostische Anwendung der Röntgenstrahlen notwendigen Filters der Mindeststärke von 0,5 mm Aluminium. Es gibt heute eine ganze Anzahl von Stativen, die alle billigen Anforderungen erfüllen.

Die namentlich bei Kindern notwendige Durchleuchtung im schrägen Durchmesser wird sehr erleichtert, wenn man die Kinder auf einen Drehschemel setzt; die Arme der Kinder werden dabei über den Kopf erhoben. Das wichtigste bei der Durchleuchtung ist im übrigen die gute Verdunkelung des Raumes und die gute Adaption, die man sich durch Tragen einer Rotbrille $^1/_4$ Stunde vor der Durchleuchtung sehr verkürzen kann.

Technik der Röntgenaufnahme. Für die *Röntgenaufnahme der Lungen* ist die Wahl der Apparatur von großer Bedeutung. In neuerer Zeit hat der Krankenkassenverband entsprechend dem Vorschlag der deutschen Röntgengesellschaft für Lungenaufnahmen die Anwendung einer Großapparatur vorgeschrieben, einer Apparatur also, die kurzfristige Fernaufnahmen gestattet. Diese Forderung wurde auf der Kissinger Tuberkulosetagung 1931 ganz mit Recht als übersetzt bezeichnet. Man kann heute mit modernen transportablen Kleinapparaturen recht brauchbare Lungenröntgenaufnahmen erzielen. Diese Aufnahmen werden mit etwa 10 Milliampère bei 50 Kilovolt auf doppelt begossene Filme mit 2 Verstärkungsfolien in 2,5—4 Sekunden bei 0,65 m Fokusfilmabstand erreicht und geben Bilder, die für eine orientierende Untersuchung, also z. B. bei Reihenuntersuchungen oder in der Fürsorge vollkommen genügen. Ebenso gute Aufnahmen kann man natürlich mit jeder modernen stabilen Apparatur erzielen. Eine wesentliche Verbilligung der Röntgenaufnahmen bei Reihenuntersuchungen und orientierenden Untersuchungen kann man erzielen, indem man die Aufnahmen auf besonders empfindliches Röntgenpapier macht; sie geben für diese Zwecke ganz ausreichende Bilder.

Aber nicht nur für die wissenschaftliche Erforschung des Ablaufs der Lungentuberkulose, bei der die Röntgenuntersuchung heute die Methode der Wahl ist, auch für alle wichtigen therapeutischen Entscheidungen ist die kurzfristige Fernaufnahme (1,5—2 m Fokusfilmabstand) unentbehrlich. Diese liefert ein Strukturbild der Lunge, das kaum noch verzeichnet ist, d. h. die Herdschatten in annähernd richtiger Größe und vor allem auch in richtiger Anordnung darbietet und dadurch der Nahaufnahme weit überlegen ist. Dazu schaltet die kurzfristige Aufnahme (0,05—0,15 Sekunden) nicht nur die unwillkürlichen Bewegungen des Kranken (Unruhe, Atmung) automatisch so gut wie ganz aus, sondern auch fast völlig die störende, namentlich das linke Unterfeld oft erheblich verschleiernde Herzbewegung; sie ergibt dadurch ein Bild von musterhafter Schärfe der Zeichnung.

Für diagnostische Zwecke ausreichende Aufnahmen bei Erwachsenen können heute mit einem modernen Halbwellenapparat in vollkommen befriedigender Qualität gewonnen werden. Für kurzfristige Kinderaufnahmen braucht man immerhin schon einen 4-Ventilröhrengleichrichter, während der 6-Ventilröhrengleichrichter nur für die röntgenologisch schwierigeren Aufnahmen der Indikation für die operative Behandlung der Lungentuberkulose wünschenswert ist.

Die Leistungsfähigkeit der großen Apparate genügt heute den höchsten Anforderungen. Die Aufnahme bei großem Fokusfilmabstand und kleiner Expositionszeit bedingt eine Belastung der Röhren und insbesondere eine Beanspruchung der Antikathode, die sich nahe an der Grenze der Gefährdung des Antikathodenspiegels bewegt. Durch besondere Konstruktionen der Antikathode (Strichfokus nach GOETZE, Doppelfokusröhre für Durchleuchtung und Aufnahme) sucht man die Gefährdung zu hemmen. Die neuesten Konstruktionen verwenden Drehantikathoden und drehende Röhren zur Verteilung des Brennflecks auf eine größere Fläche der Antikathode. Auch bei den Röntgenaufnahmen erspart die Metallkonstruktion der Röhren die kostspielige Raumisolierung.

Die kurzfristige Fernaufnahme wird bei 1,50—2,00 m Fokusfilmabstand mit 150—500 Milliampère bei 45—65 Kilovolt unter Verwendung doppelt begossener hochempfindlicher Filme mit zwei Verstärkungsfolien in 0,05—0,15 Sekunden gemacht. Wir machen unsere Lungenaufnahmen mit 3-Phasen 6-Ventilröhrengleichrichter bei 1,50 m Abstand (Schonung der Röhren!) 200 Milliampère und 50—55 Kilovolt in 0,1—0,14 Sekunden.

Die Anwendung der sog. Weichstrahltechnik nach CHANTRAINE (bis 500 Milliampère) ergibt einen Reichtum der Gefäßzeichnung, der störend ist, gibt von jedem Herd einen weich konturierten Schatten, also gleichsam eine Zone scheinbarer perifokaler Entzündung, und verleiht damit dem Bilde jeder Phthise einen exsudativen Charakter; zudem sind bei diesen Aufnahmen die seitlichen Partien ganz ungenügend durchgezeichnet oder aber die Mittelpartien überbelichtet. Wir sehen keinen Nutzen in dieser Technik.

Die wichtigste Art der Lungenröntgenaufnahme ist die dorsoventrale Übersichtsaufnahme am sitzenden oder stehenden Kranken. Wichtig ist das Herausdrehen der Schulterblätter, das durch stärkste Pronation der Vorderarme (Handinnenfläche nach außen, kleine Finger nach vorn) und maximales Vorwärtsschieben der Schultern, die aber vollkommen gesenkt bleiben, erreicht wird. Wenn man sich Marken für die Stellung der Kassette und der Röhre macht, ist das Zentrieren der Röhre überflüssig; wird dann der Kranke richtig vor die Kassette gestellt, so ist die Aufnahme in Ordnung. Für manche Zwecke bietet die Frontalaufnahme neben der üblichen Sagittalübersichtsaufnahme wesentliche Vorteile, so z. B. für die Lokalisierung größerer Herde, wie Infiltrate oder Kavernen, Interlobärempyeme, abgesackte Empyeme, gezielte Plomben (vgl. Frontalaufnahme Abb. 263, S. 367).

Bei der Untersuchung Lungentuberkulöser und bei der Beurteilung auf operative Möglichkeiten spielen heute besondere Techniken eine große Rolle. Das sind einmal Aufnahmen in anderer Strahlenrichtung, gezielte Aufnahmen, Spitzenfeldaufnahmen, stereoskopische Aufnahmen, Kontrastaufnahmen und zweitens vor allem Schichtaufnahmen, die Kymographie und die Schirmbildphotographie.

Von den Aufnahmen in anderer *Strahlenrichtung* ist die wichtigste die *Frontalaufnahme.* Die Lage und Größe von Lungenherden, von Tumoren, Cysten, Absceßhöhlen aber auch von tuberkulösen Kavernen ist nicht selten in der Frontalaufnahme sehr viel richtiger zu beurteilen als in der üblichen Übersichtsaufnahme (Abb. 30). Von entscheidender Wichtigkeit ist die Frontalaufnahme für die Feststellung interlobärer Ergüsse, die aber sehr viel seltener sind, als sie diagnostiziert werden und ungemein häufig mit Lappenrandinfiltraten verwechselt werden. Auch für gewisse operative Maßnahmen, insbesondere für die gezielte Plombe und bei Bronchiektasien, Unterlappenabscessen und Unterlappenkavernen vermittelt die Queraufnahme oft die weit bessere Orientierung. Daß sie für Gefäßkrankheiten, z. B. Aortenaneurysma, die wichtigste Methode sein kann, sei hier nur aus differentialdiagnostischem Gesichtspunkt erwähnt. Mit der Bedeutung der Frontalaufnahme hat sich eingehend CZARNECKI beschäftigt, aber in seinen Deutungen der Bilder und seiner Beurteilung des therapeutischen Effektes vermögen wir ihm nicht zu folgen. Eine vorzügliche Darstellung dieser Technik und Diagnostik hat Simon gegeben.

Die *gezielten oder geschossenen* Aufnahmen, von denen wir bei der Darmtuberkulose ausgedehnten Gebrauch machen, sind für die Lungendiagnostik nicht von gleicher Wichtigkeit. Man darf sich freilich bei einer Lungenuntersuchung mit begründetem Verdacht auf Tuberkulose

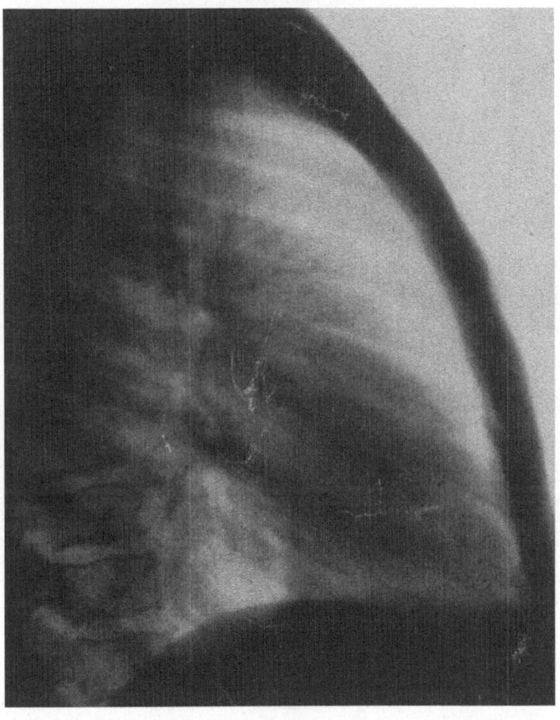

Abb. 30. Amb., ♂, 16 Jahre. Die Frontalaufnahme zeigt einen etwa talergroßen unregelmäßigen Herdschatten vor der Wirbelsäule, von dem in der Sagittalaufnahme nur ein pfenniggroßer paravertebraler Verschattungsbezirk nachträglich entdeckt wurde.

nicht mit der Übersichtsaufnahme allein begnügen, sondern soll zum mindesten auch durchleuchten. Gelegentlich gelingt es mit der gezielten Aufnahme bei der Durchleuchtung erkannte Herdschatten aus der Rippen- und Schlüsselbeinverdeckung herauszuholen, von denen auf der Übersichtsaufnahme überhaupt nichts zu sehen war. Auch Kavernen kann man auf diese Weise aus der Verdeckung von Herz- und Leberschatten vollständig herausholen und eindrucksvoll darstellen. Der Vergleich der gezielten Aufnahme mit der Übersichtsaufnahme wird indessen dadurch erschwert, daß die erstere eine Nahaufnahme ist, die immerhin etwas verzeichnet und etwas vergrößert; außerdem werden die Lagebeziehungen zu den Rippen und den Organen durch den veränderten Strahlengang natürlich verschoben.

Die **Spitzenfeldaufnahme,** sehr hoch gewertet solange der Beginn der Lungentuberkulose fast ausschließlich in den Spitzen gesucht wurde, gehört eigentlich auch zur Gruppe der gezielten Aufnahmen; an Bedeutung

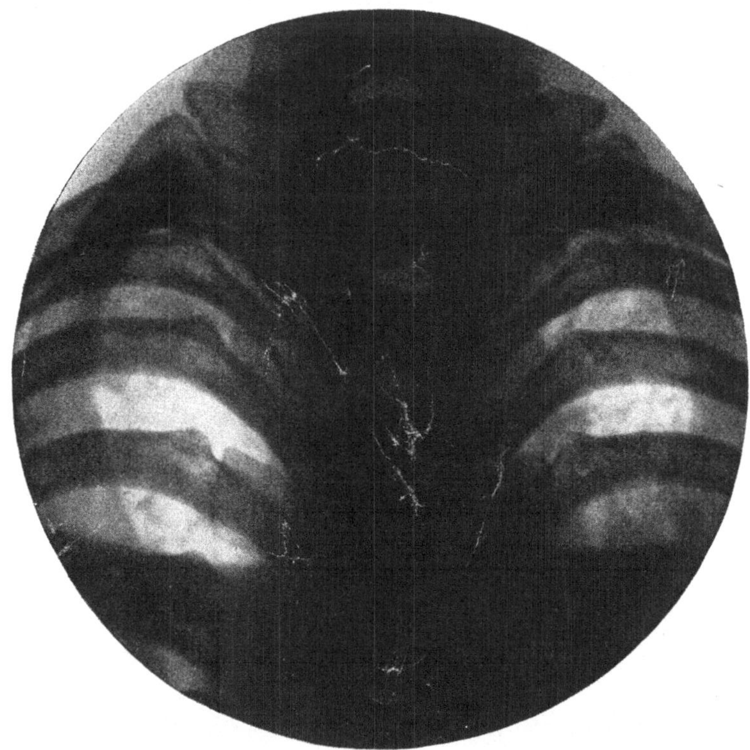

Abb. 31. Spitzenfeldaufnahme nach ALBERS-SCHÖNBERG.
Produktive Tuberkulose in beiden Spitzen.

hat sie freilich beträchtlich verloren, und durch die Schichtuntersuchung ist sie neuerdings ganz in den Schatten gestellt. Die Abb. 31 zeigt eine Spitzenfeldaufnahme nach der Technik von ALBERS-SCHÖNBERG; sie wird beim liegenden Kranken mit stark rückwärts geneigtem Kopf als Nahaufnahme vorgenommen.

Die **stereoskopische Aufnahme** der Lungen gibt bei zerstreuten Herden sehr interessante und eindrucksvolle Bilder, aber der Wert dieses Raumbildes für die pathogenetische Auffassung des Lungenprozesses ist in der Regel gering. Es kann allerdings gelingen, isolierte Kavernen mit der Stereoaufnahme exakt zu lokalisieren und das operative Vorgehen dementsprechend einzustellen; vereinzelt hat uns solches Vorgehen schon sehr wertvolle Hilfe geboten, aber das S. 79 geschilderte neue Verfahren der Schichtaufnahmen ist in der Lokalisation der Kavernen wegen der Möglichkeit der exakten Messung der Stereoaufnahme überlegen und hat sie daher verdrängt. Dagegen kann man mit der Stereoaufnahme gelegentlich die Frage klären, ob ein verdächtiger Ringschatten in einer Übersichtsaufnahme einer Kaverne entspricht. Wenn nämlich die Schattenstreifen, die in der Übersichtsaufnahme einen Ring bilden, in der Stereoaufnahme deutlich nach verschiedenen Richtungen auseinander laufen, so ist die Diagnose Kaverne hinfällig; in der Regel handelt es sich bei den Schattenstreifen um bogenförmig verlaufende sich überkreuzende Gefäße, die in der Summationsaufnahme einen Ring vortäuschen. Strangförmige Verwachsungen im Pneumothorax kann man gelegentlich mit der Stereoaufnahme präzis lokalisieren. Da aber auf der Röntgenaufnahme immer nur ein Bruchteil der vorhandenen Verwachsungen darzustellen ist, gibt die Thorakoskopie meist ein wesentlich anderes Bild, als selbst die Stereoaufnahme es erwarten läßt und der Vorteil dieser immerhin komplizierten und kostspieligen Technik ist auch hier in der Regel gering. — Sehr eindrucksvolle wunderhübsche Bilder geben Stereoaufnahmen von Bronchiektasien nach Kontrastfüllung; sie ermöglichen auch eine genaue Lokalisation der Veränderungen, die vollkommener ist als das Ergebnis der physikalischen Untersuchung und für das operative Vorgehen von großer Wichtigkeit sein kann.

Die **Kontrastaufnahme** kann bei der Lungentuberkulose zur Erkennung kleinerer Kavernen verwendet werden, die in der Übersichtsaufnahme und gezielten Aufnahme nicht zweifelsfrei herauskommen. Die Methode ist aber heute verdrängt durch das Verfahren der Schichtaufnahmen, das in der Regel die Feststellung solcher Kavernen ohne Belästigung des Kranken durch die Kontrastfüllung zuläßt. Die Füllung tuberkulöser Kavernen des Obergeschosses stößt außerdem auf große Schwierigkeiten, weil das Jodipin aus ihnen allzu rasch wieder abfließt. Eine größere Rolle spielt die Kontrastfüllung für die Erkennung von Bronchiektasien (siehe Kapitel Differentialdiagnose Abb. 215, S. 283). Wir haben früher für die Kontrastfüllung gern eine sogenannte Schwedenspritze benutzt, die am gebogenen Kanülenende eine Brause trägt wie eine Gießkanne, und bei der Einspritzung einfach über den Kehlkopfeingang gehalten wird. Wir sind von dieser sehr bequemen Methode aber wieder abgekommen einmal, weil ein Teil des Jodipins verschluckt und im Darm verseift wird, wodurch recht heftige Erscheinungen von Jodismus entstehen können, während das bei der ausschließlichen Füllung der Bronchien nicht vorkommt; außerdem läßt sich aber die Füllung der erkrankten Lungenpartien mit einem in die Trachea eingeführten Gummikatheter sehr viel besser ausführen. Sie macht die Anästhesie des Kehlkopfes notwendig (siehe Kapitel Kehlkopftuberkulose, S. 450), auch in die Trachea muß man etwas Cocain-

lösung einspritzen. Der Katheter kann bis zur Bifurkation und auch
darüber hinaus vorgeschoben werden. Zur Füllung der erkrankten Partien
tien muß der Kranke sich stark nach der kranken Seite beugen, ja
bei Oberlappenerkrankung
sogar in Beckenhochlagerung
rung gebracht werden. —
Wenn bei der Entstehung
eines tuberkulösen Empyems
pyems mit oder ohne vorausgegangene
ausgegangene Pneumothoraxbehandlung
raxbehandlung eine Resthöhle
höhle mit oder ohne Fistel
übrig geblieben ist, deren
Beseitigung unter konservativer
vativer Therapie, Spülbehandlung,
behandlung, Saugbehandlung
lung und dergleichen nicht
gelingt und eine thorako-

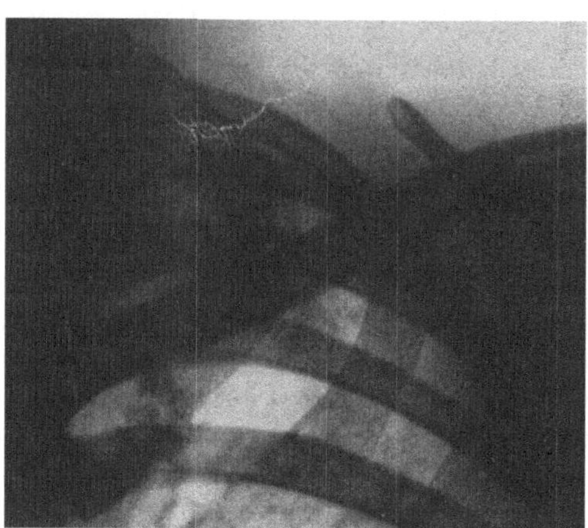

Abb. 32. Aufn.-Nr. 1332, ♀, 35 Jahre. Keine deutliche
Kaverne.

plastische Operation in
Frage kommt, kann die
Kontrastaufnahme nach

Füllung der Höhle mit Jodipin für die Feststellung ihrer Größe, Ausdehnung
dehnung und Lage wertvolle Aufschlüsse vermitteln. Zur Füllung der
Höhle darf man sich nur des vorsichtigen Druckes aus einem Irrigator
bedienen, da das Einpressen
von Öl mit der Spritze durch
Eröffnung von Blutbahnen
vereinzelt zum Tode an Fett-
embolie geführt hat. Besteht
eine innere Fistel, so kann
man bei Jodipinfüllung vom
Bronchalbaum aus das Ein-
fließen von Jodipin in die
Empyemhöhle beobachten
und so die Lage der Fistel
(Stereoaufnahme) genau feststellen, was für die Art des

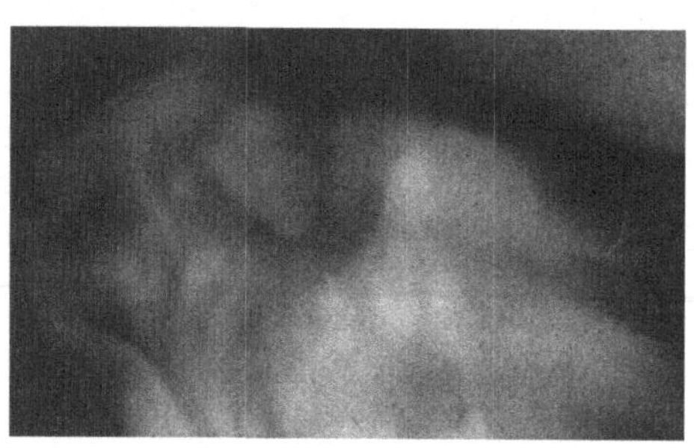

Abb. 33. Derselbe Fall. Schichtaufnahme 5,5 cm.
Kirschgroße Kaverne in talergroßem Infiltrat.

operativen Vorgehens von Bedeutung sein kann. Für die Füllung vom
Bronchalbaum aus bedient man sich des 40%igen Jodipins, das infolge
seiner Dickflüssigkeit nicht bis in die Alveolen gelangt, während man
für Empyemhöhlenfüllung 5%iges Jodipin verwendet, das auf einem
evt. Erguß schwimmt. Bringt man in eine Empyemhöhle mit Erguß
etwas 5%iges und etwas 40%iges Jodipin, so erhält man ein eindrucksvolles
drucksvolles Bild, daß die untere Begrenzung der Höhle besonders gut

darstellt, da das 40%ige Jodipin, schwerer als die Ergußflüssigkeit, den untersten Teil der Höhle füllt, während das 5%ige Jodipin auf ihr schwimmt.

Eine außerordentliche Bereicherung der Röntgenuntersuchungen der Lunge bedeutet das **Schichtverfahren.** Befestigt man Röntgenröhre und Filmkassette an einem Doppelpendel, das um eine Achse schwingt, so werden auf dem Film nur diejenigen schattengebenden Objekte erscheinen bzw. scharf dargestellt, die in der Achsenebene liegen, während die davor oder dahinter liegenden Teile durch die Bewegung von Röhre und

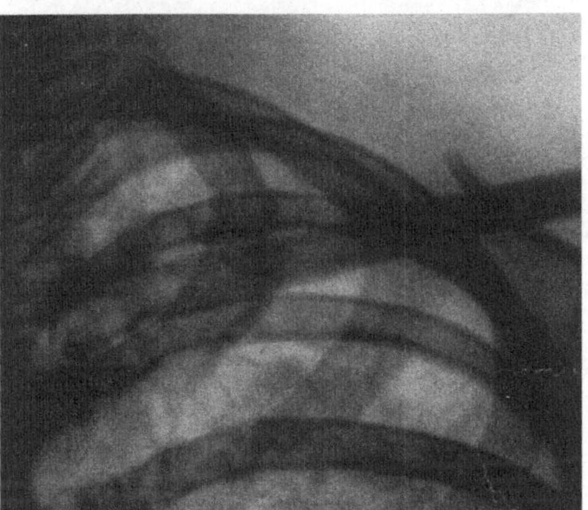

Abb. 34. Aufn.-Nr. 894/40, ♀, 19 Jahre. Keine deutliche Kaverne.

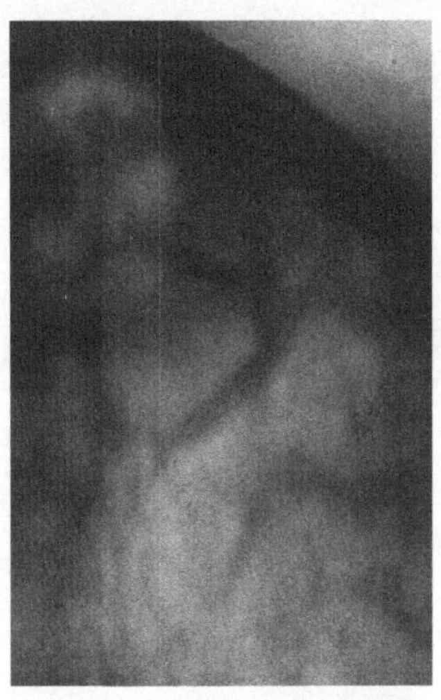

Abb. 35. Derselbe Fall. Schichtaufnahme 7,5 cm. Walnußgroße Kaverne mit Ableitungsbronchus.

Kassette ganz verwischt werden, sofern sie nämlich der Achsenebene ganz fernliegen oder doch unscharf erscheinen, wenn sie der Achsenebene naheliegen. Indem die Achsenebene verschoben wird, werden verschiedene Ebenen des zu untersuchenden Organs scharf dargestellt; man kann also die Schichten der Lunge von cm zu cm mit dem Schichtbildverfahren scharf erfassen. Die praktische Anwendung der Schichtuntersuchung gestaltet sich jedoch anders. In der Regel kommt es nicht darauf an, mit dieser Methode sämtliche in der Lunge vorhandenen Herdschatten darzustellen, die ja in der guten Übersichtsaufnahme so erfaßt werden, daß sich die Ausdehnung des Prozesses genügend beurteilen läßt. Vielmehr ist das wichtigste Ergebnis des neuen Verfahrens die Suche nach Kavernen und deren einwandfreie Darstellung und Lagebeurteilung. Der erfahrene Untersucher bedient sich des Schichtgerätes zunächst zur Durchleuchtung. Wenn der untersuchende Arzt das Doppelpendel langsam hin und herbewegt und die Achse des Apparates von cm zu cm verschiebt, kann er die ganze Lunge mit der Schichtdurchleuchtung

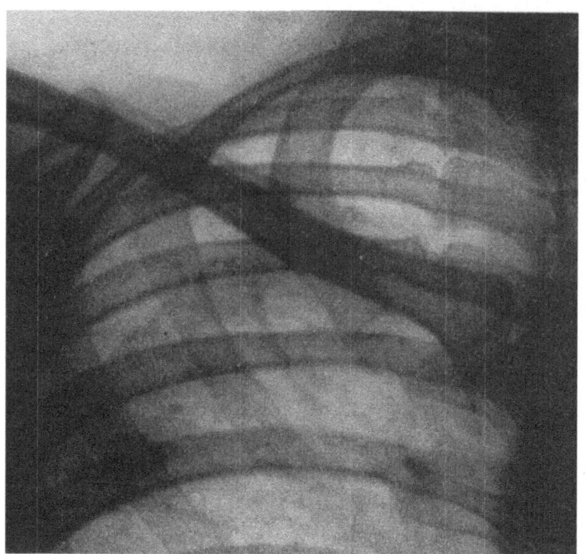

untersuchen (nach Prof. ROTHER). Sieht er dabei eine Kaverne oder einen Herd, der ihn besonders interessiert, so stellt er das Gerät so

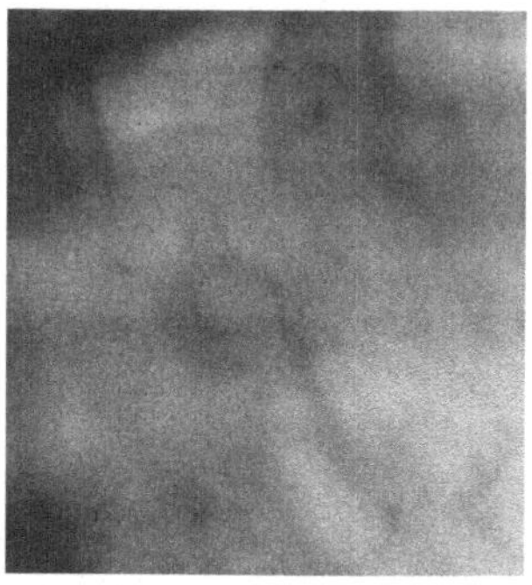

Abb. 36. Aufn.-Nr. 360/37, ♀, 34 Jahre. Kein deutlicher Hohlraum.

Abb. 37. Derselbe Fall. Schichtaufnahme 7,5 cm. Kirschgroße Kaverne.

ein, daß die Lage des Schattens dieses Herdes sich beim Pendeln nicht mehr verändert, und macht in dieser Stellung die Aufnahme. Kommt

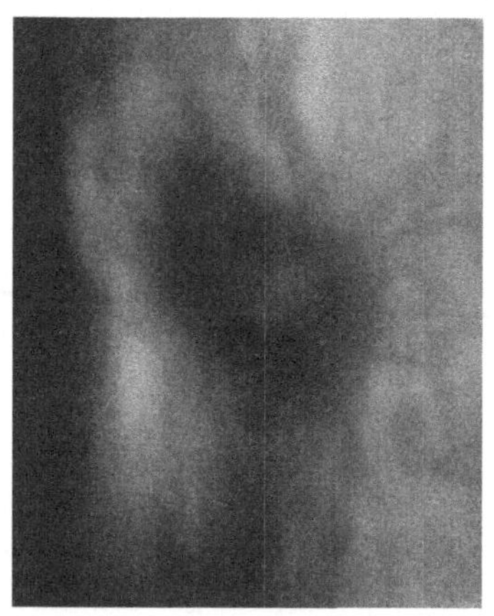

Abb. 38. Aufn.-Nr. 39/41, ♂, 33 Jahre. Schichtaufnahme 8 cm. Kleine kirschgroße zentrale Kaverne, in der Übersichtsaufnahme nicht zu erkennen.

es nur auf einen einzelnen Herd an, so kommen wir oft mit einer einzigen Schichtaufnahme der Größe 13/18 aus; bei über der Hälfte unserer Schichtuntersuchungen machen wir nur 1—2 solche Aufnahmen. Muß man mehrere Herde wegen Verdacht auf Einschmelzungen untersuchen, so braucht man natürlich mehr Filme. Wir bevorzugen bei unseren Untersuchungen den Planigrafen der Firma Siemens & Halske, bei dem die Untersuchung am stehenden bzw. sitzenden Kranken vorgenommen wird, während beim Tomographen der Kranke auf dem Untersuchungstisch liegt und die uns so wichtige Schichtdurchleuchtung nur indirekt mit Hilfe eines Spiegels möglich ist. Die Untersuchung des liegenden Kranken hat auch den Nachteil, daß sich das Zwerchfell etwas hochschiebt, wodurch sich die Organe und Herde gegenüber der normalen

Übersichtsaufnahme etwas verschieben, und daß sich Flüssigkeiten im Brustraum oder in Lungenhöhlen über die Höhle ausdehnen, während

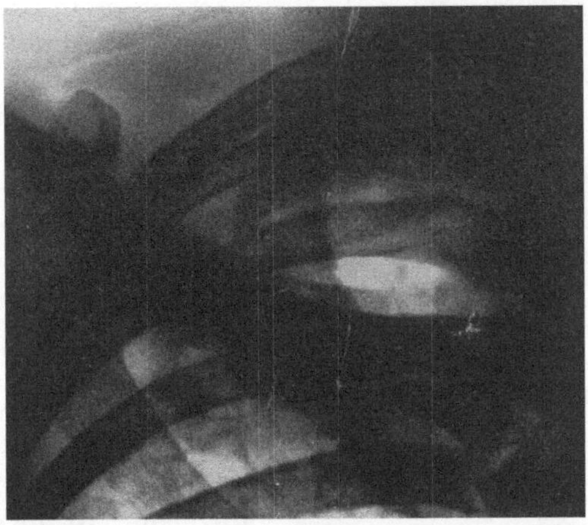

Abb. 39. Aufn.-Nr. 241/41, ♂, 40 Jahre. Kleine Kaverne infraclaviculär.

sie beim stehenden Kranken den recht wichtigen Spiegel erkennen lassen. Große und mittlere Kavernen lassen sich mit dem Schicht-

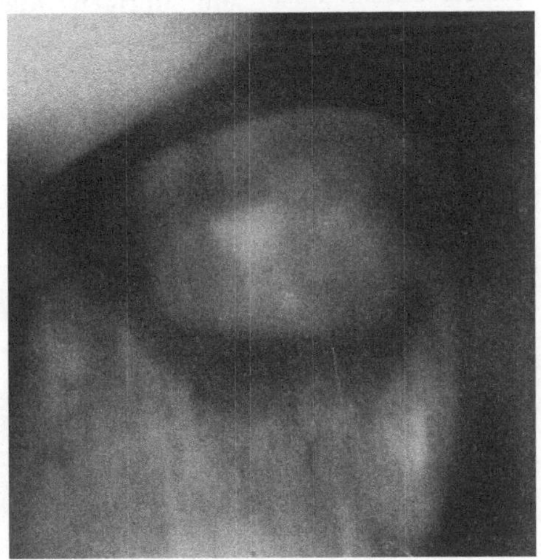

Abb. 40. Derselbe Fall. Schichtaufnahme 7,5 cm. Mandarinengroße Kaverne mit Flüssigkeitsspiegel.

verfahren immer scharf und höchst eindrucksvoll darstellen und in ihrer Lage genau bestimmen, während die kleine Kaverne etwa von Erbsen- bis Kirschgröße oft nicht so scharf herauskommt, daß sie mit voller

Sicherheit erkannt werden kann. In der überwiegenden Zahl der Fälle
haben wir bei unseren Untersuchungen Kavernen auch schon nach
Übersichtsaufnahme diagnostiziert gehabt, doch zeigt die
Schichtaufnahme die vermutete
Kaverne absolut sicher, nicht
selten größer, und sie zeigt auch
recht oft mehrere Kavernen (Abbildungen 32—42). Die Indikation
für die großen Operationen kann
das Schichtverfahren, um den
Umfang des Eingriffes richtig anzusetzen, nicht mehr entbehren.
Recht interessant ist das Ergebnis, daß die von uns bekämpfte
Diagnose Hiluskaverne nach den
Schichtuntersuchungen endgültig
aufzugeben ist, da diese Kavernen
regelmäßig in der Spitze des
Unterlappens liegen (Abb. 43 bis
Abb. 46). Die Schichtuntersuchung des Hilusgebietes macht
im übrigen aber leider große
Schwierigkeiten. Erwähnt sei

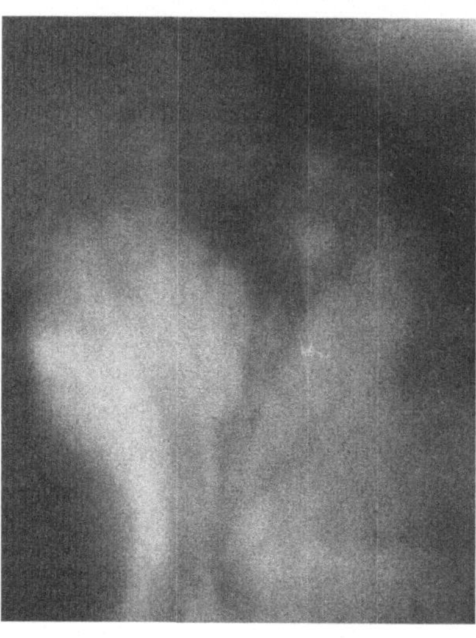

Abb. 41. Aufn.-Nr. 144/41, ♂, 54 Jahre. Schichtaufnahme 7,5 cm. 2 erbsengroße Kavernen
in der linken Spitze, beide mit Ableitungsbronchus; in der Übersichtsaufnahme beide
nicht zu erkennen.

schließlich noch, daß die Schichtuntersuchung bei Bronchiektasien
sehr eindrucksvolle Bilder geben kann, was in recht vielen Fällen

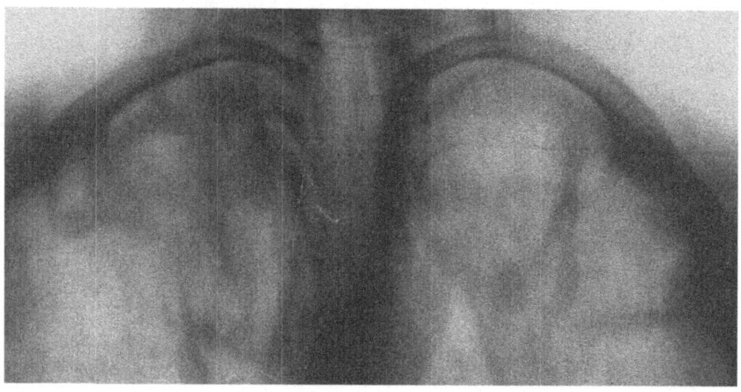

Abb. 42. Aufn.-Nr. 359/40, ♀, 34 Jahre. Schichtaufnahme 8 cm. Rechts 2 kirschgroße,
links mandarinengroße Kaverne mit Ableitungsbronchus. Kavernen auf der Übersichtsaufnahme beiderseits nicht deutlich.

solchen Kranken die immerhin nicht angenehme Kontrastfüllung der
Bronchien ersparen kann (Abb. 47, 48).

Die **Kymographie,** angewendet als Flächenkymographie nach STUMPF, ergibt bei stillstehendem Raster und bewegtem Film ein Stufenkymogramm, während bei stillstehendem Film und bewegtem Raster die Abstufung wegfällt. Es werden für Herz- und Lungenaufnahmen Bleiraster mit 1,2 cm Schlitzentfernung und 0,5 mm Schlitzbreite verwendet

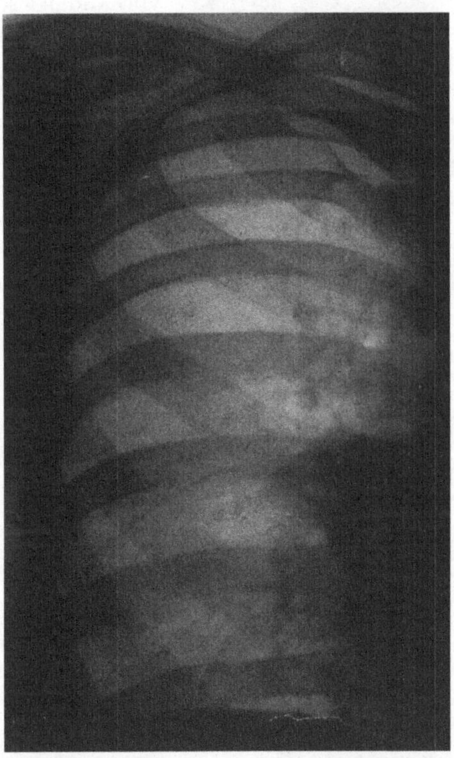

Abb. 43. Aufn.-Nr. 85/39, ♀, 28 Jahre. Dreieckiger Schatten im Hilusbereich rechts mit Basis an der Lungenwurzel. Verdacht auf Kaverne.

und zwar für die Herzaufnahme hauptsächlich Raster mit horizontalen Schlitzen und für die Lungenaufnahmen Raster mit vertikalen Schlitzen. Zu beachten sind nicht nur die Organränder, sondern auch die Bewegung der Schatten im Innern der Organe. Die kymographische Aufnahme im Atemstillstand ist für die Beurteilung von Herz- und Kreislauf bei den Lungentuberkulösen nur eine Methode von vielen und macht die klinischen, röntgenologischen und elektrokardiographischen Untersuchungen nicht entbehrlich. In der kymographischen Aufnahme mit horizontalen Schlitzen bei tiefer Ein- und Ausatmung läßt sich das starre und das bewegliche Mediastinum sicher beurteilen,

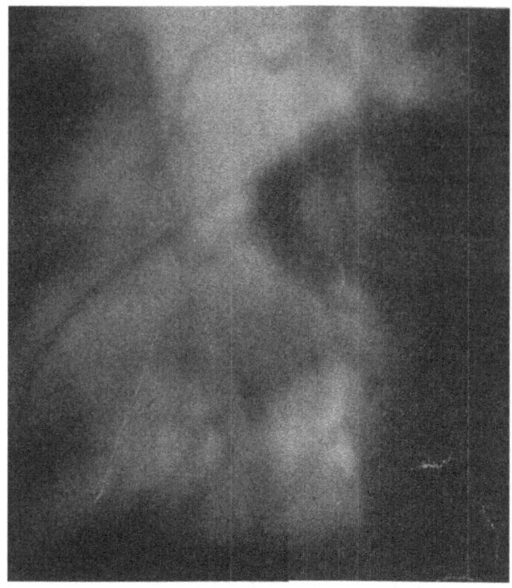

Abb. 44. Derselbe Fall. Schichtaufnahme 6,5 cm von hinten. Haselnußgroße Kaverne. Die deutlich herauskommende Lappengrenze läßt erkennen, daß die Kaverne in der Spitze des Unterlappens gelegen ist.

was für die plastischen Operationen und insbesondere die Vermeidung des bedrohlichen Mediastinalflatterns von Wichtigkeit sein kann; ein bewegliches Mediastinum kann vorhanden sein, auch wenn Pneumothoraxanlegung wegen Verschwartung der Pleurablätter nicht möglich ist. Die kymographische Aufnahme läßt ferner an der starken Parallelbewegung intrapulmonaler Anteile mit den Rippen starke Schrumpfungstendenz erkennen, auch tritt die Verschwartung des Hauptinterlobärspaltes im kymographischen Bilde oft deutlich in Erscheinung, womit aber noch keinesfalls gesagt ist, daß eine Pneumothoraxbehandlung nicht möglich ist. Das kymographische Verfahren ist immerhin kompliziert, erfordert viel Erfahrung und Sorgfalt und kann mindestens bei den einfachen Methoden der Collapsbehandlung

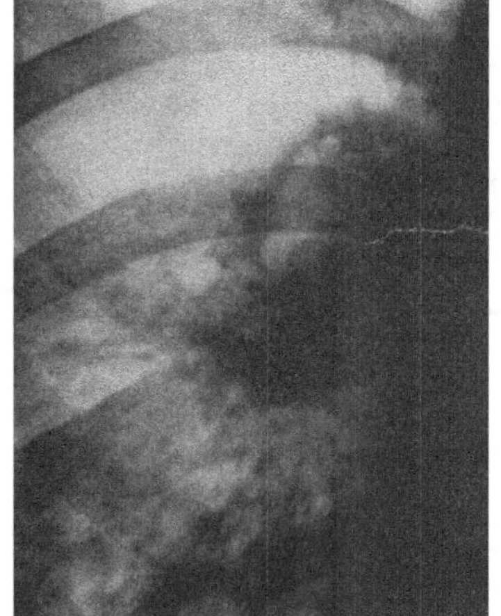

Abb. 45. Aufn.-Nr. 1147/40, ♂, 30 Jahre. Kompakter Hilusschatten rechts, hinter dem ein Kavernenring halb herauskommt. Streuherde im rechten Unterfeld.

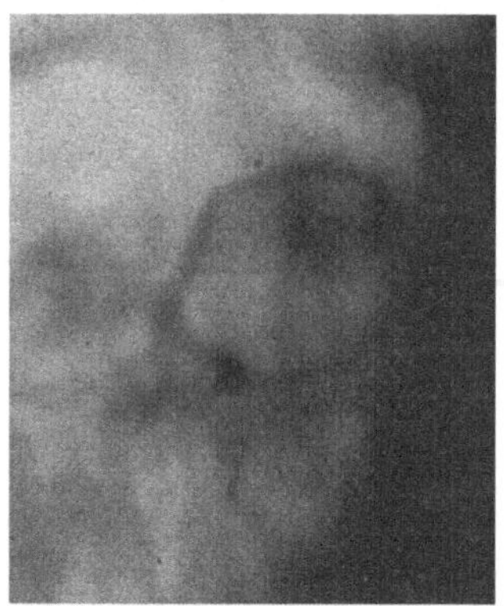

Abb. 46. Derselbe Fall. Schichtaufnahme 4 cm von hinten. Die schön herauskommende Kaverne liegt in der Spitze des rechten Unterlappens.

deshalb nicht regelmäßig angewendet werden. Der Pneumothoraxversuch, sachverständig ausgeführt ein unerheblicher und ungefährlicher

Eingriff, beantwortet den größeren Teil der Fragen, die kymographisch angegangen werden können, einfacher und vollständiger.

Die **Leuchtbildphotographie** wird in ihrer Bedeutung für die Auffindung der unbekannten Tuberkulose im Kapitel XIV, soziale Bekämpfung

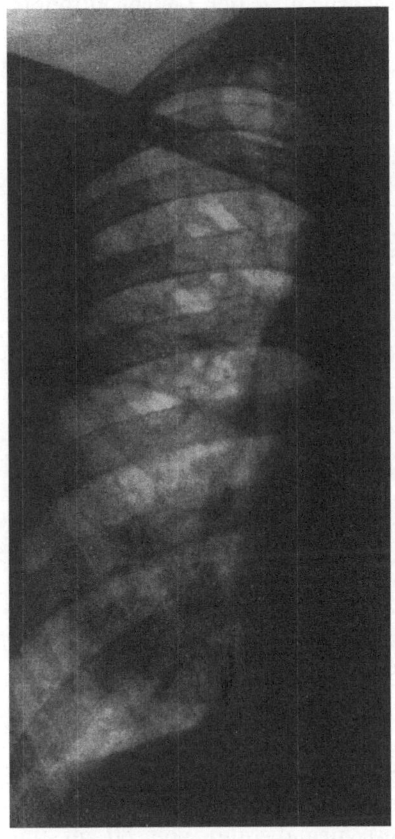

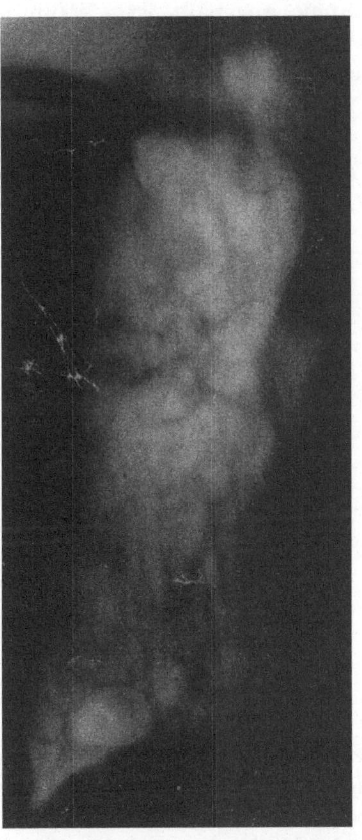

Abb. 47. Aufn.-Nr. 739/37, ♀, 32 Jahre. Das Ober- und Mittelfeld ist von einer groß-wabigen Zeichnung eingenommen, in der eine Anzahl geschlossener Ringe zu erkennen sind, das Unterfeld fleckig konfluierend mit einigen undeutlichen Schattenringen beschattet.

Abb. 48. Derselbe Fall. Schichtaufnahme 8 cm. Im Ober- wie Unterfeld zahlreiche Ringschatten, von denen einige einen deutlichen Kavernenspiegel zeigen. Ob es sich um eine sogenannte angeborene Cystenlunge oder um primäre oder sekundäre Bronchiektasien handelt, ist klinisch nicht mit Sicherheit zu entscheiden.

der Tuberkulose, gewürdigt werden. Hier sei nur auf die Technik des Verfahrens eingegangen. Durchleuchtungsphotographien haben für kinematographische Zwecke und anthroprologische Reihenuntersuchungen JANKER und andere gemacht. Für Reihenuntersuchungen bei der Suche nach der unbekannten Tuberkulose hat das Verfahren zuerst ABREU,

Rio de Janeiro, verwendet. Die Vertretung der Siemens-Reiniger A.G. in Rio de Janeiro hat nach seinen Angaben einen Apparat gebaut, der mit einigen technischen Verbesserungen nach dem gleichen Prinzip heute vielfach verwendet wird. Die Firma Siemens-Reiniger benutzt eine Spezialausführung des Halbwellenapparates Heliodor-Duplex, die schalttechnisch sowie für die verstärkte Beanspruchung der Leuchtbildphotographie angepaßt ist. Wenn man nicht gerade Spitzenleistungen erreichen will, kann jedoch jeder Röntgenapparat dieser Mindestleistung benutzt werden. Eine 10 kW-Röhre mit Luftkühlung, die mit 80 mA

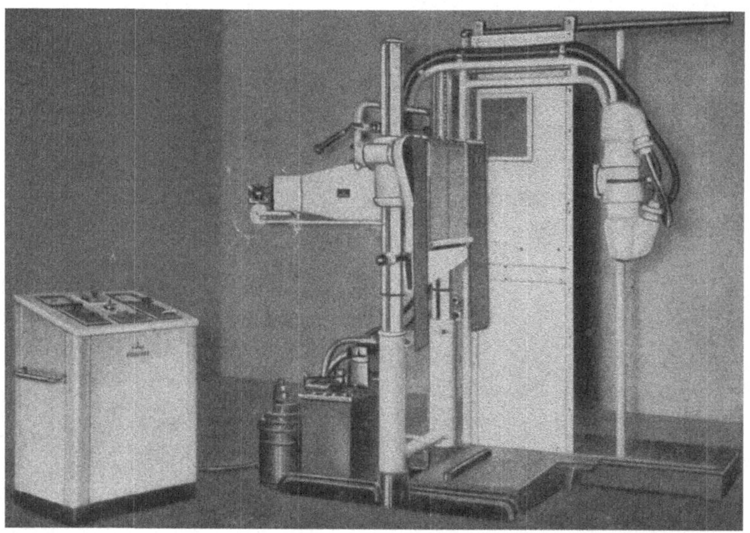

Abb. 49. Schirmbildgerät der Firma Siemens-Reiniger.

bei 80 kV betrieben wird, ein Leuchtschirm Super-Astral mit Feinrasterblende, der an einem üblichen Durchleuchtungsstativ oder einem Spezialstativ mit der Röhre in einem Fokusschirmabstand von 80 cm und nach der anderen Seite lichtdicht mit einer Zeiß-Ikon-Kamera mit Objektiv Zeiß-Sonnar 1:1,5 f 5 cm für Schirmbildaufnahmen 24/24 mm verbunden ist, bilden die Apparatur. Als Aufnahmefilm wird der Agfa Kleinbildfilm, 35 mm breit, Isopan-ISS-Super-Spezialfilm 21/10° Din verwendet. Wichtig ist für schnelle Reihenuntersuchungen, daß die Namen- und Nummernkarte durch einen Schlitz vor den Schirm gebracht, mit einer synchron geschalteten elektrischen Lampe belichtet, auf den Filmstreifen mitphotographiert wird. Schließlich braucht man noch eine Kamera ohne Objektiv zum Auswechseln und Einrichtung für Tankentwicklung; ein Kameraverschluß erübrigt sich. Mit solcher Apparatur (Abb. 49) können 150—200 Aufnahmen in der Stunde gemacht werden; HOLFELDER hat es mit einem ∯-Röntgensturm sogar bis auf 500 Aufnahmen gebracht. Die Aufnahmen in der Größe 24/24 mm werden mit guter Beleuchtung und guter Lupe besichtigt oder auch mit einem kleinen Spezialapparat projiziert. HOLFELDER hat einen Apparat bauen lassen, der die Kopie der interessierenden Filme gestattet. Die Schirmbildphotographien entsprechen in ihrer Qualität nach vergleichenden Reihenuntersuchungen dem, was ein geübter Untersucher bei der Durchleuchtung erfaßt, übertreffen also die Durchschnittsleistung. Sie bieten den Vorteil, daß der Befund fixiert wird und jeder Zeit nachgeprüft werden kann. Außerdem kann man mit der Apparatur täglich 8 Stunden lang arbeiten, während ein Arzt höchstens vormittags und nachmittags je 2 Stunden durchleuchten kann, und das auch nicht einmal auf die Dauer. Während also die Schirmbildphotographie gut und gern 1500 Aufnahmen am Tag leistet, kann ein Arzt kaum 200 Durchleuchtungen täglich erreichen. Wichtig ist schließlich, daß bei der Schirmbildphotographie der Arzt den Strahlen nicht ausgesetzt ist, weil er nur die Befundmusterung vornimmt, während der Technische Assistent hinreichend gegen Strahlen geschützt werden kann. JANKER und neuerdings GRASS haben bei der Schirmbildphotographie größere Formate, 8/8 cm ausprobiert. Diese Aufnahmen sind natürlich etwas teurer, bieten aber den großen Vorteil, daß sie mit bloßem Auge betrachtet werden können[1].

Von HEISIG ist das amerikanische Verfahren (EDWARDS) der Röntgenreihengroßaufnahmen in Deutschland eingeführt worden, mit dem man etwa 200 große Papieraufnahmen in der Stunde machen kann. Dies Verfahren ist natürlich wesentlich teurer. Die Großaufnahmen sind zwar durchaus brauchbar, stellen aber in ihrer Masse einen großen Ballast dar und sind zum Einlegen in Arbeitspässe, Wehrpässe und dergleichen nicht brauchbar.

Große Schwierigkeiten macht immer die *Übermittlung eines Röntgenbefundes*. Die Originalfilme werden ungern verliehen, da man sie oft nur mühsam, verspätet, beschädigt oder gar nicht wieder erhält. Kontaktabzüge und Diapositive 9/12 cm oder besser 13/18 cm (empfehlenswert die Benutzung eines Photopultes) lassen das Wesentliche erkennen, aber Mühe und Kosten sind nicht unerheblich. Macht man die Aufnahme auf Röntgenpapier, so kann man 2 Blätter auf einmal belichten; sie fallen allerdings etwas verschieden aus. Die Beschreibung eines Röntgen-

---

[1] Heute kann die Frage nach den Formaten dahin beantwortet werden, daß für die schirmbildphotographische Aufnahme als Suchverfahren, also nicht für diagnostische Zwecke, das weitaus billigere und schnelleres Arbeiten gestattende Kleinformat 24×24 mm vollkommen genügt, während das größere Format 80×80 mm bereits als diagnostische Methode zu werten und die Großaufnahme namentlich bei Kontrollaufnahmen in der Fürsorge und bei Serienaufnahmen weitgehend zu ersetzen geeignet ist.

befundes in Worten wird gar zu leicht mißverständlich, besser ist die
Einzeichnung in ein nicht allzu kleines Brustkorbschema. Man bedient
sich zweckmäßig des im abgebildeten Schema zu erkennenden Stempels,
der nur die Lungenfeldumrisse und die Herzsilouette wiedergibt, und in
die der Röntgenbefund eingezeichnet wird.

Das Übersichtsbild der normalen Lunge kann einige Besonderheiten
zeigen, die zu Verwechslungen mit pathologischen Befunden Anlaß geben
können. Oberhalb der Schlüsselbeine sieht man häufig eine Linie, die
dem Schlüsselbein in einigen Millimetern Abstand parallel läuft und
inmitten des Spitzenfeldes im Viertelkreisbogen zum Hals nach oben
läuft (sog. *Halslinie*, s. Abb. 154, S. 212). Diese Schattenbildung kommt
durch die Hautfalte zustande, die parallel dem Schlüsselbein läuft und
dann zum lateralen Sternokleidomastoideusrand umbiegt. Medial von

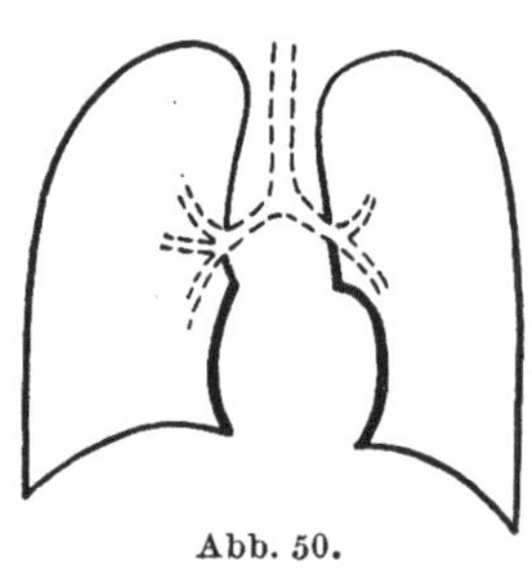

Abb. 50.

dieser Linie erscheint das Spitzenfeld oft leicht
diffus beschattet. Diese Beschattung, die sich
auch beim Durchleuchten bemerkbar macht,
kann man nach FRIK leicht beseitigen, indem
man mit der Hand den Kopfnicker nach der
Mitte hin beiseite zieht. Eine zweite Linie
sieht man auf der Platte gelegentlich, nicht
häufig, vom Wirbelsäulenmittelschatten nach
oben konvex gebogen zur oberen Grenze des
Spitzenfeldes ziehen, zuweilen folgt sie auch
noch ein Stück abwärts der Spitzenfeldgrenze;
oberhalb und medial von ihr erscheint das Lungenfeld leicht beschattet.
Diese Linie und Beschattung kommt durch die *Arteria subclavia* zustande.

Im Hilusgebiet sieht man nicht selten und zwar lateral etwas nach
oben oder auch etwas nach unten vom eigentlichen Lungenwurzelschatten
kreisrunde, ziemlich intensive, meist scharf begrenzte, zuweilen aber
infolge Anlagerung anderer Schatten nur zum Teil scharf begrenzte
ganz homogene Flecken von einer eigenartigen Tönung, die man sonst
im ganzen Bild nicht findet. Diese runden Schatten entsprechen Ästen
der Arteria pulmonalis und zwar je nach ihrer Lage einem zum Oberlappen oder einem zum Unterlappen ziehenden Hauptast und kommen
dadurch zustande, daß das Gefäß zufällig eine Strecke weit genau in
der Richtung der Röntgenstrahlen verläuft. Gelegentlich sieht man
neben dem Gefäßschatten einen scharf gezeichneten runden Schattenring
mit homogenem hellem Zentrum, dieser Ring entspricht dem Querschnitt
des Bronchus, der dem Gefäß parallel läuft. Sieht man *Gefäß- und
Bronchusquerschnitt* zusammen, so ist dies Bild gar nicht zu verkennen.

Im Hilusschatten des normalen Lungenbildes ist an Einzelheiten
sonst nichts herauszulesen. Erscheint der Schatten besonders groß und
dicht, so ist damit diagnostisch noch nicht viel anzufangen. Namentlich

hüte man sich in diesem Falle vor der voreiligen, viel zu oft gestellten Diagnose Bronchaldrüsentuberkulose. Gewiß mögen an dieser Schattenbildung die Bronchaldrüsen oft beteiligt sein, aber es kann bei dieser unbestimmten Vergrößerung des Hilusschattens ihre Beteiligung in keiner

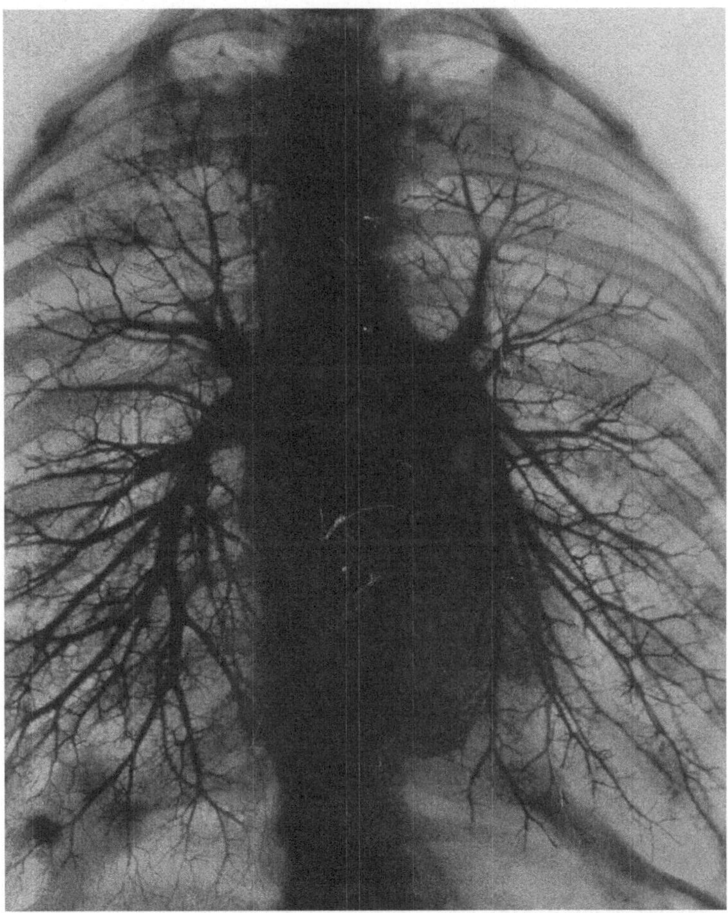

Abb. 51. Verzweigung der Arteria pulmonalis.
Röntgenaufnahme nach Kontrastbreifüllung vom Stamm der Pulmonalis aus.

Weise aufgeklärt werden. Ganz besondere Vorsicht erfordert die Beurteilung des *vergrößerten Hilusschattens* bei einer annähernd gleichmäßigen Vergrößerung der Begleitschatten beider Seiten und gleichzeitiger Verstärkung der Lungenzeichnung. Das Röntgenogramm (Abb. 51), das von einem herausgenommenen Thorax nach Kontrastfüllung der Lungenarterien vom Stamm der Pulmonalis aus gewonnen ist, zeigt an

dem Verlauf dieser Gefäße, wie stark sie und natürlich auch die ähnlich verlaufenden Venen an der Bildung des Hilusschattens beteiligt
sind, zugleich auch, daß die normale Lungenzeichnung genau dem Verlauf der Gefäße, nicht dem der namentlich im Hilusgebiet anders angeordneten Bronchen (Abb. 52) entspricht. Das Bild zeigt auch einwandfrei,

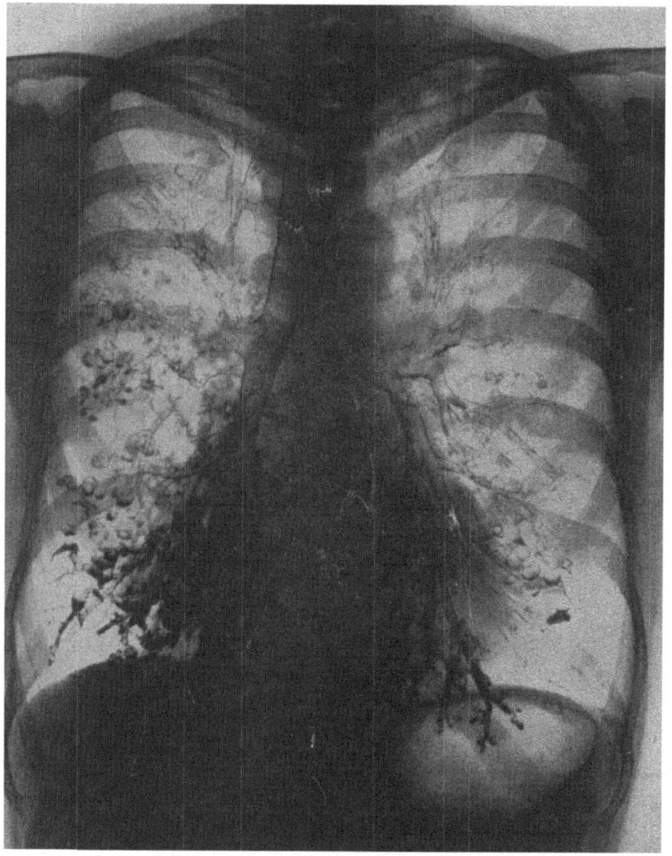

Abb. 52. Aufn.-Nr. 3625, ♀, 28 Jahre. Darstellung des Bronchalbaumes
durch Kontrastfüllung (Bronchektasien).

daß gerade die Pulmonalarterien eine lateral abgerundete Begrenzung
des Hilusschattens bedingen können.

Eine scheinbare **Verstärkung der Hilus- und Lungenzeichnung** kommt
unter normalen Verhältnissen zustande, wenn die Aufnahme mit weicher
Röhre gemacht und ein wenig unterbelichtet wird. Ferner findet sich
diese Verstärkung bei allen Stauungen im kleinen Kreislauf, die bekanntlich verschiedene Ursachen haben können; verstärkte Lungen-

zeichnung ergibt auch der Stauungskatarrh durch die Ansammlung schattengebenden Sekrets in den Bronchen. Daß es bei vorgeschrittener Lungentuberkulose infolge des Ausfalls ·größerer Gefäßgebiete zu einer sehr erheblichen Stauung im Restgebiet des kleinen Kreislaufs und bei schweren Begleitkatarrhen der Luftwege zur Sekretstauung in den Bronchen der Unterlappen kommen kann, ist selbstverständlich. Auch führt der große Pneumothorax der einen Seite zur Gefäßüberfüllung der anderen Seite und demgemäß auf der Röntgenplatte zu einer Verstärkung der Lungenzeichnung.

Im peripheren Teil der Lungenfelder sind die sog. **Gefäßpunkte** normale Schattengebilde; sie entstehen in etwas unregelmäßiger länglicher Form an Teilungsstellen der Gefäße durch die zentral von der Teilungsstelle bestehende größere Gefäßbreite und sind in ihrer Bedeutung ohne weiteres erklärt, wenn die beiden Äste, was aber nicht immer der Fall ist, auf der Platte deutlich zu sehen sind. Runde Gefäßpunkte entstehen dadurch, daß ein abgehender Ast eine Strecke weit in der Strahlenrichtung verläuft. Einzelne runde kleine Schattenflecke im Lungenfeld dürfen als Tuberkel selbst dann nicht gedeutet werden, wenn andere zweifellos tuberkulöse Herdschatten vorhanden sind.

Die Schatten der **Verknöcherung am ersten Rippenknorpel** und die **säbelscheidenförmigen Verkalkungsbilder an den anderen Rippenknorpeln** können, wenn sie voll ausgebildet sind, nicht zu Irrtümern führen; ist die Verkalkung noch im Beginn, so schützt die Lagebeziehung zum unteren Rand des vorderen Rippenendes vor Verwechslung der kleinen intensiven Schattenflecke mit Verkalkungsherden in der Lunge. Im stereoskopischen Bild des Thorax sind solche Schatten als unmittelbare Fortsetzung der Rippenkontur aufs schönste zu erkennen.

Stark pigmentierte Mamillen können im Lungenfeld unscharfe schwache runde Schatten geben; die symmetrische Lage dieser Schatten auf beiden Seiten schützt vor falscher Deutung.

Bei Kranken mit kräftiger Muskulatur kann der untere *Rand des Pectoralis major* als scharfe von der Seite her in das Mittelfeld nach der Mitte abwärts gerichtete, sich allmählich verlierende Linie zu sehen sein; oberhalb dieser Linie besteht eine diffuse sich allmählich verlierende Beschattung. Während stärker entwickelte Mammae bei der Aufnahme im Stehen die bekannte diffuse Beschattung der Unterfelder geben, die nach unten zu halbkreisförmig scharf begrenzt ist, geben sie bei der Aufnahme im Liegen eine ziemlich starke, lateralwärts zunehmende Beschattung der seitlichen Teile des Lungenfeldes; Begrenzungslinien zeigt diese Schattenbildung nicht. Schließlich ist noch zu erwähnen, daß nicht selten ein Teil der *Konturen des Manubriums* und *des Sternums* auf der Platte zu sehen sind, bei Verziehung des Herzens nach einer Seite auch gelegentlich der Sternalrand bis unten; dieser Rand zeigt starke Einbuchtungen, die den Intercostalräumen, und Vorsprünge, die den Ansätzen der Rippenknorpel entsprechen.

Schließlich sei noch davor gewarnt, im Lungenfeld erscheinende Schattengebilde ohne weiteres auf im Thoraxraum liegende Schattenspender zu beziehen. So können verkalkte Halsdrüsen bei der normalen Übersichtsaufnahme im Spitzenfeld erscheinen, Neubildungen in der Brustdrüse Schatten im Lungenfeld zeigen und anderes mehr. Durch Bewegung des Kranken vor dem Leuchtschirm oder durch Verschieben der Weichteile kann man die extrapulmonale Lage der Schattenspender in der Regel leicht feststellen.

V. Bakteriologische, morphologische und chemische Untersuchungen.

1. Untersuchung der Sekrete und Exkrete.

Die wichtigste Untersuchung ist die **des Sputums auf Tuberkelbacillen.** Das Sputum wird zweckmäßig in schwarzen Schälchen zur Untersuchung gebracht; auf dem schwarzen Untergrund sieht man am besten die durchscheinenden weißen und gelblichen Partikel. Wird der Auswurf per Post zugesandt, so füllt man ihn in ein schwarzes Schälchen ein. Diese Schälchen werden auch zweckmäßig gleich zur Beschickung des Sputums mit Antiformin benutzt, wenn das Ausstrichpräparat negativ ist. Zur Färbung auf Tuberkelbacillen entnimmt man ein stecknadel- bis hirsekorngroßes Eiterklümpchen oder Käsepfröpfchen (sog. Linse), das zwischen zwei Objektträgern durch mäßiges Andrücken und Abziehen gut und gleichmäßig ausgebreitet wird. Die Objektträger dürfen keine Reste von früheren Tuberkelbacillenfärbungen tragen, was zu verhängnisvollen Irrtümern führen könnte; man verwendet deshalb am besten nur neue Objektträger oder solche, die bisher zu anderen Zwecken, z. B. zu Blutuntersuchungen oder zu histologischen Untersuchungen gedient haben. Ist die Wiederverwendung bereits zur Tuberkelbacillenfärbung benutzter Objektträger nicht zu vermeiden, so müssen sie durch Kochen in 10%iger Sodalösung und gründliches Abbürsten in heißem Wasser gereinigt werden. Nachdem das Sputum auf dem Objektträger lufttrocken geworden und durch dreimaliges langsames Durchziehen durch die Flamme fixiert ist, wird es vollständig mit Carbolfuchsinlösung übergossen. Diese Lösung wird hergestellt durch Einbringen von 5 g erwärmter reiner Carbolsäure in 100 g warmen Wassers und Versetzen dieses Carbolwassers mit 1 g in 10 ccm absoluten Alkohols gelösten Fuchsins; das Carbolfuchsin ist beim Aufbringen auf den mit dem Sputum beschickten Objektträger zu filtrieren. Die Lösung wird auf dem Objektträger über der Flamme bis zum Blasenspringen erhitzt und abgegossen, das Präparat in fließendem Wasser abgewaschen, in

Salzsäurealkohol (5 ccm konzentrierter Salzsäure in 100 ccm 70%-igen Alkohols) differenziert, bis die rote Farbe bis auf Spuren ausgezogen ist, und wiederum in fließendem Wasser abgewaschen. Zur Gegenfärbung ist die Pikrinsäure (30 ccm wässeriger konzentrierter Pikrinsäurelösung + 70 ccm absoluten Alkohols) sehr geeignet, in der das Präparat bis zur deutlichen Gelbfärbung des Sputums verbleibt. Die leuchtend roten Tuberkelbacillen heben sich von dem zartgelben Grunde vorzüglich ab, werden auch von den corpusculären Elementen des Sputums nicht abgedeckt, während Anilinfarbstoff (Methylenblau, Malachitgrün, Bismarckbraun) die Zellen des Sputums so intensiv färben, daß die auf oder unter ihnen liegenden Tuberkelbacillen sehr schwer oder gar nicht zu sehen sind. Legt man Wert darauf, gleichzeitig die Zellformen im Sputum betrachten zu können, so empfiehlt sich gleichwohl die Gegenfärbung mit einem der Anilinfarbstoffe; auch kann die individuell verschiedene Licht- und Farbenempfindlichkeit des Untersuchers die Anwendung der intensiveren Gegenfärbung wünschenswert machen. Das Durchsuchen eines Präparates kann bei spärlichem Bacillengehalt schon einige Zeit in Anspruch nehmen; sehr angenehm ist das Arbeiten mit dem Kreuztisch, das ein exaktes Absuchen des ganzen Feldes sichert.

Neuerdings ist die Anwendung der Fluorescenzmikroskopie sehr in Aufnahme gekommen. Das Präparat wird mit Auramin „Bayer" angefärbt. Im Gegensatz zur normalen Mikroskopie, die mit sichtbarem Licht arbeitet, wird bei der Luminescenzmikroskopie Ultraviolett zur Beleuchtung benutzt. Im Präparat erzeugt diese unsichtbare Strahlung sichtbare Luminescenz (Fluorescenz), die mit einem gewöhnlichen Mikroskop beobachtet wird. Das Ultraviolett wird durch Filtrierung aus dem Licht einer Kohlenbogenlampe erzeugt und dient nicht zur Abbildung wie bei der reinen Ultraviolett-Mikrophotographie, sondern nur zur Erregung sichtbaren Lichtes im Präparat. Das Präparat wird dadurch zum Selbstleuchter, und das in ihm entstandene Licht dient zu seiner Abbildung.

Eigene Untersuchungen haben ergeben, daß man spärliche Tuberkelbacillen mit dieser Methodik leichter findet als im üblich gefärbten Präparat, daß aber, wenn man die Ausstrichpräparate und die Antiforminpräparate sorgfältig durchmustert, ein Plus an positiven Befunden sich kaum ergibt. Die Fluorescenzmikroskopie hat aber den großen Nachteil, daß der Untersucher im verdunkelten Raum arbeiten und gut adaptiert sein muß, unterbricht er die Arbeit, dann muß er sich erneut adaptieren; er kann deshalb während des Mikroskopierens andere Untersuchungen, die doch oft an bestimmte Zeiten gebunden sind, z. B. histologische Färbungen, nicht weiter führen. Wir haben aus diesen Gründen bei uns die eine Zeitlang angewendete Fluorescenzmikroskopie wieder aufgegeben.

Die Charakterisierung des Bacillengehaltes nach der GAFFKYschen Skala ist im Gebrauch übersichtlicher als die praktisch ausreichenden Zusätze: massenhaft, zahlreich, mäßig zahlreich, spärlich, vereinzelt.

Skala des Bacillengehalts nach GAFFKY.

I. Im ganzen Präparat 1—4 Bacillen,
II. in mehreren Gesichtsfeldern 1 Bacillus,
III. ,, jedem Gesichtsfeld 1 Bacillus,
IV. ,, ,, ,, 2—3 Bacillen,
V. ,, ,, ,, 4—6 ,,
VI. ,, ,, ,, 7—12 Bacillen,
VII. ,, ,, ,, ziemlich viele Bacillen,
VIII. ,, ,, ,, zahlreiche Bacillen,
IX. ,, ,, ,, sehr zahlreiche Bacillen,
X. ,, ,, ,, enorme Mengen von Bacillen.

Sind im Ausstrichpräparat keine Tuberkelbacillen gefunden, so ist zur Sicherung des Befundes das UHLENHUTsche **Antiforminverfahren** anzuwenden. Wenn man das Ausstrichpräparat sehr sorgsam durchsucht, so findet man die Tuberkelbacillen im Ausstrich zwar annähernd ebensooft wie im Antiforminpräparat; aber einmal hat das letztere doch immer noch eine kleine Überlegenheit, die auf der Verarbeitung der sehr viel größeren Sputummenge beruht, sodann gestattet das Verfahren eine Kontrolle der Ausstrichuntersuchungen; viel positive Antiforminergebnisse bei im Ausstrich negativen Sputen sind ein Zeichen wenig sorgfältiger Arbeit. — Das gesamte zur Untersuchung gelieferte Sputum wird zu gleichen Teilen mit 15%igem Antiformin versetzt, durch Umschwenken gemischt und zum Auflösen 12—24 Stunden bei Zimmerwärme stehen gelassen; im Brutschrank geht die Auflösung etwa in einer Stunde vor sich, bei mäßigem Erwärmen über der Flamme oder besser im Inaktivierungswasserbad oder im Paraffinschrank (56^0C) in einer halben Stunde. Statt der ziemlich teuren Antiforminlösung kann man Chlorkalklösung (215 g Chlorkalk, 285 g Soda, 2 l Wasser) verwenden; nach unseren Untersuchungen sind die Ergebnisse die gleichen wie mit Antiformin. Nach Auflösung der Formbestandteile wird 10 Minuten scharf zentrifugiert (Tourenzahl mindestens 3000); für die Reinigung der Zentrifugengläser und der zur Sputumablieferung benutzten Schalen gilt das gleiche wie für die Objektträger. Um die empfindlichen Zentrifugen nicht durch ungleiche Belastung zu beschädigen, müssen die Zentrifugengläser auf einer besonderen kleinen Tarierwaage durch Zutropfen von Wasser sorgfältig im Gewicht gegeneinander ausgeglichen werden; die Zentrifuge darf nicht angehalten werden, sondern muß auslaufen. Das obenstehende Antiformin wird nunmehr dekantiert und durch destilliertes Wasser ersetzt (erneutes Austarieren der Gläser), der Bodensatz durch Umschwenken aufgeschüttelt, um die Antiforminreste auszuwaschen. Nach erneutem Zentrifugieren (10 Minuten) wird das Wasser dekantiert, das Sediment mit ausgeglühter Platinöse entnommen, auf einem Objektträger ausgebreitet und nach Fixieren wie oben gefärbt. Man kann sich das Auswaschen mit Wasser und das erneute Zentrifugieren sparen: da aber das mit dem Sediment vermischte Antiformin das Haften auf dem Objektträger erschwert, muß man dieses Haften durch dünnes Bestreichen des Objektträgers mit Eiweißglycerin (Eiweiß zu Schnee schlagen, filtrieren, das Filtrat zu gleichen Teilen mit Glycerin mischen) vor der Beschickung mit dem Sediment erzwingen; trotzdem schwimmt das Sediment beim Abspülen gelegentlich ab. Zur Gegenfärbung benutzt man beim Antiforminpräparat statt der zart färbenden Pikrinsäure besser die stark färbende gesättigte wässerige Methylenblau- oder Malachitgrünlösung, da die spärlichen Gewebstrümmer Tuberkelbacillen nicht verdecken, die starke Färbung aber die Einstellung der Ölimmersion wesentlich erleichtert. Neuerdings werden die hochtourigen Zentrifugen sehr empfohlen, ja von einigen Autoren als unentbehrlich erklärt; eigene Erfahrungen stehen uns nicht zur Verfügung.

Frauen, die wenig Sputum haben, bringen häufig den Auswurf nicht heraus, sondern verschlucken ihn; es kommt sogar vor, daß Frauen, bei denen man nach dem physikalischen Befund ziemlich viel Sputum vermuten sollte, kein zur Untersuchung geeignetes Material abliefern können. Man hilft sich in solchen Fällen, natürlich ebenso bei Männern und Kindern, durch einen **Kehlkopfabstrich,** indem man einen Kehlkopfwatteträger ohne Anästhesie dicht vor den Kehlkopfeingang führt und den Kranken dagegen husten läßt; das tut er übrigens meist schon von selber. Man kann auch mit dem Watteträger rasch Kehlkopf und Rachen auswischen. Mit diesem Wattepinsel macht man nun Abstriche auf Objektträger; man kann auch zweckmäßig die ganze Watte mit Antiformin verarbeiten, eventuell Tierversuch oder Kultur anschließen. Diese Methode ist außerdem recht brauchbar bei Verdacht auf die Simulation der Rentenjäger und der Habitués der Fürsorge oder die Dissimulation der Kranken, die in ihren Berufen Kinder oder auch Publikum gefährden.

Eine recht große Bedeutung hat die **Untersuchung des Magensaftes auf Tuberkelbacillen,** seit OPITZ nachwies, daß man bei tuberkulösen Kindern recht häufig Tuberkelbacillen im Mageninhalt findet, während die meisten von diesen Kindern bekanntlich Auswurf nicht herausbringen. Diese Beobachtung ist inzwischen schon vielfach bestätigt worden. Die Magenaushebung, die morgens nüchtern vorgenommen wird, macht bei Kindern in der Regel keine nennenswerten Schwierigkeiten. Die Methode kann natürlich auch bei Erwachsenen angewendet werden, die keinen Auswurf produzieren oder ihn verheimlichen, nach dem klinischen Befund aber Bacillen ausscheiden dürften, deren Nachweis für die Diagnose, die Prognose, die Therapie oder die Begutachtung von entscheidender Bedeutung sein könnte; die Magenaushebung stößt aber bei Erwachsenen meist auf mehr Schwierigkeit und Widerstand, als bei den Kindern. Der ausgeheberte Mageninhalt wird mit 15%-igem Antiformin behandelt, das Zentrifugat im Ausstrich untersucht, eventuell im Tierversuch oder der Kultur.

Zum Nachweis der **Tuberkelbacillen im Urin** bei Verdacht auf Nieren- oder Blasentuberkulose wird der Urin, wenn er makroskopisch bemerkbare Mengen von Sediment enthält, scharf zentrifugiert, wobei das Sediment die Tuberkelbacillen mit zu Boden reißt; hochgestellter Urin muß mit der gleichen Menge Wasser verdünnt werden, da das hohe spezifische Gewicht das Ausschleudern verhindert. Das Sediment wird wie der Sputumausstrich auf dem Objektträger gefärbt, doch müssen vorher die Urinreste durch Auswaschen beseitigt werden oder es ist das Haften des Sediments mit Eiweißglycerin herbeizuführen. Ist sehr reichlich Eiter im Urin, so läßt man das Sediment im Spitzglas absitzen, dekantiert und behandelt weiter mit 15%igem Antiformin wie beim Sputum. Enthält der Urin kaum Sediment und besteht gleichwohl der Verdacht auf Tuberkulose, so muß sein spezifisches Gewicht durch Zusatz des gleichen Teiles 70%igen Alkohols herabgesetzt werden, um das Ausschleudern der Tuberkelbacillen zu begünstigen; man kann auch den Urin mit Chloroform versetzen und nach kräftigem Schütteln zentrifugieren, um durch die Chloroformtröpfchen die Bacillen zu Boden zu reißen. Vor der Verwechselung anderer säurefester (Smegmabacillen!) mit echten Tuberkelbacillen schützt man sich am besten durch Verwendung von Katheterurin. Bei der Wichtigkeit dieses Bacillennachweises für die Diagnose und die häufig eingreifende Therapie ist es übrigens vorzuziehen, den Bodensatz zum Teil zur Anlegung einer Kultur, wobei die anderen säurefesten Bacillen ausfallen, zu verwenden. Auch kann es bei negativem Ausfall der Bacillensuche, aber dringendem Verdacht auf Nierentuberkulose zweckmäßig sein, die 24-Stunden Urinmenge zu zentrifugieren und den sich ergebenden Bodensatz durchzuuntersuchen.

Der Nachweis der **Tuberkelbacillen im Stuhl** wird in der Weise geführt, daß eine erbsengroße Menge Stuhl in 50%igem Antiformin verrührt und 24 Stunden zur Auflösung stehen gelassen wird. Es wird im übrigen genau wie beim Sputum verfahren; auch die Auflösung von Stuhl und Mageninhalt kann man durch Erwärmen beschleunigen. Der Nachweis von Tuberkelbacillen im Stuhl ist klinisch nicht von großer Bedeutung, da eine isolierte Darmtuberkulose praktisch nicht vorkommt, und die Darmtuberkulose bei offener Lungentuberkulose aus dem positiven Befund im Stuhl nicht diagnostiziert werden kann. Bei negativem Sputumbefund findet man aber verschluckte Tuberkelbacillen viel sicherer im Mageninhalt als im Stuhl, da Ausstrichpräparate von Stuhl und von Antiforminbodensatz kaum ein Ergebnis erwarten lassen und Kulturen allzu häufig verunreinigt sind.

Zum Nachweis der **Tuberkelbacillen im Pleurapunktat** kann man sich ebenfalls des Antiforminverfahrens mit Vorteil bedienen; nicht selten wird man vergeblich suchen, da die Bacillen oft nur spärlich darin enthalten sind, so daß sie nur mit dem Tierversuch gefunden werden. Die Pneumothoraxexsudate enthalten gelegentlich außerordentliche Mengen von Tuberkelbacillen, so daß ihr Nachweis im einfachen Ausstrichpräparat des Exsudats sofort gelingt. Große Reihenuntersuchungen haben ergeben, daß Ergüsse bei unzweifelhaft tuberkulöser Pleuritis exsudativa zu 50% Tuberkelbacillen enthalten; japanische Autoren haben mit raffinierter Technik (Fibrinfällung) in 80 bis 90% dieser Ergüsse die Tuberkelbacillen nachweisen können. Die tuberkulöse Natur einer Pleuritis exsudativa wegen negativen Bacillenbefundes abzulehnen, geht nicht an.

Das **Lumbalpunktat** bildet nach einigen Stunden Stehen ein sog. Spinnwebhäutchen, das herausgefischt, auf dem Objektträger angetrocknet und fixiert und gefärbt wird. Bildet sich im Punktat kein Fibrinnetz, so kann man den Nachweis der Tuberkelbacillen versuchen, indem man im Zentrifugenglas auf das Punktat eine Watteflocke bringt und nun so lange zentrifugiert, bis die Flocke auf den Boden geschleudert ist; man macht dann von ihrer unteren Seite ein Abstrichpräparat. Tuberkelbacillen werden in etwa 50% der Meningentuberkulosen gefunden und zwar stets äußerst spärlich; sie liegen eigentümlicherweise in der Regel paarweise, häufig parallel dicht nebeneinander. Über das Lumbalpunktat bei der Meningitis tuberculosa sei hier, ohne auf Einzelheiten einzugehen, bemerkt, daß es in der Regel wasserklar ist, aber unter hohem Druck steht; es kann auch mehr oder weniger trübe, ja ausnahmsweise rein eitrig sein. Mit der NONNEschen Reaktion (Trübung auf Mischen mit der gleichen Menge einer gesättigten Lösung von Ammoniumsulfat) gibt es regelmäßig einen erhöhten Globulingehalt an. Der Liquorzuckerwert ist herabgesetzt. Der Zellgehalt besteht meist aus Lymphocyten, doch kommen bei den rasch verlaufenden Formen auch Leukocyten vor, so daß der Zellgehalt differentialdiagnostisch nicht maßgebend ist. Tierversuch und Kultur kommen praktisch kaum in Frage, weil sie zu viel Zeit erfordern.

Eine besondere granuläre Form der Tuberkelbacillen glaubt MUCH durch eine modifizierte Gramfärbung nachweisen zu können. Um die Bedeutung dieser sog. **Muchschen Granula** herrscht auch heute noch keine volle Übereinstimmung. Während manche Autoren, unter ihnen MUCH selbst, sie für Wuchsformen der Tuberkelbacillen erklären und ihnen eine große diagnostische Bedeutung beilegen, hält die Mehrzahl der Bakteriologen sie für Degenerationsformen und die Mehrzahl der Kliniker sieht diesen Befund im Sputum sehr zweifelnd an. Die im Sputumausstrich einzeln liegenden nach GRAM-MUCH gefärbten Granula entscheidend für die Diagnose Tuberkulose einzuschätzen, ist wegen der Möglichkeit der Verwechslung mit Kokken oder mit Farbstoffniederschlägen nicht angängig; findet man aber im Stäbchenverband liegende nach MUCH färbbare Granula, so sind fast ausnahmslos auch ZIEHL-färbbare Tuberkelbacillen, wenn auch sehr spärlich, zu finden.

Der **Tierversuch auf Tuberkelbacillen** kann sich auf Sputum, Urin, Punktate und Blut erstrecken; in allen Fällen wird zweckmäßig das Antiforminverfahren wie geschildert angewendet, da das Antiformin alle anderen Keime zerstört; der Bodensatz wird mehrfach mit physiologischer Kochsalzlösung ausgewaschen und schließlich in $^1/_2$ ccm derselben aufgenommen und in die Bauchhöhle eines Meerschweinchens injiziert. Punktate können auch ohne Vorbehandlung injiziert werden, doch empfiehlt sich auch hier die Antiforminbehandlung, wenn eine größere Menge Punktat zur Verfügung steht, die auf diese Weise eingeengt werden kann. Die Tuberkulose des Meerschweinchens braucht 6—8 Wochen zur vollen Entwicklung. Die Anwendung der Intracutanprobe mit Tuberkulin beim Meerschweinchen gibt jedoch die Möglichkeit, die angegangene tuberkulöse Infektion bereits nach 10—14 Tagen zuverlässig zu erkennen. Die Bauchhaut des Tieres wird in Talergröße durch Betupfen mit Calciumhydrosulfit (gesättigt) enthaart; es wird mit 0,1 ccm 20%igem Alttuberkulin (= 20,0 mg Alttuberkulin!) eine Hautquaddel gesetzt, an deren Stelle sich beim tuberkulosekranken Tier innerhalb von 24 Stunden eine charakteristische Reaktion in Form eines bläulichen Zentrums (entzündliche Stauung, die in Nekrose übergehen kann) mit weißem anämischem und peripherem rotem hyperämischem Hof entwickelt (sog. Kokardreaktion).

Nachdem HOHN durch Verbesserung der Nährböden und der Technik die Züchtung von Tuberkelbacillen wesentlich erleichtert und zu einer Standardmethode entwickelt hat, ist in der Klinik der kostspieligere und auch etwas langwierigere Tierversuch stark zurückgedrängt. Nach unseren eigenen Erfahrungen sind die Resultate der Züchtung so zuverlässig, daß der Tierversuch nur noch ausnahmsweise gebraucht wird. Wesentlich für das gute Resultat ist die Verarbeitung frischen Materials, also die Vermeidung des Transportes, der in der Regel eine Verzögerung von 24 Stunden und mannigfache Gelegenheit zur Verunreinigung mit sich bringt. Klinische Laboratorien von Lungenheilanstalten und von Krankenhäusern mit Tuberkuloseabteilungen sollten deshalb heute auf Tuberkelbacillenzüchtung eingestellt sein. Ja, wir haben auch in der Fürsorge Charlottenburg das Züchtungsverfahren im Gebrauch, beziehen allerdings die zu beimpfenden Röhrchen fertig vom Tuberkulosekrankenhaus, so daß nur Impfnadeln und Brutschrank benötigt werden.

HOHN gibt für die Züchtung folgende Anweisung: Benötigt werden ein Autoklav oder Dampftopf zur Nährboden- und ein Heißluftsterilisator zur Glassachensterilisierung, ein Erstarrungsapparat nach LAUTENSCHLÄGER, an dessen Stelle man auch einen Paraffinschrank benutzen kann, ein Eisschrank und ein Brutschrank.

1. Es werden folgende Glassachen sterilisiert:

> 40 Reagensgläser mit Zellstoffstopfen,
> 1 Pulverglas zu 200 ccm mit Glasperlen,
> 1 Meßzylinder zu 200 ccm,
> 1 Erlenmeyerkolben zu 300 ccm,
> 1 Pipette zu 1 ccm.

2. Je 50 ccm natursaure Glycerinbouillon, hergestellt aus 10 g Fleischextrakt, 10 g Pepton, 5 g Natrium chloratum auf 1 l Wasser, werden in Kölbchen zu 100 ccm 20 Minuten unter Druck oder eine Stunde im Dampftopf sterilisiert.

3. Man reibt 3 frische Eier an den Enden mit Alkohol ab, knickt sie je an beiden Enden mit sterilem Messer ein, bläst sie in das Pulverglas aus und schüttelt 3—4 Minuten nicht zu stark, damit nicht zu viel Schaum entsteht. Im Meßzylinder wird ein Drittel der Menge Bouillon zugesetzt und beides im Erlenmeyerkolben gut durchmischt. Von dieser Mischung werden in die senkrecht gehaltenen Reagensgläser unter Vermeidung der Randbeschmutzung je 5—6 ccm eingefüllt.

4. Die Röhrchen werden im kalten Erstarrungsapparat oder Paraffinschrank auf eingekerbte Holzleisten schräg gelagert. Der Apparat wird mit starkem Brenner auf 84⁰ gebracht, wobei der Stopfen des Wassermantels entfernt werden muß, und mit Mikrobrenner $^1/_4$ Stunde auf 84—87⁰ gehalten. Nach Erkalten der Reagensgläser, in denen der Nährboden nun mit glatter Oberfläche erstarrt ist, werden die Zellstoffstopfen in geschmolzenes Ceresin getaucht, das bei leichtem Schäumen besser in den Zellstoff dringt, und wieder aufgesetzt. Schließlich werden die Reagensgläser mittels Pipette mit je 0,8 ccm Bouillon beschickt, mit dem Ceresinstopfen unter leichtem Erwärmen verschlossen, zur Prüfung der Sterilität senkrecht stehend auf 48 Stunden in den Brutschrank gestellt und im Eisschrank zum Gebrauch aufbewahrt.

5. 1—2 ccm tuberkulöses Material (Eiter, Urinsediment, Sputum usw.) werden in sterilen Schüttelröhrchen (22 cm lange, 2 cm weite starkwandige Reagensgläser mit Glasstöpsel) mit 10 ccm Schwefelsäure kräftig geschüttelt bis zur Entstehung einer feinen Emulsion und zwar Urin mit 6% (Volum)iger, Eiter, Sputum, Magensaft pp. 8,2%iger Schwefelsäure und für 20 Minuten waagerecht hingelegt, in dieser Zeit aber noch mehrmals geschüttelt. Dann wird der Inhalt in sterilen Zentrifugengläsern mit der elektrischen Zentrifuge ausgeschleudert. Das Sediment wird mit je einer Normalplatinöse auf 3 Eiröhrchen gut verstrichen, je 3mal längs über die Fläche.

6. Größere Urinmengen, 100—200 ccm je nach Trübung, kann man zur Untersuchung verwenden, indem man sie unter häufigem Dekantieren und Nachfüllen abzentrifugiert und das Sediment mit 10%iger Schwefelsäure in das Schüttelröhrchen spült. Probeexcisionsmaterial wird mit der Schere, besser mit dem Gefriermikrotom zerkleinert, mit

2 ccm Schwefelsäure zu einem feinen Brei zerquetscht und weiter im Schüttelröhrchen nach Auffüllung auf 10 ccm Schwefelsäure behandelt.

Die Tuberkelbacillenkolonien sind dem bloßen Auge frühestens nach 2 Wochen sichtbar: jenseits der 5. Woche kann man auf Wachstum nicht mehr rechnen. Im Durchschnitt kann das Resultat in der 4. Woche erwartet werden. Nach unseren Erfahrungen ist die Züchtung eine sehr wertvolle Bereicherung des Bacillennachweises im Sputum, Mageninhalt, Urin und Fistelsekret.

LÖWENSTEINs Resultate des kulturellen **Tuberkelbacillennachweises im Blute** bei Tuberkulose und anderen Erkankungen haben großes Aufsehen erregt. Er fand bei Lungentuberkulose in etwa einem Drittel, bei chirurgischer Tuberkulose in ungefähr der Hälfte, bei Hauttuberkulose in über der Hälfte Tuberkelbacillen im Blut, vielfach auch bei beginnenden Fällen, außerdem fast regelmäßig bei akutem Gelenkrheumatismus und in einem hohen Prozentsatz bei multipler Sklerose und bei Dementia praecox. Die Nachprüfungen reichten nicht entfernt an diese Ergebnisse heran. Eine Zusammenstellung der Resultate von 8 verschiedenen Nachuntersuchern ergab bei 774 Tuberkulosen nur 40mal (5,17%) Kulturenwachstum. Wir selbst fanden bei Erwachsenen bei 114 hämatogenen Tuberkulosen 2mal, dagegen bei 77 vorgeschrittenen isolierten Lungentuberkulosen 14mal, bei Kindern bei 39 Lungentuberkulosen und 15 hämatogenen Tuberkulosen keinmal Tuberkelbacillen im Blut. Daß bei vielen Formen der Tuberkulose zeitweise Tuberkelbacillen in wechselnder Zahl im Blute kreisen, kann nicht zweifelhaft sein. Aber die Differenz der Auffindungsresultate ist noch nicht aufgeklärt, und es kann deshalb von der Darstellung der Technik hier abgesehen werden. Interessant ist eine Mitteilung von DEIST, daß er bei Verarbeitung sehr großer Urinmengen in 12 von 31 Fällen kulturell Tuberkelbacillen auffinden konnte; wir selbst fanden nach diesem Verfahren bei 24 offen Tuberkulösen ohne Nierentuberkulose 7mal Tuberkelbacillen im Urin.

Die *chemische Untersuchung des Auswurfs* ergibt bei der Lungentuberkulose keine wesentlichen diagnostischen Anhaltspunkte. Das Vorhandensein von Eiweiß im Auswurf macht zwar entzündliche oder destruierende Prozesse der Lunge wahrscheinlich, doch kann gerade bei den beginnenden indurierenden Formen der Tuberkulose Eiweiß völlig fehlen. Bei stärkerem Gewebszerfall enthält das Sputum größere Mengen von Eiweiß (bis 8%; Ausfällen des Mucins durch Schütteln mit der doppelten Menge 3%iger Essigsäure, Filtrieren, Eiweißbestimmung nach ESBACH), doch ist eine konstante Beziehung der Eiweißmenge zu bestimmten Krankheitsgruppen nicht zu erkennen.

Die *morphologische Untersuchung des Sputums* läßt zwar ein viel Schleim, große Plattenepithelien, spärliche Leukoycten und eine reiche Bakterienflora zeigendes Bild ohne weiteres als Rachenauswurf deuten, doch gibt die Beimengung reichlicher Leukocyten und Lymphocyten sowie sog. Alveolarepithelien, größerer ovaler Zellen mit blasigem Kern, deren Herkunft noch nicht sicher feststeht, keine Gewähr dafür, daß das Sputum aus der Lunge stammt. Die Lagerung der Tuberkelbacillen in den zelligen Elementen, insbesondere den Leukocyten, kann nicht mit Sicherheit als Phagocytose aufgefaßt werden und läßt keinen Schluß auf die Art des Prozesses und die Prognose zu. Während eosinophile Zellen im Sputum bei Asthma bronchiale einen häufigen und pathognostischen Befund darstellen, kommt die gleiche Häufigkeit und Bedeutung der Lymphocytose im Sputum bei der Tuberkulose nicht zu. Wichtig ist der Nachweis und die Differenzierung der *elastischen Fasern* im Auswurf. Sie fehlen zwar bei der beginnenden Lungentuberkulose und bei der indurierenden Form in der Regel und ihr Vorkommen geht so regelmäßig mit dem Vorhandensein von Tuberkelbacillen einher, daß ihr Nachweis bei Fehlen von Tuberkelbacillen gegen Tuberkulose und für einen anderen destruierenden Prozeß spricht. Aber einmal zeigen die elastischen Fasern den Gewebszerfall unzweifelhaft an; sodann hat BALLIN an unserer Anstalt den Nachweis erbracht, daß bei produktiven Prozessen in der Lunge die elastischen Fasern einzeln oder in Büscheln, bei der käsig-pneumonischen Form aber in alveolärem Verbande gefunden werden. Die Abbildung des verkästen Tuberkels (Abb. 9, S. 26), in dem nur spärliche büschelförmig zusammengedrängte kurze elastische Fasern zu sehen sind, und die Abbildung des verkästen pneumonischen Herdes (Abb. 6, S. 20), der die erhaltene alveoläre Struktur der Fasern erkennen läßt, zeigen, daß der BALLINsche Befund mit dem morphologischen Bilde der beiden Prozesse und speziell mit dem Verhalten der elastischen Fasern bei der Verkäsung vollkommen übereinstimmt. Wir haben in diesem Befund ein brauchbares Merkmal zur Differenzierung der tuberkulösen Lungenprozesse. Zur Darstellung der elastischen Fasern kann man etwas Sputum, und zwar am besten kleine Käsebröckel, auf dem Objektträger ausbreiten, mit einem Deckglas bedecken und nun vom Rande her 10%ige Kalilauge zufließen lassen; nach Zerstörung der Zellbestandteile treten die elastischen Fasern als stark lichtbrechende, doppelt konturierte Linien hervor. Besser und gründlicher verfährt man, indem man eine größere Menge Sputum mit der gleichen Menge 15%iger Kali- oder Natronlauge im Wasserbad unter Umrühren mäßig erwärmt bis zur Auflösung, nach Erkalten zentrifugiert (Handzentrifuge) und das Sediment bei mittlerer Vergrößerung untersucht (Abb. 53).

Die chemische Untersuchung des Urins hat sich stets auf Zucker und Eiweiß zu erstrecken, da der Diabetes nicht so selten zur Tuberkulose und die kavernöse Phthise gelegentlich zur Amyloidosis führt. In vielen Fällen fortgeschrittener Tuberkulose, insbesondere bei hochfieberhafter Miliartuberkulose, fällt die EHRLICHsche Diazoreaktion positiv aus und ist als Signum mali ominis anzusehen 5 ccm einer Lösung von 0,1 g

Sulfanilsäure in 20 ccm 5%iger Salzsäure werden mit 1 ccm einer $^1/_2$%igen Natriumnitritlösung für die Anstellung der Reaktion frisch versetzt und mit gleichen Teilen (6 ccm) Harn gemischt, mit Ammoniak stark alkalisch gemacht und kräftig geschüttelt; bei positivem Ausfall färbt sich die Flüssigkeit und besonders der Schaum scharlach- bis burgunderrot. Ist die Probe zweifelhaft, so zeigt die Bildung eines dunkelgrünen Niederschlags nach 24 Stunden positiven Ausfall an. Die Probe pflegt bei Tuberkulose im allgemeinen nicht so intensive Färbung zu geben wie beim Typhus. Die im Handel befindlichen Röhrchen mit Marken für die einzelnen Lösungen erleichtern die Anstellung wesentlich. Der Farbenumschlag scheint mit dem Gehalt des Harns an Urochromogen zusammenzuhängen.

Auf die Formbestandteile im Urin bei Amyloidosis, komplizierender Nephrose, Blasen- und Nierentuberkulose einzugehen, würde über den Rahmen dieses Buches hinausgehen.

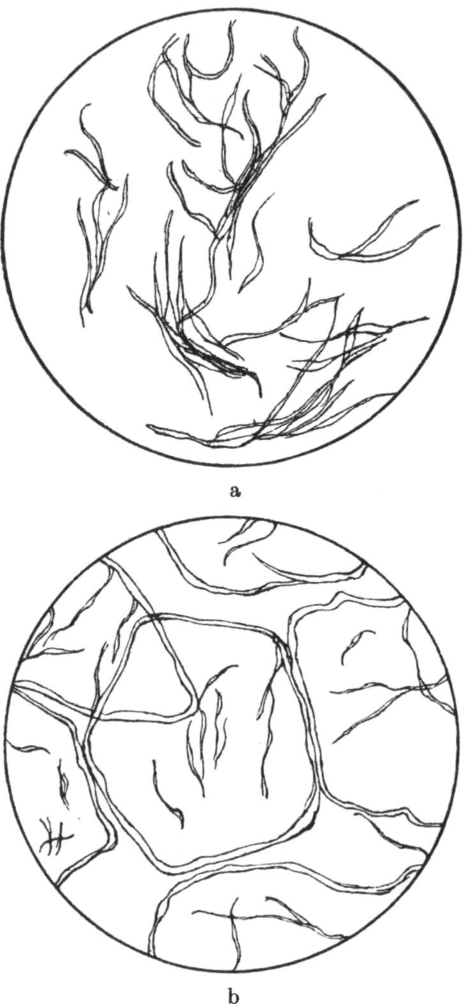

Abb. 53. Elastische Fasern im Sputum, a einzeln und büschelförmig (produktive Tuberkulose), b in alveolärer Anordnung (käsige Pneumonie).

2. Blutuntersuchungen.

Von den Versuchen, durch kolloidchemische Methoden für die Diagnose der Tuberkulose und die Differenzierung ihrer Formen Anhaltspunkte zu gewinnen, interessiert vor allem die Beobachtung der *Erythrocytensenkung* nach FAHRÄUS, die bei mannigfachen entzündlichen und mit Gewebszerfall einhergehenden Krankheiten eine erhebliche Beschleunigung erfahren kann.

Die **Blutsenkungsprobe** ist zwar ein unspezifisches Phänomen wie das Fieber und die Pulsbeschleunigung. Wenn hie und da geäußert worden ist, daß eine normale Blutsenkungsreaktion eine aktive Lungentuberkulose auszuschließen gestatte, so ist das ein fundamentaler Irrtum, da zahllose unzweifelhaft fortschreitende, offene Lungentuberkulosen durch lange Zeiträume vollkommen normale Senkungswerte aufweisen können; besonders gilt das für die chronischen offenen Tuberkulosen älterer Leute. Andererseits begleitet eine Blutsenkungsbeschleunigung nicht nur den akut entzündlichen Prozeß jeglicher Ätiologie, sondern auch die chronisch entzündlichen Erkrankungen jeder Art, sehr viele rheumatische Erkrankungen und sehr häufig Neubildungen. Die Blutsenkungsbeschleunigung bei Tuberkulose ist nur auf diese zu beziehen, wenn andere Erkrankungen mit Sicherheit auszuschließen sind. Das beeinträchtigt ihren diagnostischen Wert umsomehr, als auch bei einer chronischen Tuberkulose eine geringe oder mäßige Blutsenkungsbeschleunigung durch viele Jahre bestehen kann und deshalb über die Behandlungsnotwendigkeit und die Anzeige zu etwaigen Eingriffen für sich nichts aussagt. Wichtiger als die diagnostische Bedeutung der Probe ist ein gewisser Parallelismus der Beschleunigung mit der Schwere der Erkrankung und zwar nicht nur etwa der Ausdehnung des tuberkulösen Prozesses, sondern auch seiner Neigung zur Progredienz und vor allem zum Gewebszerfall; es kommt der Senkungsreaktion also ein gewisser prognostischer Wert zu, da nicht nur die bereits eingetretene Organschädigung, sondern auch der Genius morbi ihr Tempo zu beeinflussen scheinen. Für uns besteht der beträchtliche Wert dieser Untersuchungsmethode weniger in ihrer diagnostischen Brauchbarkeit als in der laufenden Beobachtung ihrer Veränderungen während der Behandlung, insbesondere während der Kollapsbehandlung. Die Erklärung für das Phänomen ist noch umstritten. Während nach HÖBER die Aufhebung der von ihm nachgewiesenen negativen elektrischen Ladung der roten Blutkörperchen, die im Potentialgefälle zum positiven Pol wandern, durch Adsorption einer im Plasma des rasch sedimentierenden Blutes angenommenen elektropositiven Substanz die gegenseitige Abstoßung der Erythrocyten beseitigt und die Agglutination ermöglicht, ist nach FAHRÄUS die Zunahme der Globulinfraktion im Serumeiweiß auf Kosten der Albuminfraktion entscheidend für die Sedimentierung und zwar zum Teil infolge der Erhöhung der Viscosität. Der Senkungsvorgang unterliegt sicherlich den mannigfachsten Einflüssen; außer der Ladung der roten Blutkörperchen und der Viscosität spielt die Zahl der Erythrocyten, ihre Größe und ihr Hämoglobingehalt, der Gehalt des Blutes an Fibrinogen, an Polypeptiden, an Cholesterin und Lecithin und anderes mehr eine Rolle.

Technik nach LINZENMEIER und WESTERGREN. Technisch ist die Anstellung der Senkungsprobe recht einfach. Vielfach wird nach der Methode von LINZENMEIER verfahren, bei der die Senkungszeit der roten Blutkörperchen auf ein gewisses Niveau der Blutsäule als Wertmesser dient. Mit einer Spritze von 1 ccm Inhalt werden zunächst 0,2 ccm einer sterilen 5%igen Lösung von Natrium citricum und sodann 0,8 ccm Blut aus der nicht oder wenig gestauten Vene des Kranken entnommen, in ein 5 mm weites Reagensröhrchen entleert und nach gründlicher Umschwenkung zur Beobachtung passend aufgestellt. Es wird die Zeit notiert, in der die Säule der sich senkenden roten Blutkörperchen mit ihrem oberen Spiegel die unterste der drei vorhandenen Marken (12, 18, 24 mm unter der Marke 1 ccm) erreicht hat; sie beträgt bei gesunden Männern durchschnittlich 540 (240—960) Minuten, bei gesunden Frauen 300 (180—540) Minuten. Als Durchschnittswerte findet man bei fieberfreien Tuberkulosen 180 Minuten bei den Männern und 140 Minuten bei den Frauen, bei den fieberhaften Tuberkulosen 60 und 40 Minuten; bei schweren hochfieberhaften Phthisen kann die Senkungszeit bis auf 15—20 Minuten absinken. — Die Methode WESTERGRENs ist anschaulicher und in der Anwendung bequemer;

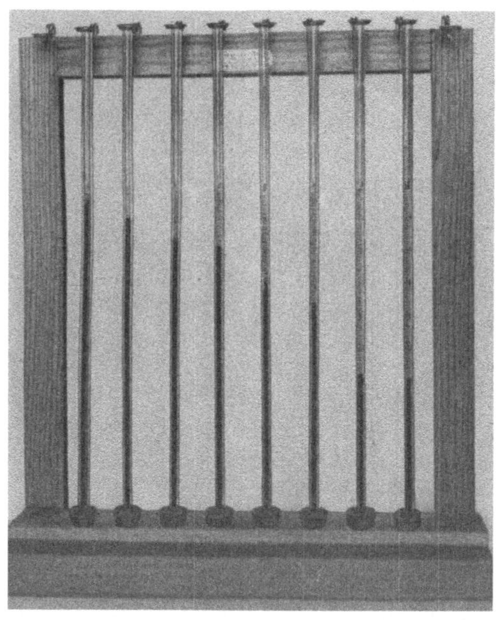

Abb. 54. Blutkörperchensenkung nach WESTERGREN. Von links: 1 Gesund, 6 mm. 2 Produktive Tuberkulose, 13 mm. 3 Produktive Tuberkulose, offen, 18 mm. 4 Dgl., 25 mm. 5 Produktive Tuberkulose mit Kavernen, 35 mm. 6 Dgl., schwer, 56 mm. 7 Dgl., mit leichtem Fieber, 87 mm. 8 Fieberhafte exsudative Phthise, 109 mm.

während LINZENMEIER die Zeit bis zur Absenkung auf ein bestimmtes Niveau mißt, nimmt WESTERGREN die Senkungsdistanz in Millimetern in einer bestimmten Zeit als Maßstab, verlangt also nicht stundenlange Beobachtung, sondern Ablesung nach einer Stunde und eventuell zwei Stunden. Die Pipetten (0,4 ccm 3,8%ige Natriumcitatlösung + 1,6 ccm Blut), die mit der Blut-Citrat-Mischung durch Aufsaugen bis zur 0-Marke gefüllt werden und zur Beobachtung in ein passendes Gestell kommen (Abb. 54), sind 30 cm lang, 2,5 mm weit und in Millimeter graduiert. Bei gesunden Männern beträgt die Senkung nach einer Stunde 2—6 mm, bei gesunden Frauen 3—8 mm; bei schweren fieberhaften Tuberkulosen kann die Senkung bis 130 mm in einer Stunde betragen (8 Beispiele in Abb. 54). Wesentlich sicherer wird das prognostische Urteil nach der

Senkungsprobe bei wiederholter Feststellung der Senkungswerte in Abständen von einigen Wochen. Der wichtigste Wert der Senkungsprobe ist der Einstundenwert. Mitunter ist der Einstundenwert normal oder doch hochnormal, der Zweistundenwert aber vergleichsweise auffallend hoch, so daß im ganzen die Blutkörperchensenkung nicht mehr als normal angesehen werden kann, und es ist deshalb zweckmäßig, auch den Zweistundenwert anzugeben. Um wieder zu einer einfachen Zahl zu gelangen, hat man den Einstundenwert und den halben Zweistundenwert addiert, durch 2 dividiert und als Mittelwert bezeichnet; die Angabe der beiden Werte nebeneinander dürfte aber genauer und nicht umständlicher sein. Der oft abgelesene 24-Stundenwert ist für die Diagnostik ohne Bedeutung.

Mikromethoden. Bei kleinen Kindern bereitet die Anwendung der Blutsenkungsprobe nach LINZENMEIER oder WESTERGREN wegen der benötigten Blutmenge oft Schwierigkeiten, da die zu punktierenden Venen meist sehr schwer zu finden und wegen ihrer Enge schwer zu punktieren sind; auch bei Frauen mit gutem Fettpolster kann die Auffindung einer punktierbaren Vene recht schwierig sein, und der Ausweg, die Vena jugularis externa zu punktieren, ist denn doch nicht ganz unbedenklich. Man hat sich deshalb um Verfahren bemüht, bei denen man mit kleinen Blutmengen aus der Fingerbeere oder dem Ohrläppchen auskommt. Solche Mikromethoden sind angegeben unter anderen von BRINKMAN-WESTL, LINZENMEIER und RAUNERT und MÜLLER-SCHEVEN. Die ersten bedienen sich einer Pipette, die der Leukocytenzählpipette ähnelt. In dem bauchigen Teil der Pipette wird das Blut mit der Zitratlösung gemischt, im Röhrchen werden die aufgesogenen Quanten gemessen und die Senkung beobachtet. MÜLLER-SCHEVEN bedient sich graduierter Röhrchen wie WESTERGREN; während die letzten aber 2,5 mm lichte Weite und 200 mm Blutsäule brauchen, nimmt MÜLLER-SCHEVEN Röhrchen mit 1 mm Weite und 100 mm Länge der Blutsäule, kommt also mit etwa dem 15. Teil der Blutmenge aus. Durch die Enge der benutzten Röhrchen ist die Senkung der Blutkörperchen schon etwas behindert und die Mikromethoden stimmen nach eigenen Erfahrungen mit den Makromethoden nicht zuverlässig überein, sondern zeigen meist etwas niedrigere Werte. Da man die Senkungsprobe überwiegend zur vergleichenden langfristigen Beobachtung benutzt, ist der absolute Fehler tragbar, da er unter gleichen Verhältnissen annähernd konstant bleibt. Bei Kleinkindern ist deshalb die Anwendung einer Mikromethode zu empfehlen. Sollte ein Wert unwahrscheinlich niedrig sein, so ist die Mikromethode am folgenden Tag zu wiederholen und notfalls doch mit einer Makromethode zu vergleichen.

Das *weiße Blutbild* braucht bei der Tuberkulose nicht pathologisch zu sein; ein normaler Blutbildbefund schließt eine aktive Lungentuberkulose keineswegs aus. Auch hier liegen die Verhältnisse vielmehr so, daß die laufende Beobachtung des Blutbildes prognostisch brauchbarer ist als reine diagnostische Verwendung.

Die Veränderungen, denen das *weiße Blutbild* im Verlauf der chronischen Tuberkulose unterliegt, folgen nicht so sehr der anatomischen Ausdehnung des Prozesses, als sie einen Maßstab zu geben scheinen für die Beziehungen, die zwischen dem Tuberkelbacillus einerseits und dem Organismus andererseits bestehen. Hier liegt also eine Möglichkeit vor, der Bedeutung der Krankheit für den Gesamtorganismus nachzuspüren, und in diesem Sinne ist das weiße Blutbild bei der Tuberkulose namentlich von SCHILLING und v. ROMBERG und seinen Schülern studiert und gewürdigt worden. v. ROMBERG kommt zu dem Ergebnis, daß im Verlauf der Tuberkulose charakteristische Veränderungen des weißen Blutbildes eintreten, die im Zusammenhang stehen mit der morphologischen Form der Tuberkulose und mit den Abwehrvorgängen, die dem Zerfall der tuberkulösen Herde und der Ausbreitung des Prozesses ent-

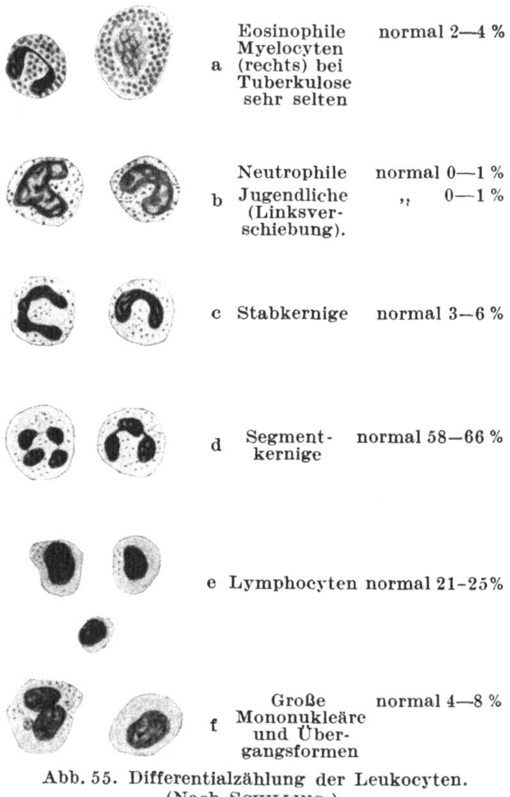

Abb. 55. Differentialzählung der Leukocyten.
(Nach SCHILLING.)

gegentreten, Veränderungen, die eine große Gesetzmäßigkeit zeigen, und die deshalb zwar nicht diagnostisch, weil sie unspezifisch sind und im Beginn der Krankheit häufig fehlen, aber prognostisch ausgewertet werden können.

Als normal gelten 5000—8000 Leukocyten im Kubikmillimeter, davon 60—74% Neutrophile mit bis zu 6% stabkernigen Formen, 20—30% Lymphocyten, bis zu 4% Eosinophile; als Leukocytose sind Werte über 10000 im Kubikmillimeter anzusehen (Abb. 55). Während bei günstigem Verlauf der Tuberkulose Normalwerte gefunden werden, nicht selten Lymphocytose und Eosinophilie mäßigen Grades bestehen, entwickelt sich mit zunehmender Schwere der Erkrankung eine prognostisch nicht günstig zu bewertende Leukocytose, die aber im Endstadium wieder verschwindet. Als ungünstig ist die Neutrophilie (über 75%) anzusehen und besonders die Lymphopenie, die sich allerdings erst in vorgeschrittenem Stadium der Erkrankung einstellt. Die ARNETHsche Linksverschiebung, die Zunahme der stabkernigen und jugendlichen Formen und das Auftreten der Myelocyten, ist bei der Tuberkulose eine Erscheinung von ganz besonders großer und prognostisch ungünstiger Bedeutung. SCHILLING unterscheidet bei der Tuberkulose nach dem Blutbild eine Kampfphase und eine Heilphase. Die erstere wird angezeigt durch absolute und besonders relative Leukocytose und Linksverschiebung. Je stärker die Linksverschiebung, desto ungünstiger der Stand der Kampfphase, und als ganz kritisch ist er anzusehen, wenn auch noch eine Lymphopenie stärkeren Grades festzustellen ist. Die Heilphase wird angedeutet durch Eosinophilie und Rechtsverschiebung, d. h. eine Vermehrung der Lymphocyten. GRASS hat darauf hingewiesen, daß die Eosinophilie nicht ein Symptom der Heilphase, sondern noch der Kampfphase sei. Eine Monocytose haben wir besonders oft bei Komplikationen, vor allem Eiterungen gesehen (Empyem, abscedierende Knochentuberkulose usw.). Wiederum ist wie bei der Blutkörperchensenkung die laufende Beobachtung der Blutbildveränderungen wichtiger und aufschlußreicher als die einmalige Aufnahme des Status.

Um die Änderungen in den einzelnen Gruppen übersichtlich vor Augen zu haben, trägt man die Blutbilder zweckmäßig in eine Tabelle ein, etwa in der Art des Stempels nach SCHILLING.

Stempel für Blutbildeintragungen nach SCHILLING.

Hämogramm. Name:

Klinische Diagnose Datum Krankheitstag	Zahl der Leukocyten	Basophile	Eosinophile	Neutrophile				Lymphocyten	Monocyten	Bemerkungen: Dicker Tropfen
				Myelocyten	Jugendliche	Stabkernige	Segment-kernige			
Normal	6—8000	1	3	—	—	4	63	23	6	P (+) BP —

Die Zergliederung des weißen Blutbildes ist zeitraubend, aber nicht schwierig. Es werden 200 weiße Blutkörperchen durchgesehen, und es wird jedes Blutkörperchen in der Kategorie, der es angehört, angekreidet.

Zur *Herstellung des Blutpräparates* wird ein mit Alkohol und Äther gründlich entfetteter Objektträger mit einem kleinen Bluttropfen beschickt, der mit der Kante eines Deckglases dünn ausgestrichen wird. Der lufttrockene Ausstrich wird in Äther-Alkohol $\overline{aa}$ 1 Minute fixiert und nach abermaliger Trocknung an der Luft in frisch verdünnter Giemsalösung $^{1}/_{2}$ Stunde gefärbt (15 Tropfen Giemsalösung auf 10 ccm Wasser). Die Erythrocyten erscheinen gelbrot bis blaugrünlich, die neutrophilen Granula violett, die eosinophilen rot, das Lymphocytenprotoplasma hellblau, die Zellkerne rotviolett (s. Abb. 55). Die PAPPENHEIMsche Färbung liefert ganz ähnliche Bilder, während die bei der MAY-GRÜNWALD-Färbung hellen Kerne die Differenzierung des weißen Blutbildes nach unserer Erfahrung erschweren.

Die Zählung der Leukocyten und Erythrocyten erfolgt in üblicher Weise in der TÜRKschen Kammer. Für die Zählung wird das Blut in den zugehörigen Pipetten aufgezogen. Für die Erythrocyten wird das Blut im Verhältnis 1:200 mit 2% Kochsalzlösung verdünnt, für Leukocyten im Verhältnis 1:10 mit 5% Essigsäurelösung, die mit Gentianaviolett schwach blau gefärbt ist, wobei die roten Blutkörperchen sich auflösen und die Kerne der Leukocyten blau gefärbt erscheinen. Die relativen Verhältnisse der einzelnen Leukocytengruppen sind wichtiger als die absoluten Zahlen.

Anämie. Vielfach wird die scheinbare Anämie Tuberkuloseverdächtiger insbesondere junger Mädchen diagnostisch verwendet. Nach unseren Erfahrungen ist gar nichts damit anzufangen, da im akuten oder schleichenden Beginn einer Lungentuberkulose sowohl die Zahlen der Erythrocyten wie auch der Hämoglobinwert normal zu sein pflegen. Wenn im Endstadium einer Phthise eine echte sekundäre Anämie eingetreten ist, die das präkachektische Stadium der Tuberkulose einzuleiten und zu kennzeichnen pflegt, so braucht der Kliniker zur diagnostischen oder prognostischen Beurteilung der Erkrankung die exakte Feststellung dieser Veränderungen nicht mehr.

Serologische Reaktionen. Den serologischen Reaktionen, der Senkungsprobe, der Präcipitations- und der Agglutinationsprobe, der Komplementbindungsreaktion und den Fällungsmethoden, seien sie nun spezifisch oder unspezifisch, ist eines gemeinsam: sie suchen etwas, was es nicht gibt. Bei der fast allgemeinen tuberkulösen Durchseuchung der zivilisierten Völker fallen die empfindlichen spezifischen Proben, die an das lebende Gewebe gebundenen Tuberkulinproben, bei fast 100% der klinisch dauernd gesunden Erwachsenen positiv aus und der Versuch ihrer Modifikation und Abstufung führt nicht zur Diagnose der aktiven Tuberkulose; selbst die Reaktion am tuberkulösen Gewebsherd ist als Beweis der Aktivität des Prozesses anzuzweifeln, da sie ebensowohl Aktivierung bedeuten kann. Bestehen außer dem alten inaktiven Herd auch nur einzelne Appositions- oder Drüsentuberkel, so ist die aktive progrediente Tuberkulose zeitweilig da. Aber der Einfluß solcher spärlichen Herdchen auf den Gesamtorganismus kann sicherlich lange Zeit so unerheblich sein, daß eine serologische Umstimmung im Reagensglas, also ohne die Möglichkeit der Mit- oder Gegenwirkung der Tuberkelbacillen oder des tuberkulösen Gewebes, die bei der vitalen Tuberkulinprobe gegeben ist, nicht erkennbar wird. Daß den Übergängen von den einzelnen Tuberkeln bis zu den Tuberkulosen mit ausgesprochenen Toxinwirkungen im Serum alle Übergänge von den negativen über die zweifelhaften bis zu stark positiven spezifischen oder unspezifischen Veränderungen entsprechen, kann nicht wundernehmen. Gerade da, wo solche Proben von größtem Wert wären, bei der beginnenden Tuberkulose oder bei ihrer wiederbeginnenden Progredienz, werden sie uns immer wieder im Stich lassen. Statt nach der Probe, die uns den sog. aktiven Prozeß anzeigt, sollten wir nach einer Reaktion suchen, die uns den Grad der Einwirkung des tuberkulösen Virus auf den Organismus erkennen läßt; nicht die qualitative —, die quantitative Analyse trägt dem Charakter dieser chronischen Infektionskrankheit Rechnung, die so unendlich mannigfache Verlaufsweisen zeigt.

Es erübrigt sich, auf die Agglutinations- und Präcipitationsproben näher einzugehen, da sie als diagnostisch und prognostisch nicht verwertbar erkannt sind und heute kaum noch angewendet werden.

Auch die Versuche die Komplementbindung für die Diagnose der aktiven Tuberkulose heranzuziehen, haben nicht zu einem befriedigenden Ergebnis geführt. Umfangreiche Untersuchungen mit den Antigenen von BESREDKA, WITEBSKY, NEUBERG-KLOPSTOCK, BOQUET-NÈGRE führten zu sehr ungleichen Resultaten, indem die Angaben der Autoren über den positiven Ausfall der Reaktionen bei aktiver Lungentuberkulose zwischen 30 und 95%, andererseits für den positiven Ausfall bei gesunden Menschen zwischen 0 und 26% schwanken; dazu kommt noch ein störendes Mitlaufen der Reaktion im wassermannpositiven Serum, die bis zu 45% angegeben wird.

Von unspezifischen Reaktionen, die auf veränderter Ausfällung der Eiweißfraktionen des Serums beruhen, erfreut sich in Italien die Reaktion nach COSTA als Ersatz der Blutsenkungsreaktion, in Frankreich die Reaktion nach VERNES großen Ansehens und großer Beliebtheit; in Deutschland werden beide Reaktionen kaum angewendet, neuerdings hat aber R. FISCHER die COSTAsche Reaktion nachgeprüft und als bequemen Ersatz der Blutsenkungsprobe für Massenuntersuchungen empfohlen. Auch die WELTMANNsche Serumkoagulationsreaktion hat sich für die Praxis nicht durchgesetzt.

Sehr großes Interesse und weite Verbreitung hat dagegen die Serumreaktion von MEINICKE gefunden. MEINICKE selbst erblickt in dieser Probe eine spezifische Antikörperreaktion, deren Ausfall von der Menge der im Blut kreisenden Antikörper abhänge. Für die Probe werden bei aktiver Lungentuberkulose 70—85% positiver, 5—10% zweifelhafter und 10—20% negativer Ausfall angegeben, bei Knochen- und Urogenitaltuberkulose 50—60% positive Resultate, bei Hauttuberkulose aber nur 20%. Besonders hoch wird von manchen Autoren der Umstand eingeschätzt, daß die MEINICKE-Probe der Entwicklung des Prozesses parallel gehen soll, indem sie nach Heilung der Lungentuberkulose negativ wird, während die Tuberkulinprobe bekanntlich positiv bleibt. Manche Autoren benutzen und schätzen die Probe auch zur Kontrolle der angewandten Therapie. Der besondere Wert der MEINICKE-Reaktion wird auch darin erblickt, daß sie bei gesunden Personen nur sehr selten positiv sein soll und auch bei nicht tuberkulösen Erkrankungen nicht positiv ausfällt, also anscheinend spezifisch ist.

3. Funktionsprüfungen[1].

Die Klinik der Lungentuberkulose hat sich jahrzehntelang mit dem Umfang und der Art des tuberkulösen Prozesses, seinem Auf und Ab und seinen Folgezuständen beschäftigt und mit dem Ausbau der klinischen Methoden und der Röntgentechnik auf diesen Gebieten Außerordentliches erreicht. Der großen Bedeutung, die bei solchen chronisch zerstörenden Lungenerkrankungen der Schädigung der Sauerstoffversorgung des Organismus, also der Funktion zukommt, hat man sich erst in zweiter Linie zugewendet. Die BRAUERsche Schule mit BRAUER selbst an der Spitze, ANTHONY, KNIPPING und vielen Anderen ist hier führend gewesen. Die Lungen- und Herzfunktionsprüfung ist unentbehrlich für die exakte Feststellung der Leistungsfähigkeit eines Kranken oder Genesenden, da sie nicht nur die direkte Schädigung des Organs durch zerstörende und schrumpfende Veränderungen, sondern auch durch Verwachsungen, Verziehungen und Überdehnung, sowie die Schädigung des Herzens, die bei keiner chronischen Phthise größeren Umfanges fehlt, berücksichtigt. Ganz besonders wichtig ist uns die Funktionsprüfung vor der Ausführung der großen Thoraxoperationen. Die Funktionsprüfung zerfällt in zwei Teile, die Ermittlung der Lungenfunktion und die Prüfung der Herzfunktion. Die erstere wird bei Ruhelage und für die Prüfung der Leistungsfähigkeit im Beruf auch bei dosierter Arbeit bestimmt.

Die Lungenfunktionsprüfungen werden heute mit der leicht zu handhabenden KNIPPINGschen Apparatur zur Bestimmung des respiratorischen Gasaustausches vorgenommen, die nur wenig ergänzt zu werden braucht. Spirometer, Schlauchleitung und eine zur Bindung der ausgeatmeten Kohlensäure dienende Sinterflasche bilden ein geschlossenes Kreislaufsystem, in dem die Luft durch eine Rotationspumpe in

---

[1] Nach der Darstellung von E. BERTHOLD in Tuberkulose, ein Fortbildungskursus der Berliner Akademie für ärztliche Fortbildung. Herausgegeben von H. ULRICI und O. KOCH. Springer 1937.

Bewegung zu bringen ist und wobei durch einen in die Schlauchleitung eingefügten Stoßdämpfer eine gleichmäßige, stoßfreie Luftbewegung erreicht wird. Durch die Maske oder ein Gummimundstück (wir benutzen das letztere) ist der Patient mit dem System verbunden und kann mit

Spirometrische Lungenfunktionsprüfung.

Datum: ....   Kontroll-Nr. ....

Name des Patienten: ....

Beruf: ....

Alter: ...... Jahre   Gewicht: ....kg   Größe: ..... cm

Lungenfunktionsprüfung.

	Sollwert	Istwert	Abweichend vermindert um %	vermehrt um %
Grundumsatz				
Komplementärluft ...				
Reserveluft				
Atemvolumen				
Vitalkapazität				
Residualluft				
Atemfrequenz				
Minutenvolumen				
O_2-Verbrauch pro Min..				
Atemäquivalent				
Atemgrenzwert				
Atemreserve.......				
Atemgrenzwert/effektive Atmung.......				
Sauerstoffdefizit				
Apnoische Pause....				
Sonstiges				
Zusammenfassender Befund:				

Hilfe eines Dreiwegehahnes leicht an- und abgeschaltet werden. Der große Vorteil dieses Systems liegt darin, daß alle mechanischen Hindernisse durch die weite Rohrleitung und die leicht bewegliche Spirometerglocke ausgeschaltet sind, daß die Luft in Bewegung ist und nicht vom Kranken angesogen zu werden braucht, daß durch die nahe Verbindung des Kranken mit dem Schlauchsystem kein wesentlicher toter Raum entsteht, und daß die ausgeatmete Kohlensäure an die 47%ige Kalilauge gebunden wird. Damit sind alle Faktoren ausgeschaltet, die die Atmung beeinflussen könnten. Allerdings ist eine zwangweise Mundatmung notwendig, aber nach kurzer Gewöhnungszeit kann der dem Kranken eigene Atemtyp registriert werden.

Die Atembewegungen werden durch eine Feder direkt auf einem Kymographion registriert, das mit mindestens zwei verschiedenen Laufzeiten ausgerüstet ist (Abb. 56). Die Untersuchungen können im Liegen,

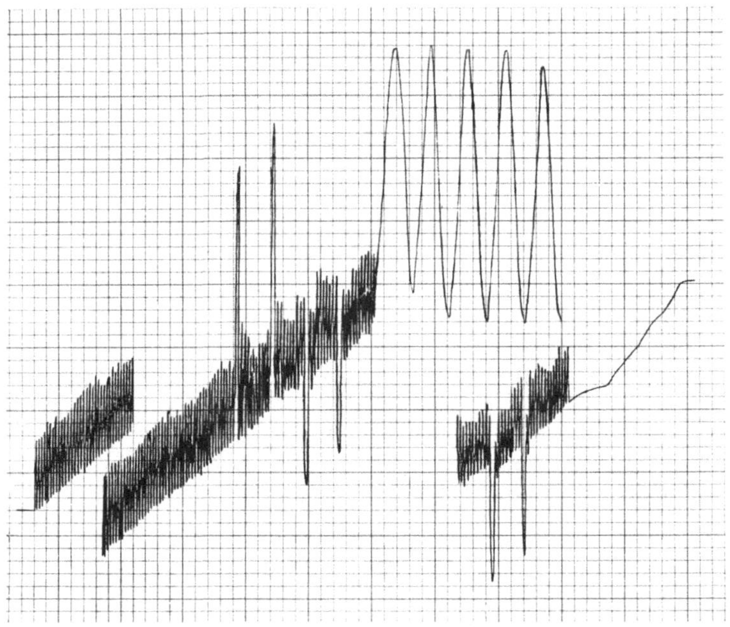

Abb. 56. Spirometerkurve.

Sitzen oder Stehen erfolgen und sollen am mindestens $^1/_2$ Stunde lang völlig ausgeruhten und nüchternen Patienten vorgenommen werden. Wir führen die Untersuchungen im Liegen aus; alle hier angegebenen Zahlen entsprechen daher auch den bei dieser Lage gefundenen Werten. Zu Beginn der Untersuchungen wird Luft in das System gebracht; diese wird später durch Sauerstoff (O_2) ersetzt. — Der Kranke kann zu Beginn jeder Atemphase an die Apparatur angeschaltet werden. Es ist aber zweckmäßig, die gewöhnliche Exspirationslage zu wählen, weil diese infolge des Gleichgewichtes der passiven Atemkräfte gar nicht oder nur wenig schwankt. Diese Atemstellung bezeichnet ANTHONY als Ruhelage, auf die alle Werte bezogen werden. Die Luftmenge, die bei gewöhnlicher Atmung ventiliert wird, ist das Atemvolumen; die

Menge, die von der Höhe der gewöhnlichen Einatmung noch maximal eingeatmet werden kann, die Komplementärluft (K.L.). Von der Ruhelage aus wird die Reserveluft (R.L.) bis zur maximalen Expiration ausgeatmet. Die einmalige Registrierung dieser Werte genügt nicht; die Bestimmungen müssen so lange wiederholt werden, bis man übereinstimmende Resultate erzielt. Der Luftgehalt der Lunge bei maximaler Exspiration wird als Residualluft (Resid.L.) bezeichnet. Der Kenntnis dieses Wertes kommt für die Klinik besondere Bedeutung zu. Zuverlässige Größenwerte der Resid.L. erhält man mit Hilfe der von ANTHONY angegebenen Wasserstoffmischmethode. Seitdem zur Bestimmung des Wasserstoffgehaltes die Verbrennungsanalyse in einem HALDANEschen Apparat durch die Verwendung der nach Angaben von KNIPPING gebauten elektrischen Meßkammer ersetzt wurde, ist das Verfahren zur Bestimmung der Resid.L. von technischen Schwierigkeiten befreit, so daß jetzt die für die Beurteilung der Lungenleistung wichtige Resid.L. leicht bestimmt werden kann. Atemvolumen + Komplementärluft + Reseveluft ergeben die Vitalkapazität. Wird dieser Wert um die Resid.L. vermehrt, so erhält man die Totalkapazität.

Bei jedem Atemzuge wird der Inhalt der Spirometerglocke entsprechend der aufgenommenen Sauerstoff-(O_2)menge verringert, da die ausgeschiedene Kohlensäure in der Sinterflasche an Kalilauge gebunden wird. Durch den Anstieg der Atemkurve kann die O_2-Aufnahme in der Minute ermittelt werden. Da zu Beginn der Untersuchungen das Spirometer Luft, später O_2 enthält, kann die O_2-Aufnahme bei Luft- und O_2-Atmung verglichen werden.

Die Differenzierung der einzelnen Atemphasen, wie sie am Kymographion abzulesen sind, gestattet einen Einblick in den vorliegenden Atemtyp. Ganz können die Veränderungen bei den verschiedenen Beeinträchtigungen aber erst beurteilt werden beim Vergleich mit Normalwerten. Es ist einleuchtend, daß die Atmung eines Erwachsenen anders sein muß als die eines Kindes.

Die bekannten Tabellen zur Errechnung des Soll-Grundumsatzes berücksichtigen die Faktoren: Alter, Größe, Gewicht und Geschlecht und damit alles, was die Atemgröße beeinflußt. Nach den Untersuchungen von RAINOFF ergibt sich ein bestimmtes Verhältnis von Soll-Grundumsatz zur Vitalkapazität, und zwar wie 1:2,3 bis 1:2,4 im Mittel. Danach errechnet sich die Soll-Vitalkapazität = Soll-Grundumsatz mal 2,3. Die Beziehungen der einzelnen Atemphasen zur Vitalkapazität sind von ANTHONY untersucht worden. Es beträgt nach seinen Feststellungen die R.L. 20%, das Atemvolumen 17% und die K.L. 63% der Vitalkapazität. Diese Prozentzahlen ergeben die Mittelwerte im Liegen, beim Stehen ist infolge der Veränderung des Zwerchfellstandes die R.L. um etwa 70% größer als im Liegen und beträgt 34% der Vitalkapazität. Die K.L. wird ungefähr entsprechend verkleinert. Als Normalwert für die Resid.L. gibt ANTHONY $^1/_3$ der Vitalkapazität an. Diese errechneten Werte werden als Sollwerte bezeichnet und zu den an der Spirometerkurve abgelesenen in Beziehung gesetzt; die Abweichungen sind in Prozentzahlen auszudrücken. Dabei können Differenzen aber erst dann gewertet werden, wenn sie mehr als 15% betragen.

Die Lungenvolumina sind abhängig vom Thoraxvolumen, das sich mit dem Stand des Zwerchfells und der Ausdehnung des Brustkorbes bei den Atemphasen ändert, und vom Thoraxinhalt, der durch extra- (Pneumothorax, Exsudat) und intrapulmonale Veränderungen (Infiltrierung, Atelektase) verkleinert sein kann. Der Ausfall der Zwerchfelltätigkeit und damit die Wirkung einer Phrenicusexhairese beeinflußt vor allem die Reserveluft, weniger die Komplementärluft. Der Ausfall ist um so größer, je höher das Zwerchfell tritt und je mehr ein abdominaler Atemtyp vorliegt. Die Ausdehnung des Brustkorbes ist bei frischen pleuritischen Prozessen eingeschränkt. Dieser Zustand bildet sich mit Abklingen der Erkrankung weitgehend wieder zurück. Im Rahmen dieser kurzen Darlegung kann diese Frage daher unberücksichtigt bleiben. Für die Funktionsprüfung ist dagegen die Dauerveränderung von großer Bedeutung, die Pleuraschwarten im Gefolge haben. Diese beeinträchtigen die maximale Ausdehnung des Brustkorbes und damit entsprechend der Größe der Bewegungsbehinderung die zusätzlich maximale Atmung, die Komplementärluft. Es ist bekannt, daß namentlich bei ausgedehnter Pleuraverschwartung auch die Zwerchfellbeweglichkeit eingeschränkt ist, infolgedessen ist dann auch die Reseveluft vermindert. Von den intrathorakalen Veränderungen sei das Exsudat erwähnt. Es wirkt sich in ähnlicher Weise wie die Pleuraschwarte aus, wobei mit Zunahme des Ergusses nicht nur die Atemtätigkeit der erkrankten Seite fortfällt, sondern durch Verdrängung des Mediastinums auch die Funktion der anderen Seite beeinträchtigt wird. Beim Pneumothorax sind die Verhältnisse dadurch kompliziert, daß durch den Kollaps auch die Resid.L. vermindert wird, so daß die Größe des Pneumothorax, die mit Hilfe der Wasserstoffmischmethode gemessen werden kann, nicht der gefundenen Minderung der Vitalkapazität entspricht. Auf Einzelheiten kann hier nicht eingegangen werden. Es ist selbstverständlich, daß intrapulmonale Prozesse, die zum Verlust lufthaltigen Gewebes führen, auch die Atemvolumina vermindern. Gewöhnlich ist das Atemvolumen am wenigsten beeinträchtigt, die Vitalkapazität ist stets vermindert. Wesentlich für die Funktionsdiagnostik sind bei den tuberkulösen pulmonalen Prozessen deren Folgeerscheinungen. Die Lungenherde heilen durch Schrumpfung, die zwangsläufig eine kompensatorische Volumenzunahme der umgebenden Lungenteile zur Folge hat. Spirometrisch wirken sich diese Veränderungen durch eine mehr oder weniger ausgesprochene Vermehrung der Resid.L. aus. Klinisch bezeichnen wir diesen Zustand als Emphysem. Dies ist ein Sammelbegriff für Veränderungen, die ihrer Entstehung nach ganz verschiedenen Ursprungs sein können. Zur Diagnose eines Emphysems, vor allem wenn es beträchtlich ist, erübrigt sich eine spirometrische Funktionsprüfung, da an dem Bestehen klinisch kein Zweifel besteht. Über Grad und Ausdehnung ist man hingegen nicht selten überrascht. GAUBATZ bezeichnet die Vermehrung der Resid.L. bis 80% als leichtes, von 80—130% als mittelschweres und Vermehrung über 130% als schweres Emphysem.

Atemvolumen, Reserveluft, Komplementärluft und Residualluft sind reine Volumenwerte. Ihre Kenntnis gewährt beim Vergleich mit den Sollwerten nicht nur einen interessanten, sondern auch wichtigen Einblick in die krankhafte Veränderung der Atemmechanik bei den Lungenerkrankungen, deren Folgezustände und die Ursache des Funktionsausfalles. Der noch größere Wert der Spirometrie liegt in der Erkennung der Leistungsfähigkeit, damit in der Erfassung der Funktionsgrößen und deren krankhafter Verminderung. Funktionsgrößen sind 1. das Minutenvolumen, 2. der Atemgrenzwert und 3. die Atemreserven. (Diese Werte werden stets auf die Zeiteinheit 1 Minute bezogen). Das Minutenvolumen wird von der bei Luftatmung geschriebenen Atemkurve abgelesen oder errechnet aus Atemvolumen mal Zahl der Atemzüge. Unter Minutenvolumen ist die Luftmenge zu verstehen, die bei völliger Ruhelage unumgänglich zum Leben gebraucht wird. Dieser Wert darf also nicht unterschritten werden. Als Atemgrenzwert wird nach KNIPPING diejenige Luftmenge bezeichnet, die bei schnellster und tiefster Atmung in 1 Minute ventiliert werden kann. Dieser Wert wird also entscheidend beeinflußt durch die Größe der Vitalkapazität und die äußerst mögliche Atemfrequenz. Er muß sich also bei Veränderung eines oder beider Werte vermindern. Die Bestimmung dieses Wertes erfordert einige Übung der Kranken und muß wegen der Wichtigkeit so lange wiederholt werden (notfalls an verschiedenen Tagen) bis übereinstimmende, nicht mehr zu steigernde Werte erzielt werden. Für die Funktionsgrößen sind dem Alter entsprechende Sollwerte nicht bekannt. BORGERS und HERMANNSEN geben als Normalatemgrenzwert bei (nicht trainierten) Männern im Mittel 80 l (50—130), bei Frauen 50 l (40—70) an, als Sollminutenvolumen im Mittel 7 l (Männer: 4—10, Frauen 5—9 l). Wichtiger als der Vergleich der gefundenen Größen mit den in weiten Grenzen schwankenden Normalwerten ist die Differenz von Atemgrenzwert und Minutenvolumen. Dieser errechnete Wert wird als Atemreserve bezeichnet, stellt also die Luftmenge dar, die zur Deckung zusätzlichen O_2-Verbrauches bei Arbeit zur Verfügung steht. GAUBATZ drückt die Atemreserve in seinem übersichtlichen Schema der Lungenfunktionsprüfungen als Verhältniszahl der beiden Funktionsgrößen aus. Je mehr die Atemreserven erschöpft sind, desto geringer wird diese Verhältniszahl, desto näher rückt der Beginn der Dyspnoe bei nur kleiner körperlicher Belastung oder selbst in Ruhe heran.

Allein wir dürfen zur vollständigen Erfassung krankhafter Veränderungen und zur näheren Klärung der Dyspnoe nicht nur die mechanischen, die Ventilation erschwerenden Veränderungen des Atemmechanismus betrachten; für eine unveränderte Atmung müssen vielmehr bei normalem Stoffwechsel außerdem folgende Voraussetzungen erfüllt sein: 1. der Gasaustausch in den Alveolen darf nicht durch krankhafte Prozesse gestört sein, 2. durch Erkrankungen der Lungen darf keine bedeutendere Verkleinerung der Gasaustauschflächen eingetreten sein, 3. muß die geatmete Luft die gewöhnliche Zusammensetzung haben und frei von giftigen Substanzen sein, 4. müssen im Blut genügend den O_2 aufnehmende O_2-Träger = Hämoglobin zur Verfügung stehen, und schließlich darf 5. diese Blutmenge nicht zu schnell durch die Lunge getrieben werden und damit ihre für den Gasaustausch notwendige Verweildauer in den Alveolen zu kurz werden. Treten derartige Störungen ein und werden sie zu groß, dann sucht sie der Körper zu kompensieren durch Beschleunigung und Vertiefung der Atembewegungen. Die Folge ist eine Vergrößerung des Minutenvolumens. Um solche krankhaften Veränderungen leichter erkennen und vergleichen zu können, hat KNIPPING das bei der Untersuchung festgestellte Minutenvolumen mit dem Soll-O_2-Verbrauch, der aus Soll-Grundumsatz : 7,07 errechnet wird, in Beziehung gesetzt und für diesen Wert den Begriff Atemäquivalent eingeführt. Es errechnet sich aus $\dfrac{\text{Minutenvolumen in ccm}}{\text{Soll-}O_2\text{-Verbrauch mal 10}}$. Als Normalwert fand KNIPPING 1,7—3,0. Entsprechend der Verlangsamung und Verkleinerung der Atembewegungen (z. B. bei Schlafmittelvergiftungen sinkt der Wert bis unter 1, während er umgekehrt bei beschleunigter und vertiefter Atmung (körperliche Arbeit, Diabetes) erhöht ist. „Das Atemäquivalent zeigt also die wirkliche jeweilige Beanspruchung der Lungen an."

Es wurde schon erwähnt, daß der für den Körper notwendige O_2-Verbrauch an der Spirometerkurve abgelesen werden kann. Bei normalen Versuchspersonen ist bei Luft- und O_2-Atmung die verbrauchte Menge gleich. Differenzen bestehen außer bei anderen Krankheiten oft auch bei tuberkulösen Lungenprozessen, indem die O_2-Aufnahme bei reiner O_2-Atmung gesteigert ist. Nach einer verschieden langen Zeit sistiert die Mehraufnahme, der O_2-Verbrauch entspricht wieder dem bei Luftatmung gefundenen Wert. Dieser Augenblick tritt aber erst dann ein, wenn der Körper sein gesamtes peripheres O_2-Defizit aufgefüllt hat. Die Größe des Defizits läßt sich aus der Kurve unschwer errechnen. Bezüglich dieser verschiedenen Atmungsinsuffizienzformen muß auf die eingehenden Abhandlungen von KNIPPING verwiesen werden. Von Wichtigkeit ist in diesem Zusammenhange vor allem die pulmonale Insuffizienz, wobei zwischen Ruhe- und Arbeitsinsuffizienz zu unterscheiden ist.

Zur Klärung dieser Fragen lassen wir am Spirometer eine bestimmte Menge Arbeit leisten, bestimmen vor und während der Arbeit den O_2-Verbrauch und warten ab, wie lange Zeit vergeht, bis der durch die Arbeit erhöhte O_2-Verbrauch wieder zur Norm zurückkehrt. GAUBATZ fand bei Tuberkulösen Erholungszeiten von über $1/2$ Stunde gegenüber 3—4 Minuten bei Gesunden.

Es mag wenigstens erwähnt werden, daß die Lungenfunktionsprüfungen durch *Herz-* und *Kreislaufuntersuchungen* ergänzt werden müssen, um auch eine kardiale Insuffizienz aufzudecken. KNIPPING hat die Methode wesentlich erweitert; er bestimmt auch das Herzschlagvolumen und testet genau die maximale Sauerstoffaufnahme bei Arbeit aus. Allerdings sind für diese Bestimmungen wesentliche Ergänzungen der Apparatur erforderlich. Einen verhältnismäßig guten Einblick in die Zusammenarbeit von Herz-Kreislauf und Lunge gewährt die einfache Bestimmung der apnoischen Pause. Darunter ist die Zeit zu verstehen, während der nach reichlicher Ventilation (3—4 tiefe Atemzüge) der Lungen die Atmung in maximaler Inspirationsstellung willkürlich angehalten werden kann. Bei Störungen der Lungenfunktion durch Herabsetzung der Vitalkapazität oder bei gestörtem Gasaustausch oder bei Stauung im kleinen Kreislauf kann nicht genügend auf Vorrat geatmet und kein O_2-Überschuß geschaffen werden. Infolgedessen ist die Atempause verkürzt. Als Normalwerte gibt HEYMER bei Männern 50—70 Sekunden, bei Frauen 40—60 Sekunden (untrainiert) an. Bei Unterschreiten dieser Werte ist nach der Ursache zu fahnden, notfalls durch klinische Beobachtung. Dabei ist die Frage zu klären, ist die Störung vorwiegend durch krankhafte Veränderung des Respirations- oder Kreislaufapparates bedingt. Es ist ratsam, diese wichtige Prüfung für die Zusammenarbeit von Lunge und Kreislauforganen in jedem Falle durch genaue Herzuntersuchungen zu ergänzen. Namentlich die schrumpfenden Lungenprozesse wirken sich je länger je mehr durch Erschwerung der Lungendurchblutung nachteilig vorwiegend auf das rechte Herz aus. Die Erkennung von ausgesprochenen Folgezuständen dieser steten Überbeanspruchung der Herzkraft, der Ruheinsuffizienz, macht bei den charakteristischen Symptomen keine Schwierigkeiten, die verschiedenen Untersuchungsmethoden suchen schon die Anfangsstadien einer beginnenden Insuffizienz aufzudecken.

An einfachen Untersuchungsmethoden steht uns dabei die *Kontrolle des Pulses* zur Verfügung. Die O_2-Aufnahmefähigkeit des Blutes ist ziemlich konstant. Um bei Störung des Gasaustausches, verursacht durch krankhafte Veränderung in den Alveolen oder durch Verminderung der Lungenoberfläche, den für die Lebensvorgänge notwendigen O_2 sicherzustellen, vergrößert der Organismus entweder das Herzschlagvolumen, oder er sucht durch Beschleunigung der Herztätigkeit die Durchblutung der Lungen zu vergrößern. Eine Pulsbeschleunigung kann daher neben anderen Ursachen (z. B. nervösen) durch einen solchen Kompensationsvorgang bedingt sein. Wichtiger als der Ruhepuls ist die Beobachtung des Abklingens einer Pulsbeschleunigung nach dosierter Arbeit. Der Kranke wird aufgefordert, 10 tiefe Kniebeugen zu machen, dabei wird kontrolliert, ob die Ruhepulszahl in 2—3 Minuten wieder erreicht wird. Gleichzeitig wird fortlaufend der *Blutdruck* gemessen. Ein leistungsfähiger Zirkulationsapparat beantwortet eine solche Beanspruchung mit Erhöhung des Blutdruckes, während ein schwacher mit Blutdrucksenkung reagiert. Dieser Untersuchungsmethode kommt nur beschränkte Bedeutung zu, denn der Blutdruck sinkt erst, wenn die Grenze der Leistungsfähigkeit überschritten ist. Immerhin ist eine nachgewiesene Blutdrucksenkung ein wertvoller Hinweis auf das Bestehen, nicht aber auf den Grad einer Leistungsstörung. Es ist daher nötig, einen solchen Befund durch weitere Untersuchungen zu ergänzen. Diese nicht von technischen Hilfsmitteln abhängigen Untersuchungen erfahren die wertvollste Ergänzung durch das *Elektrokardiogramm*. Einzelheiten dieser an kostspielige Apparate gebundenen Untersuchung können in diesem kurzen Rahmen nicht besprochen werden, es sei daher nur erwähnt, daß wir bei der Auswertung der Herzstromkurven den Angaben von Schlomka und Gaubatz folgen.

Diese nur kurzen Darlegungen zeigen, daß die spirometrischen Untersuchungen einen guten Einblick in den Atemmechanismus geben. Der quantitativen Erfassung der Lungenfunktion kommt besonders praktische Bedeutung da zu, wo die Frage der maximalen Lungenleistungsfähigkeit und des Grades ihrer Minderung zu beantworten ist.

In diesem engen Rahmen kann nicht die Bedeutung dieser Kenntnisse für andere Gebiete (z. B. Sport) erörtert werden; es kann nur kurz erwähnt werden, in welchen Fragen der Klinik besonderer Nutzen daraus erwächst. Es handelt sich vor allem um Entscheidungen 1. bei Begutachtungen und 2. bei einzuleitender Kollapstherapie.

Besonders bei strittigen, nicht eindeutigen Begutachtungen ist das Ergebnis der Lungenfunktionsprüfung eine wertvolle, zusätzliche Untersuchung bei Schätzung des Grades der Erwerbsminderung. Durch die Feststellungen können Zweifel zerstreut und für eine gerechte Beurteilung eine wesentlich erweiterte Basis geschaffen werden. Es handelt sich in solchen Fällen im wesentlichen darum: 1. die Volumengrößen und deren Abweichungen festzulegen und 2. den Atemgrenzwert und die Atemreserve zu bestimmen. Steht nicht ein mehr oder weniger ausgedehnter aktiver tuberkulöser Lungenprozeß zur Debatte, bei dem sich lediglich zur Beurteilung eine spirometrische Untersuchung erübrigt, dann haben wir es vor allem mit den Folgezuständen einer durchgemachten Tuberkulose oder mit anderen durch Alter, Beruf usw. bedingten Veränderungen zu tun, bei denen ein Emphysem das Krankheitsbild beherrscht. Dabei ist entsprechend der Verschiebung der Atemruhelage nach oben die Vitalkapazität verkleinert, die Resid.L. vermehrt und entsprechend der Größe des Emphysems die dem Gasaustausch dienende Lungenoberfläche vermindert. Infolgesdesen ist die Durchlüftung der Lunge geringer. Wir sahen, daß der Körper diesen geminderten Gasaustausch durch Erhöhung der Ventilation kompensiert, d. h. durch Vergrößerung des Minutenvolumens. Dieses Ansteigen der Ventilation verringert die Atemreserve. Diese Verminderung wirkt sich schwerwiegend aus, weil durch Verringerung der Vitalkapazität der Atemgrenzwert schon wesentlich hinter dem Sollwert zurückbleibt. Diese beiden für die Lungenfunktion so wichtigen Werte: Minutenvolumen und Atemgrenzwert drücken wir als Verhältniszahl aus; sie wird in so gelagerten Fällen also wesentlich hinter dem Sollwert von 1:10 zurückbleiben. SCHMIDT und GAUBATZ halten auf Grund ihrer Untersuchungen an Staublungenkranken das Verhältnis von 1:4,4 für die äußerste Grenze, bei geringeren Werten verneinen sie die volle Leistungsfähigkeit für schwere körperliche Arbeit. Man wird für leichtere Arbeit diesen Wert etwas unterschreiten können, ehe man spirometrisch Invalidität befürworten wird, allerdings unter der Voraussetzung, daß besonders in Zweifels- oder Grenzfällen auf ein peripheres O_2-Defizit gefahndet wurde, dessen Größe und Wirkung im Arbeitsversuch zu ermitteln ist. Neben solchen Befunden können Veränderungen von Herz oder Kreislauf eine Rentenerhöhung oder Invalidität notwendig erscheinen lassen. Es muß daher die Frage nach der Zusammenarbeit von Lunge und Kreislauf durch Bestimmung der apnoischen Pause ermittelt werden; außerdem sind Herzuntersuchungen (Elektrokardiogramm, auch nach Belastung, Puls- und Blutdruckkurve) durchzuführen. Ist durch diese verschiedenen Funktionsprüfungen das klinische Gesamtbild vervollständigt worden, so kann die Frage nach dem Grad der Erwerbsminderung sicher und gerecht entschieden werden.

Für die Klinik kommt der Lungenfunktionsprüfung, abgesehen von genauer Klärung mancher tuberkulöser Folgezustände (z. B. Emphysemtuberkulosen) besonders praktische Bedeutung bei der Kollapsbehandlung zu. Spirometrische Untersuchungen vor Einleitung und im Verlauf einer Pneumothoraxbehandlung, besonders bei doppelseitigem Pneumothorax, geben interessante und wertvolle Einblicke in die Wirkungsart, denen aber mehr theoretisches als praktisches Interesse zukommt; denn die Dosierung dieser Behandlungsmethoden hat man in der Hand. Man kann bei dyspnoischen Zuständen leicht wirksame Abhilfe schaffen. Anders ist es bei irreparablen Eingriffen. Vor einer dauernden Zwerchfellähmung ist eine Funktionsprüfung schon wünschenswerter, allerdings ist die prozentuale Verminderung des Atemgrenzwertes beim Fehlen anderer wesentlicher Veränderungen (große Infiltrierungen, Emphysem, starrer Thorax, abdominale Atmung) nicht so erheblich, daß mit ernsteren Folgen zu rechnen wäre. Vor den größeren lungenchirurgischen

Operationen (Thorakoplastik, Plombierung, Pneumolyse) ist die Funktionsdiagnostik um so wichtiger, je größer der Eingriff sein wird. Es kommt im wesentlichen wieder auf das Verhältnis der Funktionsgrößen Minutenvolumen und Atemgrenzwert an. Ist bei der Begutachtung die Arbeitsfähigkeit zu beurteilen und müssen damit größere Atemreserven gefordert werden, so lautet vor der Operation die Frage entsprechend dem Operationsziel, das primär auf die Heilung, erst sekundär auf die Arbeitsfähigkeit gerichtet ist, ob der Eingriff für den Gesamtorganismus tragbar ist und nach der Operation genügend funktionstüchtiges Lungengewebe verbleibt. Diese Frage ist um so dringlicher, je weiter die Operationsindikation gestellt wird und je mehr krankhafte Veränderungen der anderen Seite in Kauf genommen werden müssen. Als unterste Grenze der Leistungsfähigkeit nach einer Thorakoplastik muß verlangt werden, daß die Atemreserven nicht ganz aufgezehrt sein dürfen, das bedeutet, daß der Atemgrenzwert nicht gleich dem Minutenvolumen sein darf. Als äußerst zulässige Grenze gibt GAUBATZ auf Grund seiner großen Erfahrungen bei Thorakoplastiken das Verhältnis von Minutenvolumen:Atemgrenzwert mit 1:2 an. Bei einer jugendlichen asthmatischen Kranken fanden wir Werte von 1:1,3. Hier waren die Reserven so gering, daß das Leben bei der kleinsten Anstrengung eine Qual war. Die geforderte Verhältniszahl für Minutenvolumen: Atemgrenzwert von 1:2 bezieht sich auf den nach einer Operation zu erwartenden Zustand. Besonders groß wird der Wert der Spirometrie dadurch, daß man auf Grund der Feststellungen vor der Operation mit weitgehender Sicherheit die spätere Leistungsfähigkeit voraussagen kann. Nur einige kurze Andeutungen hierzu. Bei einer Totalplastik müßte theoretisch mit einer Minderung des Atemgrenzwertes um 50% gerechnet werden. Da das Minutenvolumen gleich bleiben muß, könnte leicht das zu erwartende Verhältnis von Minutenvolumen: Atemgrenzwert errechnet werden. Eine solche Berechnung läßt aber das Mediastinum außer acht, daß nicht selten nach der nicht operierten Seite verlagert wird und dadurch den Funktionsausfall erhöht. Außerdem besteht eine Minderung der Leistungsfähigkeit infolge des tuberkulösen Lungenprozesses. Der Grad dieses Ausfalles wäre vor einer Berechnung also näher zu analysieren. In der Tat wird bei der Auswertung der spirometrischen Ergebnisse so verfahren. Wir sahen, daß eine Pleuraschwarte vor allem die Komplementärluft einschränkt und damit die Vitalkapazität. (Die durch intrapulmonale Prozesse bedingte Minderung der Vitalkapazität bleibt hier unberücksichtigt.) Ist nun die prozentuale Verminderung der Komplementärluft erheblich (60—70%), so haben wir es mit einer so massiven Schwarte zu tun, daß diese Lungenhälfte gemäß den Untersuchungsergebnissen für die Atemfunktion ausfällt. Infolgedessen würde die Einengung einer solchen Brusthälfte keine wesentliche weitere Minderung des Atemgrenzwertes zur Folge haben, während umgekehrt bei nur leichter Verklebung der Pleurablätter entsprechend der geringen Einschränkung der Komplementärluft der Funktionsausfall vor der Operation verhältnismäßig klein, nachher aber um so größer sein würde. Kurz nach der Operation ist der Funktionsausfall infolge der durch Schmerzen bedingten reflektorischen Ruhigstellung noch atmungsfähigen Lungengewebes vorübergehend größer. Daher ist mehrzeitiges Operieren bei ausgedehnten Eingriffen günstiger zur Vermeidung auch vorübergehender zu großer Aufzehrung der Atemreserven.

VI. Die endothorakale Tuberkulose im Kindesalter.

Wenn auch VON BEHRINGs bekannter Satz, daß die Lungentuberkulose nur der letzte Vers des Liedes sei, das dem Kind an der Wiege gesungen wurde, nur bedingt richtig ist, so steht doch unzweifelhaft ein beträchtlicher Teil der Erwachsenenphthisen im innigen Zusammenhang mit dem tuberkulösen Geschehen im Kindesalter; ohne eingehende Beschäftigung mit der kindlichen Tuberkulose ist ein Verständnis für Entstehen und Entwicklung vieler Formen der Erwachsenenphthise nicht möglich.

Bedeutung der Tuberkulinprobe. Es liegen zwar vereinzelte Beobachtungen vor, die ein völliges Versagen der *Tuberkulinprobe* bei Tuberkulosekranken beweisen. Solche Fälle sind unzweifelhaft extrem selten, auch in ihrer Bedeutung noch nicht aufgeklärt. Wir dürfen an der für praktisch-diagnostische Zwecke wichtigen These festhalten, *daß die Diagnose der Tuberkulose im Kindesalter sich immer auf die positive Tuberkulinhautprobe stützt*, und der negative Ausfall nur unter bestimmten Voraussetzungen die Möglichkeit einer Tuberkulose in Betracht zu ziehen gestattet. Soviel nach einzelnen Beobachtungen bisher ermittelt, kann man annehmen, daß die Tuberkulinprobe etwa 4 Wochen nach dem Infektionstermin positiv wird. Klinisch-diagnostisch spielt der negative Ausfall innerhalb dieser nicht ganz richtig als Inkubationszeit bezeichneten Periode keine Rolle, da wir zu dieser Zeit auch noch keine klinischen und röntgenologischen Krankheitserscheinungen erwarten dürfen; fürsorgerisch wird man natürlich ein Kind mit bekannter Exposition genauestens weiter beobachten. Wichtig ist aber die zweite Erfahrung, daß die positiv gewesene Tuberkulinprobe während akuter Infektionskrankheiten negativ werden und auch etwa 4 Wochen danach negativ bleiben oder doch stark abgeschwächt sein kann.

Für das Säuglingsalter, etwa die ersten zwei Lebensjahre, bedeutet die positive Tuberkulinreaktion den noch nicht zur Ruhe gekommenen Infekt, also immer tuberkulöse Erkrankung, beim älteren Kind aber nur die Tatsache der stattgehabten Infektion, über deren manifesten oder latenten Charakter sie nichts aussagt. Mit dem Grade der Tuberkulinempfindlichkeit ist nach unseren Erfahrungen diagnostisch und pro-gnostisch nicht viel anzufangen.

Praktisch ist daran festzuhalten, daß im Kindesalter die Diagnose einer tuberkulösen Erkrankung ausnahmslos auf den positiven Aus-fall der Tuberkulinprobe zu stützen ist, die Tuberkulinprobe also immer auszuführen ist, falls nicht die Diagnose Tuberkulose nach dem klini-schen Bild oder dem Bacillenbefund außer Zweifel steht. Umgekehrt ist bei Kindern die Diagnose Tuberkulose bei negativem Ausfall der Tuberkulinprobe unter den obigen Einschränkungen hinfällig; im End-stadium der Tuberkulose kann die Tuberkulinempfindlichkeit erloschen sein (sog. negative Anergie).

Technik der Tuberkulinprobe. Die ursprüngliche Probe nach von Pir-quet hat einen je nach der Zuverlässigkeit der Technik wechselnden Teil Versager, den die Wiederholung heruntersetzt; auch erheben gele-gentlich die Eltern gegen die leichte Verletzung mit dem Pirquet-Bohrer Einspruch. Da der Versagerprozentsatz bei der percutanen Probe nach Moro kleiner ist, ist sie vorzuziehen; wir bevorzugen als verläßlicher die Tuberkulinsalbe Hamburger forte. Auf einer taler-großen Stelle an der Brust wird nach Entfettung mit Benzin ein erbsen-großes Stück Tuberkulinsalbe mit dem Finger gründlich verrieben. Nach-schau nach 48 Stunden. Die Reaktion zeigt sich als intensive Rötung, oft auch Schwellung und nicht selten Bildung kleinster Bläschen, die oft schon im Eintrocknen sind. Für die Praxis genügt diese Probe allein, da bei Erkrankungen an Tuberkulose die Tuberkulinempfindlichkeit der Kinder (siehe obige Einschränkungen) hoch ist. Im Krankenhaus, der Heilanstalt und für die Zwecke der Tuberkulosefürsorge sind aber auch die schwächeren Reaktionen des ruhenden Infektes zu erfassen, wozu man sich bei negativem Ausfall der Salbenprobe der intracutanen Probe nach Mendel-Mantoux bedient. Mit 0,1 ccm einer frischen Lösung Alt-Tuberkulin 1:1000 = 0,1 mg Alt-Tuberkulin wird an der Innen-seite des Unterarmes eine Quaddel gesetzt und einige Zentimeter ent-fernt mit einer anderen Spritze eine ebenso große Kontrollquaddel mit physiologischer Kochsalzlösung. Nachschau nach 48 Stunden. Die posi-tive Reaktion zeigt sich in Rötung und Infiltration der Injektionsstelle, die leicht schmerzhaft sein kann. Auch sieht man nicht selten umfang-reiche Infiltrationen und Blasenbildung, ganz vereinzelt auch kleine Nekrosen. Das Infiltrat ist häufig von einem Entzündungshof bis 4 cm Durchmesser umgeben. Höhepunkt ·der Reaktion nach 30 Stunden, Rückbildungsbeginn am 3. Tag. Eine bräunliche Pigmentierung kann längere Zeit bestehen bleiben. Bei negativem Ausfall der Probe wird die gleiche Probe mit 0,1 ccm einer frischen Lösung Alt-Tuberkulin 1:100 = 1,0 mg Alt-Tuberkulin angestellt. Nachschau nach 48 Stunden. Bei negativem Ausfall auch dieser Probe ist die Tuberkulinprobe als endgültig negativ anzusehen. Die öfter ausgeführte Probe mit einer

Lösung 1:10 kann unspezifische Reaktionen durch das im Tuberkulin enthaltene Glycerin und Carbol geben. Der positive Ausfall der Tuberkulinreaktion bei Kindern kann mit einer allgemeinen Reaktion, insbesondere mit kurzem mittlerem bis hohem Fieber verbunden sein. Neben dieser Allgemeinreaktion kann eine Reaktion am tuberkulösen Herd auftreten, die ausnahmsweise physikalisch durch feine Geräusche nachweisbar sein kann; auch ist gelegentlich eine solche Reaktion in Form einer Zunahme der Infiltrierung beobachtet worden; wir selbst haben indessen eine röntgenologisch deutliche Herdreaktion nie gesehen. Die kleinen Tuberkulinmengen, die bei der beschriebenen Tuberkulinprobe angewendet werden, können nach unseren Erfahrungen eine Exacerbation eines tuberkulösen Herdes nicht hervorrufen.

Die Infiltrierungen. Während sich noch vor etwa 1—2 Jahrzehnten die Kenntnis der endothorakalen Tuberkulose des Kindes auf die Ermittlung des Infektionsweges in Form des verkalkten Primärkomplexes, ein ziemlich verschwommenes klinisches Bild der Bronchaldrüsentuberkulose und die schweren Formen der manifesten Lungentuberkulose beschränkte, hat uns die Entwicklung der röntgenologischen Technik höchst wichtige Aufschlüsse über den frischen Infekt und die flüchtigen Infiltrierungen des Sekundärstadiums, die hämatogenen Streuungen und die Entwicklung und Verquickung dieser Herdformen vermittelt. Wir verdanken REDEKERs systematischen Reihen- und Serienuntersuchungen an Kindern aus tuberkulösem Milieu die Analyse der frischen Infektion und ihrer nächsten Abläufe. REDEKER ist es auch, der für die zunächst röntgenologisch beobachtete flüchtige homogene Verschattung den Terminus der *Infiltrierung* geprägt hat.

Die **Primärinfiltrierung** umschließt den primären Lungenherd und den zu ihm gehörigen Herd im regionären Lymphknoten mit einer oft grandiosen Zone perifokaler Entzündung. In der weiteren Entwicklung durchläuft sie ein Stadium der *Bipolarität*, indem unter Rückbildung der Entzündung die beiden Herde zunächst als Pole eines hantelförmigen Schattens kenntlich werden, bis sie nach Durchschnürung der Brücke isoliert dastehen (Abb. 57), allmählich sich scharf gegen die Umgebung absetzen, um schließlich nach Kalkimprägnierung als typischer alter Primärkomplex eine vorläufige oder endgültige Ruheperiode zu erreichen. Im Röntgenbild dieses Stadiums kann der Lymphweg vom Primäraffekt zur Drüsenkette in Form kleiner verkalkter Herde zu erkennen sein. Ohne Zweifel ist dieser Entwicklungsgang der Erstinfektion von REDEKER vorzüglich beobachtet, und er kann wohl auch als typisch gelten. Indessen weist DUKEN mit Recht darauf hin, daß dieses Röntgenbild der Bipolarität doch zu selten ist, um als besondere Grundform aufgestellt zu werden. In der fürsorgerischen Familienexpertise ist der Infektionstermin nicht so selten genau genug zu ermitteln, um den Röntgenschatten der Infiltrierung auch ohne deutliche Markierung des Bipolaritätsbildes als primäre Infektion ansprechen zu können (Abb. 58). Aber die überwiegende Mehrzahl der Infiltrierungen gestattet auch solche Analyse nicht, und deshalb bleibt REDEKERs Unterscheidung der Primär- und Sekundärinfiltrierung allzu oft ein frommer Wunsch. Das erhöht die Schwierigkeit prognostischer Beurteilung, da sich aus der Primärinfiltrierung die verhängnisvolle primäre Tuberkulose entwickeln kann, während die Sekundärinfiltrierung durchweg eine gute Prognose hat. Immerhin kann man feststellen, daß Primärinfiltrierungen vorwiegend im Kleinkindesalter vorkommen, im Vorschul-

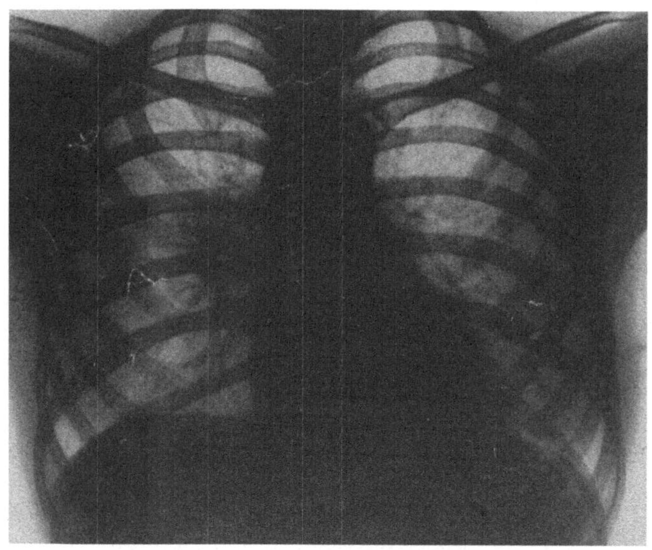

Abb. 57. ♀, 14 Jahre. Bipolare Primärinfiltrierung.
(Von Dr. SIMON, Aprath, freundlichst überlassen.)

alter schon seltener werden, im Schulalter noch mehr zurücktreten und um die Pubertät fast ganz verschwinden. Es ist eigenartig, daß jenseits der Pubertät die so charakteristischen Primärinfiltrierungen den Infekt nicht mehr begleiten oder doch recht selten sind. Da auch Sekundärinfiltrierungen jenseits der Pubertät zum mindesten selten sind, handelt es sich also bei diesen Infiltrierungen um pathophysiologische Vorgänge, die nicht allein einer bestimmten Phase der Tuberkulose eigentümlich sind, sondern auch zugleich Reaktionsformen eines begrenzten Lebensalters darstellen. Liegt der Primäraffekt, wie das häufig der Fall ist, der pulmonalen Pleura sehr nahe, so kommt es regelmäßig zu einer Beteiligung der Pleura an der entzündlichen Reaktion. An älteren Primäraffekten ist diese Beteiligung häufig zu erkennen an zipfligen Verziehungen, die besonders am Zwerchfell deutlich in Erscheinung

treten oder auch an umschriebenen Pleuraverdickungen, die seltener
an der Brustwand, öfter am Zwischenlappenspalt zu erkennen sind.
Bei heftigen perifokalen Entzündungen beteiligt sich auch die Pleura
mit heftiger Reizbeantwortung in Form des mehr oder minder großen
Pleuraergusses. Die Pleuritis exsudativa ist daher eine nicht seltene
Begleiterscheinung des frischen Primäraffektes, während wir sie bei
typischen Sekundärinfiltrierungen nicht beobachtet haben.

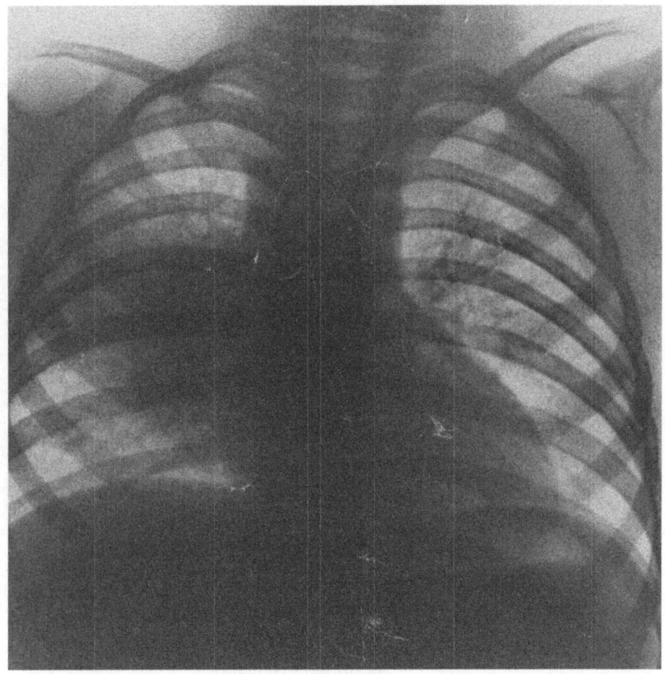

Abb. 58. Aufn.-Nr. 2823, ♂, 4 Jahre. Frische Infiltrierung rechts, wahrscheinlich
Primärinfiltrierung. (Mutter hat offene Lungentuberkulose.)

Die Sekundärinfiltrierung. Das pathogenetische Bild der *Sekundärinfiltrierung* ist von REDEKER nicht ganz scharf abgegrenzt. Wenn diese
Infiltrierung eigentlich die frische perifokale Entzündung um den älteren
pulmonalen oder glandulären Herd bedeuten sollte, so hatte doch RE-
DEKER schon frühzeitig bei diesen Formen Tuberkelbacillen nachweisen
können, ein Befund, der frische erweichende pulmonale Herde zur Voraussetzung hat. Solche Erweichungen können den zeitweise zur Ruhe
gekommenen primären Herd oder von ihm ausgegangene bronchogene
oder lymphogene Streuungsherde treffen, sie können sich aber auch in
frischen hämatogenen Streuungsherden vollziehen, oder schließlich im
echten exogenen Superinfektionsherd. Frische Infiltrierungen sind bisher

nur vereinzelt zur anatomisch-histologischen Untersuchung gekommen; pathologisch-anatomisch ist deshalb ihr Charakter noch nicht geklärt.

Das Röntgenbild einer echten Sekundärinfiltrierung zeigen unsere Abb. 59 und 60; hier hat sich auf dem Boden einer in Rückbildung begriffenen primären Tuberkulose eine frische perifokale Entzündung ausgebildet. Dieser Vorgang kann durch mannigfaltige spezifische Reize ausgelöst werden, z. B. durch probatorische Tuberkulinimpfung, durch gehäufte Superinfektionen (REDEKER) oder durch unspezifische Reize

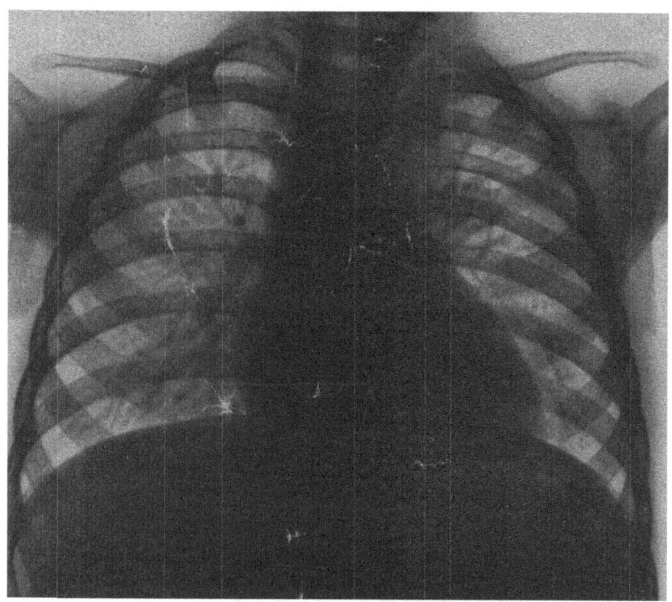

Abb. 59. Aufn.-Nr. 458, ♀, 1³/₄ Jahre. Verkalkter Primärkomplex rechts. Indurationsfeld im linken Oberfeld.

wie Quarzlampen-, Röntgen- oder Sonnenbestrahlungen, interkurrente Erkrankungen wie Masern, Keuchhusten, Mumps, Scharlach usw. Häufiger aber bleibt diese erneute Entzündungsbereitschaft in ihrer Motivierung dunkel.

Die typische Sekundärinfiltrierung soll durch ihren perihilären Sitz charakterisiert sein. Ihr Schattenbild der Sagittalaufnahme zeigt als Norm ein Dreieck, das sich mit der Basis an den Mittelschatten anlehnt und mit der Spitze lateral weist (SLUKAsches Dreieck, Abb. 61); dieser perihiläre Sitz würde auf die Bronchaldrüsen als zentralen Fokus der Entzündung hindeuten. Aber abgesehen davon, daß es sich bei diesen Formen ebensowohl um echte Primärinfiltrierungen handeln kann, ist der perihiläre Sitz durch die Sagittalaufnahme allein keineswegs erwiesen.

So fand DUKEN bei dem Sagittalbild einer scheinbar perihilären Infiltrierung (Abb. 62) in der Frontalaufnahme (Abb. 63) die Infiltrierung ohne jede Beziehung zum Hilus in der Spitze des Unterlappens. Andererseits ist aber auch festgestellt (KLEINSCHMIDT, DUKEN), daß genau die gleichen Röntgenbilder beobachtet wurden bei Kindern, die nicht tuberkuloseinfiziert sind; ja es sind auch autoptisch als Substrat solcher Röntgenbefunde unspezifische Pneumonien bei Kindern beobachtet, die

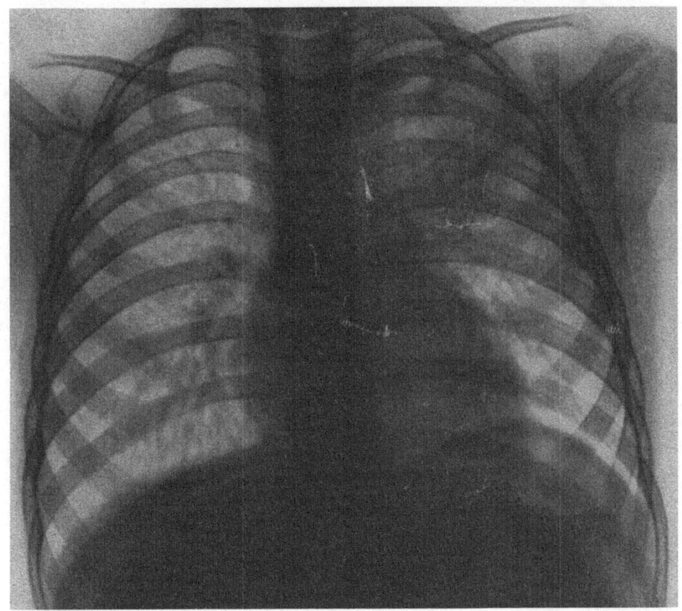

Abb. 60. Derselbe Fall. 3 Monate später. Frische Sekundärinfiltrierung.
(Entstehungsursache trotz klinischer Beobachtung nicht festzustellen.)
Rückbildung nach 3 Monaten.

tuberkulinpositiv gewesen waren; die positive Tuberkulinreaktion gibt also nicht das Recht, alle solchen pulmonalen Infiltrierungen als spezifisch anzusprechen. Selbst wenn, wie bei unserer Abb. 64, ein verkalkter Primärkomplex nebst Kalkschatten in einer paratrachealen Drüse die erhebliche endothorakale Tuberkulose unter Beweis stellt, bleiben doch berechtigte Zweifel, ob die frische Infiltrierung spezifisch ist.

Die perihiläre Infiltrierung ist zwar eine besonders charakteristische Form der Sekundärinfiltrierung, aber keineswegs die einzige. Die Abb. 65, 66 und 67 zeigen beispielsweise die Entstehung einer Sekundärinfiltrierung und deren Rückbildung im Lappenrand des rechten Oberlappens. Zuweilen geht die Resorption solcher Prozesse ganz außerordentlich langsam vonstatten. Es können dann durch Jahre Rest-

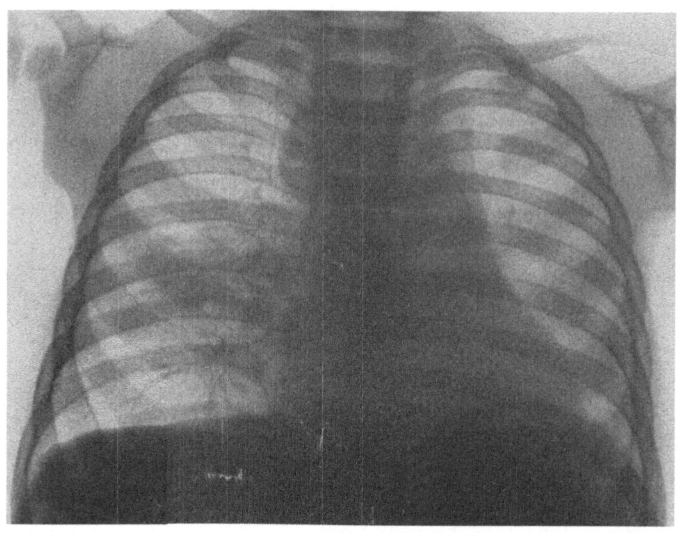

Abb. 61. Aufn.-Nr. 2286, ♂, 1¹/₂ Jahre. Infiltrierung im rechten Unterfeld mit erbsengroßem Drüsenschatten.   Paratrachealdrüsenschwellung rechts und Schornsteinschatten links. Vollständiges Verschwinden nach ³/₄ Jahren.

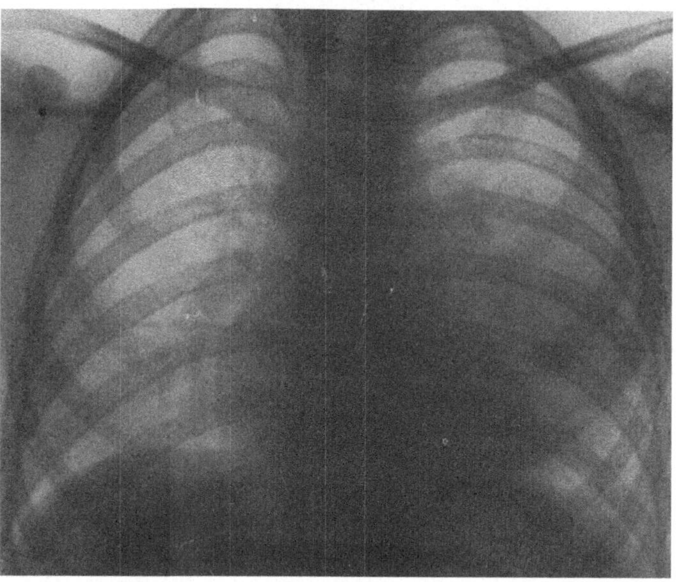

Abb. 62. ♀, 7 Jahre. Scheinbare Hilusinfiltrierung.
(Von Prof. Duken, Heidelberg, freundlichst überlassen.)

zustände der Infiltrierung röntgenologisch nachweisbar bleiben, wie sie typisch die Abb. 68 zeigt. Diese Restzustände lassen mitunter deutlich

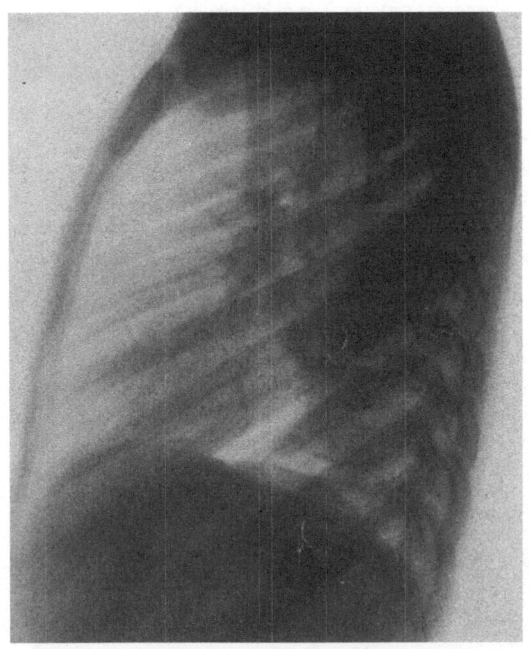

Abb. 63. Derselbe Fall. Unterlappeninfiltrat ohne Verbindung mit dem Hilus.
(Von Prof. DUKEN, Heidelberg, freundlichst überlassen.)

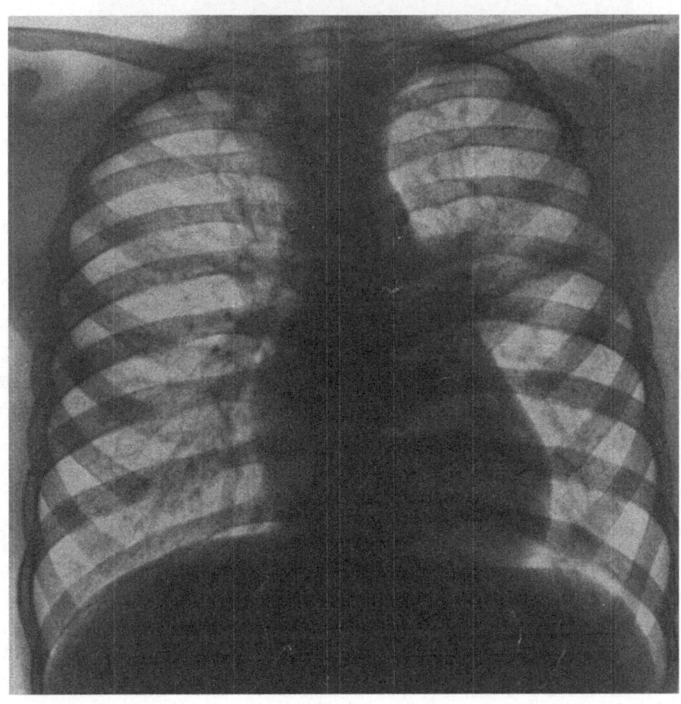

Abb. 64. Aufn.-Nr. 3177, ♀, 8 Jahre. Sekundärinfiltrierung im linken Oberfeld, verkalkter
Primärkomplex und verkalkter paratrachealer Drüsenkalkherd links.

erkennen, daß der Infiltrierungsschatten nicht allein einer auf Toxinreiz beruhenden perifokalen Entzündung um den alten tuberkulösen Herd entsprach, sondern mit Neuherdbildung einherging, wie das die verkalkten Herdchen in der Abb. 69 illustrieren. Ob diese Neuherdbildung auf bronchogener oder lymphogener Streuung vom alten Herd aus oder auf einer beschränkten hämatogenen Einsaat oder exogener Neuansteckung beruht, ist freilich nicht zu erkennen. Die pathogenetische

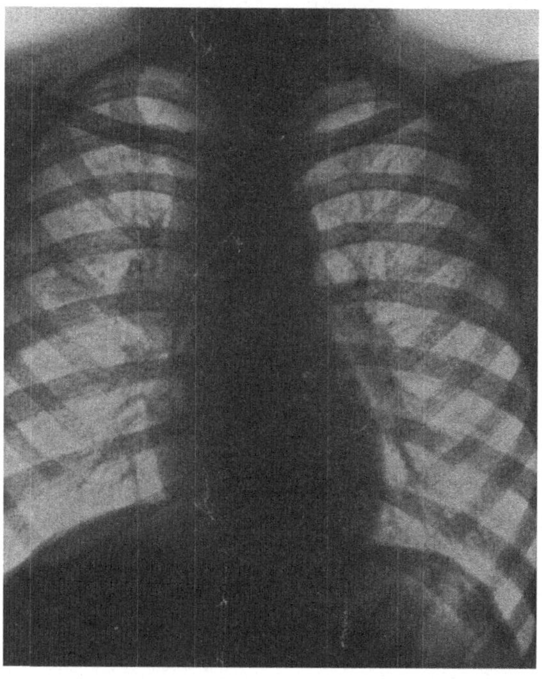

Abb. 65. Aufn.-Nr. 508, ♀, 11 Jahre. Tumorige Bronchialdrüsen rechts. Herdschatten (Primäraffekt?) im rechten Mittelfeld.

Problematik der Infiltrierungen, die uns aus solchen Bildern entgegentritt, wird noch beträchtlich größer, wenn man nach dem anatomischen Substrat dieser Gewebsverdichtung forscht, wenn man das klinische Bild präzis zu fassen versucht oder wenn man dem Schicksal dieser Erscheinungen nachgeht.

Zu diesen genetisch schwer zu deutenden Infiltrierungen gehört auch ein Teil jener großartigen Lappen füllenden, ja zuweilen eine ganze Lunge einnehmenden Formen, die zuerst von ELIASBERG und NEULAND unter der Bezeichnung *Epituberkulose* beschrieben wurden. Die Autoren verstanden darunter unspezifische, d. h. nicht durch Tuberkelbacillen hervorgerufene Infiltrierungen, die bei tuberkuloseinfizierten Kindern, wohl durch Toxine, auf spezifische und unspezifische Reize

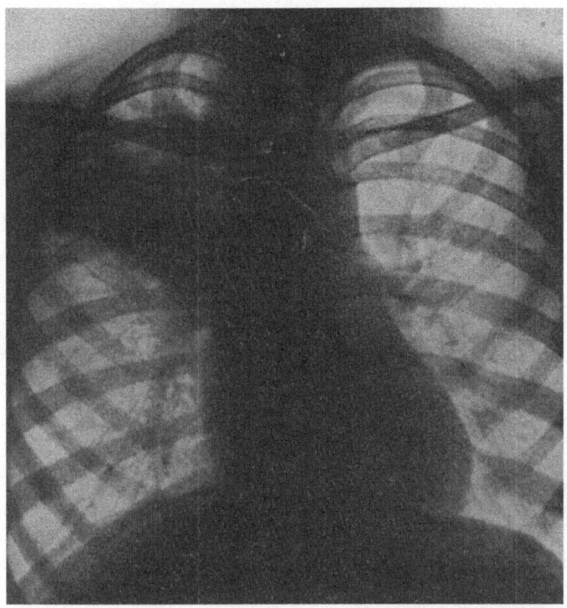

Abb. 66. Derselbe Fall. Ausgedehnte Lappenrandinfiltrierung rechts.

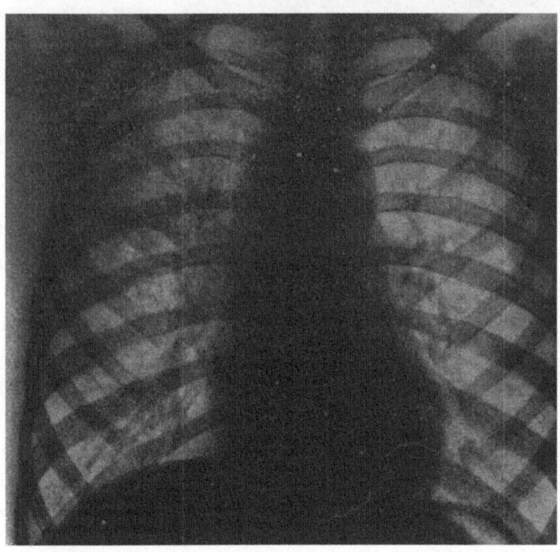

Abb. 67. Derselbe Fall, 4 Wochen später. Infiltrierung in Rückbildung.

zustande kommen. Freilich haben später röntgenologische Serienbeobach-
tungen wie auch Autopsien bewiesen, daß die Genese dieses Zustands-

bildes nicht einheitlich ist, indem es sich um echte primäre oder sekundäre Infiltrierungen oder auch um unspezifische chronische Entzündungen bei tuberkuloseinfizierten Kindern handeln kann (KLEINSCHMIDT). Bei unserer Abb. 70 einer solchen Epituberkulose, die in der Regel den Oberlappen, vorzugsweise rechts, befällt, spricht das Alter des Kindes für eine echte Primärinfiltrierung.

In sorgfältigen anatomischen Untersuchungen hat RÖSSLE nachweisen können, daß gerade diese Großinfiltrierungen auf der Atelektase großer Lungenabschnitte beruhen, die durch Verstopfung des zuführenden Bronchus, durch komprimierende Pakete tuberkulöser Drüsen oder auch durch eine käsige Bronchitis entstehen. RÖSSLE zweifelt auf Grund dieser Untersuchungen den spezifisch tuberkulösen Charakter der Infiltrierungen als circumfokale Entzündungen um einen frischen oder älteren tuberkulösen Herd an und empfiehlt für diese Infiltrierungen die ursprüngliche Bezeichnung Epituberkulose zur Kennzeichnung des auf Tuberkulose beruhenden sekundären Vorganges beizubehalten. Für die Fälle

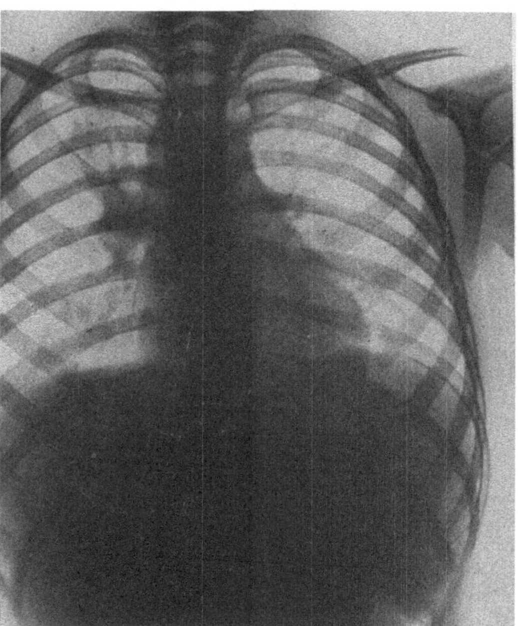

Abb. 68. Aufn.-Nr. 2330, ♀, 6 Jahre. Besenreiserförmiges Indurationsfeld im rechten Oberfeld, vom klobigen Hilusschatten ausgehend.

von RÖSSLE sind seine Untersuchungen Beweis, und gerade bei den große Teile des Lungenfeldes einnehmenden massiven Verschattungen dürfte die Atelektase Substrat dieses Zustandsbildes sein. Die typischen bipolaren und perihilären Infiltrierungen lassen sich jedoch in dem RÖSSLEschen Sinne nicht erklären, und für sie muß die circumfokale Entzündung als anatomisches Substrat des Röntgenbildes Geltung behalten.

Klinik der Infiltrierungen. Es kann nicht Wunder nehmen, daß vor der Anwendung systematischer Röntgenuntersuchungen in der Umgebung von Infektionsquellen von dem wichtigen Zustandsbild der Infiltrierungen klinisch wenig bekannt war. Mag sein, daß das eine oder andere

Kind die manifesten Erscheinungen eines tuberkulösen Infektes, wie
REDEKER meint, in einer Änderung im Gebaren erkennbar werden läßt;
die Kinder werden unlustig, reizbar, mürrisch, spielen wenig, essen
schlecht. Der Mehrzahl dieser Kinder ist aber nichts von Krankheit
oder Unbehagen anzumerken, oder solche Anzeichen sind doch ganz
flüchtig und werden dann regelmäßig auf banale Infekte, noch lieber
auf Erkältungen bezogen. Aber auch im objektiven Bild der Kinder

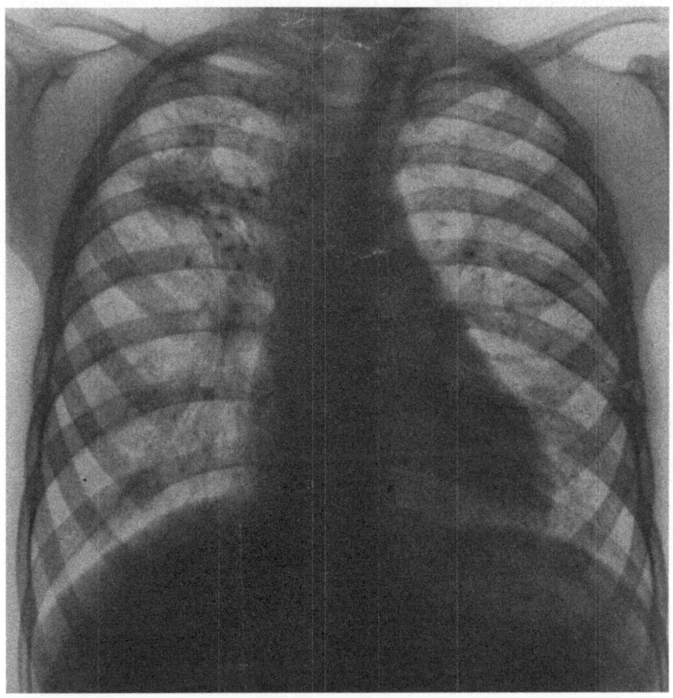

Abb. 69. Aufn.-Nr. 2259, ♀, 5 Jahre. Verkalkter Primärkomplex im linken Oberfeld mit
verkalkten Streuungs- und Abflußbahntuberkeln. Abgeheilte primäre Lungentuberkulose.

ändert sich wenig. Die Entwicklung zeigt keine Unterbrechung oder
Hemmung, im Aussehen und Ernährungszustand ändert sich kaum
etwas. Die Kinder husten nicht und werfen schon gar nicht aus; sie
klagen auch nicht über Schmerzen. Kurz, das äußere Bild dieser Infiltrierungen ist symptomarm und wenig charakteristisch.

Von einem „klinischen Bild“ der Infiltrierungen zu sprechen, wäre
überheblich, denn typisch ist lediglich das Röntgenbild der Infiltrierung, während die klinischen Erscheinungen die Merkmale einer Reizbeantwortung bieten, die von irgend einem Infekt oder irgend einer
Funktionsstörung gefordert wird. Ich kann die vielfache Erfahrung

bestätigen, daß man unter den mageren und blassen, ja sogar unter ausgesprochen asthenischen Kindern, einer Gruppe also, die vielfach noch als tuberkulosegefährdet, wenn nicht gar glatt als tuberkulös angesehen wird, weniger solche Infiltrierungen findet, als unter Kindern, die wohlgenährt und kräftig aussehen. KLARE erblickt in den Habitusarten nicht das für den Ablauf der Tuberkuloseinfektion wesentliche Merkmal der Konstitution, die ja weitgehend das Tuberkuloseschicksal bedingt, als vielmehr in der Reizbeantwortung oder funktionellen Reaktionsweise. Während sich in der reizbaren Konstitution des exsudativ-lymphatischen Kindes eine gewisse Abwehrbereitschaft zeige, liege der Grund

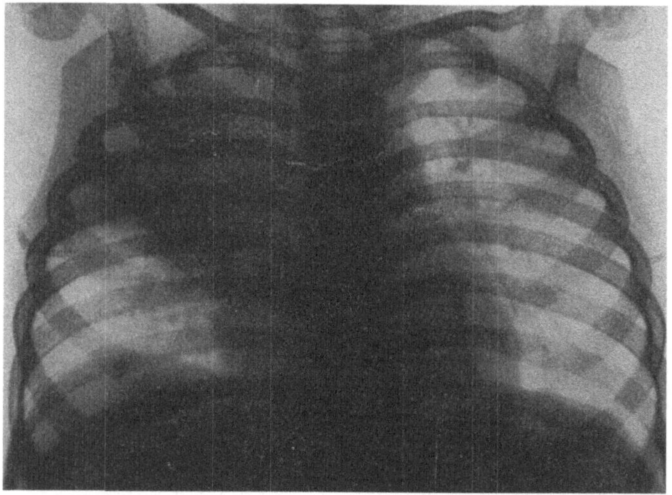

Abb. 70. ♂, 1¼ Jahre. Primärinfiltrierung (Epituberkulose). Rückbildung nach 6 Monaten (Von Prof. ERICH MÜLLER, Berlin, freundlichst überlassen.)

für die unzureichende Widerstandskraft des Asthenikers gegen die Tuberkulose in der verminderten Reaktionsfähigkeit, der Leistungsschwäche im allgemeinen. KLARE betrachtet die Lungeninfiltrierung als Ausdrucksbild der exsudativ-lymphatischen Körperverfassung und sieht gerade und wohl mit Recht in dieser starken Reizbeantwortung die starke Abwehrbereitschaft, die letzten Endes die gute Prognose dieser Infiltrierungen bedingt. Die Ausdehnung der KLAREschen Betrachtungsweise über den Kreis dieser Infiltrierungen hinaus bietet nicht geringe Schwierigkeiten. KLARE hat in seinem Buch „Konstitution und Tuberkulose im Kindesalter" die nach ihm kennzeichnenden Merkmale sorgfältig zusammengetragen und ein Konstitutionsschema entworfen, das die Eingruppierung des Kindes in Konstitutionsgruppen gestatten soll. Seine Resultate sind von KOESTER und anderen in umfangreichen Untersuchungen bestätigt worden, doch ist von anderen Autoren auf die

Schwierigkeiten solcher Konstitutionsdiagnostik hingewiesen worden. Sicher ist, daß hier ein vielversprechender Anfang gemacht ist, bei der Betrachtung der Konstitutionen das Augenmerk nicht nur auf den Habitus und das äußere Erscheinungsbild, sondern auch auf die Reaktionsweise und die Organfunktionen zu richten. Die Verfolgung solcher Konstitutionsanalyse verspricht wertvolle pathogenetische Erkenntnisse und prognostische Schlüsse.

Die klinische Beobachtung von Kindern mit Infiltrierungen ergibt beim akuten Auftreten der perifokalen Entzündung nicht so ganz selten höheres Fieber von einigen Tagen oder auch längerer Dauer. Diese Phase gelangt aber nur ausnahmsweise zur rechten Deutung. Länger anhaltende subfebrile Temperaturen sieht man bei den Infiltrierungen häufig. Es ist freilich sehr fraglich, wie weit diese Temperaturen mit dem Lungenherd zusammenhängen; denn hochliegende Temperaturen (bis 37,7 rectal), aber auch Subfebrilität (bis 38,0 rectal) sehen wir nicht nur bei tuberkulösen Kindern mit anderweiten Herden, sondern ebensooft bei Kindern, die lediglich tuberkulinpositiv sind und kaum seltener bei Kindern, die gesund und tuberkulinnegativ sind. Solche Temperaturen muß man also mit großer Reserve bewerten und pathognostisch für die Tuberkulose oder den klinisch sonst stummen Infekt sind sie schon gar nicht. Im Primär- und Sekundärstadium der Lungentuberkulose des Schulalters ist die Temperaturbewegung selbst bei noch aktiven Formen im Vergleich mit der Röntgenuntersuchung und den übrigen klinischen Methoden das unzulänglichste diagnostische Hilfsmittel, sagt Nüssel nicht mit Unrecht.

Physikalischer Befund. Der physikalische Befund über den Infiltrierungen entspricht ungefähr ihrer Lage und Ausdehnung. Findet man über lappenfüllenden Infiltraten oft Dämpfung oder doch deutliche Schallverkürzung, des öfteren ausgesprochenes Bronchalatmen, so kann der physikalische Befund über zentral sitzenden Infiltrierungen sehr geringfügig sein; ein großer Teil der letzteren ist physikalisch völlig stumm. Hört man deutlich feuchte Rasselgeräusche, so hat man es hie und da mit einem pneumonischen unspezifischen Herd, oder aber mit einem tuberkulösen Erweichungsherd zu tun, nicht aber mehr mit einer einfachen Infiltrierung.

Die Blutkörperchensenkung pflegt bei den Infiltrierungen wenig (15 mm Stundenwert) bis mäßig (30 mm) erhöht zu sein. Im weißen Blutbild bieten kleinere Kinder bekanntlich normal eine Lymphocytose bis etwa 50%; fehlt sie, so ist das Kind mit besonderer Sorgfalt zu beobachten. Mäßige Linksverschiebung ist häufig, ebenso mäßige Eosinophilie (Kampfphase nach Grass!); die hohe Eosinophilenzahl ist natürlich Anlaß, nach Würmern zu fahnden.

Tuberkelbacillenbefunde bei Infiltrierungen. Eine der auffälligsten Feststellungen neuerer Zeit ist die Beobachtung, daß nicht nur gelegentlich bei Kindern mit Infiltrierungen (REDEKER), sondern im Mageninhalt relativ häufig, hie und da auch bei Kindern mit Bronchaldrüsentuberkulosen und sogar mit klinisch stummen Infekten Tuberkelbacillen gefunden werden (OPITZ); es müssen also bei diesen Tuberkuloseformen pulmonale Herde vorkommen, die geeignet sind, gelegentlich Tuberkelbacillen in den Bronchalbaum abzustoßen. Solch positiver Befund ist auf alle Fälle Anlaß genug, das Kind als krank anzusehen und längere Zeit in klinischer Behandlung zu behalten.

Die **Diagnose** stützt sich wesentlich auf die Tuberkulinprobe, den Röntgenbefund, den Bacillenbefund, die biologischen Labilitätserscheinungen, weniger auf den physikalischen Befund und am wenigsten auf das Symptomenbild. Die Frage der Spezifität kann oft erst nach längerer Beobachtung geklärt werden.

Die **Prognose** der Sekundärinfiltrierungen ist, wenigstens für die nächsten Jahre überwiegend recht gut. Ein Teil von ihnen bildet sich so vollständig zurück, daß im Röntgenbild keine Spuren mehr und keine Restzustände zu finden sind; das sind wohl die auf Toxinausschwemmung beruhenden Reizzustände. Bei anderen bleiben Veränderungen der Hilusschattenform zurück, teils in Form besenreiserartiger Aufspaltung der schattengebenden Lungenhilusbahnen (Abb. 68), teils in einer Art Schrumpfung im Hilusbereich, die so aussieht, als hätte man eine unsichtbare Schlinge um den Hilus gelegt und diese gedrosselt. Manche dieser Infiltrierungen — und das sind solche, die sicher auf intra-pulmonaler Herdbildung beruhen, lassen aber nach ihrer Rückbildung Indurationsfelder zurück, die sich im Röntgenbild als scharfe Schattenstreifen oder Netze markieren und nicht selten kalkharte kleine Herdschatten umschließen. Diese Restzustände sind noch nicht lange genug bekannt, um heute die Antwort auf die Frage zu gestatten, inwieweit diesen Kindern im Pubertäts- oder Adoleszentenalter ein neuer Schub ihrer Tuberkulose droht; sicher ist aber, daß diese zeitweilig inaktiven Herde noch im Kindesalter, öfter im Pubertäts- oder Adoleszentenalter, aber auch später, in erneute Proliferation übergehen und zum Ausgangspunkt der isolierten Lungentuberkulose werden können (Abb. 71).

Die **primäre Tuberkulose.** Wir haben, die klinischen Bilder der Primär- und Sekundärinfiltrierungen zusammenfassend, ein Zustandsbild übergangen, das wir hier nachholen müssen: die *primäre Tuberkulose.* Wir wollen hier unter diesem Begriff nicht jene oben abgehandelten, zu einem nicht näher zu bestimmenden Prozentsatz primären Infiltrierungen verstanden wissen, sondern die unmittelbar vom primären Lungenherd ausgehende Lungentuberkulose. Der primäre Lungenherd hat jenseits des Säuglingsalters eine ausgesprochene Heilungsneigung; er hinterläßt überwiegend nur eine kleine fibröse Narbe, nicht selten heilt er aber auch nach Verkäsung des tuberkulös-pneumonischen Herdes unter Verkalkung und folgender Verknöcherung ab. Auch im ersten

Lebensjahr zeigt sich schon solche Heilungsneigung bei etwa $^2/_3$ der Infekte. Aber in den ersten zwei Lebensjahren, recht selten, soviel bisher bekannt, im Spiel- und Schulalter, folgt öfter der Verkäsung durch Erweichung des Primärherdes die Entstehung der primären Kaverne (Abb. 72), von welcher durch bronchogene Streuung eine rapid

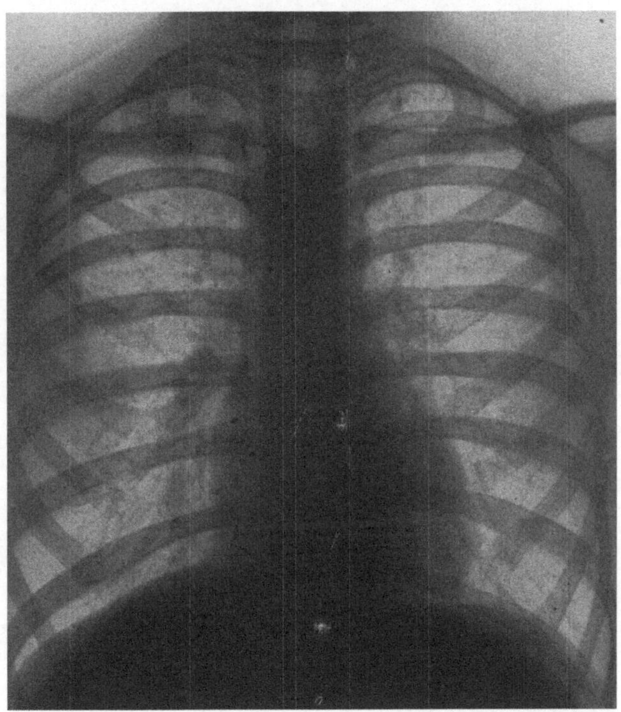

Abb. 71. Amb., ♂, 8 Jahre. **Exacerbation des Kalkherdes.** Verkalkte Spitzenherde beiderseits, rechts innerhalb eines Gebietes frischer Infiltrierung mit zentraler Einschmelzung. (Von Prof. DUKEN, Heidelberg, freundlichst überlassen.)

verlaufende lobulär-pneumonische verkäsende Lungentuberkulose ausgehen kann (Abb. 73 und 74). Da der tuberkulöse Prozeß zugleich in der Drüsenkette rasch fortschreitet und bald den Venenwinkel erreicht, übrigens auch schon in der Lunge selbst oder im Lymphknoten in die Blutbahn einbrechen kann, gesellt sich zu der primären Lungentuberkulose recht oft noch eine allgemeine Miliartuberkulose.

Die **primäre Tuberkulose** ist also ein anatomisch wohl gekennzeichnetes Bild, indem nur jene Formen ihr zuzurechnen sind, bei denen Abheilungsvorgänge am Primäraffekt fehlen, vielmehr unmittelbar von ihm aus der tuberkulöse Prozeß hemmungslos vorwärts schreitet. Meist benutzt er dabei alle ihm möglichen Ausbreitungswege des lymphogenen

Appositionswachstums, der bronchogenen Kanalstreuung und des lympho-
hämatogenen Befalls aller Organe. Zuweilen aber bevorzugt er den

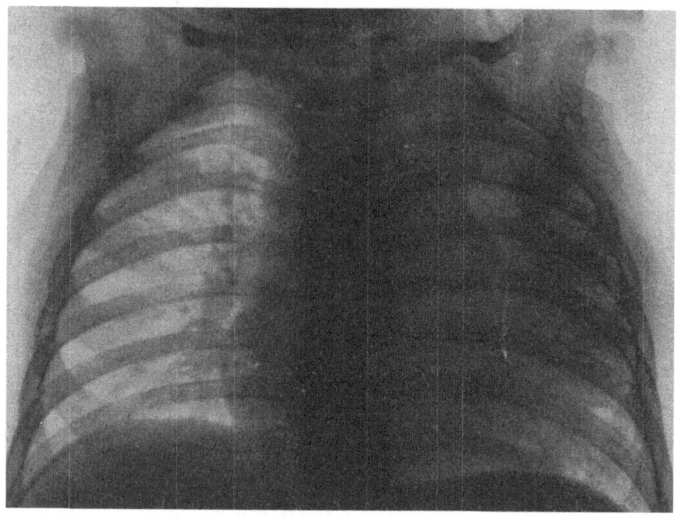

Abb. 72. ♀ 1¹/₄ Jahre. Erweichende käsige Pneumonie des linken Oberlappens.
Intracanaliculäre und hämatogene Streuung. Zwei fistelnde Spinae ventosae.
Allgemeinbefinden gut.

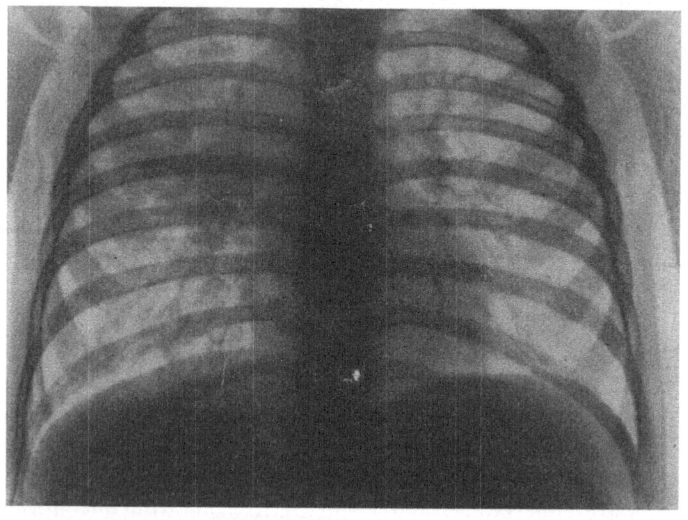

Abb. 73. Amb., ♀, 2 Jahre. Primäre Tuberkulose in der rechten Lunge mit bronchogener
Streuung; riesige tumorige bronchopulmonale und paratracheale Drüsen rechts.

einen oder den anderen Weg. Eines der merkwürdigsten anatomischen
Bilder ist die schlagartige Verkäsung einer ganzen Lunge, die auf Grund

einer monströsen Überempfindlichkeit gegenüber den Tuberkelbacillen
das Individuum toxisch vernichtet, bevor der Prozeß sich im Körper
ausbreiten kann. Während zuweilen die Kanalstreuung im Bronchalbaum im Vordergrunde steht, ist ein andermal der lymphohämatogene
Weg fast allein beschritten; ja auch hier gibt es noch eine eigenartige

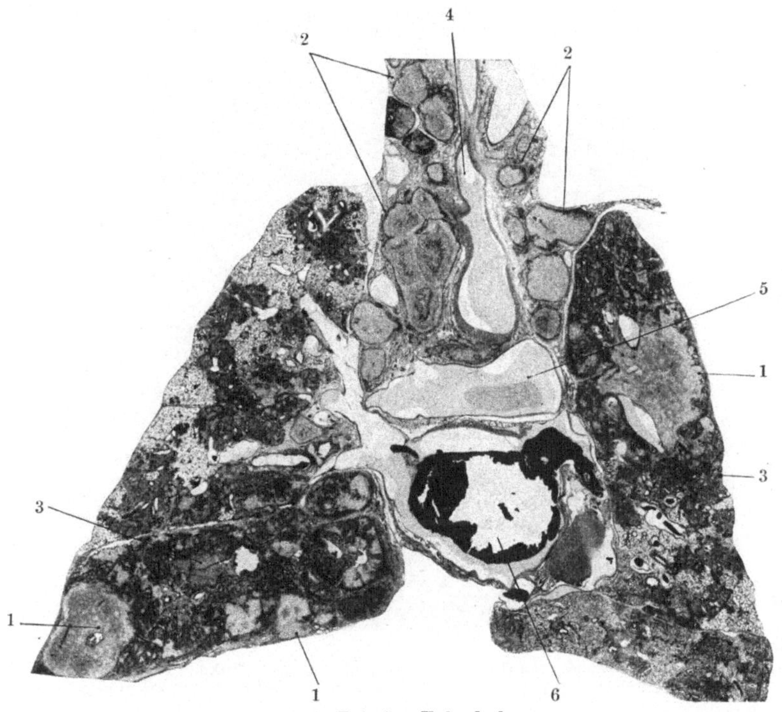

Abb. 74. Primäre Tuberkulose.
1 Verkäste Lungenherde. 2 Verkäste bronchopulmonale und paratracheale Lymphknoten.
3 Lobuläre pneumonische noch nicht verkäste Herde. 4 Trachea. 5 Rechter Vorhof.
6 Ventrikel. (Gefrierschnitt.)

Differenzierung, die auf der Organkonstitution und der Organempfind-
lichkeit zu beruhen scheint und sich darin ausdrückt, daß sich die Absiedlung einmal überwiegend im Gebiet des kleinen Kreislaufs abspielt,
das andere Mal fast nur den Bereich des großen Kreislaufs befällt; das
Schicksal dieser Kranken besiegelt meist die meningeale Streuung.

In den Durchseuchungsverhältnissen der Kulturländer ist die primäre Tuberkulose überwiegend eine Krankheitsform des frühesten Kindesalters und meist ist die Ansteckung durch einen offen tuberkulösen Elter
erfolgt. Diese Kinder erliegen einer zwiefachen Hinfälligkeit, der unspezifischen ihres zarten Alters, das die Behauptung gegen die feindliche Umwelt
eben erst aufnehmen will und allsogleich dem schwersten solcher Kämpfe

ausgeliefert wird, und der spezifischen Widerstandsschwäche ihrer erb-
gebundenen Konstitution. Klinisch ist die geschilderte Aufspaltung der
Formen höchstens bei verzögertem Verlauf zu erkennen.

Diese foudroyante Tuberkulose der Säuglinge wird auch klinisch
merkwürdig oft verkannt. Das liegt wohl zum Teil an der Schwierigkeit der physikalischen Untersuchung bei den oft fast moribund einge-
lieferten Kindern, zum Teil auch an der ungenügenden Aufklärung der

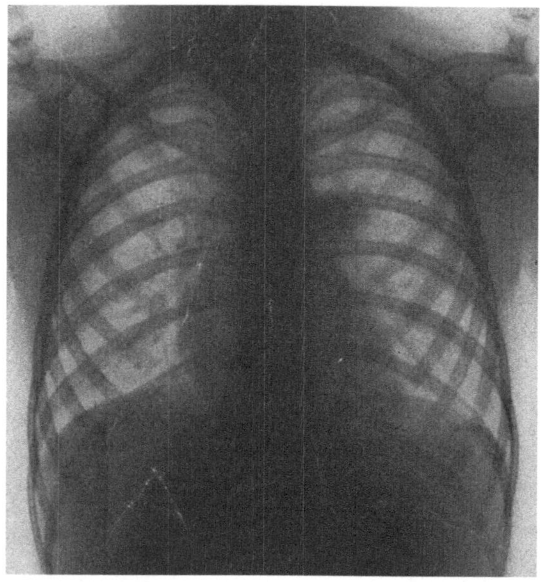

Abb. 75. Aufn.-Nr. 512, ♀ 3 Jahre. Bronchaldrüsenpaket links. Primärherd nicht zu
sehen. Schattenform und Verlauf sprechen für frische Erkrankung.

Exposition, zum Teil schließlich an dem oft uncharakteristischen Krankheitsbild, das im Gesamtverlauf, vor allem auch in den Fieberbewegungen
zwischen perakut und subchronisch variieren kann und kaum auf die
Lunge als schwererkranktes Organ hinweist. Die Prognose dieser progredienten Säuglingstuberkulose ist infaust, die Therapie machtlos.

Proliferierender Primärkomplex. Der Anatom beobachtet nicht selten,
daß der primäre Lungenherd abheilt, der tuberkulöse Prozeß aber in
den bronchopulmonalen und paratrachealen Lymphknoten (Abb. 75)
fortschreitet in Form frischerer Verkäsungen und junger Tuberkel.
NEUMANN nennt das Krankheitsbild dieses Vorgangs ganz interessant
den proliferierenden Primärkomplex. Aber wie sieht dieses Krankheitsbild aus? Der Kliniker hat gegenüber dem in früheren Jahren
fest eingefressenen und auch so verschwommenen Begriff der Bronchaldrüsentuberkulose einen schweren Stand; man muß Festigkeit von ihm

verlangen, denn auch die Diagnose Bronchaldrüsentuberkulose ist verantwortungsschwer. Ohne ausgesprochenen Röntgenbefund (Abb. 76)
entbehrt sie der sicheren Grundlage. Der weiche große homogene Hilusschatten kommt für die Diagnose gar nicht in Frage; er kommt allermeist durch weiche Aufnahmetechnik zustande, kann aber auch auf

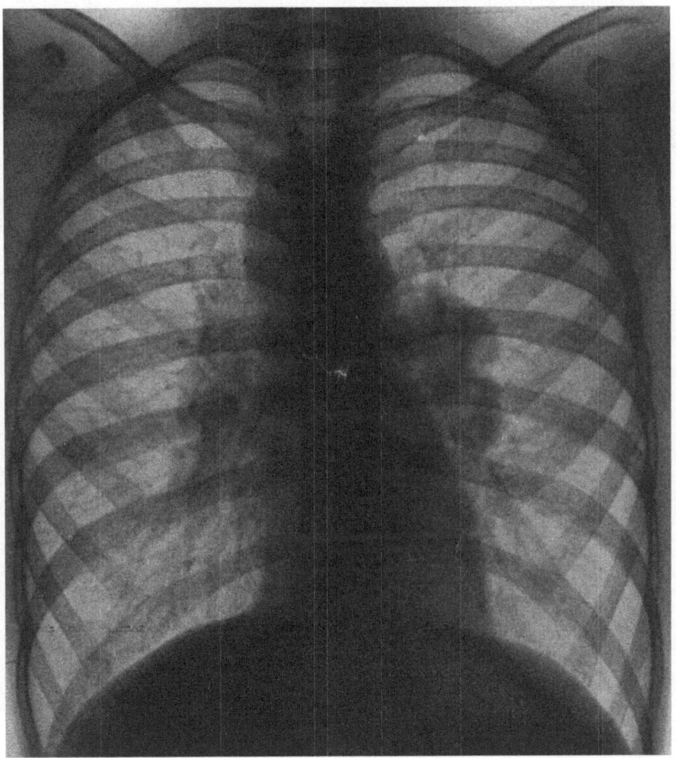

Abb. 76. Aufn.-Nr. 4263. ♀, 12 Jahre. Tumorige Bronchaldrüsen beiderseits. Zufallsbefund
bei Reihenuntersuchung.

Stauung im kleinen Kreislauf (Herzfehler!) beruhen. Auch der Hilusschatten mit eingestreuten kleinen Flecken besagt zwar vielleicht, daß
Schatten kleiner tuberkulöser Drüsen vorhanden sind; aber in welchem
anatomischen Zustand sind sie denn und was bedeuten sie schon klinisch?
Maßgebend ist die tumorige Form des Hilusschattens und die abgerundete Vorwölbung des Paratrachealdrüsenschattens in das Lungenfeld
hinein (Abb. 77); dazu die Schattenbrücke im HOLZKNECHTschen Raum
zwischen Wirbelsäulen- und Herzschatten (1. schräger Durchmesser).

Bronchaldrüsentuberkulose. Solche Herdschatten im Röntgenbild
bedürfen nun der Aktivitätsüberprüfung im klinischen Bild. Die Kalk-

härte der Bronchaldrüsenschatten im Röntgenbild gibt, das sei zu-
vörderst bemerkt, keine Gewähr dafür, daß der Prozeß inaktiv ist (Abbildung 78), denn diese Drüse kann verkäst und kalkimprägniert sein;
und selbst wenn sie verkalkt, ja verknöchert ist, kann die nächste Drüse
frische Herde enthalten. Kinder mit umfangreichen intrapulmonalen
und intraglandulären Verkalkungen sind durch viele Jahre genau zu
überwachen, weil gar zu gern aus solchen Resten der tuberkulöse Prozeß

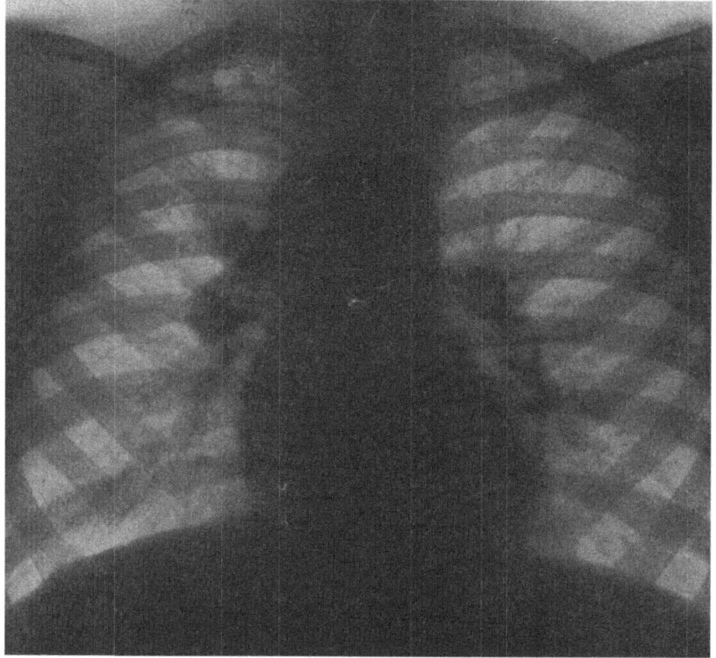

Abb. 77. Aufn.-Nr. 6866, ♂, 14 Jahre. Tumorige Bronchaldrüsentuberkulose rechts,
SIMONsche Herde im rechten Spitzenfeld.

erneut vorbricht (Abb. 79). Die fortschreitende Bronchaldrüsentuberkulose ist ganz überwiegend eine Krankheit der kleinen Kinder und wird
schon nach dem 3. Lebensjahr immer seltener. Als leidlich zuverlässiges
Symptom gilt der hochklingende pertussisähnliche Husten mit pfeifendem
Oberton und das exspiratorische Keuchen (Pertussis: inspiratorisches
Ziehen!). Der physikalische Befund pflegt selbst über röntgenologisch
großen Drüsentumoren negativ, bestenfalls fraglich zu sein; die Spezial-
symptome (D'ESPINEsches Zeichen, Klopfempfindlichkeit der Dornfortsätze u. a. m.) sind ganz unzuverlässig. Wiederum ist vor der Über-
bewertung der Subfebrilität eindringlich zu warnen, auf die Bedeutung
der Senkungsbeschleunigung und der Veränderungen im weißen Blut-

bild aber aufmerksam zu machen. Im Zweifelsfalle ist bei all diesen Labilitätserscheinungen aber auch nach anderen Infekten (Lues, Tonsillenherde, Pyelitis und anderen versteckten septischen Prozessen) zu fahnden. Die fortschreitende Bronchaldrüsentuberkulose kann man zwar gelegentlich klinisch exakt unterlegen, häufig aber nicht bestimmt ausschließen. ENGEL nennt unsichere Krankheitsbilder ohne Herdnachweise, ihre Fragwürdigkeit unterstreichend, okkulte Bronchaldrüsentuberkulosen; deren Diagnose bezeichnen KELLER und MORO sehr richtig

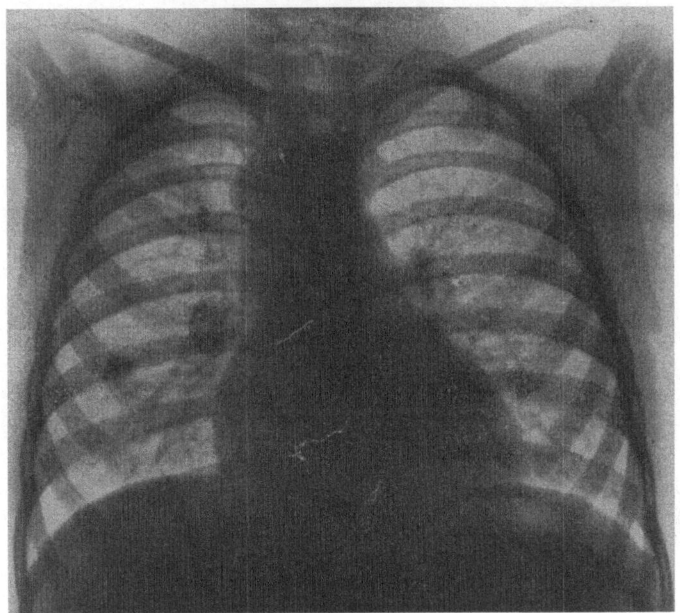

Abb. 78. Aufn.-Nr. 712, ♂, 3 Jahre. Große verkalkte paratracheale Drüse rechts; verkalkter Primärkomplex rechts.

als Virtuosenstück. Aber aus diesem verborgenen Prozeß kann — die Tragik ärztlicher Verantwortung und die Ohnmacht ärztlicher Kunst grell beleuchtend — verhängnisschwer die tuberkulöse Meningitis vorbrechen. Ärztliche Kunst darf trotzdem nicht raten und spekulieren; sie muß schon auf festem Fundament ruhen.

Hämatogene Streuungen. Wir haben bereits hervorgehoben, daß bei den Säuglingstuberkulosen der Einbruch in die Blutbahn häufig, wenn nicht gar die Regel ist, ebenso, daß sich hinter den Sekundärinfiltrierungen umschriebene hämatogene Streuungen verbergen können. Nach autoptischer Erfahrung ist die hämatogene Verbreitung bei allen progredienten Kindertuberkulosen ungemein häufig. Für die endgültig oder zeitweilig zur Ruhe kommenden Infekte kann der Kliniker das zwar keineswegs bestätigen, zum Teil freilich wohl, weil seine Methodik dem Nachweis beschränkter Streuung nur sehr unvollkommen gewachsen ist. Immerhin wird neuerdings von den meisten Kennern dieser Materie anerkannt, daß auch klinisch hämatogene Tuberkuloseverbreitungen im Kindesalter viel häufiger sind, als man seither angenommen hatte. Duken betont mit Recht die große diagnostische Bedeutung der Tuberkulide, da sie die hämatogene Tuberkuloseaussaat im Kindesalter sehr

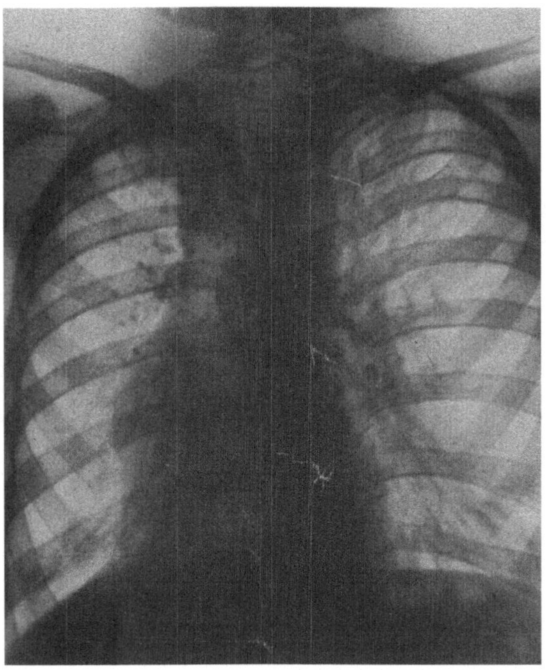

Abb. 79. Aufn.-Nr. 7604, ♂, 9 Jahre. Zahlreiche verkalkte Streuungsherde in der Lunge. Kalkherdschatten in der paratrachealen Drüsenkette links. Riesiger Kalkschatten der Bifurkationsdrüse. Kalkherde in den Subaxillar- und Axillardrüsen. Das Kind leidet an asthmaähnlichen Anfällen.

häufig begleiten und ein unbedingt sicheres Kennzeichen der hämatogenen Virusverbreitung darstellen; die Kenntnis der verschiedenen Formen dieser „Miliartuberkulose der Haut" gehört deshalb zum Rüstzeug jedes Tuberkulosearztes. Nach Leiser ist die akute hämorrhagische Miliartuberkulose der Haut die Reaktionsform, die auf noch nicht ausgebildete Widerstandsfähigkeit schließen läßt. Die papulonekrotischen Herde (Abb. 80) finden sich nach Duken bei jungen Säuglingen, und sind, wenn sie gehäuft auftreten, ein diagnostisches Merkmal der Miliartuberkulose und zwar der malignen exsudativen Form; die miliaren kleinpapulösen Exantheme (Abb. 81) dagegen sind, wenn sie den Körper

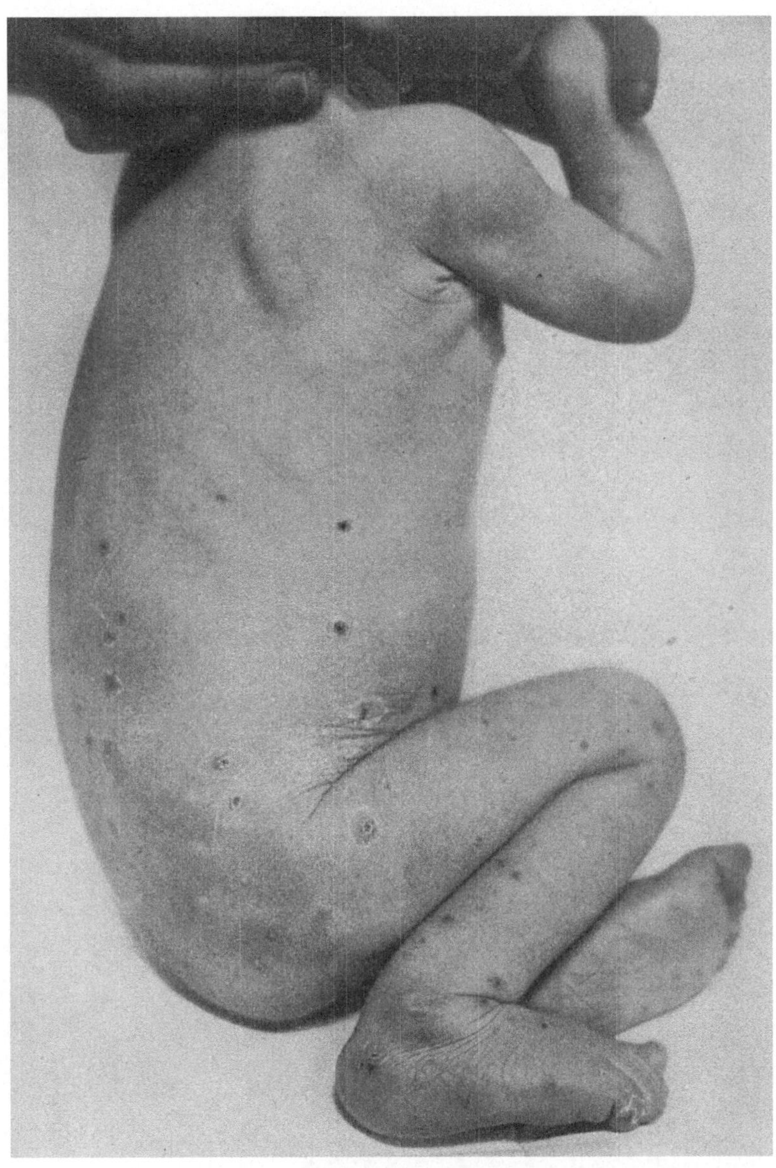

Abb. 80. Papulo-nekrotische Hauttuberkulose.
(Von Prof. DUKEN, Heidelberg, freundlichst überlassen.)

übersäen, Ausdrucksform der pulmonalen produktiven Miliartuberkulose. Spärliche Tuberkulide beweisen den hämatogenen Schub, an
dem nach anatomischer Erfahrung regelmäßig die Lunge beteiligt ist,

den Schub, der vereinzelt bleiben, sich aber, wie die nachschießenden Hautherde beweisen, auch wiederholen kann.

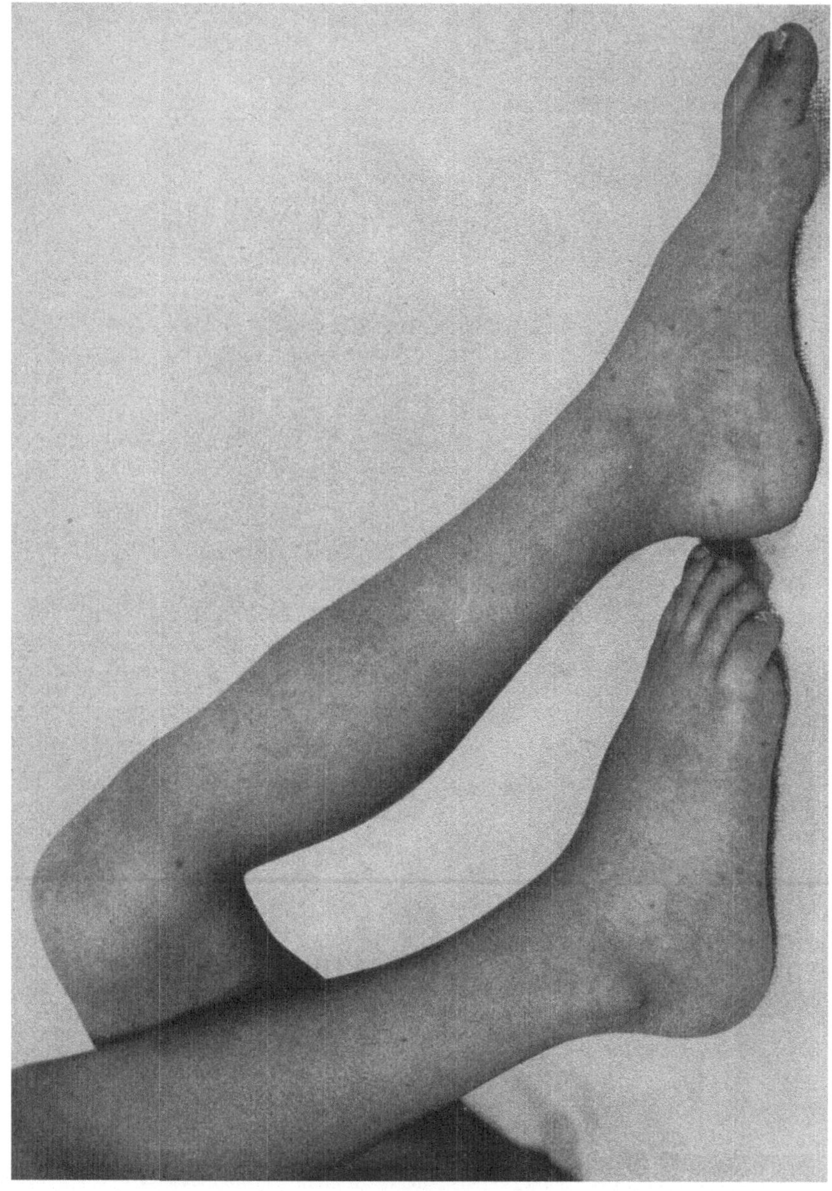

Auf das klinische und röntgenologische Bild der hämatogenen Miliartuberkulose (Abb. 82) soll hier nicht näher eingegangen werden. Wir

verstehen unter diesem Begriff allerdings nur die progrediente Miliartuberkulose akuten bis subakuten Verlaufs, die in ihrer gesamten Erscheinungsform der akuten Infektionskrankheit anderer Ätiologie nahe-
steht und deren Prognose überwiegend infaust ist; sie muß wohl auf
dem kontinuierlichen Fließen einer Blutinfektionsquelle (Venentuberkel?)
beruhen. Ihr stellen wir die „hämatogenen Schübe" gegenüber. Diese
Abgrenzung erscheint bei der himmelweit differierenden nosologischen

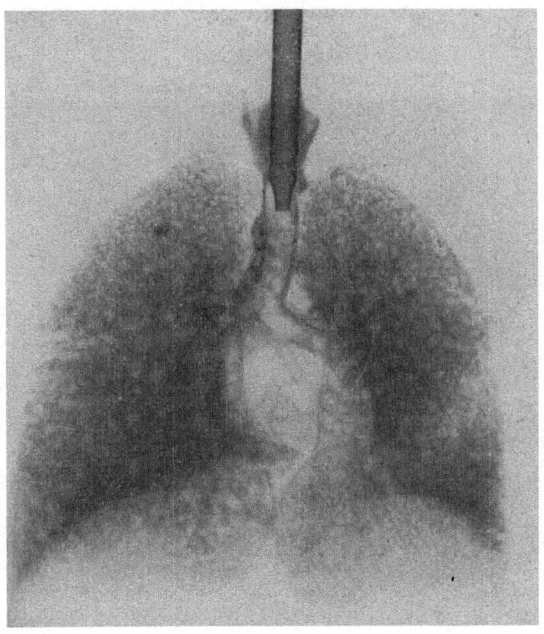

Abb. 82. Aufn.-Nr. 4759, ♂, 4 Jahre. Obd.-Nr. 467. Verkalkter Primärkomplex rechts.
Kette verkalkter paratrachealer Drüsen rechts. Miliartuberkulose.
(Röntgenaufnahme der aufgeblähten Lunge.)

Bedeutung der sich natürlich nahe berührenden Formen praktisch
unentbehrlich.

Klinisches Bild der hämatogenen Streuungen. Hier interessieren uns
die „hämatogenen Schübe", die abklingen, und zwar nicht nur als Ausdrucksform der Lungentuberkulose der Kinder, sondern auch wegen
ihrer Beziehung zur Lungentuberkulose Erwachsener. Den Spuren
dieser hämatogenen Streuungen nachzugehen, bereitet dem Kliniker
die größten Schwierigkeiten. Hat ihn einerseits die pathologische Anatomie belehrt, daß solche Blutwegausbreitungen der Tuberkelbacillen in
der Frühperiode ungemein häufig sind, so zeigt andererseits die Reihen-
oder Umgebungsuntersuchung, daß selbst große pulmonale Streuungen in
der Regel unbemerkt eintreten, jedenfalls so symptomarm sind, daß

10*

sie selbst in klinischer Beobachtung nicht vermutet werden können; nicht anders geht es uns ja mit den tuberkulösen Metastasierungen im Bereich des großen Kreislaufs, die meist erst gefunden werden, wenn sie Funktionsstörungen oder ziemlich grobe Erscheinungen machen. Einen wichtigen Hinweis auf die hämatogenen Streuungen geben jene Tuberkulide; wir dürfen zu ihnen die Phlyktänen[1] stellen und das Skrofuloderm, sofern es nicht von einer durchbrechenden tuberkulösen Drüse ausgeht, selbstverständlich auch die Spina ventosa, meist wohl auch die Peritonitis tuberculosa und andere grobe periphere Herdbildungen. Als nicht ganz geklärt ist der Zusammenhang des Erythema

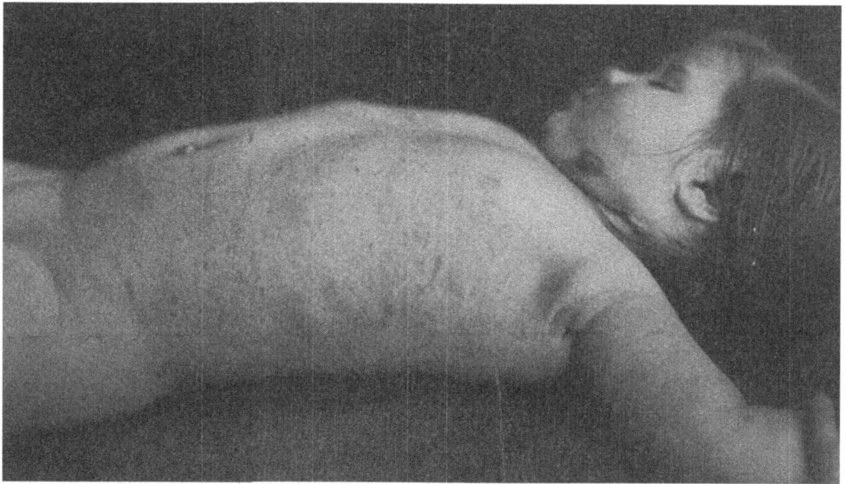

Abb. 83. Lichen scrofulosorum. (Von Prof. DUKEN, Heidelberg, freundlichst überlassen.)

nodosum mit der Tuberkulose und insbesondere der hämatogenen Streuung anzusehen, denn es findet sich, obzwar sehr selten, auch bei tuberkulin-negativen Kindern; für den Lichen scrofulosorum (Abb. 83) und das Erythema induratum Bazin gilt zwar die tuberkulöse Ätiologie als sicher, nicht aber die ausschließliche Entstehung durch den Tuberkelbacillus selbst; bei beiden hat man aber schon Bacillen in den Hautefflorescenzen gefunden. Für die tuberkulösen Halsdrüsen muß wohl in erster Linie — das haben namentlich die unglücklichen Lübecker Erfahrungen gelehrt — die direkte lymphogene Entstehung vom Rachenring aus gelten; auch für andere isolierte Lymphdrüsentuberkulosen kommt die Infektion von einer Hautläsion her in Frage, während multiple tuberkulöse Lymphome natürlich auf die Blutbahnen verweisen. Der früher so arg mißbrauchte Begriff der Skrofulose wird heute allgemein auf jene bekannten

---

[1] Das wird neuerdings in Zweifel gezogen.

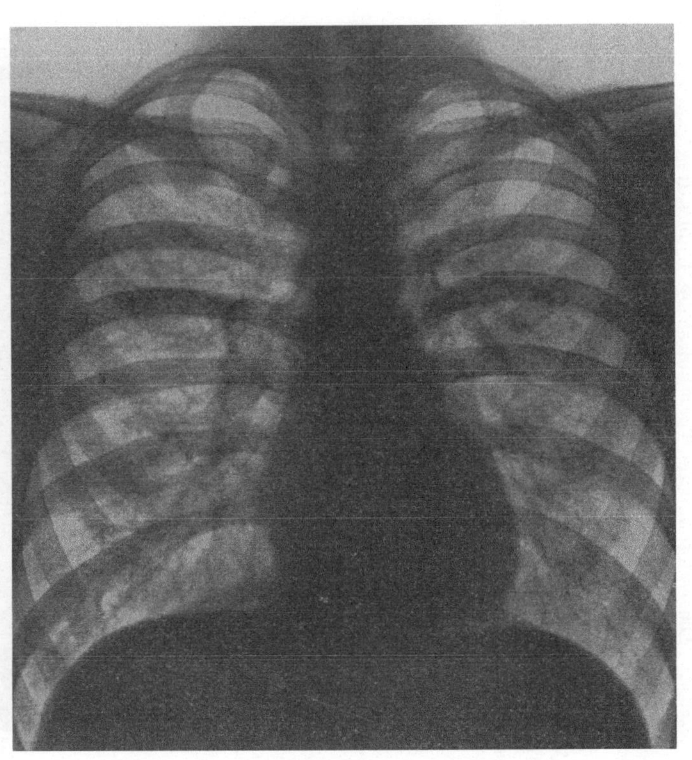

Abb. 84. Aufn.-Nr. 1, ♂, 14 Jahre. Dichte miliare Herdschatten
in beiden Lungenfeldern.

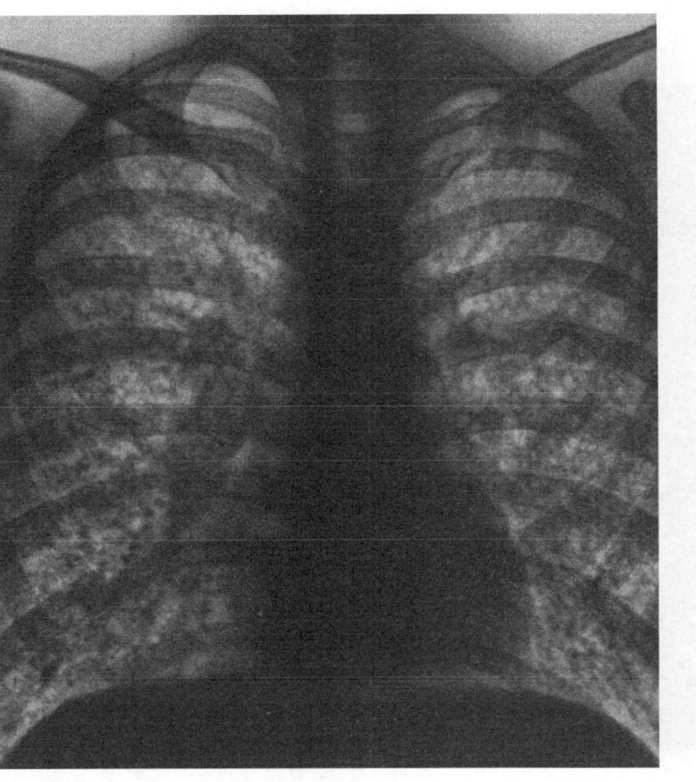

Abb. 85. Derselbe Fall. 2 Jahre später. Gänzliches Verschwinden
der miliaren Streuung.

Lidrand- und Nasenausgangsekzeme mit Kolbennase und Wulstlippen, öfter auch mit Schleimhautkatarrhen der oberen Luftwege beschränkt. Die lymphatisch-exsudative Diathese stellt, wie Moro und Keller das gut ausdrücken, den Boden dar, auf dem eine früh erworbene tuberkulöse Infektion im Verein mit pauperistischen Schäden zum Bild der

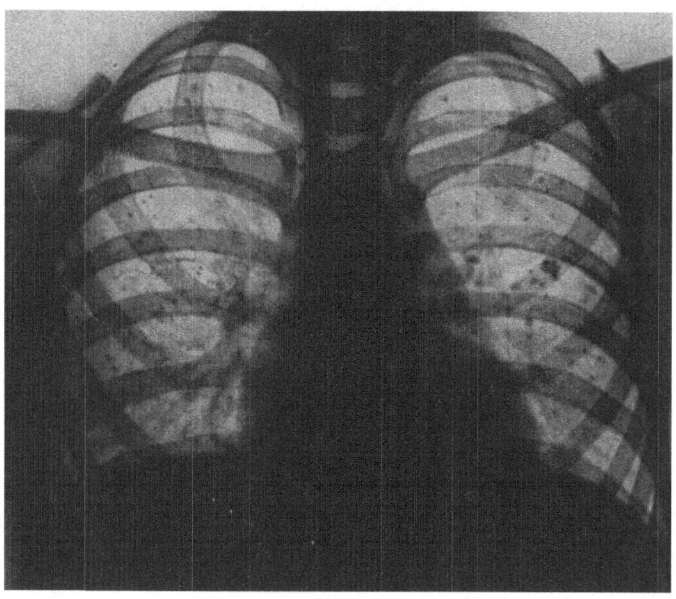

Abb. 86. Amb., ♀, 12 Jahre. Zahllose miliare und größere verkalkte tuberkulöse Herde zerstreut über beide Lungenfelder.

Skrofulose führt. Eine hämatogene Aussaat von Tuberkelbacillen liegt ihr nicht zugrunde.

Für alle hämatogenen Streuungen, die sich im Gebiet des großen Kreislaufs bemerkbar machen, muß nach autoptischen Erfahrungen eine Streuung in der Lunge, d. h. also ein Haften der Keime in der Lunge ohne weiteres unterstellt werden; im Röntgenbild wird aber nur ein Teil von ihr evident. Außer der großen Streuung, die beide Lungen so gleichmäßig durchsetzen kann, daß das Bild der echten Miliartuberkulose entsteht (Abb. 84 und 85), kommen Teilstreuungen im kleinen Kreislauf vor, die mal einen Lappen erfassen, mal infarktähnlich ein Dreieck mit lateraler Basis bilden, mal eine isolierte Gruppe oder eine Anzahl Gruppen bilden können. Unzweifelhaft gibt es auch isolierte und spärliche zerstreute miliare Tuberkel; deren nachträgliche Verkalkung (Abb. 86) beweist es auch röntgenologisch. Die Erfahrung, daß diskrete miliare Streuungen in der Lunge vorkommen, darf aber keines-

wegs dazu verleiten, das Lungenröntgenbild möglichst weitgehend aus-
zudeuten. Wären Röntgendiagnosen, die jeden Gefäßpunkt zum miliaren
Tuberkel und jedes zweifelhafte Fleckchen im Hilusbereich zum aktiven
tuberkulösen Herd ernennen, nur irrig, so möchte es noch hingehen.
Aber sie sind gefährlich, da sie die Eltern in seelische Not stürzen und
sie sind kostspielig, da sie lange Anstaltskuren herbeiführen.

Noch problematischer ist das klinische Bild der hämatogenen Streuungen. In der Regel fällt dieses Kind so wenig auf wie das Kind mit
der Infiltrierung. Man muß also diese Tuberkuloseformen ebenso suchen,
wie die Infiltrierungen. Die klinische Beobachtung ergibt zwar Labilitätserscheinungen: subfebrile Temperaturen, für sich betrachtet von zweifelhafter Bedeutung; geringe bis mäßige Senkungsbeschleunigung, mäßige
Eosinophilie, Linksverschiebung, Neutrophilie. Ein physikalischer Befund fehlt regelmäßig. Die Diagnose baut sich also ausschließlich auf
den Hauterscheinungen, den peripheren Herdsetzungen und dem Röntgenbild auf, während die biologischen Reaktionen den Aktivitätsgrad des
Prozesses beleuchten, also wesentlich von therapeutisch richtunggebender
und prognostischer Bedeutung sind.

Wie bei der später zu besprechenden hämatogenen Erwachsenentuberkulose ist auch im Kindesalter die Einbeziehung der pulmonalen
Pleura in diesen Vorgang ein häufiges Ereignis, sicherlich beruhend
auf der reichen Gefäßversorgung dieser Pleura. Je nach der Reaktions-
art auf die Streuung kommt es zu mehr oder minder heftigen Entzündungsvorgängen. Wenn man bei der Pneumothoraxanlegung im späteren
Lebensalter so häufig unerwartet auf Verwachsungen der Pleurablätter
stößt, so müssen hier Entzündungsvorgänge vorausgegangen sein, die
bland verlaufen und deshalb unbemerkt geblieben sind und nicht selten
auf nicht beobachteter hämatogener pleuraler Streuung beruhen dürften.
Die heftige Reaktion der Pleura auf die hämatogene Streuung zeigt sich
in der Form des Pleuraergusses, der auch schon im Kindesalter anderweiten hämatogenen Manifestationen nicht selten vorausgeht.

Prognose. Die Prognose dieser Streuungen ist für die nächste Zukunft
des Kindes überwiegend gut; nur von den großen Streuungen geht ein
Teil in eine chronisch verlaufende Miliartuberkulose über (Abb. 87
und 88). Über die spätere Zukunft dieser Kinder ist bisher so wenig
bekannt, wie über die spätere Bedeutung der Infiltrierungen. Daß aus
den Streuungen größeren Umfangs Indurationsfelder zurückbleiben, aus
denen im Pubertäts- und Adoleszentenalter neue Schübe vorbrechen,
ist nicht selten beobachtet. Aber auch wenn die miliaren Herde im
Röntgenbild für lange Zeit restlos verschwunden waren, kann doch an
gleicher oder benachbarter Stelle eine späte Exacerbation übersehene
Reste beweisen.

Kinder mit frischen Streuungen, deren Wiederholung man weniger
am Röntgenbild als am Nachschießen der Tuberkulide beobachten kann,

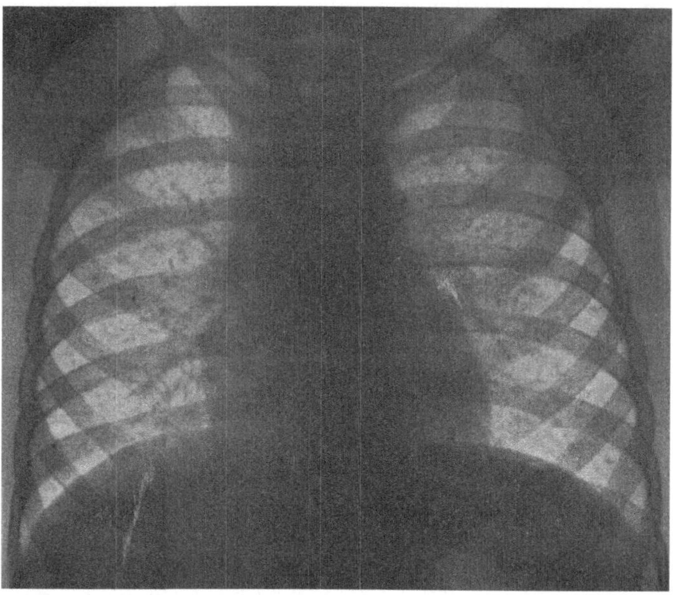

Abb. 87. Miliare, verkalkte tuberkulöse Herde in beiden Lungen. Spondylitis der Brustwirbelsäule mit prävertebralem Absceß. (Von Prof. Duken, Heidelberg, freundlichst überlassen.)

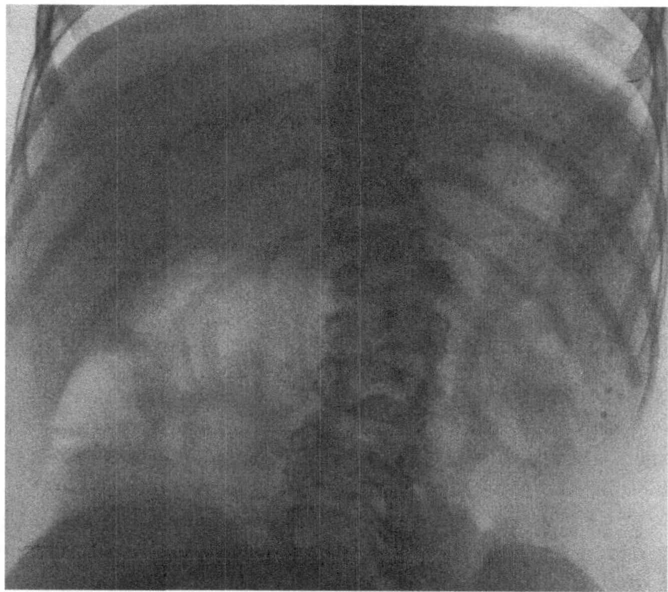

Abb. 88. Derselbe Fall. Miliare, verkalkte tuberkulöse Herde der Milz, Leber, Nieren. Spondylitis der Lendenwirbelsäule. (Von Prof. Duken, Heidelberg, freundlichst überlassen.)

brauchen sorgsamste häusliche, besser noch Anstaltsbehandlung, bis der Prozeß nach morphologischer und biologischer Feststellung sicher zu wenigstens einstweiliger Ruhe gekommen ist. Es kommt nur eine Schonungstherapie in Frage, die allmählich in Abhärtungs- und Übungsbehandlung übergeht.

Exsudative Lungentuberkulose. Es bleiben noch die *isolierten Phthisen* des Kindesalters zu betrachten. Da ist zunächst die *exsudative Lungentuberkulose*. Ihre Genese ist klinisch kaum je aufzuklären, weil die

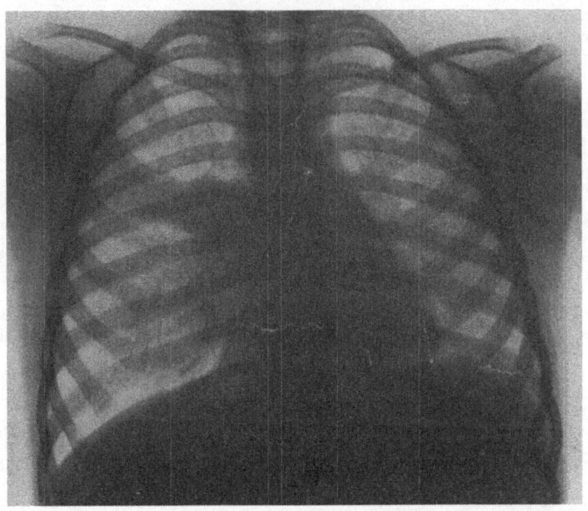

Abb. 89. Aufn.-Nr. 81, ♂, 3 Jahre. Großes Infiltrat im rechten Mittelfeld. Hohes Fieber, schnelle Ausbreitung des Prozesses. Exitus. Obd.-Nr. 697. Bronchaldrüsendurchbruch und käsige Aspirationspneumonie rechts.

Kinder meist erst ausfindig gemacht werden, wenn sie weit vorgeschrittene Prozesse aufweisen, z. B. Zerstörung einer ganzen Lunge. Diese Form der Lungentuberkulose kann sich direkt aus der primären Tuberkulose, durch Perforation einer erweichten Lymphdrüse in einen Bronchus (Abb. 89), oder aus der Exacerbation des älteren Primärherdes, vielleicht auch aus hämatogenen Streuungsherden entwickeln. Anatomisch bietet sie mit ihrer überwiegend exsudativen, aber auch produktiven Herdbildung, den älteren und neueren Erweichungsherden (Abb. 90), vor allem aber ausgedehnter indurativer Verschwielung und exzessiver Organverziehung, schließlich frischer finaler käsiger Bronchopneumonie das überaus bunte Bild der akut beginnenden, dann aber chronisch ablaufenden Lungenphthisen; nur können größere Verkäsungen in den Lungenlymphknoten den unmittelbaren Zusammenhang mit der Erstinfektion betonen. Das klinische Bild weicht nur in einem Punkt von dem etappenförmigen Ablauf ähnlicher Phthisen des Erwachsenenalters ab. Es kommt nämlich gerade im Kindesalter zu exquisit chronischen

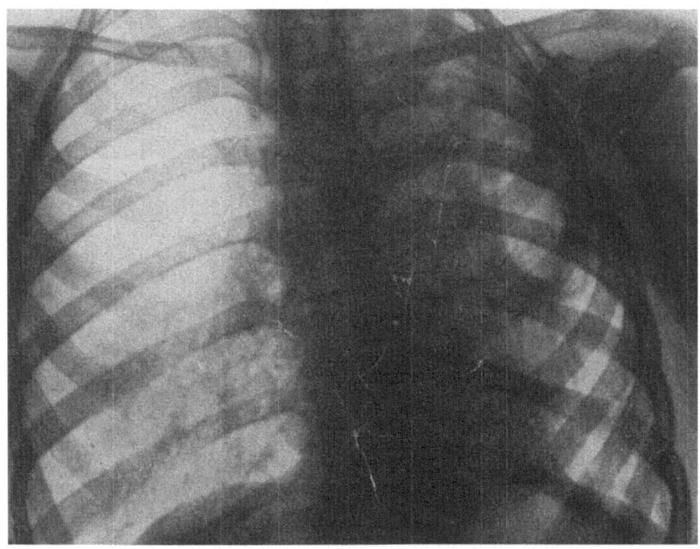

Abb. 90. Amb., ♀, 9 Jahre. Schrumpfende exsudativ-cirrhotische Phthise des linken Oberlappens mit großer Mittelfeldkaverne. Gutes Allgemeinbefinden. Chronischer Verlauf.

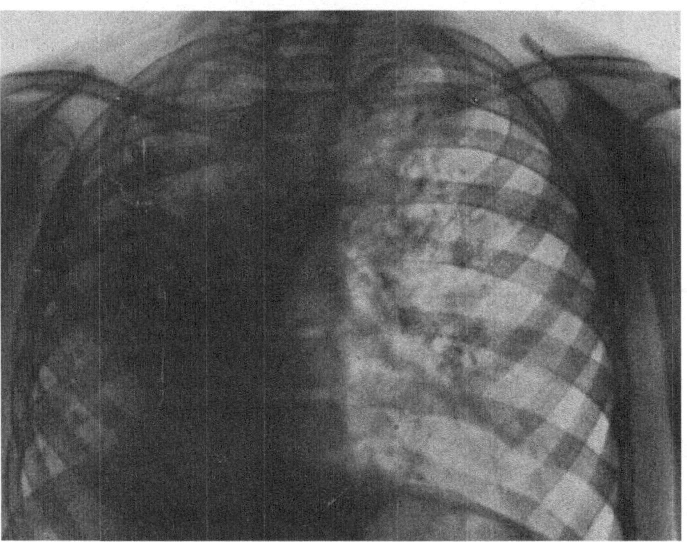

Abb. 91. Amb., ♂, 10 Jahre. Extrem schrumpfende exsudativ-cirrhotische Phthise der rechten Lunge und im linken Oberlappen. Luftröhre und Herz maximal nach rechts verzogen. Leidliches Allgemeinbefinden. Chronischer Verlauf.

Verläufen mit Krankheitsbildern von ausgesprochen torpidem Charakter, zu Pausen im Krankheitsgeschehen, die der Organismus zur Induration sehr ausgedehnter Krankheitsherde mit schwieliger Schrumpfung benutzt. Daraus resultieren Organverziehungen von grandiosen, ja phantastischen Ausmaßen (Abb. 91), wie man sie im Erwachsenenalter kaum jemals sieht. Der schweren Infektion wird also eine starke und zunächst erfolgreiche Abwehr entgegengestellt. Immer aber bleibt das ein Pyrrhussieg, denn weiteren Angriffen zeigt sich der Organismus nicht mehr gewachsen. Die Prognose dieser Phthisen ist infaust; auch die operative Behandlung vermag an ihr nichts zu ändern.

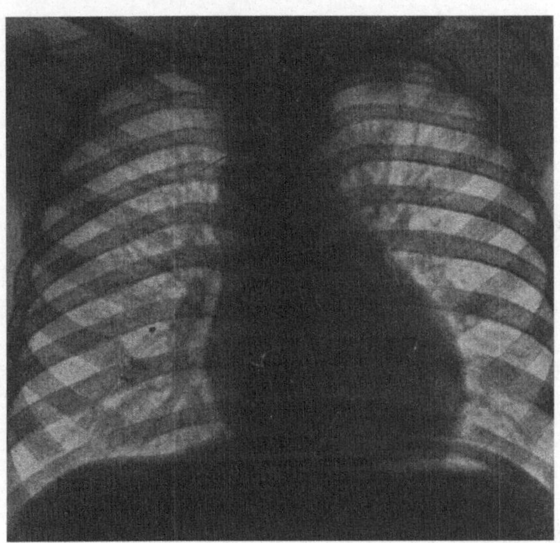

Abb. 92. Aufn.-Nr. 8000, ♀, 10 Jahre. Eingeschmolzenes Infiltrat im linken Oberfeld mit Abflußbahn zum Hilus. (Typische Frühinfiltratphthise.)

Tertiäre Lungentuberkulose. Der Vollständigkeit halber sei schließlich angefügt, daß im Schulalter Formen der Lungentuberkulosen vorkommen, die für das Erwachsenenalter typisch sind: das Frühinfiltrat (Abb. 92) und die chronische apiko-caudale Phthise (Abb. 93). Diese Formen unterscheiden sich weder in ihrer Entstehungsart und ihren Abläufen, noch in ihren klinischen Bildern und ihrer Prognose von den Tuberkulosen späterer Lebensjahre; es gelten daher auch für sie die späteren einschlägigen Kapitel.

Die **therapeutischen Aufgaben** bei der Tuberkulose des Kindes sind wesentlich die gleichen wie im Erwachsenenalter, auf die später ausführlich eingegangen wird, doch seien hier einige Bemerkungen vorweg genommen über Besonderheiten, die sich aus dem Wesen des Kindes ergeben.

Daß man Kinder nicht zwischen die Erwachsenen bringen darf, sollte schon selbstverständlich sein; bestenfalls wird dort an ihnen erzieherisch herumexperimentiert, schlimmen Falles sehen sie zu früh, was an erotischen, politischen, gesellschaftlichen und wirtschaftlichen Fragen, an Sorgen und Begehrungsvorstellungen Erwachsene bewegt; dazu beherrschen bösartige und unlautere Elemente nur allzuoft den Ton.

Die Schäden des Hospitalismus bei Kindern sind oft erörtert worden; sie drohen natürlich den tuberkulösen Kindern ganz besonders, weil sie

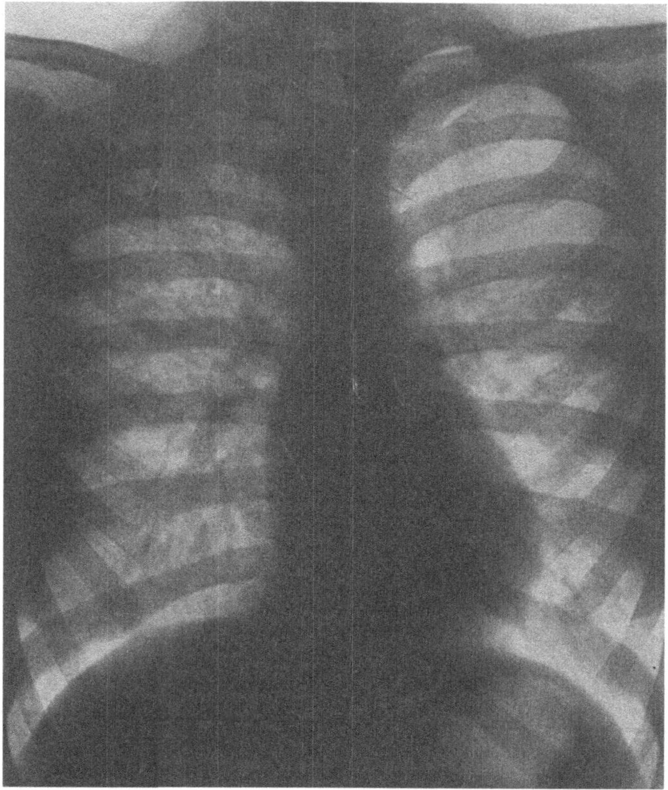

Abb. 93. Typische tertiäre produktiv-cirrhotische Phthise.

so lange in den Anstalten bleiben müssen. DUKEN möchte ihnen begegnen, indem er die Belegschaft in „Familien" mit je 10—12 Kindern auflöst; das ist sicherlich der beste Weg. Wie das technisch zu meistern ist, kann hier nicht erörtert werden.

Der Leiter einer größeren Kinderabteilung muß pädiatrisch vorgebildet sein, weil er ohne solche Kenntnisse der Diäthetik des Kleinkindesalters und den komplizierenden Erkrankungen der Kinder nicht gewachsen sein würde; auch ist die so wichtige Fernhaltung von Infektionskrankheiten durch Auslese, Vorbeobachtung und Quarantäne eine pädriatrische Aufgabe. Daß auch das Pflegepersonal für den Sonderzweck nach Persönlichkeit und Vorbildung sorgsamst auszuwählen, auch weiterzubilden ist, versteht sich von selbst.

Dem Klima messen wir keine entscheidende Bedeutung bei, nur soll man Witterungsschäden, wie Nebel, Wind und zu viel Sonne je nach den Jahreszeiten aus dem Wege gehen. Die Seebäder eignen sich nicht für sehr labile Prozesse und gar nicht bei Pleuritis und Peritonitis; Solbäder kommen nur bei Skrofulose in Frage.

Mehr noch als im Erwachsenenalter ist die Allgemeinbehandlung recht eigentlich das Wesen der Therapie. So viel Luft und Licht als möglich (die Kinder unserer Abteilung schlafen auch den ganzen Winter in der offenen Liegehalle), dazu Abhärtung, die im Winter natürlich sehr allmählich erfolgen muß, und die richtige Einteilung von Ruhe und Bewegung, die auf das große Schlafbedürfnis der Kinder und auf ihren Bewegungstrieb Rücksicht nehmen muß. Die Bewegung, natürlich dem Krankheitszustand angepaßt, nutzt zweckmäßig den Spieltrieb der Kinder aus, während das Spazierengehen sie bekanntlich langweilt und besser ein besonderes Ereignis bleibt. Die Entwicklung des Kindes wird begünstigt durch eine systematische Gymnastik, für die es wunderhübsche Anweisungen gibt; die Leitung durch eine geschulte Gymnastiklehrerin ist aber unentbehrlich.

Wichtig ist die richtige Ernährung der Kinder, doch erfüllt eine kräftige gemischte Kost alle Aufgaben, und wenn nicht etwa eine gleichzeitige Rachitis Berücksichtigung verlangt, ist Sonderangebot von Vitaminen überflüssig. Sonderformen der Diäthetik, z. B. die Sauerbruch-Hermannsdorfer-Diät haben sich bei der Kindertuberkulose nicht bewährt.

Nach unseren Erfahrungen sind bei Infiltrierungen, aber auch bei allen akuten Formen der Lungentuberkulose alle Arten der Reizbehandlung abzulehnen. Sonnenbestrahlung bleibt die Domäne der extrapulmonalen Tuberkulosen, die prachtvoll darauf reagieren; die Ersatzbestrahlungen (Quarzlampe, Kohlenbogenlampe usw.), die man im Winter nicht entbehren kann, sind nur ein Notbehelf. Goldpräparate und Tuberkuline nützen bei der Kindertuberkulose so wenig wie Kalk und Kieselsäure, und alle Medikamente sind auf die notwendigste symptomatische Behandlung zu beschränken.

Zur Psychologie des tuberkulösen Kindes. Wichtigster Gesichtspunkt für das Verständnis der Psyche des Kindes ist die Rücksicht auf das Kind als Persönlichkeit, als Teilpersönlichkeit, würde DUKEN vielleicht sagen. Denn dem psychologischen Problem tief nachgehend, findet DUKEN die Entwicklung der kindlichen Persönlichkeit nur im seelischen Verstehen der Mutter gewährleistet. Es bedeutet deshalb für die Kinder eine Behandlung, die sie für lange Zeit von der Mutter trennt, allemal eine Abknickung in ihrer geistigen Entwicklung, die kaum zu vermeiden und sehr schwer zu korrigieren ist. Vor jeder Anstaltsbehandlung ist deshalb zu prüfen, ob die eindrucksvollen äußeren Vorteile der Anstaltspflege nicht zu schanden gemacht werden können durch nachhaltige Störung in der seelischen Entwicklung des Kindes. Die gute Kinderklinik gibt dem Adepten auch Verständnis für die kindliche Psyche mit auf den Weg. Auch aus diesem Grunde halte ich in der größeren Abteilung für tuberkulöse Kinder pädiatrische Vorbildung des Leiters für unentbehrlich. Verständnis für das Wesen der Kinder ist so wichtig, wie die gute Kenntnis der Tuberkulose.

Die Diagnostik der Tuberkulose der Kinder, auch die Therapie, stehen heute fest auf den Füßen und die Zeitspanne unsicheren Tastens und Suchens mit unzulänglichen Methoden, die uns die Betteninflation der Kinderheilstätten eingebracht hat, ist überwunden. Möchte die weitere Entwicklung das Tempo der letzten Jahre einhalten.

VII. Klinik der Lungentuberkulose des Erwachsenen.

Für das Verständnis der Klinik der Lungentuberkulose ist die Kenntnis ihrer Entstehungsweise unentbehrlich. Die Lungentuberkulose des Erwachsenen kann entstehen 1. durch Erstansteckung, fast ausschließlich bei Jugendlichen beobachtet, 2. hämatogen aus den Resten des alten Primärkomplexes, 3. durch Exacerbation eines alten pulmonalen Herdes und 4. durch Zweitansteckung. Die Entstehungsweise aufzuklären ist in Begutachtungsfällen meist von ausschlaggebender Bedeutung, aber wegen der Mangelhaftigkeit der Unterlagen nicht immer einwandfrei möglich. Klinisch ist die Entstehungsweise von Interesse für die prognostische Beurteilung der weiteren Entwicklung. Die Klärung der Frage nach der Entstehung der Lungentuberkulose wird dadurch nicht einfacher, daß alle Entstehungsweisen ebensowohl akut wie schleichend einsetzen können.

Wissenschaftlich richtig wäre es, der Klinik der Lungentuberkulose eine Einteilung nach ihrer Entstehungsweise zugrunde zu legen. Da aber die Entstehung keineswegs immer sicher aufgeklärt werden kann und die klinischen Formen akuten und schleichenden Beginnes, bei den verschiedenen Formen einander gleichend, Wiederholungen der klinischen Bilder bedingen würden, legen wir unserer Betrachtung eine rein praktische Einteilung zugrunde, indem wir uns zunächst mit den Erstansteckungstuberkulosen Jugendlicher, die immer ein besonderes Erscheinungsbild bieten, sodann mit den Resten aus der Frühansteckung befassen, aus denen die hämatogenen Formen und die Exacerbationstuberkulosen vorbrechen, sodann den akuten Beginn der Lungentuberkulose und die sich unmittelbar aus ihm entwickelnden Formen besprechen, des weiteren die hämatogenen Tuberkulosen und schließlich den schleichenden Beginn und die aus ihm hervorgehenden Tuberkuloseformen darstellen. Weitere Abschnitte werden den besonderen Tuberkuloseformen, den Heilvorgängen, dem Endstadium, dem Tod an Lungentuberkulose und der Psychologie der Phthisiker zu widmen sein.

1. Erstansteckungstuberkulosen Jugendlicher.

Untersuchungen aus unserer Anstalt (MAYER) sowie von BRUNO LANGE in der Fürsorge Charlottenburg haben ergeben, daß etwa 80% der Erwachsenen im Alter von 18—20 Jahren mit Tuberkulose angesteckt sind. Etwa bis zum 25. Lebensjahre erreicht die mit Hilfe der exakten Tuberkulinprüfung nachgewiesene Durchseuchung nahezu 100%. Für die Jugendlichen im Alter von 15—18 Jahren sind in kleineren Untersuchungsreihen mehrfach noch niedrigere Durchseuchungsgrade angegeben, doch fehlt es für die Beurteilung der Durchseuchung in den verschiedenen Altersklassen an einem großen Material aus unterschiedlich dicht besiedelten Bezirken und mit Berücksichtigung der sozialen Lage, so daß wir kein detailliertes Bild über den heutigen Durchseuchungsstand besitzen. Immerhin kann festgestellt werden, daß ein beträchtlicher Teil der Jugendlichen unter heutigen Durchseuchungsverhältnissen noch nicht tuberkuloseinfiziert ist. Man wäre versucht, die Verschiebung der Durchseuchung in höhere Altersklassen auf der Habenseite der Tuberkulosebekämpfung zu buchen und sie insbesondere der Ausschaltung von Infektionsquellen durch Sanierung oder Asylierung zuzuschreiben. Die klinische Erfahrung belehrt uns leider eines anderen. Im Alter der Pubertät, richtiger im Alter nach der Pubertät, im Adoleszentenalter, sehen wir unter den heutigen Verhältnissen eine beträchtliche Anzahl von Tuberkulosen, die wir als Erstansteckungstuberkulosen anzusprechen haben. Leider ist es in den meisten Fällen nicht möglich, den exakten Beweis zu erbringen, daß eine primäre Tuberkulose vorliegt, weil systematische Tuberkulinuntersuchungen dem Ausbruch der Erkrankung fast niemals vorausgegangen sind. Die Art der Erkrankung sowohl wie auch die röntgenologisch und eventuell pathologisch festzustellende Form dieser Tuberkulosen läßt an ihrer Entstehung durch Erstansteckung indessen keinen Zweifel. Sie entsprechen in ihrer Entwicklung weitgehend den beschriebenen primären Tuberkulosen der Kleinkinder, indem von dem primären Lungenherd aus der Prozeß auf die regionären Drüsen übergreift und hier zu umfangreichen Drüsenverkäsungen führen kann. Auch beobachten wir bei diesen Jugendlichen nicht selten die Verkäsung und Erweichung des Primäraffektes, der die bronchogene Streuung auf dem Fuße folgt. Bei unseren früheren einschlägigen Beobachtungen fiel es auf, daß einmal das Tempo des Ablaufes doch nicht dem stürmischen Entwicklungsgang primärer Kleinkindertuberkulosen entsprach, und zweitens hämatogene Streuungen auszubleiben schienen. Neuerdings freilich sind von uns und anderen bei Jugendlichen ganz akut verlaufende Lungentuberkulosen beobachtet, die sicherlich zum großen Teil primäre Tuberkulosen sind; auch wird von anderer Seite gerade das Auftreten hämatogener Tuberkulosen bei diesen Jugendlichen gemeldet. Schon im ersten Weltkrieg wurden bei französischen Kolonialtruppen akute Tuberkulosen beobachtet, die sich bei der Sektion als primäre Tuberkulosen erwiesen (GRUBER). Über gleichsinnige Beobachtungen bei dem gleichen Material haben HEINZ REDEKER und ROLOFF berichtet. Ich gebe nachstehend eine Anzahl Beobachtungen primärer Tuberkulosen Jugendlicher wieder, von denen zwei durch

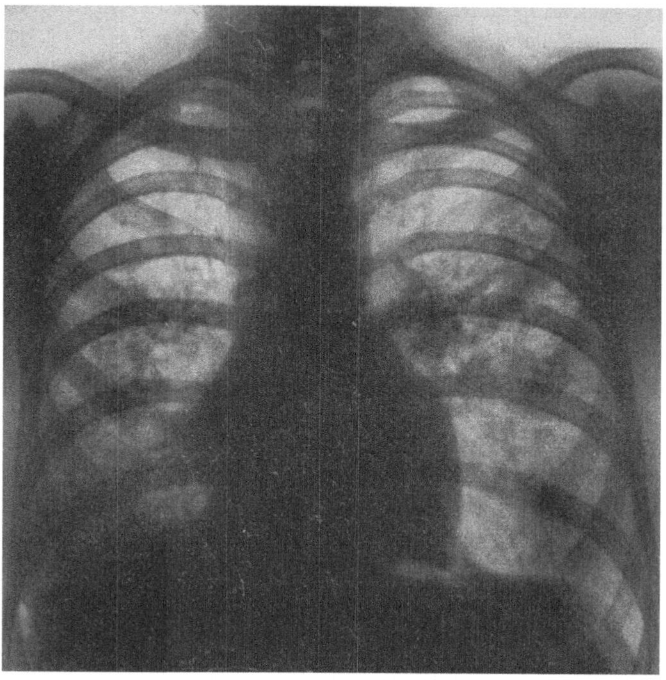

Abb. 94. Aufn.-Nr. 9441, ♀, 17 Jahre. Primäre Tuberkulose, durch Obduktionsbefund gesichert. Ausgedehnte exsudative Tuberkulose. Tuberkulose in beiden Lungen mit kleinen Kavernen beiderseits. Keine Generalisation, sondern isolierte Organtuberkulose.

Obduktionsbefunde als solche gesichert sind, die übrigen ihrer Form nach mit großer Sicherheit als solche angesprochen werden müssen.

Abb. 94, Aufn.-Nr. 9441, ♀. Keine familiäre Belastung. Im Alter von 16 Jahren schleichender Beginn. Die Tuberkulose wird 4 Monate später festgestellt. 5 Monate Heilstättenbehandlung ohne Erfolg. Röntgenaufnahme vom 1. 7. 1936: Ausgedehnte exsudative Tuberkulose in beiden Lungen mit kleinen Kavernen beiderseits. Foudroyanter Verlauf mit Exitus am 6. 10. 1936. Die Obduktion ergibt akute exsudative Tuberkulose beider Lungen mit zahlreichen frischen Einschmelzungen.

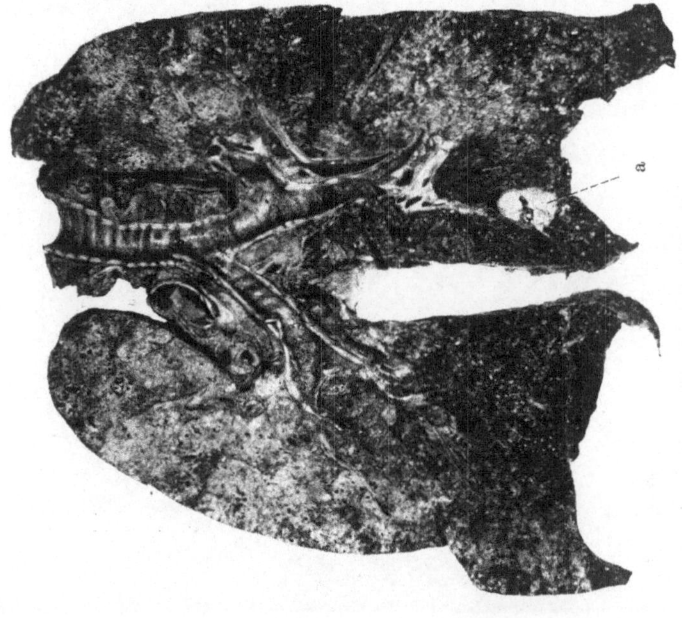

Abb. 96. Derselbe Fall. Sektionspräparat der Lunge.
a Primärinfektionsherd.

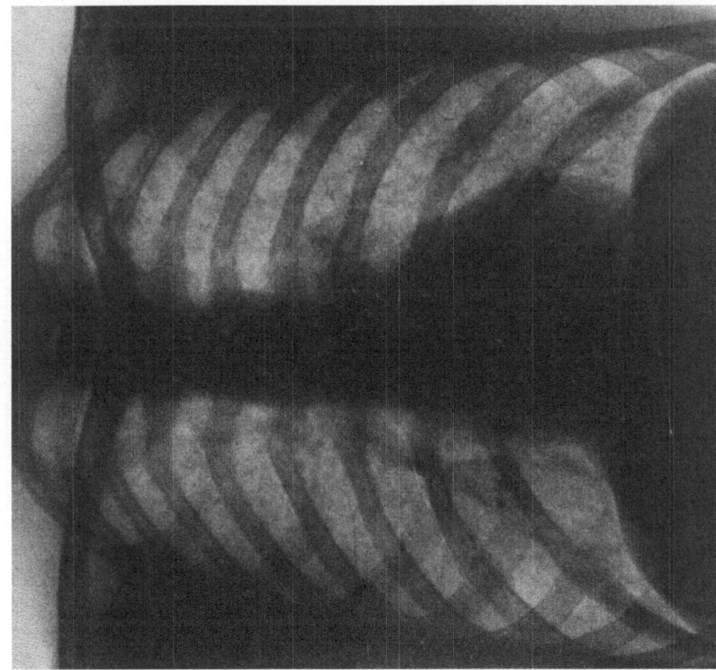

Abb. 95. Aufn.-Nr. 9735, ♂, 25 Jahre. Primäre Tuberkulose, durch Obduktionsbefund gesichert. Subakute Miliartuberkulose beider Lungen.

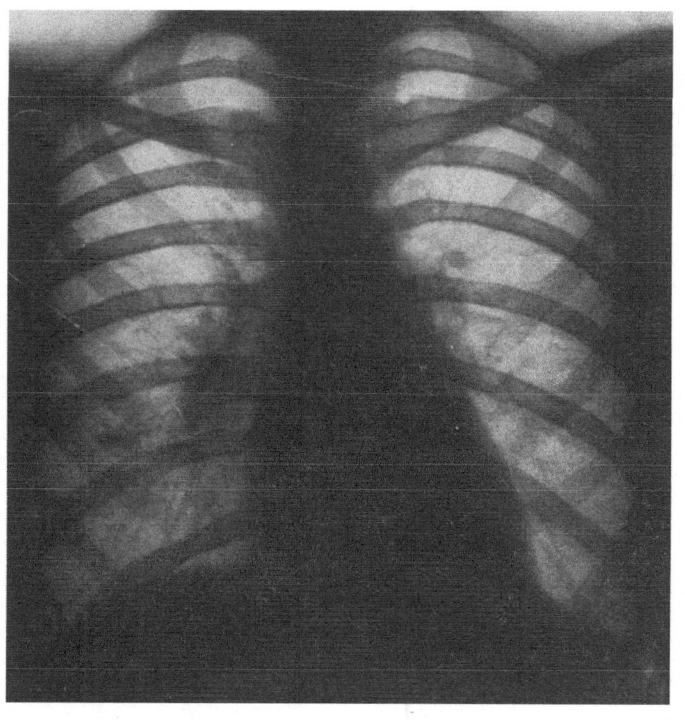

Abb. 97. Amb., ♀, 18 Jahre. Frischer Primärherd im rechten Unterfeld und Bronchaldrüsentuberkulose.

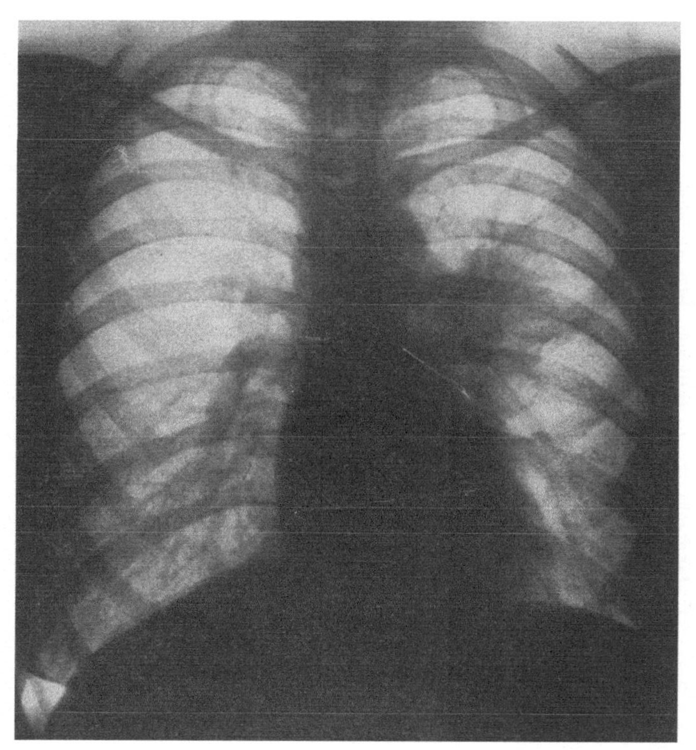

Abb. 98. Amb., ♀, 19 Jahre. Große perihiläre Primärinfiltrierung im linken Mittelfeld.

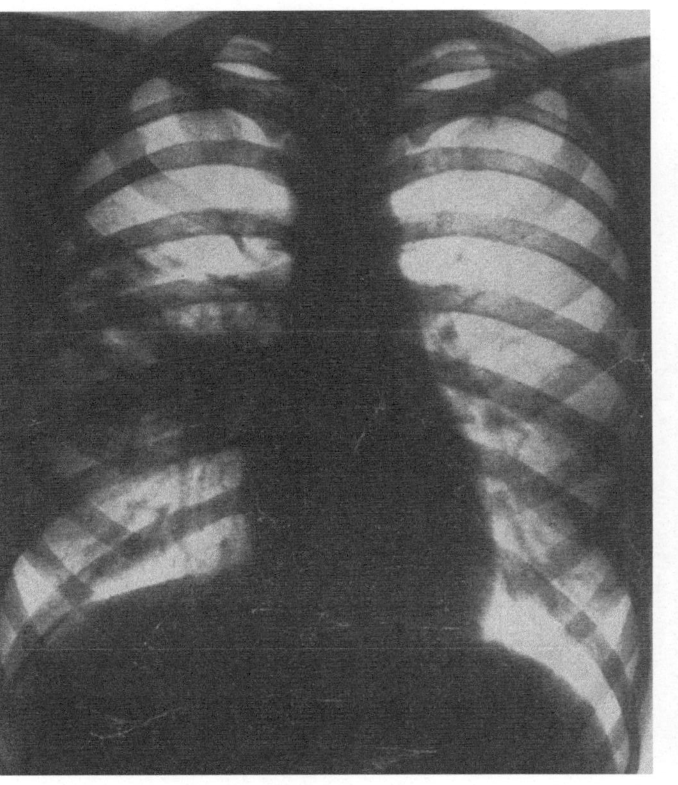

Abb. 99. Amb., ♀, 17 Jahre. Frische exsudative Tuberkulose des rechten
Mittelgeschoßes mit Erweichung und Bronchaldrüsentuberlulose.

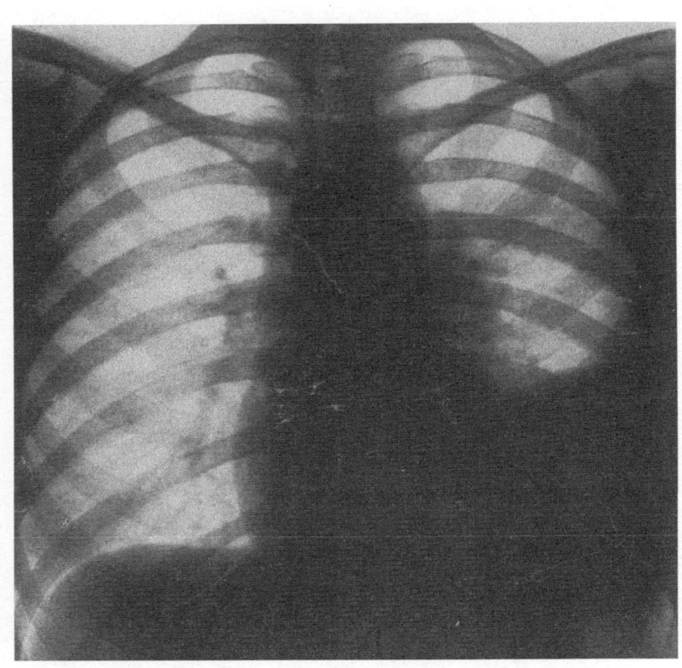

Abb. 100. Amb., ♀, 19 Jahre. Primärinfiltrierung im linken Mittelfeld.
Bei den harten runden Schatten im linken Hilus handelt es sich um Gefäß-
querschnitte. Pleuritis exsudativa als Begleiterscheinung der primären
Tuberkulose.

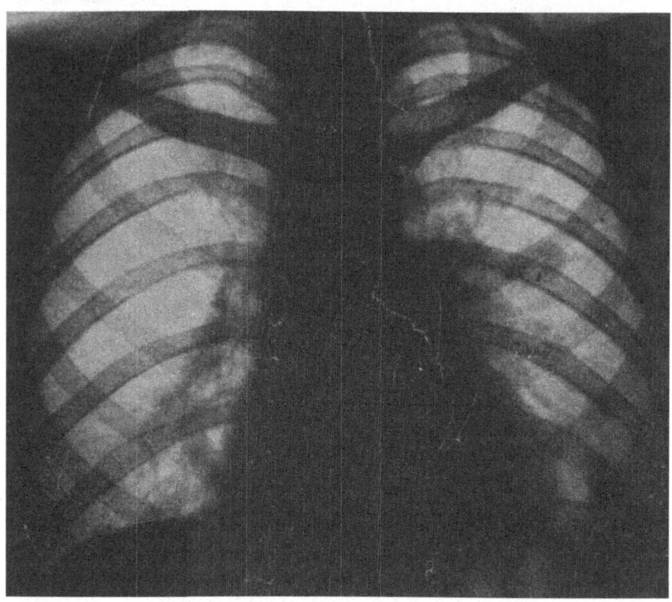

Abb. 101. Amb., ♀, 20 Jahre. Einschmelzender Primärherd im linken Mittelgeschoß mit
Bronchaldrüsentuberkulose und Begleitpleuritis.

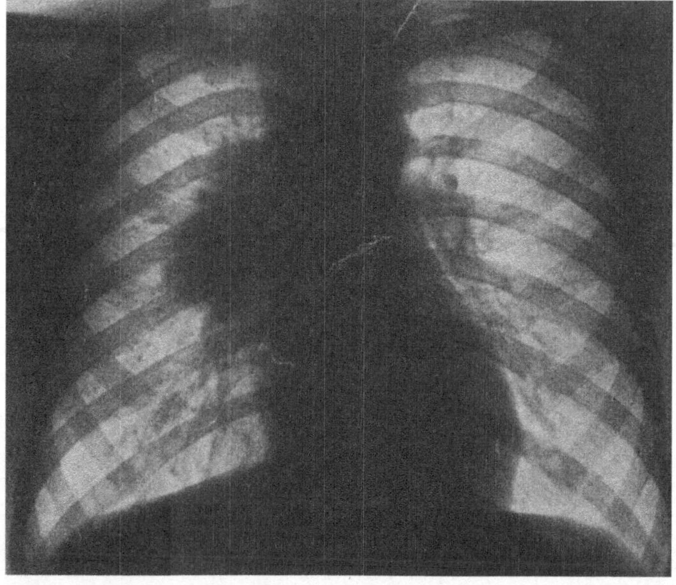

Abb. 102. Amb., ♂, 20 Jahre. Perihiläre Primärinfiltrierung rechts.

Verkäsende Tuberkulose der bronchopulmonalen und paratrachealen Lymphknoten, keine Generalisation, sondern isolierte Organtuberkulose, kein alter Primärkomplex.

Abb. 95, Aufn.-Nr. 9735, ♂, 25 Jahre. Keine familiäre Belastung, schleichender Beginn im Alter von 24 Jahren. Röntgenaufnahme vom 27. 10. 1936: Subakute Miliartuberkulose beider Lungen; foudroyanter

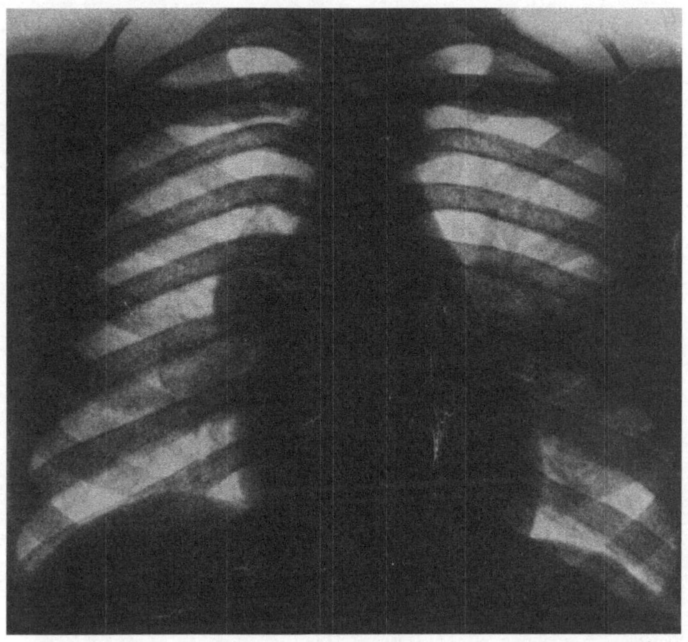

Abb. 103. Negertuberkulose. Exsudative Tuberkulose im linken Mittelgeschoß und großknotige Bronchaldrüsentuberkulose. (Von Oberstabsarzt Dr. ROLOFF, Treuenbrietzen, freundlichst überlassen.)

Verlauf, Exitus am 28. 12. 36. Obduktionsbefund: Chronische Miliartuberkulose, frischer Primärherd im linken Unterlappen, verkäsende Tuberkulose der bronchopulmonalen und paratrachealen Lymphknoten (Abb. 96). Tuberkulose des 5. Lendenwirbels mit Absceß, beiderseitige verkäsende Tuberkulose des Ileosacralgelenkes, Konglomerattuberkulose der linken Nebenniere und der Prostata, allgemeine Miliartuberkulose. In diesem Falle hat die primäre Tuberkulose eines Jugendlichen zur Generalisation geführt.

Die Abb. 97 bis 102 stammen von Jugendlichen, deren Tuberkulosen ihrer klinischen und röntgenologischen Form nach als primäre Tuberkulosen anzusprechen sind, bei denen aber der Vorgang weder durch vorausgegangene Tuberkulinprüfungen noch durch Obduktion als primär gesichert ist.

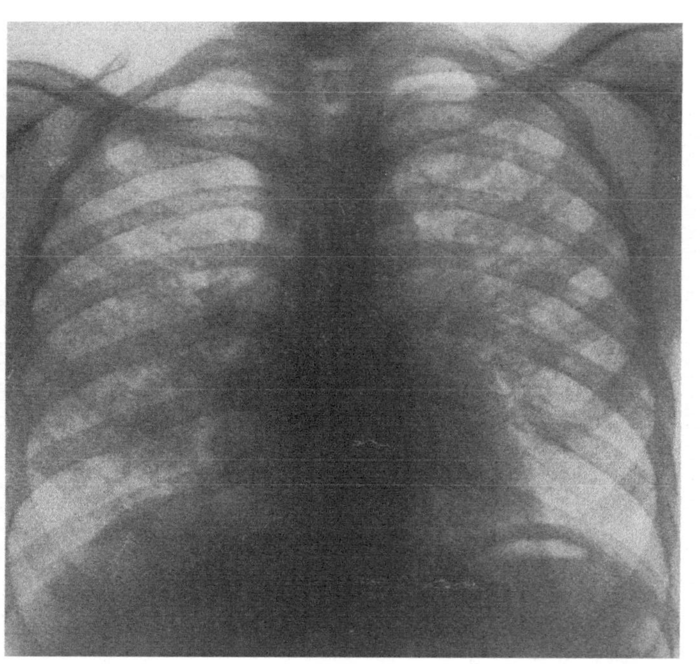

Abb. 104. Negertuberkulose. Großknotige Bronchaldrüsentuberkulose links. (Von Oberstabsarzt Dr. Roloff, Treuenbrietzen, freundlichst überlassen.)

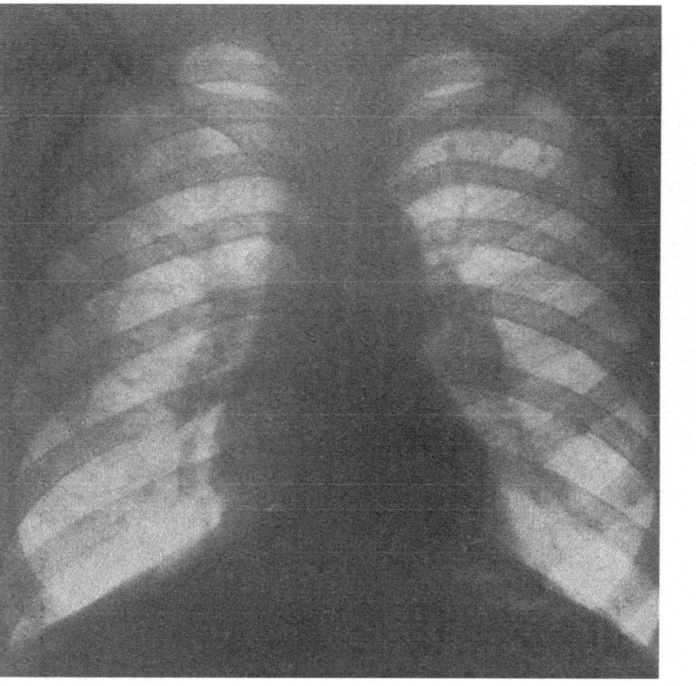

Abb. 105. Derselbe Fall. 3 Monate später. Ausgedehnte Tuberkulose beider Lungen.

Schließlich gebe ich noch die Abbildungen von zwei Tuberkulosen von Sudannegern, die ich Herrn Oberstabsarzt Dr. ROLOFF verdanke (Abb. 103, 104, 105).

2. Reste aus der Frühansteckung an Tuberkulose und Exacerbationstuberkulose.

Der tuberkulöse Infekt, gleichgültig wo er seinen Sitz hat, hinterläßt zwar nach Sektionserfahrungen immer anatomische Spuren, aber die Klinik, die mit der Tuberkulinprobe die Tatsache der Ansteckung nachweist, kann den Sitz der abgeheilten Erstansteckung nur in einem bescheidenen Prozentsatz ermitteln und ist dabei so gut wie ausschließlich auf die Methode des röntgenologischen Nachweises verkalkter tuberkulöser Herde im Gebiet des Respirationsapparates angewiesen, dem kaum mehr als etwa $^{1}/_{3}$ Ergebnisse beschieden sind, während der röntgenologische Nachweis der alten Intestinalinfektion noch wesentlich seltener möglich ist. Ein großer Teil der tuberkulösen Infekte, namentlich viele Primäraffekte in den Lungen und alle Primäraffekte im Darm sowie auch sehr oft Drüsenanteile des Primärkomplexes heilen anatomisch ohne Verkalkung aus und entziehen sich somit dem röntgenologischen Nachweis; auch können verkalkte Herde dem röntgenologischen Nachweis entgehen, wenn sie im Bereich stark Schatten gebenden Gewebes (Knochen, Herzschatten, Leberschatten) liegen.

Im Hilusschatten von Lungenaufnahmen sehen wir gelegentlich intensive erbsen- bis bohnengroße Schattenflecke von etwas unregelmäßiger runder oder länglicher Form, die häufig Einkerbungen zeigen, gelegentlich zackige Konturen haben. Untersuchungen bei Obduktionen haben bestätigt, daß diese sehr charakteristischen Schatten Hilusdrüsen ihre Entstehung verdanken, die in toto verkalkt sind oder doch kompakte Kalkherde enthalten. Ähnliche, aber kleinere intensive Schatten oder Schattenbilder, die aus einer Anzahl kleiner intensiver zusammenhängender Flecken bestehen, entsprechen Kalk- oder Kreideherdchen in Hilusdrüsen oder auch fibrösen Käseherden, die sich mikroskopisch bei Silberfärbung als sehr stark mit Kalksalzen imprägniert erweisen.

Findet man im peripheren Lymphzuflußgebiet solcher verkalkter Bronchaldrüsen auf der Röntgenplatte ähnliche, wenn auch meist kleinere, scharf begrenzte intensive runde Schattenflecke, die einem verkalkten Lungenherd entsprechen, so ist damit ein sog. primärer Komplex, d. h. ein tuberkulöser primärer Lungenherd mit Infektion der zugehörigen Lymphdrüse festgestellt und zwar ein sehr alter, lokal abgeheilter Primärkomplex, der als steckengebliebene Infektion anzusehen ist, wenn sich im Organismus sonst keine tuberkulösen Herde nachweisen lassen. Die Diagnose dieses tuberkulösen Komplexes beruht auf drei pathologisch-anatomischen Erfahrungstatsachen: einmal kommen

Verkalkungsherde anderen Ursprungs in der Lunge und den Lymphknoten des Hilusgebietes nur sehr selten vor, zweitens zeigt die Lage
der Herde die obligate Beziehung des Lungenherdes zur regionären
Lymphdrüse und drittens weist die Gleichsinnigkeit der Veränderung

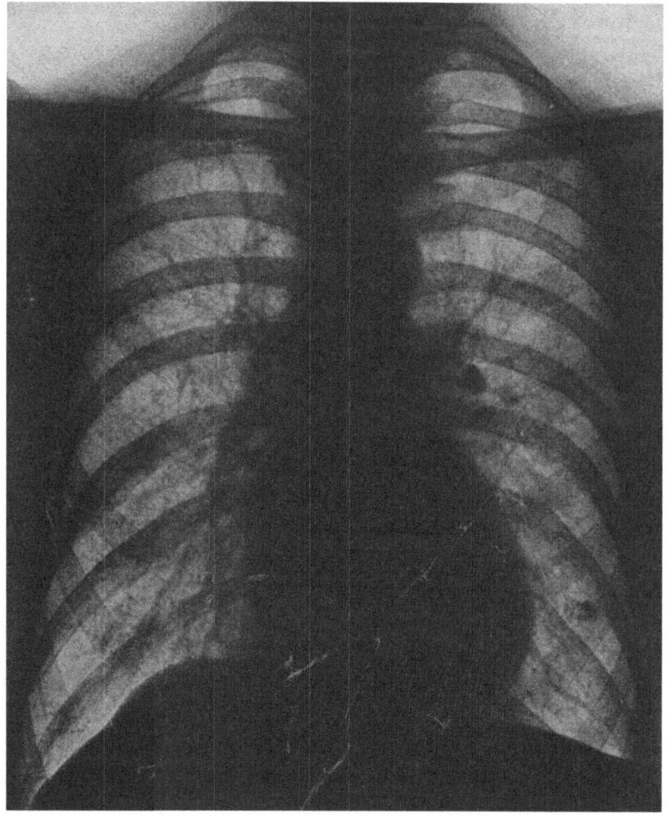

Abb. 106. Aufn.-Nr. 757, ♂, 29 Jahre. Verkalkter Primärkomplex im linken Unterfeld.
(Verlötung des phrenicocostalen Winkels links.)

an beiden Stellen darauf hin, daß diese beiden Herde zeitlich zueinander
gehören.

Wenn im Lungenfeld ein der verkalkten Drüse regionärer Herdschatten nicht zu finden ist, so wird man gleichwohl den Rest einer
primären Infektion annehmen können; der primäre Herd kann so klein
sein, daß er röntgenologisch, zumal wenn er von einem anderen Schatten
verdeckt ist, nicht gefunden wird, er kann aber auch resorbiert oder
ausgestoßen sein. Die pathologische Anatomie sucht ja den Primärherd
regionär vom Drüsenherd ausgehend und entdeckt ihn oft nur als kleinen

fibrösen Herd (GHON). Gelegentlich kann man an den verkalkten Herd-
resten den Infektionsweg in die paratracheale Drüsenkette hinein eindrucksvoll beschritten sehen (Abb. 107).

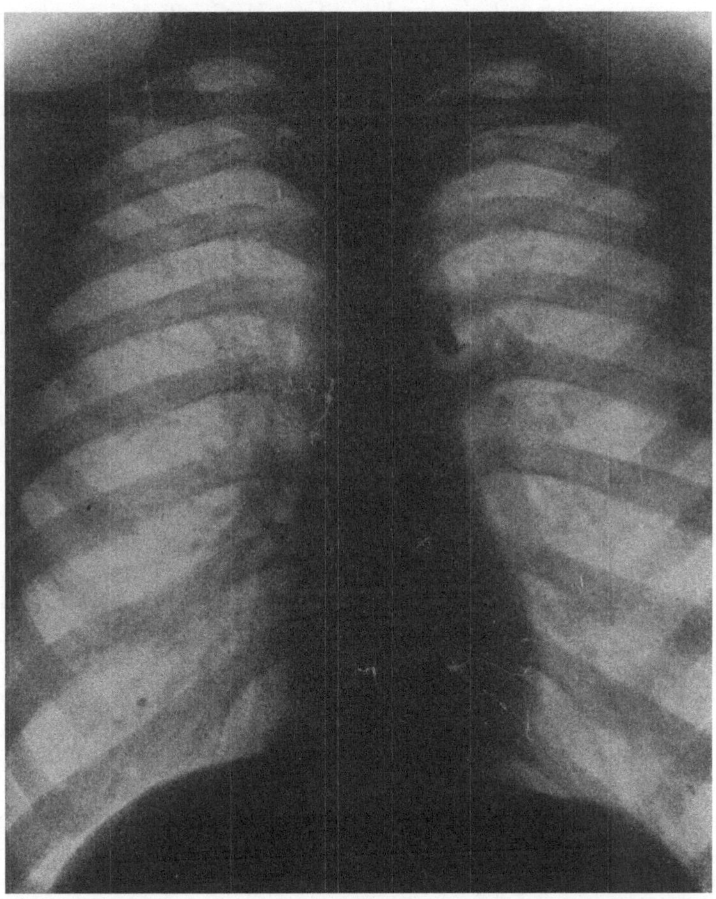

Abb. 107. Infektionsweg der Tuberkulose im Röntgenbild. Abgeheilter Prozeß. Intensiver
kleiner runder Schattenfleck rechts medial vom vorderen Ende der 8. Rippe (primärer
Lungenherd); intensive scharf begrenzte Schattenflecke im Hilusschatten rechts in Höhe
der hinteren Endes der 9. Rippe (verkalkte regionäre Lymphknoten); sehr intensiver scharf
begrenzter pflaumenkerngroßer Schattenfleck links hart neben dem Mittelschatten in Höhe
des vorderen Endes der 3. Rippe (verkalkte Paratrachealdrüse).

Die oft grandiosen Verkäsungen und Verkalkungen in den wichtigen
Bifurkationsdrüsen können der Röntgenuntersuchung auch in der Schräg-
und Frontalaufnahme entgehen. Der kalkharte Herdschatten (vgl. das
Kapitel Lungentuberkulose der Kinder) beweist nun zwar intensive
Kalkeinlagerung, gibt aber keine Auskunft, ob der Herd verkalkt,

verknöchert, verkreidet, fibrös-käsig, vielleicht sogar zum Teil erweicht ist. Man hat sich gewöhnt, die zum Primärkomplex gehörigen Kalkherde bei Erwachsenen als inaktiv und deshalb belanglos anzusehen. Aber spät auftretende pulmonale hämatogene Streuungen, Knochen- und Urogenitaltuberkulosen und isolierte Meningitiden beweisen einen späten Einbruch in die Blutbahn. Die in nebenstehendem tabellarischen Auszug aufgeführten Tuberkulosen anderer Organe kommen durchweg auf dem Blutwege zustande; der Großteil dieser Tuberkulosen läuft im Kindesalter ab. Aber die Tabelle zeigt, daß auch im .Erwachsenenalter diese Tuberkuloseformen keineswegs ganz fehlen. In der Regel dürfte die hämatogene Metastasierung vom ursprünglichen pulmonalen Primärherd aus sehr langsam oder schubweise durch die paratracheale Drüsenkette gehen, also an einen chronisch proliferierenden Primärkomplex gebunden sein.

Tabelle.

Alters-
klassen

0— 2	7,54
2— 5	3,92
5—10	1,98
10—30 ⎱ durch-	
30—60 ⎰ schnitt-	1,02
über 60 lich	

Sterblichkeit an Tuberkulose anderer Organe in Preußen 1910, auf 10 000 Lebende berechnet.

Demnach ist auch dem kalkimprägnierten Primärkomplex Erwachsener nicht ganz zu trauen. Wir haben keinerlei Möglichkeit, die Proliferation des Primärkomplexes zu erkennen; auch Herdverkalkungen in den paratrachealen Drüsen sind keine ausreichenden klinischen Hinweise. Immerhin hat die Fürsorge aus der Erfahrung die Lehre gezogen (GRASS), umfangreiche Verkalkungen im Bereich der pulmonalen Drüsen besonders bei Jugendlichen mit Mißtrauen anzusehen, diese durch endogene Metastasierung Gefährdeten in sorgfältiger Kontrolle zu behalten und in der Erholungsfürsorge besonders gut zu bedenken. Mit dieser Beobachtung der Fürsorge stimmt unsere klinische Feststellung von etwa 10% verkalkten Primärkomplexen bei der isolierten Lungentuberkulose, aber 30% bei den hämatogen entstehenden Knochentuberkulosen überein.

Simonsche Herde. Aber nicht nur solche Residuen des Primärkomplexes und seines Fortschreitens auf dem Lymphwege sind für die Entstehung der Lungentuberkulose von Bedeutung, sondern auch die Überbleibsel frühsekundärer hämatogener Streuung, die im Lungenröntgenbild in Form von peripher liegenden kalkdichten Herdschatten nicht ganz selten zu finden sind. Als solche hat Simon kleine Kalkherde und Kalkherdgruppen in den Lungenspitzen von Kindern beschrieben. Man findet sie bei Erwachsenen nicht ganz selten als einzige Lungenherde, gelegentlich auch in der einen Spitze bei fortschreitender Tuberkulose der anderen Seite. Hie und da findet man Kalkherde in größerer Zahl verstreut über einen Lungenabschnitt oder auch über einen großen Teil der Lungenfelder (s. Abb. 86, S. 150).

Puhlscher Herd. Der Puhlsche Herd (Abb. 108) ist in seiner Genese umstritten. Die Aschoffsche Schule faßt ihn als Endausgang des

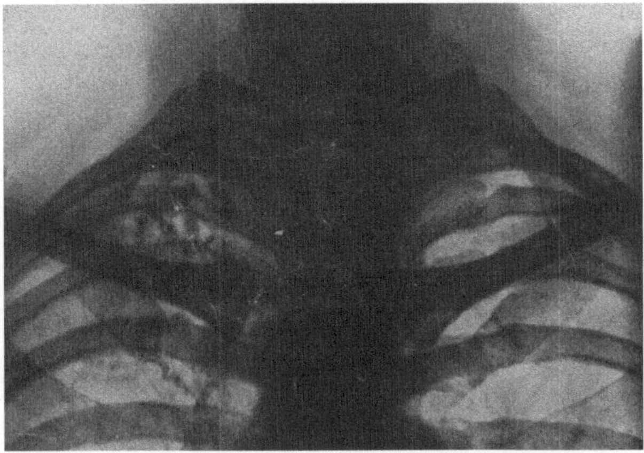

Abb. 108. Amb., ♀, 24 Jahre. PUHLsche Herde. Gruppe verkalkter Herde im rechten Spitzenfeld bei voller Gesundheit.

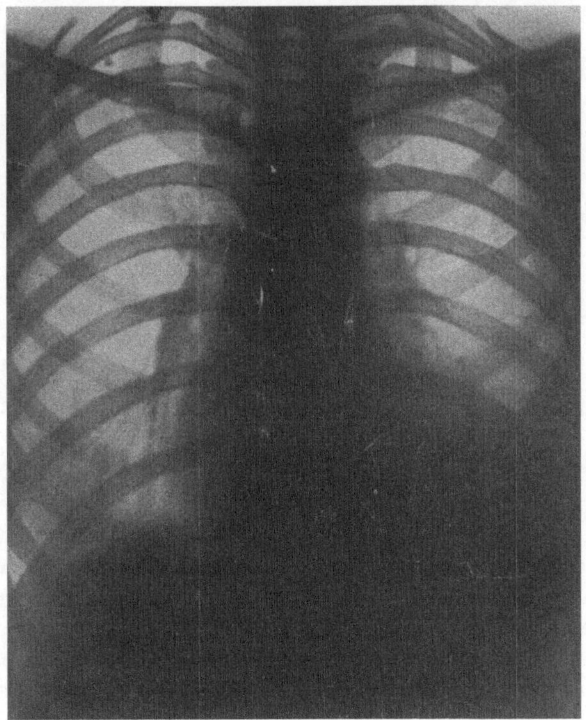

Abb. 109. Aufn.-Nr. 2430, ♀, 31 Jahre. SIMONsche Herde im rechten Spitzenfeld. Pleuritis exsudativa links.

exogenen Superinfektionsherdes auf, aber die hämatogene Entstehung kann auch anatomisch nicht ausgeschlossen werden.

Exacerbationstuberkulose. Die Entwicklung einer Lungentuberkulose aus einem SIMONschen Herde ist in Abb. 71, S. 137 wiedergegeben. Die Abb. 109 zeigt einen solchen verkalkten SIMONschen Herd in der

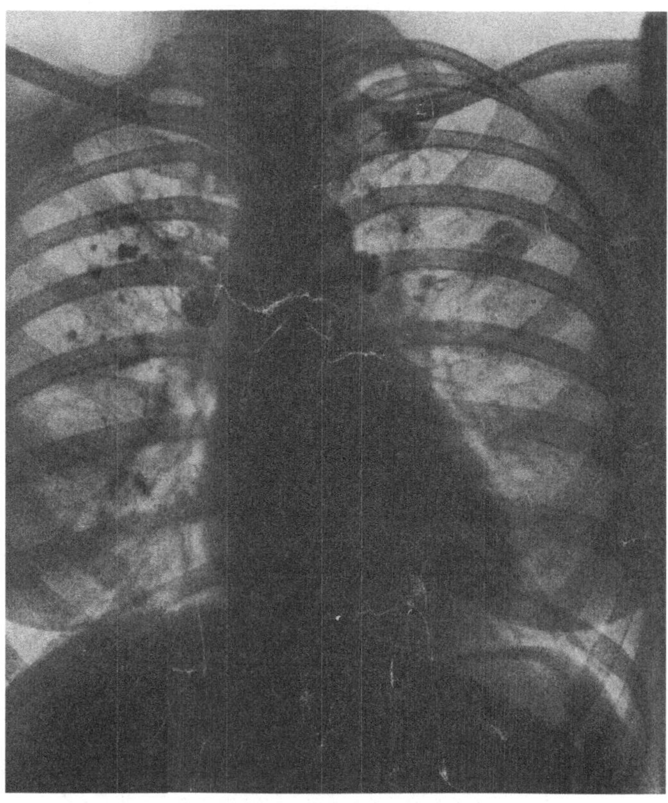

Abb. 110. Aufn.-Nr. 7643, ♀, 31 Jahre. Zahlreiche Kalkherde in beiden Lungenfeldern. Verkalkung der Bronchaldrüsen. Links in Höhe des vorderen Endes der 3. Rippe kleiner Kalkherd mit größerem weichem runden Hof.

rechten Lungenspitze und außerdem eine Pleuritis exsudativa links. Neuere Untersuchungen über die hämatogenen Lungentuberkulosen haben ergeben, daß die isolierte tuberkulöse Pleuritis exsudativa großenteils hämatogenen Ursprungs ist. Unser Bild dürfte also ein Beispiel dafür sein, daß der lange zurückliegenden frühsekundären hämatogenen Streuung ein neuer hämatogener Schub gefolgt ist. Die Abb. 110 zeigt einen deutlichen Hof um einen der zahlreichen Kalkherde, der wohl als eine perifokale Entzündung aufgefaßt werden darf, während die Abb. 111 mit dem frischen erweichenden Infiltrat in der Umgebung zahlreicher

alter Kalkherde die Exacerbation der alten Herde durchaus wahrscheinlich macht, wie sie in Form der bindegewebigen Durchwachsung alter
Herde unter anderen von WURM anatomisch nachgewiesen ist. Sicher
ist, daß auch von dem alten PUHLschen Herd eine neue pulmonale Ausbreitung der Tuberkulose ausgehen kann, wie sie unsere Abb. 11, S. 28
zum mindesten wahrscheinlich macht. Auch die in Abb. 112 dargestellte

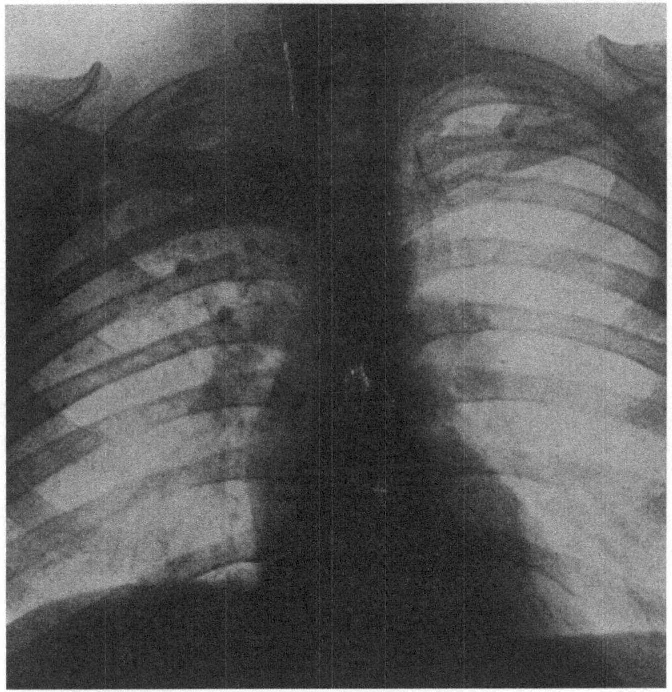

Abb. 111. Amb., ♂, 34 Jahre. Zahlreiche verkalkte Herde im rechten Oberfeld, zum Teil
von dichten Schatten frischerer Tuberkulose umgeben. Runder Einschmelzungsherd
hinter dem Schlüsselbein.

kavernisierende Tuberkulose bei einer 36jährigen, bei der ein alter Kalkherd in der Wand einer Kaverne dargestellt ist, muß als Exacerbationstuberkulose, ausgehend von einem PUHLschen Herd, aufgefaßt werden.
Derartige Kalkherde, bei späterer Entwicklung in den Bereich der Kavernisierung einbezogen, werden gelegentlich als sogenannte Lungensteine
ausgehustet. Bei den extrapulmonalen Späterkrankungen finden wir
in einem weit höheren Prozentsatz als bei anderen Tuberkulosen den
typischen verkalkten Primärkomplex in der Lunge. Diese Tuberkulosen
können ja nur hämatogen entstanden sein. Da sich bei ihnen fast niemals
die Möglichkeit einer anderweiten hämatogenen Entstehung belegen

läßt, muß für sie angenommen werden, daß sie durch Exacerbation einer alten bronchopulmonalen oder paratrachealen Lymphknoten-

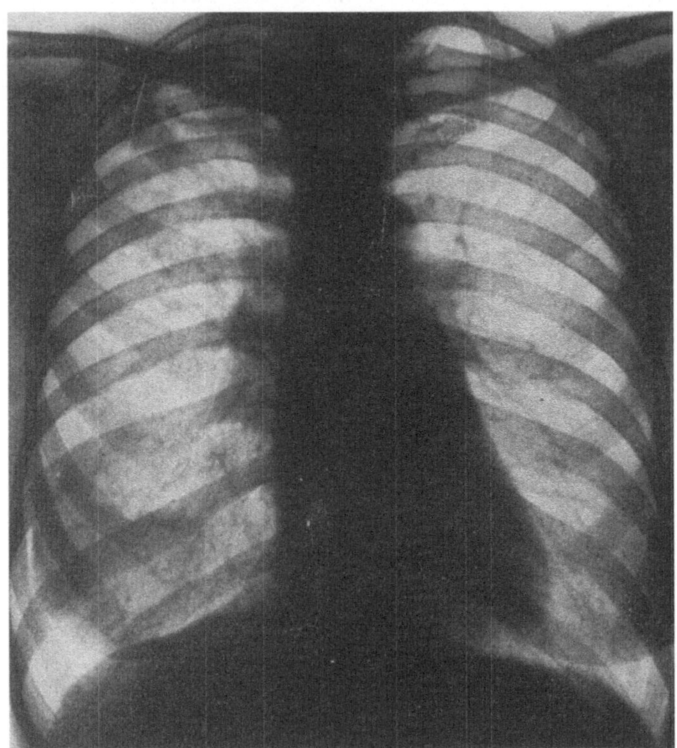

Abb. 112. Amb., ♀, 36 Jahre. Exacerbationstuberkulose. Alter Kalkherd in der Wand einer frischen Caverne mit Spiegel.

tuberkulose mit Fortschreiten bis zum Venenwinkel entstanden sind, also durch Exacerbation im Bereich des alten Infektes.

3. Der klinische Beginn der Lungentuberkulose.

Seit wir das akute Infiltrat als typische Form der beginnenden Lungentuberkulose kennen gelernt haben, hat sich dem Beobachter schärfer als früher die Unterscheidung zwischen akutem und schleichendem Einsetzen der ersten klinischen Erscheinungen aufgedrängt.

Der akute Beginn. Die *akut einsetzende Lungentuberkulose* tritt nun nicht etwa mit unverkennbaren, scharf charakterisierten Symptomen auf. Deutliche Prodromalerscheinungen pflegen zwar zu fehlen; aber die ersten Anzeichen der Erkrankung kommen nicht stürmisch, sondern subakut und gleichen den Erscheinungen einer katarrhalischen Grippe.

Fieber geringer bis mittlerer Höhe, bis 38,5⁰ etwa, das in einigen Tagen lytisch abfällt (Abb. 113); ein wenig Stechen, das mit wenig Husten und etwas Auswurf auf die Lunge als das Befallsorgan hinweist, Abgeschlagenheit und Unlustgefühle, die sich zu ernster Verstimmung steigern können, vervollständigen das klinische Bild.

Die Blutuntersuchung ergibt zu diesem Zeitpunkt zwar eine gewisse Senkungsbeschleunigung auf etwa 20—30 mm Stundenwert nach WESTERGREN und eine leichte Linksverschiebung auf 8—12 Stabkernige, doch passen diese Erscheinungen sehr wohl auch zum Bild der vermuteten katarrhalischen Grippe oder lokalisierten Bronchopneumonie und sind deshalb nicht eindeutig, ja nicht einmal wegweisend. Was den physikalischen Befund anlangt, so kann er so geringfügig sein, daß er auch

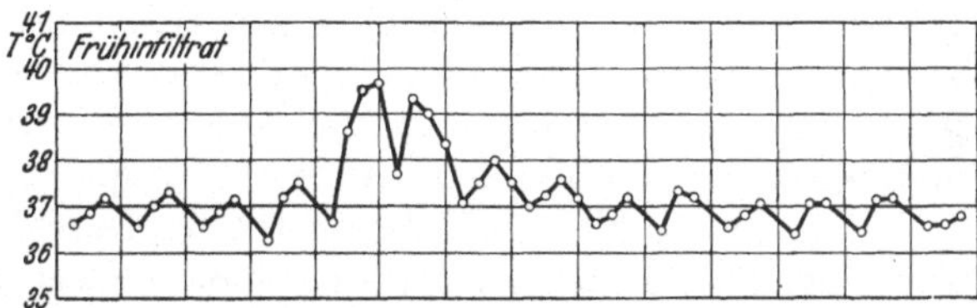

Abb. 113. Fieber beim akuten Infiltrat.

dem geübten und argwöhnischen Untersucher vollkommen entgeht. Ich habe gelegentlich eine halbe Stunde nach dem Frühinfiltrat physikalisch vergeblich gesucht, das nach dem klinischen Bild und dem positiven Sputumbefund angenommen werden mußte und im Röntgenbefund dann auch bestätigt wurde. Sind physikalische Veränderungen überhaupt aufzufinden, so bestehen sie in leichter Schallverkürzung, geringfügigen Atemgeräuschveränderungen in Form etwas rauhen und leicht vesicobronchalen Atmens und spärlichen leisen Rhonchi unbestimmten Charakters, die aber auch gänzlich fehlen können. Selbst wenn es schon zur Ausbildung der röntgenologisch einwandfreien Frühkaverne gekommen ist, kann der physikalische Befund ganz geringfügig sein und eigentliche Kavernensymptome fehlen in diesem Stadium regelmäßig. Ganz besondere Schwierigkeiten bieten der physikalischen Untersuchung das tief in der Lunge gelegene akute Infiltrat und die aus ihm entstandene Frühkaverne und selbst nach Kenntnis der Röntgenaufnahme kann die Suche nach physikalischen Zeichen dieses Herdes ganz vergeblich sein. *Es ist deshalb ein schwerwiegender Irrtum, wenn man glaubt, die tuberkulöse Erkrankung der Lunge auf Grund der physikalischen Untersuchung ausschließen zu können.*

In seinem interessanten Buch über den Beginn der Lungentuberkulose des Erwachsenen hat BRAEUNING den auch von uns in zahllosen Fällen bestätigten Nachweis erbracht, daß auch die klinisch akut einsetzende Lungentuberkulose sich morphologisch keineswegs so schnell entwickelt, wie das klinische und röntgenologische Bild vermuten läßt. In Röntgenbilderserien kann man feststellen, daß das akute Infiltrat, dem die beschriebenen klinischen und physikalischen Erscheinungen parallel gingen, oft schon viele Monate vorher als kleiner Herd im Röntgenbild zu entdecken war, von dem einen oder anderen geübten Untersucher wohl auch schon festgestellt und argwöhnisch angesehen wurde, aber nicht mit genügender Sicherheit agnosziert werden konnte, bis er durch die weitere Entwicklung seine wahre Natur erkennen ließ. Aus solchen Beobachtungen ergibt sich die Lehre, jedes Röntgenbild mit größter Sorgfalt auf Herdschatten und verdächtige Schattenflecke abzusuchen und den Befund festzulegen, keineswegs aber die Berechtigung, auf solche Befunde nun gleich die Diagnose aktive Lungentuberkulose zu stützen, den Kranken in größte Unruhe zu versetzen und die Versicherungsträger mit vielleicht ganz unnötigen Heilverfahren zu belasten. Unbedingt notwendig ist aber die kurzfristige röntgenologische Kontrolle solcher Befunde und die therapeutische Konsequenz, wenn ein Fortschreiten festgestellt oder klinische Aktivitätssymptome gefunden werden. Da die Erkennung kleiner Herdschatten im Durchleuchtungsbild weitgehend Übungssache, außerdem aber von der optischen Eignung des Untersuchers abhängig ist, muß in Verdachtsfällen noch weit mehr als heute von der Röntgenaufnahme Gebrauch gemacht werden; für solche Kontrolluntersuchungen eignet sich auch die Schirmbildphotographie mit dem größeren Format 8×8 cm.

In der ersten Begeisterung über die neue Entdeckung des akuten Tuberkulosebeginns ist die Genese des akuten Infiltrates gar zu einfach gesehen worden. Die allzu beliebt gewordene Bezeichnung Frühinfiltrat kennzeichnet zwar zutreffend die ursprüngliche Auffassung seiner Entstehung und Bedeutung. Von Seiten der Pathologen wurde jedoch schon auf der bedeutsamen Wildbader Tuberkulosetagung einhellig und nachdrücklich darauf hingewiesen, daß der erste anatomische postprimäre Tuberkuloseherd ausnahmslos in den Lungenspitzen gefunden wird. Die langjährige röntgenologische Beobachtung der Spitzentuberkulosen hat zwar den Nachweis erbracht, daß nur bei einem geringen Prozentsatz sich aus diesen Herden die fortschreitende Lungentuberkulose entwickelt. Aber andererseits haben anatomische und klinische Beobachtungen ergeben, daß das akute Infiltrat keineswegs einheitlich zustande kommt. Wir geben im Nachstehenden Beispiele für die fünf verschiedenen Entstehungsweisen, die im Kapitel Pathogenese aufgeführt sind.

Auch beim akuten und subakuten Beginn der Lungentuberkulose pflegt der nächstweitere Verlauf den wahren Charakter der Erkrankung nicht zu offenbaren. Zwar folgt den scheinbar leichten akuten Symptomen ein Stadium recht langsamer Erholung, in dem Gefühl der Gesundung, der Stimmungshebung und Rückkehr der Arbeitslust auf sich warten lassen. Erkrankte Ärzte und Schwestern, namentlich wenn sie beruflich exponiert waren, werden wohl gelegentlich über diese Verschleppung stutzig und bitten um genaue Untersuchung; auch der behandelnde Arzt, wenn nicht bereits, wie heute leider häufig, auf weitere ärztliche Versorgung verzichtet ist, wird zuweilen schon in diesem Stadium argwöhnisch und veranlaßt die Röntgenaufnahme oder Sputumuntersuchung. Die Röntgenaufnahme gibt zu diesem Zeitpunkt regelmäßig schon volle Aufklärung im Nachweis des charakteristischen Infiltrates, das häufig infraclaviculär, nicht selten im Mittelfeld, seltener im Unterfeld und selten im Spitzenfeld gefunden wird. Überraschend schnell kann nach klinischer Erfahrung der akuten Entzündung die Verkäsung und Erweichung folgen, die sich im positiven Sputumbefund mitunter schon 8 Tage nach dem klinischen Beginn dokumentiert; *man darf deshalb bei akuten Erkrankungen irgend verdächtiger Art niemals die Sputumuntersuchung verabsäumen.*

Diese Form der akuten Erkrankung an Lungentuberkulose bevorzugt nicht etwa phthisisch veranlagte, hereditär belastete oder sonstwie prädisponierte Personen. Man findet unter den so Erkrankten alle *Konstitutionstypen* vertreten, allerdings mit einem Zurücktreten der typischen Pykniker. Kräftige Personen hingegen von respiratorischen oder digestiven Habitus fallen solcher Erkrankungsform nicht weniger anheim als die Gruppe der Leptosomen.

Es gibt dagegen eine gewisse *Altersdisposition* für diese Form des akuten oder subakuten Beginns; wir begegnen ihr überwiegend bei jugendlichen und jüngeren Personen, d. h. als Einleitung der eigentlichen *Adoleszentenphthise*, wenn wir diesen Begriff nicht gar zu eng fassen. Neben dem im Kapitel Pathologie erläuterten Pubertätsphthisebegriff der Anatomen (= isolierte Lungenphthise mit gleichzeitiger verkäsender Bronchaldrüsentuberkulose) gibt es in der Literatur einen von manchen Autoren gebrauchten klinischen Begriff der Pubertätsphthise, der sich mit dem der Anatomen keineswegs deckt, sondern einfach die Phthise des Pubertätsalters bezeichnet. Wir setzen dafür die Bezeichnung Adoleszentenphthise, einmal weil es gar keine besondere klinische Form der Tuberkulose des Pubertätsalters gibt, dieser Begriff also nur irreführen kann, sodann aber auch, weil die Phthise der Jugendlichen nicht allzuoft im eigentlichen Pubertätsalter, sondern meist mehr oder weniger erheblich später einsetzt. In den späteren Altersklassen, also jenseits der 25 finden wir diesen akuten Phthisebeginn wesentlich seltener; auch im Schulalter begegnen wir den typischen akuten Infiltraten nicht häufig.

Schließlich kann man mit einem gewissen Recht von einer *beruflichen Disposition* zu dieser Form der Tuberkuloseerkrankung sprechen, indem die wahrscheinlich beruflichen Infektionen regelmäßig zunächst in Form von Infiltraten nachweisbar werden. Auch Diabeteskranke bieten in der Regel diese Form der beginnenden Erkrankung dar.

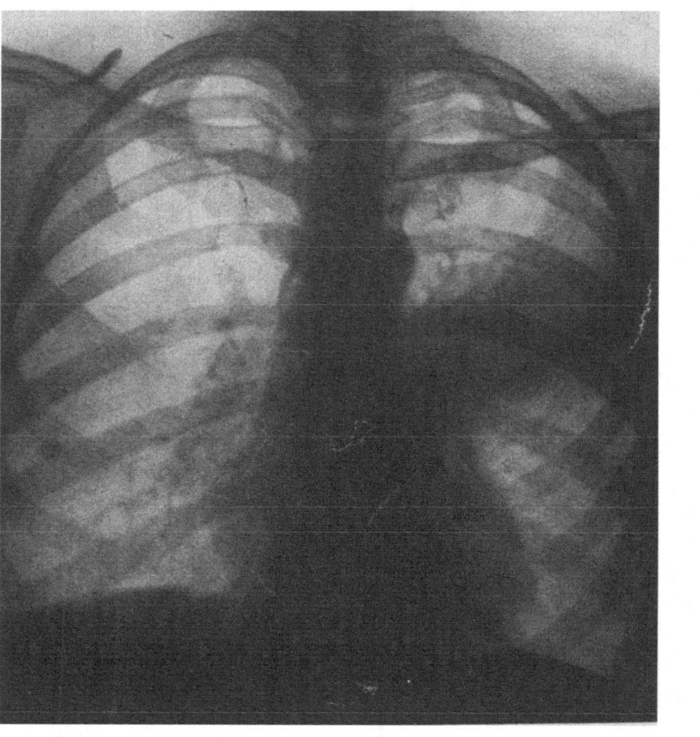

Abb. 114. Amb., ♀, 24 Jahre. Großes Infiltrat im linken Mittelfeld, den Hilusschatten einbeziehend. Diffuse Verschattung des linken Unterfeldes (Atelektase ?). Verkalkter Primärkomplex rechts.

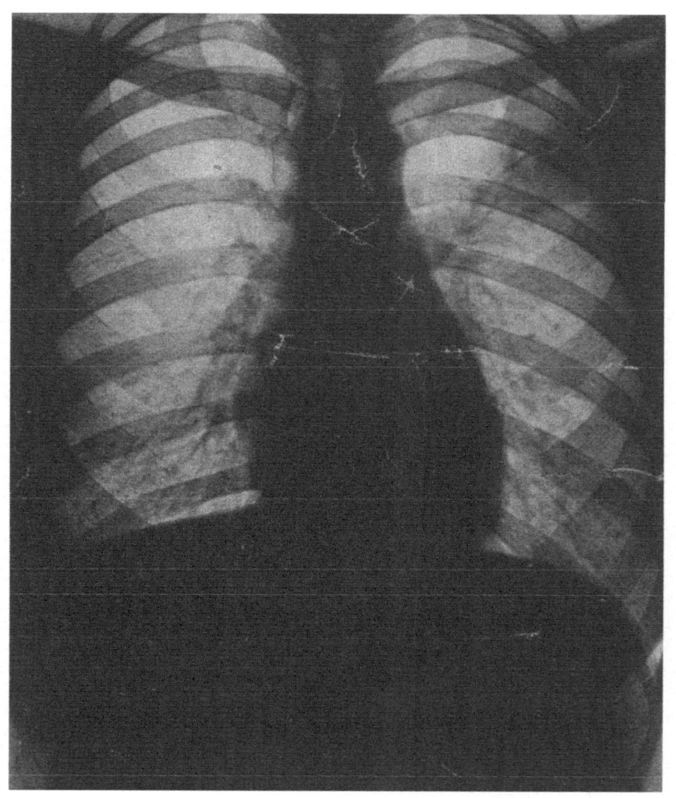

Abb. 115. Amb., ♀ 24 Jahre. Infarktähnliches Infiltrat im linken Oberfeld mit kleiner Erweichung und Abflußbahnen zum Hilus. Beruflich exponiert. (Vor 2 Wochen akut erkrankt, guter Allgemeinzustand, kein Fieber. Tuberkelbacillen +.)

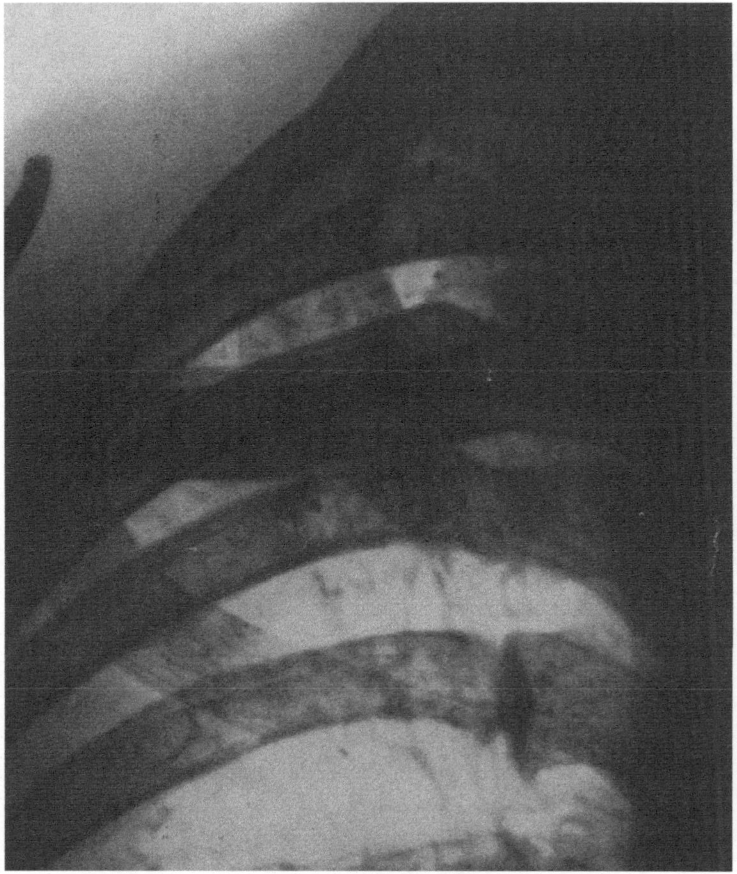

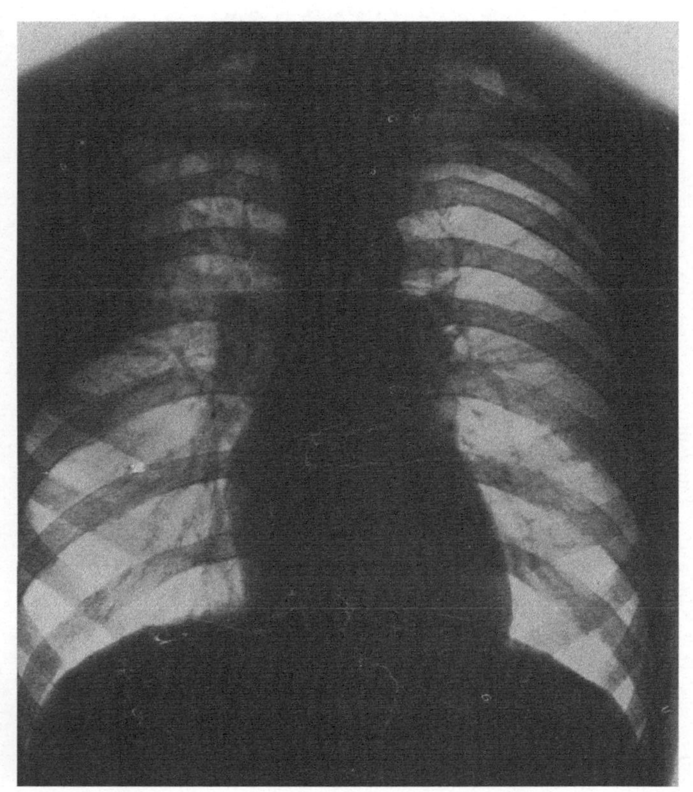

Abb. 116. Amb., ♂, 32 Jahre. Gruppe alter, harter Herde im rechten Spitzenfeld (auf dem Schatten der 1. Rippe). Verkalkte Herde im Bereich des rechten Hilus.

Abb. 117. Derselbe Fall. 4 Monate später. Großes Infiltrat im rechten Oberfeld bis zum Lappenrand reichend. (Absiedelung nach LOESCHCKE.)

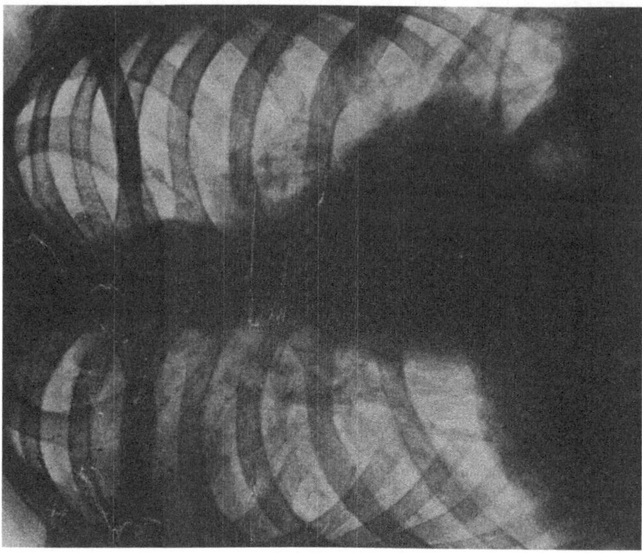

Abb. 119. Amb. ♂, 26 Jahre. Großes Infiltrat im rechten Oberfeld. (Vor 3 Wochen an vermeintlicher Grippe erkrankt.)

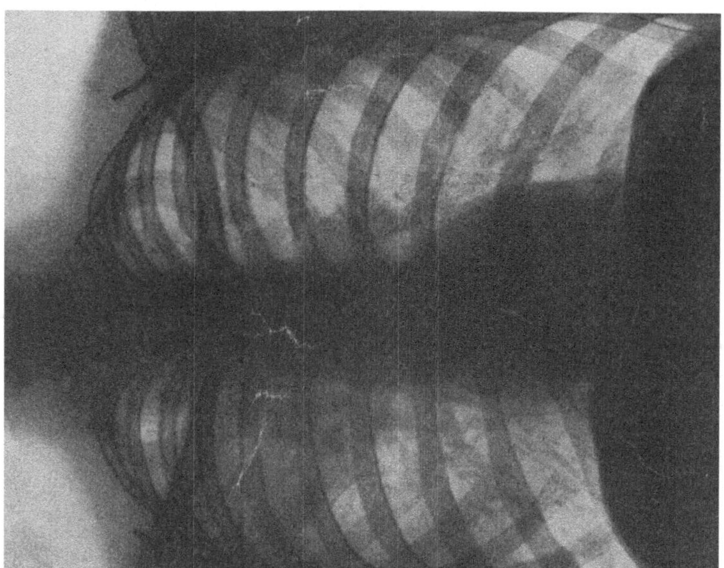

Abb. 118. Aufn.-Nr. 1867, ♂ 25 Jahre. Großes hämatogenes Infiltrat im rechten Oberfeld, Spitze frei. Kleines Infiltrat im linken Oberfeld. Seit 7 Jahren Lupus an der rechten Hand, an der Brust und im Gesicht. Seit einigen Wochen Lungenerscheinungen.

Der große exsudative Herd der Abb. 114 gleicht ganz dem Bilde der Primärinfiltrierung, die mit dem Schatten der perifokalen Entzündungszone gemeinsam um primären Lungenherd und regionären Drüsen-

herd das Lungenwurzelgebiet in den Herdschatten einschließt. Das
Bild zeigt aber zugleich, wie vorsichtig man mit solchen rein röntgenologischen Exegesen sein muß: denn der Kalkschatten im rechten Unterfeld — wahrscheinlich handelt es sich um den alten Primärherd, beweist,
daß wir es nicht mit einer Primärinfiltrierung, sondern mit einem

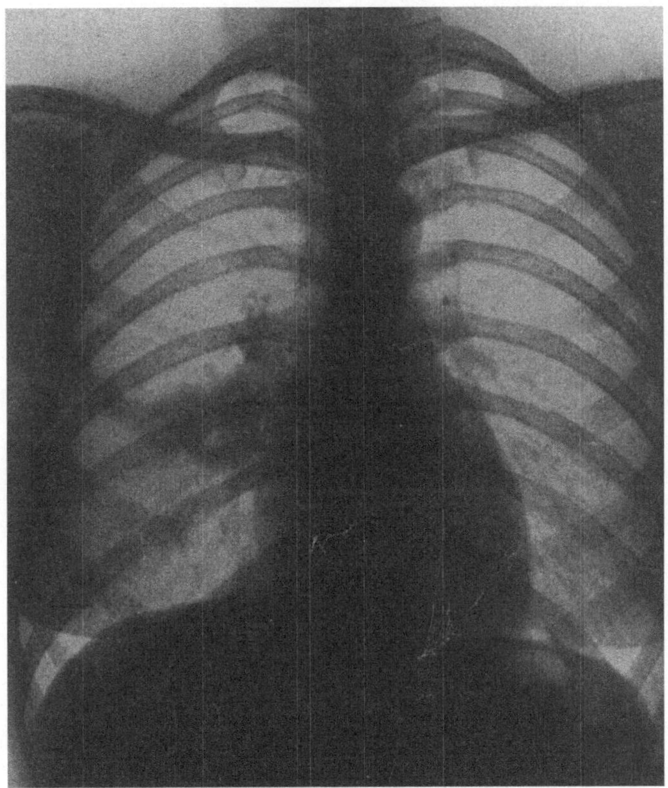

Abb. 120. Ang.-Nr. 315, ♀, 30 Jahre. Infiltrat im rechten Mittelfeld mit zentraler Aufhellung.
Beruflich schwer exponiert. Erkrankung an Bronchitis. Tuberkelbacillen +.
(Röntgenaufnahme 5 Wochen vorher zeigt normales Lungenbild.)

Reinfektionsherd zu tun haben. — Die Abb. 115 zeigt ein eingeschmolzenes Frühinfiltrat im linken Oberfeld mit Abflußbahnen zum Hilus;
es stammt von einer jungen Krankenschwester, die zur Zeit der Entstehung dieses Herdes beruflich schwer exponiert war. Die Deutung
des Herdes als exogener Superinfekt dürfte schlüssig sein, da wir solche
Herde gerade bei jugendlichen Exponierten als typisch kennen gelernt
haben. Die Abb. 116 zeigt zerstreute ältere Herde im rechten Oberfeld. 4 Monate später findet sich das große Mittelfeldinfiltrat der Abb. 117,

dessen bronchogene Entstehung von den älteren Herden (grobe Streuung in den Ramus horizontalis des Oberlappenbronchus nach LOESCHCKE) durchaus plausibel ist. Neuerdings hat KREMER in sorgfältigen vergleichenden klinischen und anatomischen Untersuchungen auf die Bedeutung der Entstehung des akuten Herdes durch bronchogene Streuung von Spitzentuberkulosen aus erneut dringend hingewiesen. Die

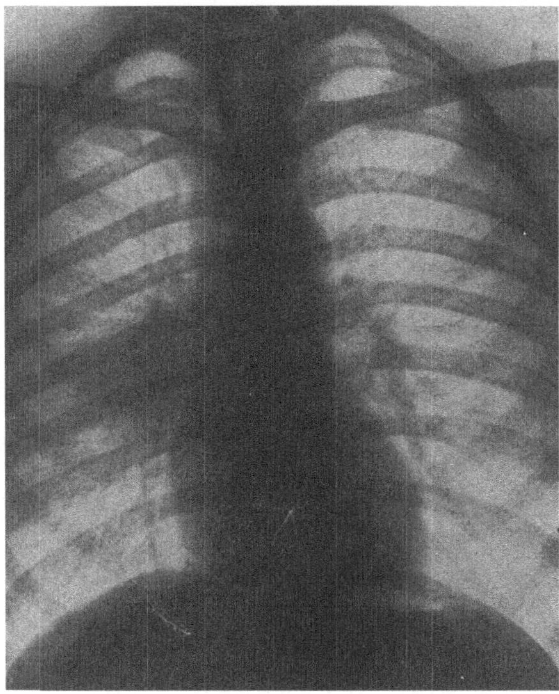

Abb. 121. Amb., ♀, 30 Jahre. Infiltrat in Form des SLUKAschen Dreiecks. Beruflich schwer exponiert. (Akut erkrankt. Tuberkelbacillen +.)

Abb. 118 mit dem großen akuten Infiltrat im rechten Oberfeld und einem zweiten kleinen Infiltrat links stammt von einem Kranken mit zahlreichen Lupusherden an verschiedenen Körperstellen. Nicht nur diese peripheren Herde, sondern auch das doppelte Auftreten von Infiltraten machen die hämatogene Entstehung vom versteckten älteren Herd aus sehr wahrscheinlich. — Die Abb. 71, S. 137 schließlich zeigt im rechten Oberfeld eine Anzahl alter kalkimprägnierter Herde und inmitten einen frischen Einschmelzungsherd, ein Bild, das wohl nur die Deutung der Exacerbation der alten Herde zuläßt.

Leider ist die hier vorgenommene Analyse des akuten Infiltrates im Einzelfall nur ausnahmsweise anwendbar; unsere Fälle sind aus einem sehr großen Material ausgesucht und in ihrer eindrucksvollen

Typik nur vereinzelt vertreten. In der überwiegenden Mehrzahl der Frühinfiltrate bleibt die Genese ganz ungeklärt oder doch mehrdeutig.

Die Bedeutung des akuten Infiltrats für den Beginn der Lungentuberkulose wie insbesondere für die therapeutische Indikation macht

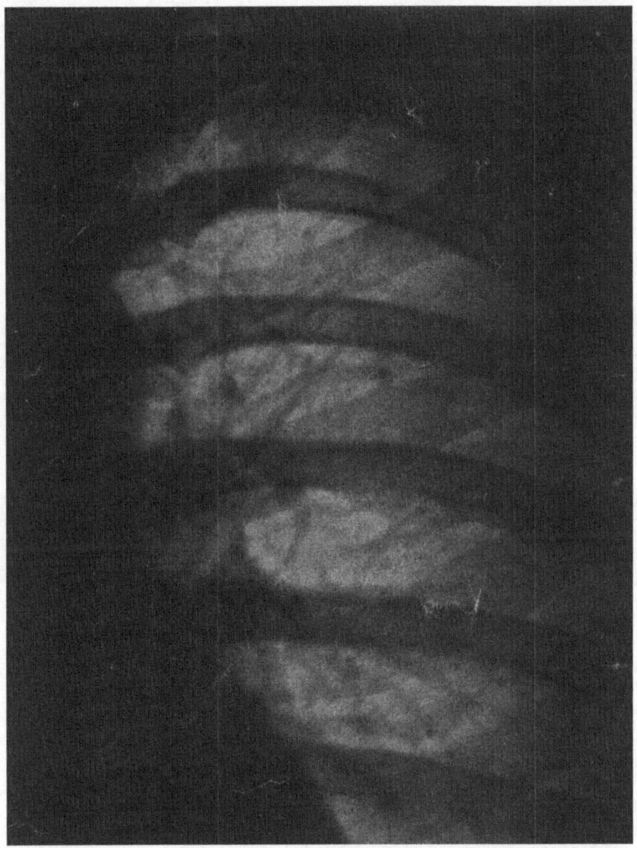

Abb. 122. Aufn.-Nr. 5116, ♀, 30 Jahre. Kleiner weicher Herdschatten links unter dem Schlüsselbein. Beruflich schwer exponiert.

ein näheres Eingehen auf die röntgenologische Erscheinungsform notwendig. Die Abb. 119 demonstriert ein nach dem klinischen Verlauf nur wenige Wochen altes Infiltrat, das sich durch die homogene, diffuse Schattengebung der grandiosen perifokalen Entzündung auszeichnet. Die Abb. 120 zeigt ein Infiltrat, von dem auf der Röntgenaufnahme 5 Wochen vorher noch nichts zu sehen war und das doch schon die zentrale Erweichung (positiver Bacillenbefund!) erkennen läßt. Die Abb. 121 gleicht vollkommen der typischen perihilären Sekundärinfiltrierung. Nach dem klinischen Bild (berufliche Exposition und positiver

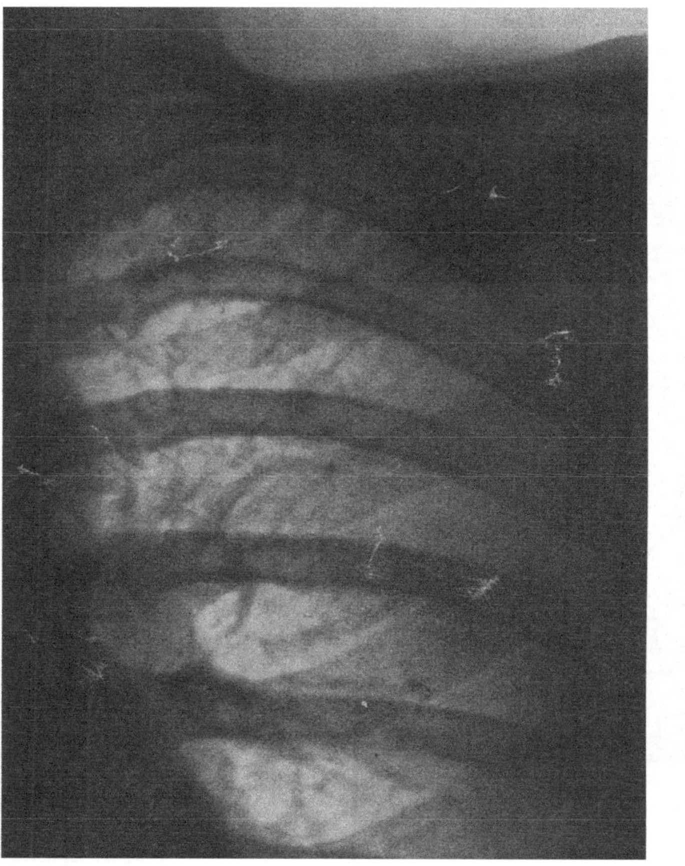

Abb. 123. Derselbe Fall. 6 Wochen später. Appositionswachstum des Herdes.

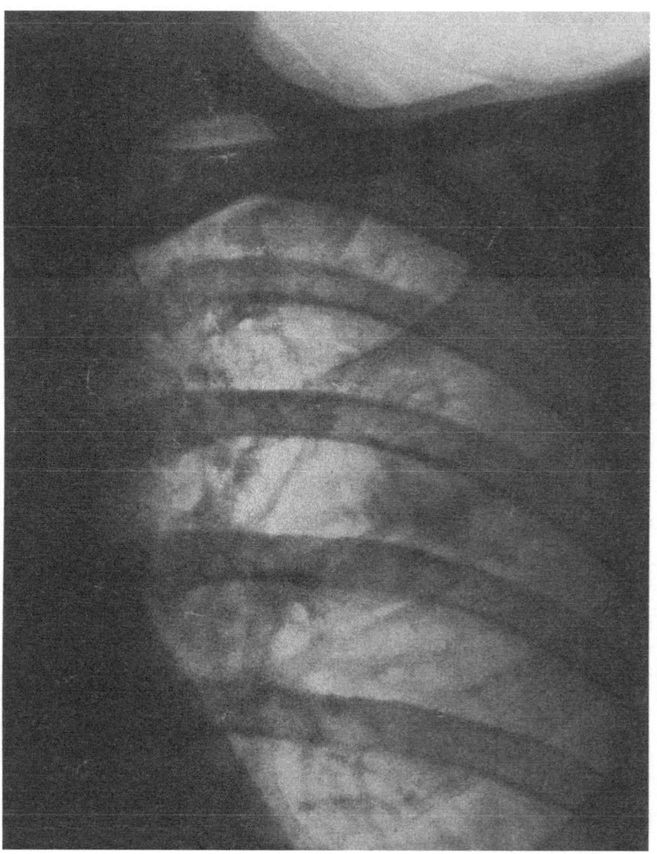

Abb. 124. Derselbe Fall, weitere 6 Monate später. Bronchogene Ausbreitung.

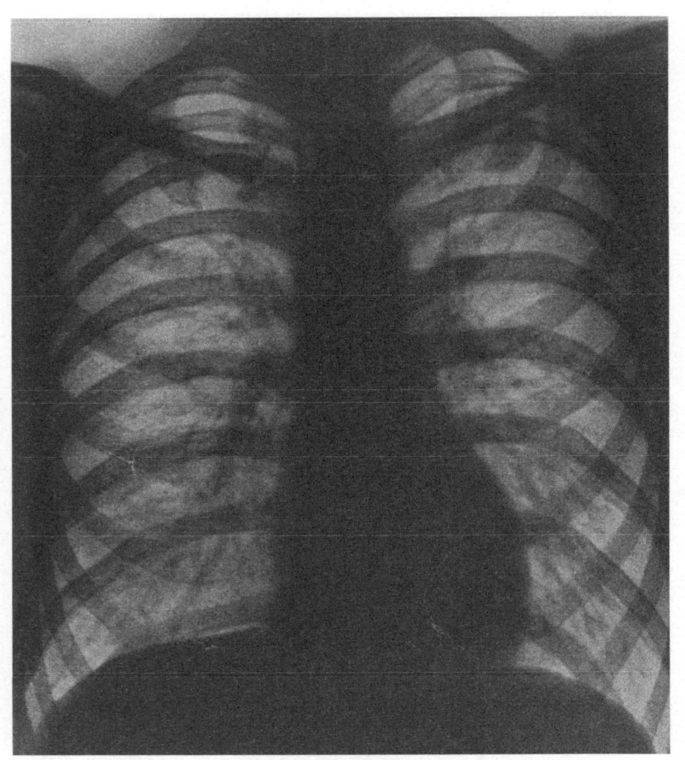

Abb. 125. Aufn.-Nr. 8860, ♂, 16 Jahre. Scharf begrenztes Infiltrat im linken Oberfeld. Verkalkter Primärkomplex im linken Oberfeld. (Schleichend erkrankt.)

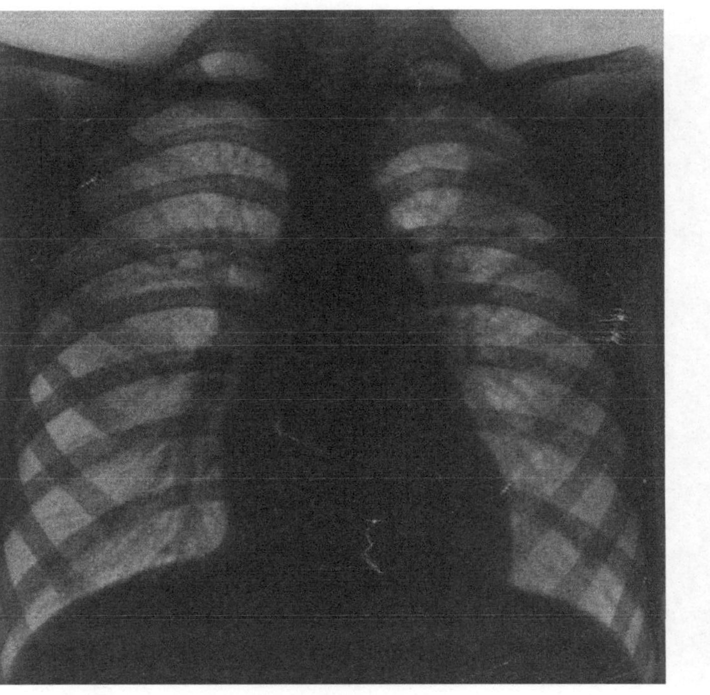

Abb. 126. Aufn.-Nr. 2406, ♂, 26 Jahre. Altes Infiltrat. Subakut erkrankt. Scharf begrenzter Herdschatten links unterhalb des Schlüsselbeins mit kleinen Kalkeinlagerungen.

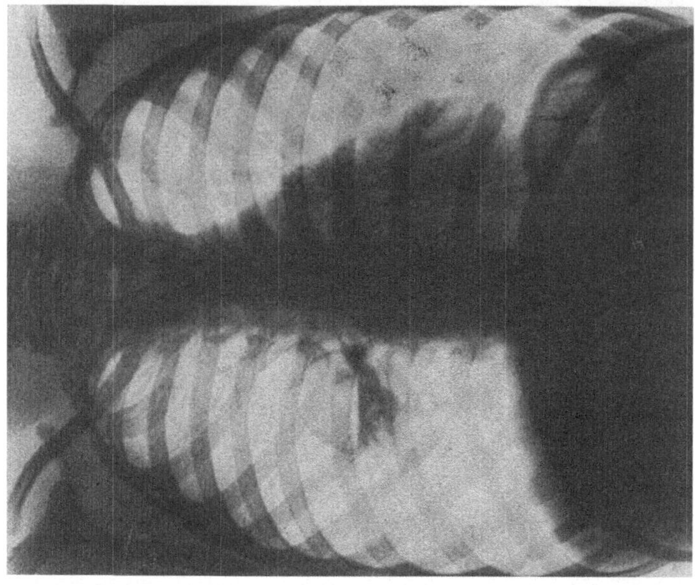

Abb. 128. Amb., ♀ 28 Jahre. Frühkaverne. Isolierter Ringschatten im rechten Mittelfeld mit Sekretspiegel (Henkelkörbchen). Tuberkelbacillen +. Nach Durchleuchtungsbefund liegt der Herd nicht am Hilus, sondern in der hinteren Spitze des Unterlappens.

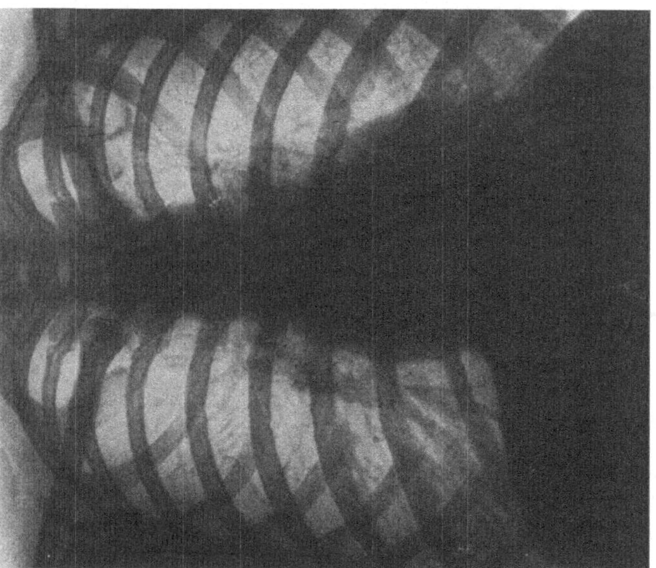

Abb. 127. Aufn.-Nr. 7658, ♀ 23 Jahre. Frühkaverne. Isolierter Ringschatten links unterhalb des Schlüsselbeins.

Bacillenbefund) handelt es sich jedoch wahrscheinlich um einen frischen Superinfektionsherd. Nach klinischer Erfahrung kann die in den letzten Abbildungen gezeigte röntgenologische Form des frischen Superinfektionsherdes als typisch gelten. Aber diese Heftigkeit der lokalen Reaktion auf das Haften erneut in das Lungengewebe aufgenommener Tuberkelbacillen ist doch nicht obligat. So zeigt die Abb. 122 einen kleinen weichen Herd, der als frischer Superinfektionsherd angesehen werden muß, da er in unmittelbarem Anschluß an schwere berufliche Infektion

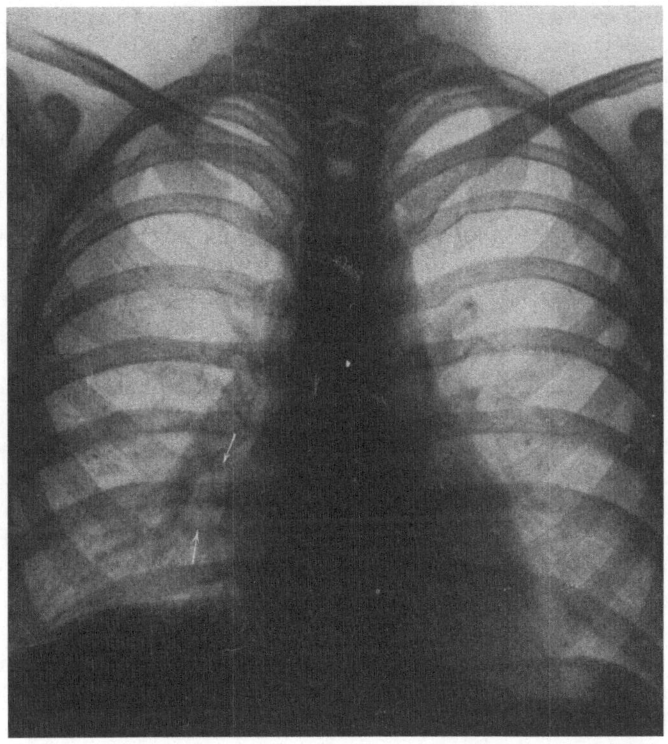

Abb. 129. Amb., ♀ 28 Jahre. Frühkaverne. Akuter hochfieberhafter Beginn. Tuberkelbacillen +. Vergrößerung des unteren Pols des rechten Hilusschattens mit mittelgroßer Aufhellung.

auftrat und sich nach dem weiteren Verlauf (Abb. 123 und 124) als unzweifelhaft akuter Beginn erneuten tuberkulösen Geschehens erwies.

In der Abb. 125 haben wir ein älteres, bereits scharf abgesetztes Infiltrat und in dem Schlagschatten der Abb. 126 ein altes Infiltrat mit kleinen Kalkeinlagerungen vor uns. Die Abb. 127 stellt die typische Rundkaverne nach vollendeter Erweichung und Rückbildung der perifokalen Entzündung dar; ähnlich die Abb. 128, die besonders schön die recht häufige Henkelkorbform solcher Herde vorführt, die durch den Sekretspiegel im Rundkavernenschatten entsteht. Die Abb. 129 illustriert die große Schwierigkeit bei der Auffindung solcher isolierter Kavernen.

4. Die exsudative Tuberkulose.

Die weitere röntgenologische Analyse des tuberkulösen Lungenprozesses greift auf die sog. *Qualitätsdiagnostik* zurück. Anknüpfend an die Dualitätslehre von VIRCHOW und ORTH, die exsudative und produktive Herdbildung grundsätzlich auseinander hielt und von NICOL am ASCHOFFschen Institut in einer gründlichen Studie zu einem System der anatomischen Diagnostik ausgebaut wurde, haben GRÄFF und KÜPFERLE, ULRICI, v. ROMBERG, BACMEISTER u. a. mit Erfolg die gleiche Herdunterscheidung im Röntgenbild gesucht, dazu noch die Differenzierung der sekundären Veränderungen tuberkulöser Herde, nämlich der Induration (Cirrhose) und der Erweichung (Kavernenbildung). Das Ergebnis ist die klinisch-röntgenologische Unterscheidung von 3 Grundformen, der exsudativen, der produktiven und der cirrhotischen Phthise, je ohne oder mit Kavernen. Natürlich kann die klinisch-röntgenologische Qualitätsdiagnose der anatomischen und histologischen Untersuchung an Rang nicht gleichgestellt werden, da sie den tuberkulösen Prozeß nur nach dem Röntgenbild, das einen Schattenriß gibt, neuerdings allenfalls nach dem Röntgenschichtbild, das eine Anzahl Schattenrisse im Abstand von $^1/_2$—1 cm liefert, sowie allenfalls nach klinischen Symptomen beurteilen kann. Dazu unterliegt die Röntgendiagnostik der Fehlerquelle, den rein exsudativen Herd von dem Herd oder der Herdgruppe mit circumfokaler Entzündung und von der Atelektase des Lungengewebes nicht unterscheiden zu können. Wenn somit die klinische Qualitätsdiagnose mit einer gewissen Unsicherheit verbunden ist, so ergibt sich daraus die Notwendigkeit, sie mit Vorsicht für den einzelnen Herdschatten anzuwenden, in der Hauptsache aber für die Beurteilung des vorherrschenden Charakters des tuberkulösen Prozesses. Mit solchem Urteil ist für die Klinik und Prognose der Lungentuberkulose schon außerordentlich viel gewonnen. Klinische Erfahrungen haben die Rückbildungsfähigkeit exsudativer Herde erwiesen. In solchen Fällen hat der exsudative Herdcharakter nur die Bedeutung einer Phase im tuberkulösen Geschehen, und die Prognose kann natürlich aus der Phase allein nicht aufgebaut werden. Das Beharren des Prozesses in der exsudativen Form beherrscht dagegen das klinische Bild und ist deshalb für die Prognose ausschlaggebend. Die exsudative Lungentuberkulose entspricht dem Bilde der lobulären und lobären käsigen Pneumonie der Anatomen, wobei freilich der Kliniker das Auf und Ab der Erscheinungen, Rückbildung frischer Herde, Erweichung und Schübe von Neuherdbildungen durch bronchogene Streuung in ihrer Dynamik höchst eindrucksvoll zu verfolgen in der Lage ist.

Die exsudative Tuberkulose beginnt, soweit sie klinisch erfaßt werden kann, mit dem oben geschilderten Infiltrat. In den Abb. 130—133 sehen wir den exsudativen Prozeß von kleinen Herden in der Spitze ausgehen; ob es sich hier um ältere proliferierende Herde oder um ganz

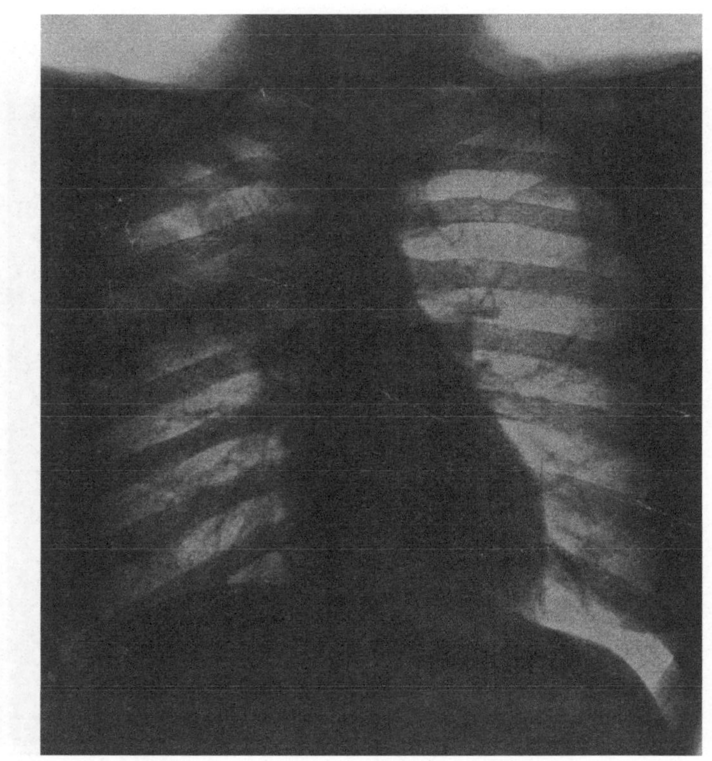

Abb. 130. Aufn.-Nr. 1646, ♀ 19 Jahre. Tuberkulose der rechten Spitze. Alter nicht zu bestimmen.

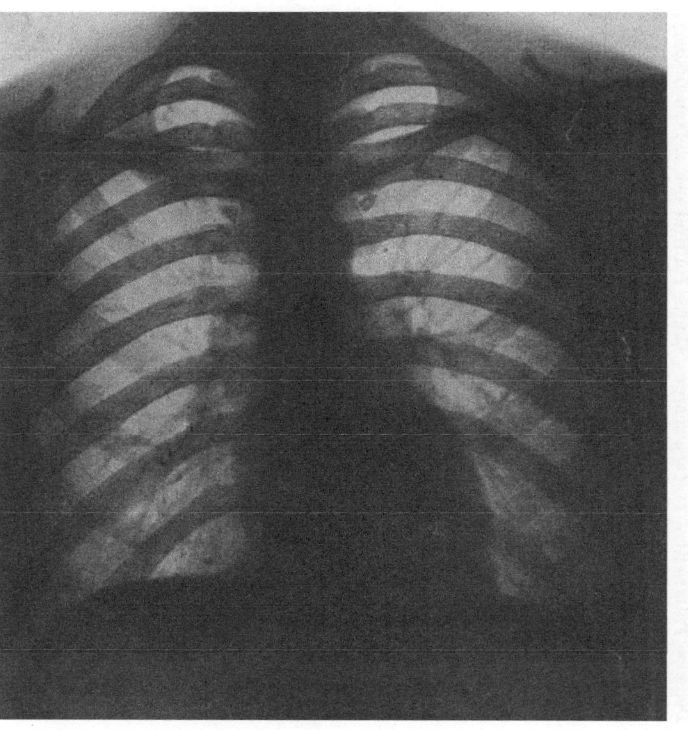

Abb. 131. Derselbe Fall. 14 Tage später. Exsudative Lungentuberkulose im Beginn.

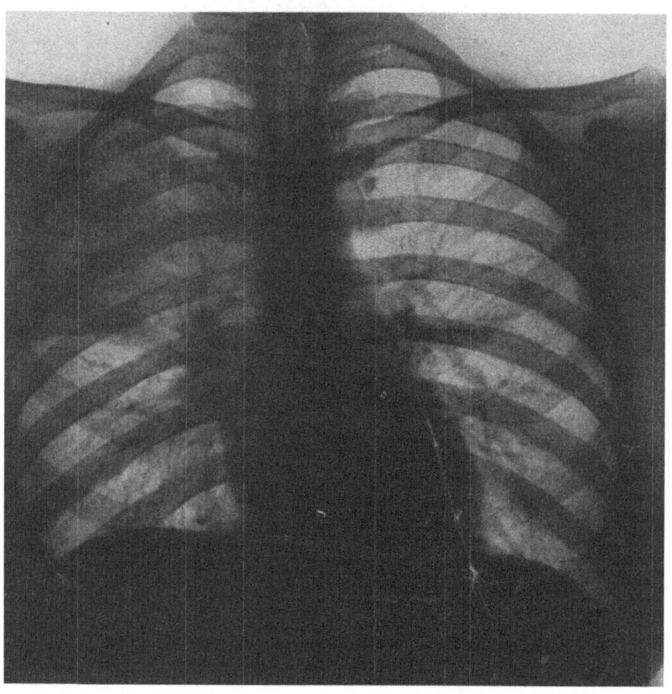

Abb. 132. Derselbe Fall, weitere 14 Tage später. Akutes Infiltrat des rechten Oberlappens mit beginnender Erweichung.

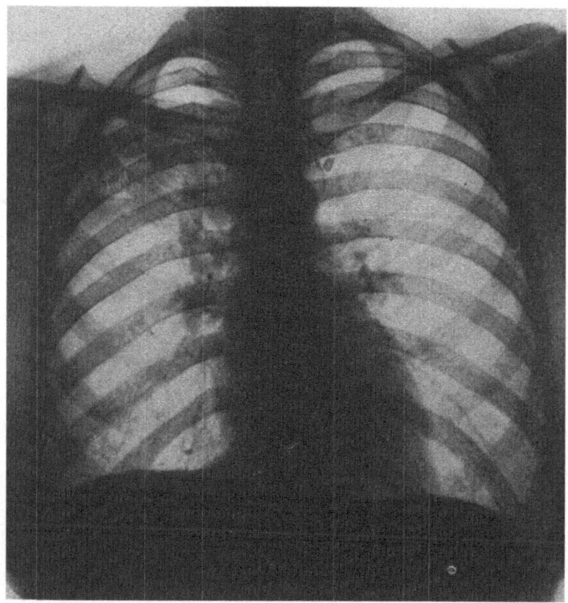

Abb. 133. Derselbe Fall, 5¹/₂ Monate später. Frühkaverne mit Nachbarschaftsstreuung.

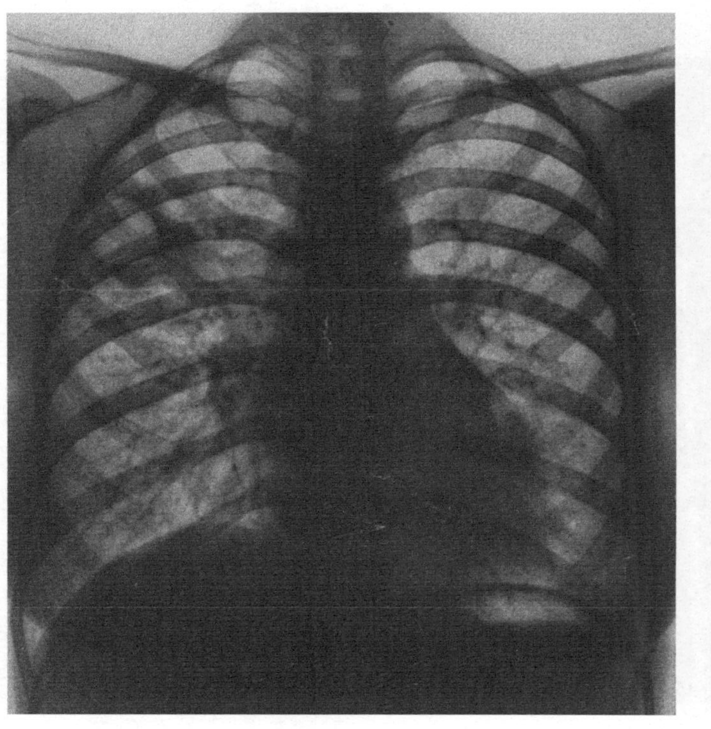

Abb. 134. Aufn.-Nr. 3216, ♀, 24 Jahre. Eingeschmolzenes Infiltrat im rechten Oberfeld mit Nachbarschaftsstreuung. (Akut erkrankt. Tuberkelbacillen +.)

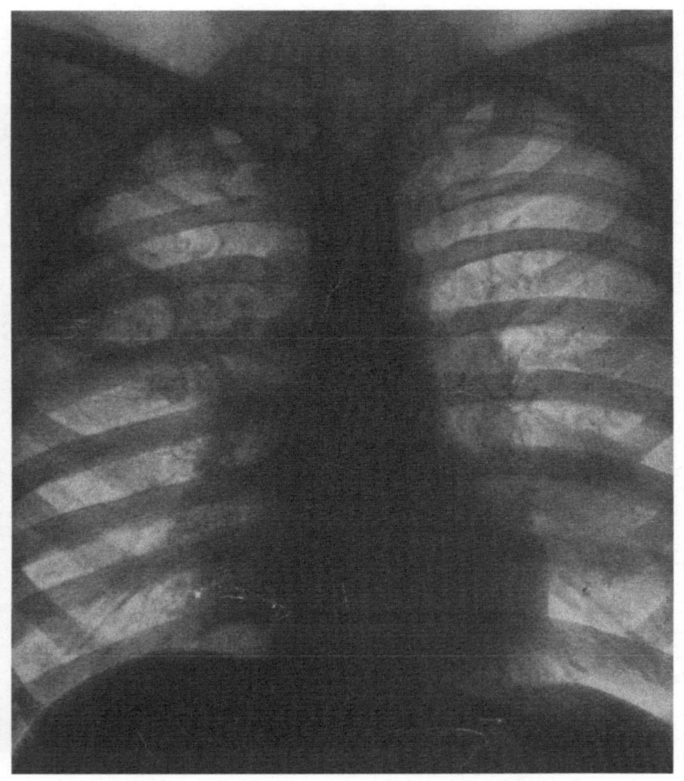

Abb. 135. Aufn.-Nr. 9604, ♂, 32 Jahre. Eingeschmolzenes Infiltrat im rechten Mittelfeld, großer Aspirationsherd im linken Unterfeld nach Blutung. (Vor 2 Monaten subakut erkrankt. Vor kurzem schwere Lungenblutung. Tuberkelbacillen +.)

frische kleine Herde handelt, ist weder klinisch noch nach dem Röntgenbild zu entscheiden. 14 Tage später setzt akut mit hohem Fieber, scheinbar vom Hilus ausgehend, eine große Infiltrierung ein, die wiederum 14 Tage später — das Fieber ist inzwischen abgeklungen — den ganzen Oberlappen einnimmt. Dieses Infiltrat verkäst nun glücklicherweise nicht in toto, bildet sich vielmehr großenteils zurück. 5 Monate später

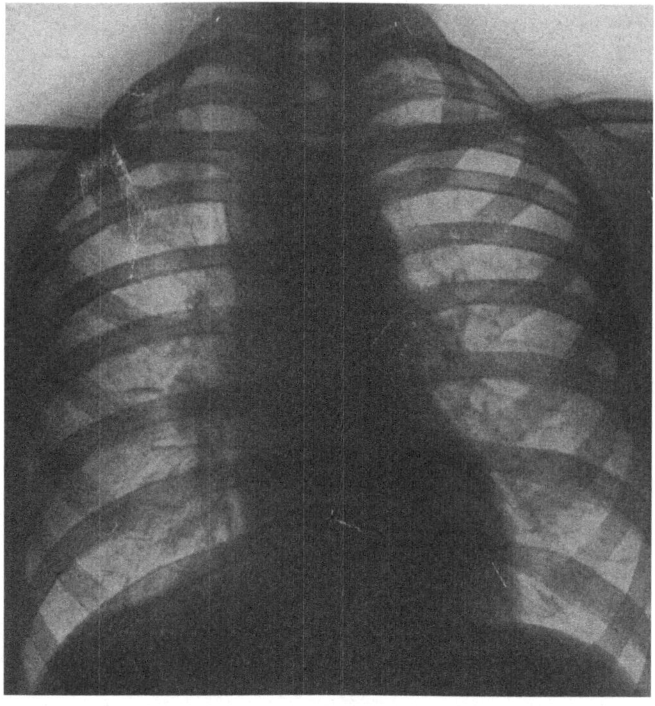

Abb. 136. Aufn.-Nr. 3483, ♂, 29 Jahre. Eingeschmolzenes akutes Infiltrat im rechten Oberfeld. Sekretspiegel. (Akut erkrankt. Tuberkelbacillen +.)

finden wir ein scheinbar frisches handtellergroßes Frühinfiltrat mit Rundkaverne, aber doch schon mit Nachbarschaftsstreuung. Streng genommen ist jedes Frühinfiltrat eine derzeitig exsudative Tuberkulose. Aber gerade in dieser klinisch initialen Herdbildung schlummern alle Keime künftiger Entwicklung. Es würde deshalb unzweckmäßig sein, das Frühinfiltrat in den klinischen Begriff der exsudativen Phthise einzubeziehen, einen Begriff, der vielmehr vorbehalten sein sollte dem Entwicklungsgang, der in der exsudativen Herdbildung beharrt.

Die lokale Ausbreitung der Tuberkulose von der Frühkaverne aus kann in verschiedenen Formen erfolgen. So zeigt Abb. 134 sog. Nachbarschaftsstreuung, bei der es sich um lymphogen entstandene pro-

duktive Appositionstuberkel oder um eine bronchogene Aussaat acinös-
exsudativer Herde handeln kann. Die Abb. 135 zeigt links einen großen
Aspirationsherd nach schwerer Lungenblutung aus der rechtsseitigen
Kaverne. Diese Herde sind zwar immer exsudativer Art, aber nachdem

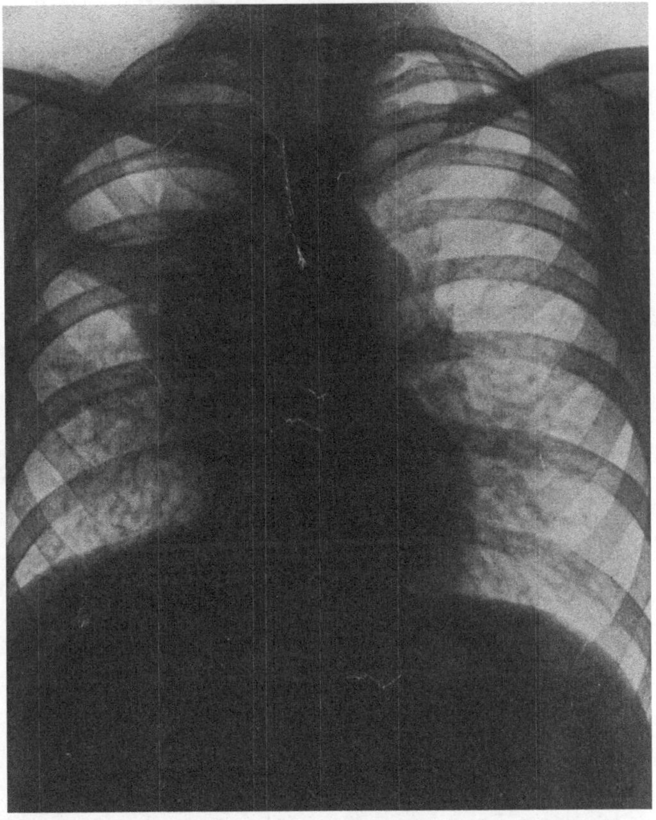

Abb. 137. Derselbe Fall, 10 Monate später. Riesenkaverne im rechten Oberfeld,
Streuung in beiden Unterfeldern.

sie einer anatomischen Katastrophe ihre Entstehung verdanken, wird
die intakte Widerstandskraft des Organismus auch mit solcher Aussaat
noch fertig und die restlose Resorption liegt immerhin im Bereich der
Möglichkeit. Wieder eine andere Art des lokalen Fortschreitens demonstrieren die Abb. 136 und 137. Die vorerst noch isolierte Kaverne hat
sich durch fortschreitende Gewebseinschmelzung zur Riesenkaverne
entwickelt; die gefährliche bronchogene exsudative Streuung durchsetzt
beide Lungen und führt wenige Monate später zum Tode. Noch eine
Abart der lokalen Ausbreitung des exsudativen Prozesses zeigt die

Abb. 138. Hier ist von der Frühkaverne aus ein großes Lappenrandinfiltrat entstanden, dessen Verkäsung und Erweichung die Einschmelzung des ganzen Oberlappens erwarten läßt. Damit käme es zu einer
Riesenkaverne, die kaum noch Behandlungsmöglichkeiten bietet. Hier

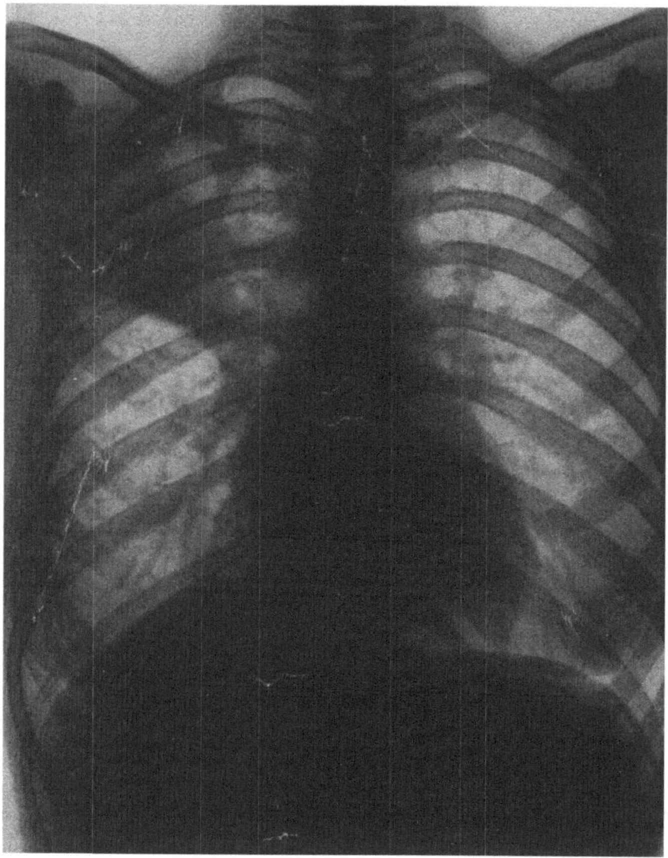

Abb. 138. Aufn.-Nr. 2791, ♀, 23 Jahre. Großes Lappenrandinfiltrat im rechten Oberfeld,
ausgehend von eingeschmolzenem akuten Infiltrat rechts unterhalb des Schlüsselbeins.
(Vor 2 Monaten akut erkrankt. Tuberkelbacillen +.)

konnte diese verhängnisvolle Entwicklung durch Ruhigstellung der
Lunge noch aufgehalten werden; es war also das Lappenrandinfiltrat
noch nicht verkäst. Im Falle der Abb. 139 dagegen, der klinisch und
röntgenologisch ein ganz ähnliches Bild bietet, ist der Vorgang der Verkäsung und Erweichung und des raschen Fortschreitens des Prozesses
nicht mehr aufzuhalten gewesen; der Kranke ging akut an konfluierender
und erweichender käsiger Pneumonie zugrunde. TENDELOO hatte der

Qualitätsdiagnostik von vornherein ganz mit Recht vorgehalten, daß sie die Unterscheidung der exsudativen, akut entzündlichen rückbildungsfähigen und der exsudativen verkäsenden, also nicht mehr rückbildungsfähigen Herde außer acht lasse. Seither hat die Klinik zwar für gewisse Formen, so für die Primär- und Sekundärinfiltrierung und für das isolierte akute Infiltrat die Rückbildungsfähigkeit aus der Erfahrung

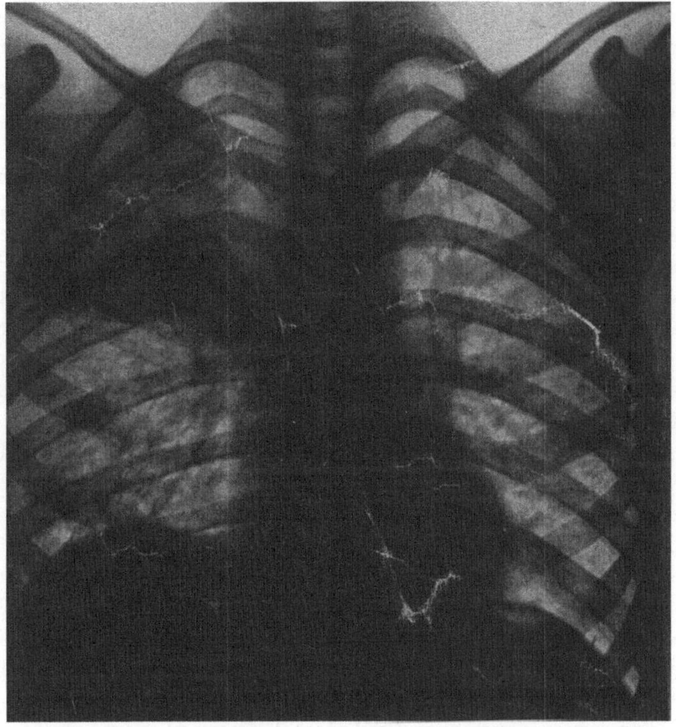

Abb. 139. Aufn.-Nr. 8843, ♂, 19 Jahre. Konfluierende und erweichende käsige Pneumonie des rechten Oberlappens. Streuung in beiden Unterfeldern. (Vor 2 Monaten akut erkrankt, hohe Kontinua. Tod nach 2 Monaten.)

abgeleitet, aber die obigen Beispiele zeigen die Grenzen solcher klinisch-röntgenologischen Differenzierung. Je größer und vor allem je dichter der massive Schatten des exsudativen Herdkonvolutes ist, um so mehr läßt er die bereits eingetretene Verkäsung vermuten. Rein röntgenologisch lassen sich die histologischen Vorgänge Exsudation und Verkäsung auch heute nicht sicher unterscheiden.

Die Diagnose der exsudativen Lungentuberkulose, unter der wir hier im engeren Sinne nicht die perifokale Entzündung des Primär- oder Sekundärstadiums oder des Frühherdes der Erwachsenentuberkulose

(Frühinfiltrat), also nicht den exsudativen Einzelherd, sondern vielmehr die lobuläre oder lobäre käsige Pneumonie verstehen, ist demnach weitgehend auf die Ausdeutung des Röntgenbildes nach klinischen Merkmalen angewiesen. Die exsudative Phthise ist die typische Form der akuten Adoleszentenphthise, auch begegnen wir ihr bei den Tuberkulosen im Verlauf des schweren Diabetes und eigenartigerweise bei der Altersphthise.

Das klinische Frühbild weicht von dem geschilderten Syndrom des initialen akuten Infiltrats (Frühinfiltrats) nicht ab. Die rasch entstehende Frühkaverne liegt in solchen Fällen nach unserer Erfahrung gar nicht selten im Mittelfeld, gelegentlich medial, so daß sie vom Strahlengang in den Hilusbereich projiziert wird. Es ist aber ein Trugschluß, sie deshalb mit den Hilusorganen (Bronchen, Gefäßen, Drüsen) in unmittelbarer örtlicher Beziehung zu glauben, vielmehr deckt sowohl die physikalische Untersuchung wie die hier wertvolle stereoskopische Aufnahme sowie die Schichtaufnahme regelmäßig die hilusferne Lage solcher Kavernen auf; meist liegen sie hinten in der Spitze des Unterlappens. Eine sog. „Hiluskaverne", d. h. eine Kaverne, die zu den Hilusorganen in Beziehung steht, gibt es nach anatomischer und klinischer Erfahrung nicht. — Die Frühkaverne dieser Tuberkuloseformen liegt auch nicht ganz selten im Unterfeld, sei es vorn im Mittellappen, oder hinten im Unterlappen.

Kennzeichnend für die exsudative Lungentuberkulose ist die frühzeitige Erweichung und Streuung. Das anfängliche Fieber kann vorübergehend wieder weichen, um mit dem nächsten Schub wiederzukehren, kann aber auch in Wellen verlaufen, die mit ihrem Auf und Ab die schubförmige Ausbreitung kennzeichnen; es kann von vornherein persistieren oder sich nach mehr oder weniger langer Zeit in Wellenform oder auch als typisch hektisches Fieber einstellen. Die hohe Continua ist charakteristisch für die konfluierende und erweichende lobuläre und insbesondere für die lobäre Pneumonie. Speziell die letztere kann mit ihren schwersten toxischen Begleiterscheinungen ganz und gar dem Bild des Status typhosus gleichen.

Das Stadium der Frühkaverne wie der kleinherdigen bronchogenen Streuung ist aber keineswegs immer von Fieberbewegungen begleitet. Der Kranke kann vielmehr durch lange Perioden völlig fieberfrei sein, und die Diagnose der exsudativen Lungentuberkulose ist deshalb durchaus nicht vom Vorhandensein des Fiebers abhängig. Dem entsprechen auch die Reaktionen des pathogenetischen Vorgangs, die ihn im Serum und im weißen Blutbild begleiten. Während im akuten Stadium und insbesondere im fieberhaften Schub der Senkungswert erheblich erhöht zu sein pflegt, ohne doch immer sehr hohe oder extreme Werte zu erreichen, sowie Linksverschiebung und relative Neutrophilie den toxischen Zustand kennzeichnen, können sich im Remissionstadium

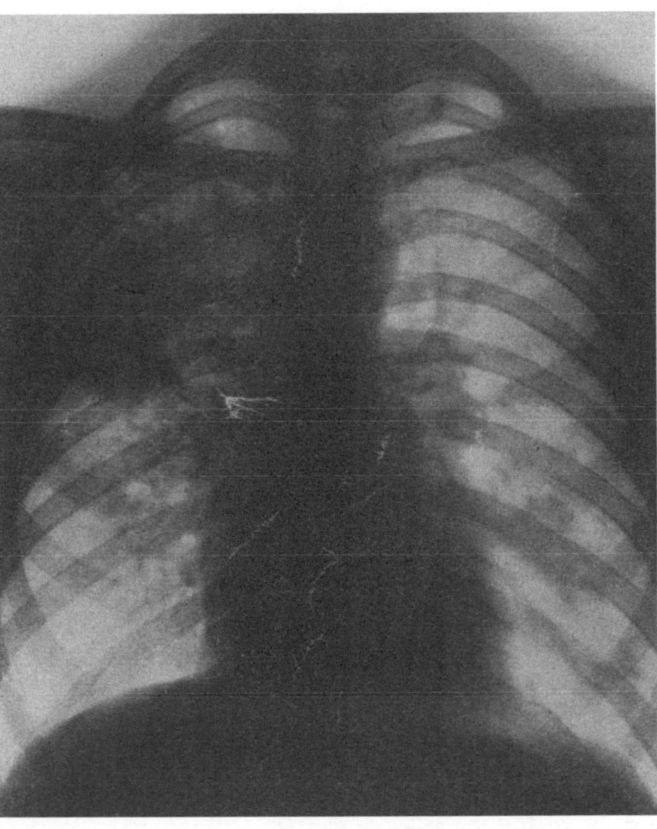

Abb. 140. Aufn.-Nr. 4458, ♂ 19 Jahre. Akutes Infiltrat im rechten Oberfeld mit beginnender Erweichung.

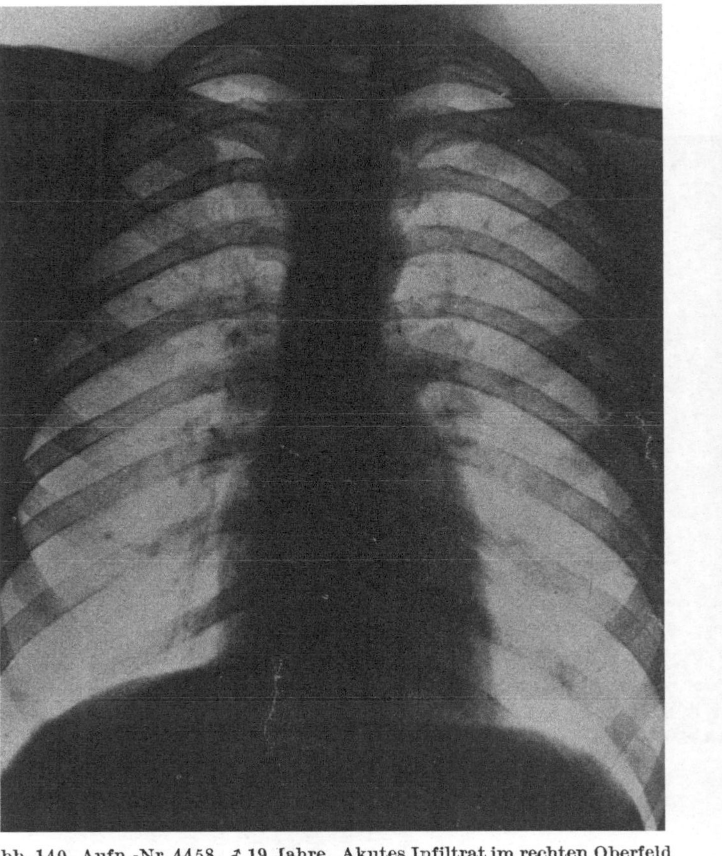

Abb. 141. Derselbe Fall, 6 Monate später. Konfluierende exsudative Tuberkulose des rechten Oberlappens.

annähernd normale Werte finden. Aus dem Fehlen von Fieber und von
jenen groben Zeichen toxischer Auswirkung des tuberkulösen Herd-
geschehens, aus der Besserung des Allgemeinbefindens und Allgemeinzustandes (Gewichtszunahme!), dem Abklingen der subjektiven klinischen
Symptome und dem Verschwinden des Auswurfs, dem eine Abnahme
der Sekretgeräusche parallel geht, wird in der Praxis gar zu gern auf
Heilungsvorgänge geschlossen, bis eine neue Röntgenaufnahme, oft zu
spät, den verhängnisvollen Irrtum aufdeckt. *Die langsame bronchogene*

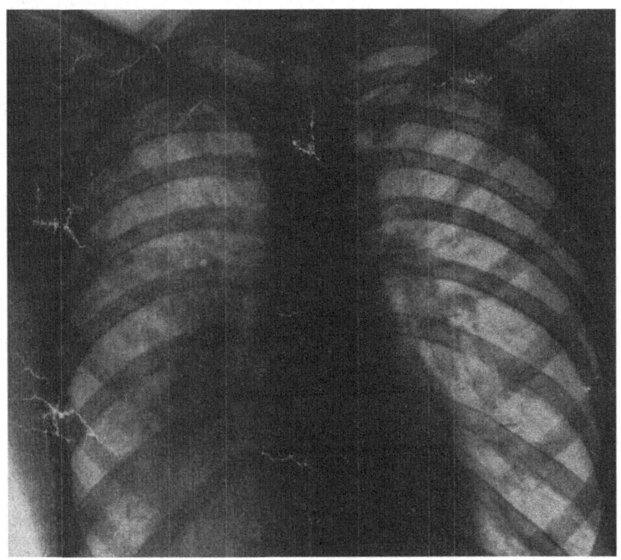

Abb. 142. Aufn.-Nr. 1219, ♂, 24 Jahre Große Aspirationsaussaat nach Inhalationsnarkose
bei produktiv-cirrhotischer Phthise mit kleiner Kaverne.

*Ausbreitung geht gar nicht so selten neben solchen Anzeichen einer Besserung
des klinischen Bildes weiter*, die mit der Heilanstaltsbehandlung erreicht
wird. Die Methoden der physikalischen Untersuchung sind der Verfolgung der lokalen Entwicklung um so weniger gewachsen, als gerade
die oft zu beobachtende Abnahme der Sekretgeräusche irreführen kann.
Wiederum sind wir auf die Röntgenuntersuchung und zwar, um die
kleinherdige Streuung nicht zu übersehen, hauptsächlich auf die Röntgenaufnahme angewiesen. — Das Infiltrat der Abb. 140 war vom behandelnden Arzt übersehen worden; wie schwer sich dieser Fehler rächt, zeigt
die Abb. 141, etwa ein halbes Jahr später aufgenommen; dieser Entwicklung hätte sich unzweifelhaft durch rechtzeitige Kollapsbehandlung vorbeugen lassen. Noch verhängnisvoller hat sich die Versäumnis
der richtigen Therapie (Kollapsbehandlung) in dem Falle unserer Abb. 136
und 137 (S. 193) in Form der unaufhaltsamen Gewebseinschmelzung aus-

gewirkt; die Aufnahmen liegen etwa 10 Monate auseinander. Besonders eindrucksvoll sind große Aspirationsaussaaten, die sich nach Lungenblutungen (Abb. 135, S. 191) oder nach Inhalationsnarkosen (Abb. 142) im Röntgenbild erkennen lassen; sie sind in der Regel von typischen Fieberbewegungen, dem sog. Resorptionsfieber (Abb. 143) begleitet und können sich ganz zurückbilden (Abb. 189 und 190, S. 249), aber auch verkäsen und erweichen.

Die exsudative Lungentuberkulose milderer Progredienz kann nicht nur im Frühstadium, sondern auch nach ausgiebiger bronchogener Streuung mit oder ohne therapeutischen Eingrfff in das subchronische Stadium der produktiven Phase hinüberwechseln. Röntgenologisch ist dieser Vorgang kenntlich nicht nur durch das Ausbleiben neuer bronchogener Schübe, sondern vor allem durch die Demarkierung der vorhandenen Herde, die kleiner und härter werden und dem ganzen Bild

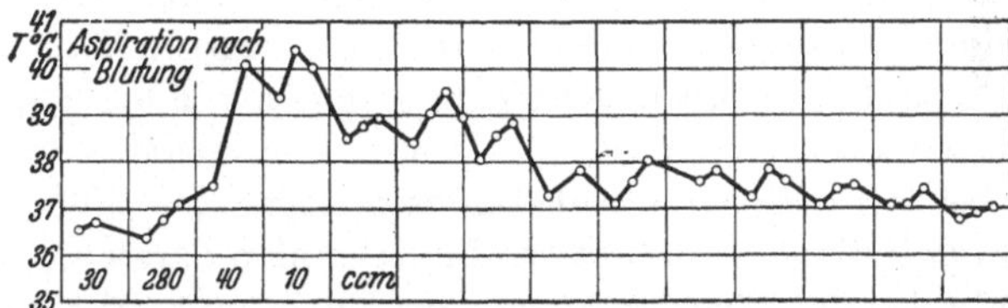

Abb. 143. Resorptionsfieber nach Aspirationsaussaat infolge Lungenblutung.

nach und nach die für die produktive Tuberkulose charakteristische scharfe Herdzeichnung zuteil werden lassen. Klinisch bildet sich aus dem labilen ein nunmehr gewissermaßen stabiles Stadium heraus, das man auch als tertiäre Stabilisierung bezeichnet hat.

Prognose. Der Diagnose der fortschreitenden exsudativen Lungentuberkulose ist immer eine ernste Prognose verbunden. Ein nicht kleiner Teil dieser Kranken geht auch bei frühzeitiger Erkennung der Tuberkulose und trotz Ausnutzung aller therapeutischen Möglichkeiten an dem unaufhaltsam fortschreitenden Prozeß zugrunde. Wir haben den Eindruck, daß dies Geschick vor allem den früh erkrankenden hereditär Belasteten droht, während der exogenen Infektion auch der jugendliche Organismus mehr Widerstandskraft entgegenzusetzen scheint, ohne doch diese Auffassung zahlenmäßig unterlegen zu können. Die Prognose gerade dieser Tuberkuloseform kann aber auch bei frühzeitiger Erkennung durch den therapeutischen Eingriff weitgehend umgestaltet werden.

5. Die Pleuritis exsudativa im Formenkreis der Lungentuberkulose.

Wenn wir uns nunmehr dem klinischen und röntgenologischen Bild der hämatogenen Tuberkulose zuwenden, so ist es zweckmäßig, die Pleuritis exsudativa an den Anfang dieses Abschnittes zu stellen. Die Pleuritis exsudativa kommt zwar auf verschiedene Weise zustande, nicht ganz selten ist sie eine Begleiterscheinung der Erstansteckung und auch der Zweitansteckung an Tuberkulose. In diesen Fällen greift der pulmonale Prozeß unmittelbar auf die Pleura über und führt hier zu einer entzündlichen Reaktion mit Bildung eines mehr oder minder großen Exsudates im Pleuraraum. Dasselbe kann sich ereignen, wenn im Verlaufe der fortschreitenden Lungentuberkulose die Pleura in Mitleidenschaft gezogen wird, und besonders häufig sehen wir die Exsudatbildung, wenn durch den Eingriff des künstlichen Pneumothorax die beiden Pleurablätter von einander getrennt sind, in Form der Pneumothoraxexsudate. Die isolierte Pleuritis exsudativa, d. h. diejenige Form der Pleuratuberkulose, bei der eine tuberkulöse Erkrankung der Lunge nicht festzustellen ist, ist eine typische Erstmanifestation der hämatogenen Tuberkulose. Bei Tuberkuloseformen, die sich durch eine Absiedlung im Gebiet des großen Kreislaufes als hämatogene Tuberkulosen unzweifelhaft dokumentieren, ist die tuberkulöse Pleuritis exsudativa außerordentlich häufig die erste klinische Manifestation des tuberkulösen Prozesses. In der Anamnese dieser Tuberkuloseformen finden wir bei den Knochen- und Gelenktuberkulosen die initiale Pleuritis exsudativa in 10—20% angegeben, bei den Urogenitaltuberkulosen sogar bis 30%. Dazu ist zu bemerken, daß dieser Prozentsatz Mindestzahlen darstellt, da zweifellos recht häufig bei der Pleuritis exsudativa, zumal wenn der Erguß klein bleibt und zu baldiger Verklebung und Verwachsung der Pleurablätter führt, das flüchtige Krankheitsbild nicht erkannt wird. Klinische Beobachtungen bestätigen, daß eine Pleuritis exsudativa mit vorübergehendem leichten Fieber, ja sogar ohne alle Fiebererscheinungen ablaufen kann, und die Verkennung eines solchen Krankheitsbildes begreiflich ist. Recht häufig finden wir bei der Lungentuberkulose nicht nur eine ausgedehnte Verklebung und Verwachsung der Pleurablätter, die eine Pneumothoraxbehandlung unmöglich machen, sondern auch röntgenologisch eine ausgiebige Verschattung, die auf eine vorausgegangene exsudative Pleuritis unzweifelhaft zu beziehen ist, auch wenn der Kranke von einer solchen Erkrankung nichts weiß. Es ist daher mit Bestimmtheit anzunehmen, daß der Prozentsatz der einer extrapleuralen Tuberkulose vorausgehenden Pleuratuberkulose ganz beträchtlich höher ist, als die Anamnese erkennen läßt. Würde man in all diesen Fällen durch den Versuch der Pneumothoraxanlegung die Verhältnisse der Pleura klären, so würde man sicherlich in nicht wenigen Fällen einseitige oder auch doppelseitige Pleuraverwachsungen finden, also feststellen können, daß der tuberkulöse Prozeß zu irgendeiner Zeit die Pleura in Mitleidenschaft gezogen hat. Auch bei der nach ihrer röntgenologischen Form als hämatogen imponierenden Lungentuberkulose finden wir nicht nur häufig die anamnestische Angabe der initialen Pleuritis exsudativa, sondern darüber hinaus beim Versuch der Pneumothoraxbehandlung ganz auffällig oft einseitige oder doppelseitige komplette Pleuraverwachsungen.

An der hämatogenen Entstehungsweise der initialen Pleuritis exsudativa kann danach ein Zweifel nicht aufkommen.

Es sei an dieser Stelle hervorgehoben, daß die isolierte Pleuritis exsudativa, d. h. die Pleuritis, die nicht als Begleiterscheinung einer Lungenerkrankung (Pneumonie, primäre und sekundäre Neubildungen, Echinococcus, eitrige Bronchitis und Bronchiektasien usw.) oder im Verlauf einer septischen Erkrankung verschiedener Form (Scharlach, septische Angina, akuter Gelenkrheumatismus) auftritt, nach klinischer Erfahrung als ausnahmslos tuberkulös anzusehen ist. Das Krankheitsbild der sogenannten idiopathischen Pleuritis exsudativa, das die innere Klinik immer noch zu kennen glaubt, muß endlich aus dem Diagnosenschatz verschwinden. Die isolierte Pleuritis exsudativa verrät ihre wahre Natur einmal durch den Nachweis von Tuberkelbazillen im Exsudat, die teils ohne Schwierigkeit im Ausstrich oder mit dem Antiforminverfahren gefunden werden, teils durch den Tierversuch festzustellen sind. Der Tierversuch ergibt etwa 50% positive Resultate, doch haben japanische Untersucher durch ein raffiniertes Verfahren von Untersuchung von Fibrinniederschlägen 80—90% positive Resultate erzielen können. Die Pleuritis exsudativa erweist sich des weiteren durch ihren Zellgehalt und zwar den alleinigen oder überwiegenden Befund von Lymphocyten als tuberkulöser Natur. Vereinzelt kommt es vor, daß im Tierversuch als tuberkulös erwiesene Exsudate leukocytären Zellgehalt aufweisen, doch sind andererseits die nicht tuberkulösen Exsudate regelmäßig leukocytärer Natur. Schließlich wird die tuberkulöse Natur der Pleuritis exsudativa durch den späteren Krankheitsverlauf, nämlich das Auftreten extrapulmonaler Tuberkuloseerkrankungen oder der Pleuritis in kürzeren oder längeren Abschnitten folgender Lungentuberkulosen einwandfrei erwiesen. Die Lungentuberkulose folgt der Pleuritis exsudativa in etwa 50% dieser Erkrankungen. Im Durchschnitt wird die Lungentuberkulose manifest, d. h. klinisch erkennbar, etwa 5 Jahre nach der Pleuritis. Der Zeitabstand ist nicht so ganz selten wesentlich kürzer und er kann sich andererseits auch auf 10 Jahre und darüber erstrecken. Die hämatogene Entstehungsweise der Pleuritis sei durch ein Beispiel illustriert. Die Abbildung 144 zeigt das typische Bild der Pleuritis exsudativa mit der massiven unscharf begrenzten und seitlich ansteigenden Verschattung des Unterfeldes bei völligem Fehlen von intrapulmonalen Herdschatten, während die Aufnahme Abb. 145 drei Monate später das typische Bild der voll entwickelten Miliartuberkulose bietet, der der Kranke zwei Wochen später erlegen ist. Sicherlich hat in diesem Falle die hämatogene Streuung zunächst das subpleurale und pleurale Gewebe betroffen und erst allmählich das Lungengewebe selbst durchsetzt, in dem die miliaren Tuberkel sich auch erst zu einer gewissen Größe entwickeln müssen, bis sie deutlich auf der Röntgenaufnahme erscheinen.

Die *Pleuritis sicca* ist als Vorläufer der Lungentuberkulose sicher häufig; sie ist eine regelmäßige Begleiterscheinung der manifesten Lungentuberkulose. Ihre anamnestische Bedeutung und Fragwürdigkeit zugleich wurde in dem Kapitel über Anamnese und Symptomatologie gewürdigt. Klinisch ist sie mit den typischen, heftigen, streng lokalisierten Anfangsschmerzen, dem höchst lästigen Reizhusten, den vorübergehenden, meist

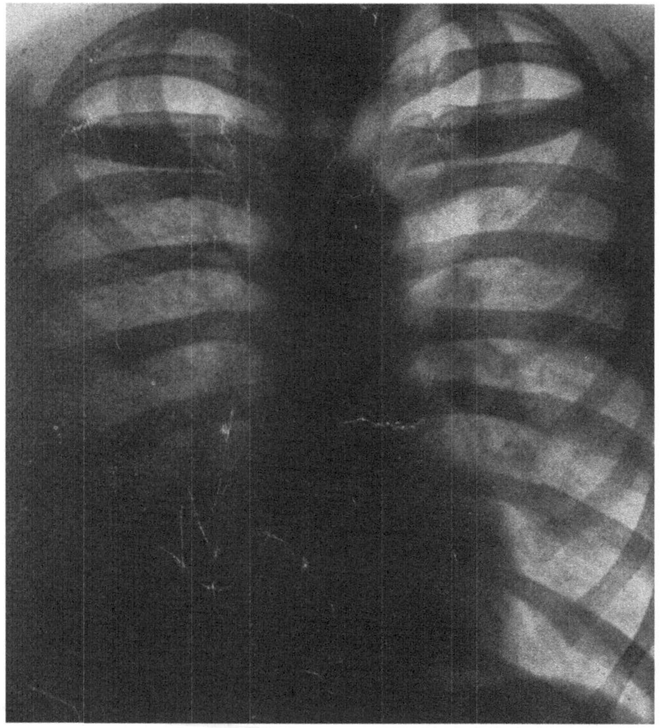

Abb. 144. Aufn.-Nr. 1495, ♂, 26 Jahre. Pleuritis exsudativa rechts.

nur subfebrilen Temperaturen ein wohlumrissenes Krankheitsbild, dem auch ein typischer physikalischer Befund entspricht, ein Befund freilich, dem man auch ohne die klinischen Symptome bei der Lungentuberkulose häufig begegnet. Im Röntgenbild sind die Residuen der adhäsiven Pleuritis sicca nicht ganz selten deutlich zu erkennen (Abb. 146), doch ist es bei diesem Röntgenbefund, wie oben gesagt, nicht unwahrscheinlich, daß mindestens ein kleines Exsudat bestanden und zu diesem auch röntgenologisch deutlichen Befund geführt hat.

Die *Pleuritis exsudativa* ist die ungleich ernstere und wichtigere Erkrankung des Rippenfelles. Bei der initialen Pleuritis exsudativa

ist es notwendig, den tuberkulösen Charakter der Pleuritis durch Untersuchung des Exsudates (Züchtungsversuch, Tierversuch, morphologi-
sches Bild), durch die röntgenologische Untersuchung auf tuberkulöse
Erkrankung der Lungen und die Suche nach peripheren tuberkulösen
Herden nachzuprüfen. Da die manifesten Organerkrankungen der initialen tuberkulösen Pleuritis exsudativa oft erst nach Jahren folgen,

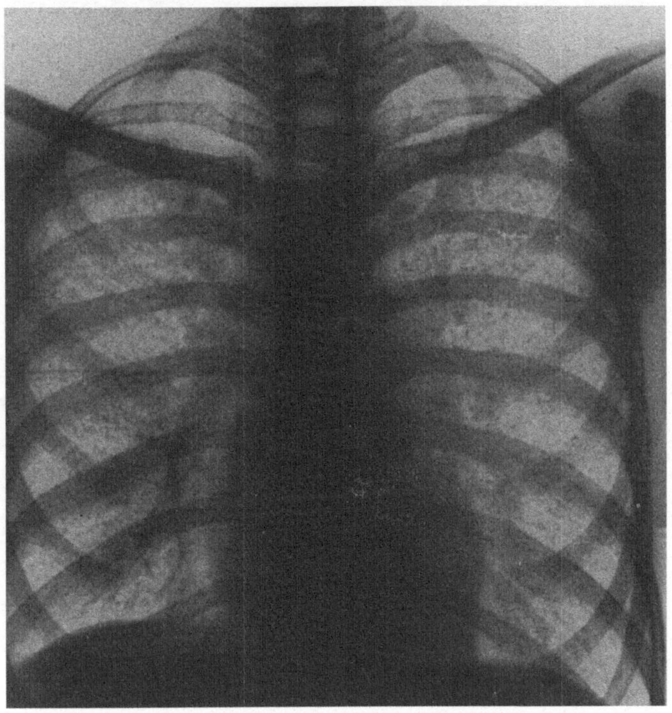

Abb. 145 Derselbe Fall, drei Monate später. Hämatogene Miliartuberkulose (Obd.-Nr. 772).
Interlobärlinie rechts.

ergibt sich die Notwendigkeit, jeden Kranken, der eine solche Pleuritis
durchmacht, für Jahre unter eine sorgfältige, insbesondere auch röntgenologische Kontrolle zu stellen; eine wichtige Aufgabe der Tuber-
kulosenfürsorge, der diese Kranken von den behandelnden Ärzten ausnahmslos überwiesen werden sollten.

Die sekundäre tuberkulöse Pleuritis exsudativa kann jederzeit den
Verlauf einer Lungentuberkulose komplizieren. War die Lungentuberkulose schon vorher bekannt, so ist die Situation von vornherein klar.
Nicht selten aber wird die manifeste Lungentuberkulose erst beim Auftreten der Pleuritis entdeckt. Dieser Nachweis ist keineswegs einfach,

da die physikalische Untersuchung durch das Exsudat, das die Lunge entspannt, komprimiert und von der Brustwand abdrängt, außerordentlich

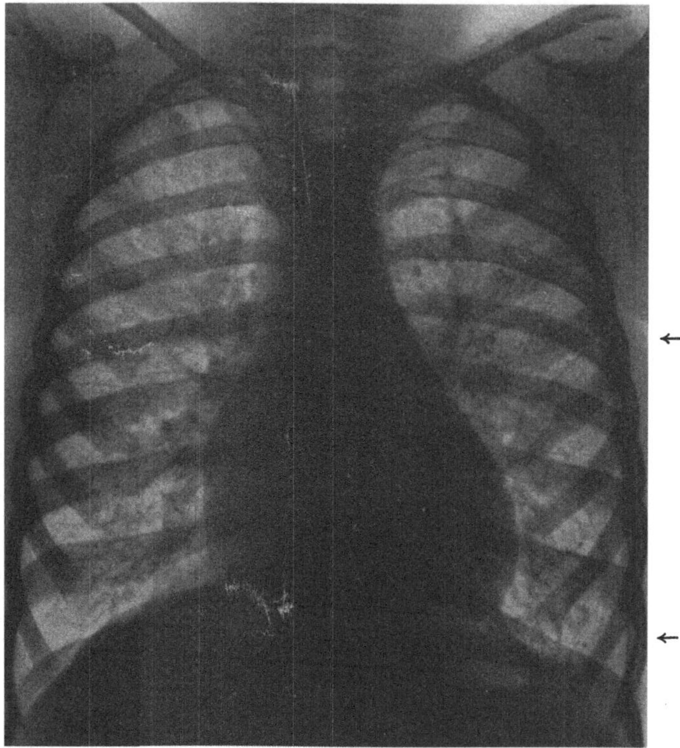

Abb. 146. Aufn.-Nr. 3245, ♀, 6 Jahre. Pleuritis adhaesiva links.

erschwert wird. Auch hier ist die röntgenologische Untersuchung, am besten nach Resorption oder Punktion des Exsudates, nicht zu entbehren.

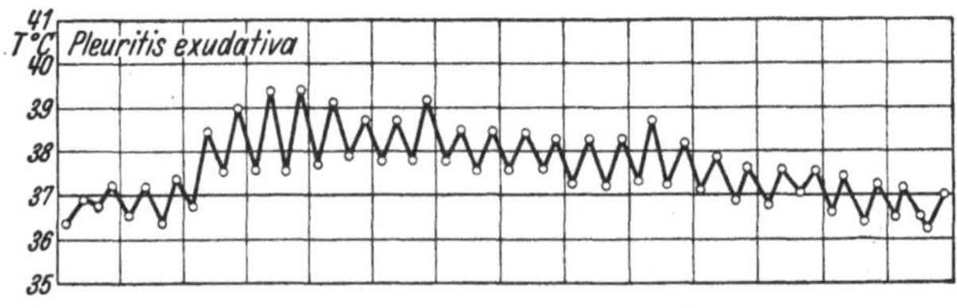

Abb. 147. Typischer Fieberverlauf bei Pleuritis exsudativa.

Im klinischen Verlauf besteht zwischen der initialen und der sekundären exsudativen Pleuritis kein grundsätzlicher Unterschied. Während in der Regel der *Fieberverlauf* die bekannte mittelhohe remittierende

Kontinua durch etwa 2—3 Wochen zeigt (Abb. 147), um dann lytisch remittierend abzufallen, gibt es abgekürzte Verlaufsweisen mit kürzerer Dauer und geringerer Höhe des Fiebers. Ja es kommen auch Formen vor, die man als abortiv bezeichnen könnte; ihre Fieberkurve gleicht

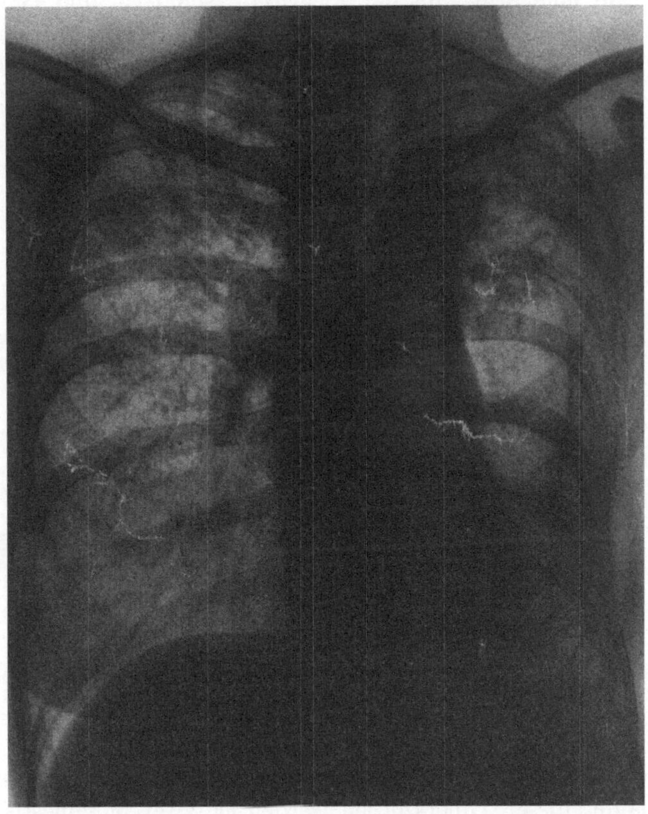

Abb. 148. Aufn.-Nr. 7918, ♀, 45 Jahre. Atelektase des linken Unterlappens bei schwartiger Pleuritis. Thoraxdeformation im Bereich der Schrumpfung. Postpleuritische produktive Tuberkulose beider Oberlappen, wahrscheinlich hämatogen.

etwa der der Angina. Schließlich sei als Rarität erwähnt, daß eine Pleuritis exsudativa ohne jedes Fieber ablaufen kann. Die *Größe der Exsudate* hat mit dem Fieberverlauf nichts zu tun. Während der pleuritische Erguß, der als erste Manifestation einer Lungentuberkulose auftritt, durch seine Größe lebensbedrohend werden kann, ist das bei den Pleuritiden im Verlauf einer manifesten Lungentuberkulose in der Regel nicht der Fall, weil schon vorhandene Verwachsungen, meist im Bereich des Oberlappens, den vollständigen Kollaps der Lunge verhindern, wie wir das bei der Pneumothoraxtherapie ja so oft beobachten; bei diesen Exsudaten kommt also die Indicatio vitalis für ihre Entleerung kaum jemals vor, wenigstens nicht in dem Sinne, daß die Verdrängungserscheinungen bedrohlich werden.

W. Neumann stellt phthisiogenetisch andere Erkrankungsformen der Pleuritis auf eine Stufe mit der Pleuritis exsudativa, und zwar unterscheidet er die akute und abgelaufene Polyserositis, die trockene Polyserositis und die Pleurite à répétition. Diese Pleuraerkrankungen sind

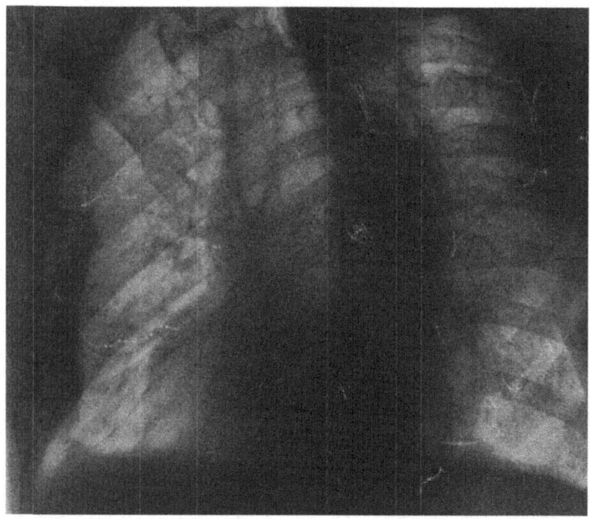

Abb. 149. Ambulant, ♀, 42 Jahre. Verkalkter partieller Lungenpanzer nach Pleuritis exsudativa links. (Aufnahme im schrägen Durchmesser.)

eine häufige Begleiterscheinung der Lungenphthise jeder Form, ob insbesondere der hämatogenen Tuberkulosen, wage ich nicht zu entscheiden. Als Vorläufer dieser Tuberkulosen werden sie zwar anamnestisch nicht selten angegeben, bleiben aber dann immer in ein gewisses Dunkel gehüllt, während die exakte klinische Beobachtung solcher Vorstadien mir selten vorgekommen ist.

Bei der initialen Pleuritis exsudativa ist die Entwicklung einer fortschreitenden Pleuratuberkulose mit Bildung eines tuberkulösen Empyems oder Ausfüllung des Pleuraraumes mit fibrinösen Massen, die sich organisieren und verkäsen können, eine Seltenheit. Dagegen kommt die erstere Form bei den sekundären Pleuritiden und bei den Pneumothoraxexsudaten leider recht häufig vor und kann therapeutisch große Schwierigkeiten machen, indem einerseits die Pleuratuberkulose mit ihren klinischen Erscheinungen das Krankheitsbild völlig beherrscht, andererseits die kollabierte Lunge mit einem mehr oder minder massiven Panzer umgibt, der ihre Wiederausdehnung verhindert. Ein katastrophales Ereignis ist der Durchbruch verkäsender Herde von der Lunge in den Pleuraraum, der regelmäßig zur Mischinfektion des Empyems und damit zu einem schweren septischen Krankheitsbilde führt. Bei den nötigen häufigen Spülungen des Pleuraraumes kommt es nicht selten auch noch zur Bildung einer äußeren Brustwandfistel, die zusammen mit der inneren Fistel die notwendige operative Behandlung nicht nur erschweren, sondern auch ganz aussichtslos machen kann.

Die Prognose der *Pleuritis exsudativa* ist zwar an sich im allgemeinen günstig. Aber abgesehen davon, daß der Übergang in das tuberkulöse Empyem eine schwere und hartnäckige, therapeutisch sehr undankbare Komplikation der Lungentuberkulose bedeutet, ist die Folge jeder solchen Pleuritis, die fast ausnahmslos zur Atresie des Pleuraraumes führt, eine beträchtliche und im Verlauf der Tuberkulose immer mehr zur Geltung kommende Funktionsschädigung der Lunge, und zweitens bedeutet diese Atresie immer eine außerordentliche Erschwerung der etwa auf der Pleuritisseite notwendig werdenden Kollapsbehandlung, da sie das einfachste Verfahren, den künstlichen Pneumothorax, unmöglich macht. Andererseits kann die mit der Pleuraverschwartung parallel gehende Lungenschrumpfung die Lungentuberkulose auch günstig beeinflussen, ja zum dauernden Stillstand bringen. Sie kann aber auch zu so hochgradigen Schrumpfungen führen, daß ein fast völliger Ausfall der betroffenen Lunge, Verkrümmung der Wirbelsäule und körperliche Entstellung resultieren. Gelegentlich, zum Glück nicht häufig, kommen exsudative Pleuritiden im Verlauf der Lungentuberkulose auf beiden Seiten vor. Die Atresie beider Pleuraräume führt in solchen Fällen, auch wenn die zugrundeliegende Lungentuberkulose ihrerseits das Organ nicht in größerem Umfang zerstört hat, zu einer schweren Funktionsstörung der Lunge, die ganz im Vordergrunde des Krankheitsbildes stehen kann.

6. Die hämatogene Lungentuberkulose.

Die hämatogenen Lungentuberkulosen sind klinisch und röntgenologisch von GRAU, DIEHL, NEUMANN, LIEBERMEISTER, BRAEUNING und REDEKER, und von ULRICI zum Gegenstand eines eingehenden Studiums gemacht worden. Während der Anatom (vgl. Kapitel Pathologische Anatomie) dank der Möglichkeit, den ganzen Körper nach versteckten hämatogenen Herden genauest abzusuchen, etwa 30—40% der Lungentuberkulosen als ursprünglich hämatogene Formen bestätigen kann, gelingt dies dem Kliniker auch nicht annähernd in gleichem Maße, weil er die Tuberkulosen oft erst in einem vorgeschrittenen Stadium sieht, das die Spuren früheren Geschehens überdeckt. Neben der großen wissenschaftlichen Bedeutung der pathogenetischen Klärung tritt für den Kliniker glücklicherweise im Einzelfall der praktische Erkenntniswert hämatogener Entstehung der ersten pulmonalen Herde in all den Fällen stark zurück, die im klinischen und vor allem im pulmonalen Bilde neue hämatogene Schübe nicht erkennen lassen; und das ist die überwiegende Mehrzahl der hier in Frage stehenden Lungentuberkuloseformen.

Es gibt neben der akuten Miliartuberkulose auch subakute bis subchronische hämatogene Formen. Röntgenologisch unterscheiden sie sich

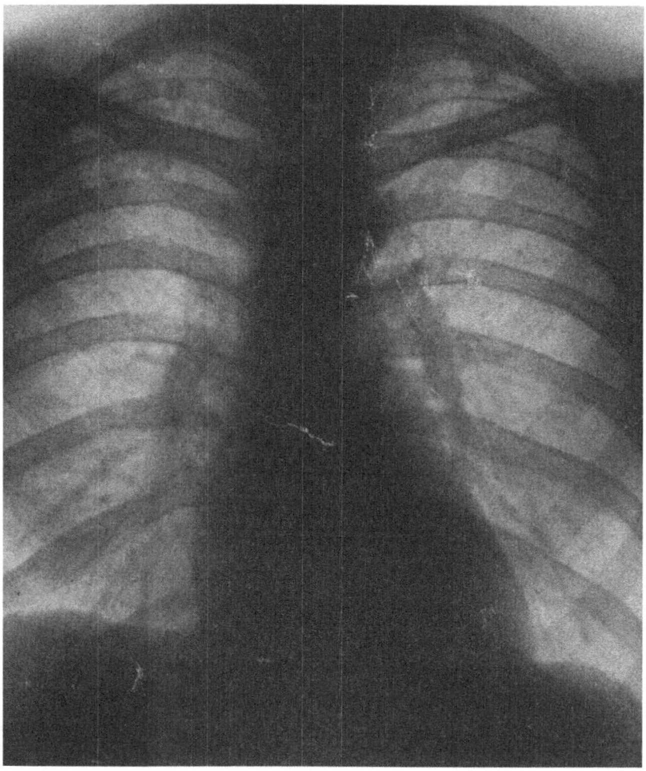

Abb. 150. Amb., ♂, 27 Jahre. Gleichmäßige kleinherdige Streuung mit kleinen Kavernen in beiden Oberfeldern. Rechtes Zwerchfell nach Pleuritis exsudativa rechts seitlich angezogen.

von den akuten Streuungen dadurch, daß eine lokale Entwicklung der Einzelherde an ihren größeren Schatten und einem gewissen Konfluieren der Einzelschatten deutlich zu erkennen ist. Nicht selten kommt es auch bei diesen Formen zur Erweichung konglomerierender Herde, die als kleine runde Aufhellung, seltener als deutliche Kaverne im Röntgenbild nachweisbar sein kann. Wenn sich, ein seltener Vorgang, eine hämatogene Miliartuberkulose einer älteren Phthise aufpfropft, so wird das Röntgenbild allein die richtige Diagnose kaum gestatten, da es dem

Bild der chronischen disseminierten produktiven Tuberkulose bronchogener oder lymphogener Ausbreitung vollkommen gleichen kann.

Neben diesen Abarten der hämatogenen Miliartuberkulose, die sich nur im Tempo von der typischen Form unterscheiden, gibt es nun aber noch sog. blande Streuungen, die eine wesentlich andere klinische Bedeutung haben.

Die Abb. 150 stammt von einem Kranken, der 2 Jahre vor der Aufnahme eine Pleuritis exsudativa durchgemacht hat und bietet das typische

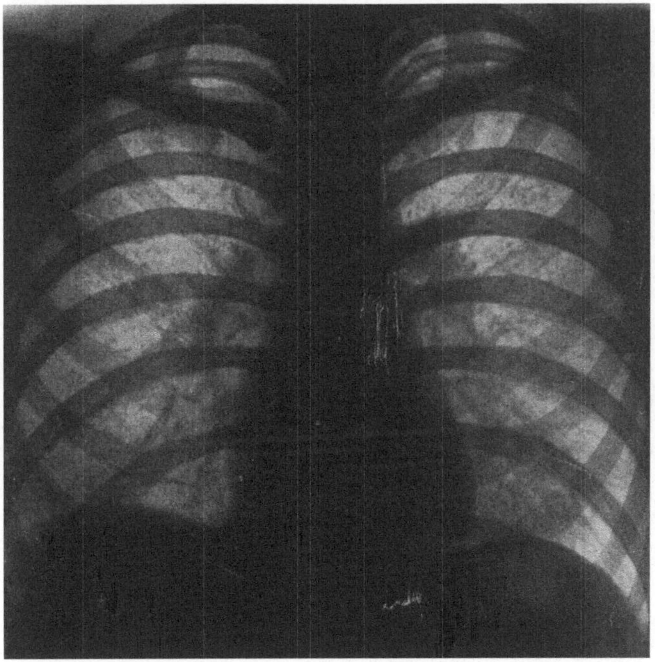

Abb. 151. Amb., ♀. Miliare Streuung in beiden Lungenfeldern bei Adnextuberkulose.

Bild einer hämatogenen Tuberkulose. Klinisch bestanden indessen keinerlei Symptome einer solchen, der Kranke war vielmehr in einem guten Allgemeinzustand, hatte derzeit keinerlei Symptome einer Lungenerkrankung, vollkommen normale Körpertemperaturen und eine nur geringfügig beschleunigte Blutkörperchensenkung. Diese miliare Streuung wurde auch nur entdeckt, weil nach der auf Tuberkulose verdächtigen Pleuritis eine Röntgenaufnahme gemacht worden war. Die Abb. 151 bietet sogar das Bild einer typischen hämatogenen Miliartuberkulose. Klinisch bestanden indessen auch hier keinerlei Erscheinungen einer Miliartuberkulose, und die Lungenerkrankung wurde nur festgestellt, weil wegen einer Adnextuberkulose auf hämatogene Streuung gefahndet

wurde. Auch der Kranke mit der miliaren Streuung, die Abb. 152 wiedergibt, hatte keinerlei klinische Erscheinungen. Diese hämatogene Streuung
wurde entdeckt, weil wegen einer Erkrankung an Lupus vor 15 Jahren,
der inzwischen abgeheilt war, nach hämatogener Streuung gesucht wurde.
Die Röntgenaufnahme ergab außer dieser Streuung kleine Kavernen in
beiden Oberfeldern.

Die Abb. 153 stammt von einer jugendlichen Kranken, die $4^1/_2$ Monate
beobachtet wurde, kein Fieber und außer einer mäßigen Linksverschiebung

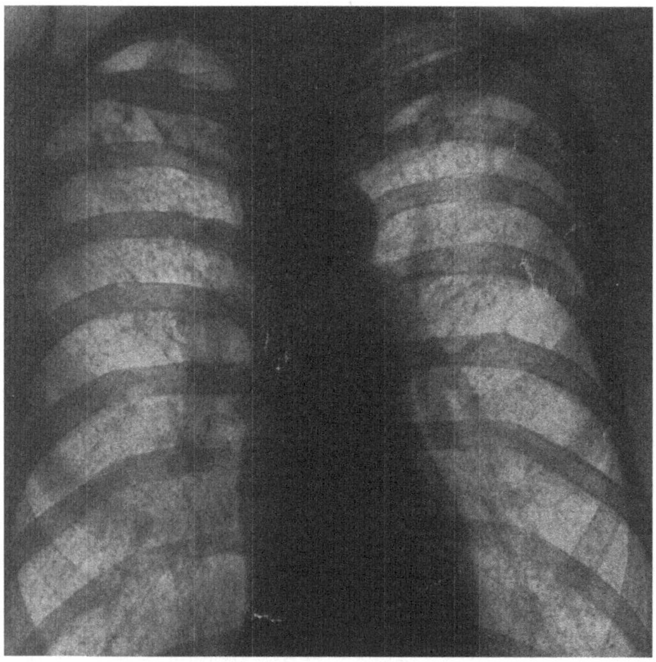

Abb. 152. Amb., ♂. Miliare Streuung in beiden Lungenfeldern mit kleinen Zerfallsherden
in beiden Oberfeldern nach abgeheiltem Lupus.

im Blutbild und mäßiger Senkungsbeschleunigung bei gleichmäßig leidlich gutem Allgemeinzustand keine klinischen Erscheinungen und einen
sehr geringfügigen physikalischen Befund bot. Der ganz spärliche Auswurf war dauernd bacillenfrei; das Röntgenbild änderte sich in der
Beobachtungszeit gar nicht. Die Röntgenaufnahme Abb. 84, S. 149, zeigt
eine ausgiebige pulmonale Streuung; auch hier kaum klinische Erscheinungen. Unsere Abb. 85, S. 149, desselben Kranken, 2 Jahre später
aufgenommen, zeigt, daß eine derartig reiche hämatogene Streuung
fast restlos verschwinden kann, jedenfalls als solche nicht mehr zu erkennen ist. Was bleibt, ist eine vermehrte, zum Teil ziemlich dichte

streifige Zeichnung, die vermutlich von der Wucherung des perivasculären und peribronchalen Bindegewebes als Folgeerscheinung der toxisch-entzündlichen Vorgänge im Lungengewebe, zum Teil auch wohl von den fibrösen Narben der Tuberkel selbst herrührt.

Nicht immer sind diese hämatogenen Streuungen röntgenologisch dem Bild der echten Miliartuberkulose so ähnlich. Befällt doch die

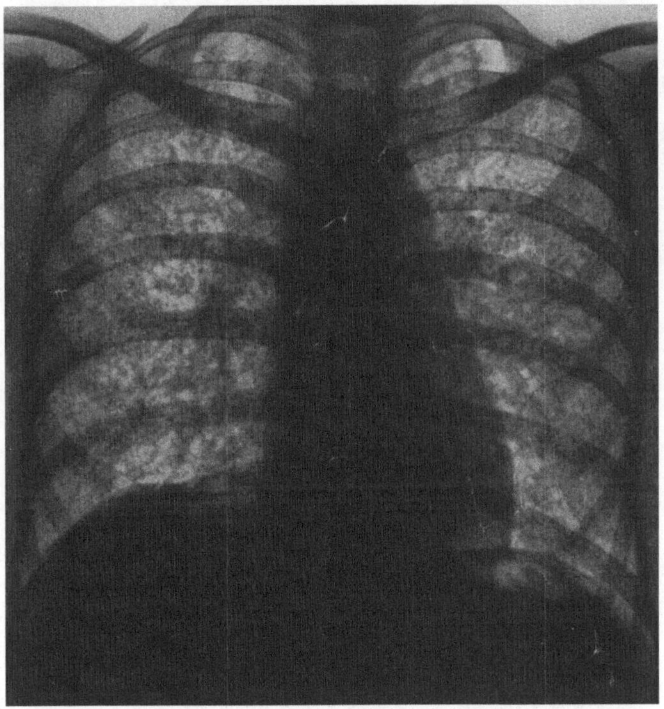

Abb. 153. Ambulant, ♀, 28 Jahre. Subchronische Miliartuberkulose. (Vor 5 Monaten schleichender Beginn, niedriges Fieber, geringe Krankheitserscheinungen, Tuberkelbacillen— Prognose infaust.)

Streuung oft nur Abschnitte des Lungengewebes, zuweilen infarktähnlich, meist die Oberfelder, nicht selten auch die Mittelfelder bevorzugend. Die Abb. 154 zeigt das Lungenröntgenbild des Kranken, dessen vielfache tuberkulösen Herde im Bereich des großen Kreislaufs im Körperschema Abb. 3, S. 10 (Kapitel Pathogenese) dargestellt sind. Die unregelmäßige pulmonale Streuung wird zwar den Verdacht der hämatogenen Genese erwecken, der in diesem Fall durch die peripheren Herde bestätigt wird. Aber das ursprüngliche Bild wird doch schon verwischt durch die lokale Entwicklung des Prozesses im Konfluieren und Erweichen der Einzelherde. Je geringer und unregelmäßiger die ursprüngliche

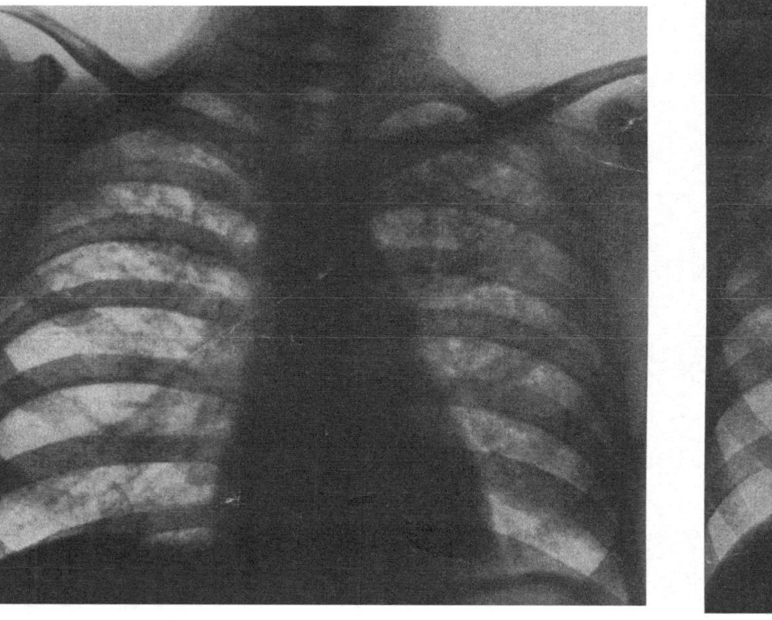

Abb. 154. Aufn.-Nr. 1958, ♂, 20 Jahre. Chronische hämatogene Tuberkulose mit alten Metastasierungen im Bereich des großen Kreislaufs. Unregelmäßige miliare Aussaat in den Lungen mit konglomerierenden und erweichenden Herden. 6 Monate später Tod an Meningitis.

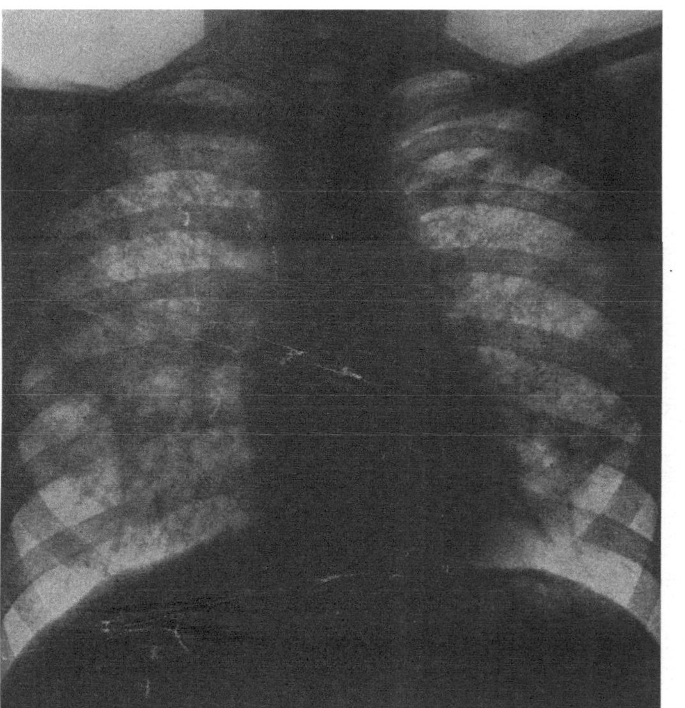

Abb. 155. Aufn.-Nr. 556, ♀, 18 Jahre. Wahrscheinlich hämatogene Tuberkulose. (Vor 2 Monaten schleichend erkrankt, kein Fieber, geringe Krankheitserscheinungen.) Peripher keine Herde, Lungen mit miliaren Herden übersät. Prognose sehr zweifelhaft. 2 Jahre später Einschmelzung im linken Oberlappen, banale Phthise, ziemlich guter Allgemeinzustand.

Streuung war und je mehr die lokale Herdentwicklung überwiegt, um so schwieriger wird die pathogenetische Diagnose. So zeigen die Lungentuberkulosen unserer Kranken mit Knochentuberkulose, die doch sicherlich hämatogen entstanden sind, röntgenologisch nicht selten das Bild

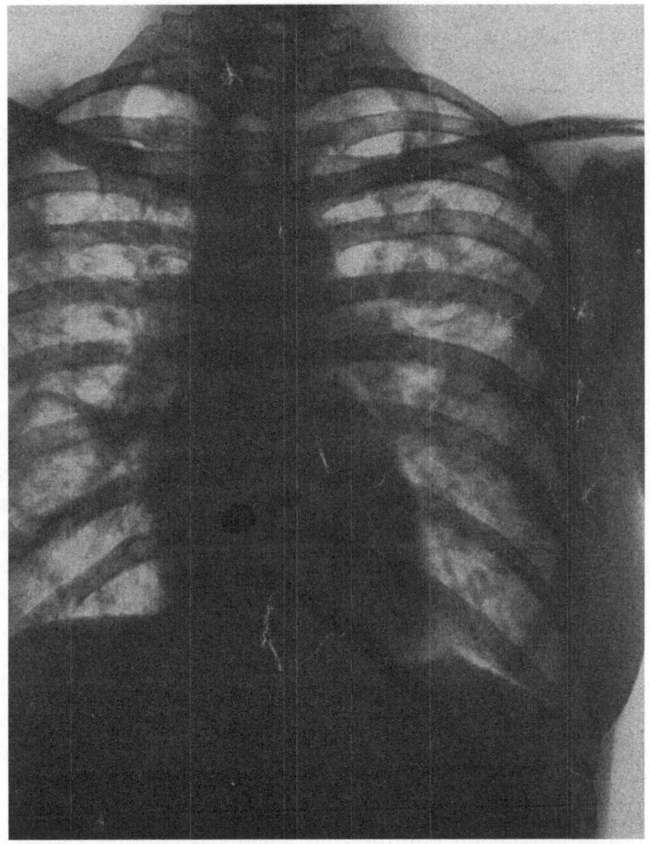

Abb. 156. Ambulant, ♀, 16 Jahre. Lochkavernen. (Vor 2 Jahren schleichend erkrankt.) Beide Lungen mit großen Herdschatten übersät. Beiderseits mehrere Ringschatten.

der banalen chronischen Phthise, an dem nichts mehr auf den besonderen Charakter dieses Prozesses hindeutet.

Bei den Lungentuberkulosen, die röntgenologisch durch die gleichmäßige, wenn auch nur partielle Aussaat etwa gleicher kleiner Herdschatten als hämatogen imponieren (Abb. 155), aber beim Fehlen peripherer Absiedlungen den klinischen Nachweis der hämatogenen Entstehung nicht gestatten, wird die pathogenetische Diagnose immer nur eine Annahme bleiben, denn chronisch bronchogen oder lymphogen fortschreitende produktive Tuberkulosen können röntgenologisch das gleiche Bild bieten. Von klinischen Merkmalen für die Differenzierung dieser Formen würde der Nachweis der Tuberkelbacillen im Blut entscheidend sein, den LIEBERMEISTER bei solchen Tuberkulosen geführt hat.

Lochkavernen. Es gibt noch ein charakteristisches Merkmal der hämatogenen Lungentuberkulosen, das auch röntgenologisch gelegentlich als pathogenetisch wertvoll gelten kann: die Lochkavernen. Es kann zwar keineswegs jede im Röntgenbild wie ausgestanzt erscheinende dünnwandige Kaverne als „Lochkaverne", d. h. als hämatogen entstandener Herd angesprochen werden. Die isolierte Frühkaverne z. B. ist oft eine ganz dünnwandige Kaverne (vgl. die Abb. 127 und 128, S. 186); gerade für diese Herde gilt aber die im Kapitel Pathogenese dargestellte Vielheit der Entstehungsweisen und es ist deshalb nicht angängig, diese Kavernen als hämatogene Herde aufzufassen. Wenn dagegen im Lungenröntgenbild eine Anzahl „Lochkavernen" zu sehen sind, wie in den Abb. 156 und 157, so ist man nach der anatomischen Erfahrung (vgl. Abb. 15 und 16, S. 33) berechtigt, diese Tuberkulosen als hämatogene Formen zu deuten und prognostisch zu werten.

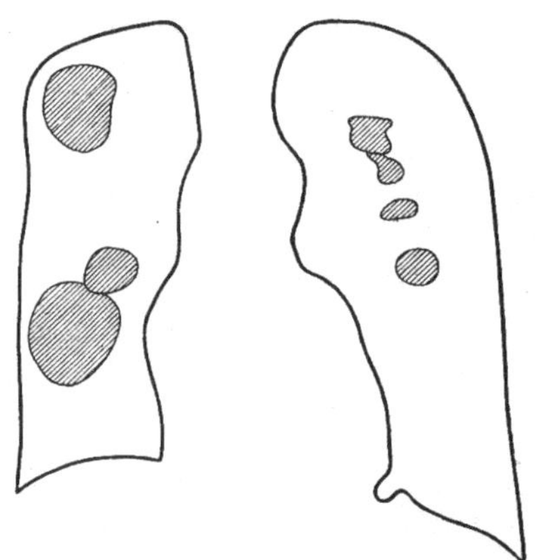

Abb. 157. Derselbe Fall. Kavernenschema.

Als besondere sehr auffallende Tuberkuloseform sind vor einiger Zeit die sogenannten Rundherde beschrieben worden, die anfänglich einzeln, später auch in Mehrzahl beobachtet wurden. Man hat zunächst in den einzelnen Herden in Rückbildung befindliche akute Infiltrate sehen und diese Tuberkuloseform als verhältnismäßig gutartig auffassen zu sollen geglaubt. KOCH hat an einer Reihe von Fällen unserer Anstalt, die er anatomisch untersuchen konnte, den Nachweis geführt, daß diese Rundherde zum Formenkreis der hämatogenen Tuberkulosen gehören, und andererseits hat sich herausgestellt, daß diese scheinbar ruhenden Herde sehr plötzlich einschmelzen können (Abb. 158, 159, 160), ja aus ihnen sich eine recht bösartige Tuberkuloseform entwickeln kann. Nach diesen Erfahrungen sind Kranke mit isolierten Rundherden, auch wenn zur Zeit keinerlei klinische Erscheinungen bestehen, mindestens sehr sorgfältig unter röntgenologische und klinische Kontrolle zu stellen.

Das klinische Bild der akuten und subakuten hämatogenen Miliartuberkulose zu schildern ist nicht Aufgabe dieses Buches. Es kann auch hier nicht auf das Gesamtbild jener protrahierten Tuberkulosen eingegangen werden, die sich durch Metastasen im Bereich des großen

Kreislaufs als hämatogene Formen erweisen. Was hier interessiert, sind etwaige charakteristische Lungenbefunde bei diesen letzteren sowie bei solchen Lungentuberkulosen, die beim Fehlen peripherer Metastasen röntgenologisch als hämatogene Formen imponieren, sowie die Frage, ob sich im klinischen Bild dieser Tuberkulosen abgesehen von den peripheren Metastasen Züge besonderer Art finden, die diagnostisch und prognostisch, vielleicht auch therapeutisch wegleitend wären.

Der hämatogene Nachschub. Der schleichende Verlauf könnte am hämatogenen Charakter dieser Tuberkuloseform zweifeln machen. Aber wir sehen dasselbe Bild als Begleiterscheinung extrapulmonaler Tuberkulosen, deren hämatogener Charakter nicht zweifelhaft sein kann; auch diese Lungentuberkulosen werden recht häufig nicht durch das Symptomenbild offenbar, sondern erst durch die klinische Durchuntersuchung, wiederum, besonders in ihrer Form, hauptsächlich durch das Röntgenbild. Und wir sehen des weiteren bei vielen dieser Lungentuberkulosen, natürlich keineswegs bei allen, in der weiteren

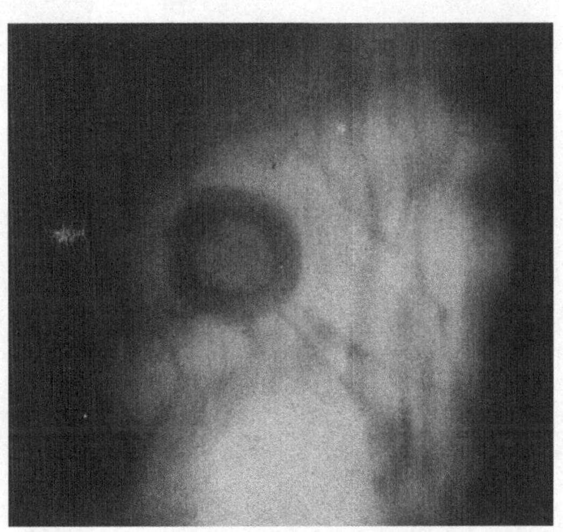

Abb. 158. Amb., ♂. Schichtaufnahme 6,5 cm. Rundherd im rechten Obergeschoß.

Entwicklung einen exquisit chronischen Verlauf, der die langsame Ausbreitung nach der Pleuritis durchaus glaubhaft macht. Ob diese Tuberkulosen nach einmaliger hämatogener Aussaat intrapulmonal, sei es lymphogen, sei es bronchogen sich allmählich fortentwickeln oder neue hämatogene Aussaaten folgen, ist in der Regel kaum festzustellen. Ist solches hämatogenes Fortschreiten von gleichzeitigen Absiedelungen im Bereich des großen Kreislaufs begleitet, so ist die erneute hämatogene Aussaat in den Lungen anzunehmen. Aus der Röntgenbilderserie kann man sie gelegentlich mit einiger Wahrscheinlichkeit ablesen. Im Kapitel Kindertuberkulose wurde auf die Hauttuberkulide als Kennzeichen der hämatogenen Ausbreitung und insbesondere des wiederholten hämatogenen Schubes hingewiesen. Gelegentlich, freilich selten genug, kommen auch bei Erwachsenen solche Hautaussaaten zur Beobachtung und sind dann ebenfalls als Anzeichen des frischen hämatogenen Schubes zu deuten und zu werten. Daß der hämatogene Nachschub nicht so ganz selten

sein mag, erweist der Umstand, daß manche solcher Kranken schließlich der tuberkulösen Meningitis erliegen, wird außerdem des öfteren
durch den autoptischen Befund offenbar.

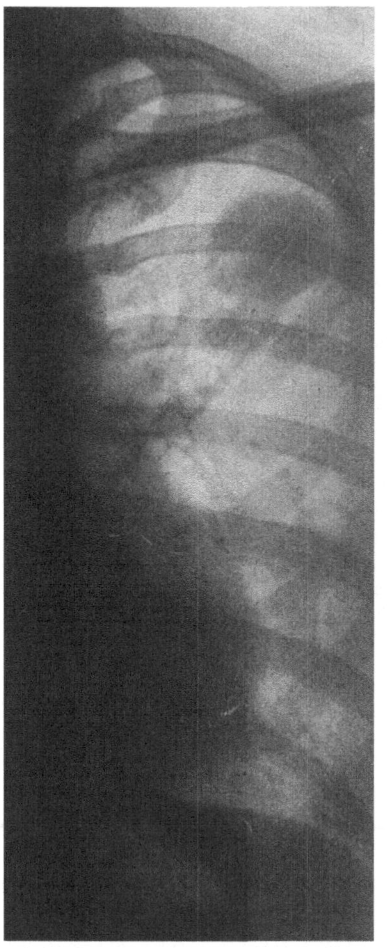
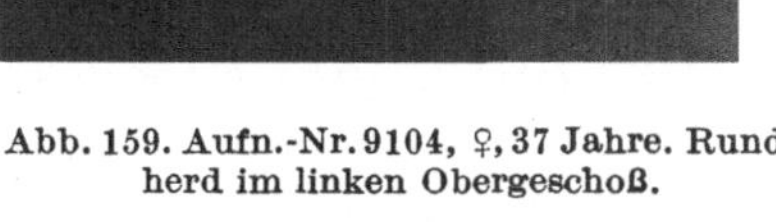

Abb. 159. Aufn.-Nr. 9104, ♀, 37 Jahre. Rundherd im linken Obergeschoß.

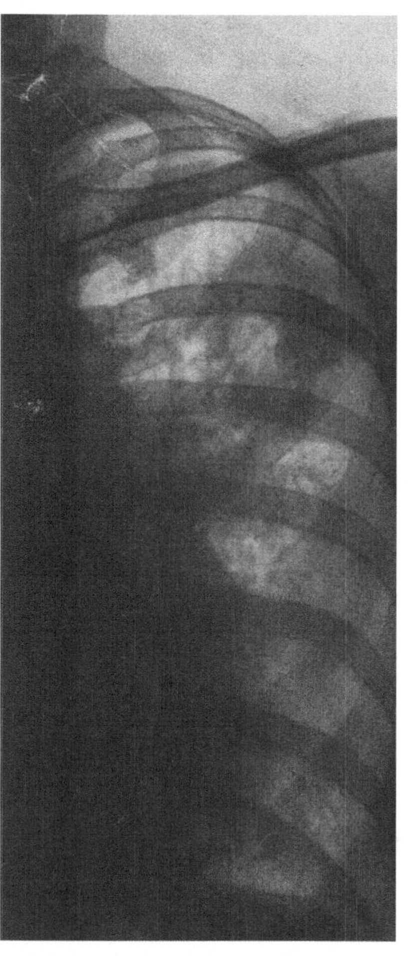

Abb. 160. Derselbe Fall, 16 Monate später.
Große Kaverne im linken Obergeschoß von
dem alten Rundherd ausgehend.

Der physikalische Befund bei den hämatogenen Lungentuberkulosen
kann kaum irgendwelche Klärung bringen, wohl aber das Röntgenbild.
Was das *klinische Bild* dieser Formen anlangt, so weist W. NEUMANN
darauf hin, daß ein Milztumor eine häufige Begleiterscheinung sei. Bei
der akuten hämatogenen Miliartuberkulose ist er ein charakteristischer
Befund, auch bei den subakuten bis subchronischen Formen findet er

sich häufig, während wir ihn bei den chronischen Formen nur ausnahmsweise gefunden haben. Die Verdickung der Wände der peripheren Arterien sieht W. NEUMANN ebenfalls als pathognostisch an, wovon wir uns nicht überzeugen konnten. NEUMANN bezieht auch mannigfache Störungen im endokrinen und vegetativen Apparat auf hämatogene Streuungen, wofür er interessante Beispiele gibt; solche Störungen finden sich aber bei allen Phthiseformen so häufig, daß wir nicht wagen möchten, die Diagnose der hämatogenen Form an sie zu knüpfen.

Prognose. Die *Prognose der hämatogenen Tuberkulosen* variiert nach der klinischen Form in außerordentlicher Breite. Von den akuten Miliartuberkulosen und den subakuten bis subchronischen Formen, die durchweg eine ungünstige Prognose haben, über die wiederholten hämatogenen Schübe mit sehr zweifelhafter Vorhersage, die einmaligen Schübe, deren Verlauf wesentlich von der lokalen Entwicklung im Organ abhängt, bis zu den einmaligen diskreten Streuungen mit guter Prognose gibt es alle Übergänge. Immer wird über das Schicksal solcher Kranken erst längere klinische Beobachtung Klarheit bringen können und auf Überraschungen in Form eines hämatogenen Nachschubes muß man gefaßt sein, solange das klinische Bild noch Zeichen der Progredienz, wenn auch nur andeutungsweise, erkennen läßt. Für die Therapie ergeben sich aus der Erkennung der hämatogenen Genese einstweilen nur Sonderaufgaben, soweit sie sich aus peripherer Herdbildung herleiten.

Mit einem doppelten Hinweis sei die Besprechung dieser hämatogenen Tuberkulosen abgeschlossen: wie es notwendig ist, bei allen peripheren Tuberkulosen nach pulmonalen Streuungen zu fahnden, so muß die röntgenologisch als hämatogen imponierende Lungentuberkulose Anlaß geben, peripher nach tuberkulösen Absiedelungen mit aller Sorgfalt zu suchen. Wir haben wiederholt Knochentuberkulosen erst verspätet erkannt, weil wir erst neuerdings diesem letzteren Gesichtspunkt gebührend Rechnung zu tragen gelernt haben.

7. Der schleichende Beginn und die produktive Tuberkulose.

Bevor wir uns mit den klinischen Erscheinungen des schleichenden Beginns beschäftigen, ist eine Erfahrungstatsache von größter Wichtigkeit zu vermerken. Wenn wir heute gern den akuten und den schleichenden Beginn der Lungentuberkulose unterscheiden, so ist einmal festzustellen, daß nicht ganz selten eine sorgfältige Anamnese oder eine alte Röntgenaufnahme ein langes Tuberkulosevorspiel aufdeckt und damit den scheinbar akuten Beginn als den akuten Nachschub bei schleichendem Beginn aufdeckt; ebenso kann umgekehrt nur scheinbar ein schleichender Beginn vorliegen, während in Wirklichkeit eine frühere akute Phase die Maske Grippe getragen hat. Damit nicht genug. Aus den Reihenuntersuchungen erfahren wir häufig, daß bei scheinbar völlig gesunden Personen, die seit Jahren keinerlei Krankheitserscheinungen bei sich selbst beobachtet haben, eine aktive Tuberkulose, ja auch eine offene Tuberkulose mit Kavernen vorliegen kann; ja ich habe eine ganze Reihe von Beobachtungen mitteilen können, nach denen auch umfangreiche und sogar schwere Lungentuberkulosen bei den Trägern nicht nur keine nennenswerten Krankheitserscheinungen und kein Krankheitsgefühl hervor-

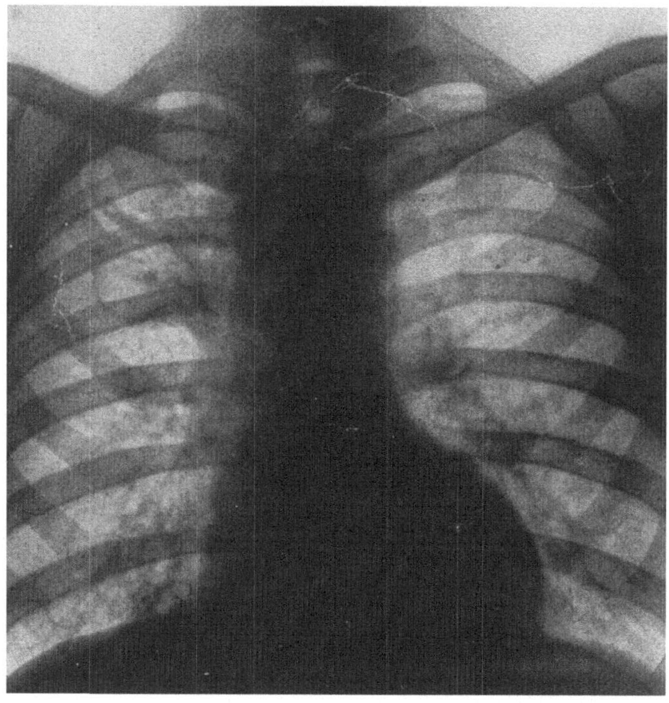

Abb. 161. Aufn.-Nr. 196, ♂, 26 Jahre. Oberlappentuberkulose mit 2 großen Kavernen, im Reichssportfeld durch Röntgenuntersuchung zufällig entdeckt bei einem Bewerber um olympische Ehren; er ruht längst unter dem grünen Rasen.

gerufen haben, sondern sogar sportliche Spitzenleistungen nicht unmöglich machten (Abb. 161 und 162).

Zu den Tuberkuloseformen, die schleichend beginnen, gehört die postpleuritische Tuberkulose. Wenn nach einer initialen Pleuritis tuberculosa exsudativa der Erkranktgewesene nicht ganz regelmäßig in vierteljährlichen Zwischenräumen röntgenologisch kontrolliert wird, so entwickelt sich die der Pleuritis folgende Lungentuberkulose in der Regel ganz langsam, und sogar ohne daß der Kranke von diesem Prozeß etwas zu merken braucht. Wenn er nach Jahren sich schlapp zu fühlen beginnt, an Körpergewicht abnimmt, wohl auch Husten und Auswurf den Verdacht auf eine Lungentuberkulose lenken, so ergibt häufig die Röntgenaufnahme schon einen recht ausgedehnten Prozeß, meist auf der erkrankten Seite, nicht selten aber schon auf beiden Seiten. Ob diese Lungentuberkulose, röntgenologisch sich oft als kleinherdige Streuung in einem größeren Lungenabschnitt präsentierend, durch hämatogene Schübe, durch lymphogenes Appositionswachstum oder durch bronchogene Streuung

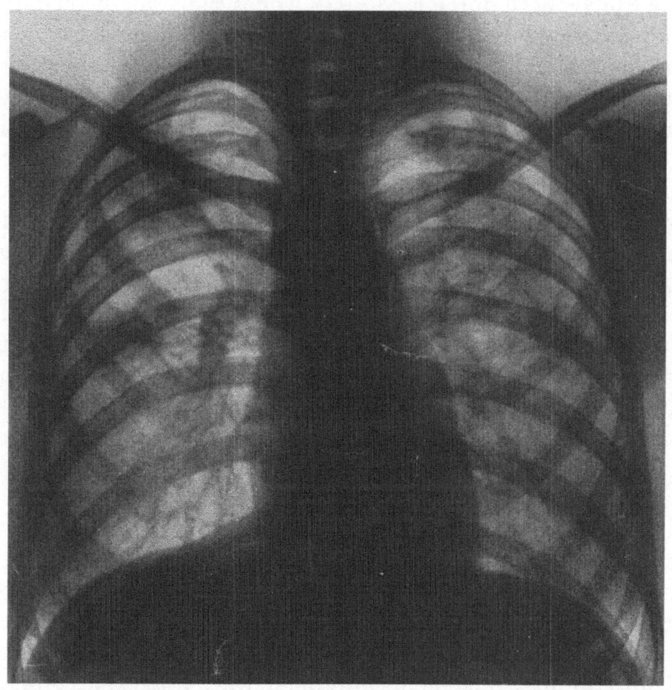

Abb. 162. Aufn.-Nr. 2/39, ♀, 13 Jahre. Schwere doppelseitige offene Lungentuberkulose durch Röntgenreihenuntersuchung entdeckt 8 Tage nach erfolgreicher Teilnahme am Staffettenlauf.

zustande kommt, ist nach dem klinischen und röntgenologischen Bild nicht zu entscheiden; immerhin ist die bronchogene Ausbreitung klinisch nicht recht zu verstehen, solange im Auswurf Tuberkelbacillen nicht gefunden werden.

Außer diesen meist wohl hämatogen schleichend einsetzenden Tuberkulosen kennen wir aber auch andere Formen, die sich ohne deutliche Krankheitserscheinungen oder mit geringfügigen und uncharakteristischen Symptomen schleichend zu erheblicher Ausdehnung entwickeln können. Freilich ist bei diesen Tuberkulosen der Zeitpunkt des Beginns meist auch nicht einmal annähernd zu ermitteln und somit auch das Tempo der Entwicklung nur aus dem weiteren Verlauf, insbesondere langjähriger

Beobachtung solcher Tuberkuloseformen zu entnehmen. Ja der zeitlich unbekannte Beginn verbirgt auch die Form der Tuberkuloseentstehung. Nachdem die pathologische Anatomie nach Loeschcke, Aschoff u. a. als erste postprimäre Herde regelmäßig kleine apikale Herde findet, muß mit der Möglichkeit gerechnet werden, daß sich in der Art wie Loeschcke es darstellt und Kremer neuerdings klinisch-röntgenologisch (Schichtaufnahmen) bestätigt hat, aus diesem klinisch obsoleten Spitzenherd durch langsames Appositionswachstum die klinisch, insbesondere röntgenologisch nachweisbare Spitzentuberkulose entwickelt. Aber einerseits sind in der Literatur Verlaufsweisen der Lungentuberkulose beschrieben, die mit einem akuten infraclaviculären Infiltrat beginnen, mit kleinen Streuherden die Lungenspitze nachträglich in den Krankheitsprozeß einbeziehen und nach Rückbildung des Infiltrats als reine Spitzentuberkulosen imponieren. Auch wir haben solche Beobachtung nicht selten gemacht. Andererseits begegnen dem Kliniker bei Feststellung der Spitzentuberkulose häufig anamnestische Angaben über Vorläufer des Tuberkulosebeginns in Form von trockener Rippenfellentzündung, fieberhaften Katarrhen, Grippe in epidemiefreien Zeiten; und da die Lungentuberkulose erfahrungsgemäß in unregelmäßigen Schüben verläuft, liegt es sehr nahe, diese unbestimmten Vorerkrankungen als Tuberkuloseschübe, vielleicht in Form von nicht aufgeklärten Infiltraten zu deuten. Gelegentlich finden sich auch in solchen Fällen streifige Herdschatten, die als narbige Reste gedeutet werden können und die abgeklungene akute Phase wahrscheinlich machen.

Die scheinbar schleichend beginnende Tuberkulose wird oft als Spitzentuberkulose entdeckt, zuweilen bei gelegentlichen Untersuchungen auf Dienstfähigkeit oder bei Versicherungen, öfter bei der Suche nach dem Grunde unbestimmter klinischer Erscheinungen. Denn in der Regel entspricht dem apikalen tuberkulösen Prozeß kein geschlossenes klinisches Bild. Unbestimmte Allgemeinsymptome, wie Mattigkeit, Appetitlosigkeit, vorschnelle Ermüdung, Unlustgefühle verschiedener Art führen den Kranken zum Arzt; zuweilen wird über Neigung zu lokalem Schwitzen oder gelegentliche Nachtschweiße geklagt. Auf die Lunge als Befallsorgan weisen häufig gar keine Erscheinungen; hie und da wird Hüsteln ohne Auswurf oder Stechen angegeben. Eine kleine Hämoptyse ist gelegentlich die Ursache des Besuchs beim Arzt.

Die Untersuchung ergibt des öfteren eine schwächliche Konstitution, mangelhaften Ernährungszustand, hochliegende oder labile Temperaturen, Pulsbeschleunigung, oft bis zu erheblichen Graden.

Der Lungenbefund kann gänzlich negativ sein, ist aber immer geringfügig. Insbesondere fehlen Rasselgeräusche so gut wie regelmäßig; höchstens hört man leise knackende Geräusche. Die Blutkörperchensenkung zeigt meist normale oder ein wenig erhöhte Werte, das Blutbild normale Verhältnisse oder leichte Lymphocytose.

Das gesamte Krankheitsbild bleibt in vielen Fällen problematisch. Denn der geschilderte Symptomenkomplex einer leichten somatischen Labilität, der oft eine psychische Komponente gleicher Färbung gesellt ist, kennzeichnet ja nach VON BERGMANN die Gruppe der vegetativ Stigmatisierten, die der Ungunst einer in vieler Hinsicht sozial zermürbenden und hygienisch schädlichen Zivilisation nach Erbgut und Entwicklung seelisch und körperlich nicht genug Widerstandskraft entgegenzusetzen haben. Es ist deshalb für die Diagnose von größter Wichtigkeit, tuberkulöse Herde, auf die man die leichten Krankheitserscheinungen beziehen könnte, mit voller Sicherheit nachzuweisen. Solche volle Gewähr bietet aber nur die Röntgenaufnahme; der Durchleuchtungsbefund ist zu unsicher, die Aufhellungsdifferenz beim Hustenstoß nach unserer Erfahrung wertlos. Die Diagnose Lungenspitzentuberkulose ohne Röntgenaufnahme steht auf so unsicheren Füßen, daß wichtige Entschließungen, insbesondere ein Heilverfahren, mit ihr nicht begründet werden können.

Aber selbst wenn die Röntgenaufnahme deutliche Schattenflecke in den Spitzenfeldern zeigt, die nur auf tuberkulöse Herde bezogen werden können, so ist doch noch sehr fraglich, ob dieser Befund Krankheit im klinischen Sinne oder doch Krankheitsbedrohung im Sinne der Invaliditätsversicherung bedeutet. Es ist mit anderen Worten zu prüfen, ob der Prozeß als aktiv anzusehen ist; Beobachtungen von BRAEUNING, REDEKER, LYDTIN, KAYSER-PETERSEN, GRASS u. a. haben ergeben, daß nur 7% einwandfrei festgestellter Spitzentuberkulosen in jahrelanger Beobachtung eine Progredienz zeigen, mithin 93% klinisch nicht interessierende abortive Herde sind. Dem entspricht der anatomische Befund von 90% tuberkulösen Spitzenschwielen bei den Leichen Erwachsener (LOESCHCKE, ASCHOFF). Als leidlich sicheres Merkmal der Aktivität eines tuberkulösen Herdes ist die Erhöhung der Senkungsziffer und die Verschiebung im weißen Blutbild anzusehen; freilich ist es notwendig, die Konkurrenz anderer Infekte, insbesondere Lues, Gonorrhöe, Mandelpfröpfe u. dgl. auszuschließen. Fehlen aber solche biologischen Merkmale der Progredienz, so ist es oft auch bei klinischer Beobachtung unmöglich, die Aktivität eines tuberkulösen Spitzenprozesses festzustellen oder auszuschließen. Manche Autoren glauben mit Hilfe der Tuberkulindiagnostik auf biologische Aktivität oder Inaktivität schließen zu können. Eigene darauf gerichtete Untersuchungen haben aber ergeben, daß Personen mit verkalkten pulmonalen Herden, die nach vieljähriger Beobachtung sicher inaktiv waren, eine außerordentlich hohe Tuberkulinempfindlichkeit aufweisen, andererseits Kranke mit geringer aber sicher fortschreitenden Prozessen relativ tuberkulinunempfindlich sein können; wir halten deshalb diese Tuberkulinproben bei Erwachsenen für diagnostisch unbrauchbar. Nicht besser steht es mit der sog. Herdreaktion. Ihr physikalischer Nachweis ist ein überaus unsicheres Unterfangen.

Während man bei tuberkulösen Kindern nach Tuberkulinüberdosierung große Infiltrierungen aufschießen sehen kann, haben wir bei therapeutischen Allgemeinreaktionen Erwachsener niemals eine röntgenologisch deutliche perifokale Entzündung gesehen. Wir verzichten deshalb auf die Herdreaktion als diagnostisches Hilfsmittel bei Erwachsenen gänzlich.

Ist die diagnostische Entscheidung aktive oder inaktive Herde zeitlich unmöglich, so muß sie vertagt werden. Die exakte Untersuchung einschließlich Röntgenaufnahme und Blutuntersuchungen muß also im Abstand einiger Wochen bis Monate, für die man Verhaltungsmaßregeln über die Lebensführung gibt, wiederholt werden, gegebenenfalls verzögernd zu mehreren Malen. Läßt der Allgemeinzustand erheblich zu wünschen übrig oder glaubt man Labilitätserscheinungen als dringende Verdachtsmomente werten zu sollen, so wird man solcher langen Beobachtung zweckmäßig eine prophylaktische Behandlung in einem Kurort oder besser in einer einfachen Heilanstalt vorschalten.

Die produktive Tuberkulose. Die chronische produktive Tuberkulose kann sich aus hämatogenen Streuformen und aus dem subakut auftretenden Infiltrat mit oder ohne Einschmelzung allmählich entwickeln; öfter bleibt die Art des Beginnes in Dunkel gehüllt.

Geschlossene Form. Während das Bild der exsudativen Lungentuberkulose als eine heftige Kampfhandlung zwischen dem Organismus und seinen Feinden reich ist an klinischen Erscheinungen und Ereignissen, hat diese chronische Phthise oft lange Phasen relativer Ruhe und Symptomenarmut. Das gilt besonders für die sog. *geschlossene Form.* Auffallend ist, daß Kranke dieser Art nicht selten ausgesprochen phthisisch aussehen, und zwar sowohl hinsichtlich ihres Körperbaues wie auch ihres Ernährungszustandes. Das muß immer wieder den Verdacht wecken, daß diese Kranken mit den chronischen Prozessen doch schon einen längeren Ablauf des Leidens hinter sich haben, vielleicht auch mit akuten febrilen oder subfebrilen Schüben, als die Anamnese aufdeckt, und daß nur die Klärung des Grundcharakters in eine ruhige Phase fällt, die fast einem Stillstand zu gleichen scheint. Die Allgemeinerscheinungen beschränken sich zu diesem Zeitpunkt in der Regel auf geringe bis mäßige Grade von Mattigkeit und Unlust, denen sich Neigung zu lokalen Schweißen, seltener zu eigentlichen Nachtschweißen gesellen können. Fieber pflegt zu fehlen, aber bei körperlichen Anstrengungen oder Störungen (Menstruation) können auch kleine Fieberzacken erscheinen. Es ist zwar mißlich, die an den Menstruationszyklus gebundenen Schwankungen (Abb. 25, S. 54), wie TURBAN das tut, ohne weiteres auf eine Tuberkulose zu beziehen, denn unzweifelhaft zeigen auch nicht tuberkulöse Frauen labiler Konstitution recht häufig das gleiche Auf und Ab der Temperaturlage. Immerhin wird man bei tuberkulösen Frauen Temperaturzacken, die mit der Menstruation zusammenhängen, beachten müssen. — Auch die Symptome, die auf die Lunge als das erkrankte Organ hinweisen, sind bei der geschlossenen Lungentuberkulose meist wenig ausgesprochen: etwas Husten, wenig schleimiger oder schleimig-eitriger Auswurf, der auch bei Anreicherung (Antiforminverfahren) bacillenfrei ist. Die neue Methode des Kehlkopfabstriches weist gelegentlich bei diesen Fällen doch vereinzelte Tuberkelbacillen nach (vgl. Kapitel Laboratoriumsmethoden).

Als recht wichtig hat sich uns in den letzten Jahren die von OPITZ eingeführte Untersuchung des Nüchternmageninhaltes auf Tuberkelbacillen erwiesen, und zwar nicht nur bei Kindern, sondern auch bei Frauen, weniger bei Männern, aber bei diesen gelegentlich, wenn der Kranke aus Berufsgründen, als Lehrer z. B., ein begreifliches Interesse daran hat, daß seine Tuberkulose nicht als offen festgestellt wird. Der physikalische Befund entspricht im allgemeinen den röntgenologisch festzustellenden Veränderungen; freilich kann gerade bei den disseminierten produktiven Tuberkulosen, z. B. bei ausgedehnten hämatogenen Streuungen, der physikalische Befund sehr geringfügig sein und nur das Röntgenbild den Umfang der Veränderungen aufdecken; in solchen Fällen versagt auch die Röntgendurchleuchtung. Was schließlich die Spiegelung solcher Prozesse in den Blutreaktionen anlangt, so zeigt sich auch hier die geringe Aktivität in normalen oder nur wenig veränderten Werten.

Röntgenologisch bietet die produktive Tuberkulose ein ungemein charakteristisches Schattenbild. Wie der Gefrierschnitt Abb. 7, S. 21 und der Organschnitt Abb. 17, S. 35 (Kapitel Pathologie) deutlich machen, stehen die scharf abgesetzten Tuberkel einzeln oder in Gruppen verschiedener Form und Größe in intaktem Lungengewebe. Im Röntgenbild kommt natürlich eine Summierung der Tuberkelschatten aller Tiefenschichten zustande, wobei plattenferne Herde ganz verschwinden oder nur zart und weniger scharf erscheinen, plattennahe Herde aber um so härter und schärfer herauskommen. Immer aber ergeben sich drei röntgenologische Merkmale dieser Form: die scharfe Zeichnung im ganzen Bild, der durchscheinende Gesamtcharakter des Films und die apikalcaudale Entwicklungsrichtung des Prozesses. Es entspricht also das Röntgenbild in seinen wesentlichen Zügen exakt den Übersichtsschnitten des anatomischen Präparates.

Die auf die Spitzen beschränkte Lungentuberkulose (Abb. 163) ist fast ausnahmslos ein produktiver Prozeß. Die Feststellung einer produktiven Spitzentuberkulose ist aber durchaus nicht immer eine Frühdiagnose. — Die Abb. 164 ist ein typisches Beispiel einer rein produktiven Tuberkulose, während die Abb. 165 außer den produktiven Tuberkeln einen Einschmelzungsherd im rechten Mittelfeld zeigt, der sowohl aus einem exsudativ-käsigen Prozeß wie aus der Erweichung konglomerierender Tuberkel hervorgegangen sein kann. — Irgendwo ist die immer wieder bekämpfte Irrlehre entstanden, daß die Qualitätsdiagnostik exsudativ gleich bösartig und produktiv gleich gutartig hätte setzen wollen.

Das ist natürlich keineswegs der Fall. Gerade die hier gebrachten Röntgenbilder produktiver Tuberkulosen stellen progrediente, prognostisch ungünstige Prozesse bei jugendlichen Personen dar. Daneben bleibt freilich bestehen, daß die foudroyante käsig-pneumonische Adoleszenten-

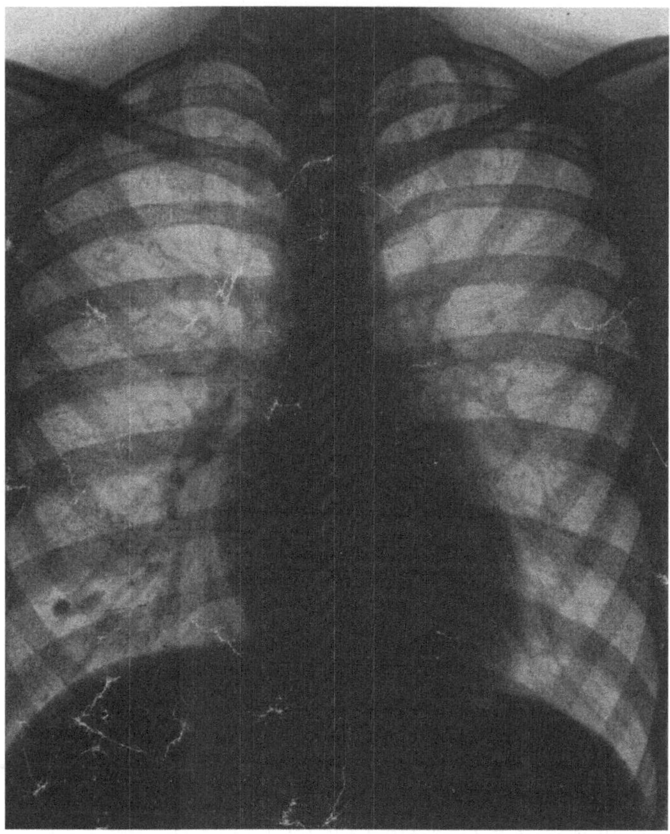

Abb. 163. Aufn.-Nr. 3658, ♂, 16 Jahre. Produktive Tuberkulose in beiden Spitzen (Hämatogen!). Verkalkter Primärkomplex rechts. Vor 7 Jahren Hüftgelenkstuberkulose. (Schleichender Beginn vor 9 Monaten.)

phthise, die bösartige Form der sog. galoppierenden Schwindsucht, ein exsudativer Prozeß ist; und daß andererseits die sehr chronische, relativ gutartige Phthise der höheren Lebensalter in ihren Phasen langsamster Progredienz regelmäßig die Kennzeichen der produktiven Tuberkulose bietet; so unsere Abb. 166. Bei diesen chronischen Phthisen tritt die indurative Umwandlung der einzelnen Tuberkel stark in den Vordergrund; das Röntgenbild erhält dadurch eine besonders scharfe Prägung, geradezu einen harten Charakterzug.

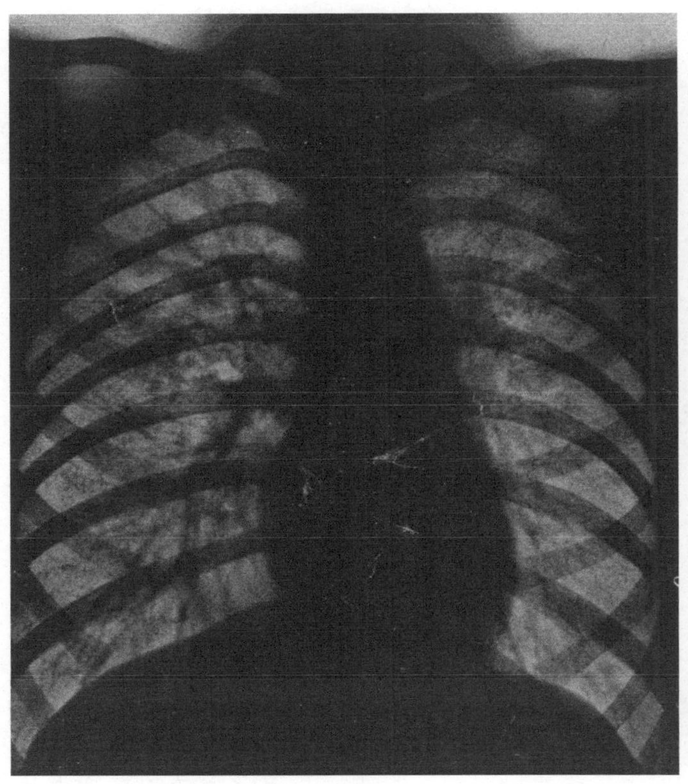

Abb. 164. Aufn.-Nr. 9840, ♂, 17 Jahre. Produktive Tuberkulose des linken Oberlappens und zerstreut im rechten Oberlappen.

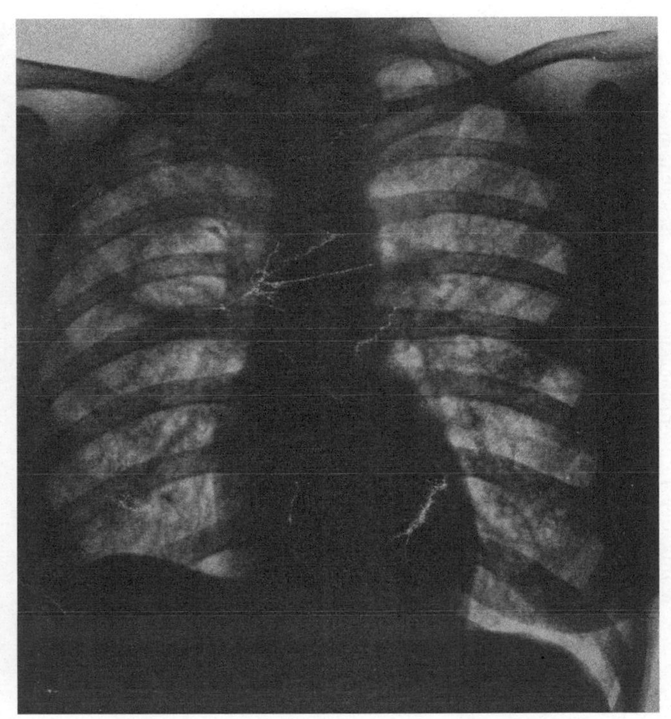

Abb. 165. Aufn.-Nr. 8915, ♀, 20 Jahre. Produktive Tuberkulose beider Oberlappen, rechts mit mittlerer Einschmelzung.

Prognose. Es könnte scheinen, als ob die produktive Tuberkulose, mindestens so lange Zerfallsherde fehlen, ein gutartiges zum Stillstand und zur Ausheilung neigendes Stadium darstelle. Aber einmal gibt es, besonders bei Jugendlichen, produktive Tuberkulosen, auch durch längere Zeit geschlossene Prozesse, die sich im klinischen Bilde, z. B. in

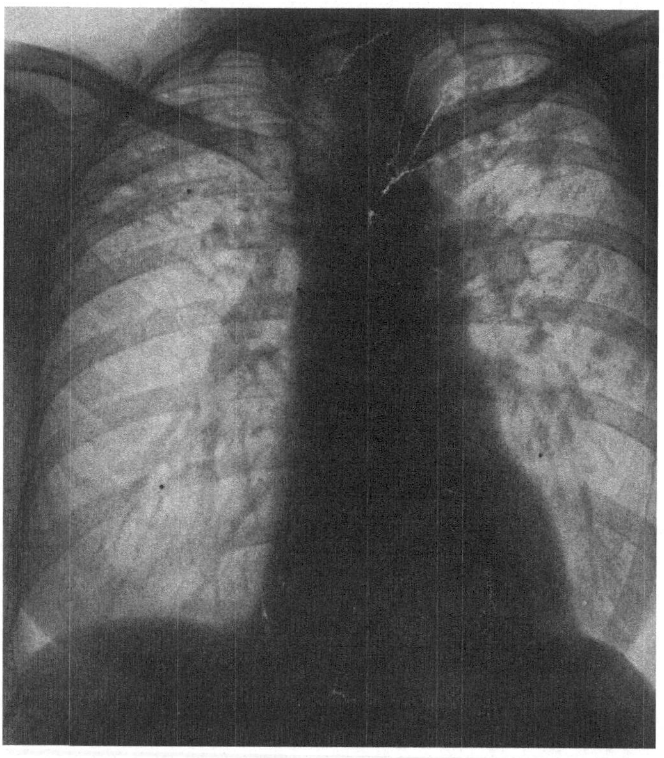

Abb. 166. Amb., ♀, 51 Jahre. Produktiv-cirrhotische Phthise beider Oberlappen. Herz in steiler Stellung. Beide Hili sehr hoch gezogen. Geradlinig steiler Verlauf der Lungengefäße.

hartnäckigen Fieberbewegungen, aber auch im erheblich erhöhten Senkungswert und beträchtlicher Linksverschiebung als sehr aktive Tuberkulosen verraten. Über kurz oder lang zeigt sich denn auch im physikalischen und besonders im röntgenologischen Befund die Ausbreitung der Herde über bisher freie Bezirke und die Verdichtung und das Wachstum der Herde im alten Revier sowie Konfluieren und Einschmelzung.

Aber auch die scheinbar ruhenden produktiven Tuberkulosen sind prognostisch nicht immer als günstig zu werten. Das zeigt sich schon nicht selten in einem unbefriedigenden Ansprechen auf die Behandlung; ist doch der frische aktive Herd, z. B. das einschmelzende akute Infiltrat, der Therapie weit besser zugänglich als diese torpiden Prozesse.

Die Sekundärkaverne. Das Krankheitsbild gewinnt aber ein ganz anderes Gesicht, wenn es im Konglomerieren und Verkäsen der produktiven Herde zur Erweichung kommt. Nunmehr beherrscht, wie beim Erweichen des akuten Infiltrats, auch hier die Kaverne das Krankheitsbild. Als 1922 auf dem Tuberkulosekongreß in Bad Elster der Pathologe GRÄFF die nicht chirurgisch behandelte Kaverne als das Todesurteil des Phthisikers bezeichnete, das nach kürzerer oder längerer Zeit vollstreckt werde, überschütteten ihn die Kliniker mit einem Sturm der Entrüstung. Heute würde solcher Ausspruch keinen Widerspruch mehr hervorrufen.

Mit dem Erweichungsvorgang sind immer toxische Symptome verbunden. Wenn auch Fieber diesen Spätvorgang nicht immer begleitet, so ist doch die Senkungsziffer regelmäßig beträchtlich erhöht und das weiße Blutbild zeigt meist erhebliche Linksverschiebung. Und wenn auch die Spätkaverne, die im alten Feld produktiver Herde entsteht, zwar infolge des ausgesprochen tertiären Charakters dieser Tuberkulose nicht die Neigung oder richtiger nicht die Möglichkeit hat, akut zu streuen, so geht doch von diesem offenen Herd, teils durch kontinuierliche Verkäsung des Granulationsgewebes der Kavernenwand, teils durch bronchogenes Fortschreiten, der lokale Prozeß in mehr oder minder raschem Tempo weiter. Dazu kommt die Gefahr des intracanaliculären Übergreifens der Tuberkulose auf Kehlkopf und Darm und schließlich die Gefahr der Lungenblutung, die gelegentlich das Leben des Kranken bedroht, fast immer aber der Ausbreitung der Phthise durch Aspirationsaussaat Vorschub leistet. Auch hat die nunmehr offene Lungentuberkulose eine hohe soziale Bedeutung gewonnen.

Mit der Kavernenbildung ist aus der relativ gutartigen geschlossenen produktiven Tuberkulose mit einem Schlage ein ernstes Krankheitsbild geworden. Die therapeutische Aufgabe hat nunmehr nur das eine Ziel der Kavernenheilung, der die moderne Kollapsbehandlung glücklicherweise mit aussichtsreichen Methoden gewachsen ist.

8. Die cirrhotische Phthise.

Beginn. Aus den akuten Stadien des Frühinfiltrats oder sogar der ausgebildeten exsudativen Lungentuberkulose, weit häufiger aber aus ihrer produktiven Phase hervorgegangen oder vielleicht richtiger auf dem Wege über die produktive Phase entstanden, unterscheidet sich die *cirrhotische Phthise* im Beginn ihres klinischen Bildes von der produktiven Tuberkulose nur durch den ganz ausgesprochen torpiden Charakter. Handelt es sich um ein geschlossenes Stadium dieser Form, so wird man oft und mit triftigen Gründen im Zweifel sein, ob man es überhaupt mit einem aktiven Prozeß, also im eigentlichen Sinne mit Krankheit zu tun hat. Die klinisch geheilte Lungentuberkulose, die auch dauernd, durch Jahrzehnte, bis zum schließlichen Tode aus anderer Krankheitsursache geheilt bleibt, ist im anatomischen Sinne eine lokalisierte cirrhotische Phthise. Ein Großteil der geschilderten Spitzentuberkulosen, die nach jahrelanger Beobachtung nicht fortschreiten, sind solche cirrhotischen auf die Spitze beschränkten Prozesse. Aber auch die Cirrhose größerer Ausdehnung kann klinisch völlig und dauernd inaktiv bleiben. So zeigt die Abb. 19, S. 38 eine klinisch und anatomisch geheilte Tuberkulose, die zur völligen Zerstörung und bindegewebig-narbigen Umwandlung beider Oberlappen geführt hatte.

Kavernöse Form. Ganz anders ist auch bei der Cirrhose wiederum das klinische Bild, wenn im schwieligen Gewebe Zerfallsherde persistieren. Zwar können röntgenologisch sichere Kavernen klinisch zeitweise als ausgeheilt imponieren, indem gar keine Sekretion besteht, auch Rasselgeräusche gänzlich fehlen oder bei einem durch Jahre konstanten physikalischen Befund nur ganz spärliches schleimig-eitriges Sputum ohne Bacillen entleert wird. Wenn dabei keinerlei Krankheitssymptome bestehen und die Blutuntersuchungen normale Werte ergeben, kann wohl trotz der Kaverne von einem inaktiven Prozeß gesprochen werden. Andererseits hat die anatomische Untersuchung glattwandiger, bindegewebig ausgekleideter Kavernen doch regelmäßig Reste von tuberkulösem Granulationsgewebe mit Riesenzellen und spärlichen Bacillen im Gewebe ergeben, und die klinische Erfahrung bei häufigen genauen Untersuchungen auch immer wieder spärliche Tuberkelbacillen feststellen können; von einer völligen und endgültigen Heilung kann also in diesen Fällen nicht die Rede sein.

Die klinisch-prognostische Beurteilung wird ganz anders aussehen, wenn wir es mit einer *cirrhotisch-kavernösen Phthise* zu tun haben. Wiederum beherrscht jetzt die Kaverne ganz und gar das Bild. Zwar kann der Zustand stationär sein, also in seinen klinischen Erscheinungen und seinem röntgenologischen Herdbild durch längere Zeiträume keine nennenswerten Veränderungen darbieten. Aber in der dauernden Ausscheidung der Bacillen besteht für den Kavernenträger auch dauernd die Gefahr der bronchogenen Ausbreitung, insbesondere des Übergreifens auf Kehlkopf und Darm, das man bei der cirrhotischen Phthise leider besonders häufig sieht, wie man auch gerade bei der Cirrhose, wohl infolge der Schrumpfungszerrung an einem brüchigen Gewebe, besonders häufig kleinere und größere Lungenblutungen als alarmierende und nicht ungefährliche Erlebnisse des Kranken beobachtet (BALLIN). Der anatomische Vorgang des lokalen Fortschreitens der Tuberkulose, mag er auch in der röntgenologischen Beobachtung nur in recht langen Zwischenräumen meßbar werden, dokumentiert sich klinisch als aktiver Prozeß zwar selten durch Fieberbewegungen, regelmäßig aber durch ausgesprochene Senkungserhöhung und Blutbildverschiebung. Letztere zeigt meist ein geringes bis mäßiges Ausmaß, wohingegen die Blutsenkungswerte gerade bei der cirrhotisch-kavernösen Phthise beträchtlich erhöht sein können; es scheint diese Blutkörperchensenkungsbeschleunigung, auf

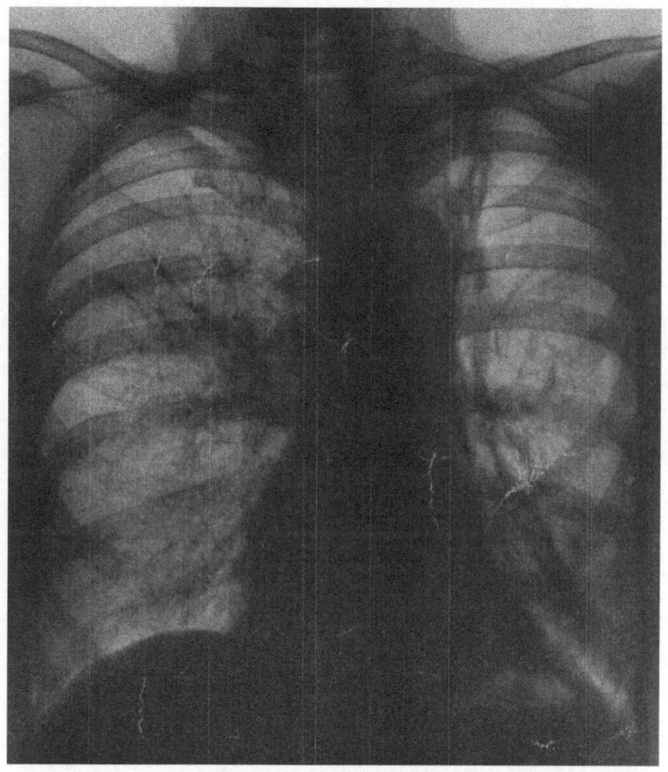

Abb. 167. Aufn.-Nr. 8216, ♀, 67 Jahre. Cirrhotische Phthise im linken Oberlappen. Herz in steiler Stellung. Geradlinige Gefäßbahnen links.

der sog. Linksverschiebung der Serumeiweißkörper beruhend, vom Zerfall kranken Gewebes abhängig zu sein.

Merkwürdig divergent ist bei dieser Tuberkuloseform die. Reaktion der verschiedenen Konstitutionsformen. Man kann geradezu einen Typus der Cirrhose mit zunehmender Adipositas einen zweiten allerdings weit häufigeren mit fortschreitender Abmagerung gegenüberstellen. Dieser Unterschied findet weder im anatomisch-röntgenologischen noch im klinischen Gesamtbild eine ausreichende Erklärung.

Der wesentliche Charakterzug der cirrhotischen Phthise im anatomischen und röntgenologischen Bild, der Schrumpfungsvorgang, der zum schweren sekundären Emphysem führen kann, zeigt sich auch im klinischen Status sehr ausgesprochen, und zwar in einer Kurzatmigkeit, die zur Ausdehnung des physikalischen Befundes in einem auffallenden

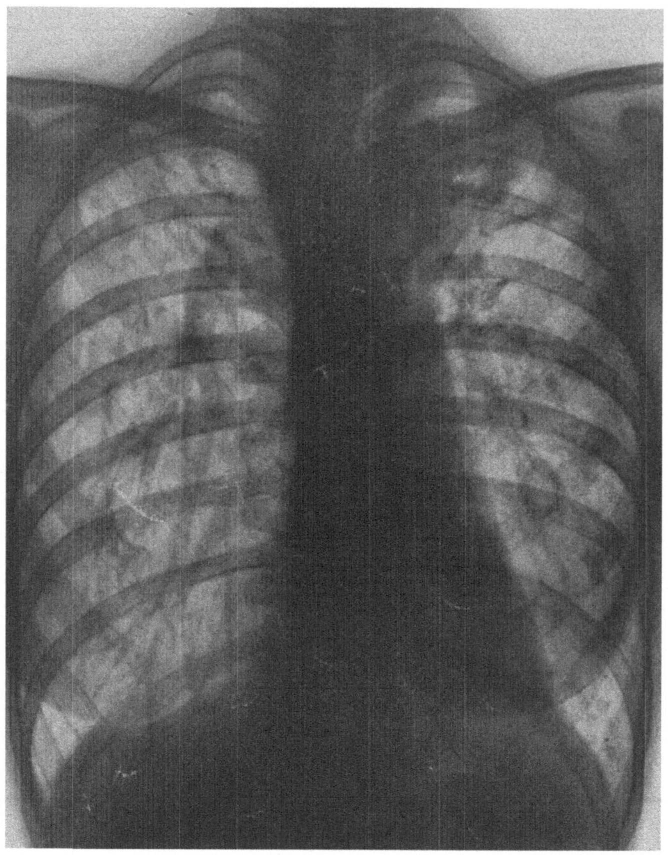

Abb. 168. Aufn.-Nr. 3278, ♀, 55 Jahre. Cirrhotische Phthise beider Oberlappen mit Kavernen beiderseits. Hili extrem hochgezogen. Herz in extrem steiler Stellung. Gefäßbahnen maximal gestreckt.

Gegensatz steht. Sind die Gewebszerstörungen durch den tuberkulösen Prozeß sehr umfangreich, so kann die Schrumpfung mit ihren Folgen auch klinisch ganz und gar im Vordergrunde stehen, ja schließlich der Krankheitszustand nur noch als Emphysem mit chronischer Bronchitis imponieren.

Das röntgenologische Merkmal dieser Form, das ihr nebst den charakteristischen klinischen Erscheinungen die Sonderstellung gibt, ist die Schrumpfung größerer Gewebspartien, der konfluierend indurative

Prozeß, der sich im Röntgenbild in den Organverziehungen geltend macht.
Die starken bindegewebigen Züge als Substrat dieser Schrumpfung treten
im Röntgenbild als charakteristische Streifen auf (Abb. 167) und sind
als solche das erste Zeichen des beginnenden Prozesses; der gewaltige
Zug am Hilus, an der Streckung der Unterlappengefäße und der Streckung
der Herzfigur kenntlich, ist auch bei der scheinbar geringen Ausdehnung

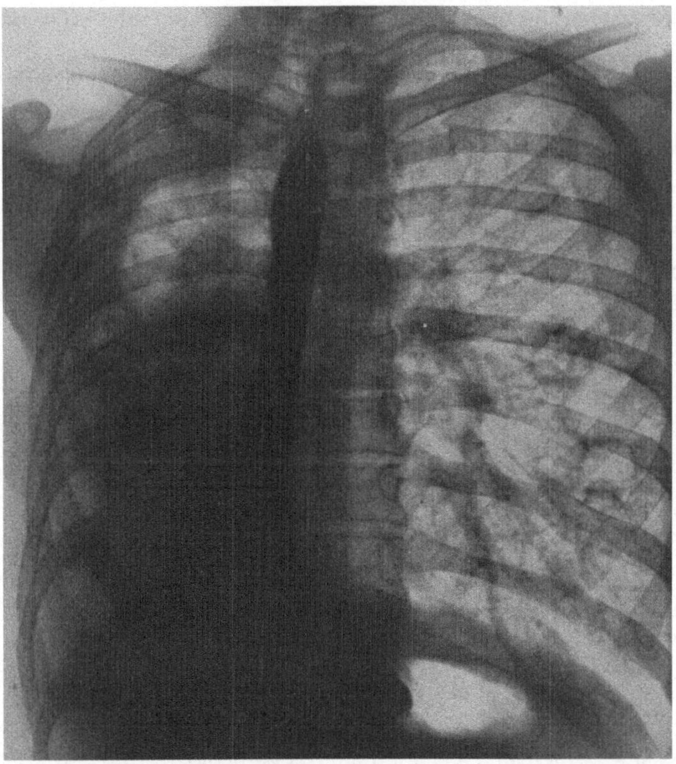

Abb. 169. Aufn.-Nr. 3978, ♂, 30 Jahre. Cirrhotische Phthise der rechten Lunge mit Pleuraverschwartung rechts. Herz maximal nach rechts verzogen. Luftröhre außerordentlich
verbreitert. Speiseröhre (Kontrastfüllung) stark nach rechts und zugleich in die Breite
gezogen. (Beginnende Divertikelbildung.)

des Schrumpfungsherdes, der aber in Wirklichkeit großen zugrunde
gegangenen Lungengewebspartien entspricht, fällt in unserem Bilde sehr
ins Auge. In den obersten Lungenpartien vollzieht sich die Schrumpfung
aber nicht nur apikalwärts, sondern zugleich in Richtung gegen die
Wirbelsäule, also rechts im Sinne der Uhrzeigerbewegung, links umgekehrt. Das Röntgenbild Abb. 168 ist ein eminentes Beispiel einer
doppelseitigen Oberlappencirrhose. Durch die groteske Schrumpfung des
rechten Oberlappens ist der Bogen der Arteria pulmonalis bis nahe an

das Schlüsselbein herangezogen und die Gefäßbahnen durchziehen wie windgepeitschte Regenschwaden der Länge nach das rechte Lungenfeld. Die linksseitige Schrumpfung aber hat mit dem Oberlappenbronchus den Aortenbogen bis nahe an das Jugulum gezerrt und das Herz in die charakteristische steile Stellung des Cirrhoseherzens gebracht, dessen Röntgensilhouette eine eigenartig gradlinige Begrenzung zeigt. Die gewaltige rechtsseitige Schrumpfung, die in Abb. 169 dargestellt ist, resultiert aus der cirrhotischen Schrumpfung der Lunge einerseits und der schwartigen Pleuraschrumpfung andererseits, auf deren mächtigen Zug vor allem die kolossale Verlagerung des Herzens nach rechts beruht. Die extrem nach rechts verzogene Luftröhre und besonders der rechte Hauptbronchus sind durch den Seitenzug säbelscheidenförmig deformiert; denselben Seitenzug demonstriert die Kontrastfüllung der Speiseröhre, die vor der Einmündung in den Magen in Kurvenform nach links zurückbiegt. Die Abflachung des knöchernen Thorax durch die Pleuraschrumpfung ist deutlich, ebenso die enorme Ausbildung eines sekundären Emphysems der linken Lunge durch Überdehnung (vgl. hierzu das Präparatbild Abb. 19, S. 38 im Kapitel Pathologie mit der extremen Schrumpfung beider Oberlappen).

9. Besondere Tuberkuloseformen.

Besondere Krankheitsbilder entstehen im Verlaufe der Lungentuberkulose durch sogenannte anatomische Katastrophen. Hier ist an erster Stelle die Lungenblutung zu nennen. Bei der Zerstörung von Lungengewebe, einem Verkäsungs- und Erweichungsprozeß bei der Ausbildung einer Kaverne, werden selbstverständlich auch Lungengefäße, und zwar Arterien und Venen in den Zerstörungsprozeß miteinbezogen. Wenn es dabei nicht regelmäßig, sondern sogar verhältnismäßig selten zu Lungenblutungen kommt, so hat das einmal darin seinen Grund, daß die Wandungen stärkerer Gefäße mit ihrem sehr festen Bindegewebsmantel der Verkäsung und Erweichung widerstehen, so daß man nicht selten bei Obduktionen größere Gefäße quer durch große Kavernen ziehen sieht, andererseits namentlich bei kleinen Gefäßen darin, daß bei Übergreifen der Verkäsung auf die Gefäßwand das Gefäß an dieser Stelle thrombosiert, wodurch es auch bei völliger Verkäsung nicht zur Blutung zu kommen braucht. Die auftretenden Lungenblutungen kommen aber zustande, wenn das Gefäß einreißt, bevor es zur Thrombosierung gekommen ist. Bei den bei uns im Krankenhaus beobachteten zahlreichen Lungenblutungen war zwar manchmal ein besonderes Ereignis wie heftigste Hustenanfälle, Pressen beim Stuhlgang und dergleichen als auslösendes Moment der Blutung zu erkennen, aber in der Mehrzahl der Fälle trat die Lungenblutung aus heiterem Himmel, das heißt ohne jede erkennbare äußere Ursache, nicht selten im ruhigen Schlaf ein. Ich kann mich nicht entsinnen, daß ein Unfall, wie er sich ja auch ab und zu im Krankenhaus

mal ereignet, z. B. Sturz auf glatten Fußboden oder bei Glatteis oder auf
der Treppe oder Brustkorbkontusionen, jemals zu einer Lungenblutung
geführt hätte, während bekanntlich in der Anamnese der gewerblichen
oder Verkehrsunfälle die angeblich oder auch längere Zeit nach dem Unfall eingetretene Lungenblutung als Beweismittel eine oft sehr fragwürdige
Rolle spielt. Reißen einmal große Gefäße, auch hier meist ohne erkennbare äußere Ursache ein, so kann eine Lungenblutung innerhalb weniger

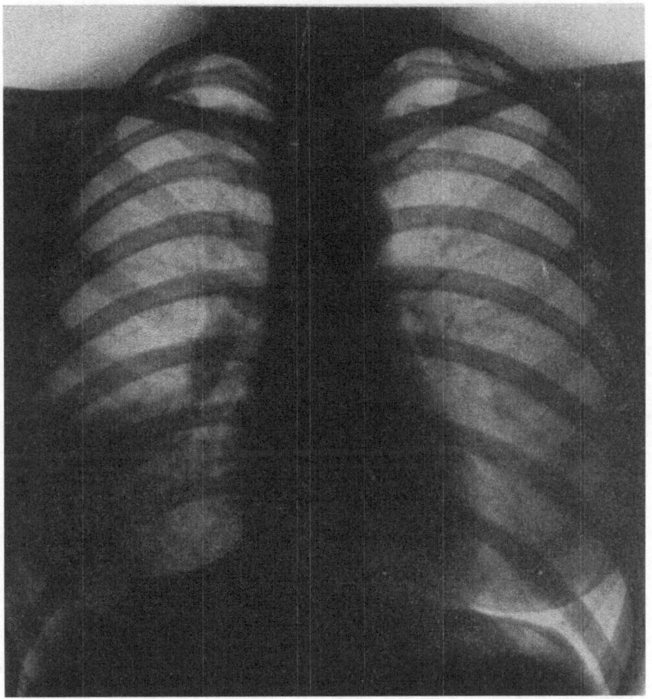

Abb. 170. Aufn.-Nr. 486, ♀, 15 Jahre. Aspirationsaussaat im rechten Unterlappen nach
Blutung aus Unterlappenkaverne.

Minuten zum Tode führen, ja der Kranke erstickt an den ungeheuren
Blutmassen ganz akut, ohne daß dem Arzt, selbst wenn er unmittelbar
neben dem Kranken stand, irgendeine Möglichkeit zur Hilfe gegeben
wäre. Schwere Blutungen, die nicht tödlich enden, sind regelmäßig mit
einer Aspirationsaussaat verbunden. Der Kranke, im Erstickungsanfall
durch die Blutmassen, die Bronchien und Luftröhre füllen, saugt mit
heftigsten Atemzügen das Blut bis in die Alveolen hinein, und zwar
meist der unteren Partien der Blutungsseite oder auch beider Seiten;
bevorzugt werden dabei die näheren Abzweigungen aus dem linken
Oberlappen in die Lingula und aus dem rechten Oberlappen in den

Mittellappen. Wir geben in Abb. 170 ein typisches Beispiel einer einseitigen, in Abb. 171 einer doppelseitigen Aspirationsaussaat nach
Lungenblutung wieder; in beiden Fällen haben Röntgenaufnahmen kurz
vor der Blutung freie Unterfelder ergeben gehabt. Diese Bilder sind so
charakteristisch, daß aus dem Röntgenbild allein ohne jede Kenntnis

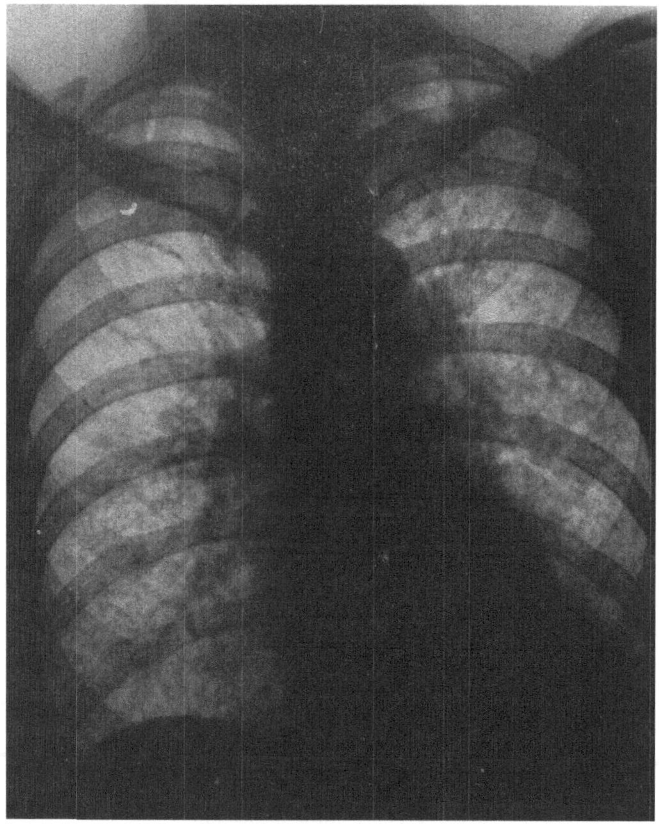

Abb. 171. Aufn.-Nr. 65, ♀, 41 Jahre. Aspirationsaussaat in beide Unterlappen nach
Blutung aus großer Kaverne im linken Oberlappen.

des Krankheitsfalles oder der vorausgegangenen Blutung häufig die
Diagnose auf Aspirationsaussaat nach Blutung gestellt werden kann.
Ungemein charakteristisch ist das anatomische Bild dieser Aspirationsaussaat (Abb. 172), das von einem Falle tödlich verlaufener Lungenblutung stammt.

Die klinische Bedeutung der Aspirationsaussaat hängt augenschein-
lich davon ab, ob mit dem Blut gleichzeitig infektiöses Material, d. h.
Tuberkelbacillen, in die gesund gewesenen Lungenpartien aspiriert wird

oder nicht. Der schweren Lungenblutung mit Aspiration folgt regelmäßig eine Fieberperiode von einigen Wochen Dauer und lytischem Fieberabfall. Nach dem Fieberabfall kann der rein blutige Inhalt der Lungenläppchen restlos resorbiert werden und sich röntgenologisch wie physikalisch eine Restitutio ad integrum ergeben, so daß der Kranke von seiner Blutung keinen dauernden Schaden davon trägt. Werden aber mit dem Blut zugleich Tuberkelbacillen aspiriert, so entwickelt sich das Bild der käsigen lobulären Aspirationspneumonie, das für den Kranken meist deletäre Bedeutung hat (Abb. 173).

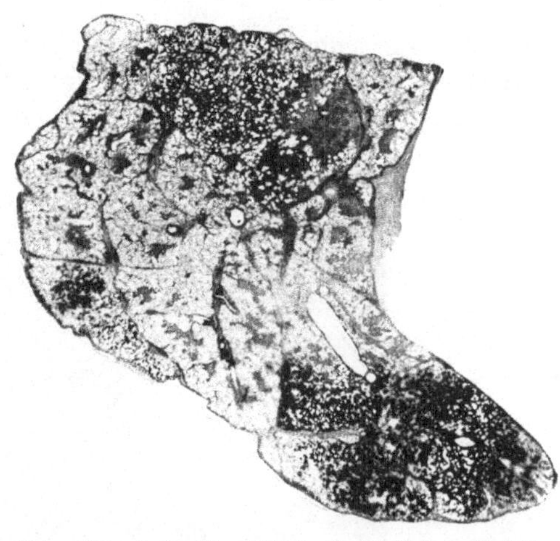

Abb. 172. Aufn.-Nr. 34/36, ♀, 46 Jahre. Gefrierschnitt. Aspirationsaussaat nach Lungenblutung.

Ein ganz besonderes aber nach meiner Erfahrung seltenes Ereignis tritt ein, wenn in einem Hauptbronchus das Blut gerinnt und die

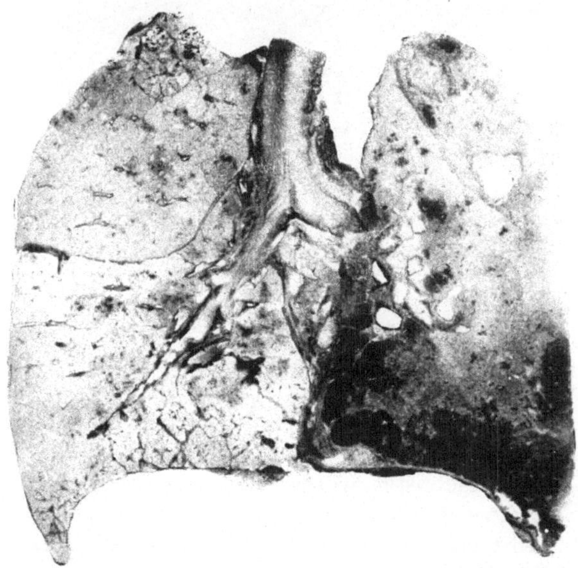

Abb. 173. Aufn.-Nr. 9877, ♂, 42 Jahre. Käsige Aspirationspneumonie im linken Unterlappen nach Lungenblutung. (Photographie nach Präparat des Waldhauses.)

Beatmung einer Lunge oder eines Lungenlappens vollkommen sperrt. Die Abb. 174 stammt von einem solchen Fall. Das Röntgenbild ist ungemein charakteristisch. Die linke Lunge ist vollkommen luftleer, nachdem der linke Hauptbronchus durch Blutgerinnsel vollkommen verstopft war und die Resorption der Luft aus den Alveolen der linken Lunge zur völligen *Atelektase* der ganzen linken Lunge geführt hatte. Das Bild zeigt eindrucksvoll, daß bei diesem Vorgang ganz natürlich das Mittelfell sehr stark nach der Krankheitsseite herübergezogen wird, ein Merkmal, das

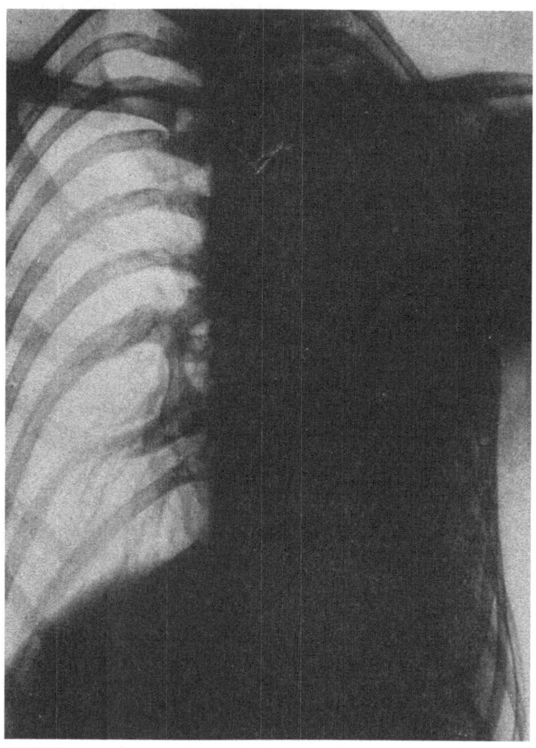

Abb. 174. Amb., ♀. Atelektase der linken Lunge infolge Verstopfung des linken Hauptbronchus durch Blutgerinsel bei Lungenblutung, Mittelfell stark ·nach links gezogen. Rippenmißbildung rechts.

bei der heute recht beliebten Diagnose der partiellen Atelektase unbedingt zu beachten ist. 10 Tage nach der Blutung war der Thrombus im linken Hauptbronchus ausgehustet worden und die linke Lunge wieder voll beatmet. Es ergab sich nun das in Abb. 175 wiedergegebene Röntgenbild.

Die Abb. 176 zeigt das Bild einer Atelektase des rechten Oberlappens bei bestehendem Pneumothorax. Das Zustandsbild war in diesem Falle nicht durch eine Lungenblutung hervorgerufen worden, sondern durch eine Umschnürung des Oberlappenbronchus durch ein Paket verkäster bronchopulmonaler Drüsen, das im Röntgenbild eindrucksvoll zu sehen ist. Die Lageveränderung, vielleicht Abknickung des Oberlappenbronchus durch die Pneumothoraxanlegung mag zu dieser Atelektaseentwicklung beigetragen haben.

Als weitere anatomische Katastrophe, die zu einem besonderen Krankheitsablauf führt, ist der *Spontanpneumothorax* zu nennen. Wir kommen

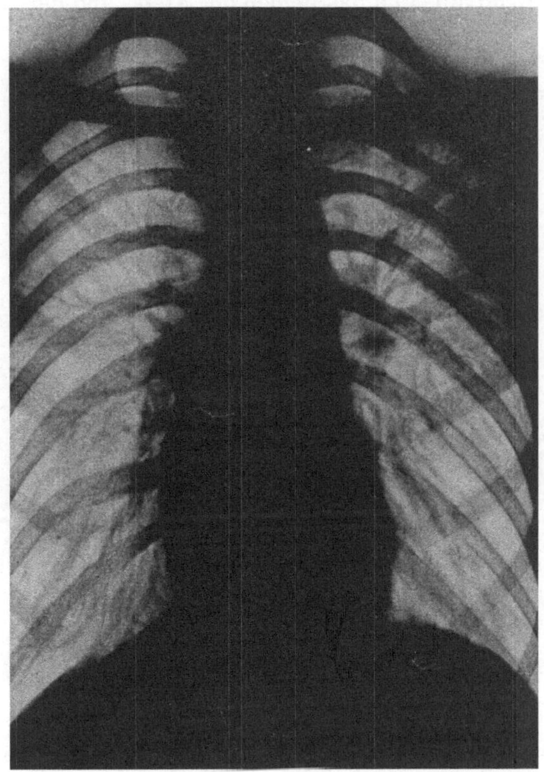

Abb. 175. Derselbe Fall nach Aushusten des Blutgerinnsels.

auf den Spontanpneumothorax differentialdiagnostisch noch zu sprechen; hier interessiert nur der Spontanpneumothorax, der bei manifester Lungentuberkulose durch den Durchbruch tuberkulöser Herde (verkäste Kavernenwand, verkäster pneumonischer Herd), durch Strangdurchbrennung geschädigter Kavernenwand oder schließlich artefiziell durch Verletzung der Lunge bei Pneumothoraxanlegung oder Punktion zustande kommt. Der Spontanpneumothorax bei manifester Lungentuberkulose entwickelt sich nur ausnahmsweise als Ventilpneumothorax zu lebensbedrohlicher Größe. Die Symptome können überaus stürmisch sein: Die Todesangst des Kranken, der verfallen und in kalten Schweiß gebadet

nach Luft ringt, charakterisiert den furchtbaren Zustand, der schon
an dem Symptomenbild sofort erkannt werden muß. Zum Untersuchen
bleibt meist nicht viel Zeit; immerhin können die Auftreibung der
Pneumothoraxseite und ihr auffälliger Stillstand bei dem angestrengt
atmenden Kranken, die Verstreichung der Intercostalräume auf derselben
Seite im Gegensatz zu den Intercostalräumen der anderen Seite, die
tiefe sonore Tympanie und das Fehlen der Atem- und der Rasselgeräusche

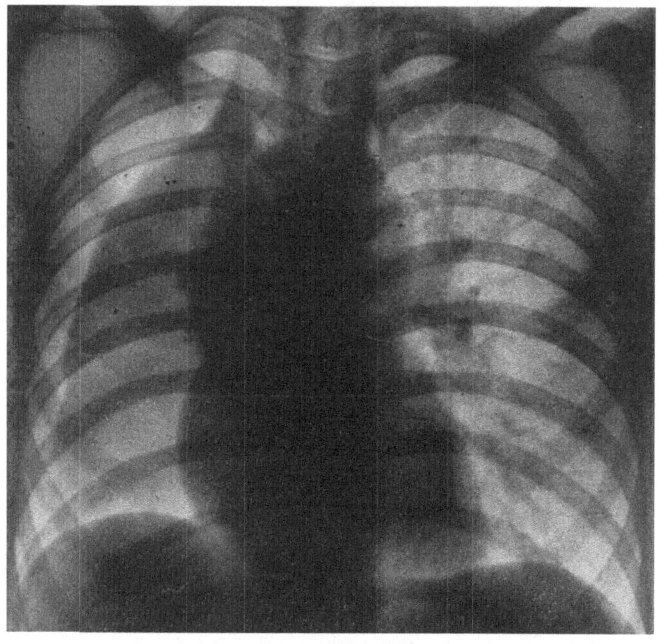

Abb. 176. Aufn.-Nr. 6786, ♂, 14 Jahre. Atelektase des rechten Oberlappens infolge
Umschnürung des Bronchus durch Pakete tuberkulöser Drüsen. Pneumothorax rechts.

über dem Pneumothorax, der maximale Tiefstand des Zwerchfelles und
die enorme Verdrängung des Herzens in wenigen Minuten festgestellt
werden. Ungemein charakteristisch, ja pathognostisch für den offenen
Pneumothorax ist ein musikalisch klingender, an die Harfe erinnernder
Ton im Inspirium. Meist sind die Erscheinungen viel weniger stürmisch,
weil Pleuraverwachsungen nur einen beschränkten Pneumothorax zulassen, auch häufig von vornherein eine größere Öffnung entsteht, die
nicht als Ventil wirkt, sondern den zum Bronchialbaum offenen Pneumothorax herbeiführt. Die Diagnose kann sogar Schwierigkeiten machen
und nur am Durchleuchtungsschirm sicher möglich sein, wenn bei ausgedehnten Verwachsungen der Pleurablätter der Pneumothorax nur klein

ist. Dieser Spontanpneumothorax ist dafür mit der eminenten Gefahr der Mischinfektion belastet, die nur ausnahmsweise ausbleibt, das Krankheitsbild in schwerster Form verschlimmert, schwierigste therapeutische Aufgaben stellt und allzu oft den Anfang vom Ende bedeutet. Lange bestehen bleibende mischinfizierte Empyeme können den Krankheitsablauf mit der Gefahr der Amyloidose komplizieren.

Die **Alterstuberkulose** ist vielfach als eine besondere Abart der Lungentuberkulose aufgefaßt und dargestellt worden. Wenn eine postprimäre Lungentuberkulose in irgendeiner Zeit des Lebens endgültig zum Stillstand gekommen ist, ohne schwere Sekundärschäden am Organ zu setzen, so wird man natürlich die Residuen des Prozesses nach dem Tode nachweisen können. Es ist auch ganz erklärlich, daß man im hohen Alter besonders häufig solche inaktiven Cirrhosen und Verkalkungen findet; wäre das Individuum an irgendeiner Krankheit einige Jahrzehnte früher gestorben, so hätte man statt der abgeheilten eine noch tätige Phthise zu buchen gehabt. Ebensowenig wie diese Restbefunde dem Greisenalter eigentümlich sind, kann man dies für die noch nicht abgeheilten cirrhotischen Phthisen gelten lassen. Diese Phthisen brauchen zu ihrer Entwicklung ein Jahrzehnt, nicht selten mehrere Jahrzehnte. Die postprimäre Tuberkulose setzt ja überwiegend nach der .Pubertät ein, wenn sie auch oft an Kindheitsgeschehen anknüpft. Kein Wunder also, daß man die exquisit chronischen cirrhotischen Phthisen im jugendlichen Alter nicht findet. Nach dem 3. Jahrzehnt sind sie aber gar nicht selten, ja jenseits des 40. Lebensjahres überwiegen die exquisit chronischen Phthisen. Das liegt aber nicht daran, daß die cirrhotische Tuberkulose ein typisches Krankheitsbild des höheren Lebensalters oder gar des Greisenalters wäre. Vielmehr ist der Hergang so, daß die Tuberkulose die charakteristischen Züge der indurierenden schrumpfenden Prozesse trägt, weil sie mit dem Individuum dank dessen Widerstandsfähigkeit oder auch durch wirksame Therapie zwei oder mehr Jahrzehnte alt geworden ist, die man ihr genau so anmerkt, wie dem Individuum seine Jahre. Wenn daher als Alterstuberkulose die Cirrhose beschrieben wird, so ist das ein gedanklicher Schnitzer; denn diese Form kommt nicht zustande, weil das Individuum alt ist, sondern weil die Tuberkulose mit gealtert ist.

Gibt es doch so torpide Lungentuberkulosen, daß sie fast mehr eine Begleiterscheinung des Lebens darstellen als eine Krankheit. Sogar Kavernen können durch Jahrzehnte bestehen und dann können die alten Huster um so gefährlichere Leute sein, als sie der Gesundheitspolizei nicht leicht in die Hände fallen. Ich kannte einen alten Phthisiker, der fast 4 Jahrzehnte offen war. Man sollte diesen Cirrhosen, für welche die Abb. 177 ein besonders schönes Beispiel gibt, nicht Greisentuberkulosen nennen.

Es gibt aber Greisentuberkulosen. Sie stellen späte Exacerbationen uralter Phthisen dar, große bronchogene Aspirationen zwar banaler

Art, aber besonderer Verlaufsweisen. Es sieht fast so aus, als ob sich hier die Aktivität des pathologischen Vorgangs der Vitalität des Individuums anpaßte, die es doch im ersten Ansturm überrennen könnte. Ob das Individuum so eine Art Frieden mit den Bacillen gemacht hat,

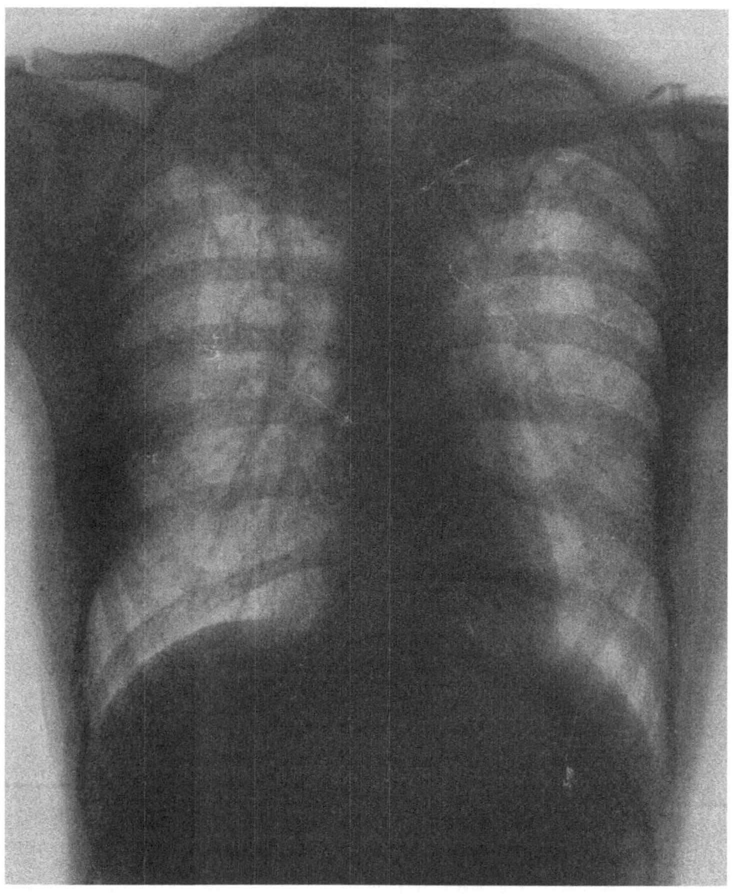

Abb. 177. Aufn.-Nr. 1416, ♂, 52 Jahre. Cirrhotische Phthise beider Oberlappen. Intensive, aber inhomogene Beschattung beider Spitzenfelder, steile Stellung des Herzens, geradlinige · Herzsilhouette und geradlinige steile Gefäßzeichnung beiderseits. Kreuzfigur.

ob die Bacillen auch alt und müde geworden sind, wer will das erkennen. Jedenfalls verlaufen diese exsudativen, fibrös-käsig werdenden, aber auch nicht selten einschmelzenden Prozesse oft fast symptomlos, vom „Husten der alten Leute" vielleicht abgesehen und sind nicht selten Nebenbefunde oder autoptische Überraschungen. Die Abb. 178 und 179 zeigen Beispiele solcher echten Greisentuberkulosen. Als Greisentuberkulosen

könnte man allenfalls auch jene echten Reinfektionstuberkulosen gelten
lassen, die nach biologischem Erlöschen der Erstansteckung durch Neuansteckung zustande kommen und in ihrer pathogenetischen Form den
Gesetzen der primären Tuberkulose gehorchen, freilich im Tempo der

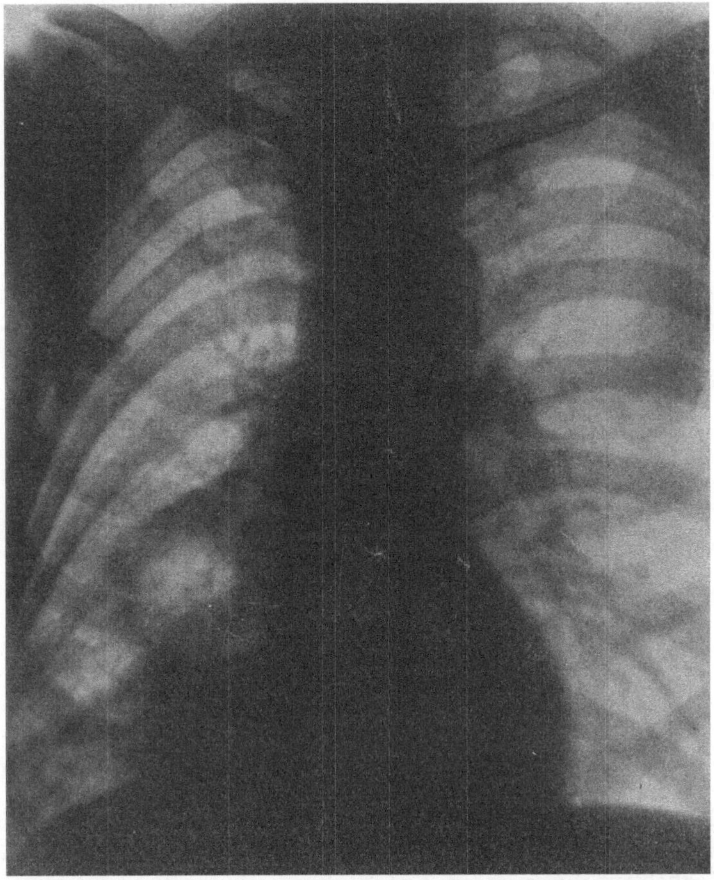

Abb. 178. Aufn.-Nr. 4005, ♂, 75 Jahre. Greisentuberkulose. Cirrhotische Phthise der rechten
Spitze: diffuse Trübung, kalkimprägnierte Herde, Einengung des Thorax.
Großer exsudativer Herd mit zentraler Kaverne im rechten Unterfeld.

verminderten Vitalität konform und eigentümlich im befallenen Organ
ablaufen und hämatogen kaum jemals streuen. Diese Tuberkuloseform
ist natürlich klinisch nicht zu erkennen und eine praktische Bedeutung
besitzt sie daher nicht.

Die Tuberkulose wird im hohen Alter noch viel öfter durch Jahre
und Jahrzehnte nicht erkannt als in früheren Altersperioden. Die Gering-

fügigkeit und Langweiligkeit der Krankheitserscheinungen führt diese alten Huster nicht zum Arzt, und wenn die zunehmende Kurzatmigkeit ihnen unheimlich wird, so verfehlt der Arzt nicht so selten die Diagnose, weil diese Tuberkulose regelmäßig die Maske des Emphysems und der chronischen Bronchitis trägt und die Kurzatmigkeit mit Herz- und Gefäß-

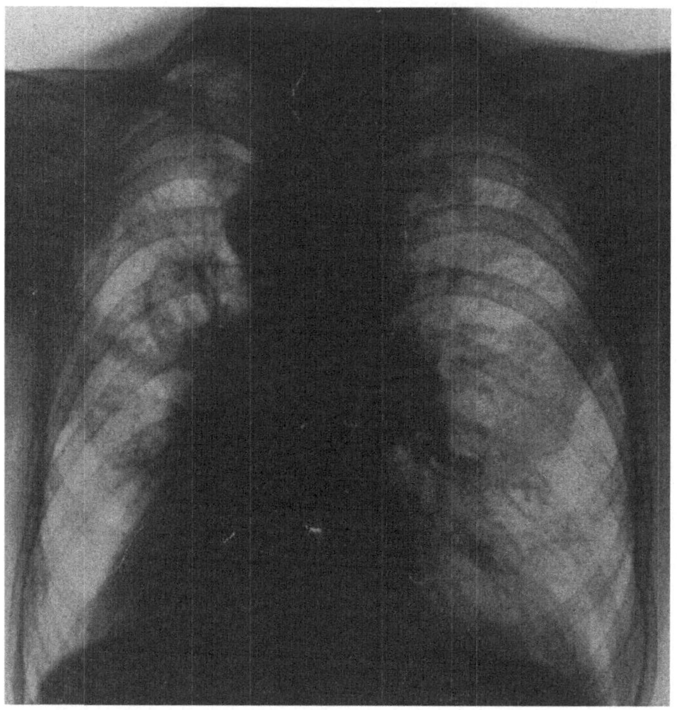

Abb. 179. Amb., ♀, 81 Jahre. Greisentuberkulose. Tuberkelbacillen +. Seitenverkehrt

schäden zu erklären ist. Die Therapie wird sich allermeist auf die Allgemeinbehandlung beschränken müssen; damit entfällt leider fast immer die Möglichkeit, diese oft auch noch eigensinnigen alten Leute hygienisch zu sanieren.

Die Diabetestuberkulose ist auch eine Sonderform. Aber wir können uns kurz fassen, denn eigentlich verdankt sie nur der Verschiebung einer bekannten Form in eine höhere Altersklasse ihre „Spezialität“. Diese exsudativen, oder sagen wir infiltrierenden, sich bronchogen rasch über weite Felder ausbreitenden und auch oft rasch erweichenden Formen, die wir beim Diabetes sehen, entsprechen in ihrer Form und Tendenz den Adoleszentenphthisen; da der Diabetes oft eine Erkrankung des höheren Lebensalters ist, sehen wir sie öfter auch bei Kranken des

5. Jahrzehnts. Gelegentlich haben wir den Diabetes aus dem Röntgenbild richtig vermutet. Eins unterscheidet diese Formen wesentlich von

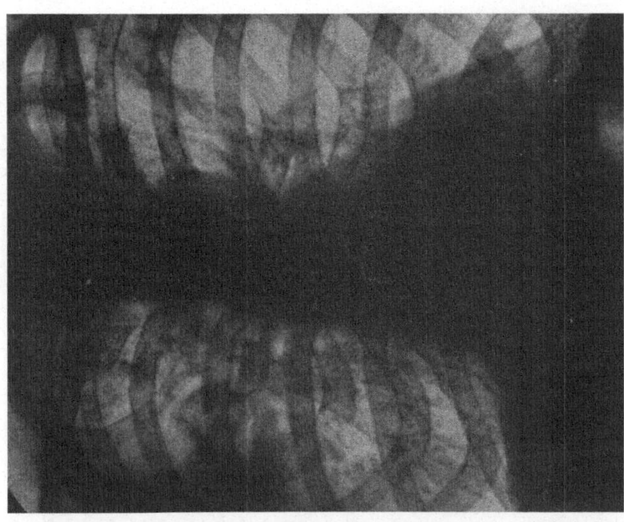

Abb. 181. Amb., ♂, 50 Jahre. Diabetestuberkulose. Exsudative einschmelzende Nachschübe unter Einfluß des Diabetes.

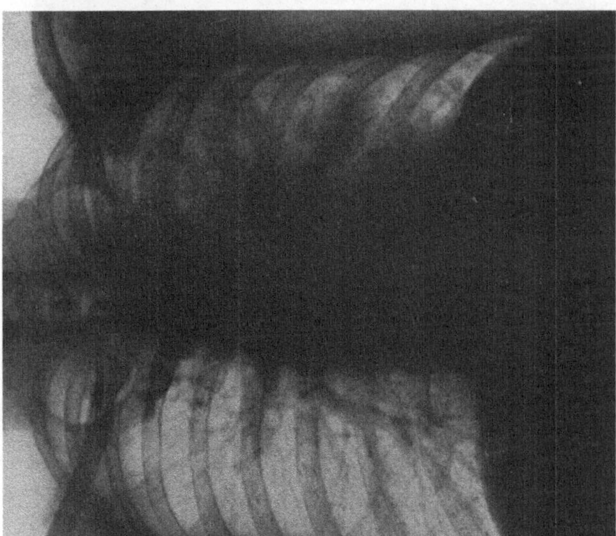

Abb. 180. Aufn.-Nr. 1228, ♂, 52 Jahre. Diabetestuberkulose. Mittelschwerer Diabetes seit 15 Jahren. Zeitweise febril. Exsudative Tuberkulose seit 1 Jahr.

den gleichen der Jugendlichen: gelingt es, den Diabetes zu beherrschen, so gelingt es auch, die Tuberkulose abzufangen. Diese Tuberkulosetherapie ist also weitgehend eine Diabetestherapie. Desgleichen hängt die Prognose hauptsächlich von der des Diabetes ab.

Ein besonders schönes Beispiel solchen Erfolges zeigen die Abb. 182 und 183. Hier gelang es, den stürmisch einschmelzenden Prozeß, der

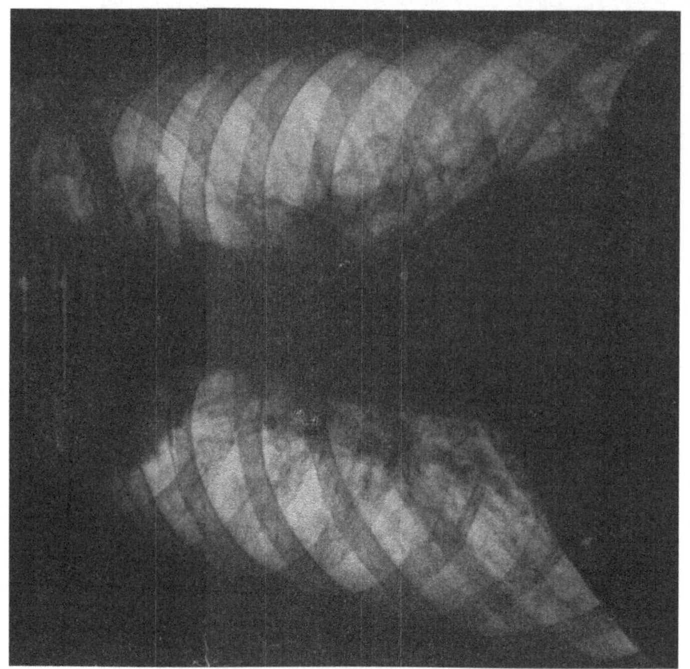

Abb. 183. Derselbe Fall 15 Monate später. Ausgedehnte Rückbildung der Tuberkulose mit Verschwinden der Kaverne nach korrekter Diabetesbehandlung und Zwerchfellähmung durch Phrenicusquetschung.

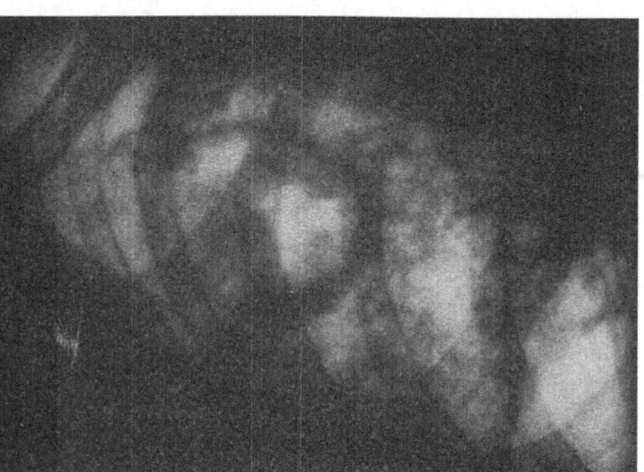

Abb. 182. Aufn.-Nr. 284, ♂, 52 Jahre. Diabetestuberkulose mit großer Oberlappenkaverne.

wegen Pleuraverwachsungen mit Pneumothorax nicht angegangen werden konnte, durch Zwerchfellähmung und sorgfältigste Einstellung des Diabetes mittels der Blutzuckertageskurven zu restloser Rückbildung zu bringen. Der Kranke fühlt sich 3 Jahre nach der Behandlung so wohl wie nie zuvor und ist voll berufstätig als Institutsleiter. Ein weiteres Beispiel zeigt den Behandlungserfolg einer Tuberkulose mit schwerem Diabetes durch Kavernensaugdrainage und Plastik (Abb. 184, 185, 186).

BOECK sches Sarkoid. Gewisse Formen der hämatogenen Tuberkulose können differentialdiagnostisch größte Schwierigkeiten machen. Man

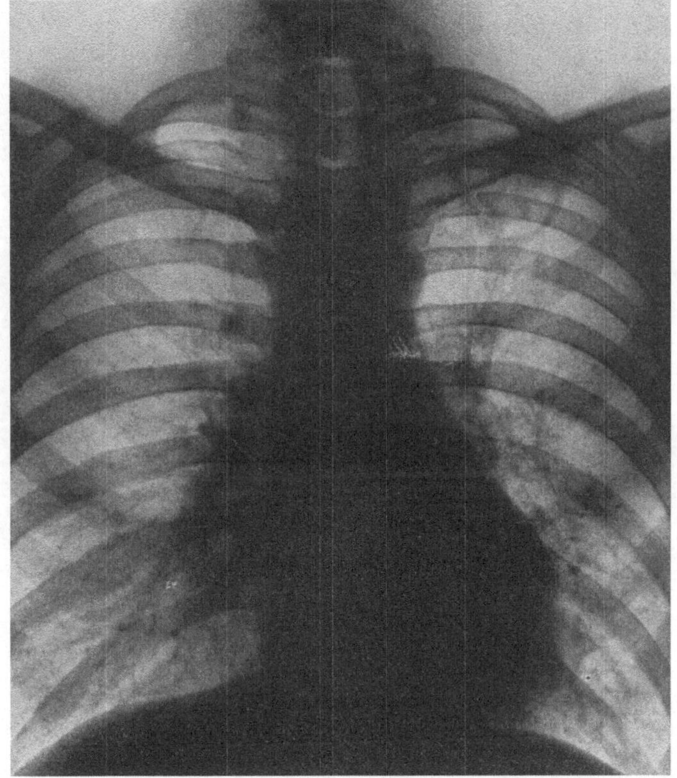

Abb. 184. Aufn.-Nr. 904, ♂, 36 Jahre. Diabetestuberkulose mit großer Oberlappenkaverne.

findet gelegentlich bei Kranken, die schleichende und meist geringfügige Krankheitserscheinungen zum Arzt geführt haben, beide Lungenfelder ausgedehnt und dicht mit kleinen Herdschatten übersät, die in der Regel größer und weicher konturiert sind als bei der akuten und auch bei der subakuten bis chronischen Miliartuberkulose. Im Röntgenbild fällt häufig eine besonders dichte Anhäufung der Herdschatten in den mittleren Lungenpartien um den Hilus herum auf, so daß das Röntgenbild den Verdacht auf eine Staublunge lenken möchte, die aber anamnestisch regelmäßig auszuschließen ist (Abb. 187 und 188). Ein ähnliches Röntgenbild kann zwar die Miliartuberkulose mit exsudativer Herdbildung bieten, aber diese Diagnose wird angesichts des guten All-

gemeinzustandes, der geringfügigen Beschwerden und klinischen Erscheinungen ohne weiteres wieder hinfällig. Auch der chronischen Miliartuberkulose banaler Art widerspricht das Symptomenbild. Wenn einmal der Verdacht auf das BOECKsche Sarkoid der Lunge durch Herde auf der Haut gestützt wird, so wird die Diagnose nicht mehr zweifelhaft sein; nach unseren Erfahrungen ist das selten der Fall, doch würde der Dermatologe, wenn er bei seinen einschlägigen Fällen regelmäßig eine Röntgenaufnahme der Lungen veranlassen würde, den Beziehungen zwischen der Hauterkrankung und

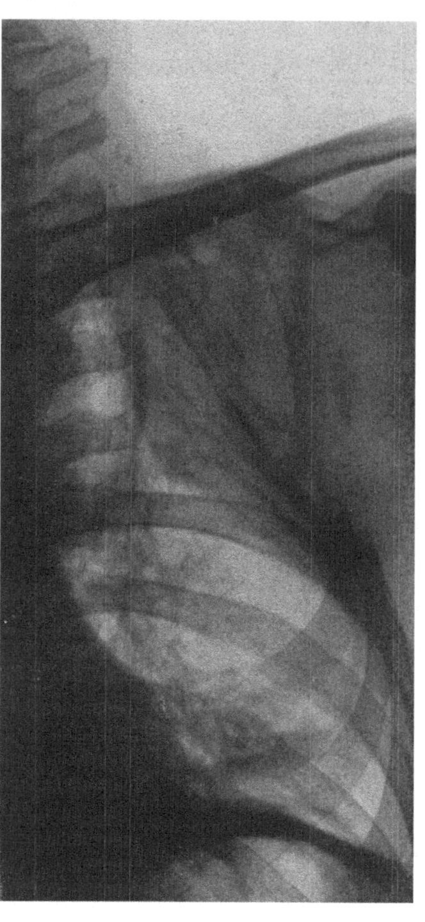

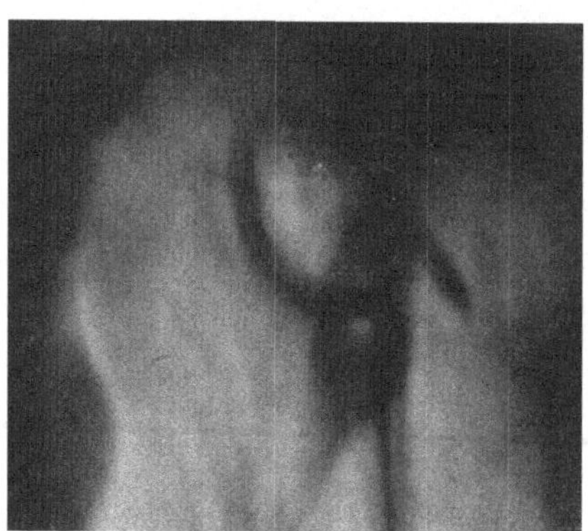

Abb. 185. Derselbe Fall. Monaldibehandlung mit ausgezeichneter Rückbildung der Kaverne.

Abb. 186. Derselbe Fall. Status nach Obergeschoßplastik rechts (Dr. DIEHL). Fistel geheilt. Sputum zuverlässig negativ.

der Lungenerkrankung beim BOECKschen Sarkoid vielleicht ein anderes Gesicht geben.

Bei dem BOECKschen Sarkoid ist der Streit um die tuberköse Ätiologie noch immer nicht endgültig entschieden, doch sieht die Mehrheit der Autoren in ihm eine atypische Tuberkuloseform (MYLIUS und SCHÜRMANN, NONNENBRUCH, HANTSCHMANN, SCHAUMANN, LIEBERMEISTER, HEIN, FUNK, SERGENT, KISSMEYER, BERGMANN u. a.); wiederholt sind

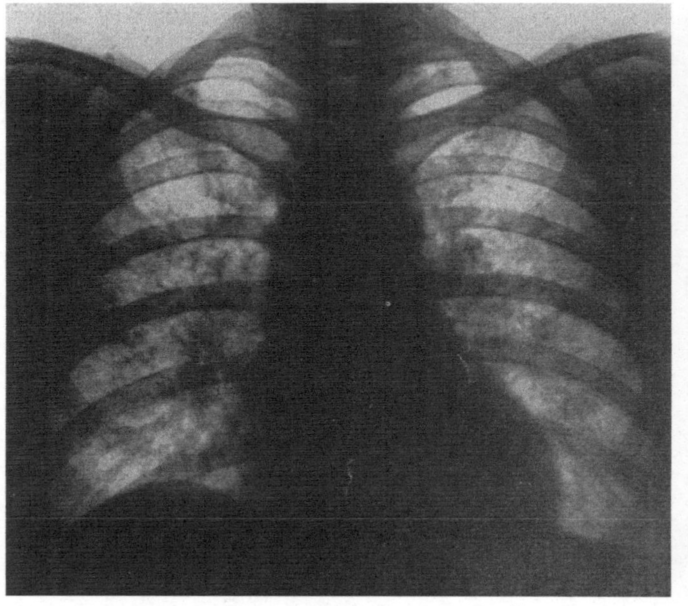

Abb. 187. Auf.-Nr. 289/42, ♀, 37 Jahre. BOECKsches Sarkoid. Beide Lungenfelder von dichtstehenden kleinen weichen Herdschatten durchsetzt. Hilusschatten beiderseits grobfleckig. Diagnose durch histologische Untersuchung herausgenommener Drüse bestätigt.

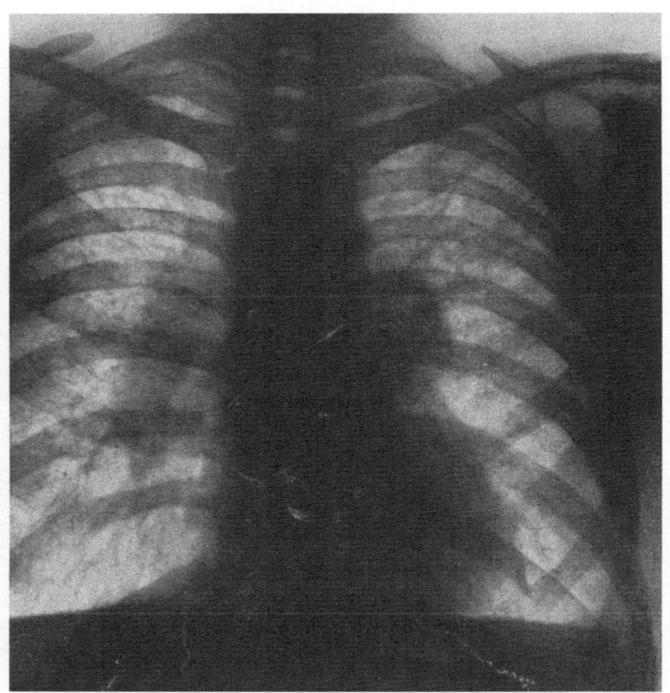

Abb. 188. Amb., ♂, BOECKsches Sarkoid. Beide Lungenfelder von dichtstehenden kleinen weichen Herdschatten durchsetzt. Großer tumoriger Hilusschatten beiderseits. Zwerchfell beiderseits seitlich angezogen.

in den Sarkoidherden Tuberkelbacillen vom bovinen wie auch vom humanen Typ nachgewiesen worden.

Klinisch bietet das Boecksche Sarkoid der Lunge das Erscheinungsbild einer chronischen torpiden Miliartuberkulose. Im Vordergrund der Erscheinungen steht in der Regel die Dyspnoe, die sich bis zur Cyanose und deutlichen Insuffizienz des rechten Herzens steigern kann. Auffällig ist häufig, aber nicht immer eine starke Vergrößerung der bronchopulmonalen Drüsen, die differentialdiagnostisch die Lymphogranulomatose zu erwägen gebietet. Sind periphere Drüsen erkrankt, so kann die Probeexcision die Diagnose ermöglichen. Die Blutkörperchensenkung ist meist mäßig beschleunigt, das Blutbild uncharakteristisch. Ein Milztumor kann vorhanden sein. Wichtig scheint mir, daß die Tuberkulinempfindlichkeit auch bei ausgedehnter Erkrankung meist auffällig gering ist. Die Therapie muß sich auf die Allgemeinbehandlung beschränken. Die Röntgenbestrahlung könnte mit kleinsten Dosen versucht werden. Die Prognose des Boeckschen Sarkoids ist im allgemeinen leidlich günstig, doch schreitet in nicht ganz wenigen Fällen der Prozeß sehr chronisch fort und führt im Versagen des Herzens zum Erliegen des Organismus.

10. Heilvorgänge bei der Lungentuberkulose.

Klinische Besserung. Die klinischen Erscheinungen der Besserung einer Lungentuberkulose sind Allgemeingut ärztlicher Erfahrung. Die Reaktion des Organismus bei Einsetzen der zweckdienlichen ärztlichen Maßnahmen, besonders eindrucksvoll in der Heilanstalt, kann einem völligen Umschwung gleichen. Fieberhafte Temperaturen verschwinden, alle Symptome gehen zurück, das Körpergewicht nimmt ständig zu, der Auswurf und mit ihm die Bacillen verliert sich, die Senkungsbeschleunigung nimmt ab bis zu normalen Werten und die böse Linksverschiebung im weißen Blutbild weicht einer erfreulichen Rechtsverschiebung. Der Kranke fühlt sich wie neugeboren und sieht vorzüglich aus, wenn die Großstadtblässe durch frische Farben ersetzt ist; seine Stimmung ist glänzend. Auch der Lungenbefund kann bei Abnahme des Sekrets und damit natürlich der Rasselgeräusche eine sehr wesentlich erscheinende Besserung zeigen.

Heilungsvorgänge im Röntgenbild. Sind das schon Heilungsvorgänge? Dem optimistischen Beobachter möchte es wohl so erscheinen. Das maßgebliche Urteil muß sich wiederum an den Röntgenbefund halten. Da zeigt sich zwar nicht selten in der Rückbildung der Herde, in ihrer Schrumpfung und scharfen Begrenzung, ja gelegentlich im zuverlässigen Verschwinden von Kavernen der unbezweifelbare Heilerfolg, der auch ein Dauererfolg werden kann. So zeigt die Abb. 189 eine Oberlappentuberkulose, von der nach 6 Monaten nur geringe cirrhotische Herde bei völliger klinischer Gesundheit übrig waren. Die Abb. 191 und 192

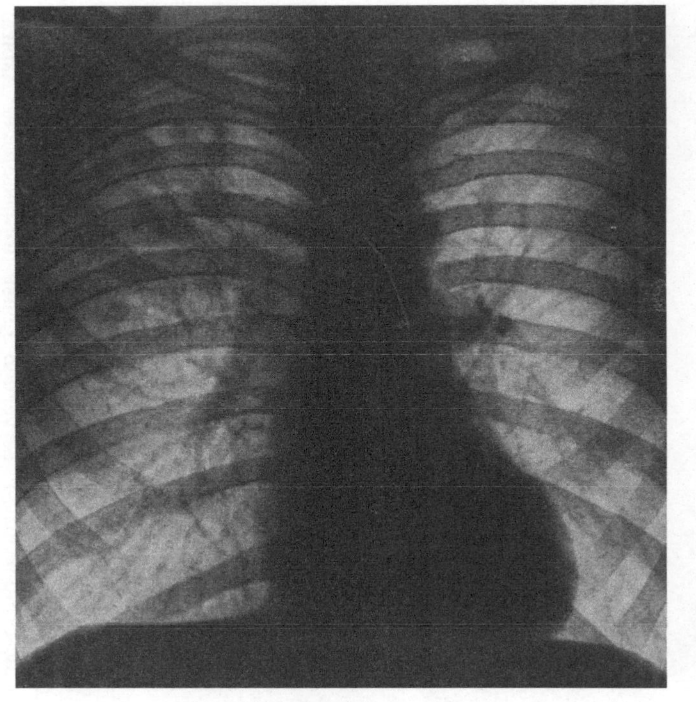

Abb. 189. Amb., ♂, 32 Jahre. Eingeschmolzenes akutes Infiltrat im rechten Oberfeld mit ausgiebiger Nachbarschaftsstreuung.

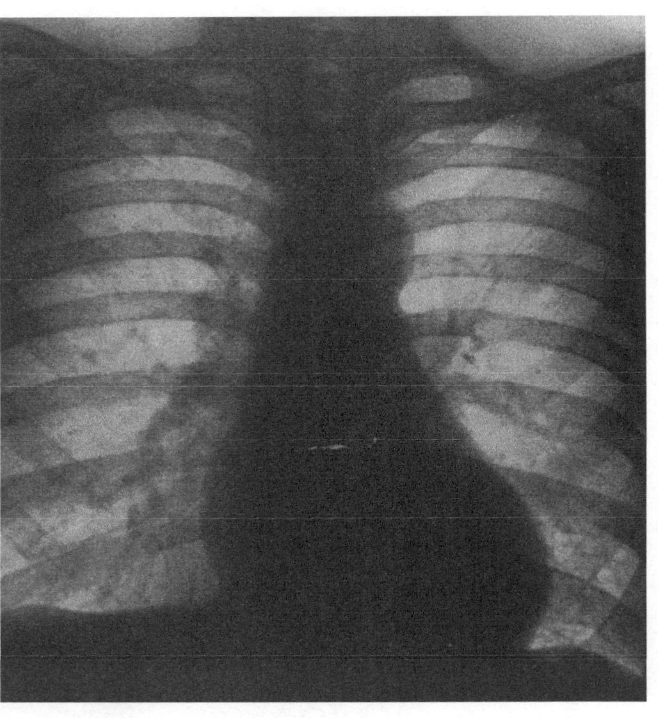

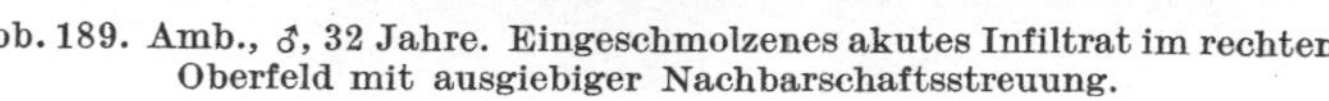

Abb. 190. Derselbe Fall, 6 Monates päter. Rückbildung.

zeigen die Rückbildung der schweren Tuberkulose eines Jugendlichen,
die sich durch 7 Jahre bewährt hatte, die Abb. 193 und 194 eine klinisch,

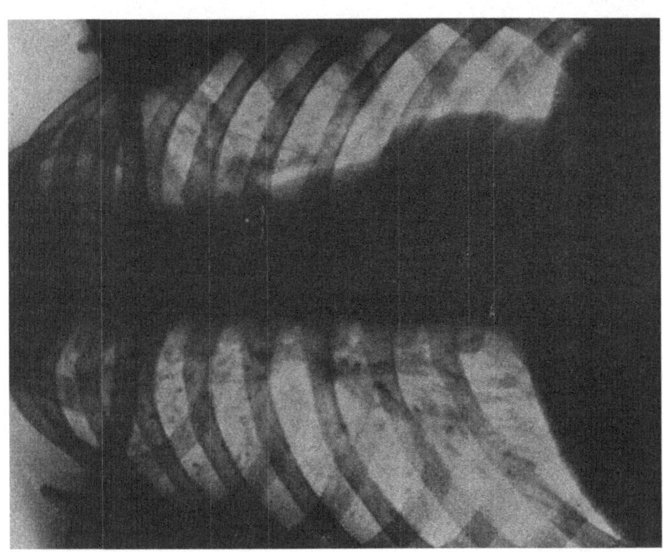

Abb. 192. Derselbe Fall nach 7 Jahren. Zahlreiche Kalkherde.

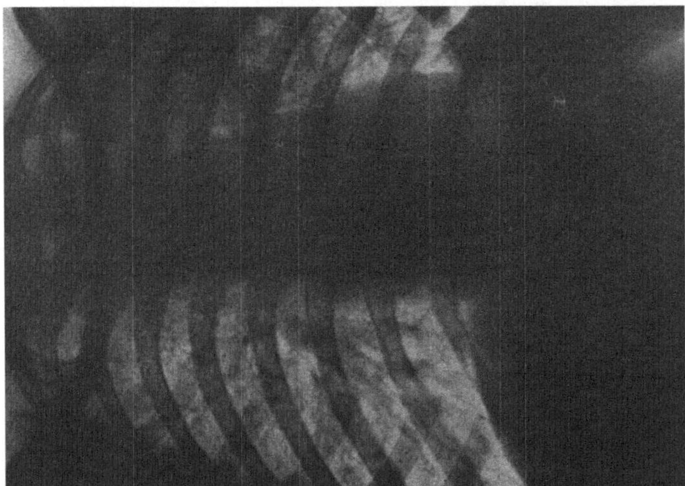

Abb. 191. Aufn.-Nr. 2636, ♂, 18 Jahre. Exsudative einschmelzende Tuberkulose beider Oberlappen. Bacillen +.

physikalisch und röntgenologisch einwandfreie große Kaverne, von der
nach 8 Monaten bei völliger klinischer Gesundheit im Röntgenbild nur
noch ein feiner Schattenstreifen zu finden war, die Abb. 195 und 196
die Heilung doppelseitiger Kavernen nebst doppelseitiger Aspirations-

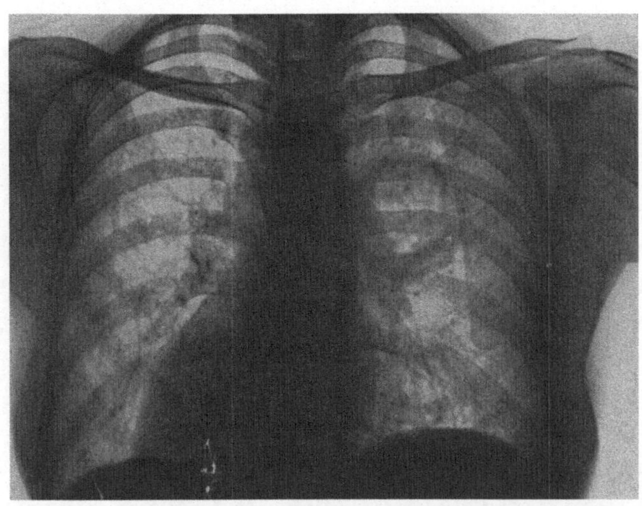

Abb. 193. Amb., ♀, 50 Jahre. Große Kaverne im rechten Mittelfeld mit ausgiebiger Streuung. Tuberkelbacillen +. Seitenverkehrt.

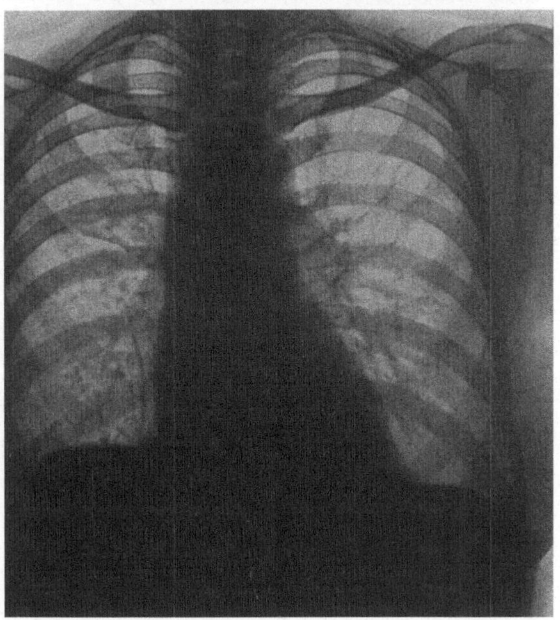

Abb. 194. Derselbe Fall nach 8 Monaten. Kaverne verschwunden.

aussaat innerhalb eines Jahres. Man sieht solche Besserungen ohne jede Behandlung zustande kommen; öfter sind sie das sehr befriedigende

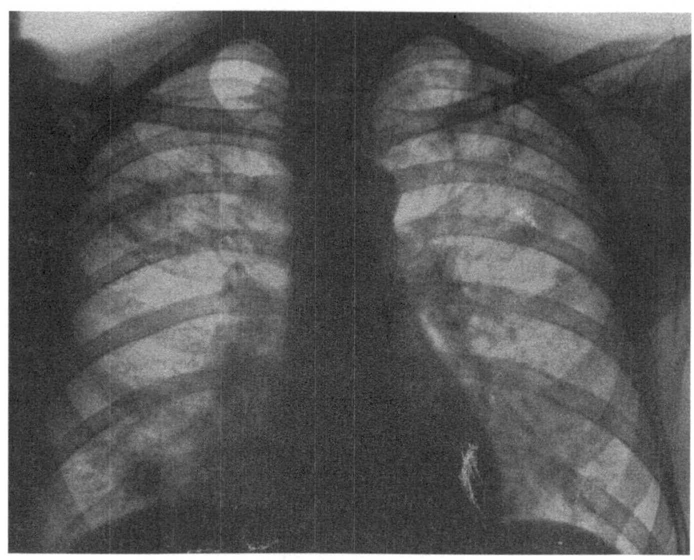

Abb. 195. Aufn.-Nr. 554, ♂, 45 Jahre. Doppelseitige Kavernen mit Streuung.

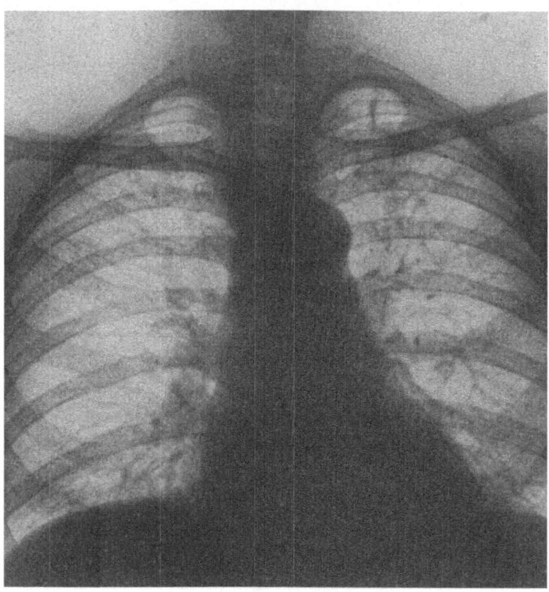

Abb. 196. Derselbe Fall. 11 Monate später. Kavernen verschwunden.

Ergebnis einer kürzeren oder längeren Sanatoriumsbehandlung. Aber einmal ist dem Bestande der Heilung erst nach jahrelanger Beobachtung zu trauen, zweitens gibt es leider keine Methode, die Neigung zum Fortschreiten oder zur Heilung im voraus zu erkennen, und drittens endlich verleitet das verführerische Bild solchen „Erfolges" zur Überschätzung der jeweiligen Behandlungsart, die sicherlich häufig, beim Kurpfuscher schon regelmäßig, auf den ganzen Vorgang ohne Einfluß war. Häufiger als solche scheinbaren Restitutiones ad intregrum sind Heilungen mit den bekannten Residuen in Form der Cirrhose und der Verkalkung, die auch ein Teil der Bilder erkennen läßt, sowie Teilheilungen, z. B. Kavernenverkleinerungen (Abb. 197 und 198).

Aber der kritischen Überprüfung des Entlassungsstatus im Röntgenbild hält eine ausgezeichnete klinische Besserung häufig nicht stand. Ach wie so trügerisch ist oft das äußere Bild. Da zeigt denn das neue Röntgenbild zuweilen gar keine Änderung; die Kaverne, das drohende Gespenst, klafft nach wie vor, ob auch der Auswurf gänzlich fehlt. Ja gar nicht so selten geht der ausgezeichneten Besserung eine unzweifelhafte Ausbreitung der Tuberkulose parallel: neue Aussaaten sind da, oder die Kaverne ist zuverlässig größer geworden, ja es kommt vor, daß man eine neue Einschmelzung entdeckt. Könnte das Täuschung sein? Ach nein! Die Nachbehandlung in der Ambulanz, besonders aber die nachgehende Fürsorge bei der erwerbstätigen Bevölkerung machen leider vielfach sehr trübe Erfahrungen nach „glänzenden Kuren". Der „vorzügliche Liegestuhl" hat schon seine Meriten, ja er ist ganz unentbehrlich. Wenn aber der kaum jemals wirklich geheilte Kranke in sein Milieu mit all seinen äußeren und inneren Nöten zurückkehrt, so sehen wir die rückläufige Metamorphose. Das Gewicht geht schon selbstverständlich zurück, leider nicht selten unter den Tiefstpunkt. Hast und Sorge erneuern die Labilität des Temperaturgleichgewichts, Staub und Benzindünste reizen die Schleimhäute und bald sind mit dem Auswurf auch die Bacillen wieder da. Das alte Spiel beginnt von neuem.

Muß das so sein? Ist das jenes schicksalhafte und unausweichliche Auf und Ab des Tuberkuloseablaufs? Nein, es stecken schon einige mehr oder weniger bekannte, mehr oder weniger vermeidbare Fehler in der Durchführung der Heilbehandlung. Die Behandlungsdauer wird immer noch vielfach zu schematisch gehandhabt; lieber ein aussichtsloses Heilverfahren frühzeitig abbrechen, als ein aussichtsreiches zu kurz bemessen. Und lieber eine Kaverne zu viel diagnostizieren als eine zu wenig und jeder Kaverne mit allen Mitteln der modernen Therapie zu Leibe rücken! Denn die klaffende Kaverne, mag auch der Auswurf in der vorzüglichen Trockenheit des Klimas zeitweilig verschwunden sein, bleibt die Gefahr, die wie das Schwert des Damokles über dem Haupt des Kranken schwebt. Mit der Scheinheilung, d. h. dem Verschwinden vom Auswurf, das ein Verschwinden der Bacillen vortäuscht, ist bei weiterhin klaffender Kaverne dem Kranken wenig gedient. Wir haben vielfältig die Erfahrung gemacht, daß bei scheinbarem Fehlen

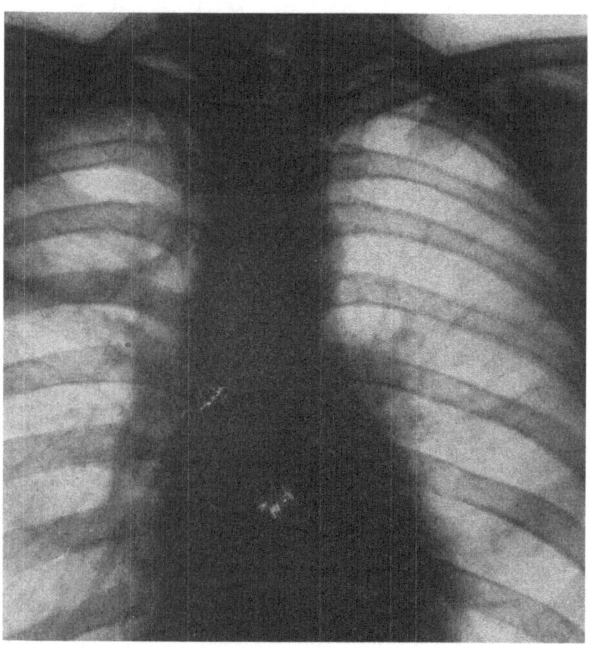

Abb. 197. Amb., ♂, 25 Jahre. Isolierte Riesenkaverne im rechten Oberlappen.

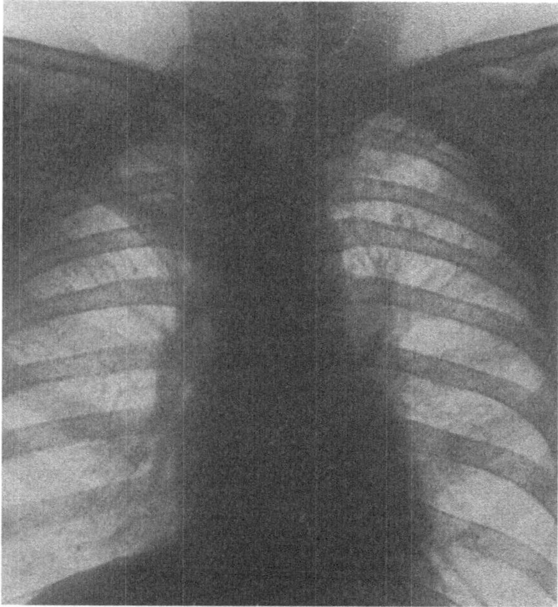

Abb. 198. Derselbe Fall 4 Monate später. Schrumpfung der Kaverne.

von Auswurf die Tuberkelbacillen im Nüchternmageninhalt noch nachgewiesen werden können. Und bevor dem Kranken attestiert wird, daß seine Tuberkulose zur Ruhe gekommen sei, was er in seiner Hoffnungsfreudigkeit gleich als Heilung auffaßt, sollte mit dem Schichtverfahren nachgeprüft werden, wie es um die Kaverne steht. Der Heilanstaltsarzt muß im Auge behalten und dem Kranken gegenüber bei der Entlassung zum Ausdruck bringen, daß die Lungentuberkulose immer ein chronisches, in Schüben ablaufendes Leiden ist, das demzufolge mit oder ohne besonderen Anlaß zu Rezidiven neigt. Vor allem aber müßte jedem Kranken nach dem Heilverfahren eindringlich eingeschärft werden, daß seine Tuberkulose der Heilung zugeführt, aber noch *nicht* geheilt ist und Rückfälle möglich sind; daß deshalb sein Gesundheitszustand jahrelang ärztlich sorgsam überwacht werden muß. Der Bericht an den nachbehandelnden Arzt und die Tuberkulosefürsorgestelle ist die zweckmäßige Bestätigung solcher Belehrung.

11. Das Endstadium.

Die Erscheinungen des Endstadiums der Lungentuberkulose hängen weitgehend von ihrem Grundcharakter ab.

Die lobäre käsige Pneumonie nimmt insofern eine Sonderstellung ein, als bei ihr die toxischen Erscheinungen das Krankheitsbild beherrschen und das Endstadium, wenn man von einem solchen bei dieser akuten Krankheitsform sprechen kann, Steigerung bis zum Status typhosus und bis zu tiefer Somnolenz darbietet. Auch im Krankheitsverlauf der lobulären konfluierenden käsigen Pneumonie ändert sich im Endstadium nichts Grundsätzliches; die Steigerung der toxischen Symptome, vom fortschreitenden Gewebszerfall ausgelöst, und die Zunahme der Kachexie kennzeichnen den Prozeß und besiegeln die Prognose.

Ganz anders verhält sich im Endstadium die banale Phthise, deren akute Phasen, deren Perioden chronischer Progredienz und deren Remissionen das Bild dieser häufigsten, in Schüben ablaufenden Lungentuberkulose so überaus wechselvoll gestalten. Ihr Endstadium ist charakterisiert durch die finale schrankenlose Ausbreitung des tuberkulösen Prozesses, die keine Remissionen, keine Ruhepause mehr kennt. Vollzieht sich die akute Ausbreitung in der Hauptsache in der Lunge, so herrscht nunmehr auch bei den jahrelang rein produktiv gewesenen Formen die exsudative rasch verkäsende und erweichende Tuberkulose vor. Der Anatom sieht deshalb sehr häufig die sog. Mischformen und hält daher die rein produktiven Lungentuberkulosen für seltene Formen. In dieser letzten Phase kommt es auch bei den isolierten Phthisen zur Verbreitung der Tuberkelbazillen auf dem Blutwege; es würde aber ihrem klinischen Verlauf nicht gerecht werden, wenn man sie deshalb zu den verallgemeinernden Tuberkulosen zählen wollte; denn dieser finale hämatogene Schub setzt nur abortive Herde, die klinisch keinerlei Erscheinungen machen.

Das klinische Bild dieses Endstadiums entspricht dem der lobulären konfluierenden käsigen Pneumonie und bedarf mit seinem hektischmonotonen oder in heftigen Schüben auftretenden Fieberbewegungen und seiner unaufhaltsamen Kachexie keiner Ausmalung; diese Kachexie ist oft von einer hochgradigen Anämie begleitet, die im Gegensatz zur Anämie der Anfangsstadien, die oft eine Scheinanämie ist, eine echte Anämie ist, bei der die Hämoglobinwerte auf $^1/_3$ der Norm und weniger absinken können. In anderen Fällen zeigt sich die finale Progredienz weniger in der Lunge, als auf dem Wege der anderweiten intracanaliculären Ausbreitung; dann können die Erscheinungen schwerster Kehlkopf- oder Darmtuberkulose ganz im Vordergrund stehen, von denen in einem besonderen Kapitel zu reden sein wird. Der schauerliche Wechsel hektischer Verzweiflungsabwehr des Organismus, die sich in Fieberparoxysmen austobt, und äußerster Hinfälligkeit, aus der sich der Kranke körperlich und geistig nicht aufraffen kann, noch schlimmer aber die Schluckbeschwerden bei schwerer Kehlkopftuberkulose, bereiten diesen Kranken die grausamsten Qualen, die bei der Tuberkulose vorkommen. Und so hilflos und hoffnungslos steht der Arzt solchem Geschick gegenüber, daß er ohne Morphium Arzt zu sein sich weigern möchte.

Wesentlich anders kann sich das klinische Bild im Endstadium der rein cirrhotischen Phthise gestalten. Zwar kommt auch bei diesen exquisit chronischen Tuberkulosen die eben geschilderte schrankenlose finale Ausbreitung mit dem Übergreifen auf Kehlkopf und Darm keineswegs selten vor. Indessen bleibt die Tuberkulose auch oft ihrer torpiden Form treu, während das Herz, im Jahrzehnte überdauernden Ablauf durch den infektiösen Prozeß je länger je mehr geschädigt, meist in Form der braunen Atrophie, andererseits durch die Querschnittsverminderung des kleinen Kreislaufs vor schwerste Anforderungen gestellt, versagt; plötzlich versagt vor einer kleinen Extraanstrengung, z. B. bei einer leichten Grippe oder einer Bronchitis, oder allmählich erlahmt, indem es den Kranken schon bei geringfügigen körperlichen Leistungen im Stich läßt. Damit tritt klinisch die Herzinsuffizienz entscheidend in Erscheinung, beherrscht das Symptomenbild und diktiert die therapeutische Aufgabe. Es gelingt dem Arzte freilich nur etappenweise und auch nur vorübergehend, dies kümmerliche Herz zu stützen und das Leben ein Weilchen zu erhalten.

12. Der Tod an der Lungentuberkulose.

So einförmig der Tod an der Lungenschwindsucht dem gelegentlichen Beobachter erscheinen mag als ein langsames Dahinsiechen, ein allmähliches Verlöschen, so mannigfaltig ist in Wirklichkeit die eigentliche Ursache des Todes. Der Tod in der Katastrophe ist ein verhältnismäßig seltenes Vorkommnis, auch der Tod an den toxischen Wirkungen des Tuberkelbacillus ist nicht eben häufig. Bei der Mehrzahl der Kranken bereitet sich das Sterben sehr allmählich vor, aber auch in dieser Form aus mancherlei Ursachen und in klinisch unterschiedlichen Abläufen, und zwar als Tod infolge der Zerstörung des Organs, als Tod an der Inanition, der völligen körperlichen Erschöpfung und als Tod im Versagen der Herzkraft. Eine dritte Gruppe von Kranken geht an den Komplikationen zugrunde, sei es im Übergreifen des Prozesses auf andere lebenswichtige Organe, sei es an Sekundärerscheinungen des Grundleidens.

Als *Tod in der Katastrophe* haben wir die tödliche Lungenblutung zu verzeichnen. Eine arterielle Blutung aus einer Kaverne ist regelmäßig die Ursache. Das Blut ergießt sich mit solcher Plötzlichkeit und in solcher Masse in den Bronchalbaum, daß der Hustenstoß die Atemwege nicht mehr frei machen kann und der Kranke in Minuten erstickt; ärztliche Hilfe kommt in solchem Fall in der Regel zu spät. Gelegentlich zerreißt eine geringe körperliche Anstrengung, wie z. B. die Bauchpressenwirkung beim Stuhlgang, das morsche Gefäß; aber die tödliche Blutung kann den Kranken auch im Schlaf fast unbemerkbar hinwegraffen. — Seltener noch als die tödliche Lungenblutung ist der Tod am Spontanpneumothorax; auch er ist eine anatomische Katastrophe, insofern ein an sich belangloser Lungenriß durch die Besonderheit der Folgeerscheinung den Tod herbeiführt. Im Tuberkulosenkrankenhaus kommen solche Todesfälle kaum vor, weil schnelle Diagnose und zweckmäßige ärztliche Hilfe mindestens verhindern, daß der Kranke akut zugrunde geht. In der Praxis freilich wird der Spontanpneumothorax nicht so selten zu spät erkannt. Ich sezierte einmal die Leiche eines abgestürzten Fliegers; er hatte außer beiderseitigen kleinen Lungenrissen keine Verletzungen. Der doppelseitige traumatische Pneumothorax und ein von ihm ausgehendes Emphysem des Unterhautzellgewebes von grotesken Ausmaßen hatten den Tod herbeigeführt; und das im Krankenhaus, in das er unmittelbar nach dem Absturz verbracht war. — Vereinzelt sehen wir bei Lungenkranken den Tod an Lungenembolie; das ist auffallend, da marantische Thrombosen bei Lungenkranken nicht selten sind. Noch merkwürdiger ist, daß trotz der Obturierung so vieler Gefäße in den Lungen Embolien im Gehirn kaum vorzukommen scheinen; unseren Beobachtungen liegen immerhin über 2000 Phthisikersektionen zugrunde.

Der *Tod an den Toxinwirkungen* der Tuberkelbazillen bei der lobären käsigen Pneumonie oder der reichen Aspirationsaussaat ist wohl als Herztod durch Toxinwirkung zu verstehen, die sich anatomisch durch hochgradige Fettleber und septische Milz offenbaren kann.

Die *Lungentuberkulose zerstört das Organ* nicht selten so weitgehend, daß bei der Sektion nur noch geringfügige Reste funktionstüchtigen

Lungengewebes gefunden wurden; es ist oft schwer zu verstehen, wie mit diesen Resten überhaupt noch das Leben erhalten werden konnte. Meist sind es rasch ablaufende Phthisen, bei denen das jugendliche und nicht durch langen Krankheitsablauf geschädigte Herz solange durchhält; freilich kann man die letzten Wochen dieser Kranken nur als vita minima ansehen; man wird im übrigen zweifeln müssen, ob solches Ergebnis ärztlicher und pflegerischer Sorgsamkeit auf der Kreditseite ärztlicher Kunst zu buchen ist.

Der *Tod an der Inanition* ist überwiegend eine Folge der schweren Darmtuberkulose, die ja so häufig der Lungentuberkulose vergesellschaftet ist, daß man sie als unmittelbar zugehörig ansehen muß. Unter der Wirkung der gehäuften Darmentleerungen einerseits, der vollkommenen Appetitlosigkeit andererseits kommt es zu den höchsten Graden der Abmagerung, dem Aufbruch der letzten Reserven. Schließlich erlischt das Leben wie eine Lampe, der es an Öl mangelt. Ein ähnliches Bild kann sich bei der Kehlkopftuberkulose entwickeln, wenn Schluckbeschwerden die Nahrungsaufnahme unmöglich machen.

Wesentlich anders ist das Bild des Todes bei den sehr *chronischen Phthisen*. Hier ist es in der Regel nicht die Zerstörung des kranken Organs, die den Tod herbeiführt, sondern das Versagen des in langer Krankheit schwer und irreparabel geschädigten Herzens. Bei der Sektion finden sich erhebliche Lungenpartien von Tuberkulose frei; das Gewebe ist freilich durch vikariierendes Emphysem und chronische Bronchitis in seiner Funktion meist arg geschädigt. Es kommt vor, daß die Tuberkulose anatomisch ganz ausgeheilt gefunden wird (vgl. Abb. 19, S. 38), und der Kranke ausschließlich den Sekundärerscheinungen zum Opfer gefallen ist (sekundärer Phthisetod).

Als letzte Gruppe der Todesursachen spielen das Übergreifen auf fernliegende Organe, vor allem auf die Meningen, und die Komplikationen eine stark zurücktretende Rolle. Die *Amyloidosis* ist zwar bei der chronischen Lungentuberkulose nicht so selten, aber sie ist selten die hauptsächliche Todesursache. Als gelegentliche Todesursachen sind das mischinfizierte Empyem beim Spontanpneumothorax und die Peritonitis nach Perforation eines tuberkulösen Darmgeschwürs zu erwähnen.

Die *Diagnose des nahenden Todes* kann selbst dem Erfahrenen große Schwierigkeiten machen. Ich wurde einst bei der Visite vom Oberarzt an einem Krankenzimmer vorbeigeführt, weil der Kranke im Sterben liege. Aber siehe da, er erholte sich wieder, wurde fieberfrei und lebte, vor allen Umweltschäden und Anstrengungen bei uns sorgfältig behütet, noch an 2 Jahre; ein Kümmerdasein. Schließlich verlangte er seine Entlassung; nach 14 Tagen warf ihn ein Windhauch in die Grube. — Das sicherste Zeichen des nahenden Todes sind die beginnenden Ödeme, die 2—3 Wochen vor dem Tode das Erlahmen des Herzens anzeigen. Eine erfahrene Krankenpflegerin merkt oft am Wesen des Kranken besser als des Arztes kurze Beobachtung, wie es um ihn steht. Plötzlicher Verfall und Kollapstemperatur bei jagendem flatterndem Puls sind Erscheinungen der letzten Tage und Stunden, die nicht fehlgedeutet werden können. Aber nicht wenige Kranke sterben doch unerwartet unter den Händen der eben gerufenen Schwester.

Wie erlebt der Kranke den Tod? Ein gnädiges Geschick verhüllt ihm meist die letzte Stunde und erspart ihm eigentliche Todesqualen. Aber recht oft sieht er doch den Tod nahen. Preis dem Arzt und der Krankenpflegerin, die es in echter Herzensgüte verstehen, dem Todkranken die Hoffnung zu erhalten und seinen Blick abzulenken von seinem tragischen Geschick; sind es doch großenteils junge Leute, die vom Leben noch viel erwarten. Einst sagte mir eine frühere Patientin „und wenn es mir mal ganz schlecht gehen sollte, dann komme ich zu Ihnen auf Station ....; bei Schwester A. stirbt es sich so schön". Welch rührendes Zeugnis!

Ist es wahr, daß eine der Tuberkulose eigene Euphorie die Psyche des Kranken bis an die Todespforte geleitet? Ich vermag es nicht zu sagen. Ich sah wohl manche Kranken, denen bis in die letzte Lebensstunde eine schwer zu verstehende Verkennung ihrer Lage den Weg durch die dunkle Pforte verbarg, durch die sie, Pläne schmiedend, dem Tode in die Arme sanken. Aber ich sah noch viel mehr, deren angstvoller Blick, deren ablehnendes Wesen, deren Mißtrauen in ärztliche Hilfe die Ahnung um ihr Geschick allzu deutlich verriet. Mehr wie Ahnung ist es wohl meist nicht; nur ausnahmsweise treffen Kranke, mehr oder minder gefaßt, ihre letzten Anordnungen und nehmen Abschied von ihren Lieben. Ich will hier nicht von den Gewissensnöten reden, die den Arzt oder die Pflegerin zwingen, den Pfarrer zur letzten Ölung zu bitten. Die Natur meint es gut mit ihren Geschöpfen; und wer wissentlich und absichtlich den Schleier hebt vor düsteren Geheimnissen, ist kein Wohltäter seiner Kranken. Es ist, ich muß das aussprechen, ein Fluch des Hospitalismus, daß er im Erleben an anderen und im Verkehr mit anderen Kranken die Schranke niederreißt, die das Vertrauen zum Arzt schützt.

13. Zur Psychologie der Phthisiker.

Da die Tuberkulose in alle sozialen Schichten dringt, muß sie den Kranken, je nach den äußeren Lebensumständen, psychisch ganz ungleich belasten. Sie tritt in allen Lebensaltern auf, und ihre seelische Wirkung wird deshalb eine gewisse Altersgebundenheit erkennen lassen. Als überaus mannigfaltiges Krankheitsbild nimmt sie den Kranken nicht nur körperlich, sondern auch psychisch sehr ungleich in Anspruch. Und schließlich ist die Form des inneren Erlebens auch abhängig von der gegebenen geistigen Persönlichkeit.

Dazu verändert noch die besondere Form unserer *Therapie* die psychologische Wirkung des Krankheitsbewußtseins. Bevor noch das

Leiden selbst den Kranken aus der Berufstätigkeit herausreißt, löst ihn die Heilbehandlung für lange Zeit aus seinen gewohnten Lebensbeziehungen. Sie verbietet ihm Arbeit und mancherlei Lebensgenuß, versetzt ihn in der Heilanstalt in eine ganz andere Lebensgestaltung und vor allem in die besondere geistige Atmosphäre von Schicksalsgenossen, an deren Ergehen er die Bedrohung seiner Zukunft erkennt und den Maßstab für sein eigenes Leiden sucht. Kurz, sie zwingt ihn, vorerst ganz seiner Krankheit zu leben und zugleich seine Krankheit an sich und anderen zu beobachten.

So steht der Vielfältigkeit psychischer Konstitutionen und der Abhängigkeit der Reaktionsweisen von äußeren Lebensumständen eine große Mannigfaltigkeit der Krankheitsabläufe und eine psychisch belastende therapeutische Methodik gegenüber. Die Variationsbreite all dieser Faktoren macht es ganz unmöglich, die Gleichung auf einen Nenner zu bringen.

Das Studium etwaiger Gesetzmäßigkeiten in diesen komplexen Beziehungen wird nach typischen Reaktionsweisen seelisch ähnlicher Individuen auf gleichartige Krankheitsabläufe suchen, wird also die prämorbiden Persönlichkeiten sozial Gleichgestellter in Gruppen der Altersstufen und der Temperamente betrachten und an ihnen die direkten und indirekten Einflüsse der Krankheit beobachten müssen. Die Einteilung in *soziale* Kategorien macht keine Schwierigkeiten, da die Kranken sich ja selbst gruppieren in Luxussanatorien, Mittelstandssanatorien, Heilstätten der Angestelltenversicherung (gewerbliche Kopfarbeiter) und Volksheilstätten (Handarbeiter). Schwieriger ist schon die Einteilung nach der *seelischen* Ähnlichkeit. Wenn wir unter den neueren Einteilungsversuchen der Psychologie und Charakterologie dem von KRETSCHMER folgen, obwohl KRETSCHMERS Auffassungen von Fachpsychologen scharf kritisiert und als unzulänglich bekämpft werden, so geschieht das, weil KRETSCHMER einerseits von der ärztlich-psychiatrischen Betrachtung der psychischen Persönlichkeit ausgeht, und weil er zweitens die seelische Konstitution und Entwicklung in Beziehung setzt zum Körperbau, zwei Momente, die unsere Betrachtung zu erleichtern und zu fördern geeignet sein dürften. KRETSCHMER unterscheidet drei körperliche Haupttypen: den *asthenischen*, den *athletischen* und den *pyknischen Typus*, denen sich bei näherer Betrachtung noch eine asthenisch-athletische Mischform, eine Gruppe dysplastischer Spezialtypen und eine Gruppe verwaschener Bilder hinzugesellen. In der Betrachtung der psychischen Konstitution geht KRETSCHMER von KRÄPELINS Haupteinteilung psychischer Krankheiten in die zirkulären und schizophrenen Formenkreise aus.

Indem KRETSCHMER Körperbau und seelische Anlage auf Grund sorgfältiger Messungen und Psychoanalysen in Beziehung zueinander zu setzen versucht, gelangt er zu dem Ergebnis, daß von den Zirkulären fast 85% der Gruppe der Pykniker zugehören, während von den Schizophrenen rund 70% in den asthenischen und athletischen Typus, fast 20% in die dysplastischen Spezialtypen einzureihen sind. Es fehlen somit im Formenkreis der Zirkulären fast völlig die Asteniker, Athletiker und Dysplastiker und umgekehrt im Kreis der Schizophrenen die Pykniker. Das Interesse des Tuberkuloseforschers an KRETSCHMERS Ergebnis beruht auf der klinischen Erfahrung, daß die Lungentuberkulose ihrerseits bestimmte Konstitutionstypen bevorzugt und daß diese Bevorzugung gewisse Parallelen mit KRETSCHMERS Beobachtungen erkennen läßt.

Es wird in erster Linie dem *asthenischen Körperbau* eine Disposition zur Lungentuberkulose nachgesagt. Man kann wohl die in diesem Punkt einheitliche klinische Erfahrung über solche Gefährdung der Asteniker wie auch die ebenfalls einheitliche der großen Lebensversicherungen über ihre Tuberkuloseübersterblichkeit als hinreichenden Beweis für die spezifische Disposition dieses Konstitutionstypus gelten lassen.

Schwieriger steht es mit der Frage der erhöhten Disposition der *Athletiker* zur Lungentuberkulose. Im Laufe der Jahre ist es mir, je besser wir die Frühformen der Lungentuberkulose kennen lernten, in zunehmendem Maße aufgefallen, wie oft man athletisch, ja herkulisch gebaute Menschen, natürlich besonders Männer, sieht, die an akuten Formen der Lungentuberkulose erkrankt sind. Ganz besonders hat sich diese Erfahrung verstärkt, seit ich in einer Reihe von Jahren einen großen Teil der an Tuberkulose erkrankten Reichswehrangehörigen zu sehen bekam. Ich stehe auf Grund meiner klinischen Erfahrungen nicht an, dem athletischen Konstitutionstyp eine gewisse Prädisposition zur Lungentuberkulose zuzuerkennen.

Des weiteren ist es eine allgemeine klinische Erfahrung, die eigene Beobachtungen durchaus bestätigen, daß sich unter den Phthisikern sehr wenig Kranke vom pyknischen Habitus finden. Dieser Konstitutionstypus disponiert vielmehr ganz ausgesprochen zu anderen Lungenerkrankungen, nämlich zu den rezidivierenden und chronischen Katarrhen der Luftwege, auch zu eitrigen Katarrhen und in deren Gefolge zu Lungenabscessen und Bronchektasen, zur rezidivierenden Bronchopneumonie und zum interstitiellen Emphysem als habitueller Organerkrankung oder im Gefolge genannter Katarrhe und schließlich auch zum Bronchalasthma. Einen Teil dieser Organerkrankungen sehen wir zwar auch gelegentlich bei Tuberkulösen. Aber dann ist es immer so, daß die Tuberkulose durch die Schädigung des Organs, namentlich die partielle Schrumpfung, diese Schäden an den Luftwegen und am Lungengewebe teils direkt herbeiführt, teils vorbereitet. Der *Pykniker* kann durch seinen Konstitutionstypus fast als gefeit gegen die Tuberkulose der Lungen gelten; wenn er aber doch daran erkrankt, so ist die Prognose überwiegend günstig.

Über die in KRETSCHMERS Einteilung aufgeführten dysplastischen und Mischtypen kann ich mich nicht äußern; diese Formen bedürfen mehr als die sich dem Eindruck aufdrängenden einfachen Typen des Einzelstudiums, und an diesen Unterlagen fehlt es mir.

Im ganzen ergibt sich also für die Disposition zur Lungentuberkulose ein Konstitutionsdiagramm, das sich dem KRETSCHMERs für den schizophrenen Typus stark annähert und dem für die zirkulären Konstitutionen diametral entgegengesetzt ist. Man darf natürlich nicht erwarten, im Spiegel der Konstitutionen hundertprozentig die Disposition zur Erkrankung an Lungentuberkulose wiederzufinden. Dazu sind die Pfade, die zur Erkrankung führen viel zu mannigfaltig verschlungen. Aus der klinischen und insbesondere der fürsorgerischen Erfahrung kennen wir ja als wichtige die Bereitschaft erhöhende Faktoren den Zeitpunkt der Erstansteckung für die Erkrankung der Kinder, die Disposition gewisser Lebensalter, die Exposition und manche Einflüsse der sozialen Umwelt, die hereditäre Disposition aus der Zwillingsforschung u. a. m. Die Annahme einer vom Konstitutionstypus abhängigen Disposition zur Erkrankung an Lungentuberkulose kann deshalb nur als Arbeitshypothese Geltung beanspruchen.

Und nun zurück zur *Psychologie der Phthisiker:* KRETSCHMER charakterisiert die beiden von ihm abgegrenzten Formen der Temperamente in folgender Weise: bei den Zyklothymikern einerseits die diathetische Proportion zwischen gehoben und depressiv, die zwischen beweglich und behäbig schwingende Temperamentskurve, die reizadäquate, runde, natürliche und weiche Psychomotilität. Für die Gruppe der *zyklothymen Konstitutionen* gibt KRETSCHMER folgende Kennzeichnung: 1. gesellig, gutherzig, freundlich, gemütlich; 2. heiter, humoristisch, lebhaft, hitzig oder 3. still, ruhig, schwernehmend, weich.

Als *schizoide Charaktereigenschaften* aber gibt er diese Merkmale: psychästhetisch, Proportion zwischen hyperästhetisch und anästhetisch, springende Temperamentskurve verbunden mit alternativer Denk- und Fühlweise und öfters reizinadäquate verhaltene und gesperrte Psychomotilität. Diese Schizothymiker sind: 1. ungesellig, still, zurückhaltend ernsthaft, humorlos, Sonderling; 2. schüchtern, scheu, feinfühlig, empfindlich, nervös, aufgeregt, Natur- und Bücherfreunde; 3. lenksam, gutmütig, brav, gleichmütig, stumpf, dumm.

Sehen wir uns unter diesem Gesichtswinkel unsere Phthisiker an! Wo in aller Welt sind die gutherzigen, gemütlichen, humoristischen, aber auch die stillen, die schwernehmenden? Sind solche Charaktere unter ihnen nicht geradezu Raritäten? Sind sie nicht vielmehr alle, fast alle, ungesellig, humorlos oder scheu, dabei feinfühlig, nervös, aber oft Natur- oder Bücherfreunde? Psychisch ein sprödes Material, schwer zu nehmen? Die Spaltung der Persönlichkeit, die im schizothymen Typus zum Ausdruck kommt als ein äußerliches, ein Oberflächenbild der Zurückhaltung, der Verschlossenheit, verbunden mit großer Empfindlichkeit, ja Reizbarkeit, und als ein zweites Bild der Tiefenperson, das, der Erkennung schwer zugänglich, ein Innenleben von seltsamer Zartheit, feinem Kunstverständnis, reichem Phantasieleben, freilich auch gelegentlich einem grotesken Mangel an ethischem Gehalt bieten kann, scheint mir der psychologische Grundzug bei der Mehrheit unserer Kranken zu sein. Natürlich darf man, wie bei der somatischen, so auch bei der psychischen Konstitution nicht erwarten, durchweg auf den reinen Typus zu stoßen. Hat doch GAUPP nachdrücklich darauf hingewiesen, daß schizophrene Einschläge im Bild manisch-depressiver Erkrankungen und andererseits zyklothyme Züge bei schizophrenen Zuständen keineswegs zu den Seltenheiten gehören. Wenn aber die Gruppen der Leptosomen, bis zu einem gewissen Grade auch wohl die der Athleten, das Konstitutionsmilieu für die Erkrankung an Lungentuberkulose abgibt, so ist die Verwandtschaft somatischer und psychischer Krankheitsbereitschaft der Schlüssel zum psychologischen Verständnis unserer Kranken. Wir sehen ein im ganzen einheitliches Bild der Prädisposition und dürfen die Psychoanalyse der Phthisiker im Fundament als ein Konstitutionsproblem ansprechen. Man hat gelegentlich die Schizophrenie als eine metatuberkulöse psychische Erkrankungsform aufgefaßt, bedingt durch Tuberkelbazillen selbst oder durch tuberkulöse Toxine; ein Trugschluß ans der richtigen Beobachtung, daß so viele Schizophrene an Tuberkulose sterben. Vielmehr wurzeln Schizophrenie und Tuberkulose im gleichen konstitutionellen Komplex und die eine ist eine Parallelerscheinung der anderen, eine Schwesterkrankheit, wie KRETSCHMER sagt, nicht aber eine Folgeerscheinung.

So darf man sich nicht wundern, daß EBSTEINs reichhaltige Sammlung über die Tuberkulose als Schicksal hervorragender Künstler und Gelehrter eine richtunggebende Einwirkung des körperlichen Leidens auf das künstlerische oder wissenschaftliche Werk durchweg vermissen läßt. Wohl tritt die Tuberkulose als schwere Hemmung im Lebensgang, nicht selten auch in der Leistung in Erscheinung, und im vorzeitigen Abreißen des Lebensfadens wird die Persönlichkeitsentwicklung unterbrochen, die künstlerische Idee wird stecken, das Gesamtwerk Torso bleiben. Damit ist für das psychologische Verständnis eines Künstlerlebens wenig gewonnen. Vielleicht spricht GRUBER in seinem geistvollen Vorwort zu des verstorbenen EBSTEIN Sammlung mit Recht davon, daß sich „die Krankheit hier durch veränderte, dort durch vermehrte oder überstürzte Leistung offenbaren könne". Suchen wir nach solcher „Veränderung der Leistung" bei bekannten Künstlerpersönlichkeiten, so könnte man vielleicht auf die ergreifende Melancholie in vielen der herrlichen Préludes und Nocturnes *Chopins* hinweisen. Aber ihnen steht der entzückend schwungvolle Charme seiner Walzer und Mazurken und die schimmernde Pracht seiner Polonaisen gegenüber. So zeigt sich bei dem ausgesprochen asthenischen Künstler, dessen Äußeres sich im Krankheitsablauf je länger je mehr bis zum Bilde der Beauté phthisique, ins

Männliche übersetzt, vergeistigt, ein Stimmungsauf und -ab, das neben dem schizoiden Typus der feinfühligen Künstlerpersönlichkeit die „zyklothyme diathetische" Proportion zwischen gehoben und depressiv deutlich macht. Zum Verständnis des Stimmungsgehaltes seiner Musik bedarf es also nicht des Rückgriffs auf unmittelbare Auswirkungen des Krankheitsbewußtseins.

Wie stark der Wechsel in den Krankheitserscheinungen und das allmähliche Fortschreiten des Leidens *Klabund* innerlich ergreifen und hin- und herreißen, drückt sich wohl immer wieder in seiner Dichtung aus, so vor allem in seinem Gedichtband „Das heiße Herz". Er meint von JACOBSON und HERMAN BANG „diese konstitutionelle Krankheit habe die Eigenschaft, die von ihr Befallenen seelisch zu ändern; sie trügen das Kainsmal der nach innen gewandten Leidenschaft, die Lunge und Herz zerfresse". Aber wenn sich bei Klabund Krankheitsbeobachtungen an ihm selbst und an anderen immer wieder in seine Dichtung drängen, so schöpft doch jeder Künstler aus all seinen Erlebniswerten; und schließlich wird ja auch Klabund, im „Kreidekreis" z. B., mindestens zeitweise wieder ganz frei von der Überwertung der Selbstbeobachtung. Ist dies Hineinwachsen eigenen Leidens in die Dichtung, das z. B. *Schiller* gänzlich fehlt, so peinlich er auch von seinen Darmerscheinungen mitgenommen wurde, nicht vielmehr ein Ergebnis der Vertiefung in die eigene Krankheit, ein Milieuschaden vielleicht, den die „Krankenstadt" zeitigt? Im übrigen dürfte bei Klabund der Grundzug des Schizothymen mit der „psychästhetischen Proportion zwischen empfindlich und kühl", der „springenden Temperamentskurve" und der „reizinadäquaten Psychomotilität" die volle Erklärung seines interessanten Künstlertums geben.

Aber versuchen wir doch zu erkennen, ob sich die Krankheit, wenn vielleicht weniger durch veränderte, so doch durch „vermehrte oder überstürzte Leistung" offenbart. Dafür finden sich in der Tat hier und da Beispiele.

So vollendet *Karl Maria von Weber,* fast im Angesicht des Todes, von schwerer Kehlkopftuberkulose gequält, die wundervolle Ouvertüre zum Oberon, die ja wahrlich nichts von Qual und Leid ausdrückt. So fährt er im Februar 1826, schon mit geschwollenen Füßen (ein Signum pessimi ominis!) nach London, weil er dort „ein gut Stück Geld für seine Familie erwirbt"! besucht sogar Ende Mai noch Konzerte — welch erschütternder Lebens- und Pflichtendrang — und stirbt unter furchtbarsten Qualen, abgemagert zum Gerippe am 4. 6. 26.

Oder *Molière!* Seit vielen Jahren litt er an der Schwindsucht. Im Februar 1673 fand die Erstaufführung seines „Eingebildeten Kranken" statt, in der er selbst die Hauptrolle spielte. Am 17. 2. 73 ließ er sich trotz besorgniserregenden Zustandes nicht abhalten aufzutreten. Er mußte nach Hause getragen werden und starb an demselben Abend an einer Lungenblutung.

Nach solchen psychologischen Analysen der Werke lungenkranker Künstler — und aus der klinischen Erfahrung am Verhalten des Kranken können wir das bestätigen — vermag die körperliche Krankheit an der psychischen Gesamthaltung, die wie die körperliche Konstitution im Erbgut verankert ist, nichts Wesentliches zu ändern. Psychästhesie und Psychomotilität sind ebenso wie der Körpertypus etwas primär Gegebenes und die körperliche Krankheit ist in diesem Sinne nicht anders zu werten als peristatische Einflüsse anderer Art. Ähnliche Wirkungen auf Seele und Geist, vielleicht auch das künstlerische Werk, wie sie bei Klabund die Krankheit zeitigt, sehen wir z. B. bei *Beaudelaire* aus Umwelteinflüssen anderer widriger Art entspringen. Die körperliche Krankheit vermag wohl das psychische Tempo zu steigern, die Reaktionsausschläge zu beschleunigen und zu erhöhen, ja vielleicht bis ins Pathologische zu treiben, aber eine spezifische oder auch nur spezielle Wirkung von Krankheit und Krankheitsbewußtsein vermögen wir in all dem nicht zu erkennen. Selbstbeobachtung und Leidensverfolgung sind sicherlich zu einem Teil Ausdruck der Charakterveranlagung, zu einem Teil aber auch allzu vielen Wissens um die eigene Krankheit, ein sehr unerwünschtes Nebenergebnis der ärztlichen Heilkunst.

RENÉ RONCE, der ebenfalls in der prämorbiden Persönlichkeit die wesentlichen Bedingungen für die Reaktion auf das Erkrankungsbewußtsein gegeben sieht, glaubt beim Lungenkranken eine Art psychischer Entwicklung zu erkennen; er unterscheidet recht interessant 3 Phasen: den ungeheuren Schock, den die Krankheitserkenntnis setzt, eine lange Periode der Charakteranpassung an das Krankheitsbewußtsein, in der Egoismus und Mißtrauen stark zur Geltung kommen können, und das Endstadium der abgeklärten Ruhe, ja Euphorie, die er auf das Nachlassen der Körper- und Geisteskräfte nach langem vergeblichem Kampf bezieht. Auch MELZER ist in seiner sorgfältigen Studie über den „Einfluß der Tuberkulose auf das Seelenleben des Kranken" diesem Gedankengang gefolgt. In der Tat setzt der psychische Insult mit der ersten Kenntnis von der Erkrankung ein. Es kann ja gar nicht Wunder nehmen, daß solche Mitteilung die seelische Persönlichkeit schwer erschüttert. MELZER weist mit Recht darauf hin, daß Art und Grad der psychischen Reaktion von verschiedenen Faktoren abhängen. Sie muß ja anders sein beim jungen Menschen, der im Begriff ist mit vollen Segeln und tausend Plänen ins so verheißungsvolle Leben hineinzusteuern, anders beim gereiften Mann, den die Erkrankung in Beruf und Existenz schwer behindert, anders wieder bei der Mutter, der die Gefährdung der Kinder größte Sorge bringt und schließlich anders am Lebensabend. Der zweite Faktor, der die erste Reaktion gestaltet, ist wiederum die prämorbide Persönlichkeit. Der eine findet sich nach Überwindung des ersten Schreckens schon bald mit den Tatsachen ab, und wenn die Krankheitserscheinungen milde sind, ist er geneigt gleich alles auf die leichte

Achsel zu nehmen, bald wieder Pläne zu schmieden und wohl gar die ärztlichen Ratschläge zu durchkreuzen. Der Schwerblütige aber kommt durch Monate nicht aus dem Grübeln hinaus, hadert mit dem Schicksal und Gott und aller Welt, malt sich seine Zukunft nach dem Krankheitsbild von Leidensgenossen und gar von kranken Angehörigen und versinkt in Mutlosigkeit und Apathie. Das dritte Moment, von dem die Wirkung der Krankheitsmitteilung abhängt, ist in die Hand des Arztes gegeben. Vor Jahrzehnten, als die Erkennung der Tuberkulose noch überwiegend eine Diagnose des Endstadiums war, ist die Art des Leidens dem Kranken noch·oft bis in die letzten Stunden verheimlicht worden. Das würde heute alle therapeutischen Möglichkeiten verschütten und müßte deshalb als Kunstfehler angesehen werden. Aber auf das „Wie" der Mitteilung kommt alles an. Der Arzt darf den Kranken mit der Diagnose nicht überrumpeln; er muß sie ihm schonend, oft ganz allmählich beibringen, muß alle Konsequenzen der Lebensgestaltung und der Heilaufgabe sorgsam und vor allem bejahend erörtern, muß vor allem dem Kranken von vornherein die völlige Genesung versprechen; kurz er muß den Kranken psychisch fest in der Hand halten. Der wahre Arzt wird immer den rechten Weg finden und nie einen Kranken seelisch versinken lassen.

Auch der zweiten Periode der seelischen Krankheitsanpassung an das Krankheitsbewußtsein gibt die Persönlichkeit des Kranken ausschlaggebend Maß und Ziel. Ich kann MELZER darin nicht folgen, daß spezifische Toxinwirkung bei der Charaktergestaltung des Tuberkulösen eine wesentliche Rolle spielt, meine vielmehr das Charakterbild einer „tuberkulösen Psyche" ausdrücklich ablehnen zu sollen. Die Persönlichkeitsveranlagung vielmehr bestimmt allein die Richtung der Entwicklung, und die Intensität und Auswertung des allgemeinen Krankheitsbewußtseins, das sich bis zum Minderwertigkeitskomplex auswachsen kann, Tempo und Grad der Entwicklung der nunmehr oft morbiden Persönlichkeit. In diesem Stadium der Anpassung spielt eine bedeutsame Rolle die Art der Therapie, die den Kranken in eine ganz andere Umwelt und mitten hinein in einen Kreis von Leidensgenossen und in die Fragwürdigkeiten des Hospitalismus versetzt. Da kann es nicht fehlen, daß egozentrische Motive die Oberhand gewinnen, auch bei unvermeidlichen Fehlschlägen der Behandlung das Vertrauen in die ärztliche Kunst und die Richtigkeit ärztlicher Vorschläge leidet und ein Charakterbild sich·entwickelt, das recht unerfreulich sein mag, aber ärztliche Güte nicht erschüttern darf. Die Dankbarkeit, die ihm entgegengebracht wird von Kranken, die sich in dem dritten Stadium einer abgeklärten Ruhe, eines Friedensschlusses mit Umwelt und Geschick hineinfügen, wird ihn für manchen Mißerfolg entschädigen, der ihm zu Unrecht zur Last gelegt wird.

Die Zauberbergkrankheit. *Thomas Mann* schildert in seinem Zauberberg das seelische Versinken in die Krankheit so eingehend, daß HELLPACH nach diesem Roman ein eigenes Krankheitsbild der „Zauberbergkrankheit" benannte. So mächtig ist die psychische Wirkung des spezifischen Heilanstaltsmilieus, daß sie nicht nur den Kranken, oft für Lebenszeit, aus der seelischen Gefangennahme nicht wieder herausläßt, sondern auch der körperlich Gesunde, aber geistig Labile sich ihrer geheimnisvollen Kraft nur schwer entziehen kann. Es ist nicht die Krankheit, die solches bewirkt; denn der Tuberkulöse, dem wohltätige, wenn vielleicht auch ein wenig unmoderne Ärzte die Natur seines Leidens verheimlicht haben, neigt umgekehrt dazu, seine Krankheit zu negieren und sich trotz schwerer Organzerstörungen als Gesunder zu gebärden. Das hat ihm freilich das Märchen von der gesteigerten Erotik und von der Euphorie eingebracht, das sich als roter Faden durch fast alle Studien über die Psyche der Phthisiker zieht. Es ist noch sehr die Frage, ob nicht der Einfluß des Krankenmilieus auf die Psyche unserer Kranken wesentlich größer ist als der der Krankheit selbst. Jedenfalls liegt hier für die ärztliche Kunst, die sich nicht damit begnügt, Organtherapie zu betreiben, ein sehr ernsthaftes Problem zutage.

Psychologisch ähnlich liegen die Verhältnisse bei der Frage der *Arbeitsfähigkeit* Lungenkranker und lungenkrank Gewesener. Die ärztliche Therapie bedient sich der aktiven Tuberkulose gegenüber in der Allgemeinbehandlung richtigerweise einleitend des Prinzips der körperlichen Schonung. Dieser Grundsatz wird dem Kranken gar zu gern zur Leitidee seiner künftigen Lebensgestaltung. Das ist menschlich begreiflich. Wenn es aber schon nicht zweifelhaft ist, daß die körperliche Schonung als Dauerzustand in der Heilung Tuberkulöser nicht zum vollen Resultat führen kann, vielmehr die Vollendung der Heilung in der Kräftigung des Organismus und insbesondere des Herzens durch den Übergang zur Übung gesucht werden muß, so sind außerdem in den äußeren Lebensbedingungen die Möglichkeiten dauernder Schonung nur sehr selten gegeben, und selbst die möglichste Ausnutzung der Befürsorgung durch den Staat verhilft dem Kranken bestenfalls zu einem Kümmerdasein, niemals aber zur seelischen Befreiung. Auch hier also ist ein wichtiges psychotherapeutisches Problem zu lösen. Mit der an sich ganz zweckmäßigen Beschäftigungstherapie beugt man wohl dem „Spinnen" vor, aber der Aufgabe der eigentlichen Arbeitstherapie, der Gewöhnung an die Leistung, genügt sie nicht. Auf dem Wege, der den Lungenkranken nicht nur körperlich wieder herstellt, sondern auch dem Krankheitsbewußtsein entreißt, um ihn als nützliches Mitglied der menschlichen Gesellschaft wieder einzufügen und ihm zu ermöglichen, mit der Ausnutzung seiner restlichen Arbeitskraft zur Daseinsfreude zu gelangen, sind bisher weniger tastende Schritte vorwärts getan, als durch fehlgehendes Mitgefühl Hemmungen geschaffen.

Erst neuerdings, nachdem sich unter der gewaltigen Umwälzung der gesamten wirtschaftlichen Struktur seit der Machtübernahme durch die nationalsozialistische Regierung, vor allem auch aus der Fülle wirtschaftlicher Aufgaben, die der zweite Weltkrieg gestellt hat, aus der verheerenden Arbeitslosigkeit das Problem des Mangels an Arbeitskräften entwickelt hat, ist auch die Frage der Ausnutzung restlicher Arbeitskraft Tuberkulosekranker und Tuberkulosekrankgewesener ernsthaft in Angriff genommen. Damit entwickelt sich für diese Kategorie vermindert Leistungsfähiger die Möglichkeit wirtschaftlich Fuß zu fassen und ohne Gefährdung für ihr chronisches Leiden leidlich vollwertige Mitglieder der menschlichen Gesellschaft zu werden. Für ihren Arbeitseinsatz entscheidend ist die ministerielle Verfügung vom 18. 6. 41, und um sie bemühen sich die Tuberkulosefürsorgestellen, die Arbeitsfront und die Betriebsärzte (vgl. hierzu Kapitel XV, S. 478).

VIII. Die Differentialdiagnose.

Seit wir gewohnt sind, uns des Tuberkelbacillennachweises im Sputum zu bedienen, scheidet ein großer Teil der Lungentuberkulosen für differentialdiagnostische Erwägungen aus. Es kommt indessen vor, daß eine Sputumuntersuchung gegen alles Erwarten positiv ausfällt. Das kann verschiedene Gründe haben. In der Literatur ist wiederholt über Rentenjäger berichtet worden, die sich Sputum offen Tuberkulöser zur Abgabe als eigenes beschafft haben. Uns ist der Fall eines Simulanten bekannt geworden, der sich ins Krankenhaus von seiner Frau ein bacillenhaltiges Sputum mitbringen ließ. Zweitens kommen immer wieder in den Untersuchungsstellen Verwechselungen vor, die die Diagnostik aufs schwerste irre führen können und auch irre geführt haben, weil der Gutachter sich auf dieses Resultat verließ. Ein Waisenknabe, der unzweifelhaft an Bronchiektasen litt, ist auf Grund eines einmaligen positiven Sputumbefundes, das höchst wahrscheinlich säurefeste Stäbchen, aber keine echten Tuberkelbacillen enthalten hat, 10 Jahre lang in Kinderheilanstalten und Krankenhäusern gehalten worden, weil man ihn mit seiner vermeintlichen Tuberkulose nicht anderweit unterzubringen wußte. Steht der positive Sputumbefund in unverständlichem Gegensatz zum klinischen Bilde, so kann es notwendig werden, die Untersuchung eine Reihe von Malen zu wiederholen und den Kranken unter längere sorgfältige Beobachtung zu stellen. Die ärztliche Aufgabe hat sich im übrigen bei der offenen Lungentuberkulose, wie das in den vorhergehenden Kapiteln geschildert ist, mit besonderer Intensität der Frage der klinischen Form der Tuberkulose zu widmen, um aus ihr die Prognose und die therapeutische Indikation abzuleiten. Immerhin kann auch bei der offenen Lungentuberkulose aus dem klinischen Bilde die Aufgabe erhellen, nach komplizierenden Erkrankungen sowohl der Lungen wie auch anderer Organe oder nach komplizierenden Infekten zu fahnden.

Ganz erheblich können aber die Schwierigkeiten der Diagnose beim Fehlen von Auswurf oder von Tuberkelbacillen im Auswurf sein. Wir sehen hier von denjenigen Krankheitszuständen ab, bei denen irgendein Infekt hinter dem Krankheitsbild zu vermuten ist und eine okkulte Tuberkulose in Frage kommt, aber eine Erkrankung der Lunge durch physikalische und röntgenologische Untersuchung ausgeschlossen werden kann, und beschäftigen uns nur mit der Differentialdiagnose der Lungenerkrankungen. 4 Gruppen von Erkrankungen sind zu betrachten: akute und chronische infektiöse Erkrankungen der Lungen, Erkrankungen des

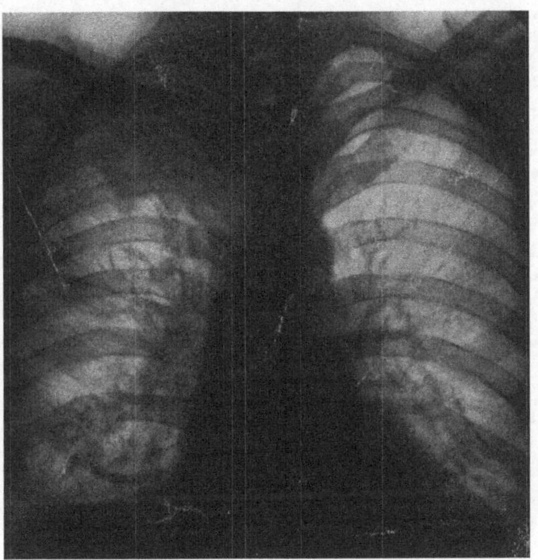

Abb. 199. Amb., ♂. Große Infiltrierung im rechten Obergeschoß, 29% Eosinophilie. 5 Wochen später ist die Infiltrierung verschwunden, aber weitere 5 Wochen später große Infiltrierung im linken Mittelgeschoß.

Herzens und der Gefäße, die beruflichen Staublungenerkrankungen und die primären und sekundären Tumoren.

Unspezifische Lungeninfiltrierungen. Seit LÖFFLER vor 10 Jahren unter Bezeichnung flüchtige Succedaninfiltrate Krankheitsbilder beschrieb, die zum Teil mit starker Eosinophilie einhergingen, ist über die eosinophilen Infiltrierungen eine große Literatur entstanden. Es hat sich bei diesen Beobachtungen herausgestellt, daß es sich um ein Syndrom handelt, dem verschiedene Ursachen zugrunde liegen können. Wir wollen hier von den Infiltrierungen bei Tuberkulose, die von manchen Autoren als hyperergische oder parallergische Reaktionen gedeutet werden, um so mehr absehen, als ihre Pathogenese und Pathologie auch heute noch nicht ganz geklärt ist und sie mehr spezialdiagnostisch als differentialdiagnostisch interessieren. Die unspezifischen Infiltrierungen kommen vor beim typischen Bronchalasthma, doch ist in diesen Fällen meist nicht mit Sicherheit zu klären, ob sie mit anderweiten eosinophilen Infiltrierungen

identisch oder vielleicht als partielle Atelektasen infolge tonischen
Krampfes der Bronchalmuskulatur zu deuten sind; eine hohe Eosinophilie pflegt ja auch beim echten Bronchalasthma zu bestehen. Gelegentlich sind Infiltrierungen auch bei anderen Infektionskrankheiten
so bei Polyarthritis, beobachtet worden. Besonderes Interesse verdienen
eosinophile Infiltrierungen bei Ascaridiasis. Die Ascaridenlarven scheinen

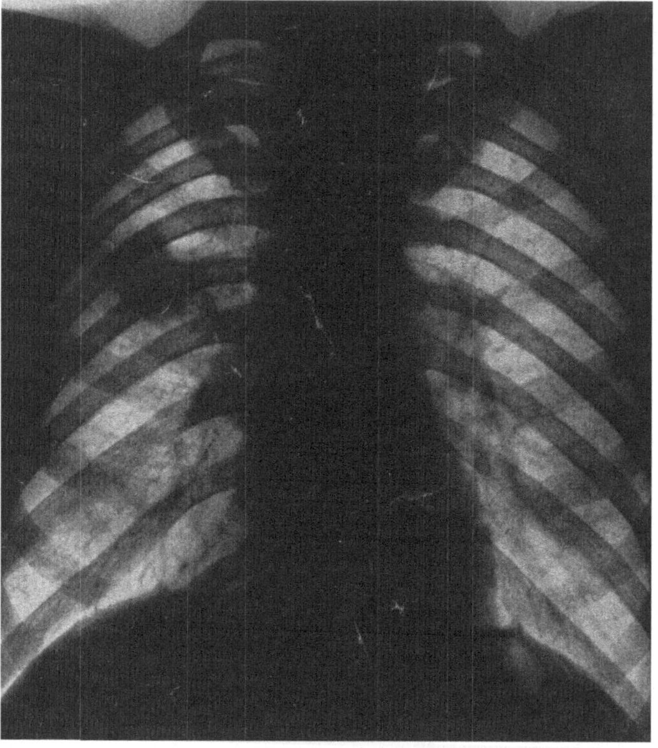

Abb. 200. Amb., ♂, 32 Jahre. Runde Infiltrierung im rechten Mittelgeschoß ohne Krankheitserscheinungen. 8 % Eosinophilie. Röntgenaufnahme wegen Kniegelenkserguß. 8 Tage
später ist die Infiltrierung völlig verschwunden.

sie beim Passieren der Lunge direkt hervorzurufen. Der Nachweis von
Larven im Sputum ist bisher nur vereinzelt gelungen, aber im Stuhl
werden häufig Ascarideneier gefunden. Es ist deshalb notwendig, bei un-
klaren Infiltrierungsfällen mit Eosinophilie den Stuhl auf Ascarideneier
zu untersuchen. Auch bei Dystoma hepaticum sind Lungeninfiltrierungen
mit sehr hoher Eosinophilie beobachtet worden, merkwürdigerweise aber
nicht bei Oxyuriasis, die ja einmal, namentlich bei Kindern, ungeheuer
häufig und immer mit einer hohen Bluteosinophilie verbunden ist. Die
Abb. 199 zeigt eine große Infiltrierung im rechten Oberfeld bei einer

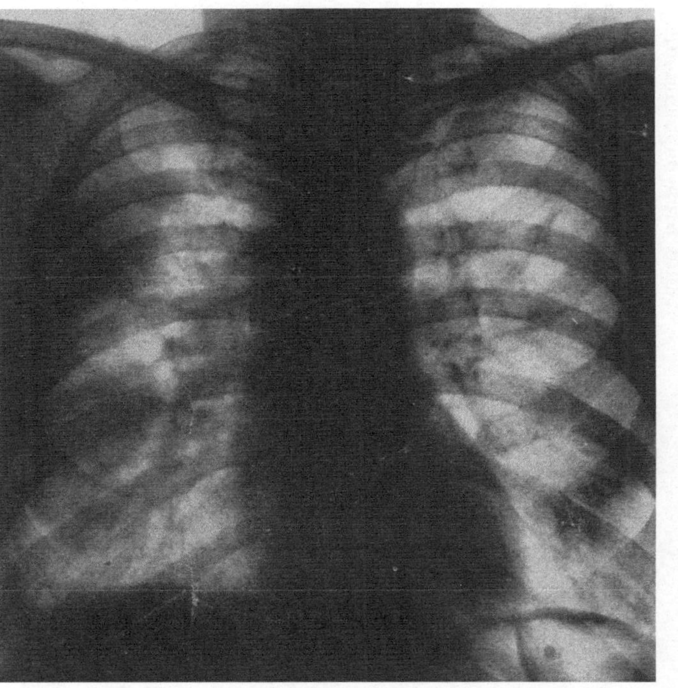

Abb. 201. Aufn.-Nr. 252, ♂, 55 Jahre. Große Infiltrate in der rechten Lunge bei hochgradiger Eosinophilie; innerhalb weniger Wochen haben sich solche Infiltrate völlig zurückgebildet, um an anderer Stelle neu aufzutreten.

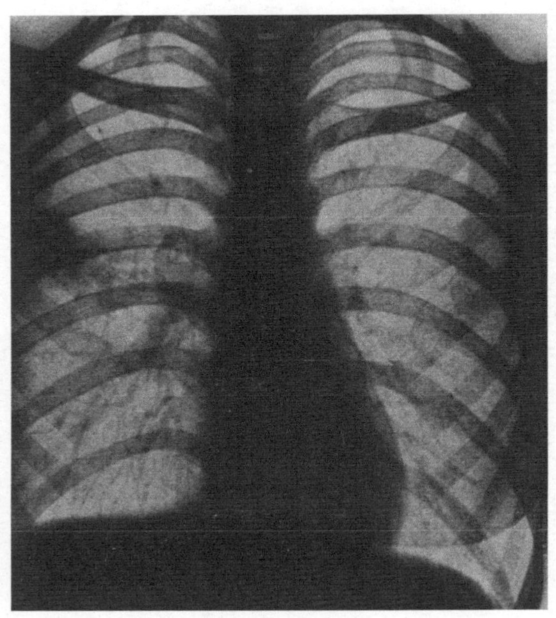

Abb. 202. Amb., ♀, 23 Jahre. Akute Bronchopneumonie. Der Herd im rechten Mittelfeld wurde für ein akutes tuberkulöses Infiltrat gehalten und Heilverfahren beantragt. Die Röntgenaufnahme 8 Tage später zeigt ein normales Röntgenbild.

Eosinophilie von 29%. Von der Infiltrierung war in der Röntgenaufnahme 5 Wochen später nichts mehr zu sehen, aber weitere 5 Wochen später trat eine große Infiltrierung im linken Mittelgeschoß auf. Die Abb. 200 zeigt eine runde Infiltrierung im rechten Mittelgeschoß mit einer Eosinophilie von 8%. Die Aufnahme wurde **wegen** eines Kniegelenksergusses gemacht, von seiten der Lunge bestanden keine Krankheitserscheinungen. 8 Tage später ist die Infiltrierung völlig verschwunden. Multiple Infiltrate von sehr rasch wechselnder Größe und Lage traten bei einem Kranken auf, den DIEHL in unserem Krankenhaus beobachtete, und von dem die Abb. 201 stammt; es bestand eine Bluteosinophilie von 40—60%. Im Stuhl wurden Würmer, Eier und Larven von Anguilla stercoratis gefunden, im Auswurf reichlich Tetragenes, Wurmkuren brachten keine Änderung.

Akute Bronchopneumonie. Die Ähnlichkeit des klinischen und röntgenologischen Bildes des akuten tuberkulösen Infiltrats mit der lokalisierten unspezifischen *Bronchopneumonie* ist sowohl im Kapitel Kindertuberkulose wie in den Darstellungen des Tuberkulosebeginns bei Erwachsenen hervorgehoben. Im Symptomenbild und im physikalischen Befund sind die beiden Prozesse oft nicht sicher zu unterscheiden; während aber bei der unspezifischen Bronchopneumonie dem Rückgang der Krankheitserscheinungen völlige Erholung folgt,

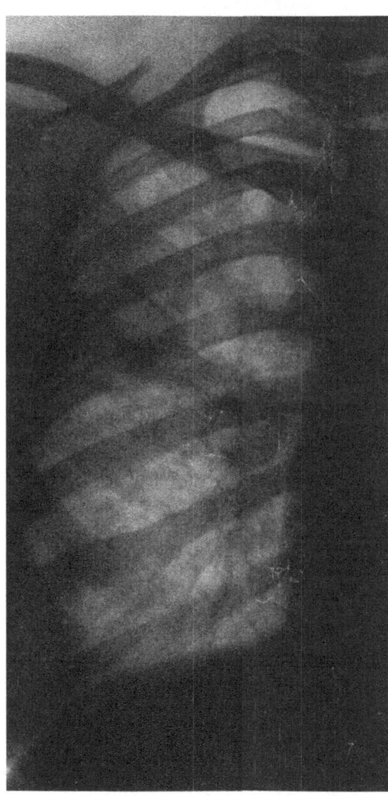

Abb. 203. Amb., ♀. Akute Bronchopneumonie. 4 Tage Temperaturen bis 40,5°, lytischer Abfall, viel Husten und Auswurf, keine Tuberkelbacillen, 27 500 Leukocyten, Blutsenkung 73/112.

kann sie beim akuten tuberkulösen Infiltrat auf sich warten lassen. Da die Herdrückbildung langsamer vor sich geht, als das Abklingen der Symptome, ist die Unterscheidung zunächst nicht sicher möglich, doch wird sie durch die restlose Resorption des unspezifischen Herdes nach kurzer Zeit sichergestellt. Das Infiltrat Abb. 202 wurde für ein tuberkulöses Infiltrat gehalten, doch war es nach 8 Tagen im Röntgenbild restlos verschwunden, auch waren keinerlei Krankheitserscheinungen mehr vorhanden. Das tuberkulöse Infiltrat dagegen bildet sich, wenn überhaupt, sehr langsam zurück und der pathologische Prozeß pflegt sich auch mindestens in den Blutbildveränderungen durch längere Zeit zu verraten. Auch der zerstreut-herdigen produktiven Tuberkulose kann das Röntgenbild einer Bronchopneumonie ähneln, wie die Abb. 205 zeigt; auch hier klärt die röntgenologische Nachprüfung nach kurzer Zeit den wahren Sachverhalt auf. Einen gewissen Anhalt für die richtige Diagnose kann man in solchen Fällen in der Sputum- und Blutuntersuchung finden, indem man im Sputum Pneumokokken in Reinkultur und bei der Blutkörperchenzählung eine hohe Leukocytenzahl findet, die beim akuten tuberkulösen Infiltrat kaum vorkommt. Irreführen kann namentlich bei Kindern die miliare Bronchopneumonie, die besonders nach Masern, aber auch bei Erwachsenen nach Grippe vorkommt und röntgenologisch über die ganze Lunge eine gleichmäßige Aussaat bis erbsengroßer Knötchen zeigt. Über die Differentialdiagnose zur Miliartuberkulose entscheidet weniger das klinische Bild als der Verlauf.

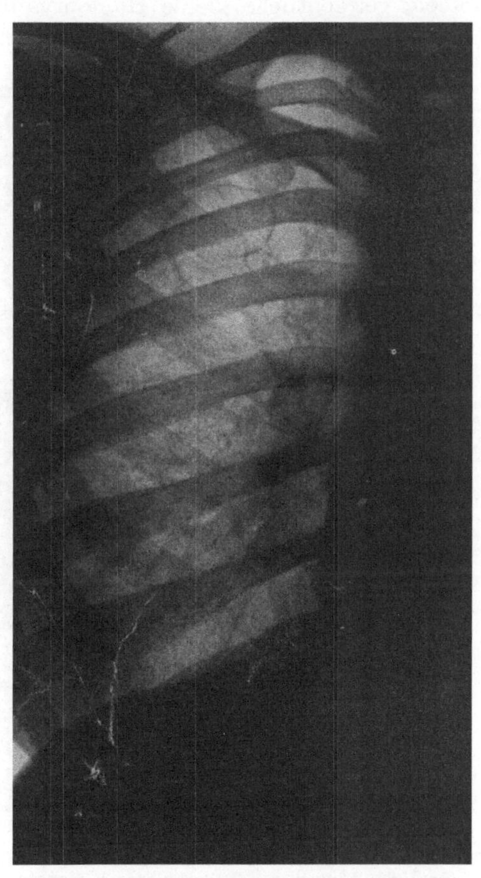

Abb. 204. Derselbe Fall. 4 Wochen später. Normaler Befund. Blutsenkung 10/36.

Chronische Pneumonie. Viel größere Schwierigkeiten kann die Unterscheidung der *chronischen Pneumonie* von tuberkulösen Lungenveränderungen bereiten. Einen diagnostischen Hinweis gibt zwar häufig der Beginn mit der akuten Pneumonie. Aber einmal kann diese akute Lungenentzündung sehr lange zurückliegen und der protrahierte Verlauf den Zusammenhang mit ihr verschleiern; andererseits beginnen ja auch nicht wenige Lungentuberkulosen mit akuten Krankheitserscheinungen, die eine akute Pneumonie vorgetäuscht haben können. Das Symptomenbild der chronischen Pneumonie zeigt keine Merkmale, die eine sichere Unterscheidung gestatten. Sowohl die Allgemeinerscheinungen, vor allem Subfebrilität und Fieberschübe, Nachtschweiße und Abmagerung, wie die Organsymptome, der schleimig-eitrige Auswurf, natürlich ohne Tuberkelbacillen, gelegentliche kleine Hämoptysen, finden sich in gleicher Art bei den chronischen tuberkulösen Prozessen. Im physikalischen Befund

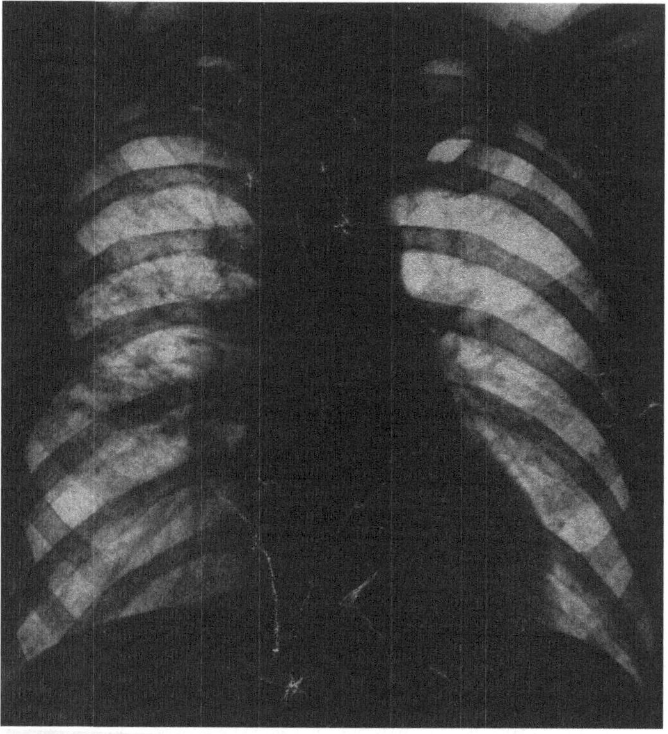

Abb. 205. Amb., ♂, 43 Jahre. Akute Bronchopneumonie. Das Bild ähnelt einer zerstreutherdigen produktiven Tuberkulose. 5 Monate später normaler Lungenbefund.

fällt die Bevorzugung der mittleren und unteren Lungenpartien bei Freibleiben der oberen Lungenteile zwar auf, doch gibt es ja auch reine Unterlappentuberkulosen. Röntgenologisch bestätigt sich diese Lokalisation; häufig sitzen die Veränderungen zentral, was der klinischen und anatomischen Erfahrung bei solchen Pneumonien entspricht. Der Herdschatten ist homogen oder strahlig (Abb. 206—208), nicht aber kleinfleckig, wie bei der chronischen produktiven Tuberkulose; auch fehlen bei der chronischen Pneumonie in der Regel Zerfallserscheinungen, die bei der chronischen Lungentuberkulose auf die Dauer nur ausnahmsweise ausbleiben. Alle solche Unterschiede sind aber eigentlich mehr wegweisend als entscheidend. Andererseits kommt es beim langjährigen Ablauf bei beiden Erkrankungen zu hochgradigen Gewebsschrumpfungen, die sich freilich entsprechend dem Sitz des Prozesses bei der Tuberkulose überwiegend in den oberen, bei der chronischen Pneumonie dagegen in den zentralen und unteren Lungenpartien entwickeln. Die Differential-

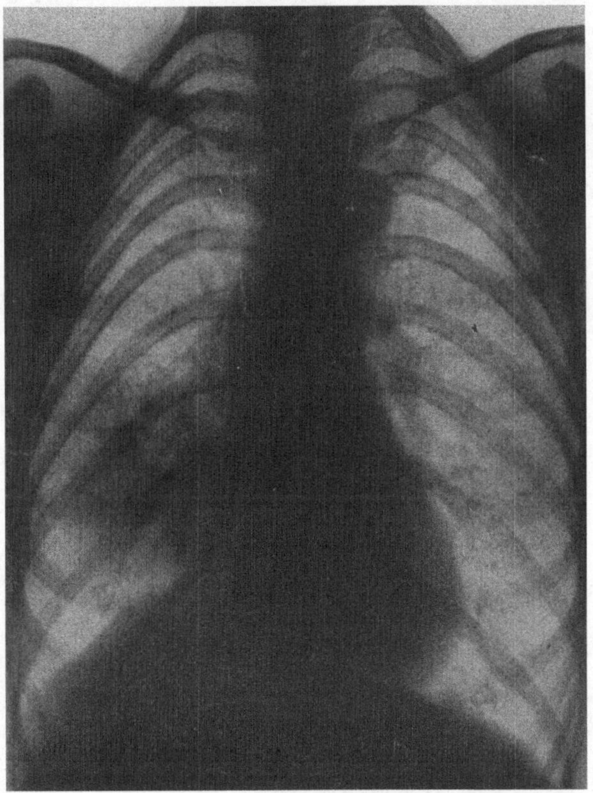

Abb. 206. Aufn.-Nr. 5783, ♀, 61 Jahre. Chronische Pneumonie. Vor 30 Jahren Pneumonie und Pleuritis. Nie Bacillen. Schleichender Verlauf. Strahliger Herdschatten im rechten Unterfeld.

diagnose chronische Pneumonie oder chronische Tuberkulose kann nach alledem dauernd offen bleiben, bedarf aber immer einer langen Beobachtung; zuweilen entscheidet nach endlosem Suchen schließlich der Bacillenbefund zugunsten der Tuberkulose. Die Prognose ist bei der Tuberkulose quoad vitam ungünstiger, weil sie häufig doch noch in das offene Stadium übergeht; die Therapie beschränkt sich bei beiden Prozessen ohne wesentliche Unterschiede auf die allgemeinen und symptomatischen Maßnahmen.

18*

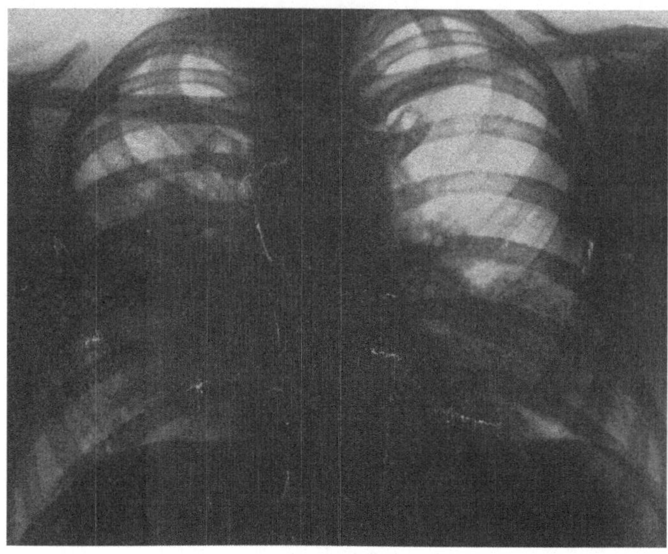

Abb. 207. Amb., ♂, 49 Jahre. Beginn August 1939 mit Bronchitis, viel Auswurf, öfter Blutspuren, nie Tuberkelbacillen. Januar 1940 akute Verschlimmerung, Husten und Auswurf, aber sonst keine Beschwerden. Vorzüglicher Allgemeinzustand, 1,73 m, 98 kg, keine Tuberkelbacillen, feuchte Rasselgeräusche. Chronische Pneumonie.

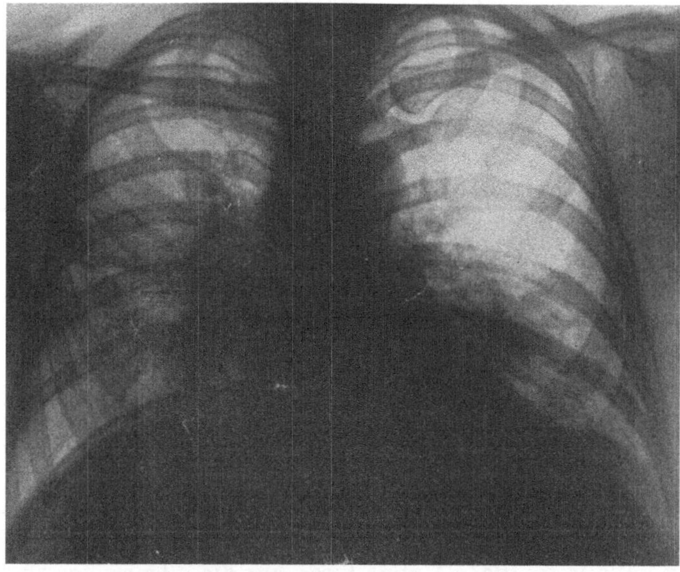

Abb. 208. Derselbe Fall. 5 Monate später allmähliche Rückbildung.

Chronische Bronchitis. Während die akute Bronchitis zwar den Verdacht einer beginnenden Tuberkulose erregen kann, aber die Differentialdiagnose durch vollständige klinische Untersuchung und den Verlauf meist rasch geklärt werden kann, liegt es bei der chronischen Bronchitis schon anders. In der Literatur findet man gelegentlich ein Röntgenbild der chronischen Bronchitis als typisch erwähnt. Richtig ist wohl, daß im Verlauf der chronischen Bronchitis nicht ausbleibende peribronchitische Wucherungen sich im Röntgenbild als vermehrte streifige Zeichnung zeigen können; aber die Technik der Röntgenaufnahme zwischen der allzu weichen und der allzu harten Strahlung und das ähnliche Röntgenbild der Stauungslunge bei Herzfehler erschweren die Deutung des Röntgenbildes ungemein. Differentialdiagnostisch wichtig sind die Bevorzugung der unteren Lungenpartien bei den Bronchitiden, die anamnestisch festgestellten Schäden durch vegetabilischen Staub (Mehlstaub, Kohlenstaub, Wollstaub, Tabakstaub usw.) und die Beschaffenheit des bei der Bronchitis meist glasigen oder glasig-schleimigen Sputums.

Bronchiolitis obliterans. Ein differentialdiagnostisch schwieriges Röntgenbild kann die Bronchiolitis obliterans liefern, die gelegentlich auch nach Inhalation von Phosgen und anderen giftigen Gasen beobachtet ist. Klinisch stehen unaufhörlicher Reizhusten und starke Dyspnoe und Cyanose im Vordergrund. Das Krankheitsbild wird gelegentlich durch Aushusten von Bronchalausgüssen restlos geklärt.

Lues der Lunge. Als eine Abart der chronischen Pneumonie ist die luetische chronisch-interstitielle Pneumonie anzusehen. Sie ist nach unserer klinischen Erfahrung recht selten. Differentialdiagnostisch entscheidend ist der positive Wassermann und die Schlußfolgerung ex juvantibus. Der in Abb. 209 wiedergegebene Prozeß, der in seiner röntgenologischen Form ganz dem SLUKAschen Dreieck der perihilären Infiltrierung gleicht und bei einer 50jährigen Kranken mit vierfach positivem Wassermann gefunden wurde, bildete sich nach Salvarsanbehandlung in einigen Monaten fast vollständig zurück. — Ein Gumma der Lunge habe ich noch nie gesehen; es mag das daran liegen, daß die Lues, mindestens in ihrer tertiären Form, eine sterbende Krankheit ist.

Lungenabsceß. Wenn beim *Lungenabsceß* der eitrige Zerfall erst einmal eingesetzt hat, kann die Diagnose Tuberkulose nicht mehr in Frage kommen, weil bei einem tuberkulösen Gewebszerfall dieses Tempos und Ausmaßes Tuberkelbacillen im Sputum nicht fehlen können; nicht selten weist der fötide Geruch des Auswurfs unzweideutig auf die richtige Fährte. Dagegen kann der Absceß in seinem Entwicklungsstadium sehr wohl Gegenstand differentialdiagnostischer Erwägungen werden. Ist ein peripherer Eiterherd der Ausgangspunkt des Lungenherdes, so ist das natürlich schon ein wertvoller diagnostischer Hinweis. Häufig setzt der Lungenprozeß mit stürmischen Krankheitserscheinungen ein: Schüttelfrost, hohes Fieber, schwerstes Krankheitsgefühl, wie wir das bei der

Tuberkulose kaum jemals sehen, auch nicht bei der Miliartuberkulose, bei der sich das schwere Krankheitsbild doch meist langsamer entwickelt. Aber ein subakuter Beginn des Lungenabscesses ist recht häufig. Gelegentlich weist die Vorgeschichte den richtigen Weg, z. B. eine vorausgegangene Narkose (Zahnextraktion !), die zur Aspiration eines Fremd-

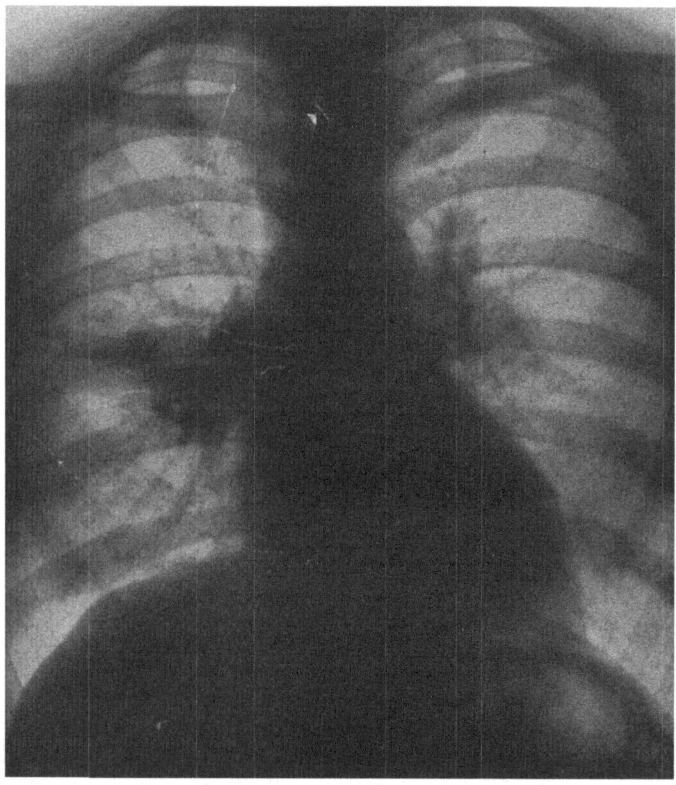

Abb. 209. Aufn.-Nr. 3106, ♀, 51 Jahre. Interstitielle Lue der Lunge. Anamnestisch Lues
Wa.R. stark +. Verschwinden des Schattens nach Salvarsanbehandlung.

körpers oder infektiösen Materials geführt haben könnte. Das Röntgenbild des Entwicklungsstadiums gleicht dem des unspezifischen pneumonischen Prozesses und des akuten tuberkulösen Infiltrats und ist daher nicht geeignet, die Differentialdiagnose zu fördern. Nach eingetretener Erweichung des Zentrums durch Vereiterung entscheidet das Fehlen der Tuberkelbacillen gegen die Annahme einer Tuberkulose. Es sollte deshalb ganz abgesehen von den divergierenden klinischen Symptomen nicht vorkommen, daß ein Absceß, wie ihn Abb. 210 zeigt, für eine tuberkulöse Frühkaverne gehalten wird. Dieser Absceß heilte unter

Salvarsanbehandlung in 3 Monaten vollkommen aus. Einen sehr wertvollen diagnostischen Hinweis gibt in solchen Fällen die Blutuntersuchung; nicht zwar das weiße Blutbild, das bei Absceß und Tuberkulose erhebliche Linksverschiebung zeigen kann, etwas schon die Blutkörperchensenkung, die beim beginnenden Absceß immer sehr stark und beim tuberkulösen Infiltrat meist mäßig beschleunigt zu sein pflegt, immer

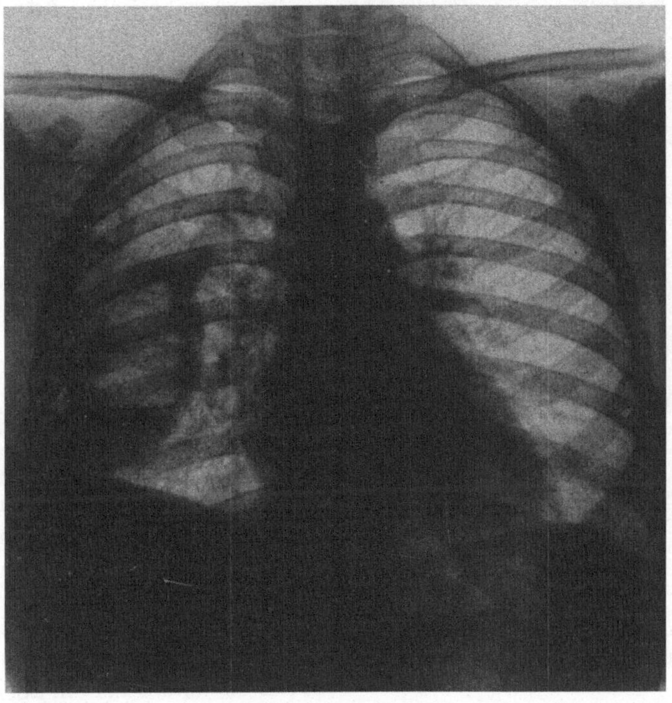

Abb. 210 Aufn.-Nr. 2011, ♀, 32 Jahre. Lungenabsceß. Vor 4 Monaten hochfieberhafter Beginn, jetzt fieberfrei. 100 ccm Auswurf. Tuberkelbacillen —, Senkung 100, 12 000 Leukocyten. Große Absceßhöhle im rechten Mittelfeld, Pleuraschwarte rechts. Nach 3 Monaten Salvarsanbehandlung Absceß verschwunden. Pleuraschwarte rechts, kein Auswurf. Senkung 16, 3400 Leukocyten.

aber die Leukocytenzählung, die beim Absceß stets sehr hohe Werte ergibt.

Auch *der chronische, oft multiple Lungenabsceß* sollte kaum differentialdiagnostische Schwierigkeiten machen. Krankheitsablauf und Krankbild, auch das Röntgenbild, können wohl der Entwicklung und dem Zustandsbild der chronischen kavernösen Phthise ähneln, aber die großen Zerfallshöhlen, die man bei ihm findet, können nicht tuberkulöse Kavernen sein, wenn im jahrelangen Ablauf trotz vielfacher Untersuchung niemals Tuberkelbacillen im Sputum zu finden waren. Dem in Abb. 214 wiedergegebenen multiplen chronischen Lungenabsceß war vor Jahren ein Empyem vorausgegangen, das zu umfangreichen Rippenresektionen Anlaß gegeben hatte; im Röntgenbild gab die dicke Schwarte eine massive Unterfeldverschattung und erst die Jodipinfüllung deckte zahl-

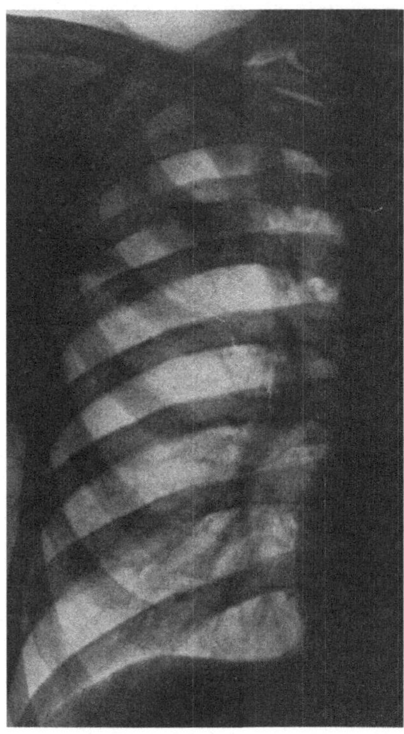

reiche kleine Abscesse im Untergeschoß auf, die allerdings nach dem physikalischen Befund schon angenommen waren, während sich die Riesenhöhle im Obergeschoß nicht füllte, also wohl die Empyemresthöhle war. Ob das Empyem das Primäre oder schon Begleiterscheinung war, ließ sich nicht aufklären. Fieber bestand zur Zeit nicht, die Auswurfmengen waren mit 10—30 ccm nur mäßig, die Senkung war wenig beschleunigt, das weiße Blutbild annähernd normal.

Bronchektasien. Bei den *Bronchektasien* kann die Diagnose nur so lange unsicher sein, wie nicht alle diagnostischen Hilfsmittel erschöpft sind. Schleichender Beginn, ein chronischer Verlauf mit Perioden niedrigen Fiebers und gelegentlichen Hämoptysen können zwar an Tuberkulose denken lassen, aber die Bevorzugung der untersten Lungenpartien und das dauernde Fehlen von Bacillen bei erheblichen Auswurfmengen muß schon stutzig machen. Wird der Auswurf gar

Abb. 211. Aufn.-Nr. 450/41, ♂, 33 Jahre. Lungenabsceß. Akuter Beginn im Juni 1941. Heilverfahren eingeleitet. Trotz der großen Kaverne mit beträchtlicher Menge eitrigen Auswurfs im Sputum keine Tuberkelbacillen.

fötid, so ist die Diagnose nicht mehr zu verfehlen. Größer sind die Schwierigkeiten, wenn der Prozeß, was nicht ganz selten ist, im Oberlappen lokalisiert ist. Den Ausschlag gibt das Röntgenbild, das nichts von Infiltrierung des Gewebes, von großen Zerfallshöhlen, nicht von der charakteristischen Aussaat kleiner Herdschatten, sondern ein System kleiner zarter Ringschatten zeigt. Plastisch schön und unverkennbar kommt der Befund der kugeligen traubenförmig angeordneten Excavationen am Bronchalbaum oder der zylindrischen Erweiterung der Bronchen nach Jodipinfüllung heraus (Abb. 52, S. 90, Abb. 215. In

Schichtaufnahmen der Lunge können Bronchiektasien wunderschön und unzweideutig herauskommen (s. Kapitel IV, Abb. 48). Da die Jodipin-füllung immerhin eine erhebliche Belästigung des Kranken mit sich bringt, sollte man immer erst den Versuch machen, durch Schichtaufnahmen den Sachverhalt endgültig zu klären. Bronchiektasien kommen in jedem Lebensalter vor; sie kommen auch auf dem Boden einer alten Phthise vor und dann kann ein positiver Sputumbefund überraschen, der nun allerdings durch Züchtung oder Tierversuch verifiziert werden muß, da saprophytische säurefeste Stäbchen gelegentlich in Bronchiektasien gefunden wurden. Während BRAUER der Ansicht ist, daß die Bronchiektasien weit überwiegend im Gefolge anderer Lungenerkrankungen (akute und chronische Lungenentzündung, Pleuritis exsudativa mit Verschwartung, chronische Bronchitis usw.) sekundär intra vitam entstehen, nimmt SAUERBRUCH etwa 80% kongenitaler Entstehung an. Für die traubenförmig dem Bronchialbaum aufsitzenden Bronchiektasien möchten wir den SAUERBRUCHschen Standpunkt insbesondere dann teilen, wenn der Oberlappen oder eine ganze Lunge erkrankt ist. Für cylin-

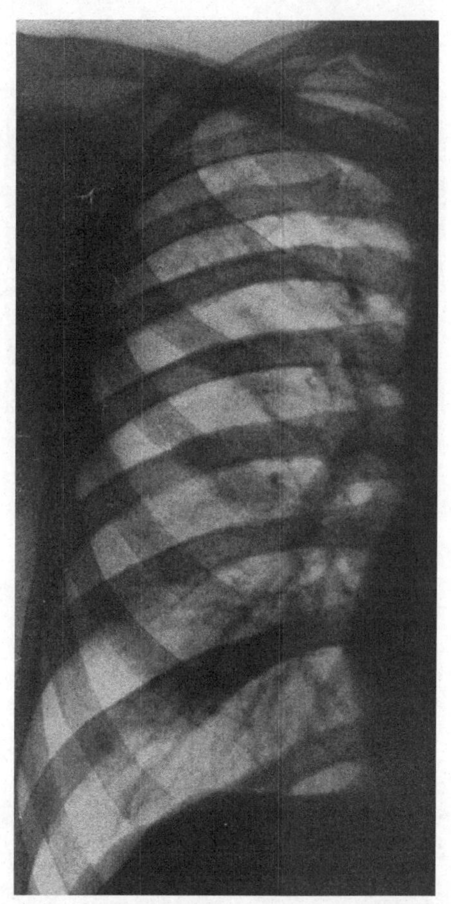

Abb. 212. Derselbe Fall. Fast restlose Rückbildung innerhalb von 3 Monaten bei klimatischer Kur.

drische Bronchiektasien im Unterlappen, die im Röntgenbild häufig eine Wandverdickung erkennen lassen, während die traubenförmigen Bronchiektasien meistens sehr dünne Wände haben, glauben wir mit BRAUER die sekundäre Entstehung annehmen zu sollen. Wir haben nicht selten beobachtet, daß nach Unterlappenpneumonien durch viele Jahre ein feuchter Katarrh an der Erkrankungsstelle nachweisbar blieb, den wir als Pneumonierest zu bezeichnen pflegten und auf Bronchiektasien

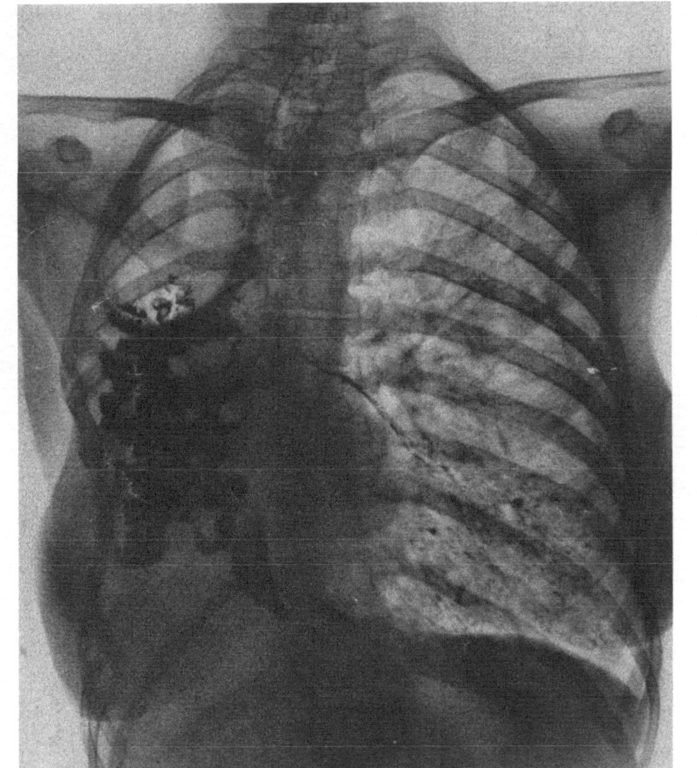

Abb. 213. Amb., ♀, 30 Jahre. Lungenentzündung nach Äthernarkose führte zu dem hier wiedergegebenen Lungenabsceß. 6 Wochen lang hohes allmählich abfallendes Fieber. Nie Tuberkelbacillen. 4 Wochen später war von dem Absceß klinisch und röntgenologisch nichts mehr nachzuweisen (konservative Behandlung).

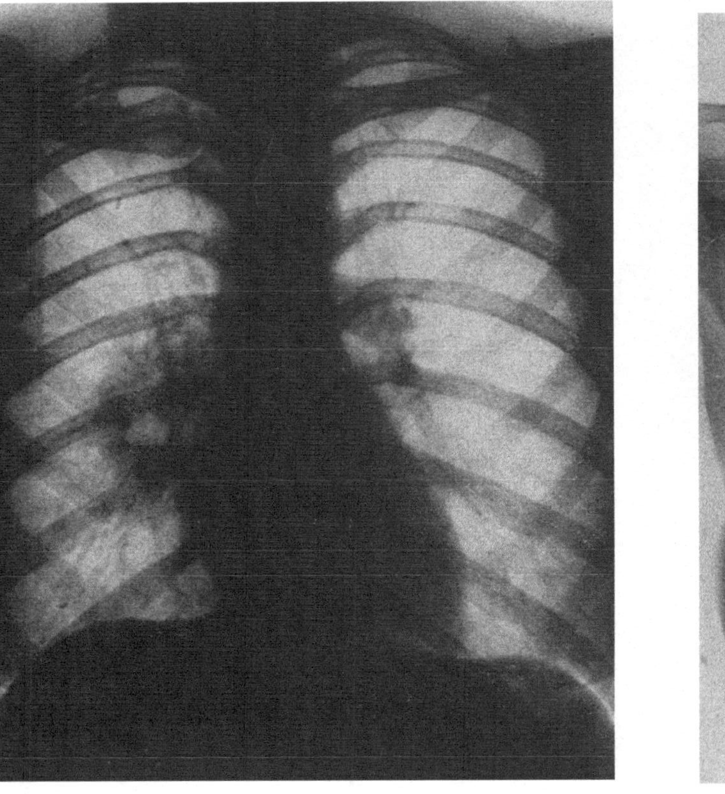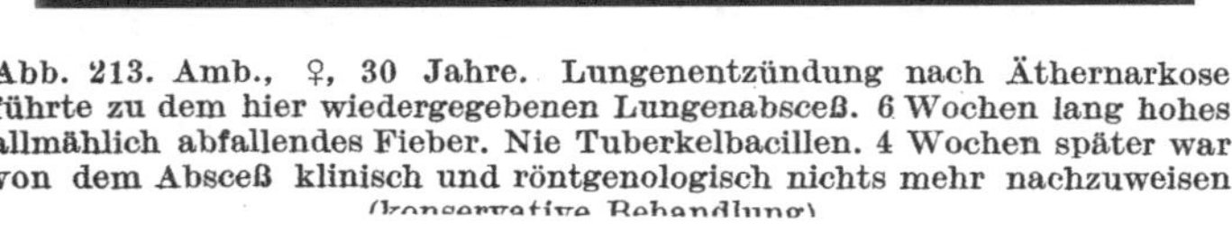

Abb. 214. Aufn.-Nr. 539, ♀, 29 Jahre. Chronischer Lungenabsceß. Januar 1923 Resektion von 7 Rippen wegen Empyemresthöhle. Dezember 1928 kein Fieber, 30 ccm Auswurf, nie Tuberkelbacillen. Riesenhöhle im rechten Oberfeld (Empyemresthöhle?). Multiple Bronchektatische Abscesse im maximal geschrumpften rechten Unterlappen. Jodipinfüllung.

geringen Grades bezogen haben, ohne daß freilich ein klinisches Bild der Bronchiektasie bestand; in ähnlicher Weise dürfte auch ein echtes klinisches Bild der Bronchiektasie zustande kommen können.

Cystenlunge. Erst in neuerer Zeit hat sich auch die Klinik mit der Diagnostik der dem Pathologen seit langem bekannte Cystenlunge

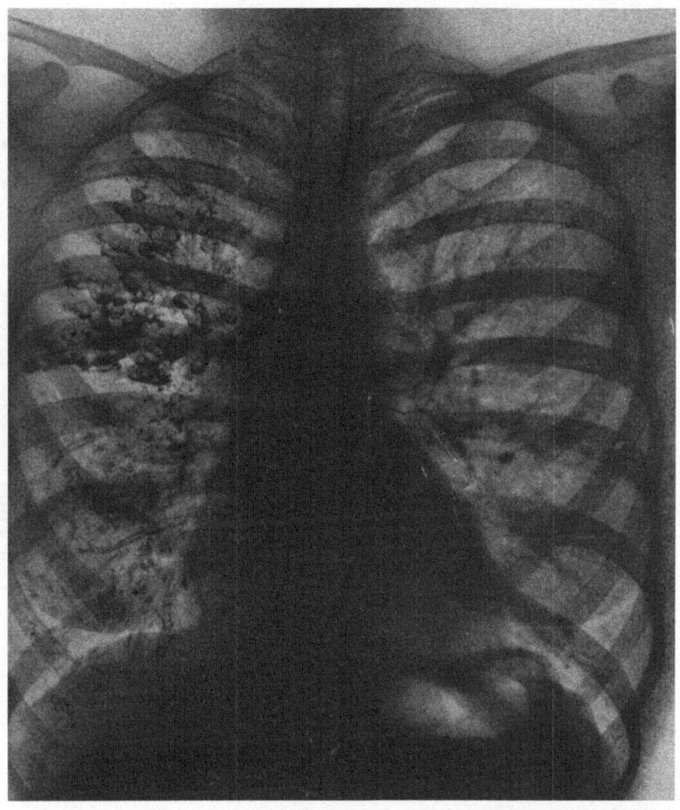

Abb. 215. Aufn.-Nr. 8127, ♀, 32 Jahre. Bronchektasien im rechten Oberlappen. 1913 Lungenentzündung. 1926 60 ccm Auswurf, keine Bacillen. Jodipinfüllung.

beschäftigt. Über die Entstehung der Cysten herrscht auch bei den Anatomen keine Übereinstimmung. Wir möchten das Bild enger fassen, indem wir unter Lungencysten und Cystenlunge nur die angeborenen Cysten verstehen, nicht aber etwa die erworbenen, wie den Echinococcus oder den chronischen Lungenabsceß. Lungencysten können isoliert oder multipel vorhanden sein. Stehen sie mit dem Bronchus nicht in Verbindung, so sind sie regelmäßig mit Flüssigkeit gefüllt und erscheinen im Röntgenbild als mehr oder minder großer kompakter runder oder ovaler scharf begrenzter Herdschatten. Cysten, die mit dem Bronchus in Verbindung stehen, pflegen luftgefüllt zu sein und erscheinen im Röntgenbild als zarter Ringschatten gelegentlich mit Flüssigkeitsspiegel. Wird ein ganzer Lungenlappen oder gar eine ganze Lunge von einer Riesencyste eingenommen, so spricht man von einer Sacklunge. Luftgefüllte multiple

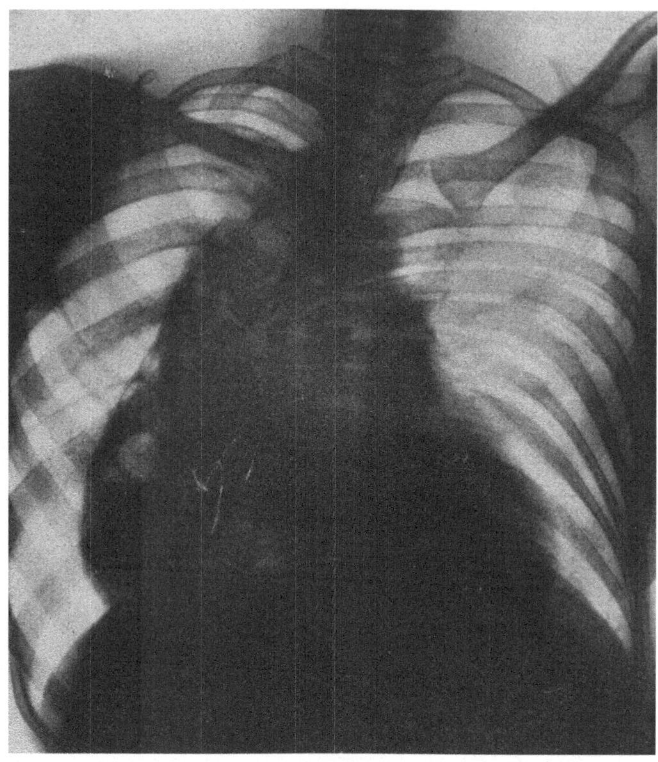

Abb. 216. Amb., ♀, 29 Jahre. Cystenlunge. Die ganze rechte Lunge ist von zahlreichen runden Hohlräumen mit zum Teil ganz dünner Wand durchsetzt. Der größte Hohlraum im Unterlappen zeigt einen Flüssigkeitsspiegel. Im Auswurf nie Tuberkelbacillen. Kyphoskoliose. Es ist anderweit ein zur Zeit überblähter Pneumothorax angelegt, der bei dieser Krankheit nicht zu einem Erfolg führen kann.

Cysten geben dem Röntgenbild das Aussehen der großräumigen oder kleinräumigen Wabenlunge.

Das klinische Bild der Lungencysten hängt von der Ausdehnung des Prozesses und der Absonderung aus den Cysten ab. Nicht gar zu große cystische Erkrankungen können dem Träger völlig unbekannt sein, brauchen seine Leistungsfähigkeit nicht zu beeinträchtigen und werden nur durch Zufall entdeckt. Umfangreiche Cysten machen schon mehr oder minder erhebliche Atemnot, fallen aber im Befinden des Kranken sonst nur auf, wenn sie absondern. Das Krankheitsbild kann im übrigen vom anscheinend harmlosen Katarrh bis zur schweren septischen Erkrankung variieren. Die Verwechselung mit einer Lungentuberkulose kann nur vorübergehend bestehen, da das Röntgenbild doch, recht charakteristisch ist und eitrige Prozesse in den Cysten bei ständigem Fehlen von Tuberkelbacillen die tuberkulöse Natur auszuschließen gestatten (Abb. 216).

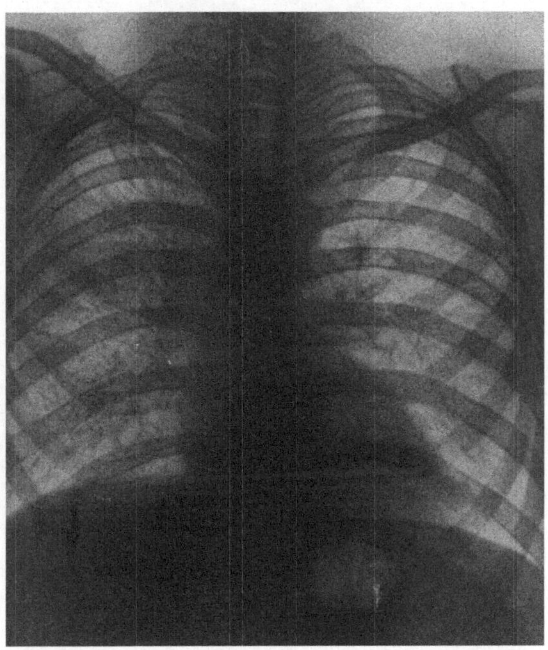

Abb. 217. Amb., ♂, 40 Jahre. Beginnende Lungengangrän.

Lungengangrän. Auch die *Lungengangrän* kann nur im Entwicklungsstadium diagnostisch an Tuberkulose denken lassen. Meist setzt sie schon mit stürmischen Krankheitserscheinungen ein, die wir, wie erwähnt, in solcher Heftigkeit bei der Tuberkulose nicht kennen. Aber es kommen auch subakute unklare Initialerscheinungen vor, aus denen sich erst allmählich mit dem gangränösen Zerfall das unverkennbare Krankheitsbild entwickelt. So zeigt die Abb. 217 das Röntgenbild einer Infiltrierung im Mittelfeld, dem ebensowohl eine subakute oder chronische Pneumonie wie ein tuberkulöser Prozeß zugrunde liegen kann; zu dieser Zeit sprachen auch weder der physikalische Befund noch das klinische Bild für den schweren gangränösen Prozeß, der sich sehr bald in typischer Form herausbilden sollte. Gelegentlich, glücklicherweise aber sehr selten, entwickelt sich eine Gangrän auf dem Boden einer chronischen Phthise; merkwürdig genug, da die Kavernen ja vielfach eine reiche Flora von Spaltpilzen bergen, darunter zahlreiche Arten, die pathogen sind oder werden können.

Stauungslunge bei Herzfehler. Die klinischen Erscheinungen bei *Herz- und Gefäßkrankheiten* sind meist so eindeutig bezogen, daß differential-

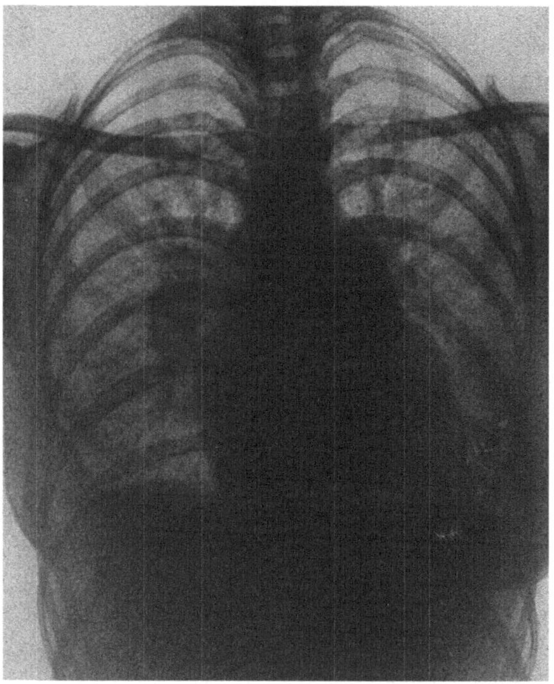

Abb. 218. Amb., ♀, 45 Jahre. Stauungslunge bei Mitralinsuffizienz. Typische Herzsilhouette, sehr große Hilusschatten, überreiche Gefäßschatten.

diagnostische Erwägungen über eine Lungenerkrankung, insbesondere eine Tuberkulose in der Regel kaum in Betracht kommen. Gelegentlich stehen indessen die Symptome von seiten des Respirationstractus, insbesondere die Atemnot und die Stauungserscheinungen auf den Lungen isoliert und damit irreführend ganz im Vordergrunde. Klinische Beobachtung und Röntgenuntersuchung weisen aber den richtigen Weg. Stauungskatarrh auf den Lungen und Symptomenbild pflegt auf geeignete Stützung der Herzarbeit deutlich anzusprechen, womit der Diagnose ex juvantibus der Weg gewiesen wird. Im Röntgenbild ist die Veränderung der Herzsilhouette zwar nicht Bedingung der Diagnose eines Vitiums, aber doch oft ganz unzweideutig. Die Stauung im kleinen Kreislauf gibt ein ungemein charakteristisches Röntgenbild (Abb. 218)

und die Vergrößerung der Hilusbegleitschatten in solchem Fall auf
Tuberkulose der Bronchaldrüsen zu beziehen, ist meistens bei Erwachsenen schon ein recht grober Fehler. Schwieriger kann die Frage werden,
wenn Stauungsblutungen aus den Lungen diagnostisch irreführen und
Infarktschatten Infiltrierungen tuberkulöser Art vortäuschen. Insbesondere kann in solchen Fällen die Frage auftauchen, ob neben einem Herz-

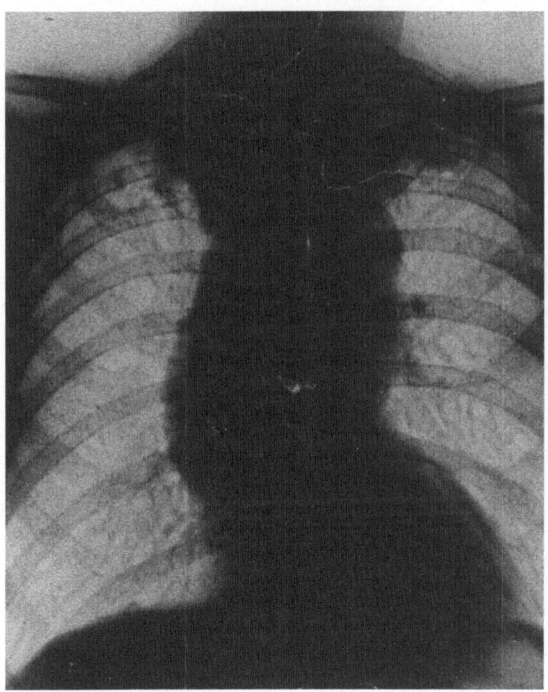

Abb. 219. Amb., ♂, 50 Jahre. Aortitis luetica. Enorme Verbreiterung des Gefäßbandes.
insbesondere der Aorta ascendens. Produktive cirrhotische Tuberkulose in beiden Oberlappen
mit Kaverne rechts.

leiden eine Lungentuberkulose besteht. Diese Kombination galt bekanntlich lange Zeit als ein recht seltenes Vorkommnis, von der einzigen Ausnahme der Pulmonalstenose abgesehen, die häufig der Lungentuberkulose
den Boden bereitet; gerade die Stauung im kleinen Kreislauf bei Mitral-
fehlern, in geringem Grade auch bei Aortenfehlern gilt als Ursache des
Freibleibens der Lungen von progredienter Tuberkulose. Im Laufe der
Jahre habe ich jedoch eine recht beträchtliche Zahl von Kranken gesehen,
bei denen neben einem Herzklappenfehler eine progrediente Lungentuberkulose bestand; das Ausschließungsverhältnis beider Prozesse kann
ich daher nicht anerkennen.

Arteriosklerose und Aortitis luetica. Entscheidend ist in schwierigen Fällen das Röntgenbild, das klinische Bild und vor allem und endgültig der Bacillennachweis. Die Atheromatose der Aorta und die Aortitis luetica bieten klinisch wie röntgenologisch (Abb. 219) diagnostisch meist keine Schwierigkeiten.

Atheromatose der Arteria pulmonalis. Ein interessantes Bild zeigt das Röntgenbild Abb. 220. Hier war nach den klinischen Erscheinungen

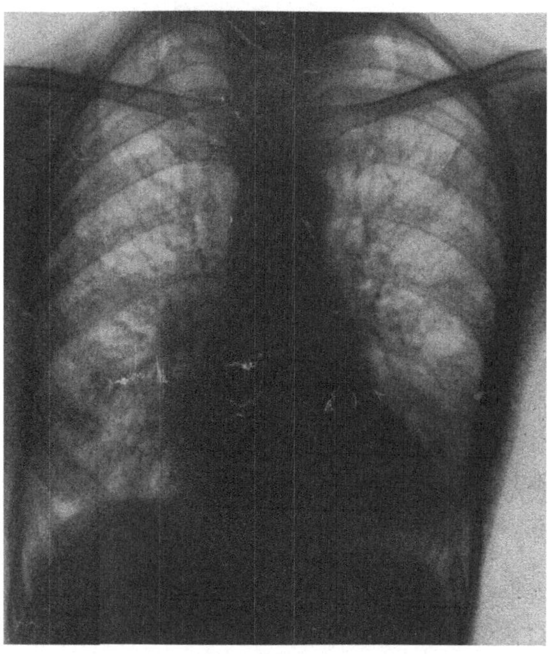

Abb. 220. Aufn.-Nr. 2059, ♀, 65 Jahre. Disseminierte Atheromatose der Arteria pulmonalis und ihrer Äste neben rechtsseitiger Spitzencirrhose, die nach Sektionsbefund eine geringe Ausdehnung hatte. Pleuraschwarte links.

und diesem Röntgenbild eine disseminierte cirrhotisch-produktive Tuberkulose angenommen, während die Autopsie neben einer Spitzencirrhose eine herdförmige Atheromatose der Arteria pulmonalis bis in ihre kleinsten Äste aufdeckte.

Koniose. Die dritte Gruppe von Lungenerkrankungen, die diagnostische Rätsel aufgeben können, sind die *Koniosen*. Sie sind in ihren klinischen Erscheinungen und anatomischen Befunden zwar seit langem gut bekannt, aber einem besonders eingehenden Studium unterzogen, seit die Novelle zum Unfallversicherungsgesetz vom 11. 2. 29 sie zu den gesetzlich geschützten Berufskrankheiten zählt. Die Diagnose der Staublungenkrankheit ist an die Feststellung der beruflichen Schädigung gebunden, die, von einzelnen besonders gefährlichen Berufstätigkeiten abgesehen, mindestens durch eine Reihe von Jahren bestanden haben muß, um nachweisbare Schäden an den Lungen zu setzen. Die organischen Staubarten führen wohl durch Reizung der Luftwege zu chronischer Bronchitis, Emphysem, Bronchopneumonie, Bronchektasien, Asthma, scheiden aber für die Entstehung einer Koniose vollkommen aus. Der Kohlenstaub allein macht zwar eine Koniose, die aber klinisch belanglos ist, ja der man sogar nachsagt, daß sie vor Tuberkulose oder mindestens vor deren raschem Fortschreiten schützen soll. Die neuere anatomische, experimentelle und gewerbemedizinische Forschung ist geneigt, auch die pathologische Bedeutung der mineralischen Staubarten gering einzuschätzen mit einziger oder doch fast einziger Ausnahme der Kieselsäure, die frei und fast rein im Quarz, außerdem aber frei und gebunden in sehr verschiedener Gestalt in vielerlei Gesteinsarten vorkommt und immer das Medium agens sein soll. Das Krankenmaterial der Koniosen entstammt daher recht verschiedenen Berufsarten; das Hauptkontingent stellen die eigentlichen Gesteinshauer der Bergwerke, die Steinmetzen und die Porzellaner, doch auch Kohlenhauer, die im Steinstaub arbeiten, Schleifer und manche andere Gewerbe. Das klinische Bild der Koniose ist durch schleichenden Ablauf, hartnäckige Katarrhe der Luftwege und zunehmende Kurzatmigkeit, auch zunehmende Mattigkeit gekennzeichnet, der physikalische Befund dem bei Emphysem plus Bronchitis gleich. Seit der röntgenologischen Erforschung des Krankheitsbildes unterscheidet man ein Vorstadium mit kaum merkbaren Erscheinungen und dem Röntgenbild der verstärkten Gefäß- und Hiluszeichnung. Das Röntgenbild dieses Vorstadiums ist also nicht eindeutig und mit Sicherheit nur aus der Röntgenbilderserie des lange beobachteten Prozesses zu bewerten; ganz auffällig und wegweisend kann aber in diesem Vorstadium schon eine erhebliche Kurzatmigkeit sein, die zu den geringen Veränderungen, die physikalisch und röntgenologisch aufzudecken sind, in krassem Gegensatz steht. Sie dürfte darauf beruhen, daß auch in diesem Vorstadium schon ausgedehnte Emphysembildung den Gasaustausch wesentlich erschwert. Es kann deshalb in diesen Fällen die Lungenfunktionsprüfung, insbesondere der Nachweis einer großen Residualluftmenge das Krankheitsbild aufklären und das richtige Urteil über die Leistungsfähigkeit des Erkrankten gestatten. Das I. Stadium mit ausgesprochenen Krankheitserscheinungen zeigt ein Röntgenbild der feinen Tüpfelung (Abb. 221), auch als Schneegestöber bezeichnet, die durch beginnende Schwielenbildung erzeugt wird. Das II. Stadium bringt die Bildung ausgedehnter konfluierender Schwielen, die sich im Röntgenbild als sog. Ballung markiert, oft, wie die Abb. 222 typisch zeigt, ganz augenfällig symmetrisch in den Unterfeldern. Mit dieser Entwicklung geht die Ausbildung eines schweren Krankheitszustandes parallel, wie er aus der Abb. 223 ohne weiteres einleuchtet.

Die Erkennung dieser *Koniosen* an der Hand der Berufstätigkeit, des genannten Krankheitsbildes und insbesondere der Röntgenaufnahme macht keine wesentlichen Schwierigkeiten; sie werden aber sehr groß, sobald die Frage nach der so häufigen komplizierenden Tuberkulose zu beantworten ist. Hier ist der Bacillennachweis zur sicheren Entscheidung von besonderer Wichtigkeit, bei dem ausgedehnten sekundären Katarrh

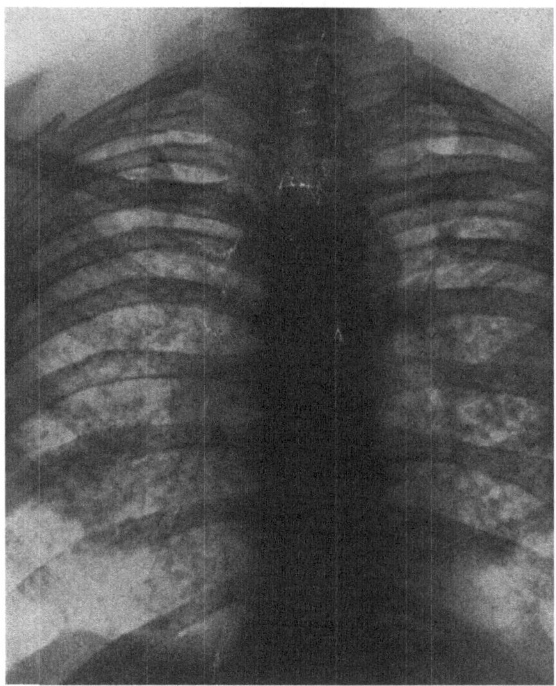

Abb. 221.   Aufn.-Nr. 241, ♂, 40 Jahre. Silikosis nach 20 Jahren Metallschleifen; außer mäßiger Atemnot keine Erscheinungen.

aber oft besonders schwierig; hier kann deshalb das Züchtungsverfahren recht nützlich sein. Klinisch sind neben Fiebererscheinungen, die aber bei diesen chronischen indurierenden Formen in der Regel fehlen, die sog. biologischen Reaktionen der Senkungsbeschleunigung und des weißen Blutbildes von großer Bedeutung, außerdem eventuell das Röntgenbild mit etwaigen Zerfalls- oder Schrumpfungserscheinungen der oberen Lungenpartien; Spitzenkavernen können in solchen Fällen die Entscheidung für die Tuberkulose abgeben, so in dem Fall, dessen Röntgenbild die Abb. 224 wiedergibt. Dagegen zeigt die Abb. 225 in beiden Lungenfeldern zwar die für Koniose charakteristischen mächtigen Ballungen und gar nichts, was für Tuberkulose sprach, aber das Sputum enthielt Tuberkelbacillen.

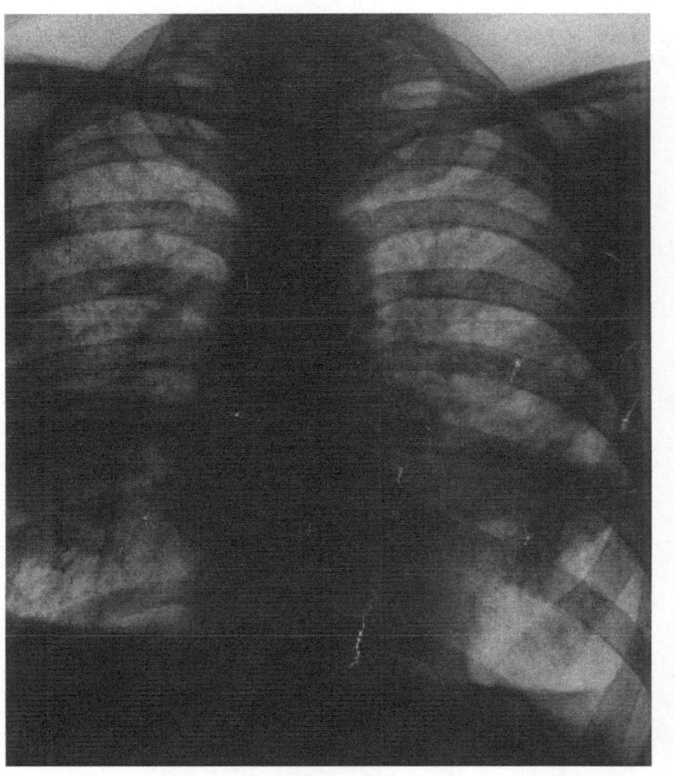

Abb. 222. Aufn.-Nr. 7748, ♂, 47 Jahre. Silikosis. Seit 25 Jahren Porzellanarbeiter. Tüpfelung beider Lungen, Ballung in beiden Unterfeldern.

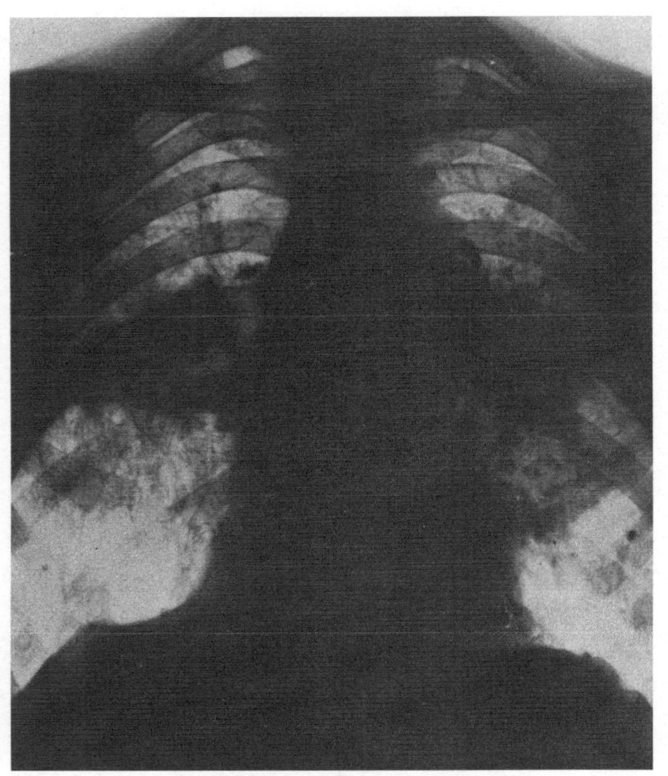

Abb. 223. Amb., ♂, 50 Jahre. Schwere Silikosis. Seit 20 Jahren Zement-
arbeiter. Massive Ballung in beiden Mittelfeldern. Lymphknoten voll Steinstaub. Schwere Atemnot.

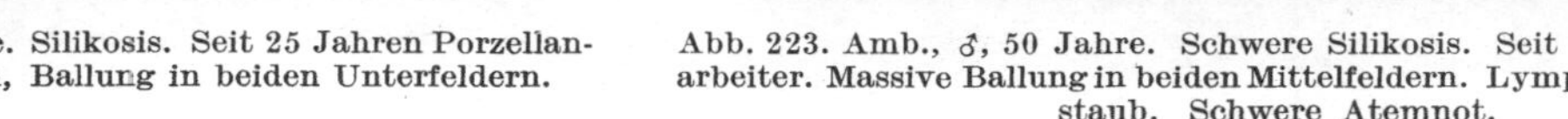

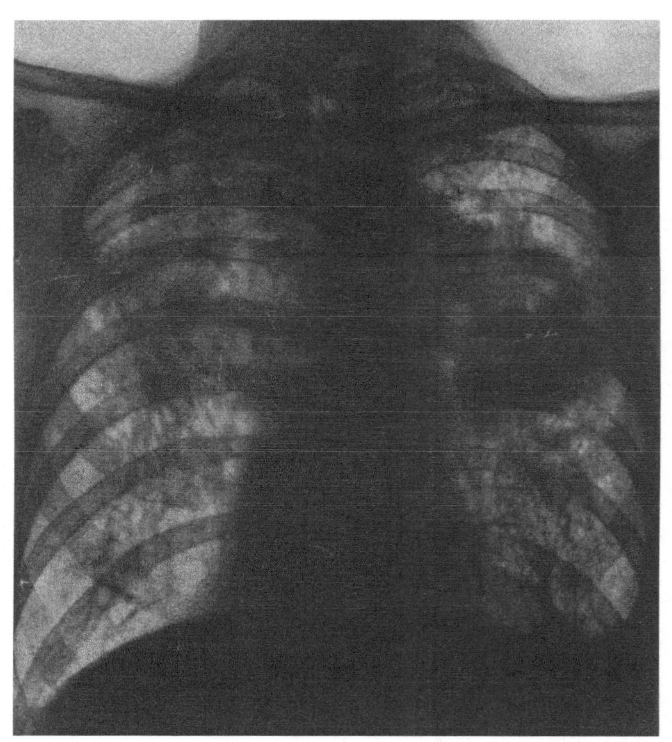

Abb. 224. Amb., ♂, 47 Jahre. Staublungentuberkulose. Seit 25 Jahren Steinmetz. Tüpfelung und Ballung in beiden Lungenfeldern. Lymphknoten ganz voll Steinstaub. Kavernensystem im rechten Oberfeld. Tuberkelbacillen +.

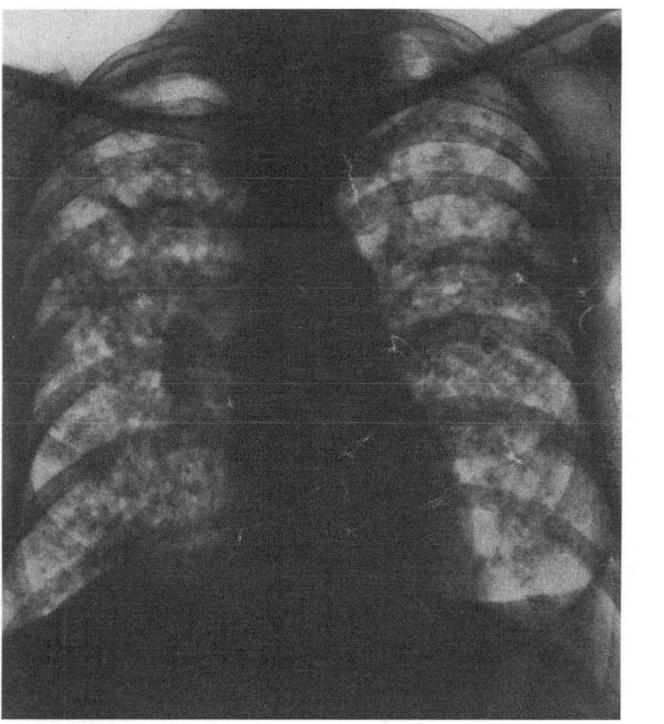

Abb. 225. Aufn.-Nr. 9832, ♂, 59 Jahre. Staublungentuberkulose bei Porzellandreher. (20 Jahre im Beruf.) Massive Ballung beiderseits. Tuberkelbacillen +.

Die Flußspatkoniose ist zwar nach NICOL in erster Linie eine Silikose, doch mißt dieser Untersucher auch dem freien Fluor und der Flußsäure besondere Wirkung bei Ausbildung des Krankheitsbildes bei, was die besondere Häufigkeit frühzeitiger Erkrankung und das besonders häufige Auftreten der Tuberkulose erklären dürfte.

Als besondere Form der Staublungenkrankheiten ist von SAUPE, WEDLER u. a. die Lungenasbestose ausführlich behandelt worden. Ob

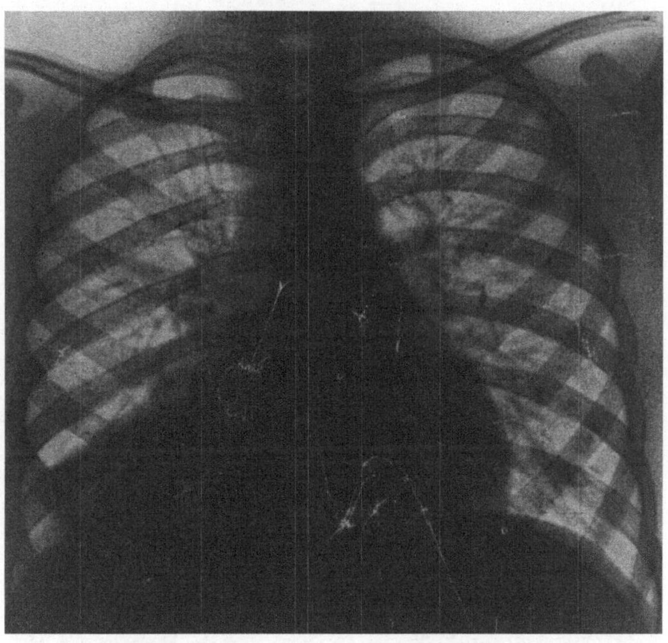

Abb. 226. Aufn.-Nr. 1303, ♂, 9 Jahre. Aktinomykose der Leber und Lunge (pflegte im Getreidefeld Ähren zu essen). Massive Verschattung im rechten Unterfeld. Zahlreiche Fisteln. Schwere Fieberattacken. Exitus.

diese Koniose wesentlich durch mechanischen Reiz der Asbestnadeln zustande kommt oder doch auch auf der aus ihnen frei werdenden Kieselsäure beruht, ist noch strittig. Das Röntgenbild der Asbestose gleicht weitgehend dem der Silikose, doch scheint es zu massiven Verdichtungen und Ballungen weniger oft zu kommen. Auch die Asbestose vergesellschaftet sich nicht ganz selten mit Lungentuberkulose und scheint gelegentlich auch zum Lungenkrebs zu führen.

Die Entstehung und klinische Bedeutung der Metallstaublunge (Siderosis, Aluminosis u. a.) sind als Sonderformen wissenschaftlich noch umstritten.

Aktinomykose. Eine weitere Gruppe von Krankheiten der Lungen, die differentialdiagnostisch mit der Tuberkulose in Konkurrenz treten können, sind die Infekte anderer Genese. Die *Aktinomykose* der Lungen ist in der Großstadt natürlich ein seltenes Vorkommnis. In unserem Falle des Übergreifens einer abdominellen Aktinomykose auf Pleura und Lunge war die Diagnose erst nach Probeexcision möglich gewesen;

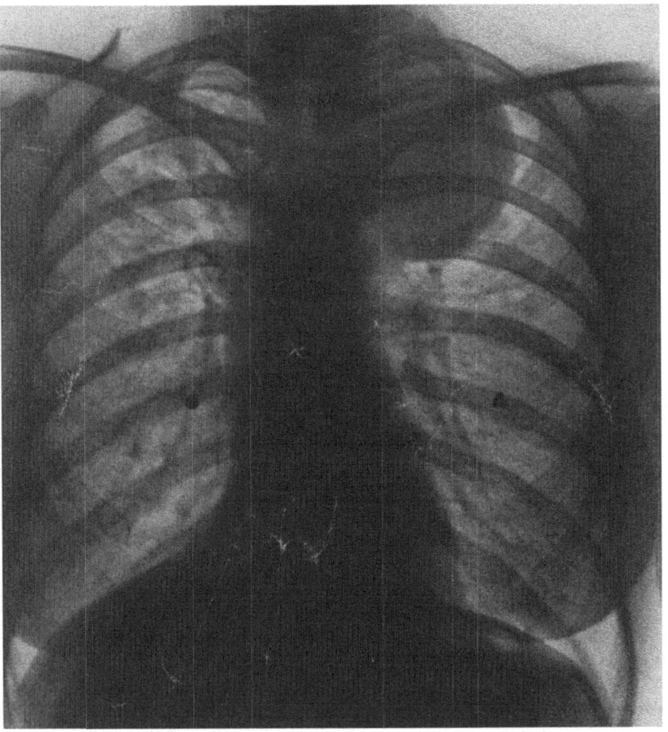

Abb. 227. Aufn.-Nr. 1246, ♀, 33 Jahre. Echinococcus. Ovaler homogener Tumorschatten im linken Oberfeld. Tuberkulöse Herde im rechten Oberfeld.

das Krankheitsbild kann diagnostisch, bis der Nachweis der Drusen gelingt, große Schwierigkeiten machen; die Allgemeinerscheinungen, insbesondere das kontinuierliche oder auch remittierende Fieber, die Symptome von seiten der Lunge und große Infiltratschatten im Röntgenbild sind von ähnlichen Erscheinungen verkäsender Lungen- und Pleuratuberkulosen nicht sicher zu unterscheiden, doch muß das dauernde Fehlen der Tuberkelbacillen stutzig machen. Noch schwieriger kann die Abgrenzung der Aktinomykose von der Lymphogranulomatose und von bösartigen Tumoren sein. Die Aktinomykose der Lungen greift gern auf die Brustwand über und führt hier zur Bildung charakteristischer multipler Fisteln.

Der Echinococcus der Lungen entsteht in der Regel haematogen. Die Krankheitserscheinungen sind uncharakteristisch, der physikalische Befund ist nicht eindeutig. Das Röntgenbild zeigt einen in der Regel ovalen scharf und glattrandig begrenzten großen homogenen Schatten, der nur die Diagnose Echinococcus oder Tumor zuläßt (Abb. 227). Nahe

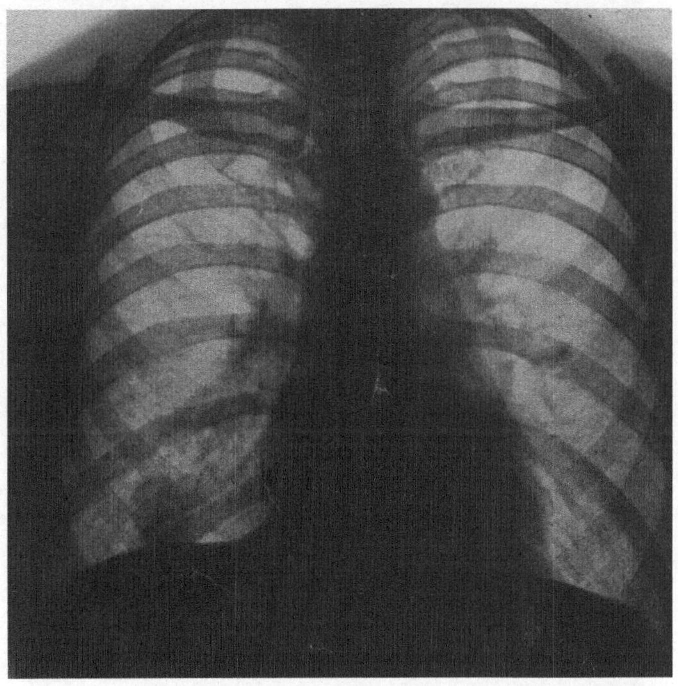

Abb. 228. Amb., ♀, 30 Jahre. Fibrom der Mamma. Der kreisrunde Herdschatten, der zunächst für ein stationäres, tuberkulöses Infiltrat gehalten wurde, hatte sich im Laufe weniger Monate deutlich vergrößert. Das Fibrom wurde durch Operation entfernt.

Berührung mit einem Hund kann den Verdacht auf Echinococcus verstärken; der Befund von typischen Haken im Sputum oder die Komplementbindungsreaktion werden die Entscheidung bringen. Der Echinococcus wird bekanntlich nicht so ganz selten nach Perforation in toto ausgehustet.

Extrapulmonale Tumoren. Liegt ein röntgenologisch festgestellter Tumor nach der Durchleuchtung in verschiedenen Durchmessern oder in stereoskopischer Aufnahme nicht unzweifelhaft in der Lunge, sondern an der Brustwand, so ist die Vorfrage zu stellen, ob er überhaupt der

Lunge angehört oder doch zu ihr in unmittelbare Beziehung getreten ist. Die Abb. 228 zeigt den Schatten eines Tumors, der zunächst für ein stationäres tuberkulöses Infiltrat gehalten wurde. Nachdem sich röntgenologisch ein deutliches Wachsen dieses Tumors gezeigt hatte, wurde eine Geschwulst in der Mamma festgestellt, die sich bei der

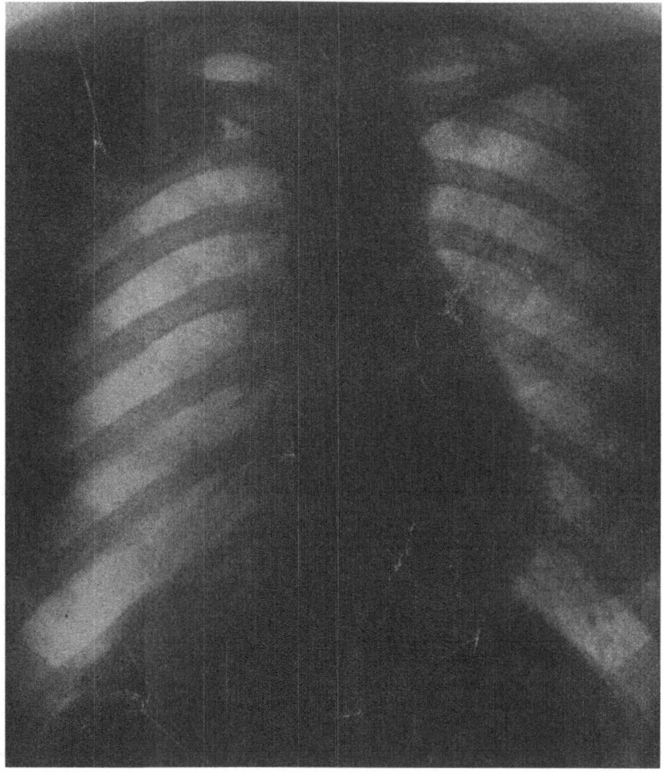

Abb. 229. Aufn.-Nr. 4123, ♀, 23 Jahre Osteochondrom der 3. Rippe. Diagnostischer Pneumothorax. (Obduktion 1 Jahr später nach Tod an Phthise.)

Operation als ein Fibrom erwies. Gelegentlich kann mit Hilfe des diagnostischen Pneumothorax die Beziehung des Tumors zur Lunge einwandfrei geklärt werden. Die Abb. 229 zeigt einen großen derben Tumor, den der diagnostische Pneumothorax als der Brustwand angehörig und außerhalb der Lunge liegend erwies. Nachdem die Patientin ein Jahr später einer floriden Phthise erlegen war, wurde der Tumor autoptisch als ein Osteochondrom, von der 3. Rippe ausgehend, festgestellt.

Gutartige Lungentumoren. Gutartige primäre Tumoren in der Lunge sind selten. Es kommen in der Lunge vor Fibrome, Adenome, Lipome,

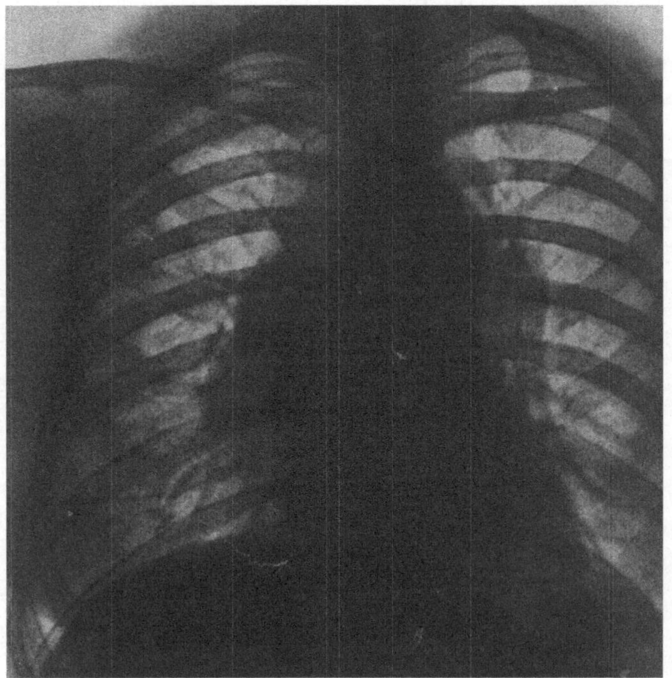

Abb. 230. Aufn.-Nr. 1870, ♀, 25 Jahre. Lymphogranulomatose der Lungenwurzeldrüsen.

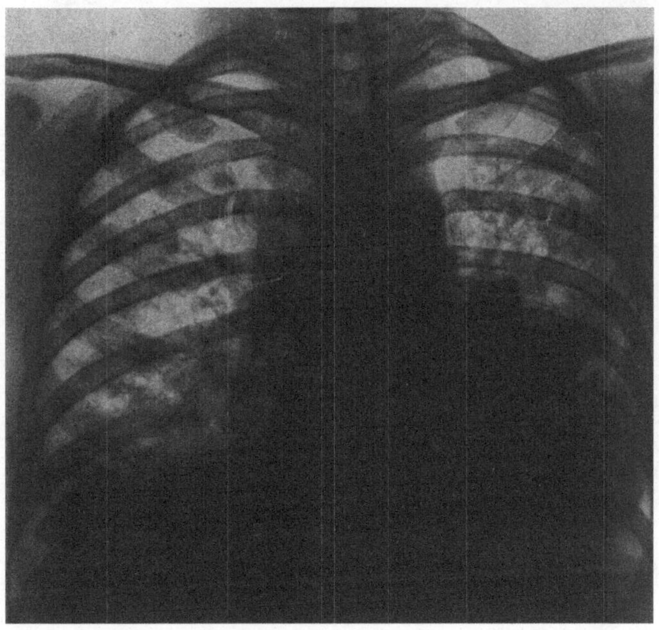

Abb. 231. Derselbe Fall. Übergreifen auf die Lungen. Linksverschiebung, Lymphopenie, Senkungsbeschleunigung. Diagnose durch Probeexcision von Halsdrüsen. Bestätigung durch Obduktion.

Chondrome, Angiome und cystische Tumoren, darunter Dermoidcysten.
Die klinischen Erscheinungen sind stets uncharakteristisch; der Röntgen-

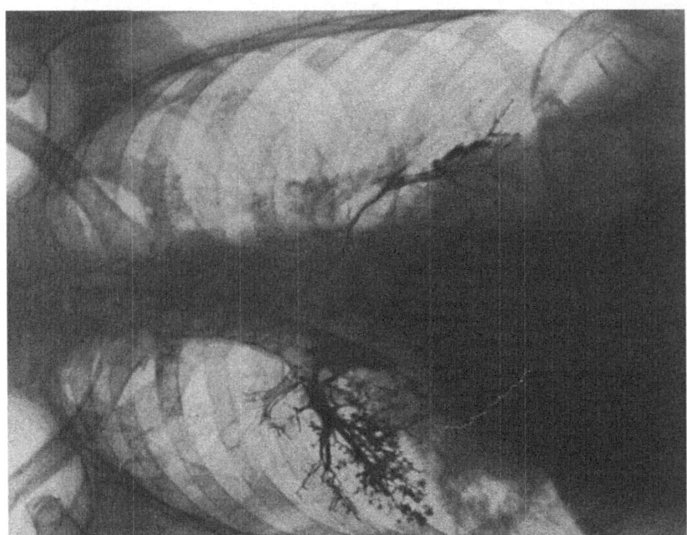

Abb. 233. Aufn.-Nr. 3690, ♂, 64 Jahre. Bronchuscarcinom mit infiltrierendem Wachstum. Jodipinstop im Hauptbronchus des rechten Unterlappens. Hohe Senkungsbeschleunigung, Kachexie.

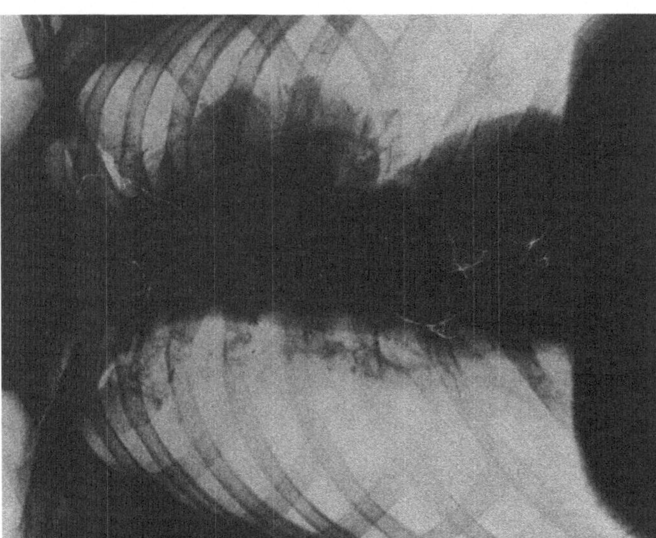

Abb. 232. Amb., ♂, 50 Jahre. Bronchuscarcinom.

befund wird zwar kaum den Verdacht einer Lungentuberkulose hervorrufen, doch gelangt man über die Diagnose Tumor nicht hinaus,

insbesondere zunächst nicht zu der Feststellung, ob ein gutartiger oder ein bösartiger Tumor vorliegt; es ist deshalb regelmäßig notwendig in längerer Beobachtung festzustellen, ob der Tumor wächst, oder ob er gar Metastasen gesetzt hat oder im Verlaufe der Beobachtung setzt.

Es kommen cystische Tumoren und Dermoidcysten in der Lunge vor, deren klinisch uncharakteristische Erscheinungen allenfalls den Verdacht einer Lungentuberkulose hervorrufen können. Das Röntgenbild zeigt einen mehr oder minder großen runden, scharf begrenzten Herdschatten, der die Diagnose Tuberkulose auszuschließen gestattet, im übrigen differentialdiagnostisch als Absceßschatten, Echinococcus, gutartiger oder bösartiger Tumor auszuwerten ist. Allenfalls kann noch durch den diagnostischen Pneumothorax festgestellt werden, ob der Tumor in der Lunge oder in der Brustwand gelegen ist.

Lymphogranulomatose. Von bösartigen Geschwülsten ist als wichtigste Erkrankung die Lymphogranulomatose zu nennen. Im Beginn kann die Differentialdiagnose Schwierigkeiten machen, solange der Prozeß sich hauptsächlich in den bronchalen und paratrachealen Lymphknoten abspielt. Die Krankheitserscheinungen pflegen sich zu dieser Zeit auf allgemeines Krankheitsgefühl, Druck auf der Brust, vielleicht etwas Husten zu beschränken; die Körpertemperaturen sind normal oder zeitweise subfebril. Die Blutkörperchensenkung kann nor-

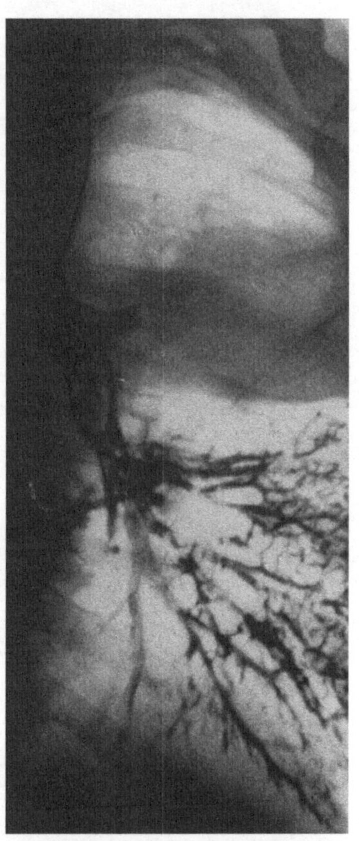

Abb. 234. Amb., ♂. Großer Tumorschatten im rechten Oberfeld. Jodipinstopp im Oberlappenbronchus.

male, aber auch mäßig bis stark erhöhte Werte zeigen; das weiße Blutbild kann normal sein, aber auch erhebliche Leukocytose, Lymphopenie und Linksverschiebung zeigen. Physikalisch kann eine Verbreiterung der Mittelfelddämpfung, besonders über den großen Gefäßen deutlich sein. Das Röntgenbild mit seiner tumorig vorspringenden Verbreiterung des Mittelschattens (Abb. 230) muß mindestens den Verdacht der Lymphogranulomatose begründen, zumal wenn es sich um Erwachsene handelt, bei denen so großartige isolierte Tuberkulosen der bronchalen und

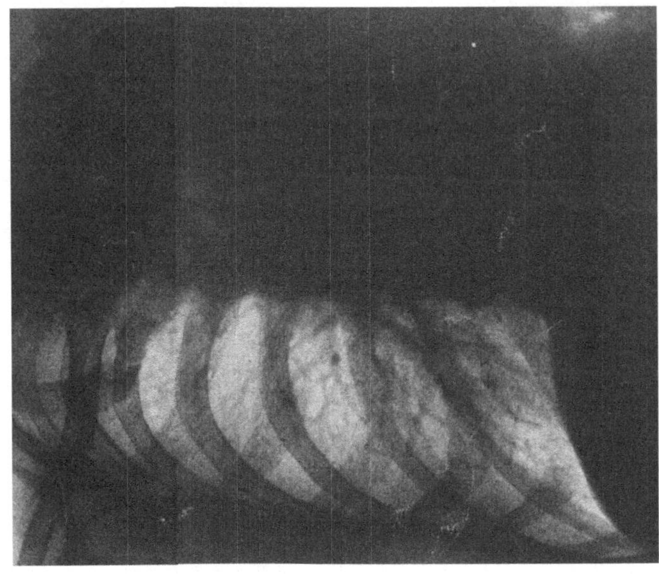

Abb. 236. Derselbe Fall. Verschluß des Hauptbronchus links durch Carcinom. Atelektase der ganzen linken Lunge mit sehr starker Verziehung des Mittelfelles nach links. Zunehmende Kachexie. Exitus.

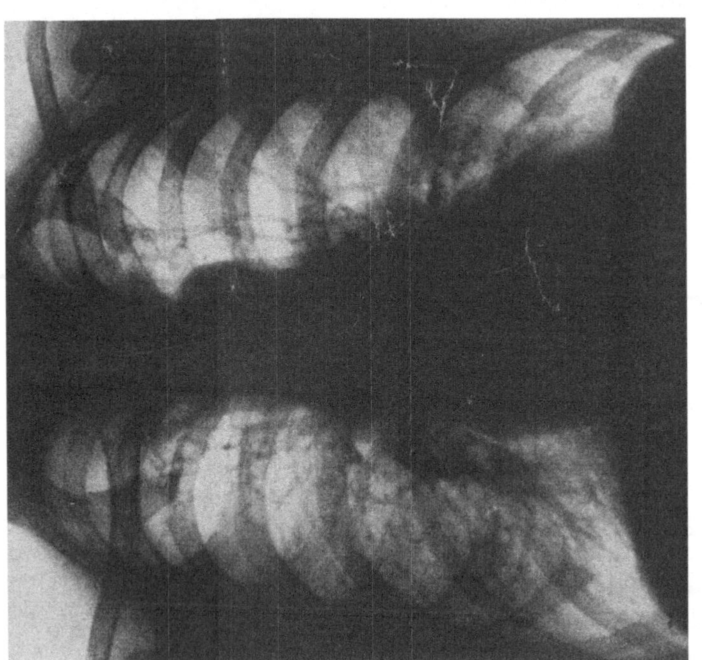

Abb. 235. Amb., ♂ 68 Jahre. Bronchiektasien im linken Unterlappen. Verdacht auf infiltrierend wachsendes Unterlappencarcinom links.

paratrachealen Lymphknoten selten vorkommen. Sind die Halsdrüsen beteiligt, so ist die Probeexcision zwecks histologischer Untersuchung die diagnostische Methode der Wahl. Im vorgeschrittenen Stadium kann die Lymphogranulomatose Lungenmetastasen setzen, die zwar kaum zur Annahme einer Tuberkulose Anlaß geben, aber die Diagnose des speziellen Prozesses recht schwierig machen können (Abb. 231).

Bösartige primäre Lungentumoren. Der häufigste primäre maligne Tumor der Lunge ist das Carcinom. Es kommen Bronchuscarcinom und Alveolarcarcinom vor; Sarkome sind seltener. Die Krankheitserscheinungen sind allgemeines Krankheitsgefühl und zunehmender Druck auf der Brust; sie werden, da sie sich oft schleichend entwickeln, oft längere Zeit verkannt. Der physikalische Befund ist keineswegs immer deutlich, da die Tumormasse zentral zu sitzen pflegt; kaum jemals führt er gleich zur richtigen und sicheren Diagnose. Das Röntgenbild kann die eindeutige Diagnose zulassen, wenn der rundliche zentral sitzende Tumor, wie in Abb. 232, bei einem älteren Individuum gefunden wird und die bekannten Allgemeinerscheinungen

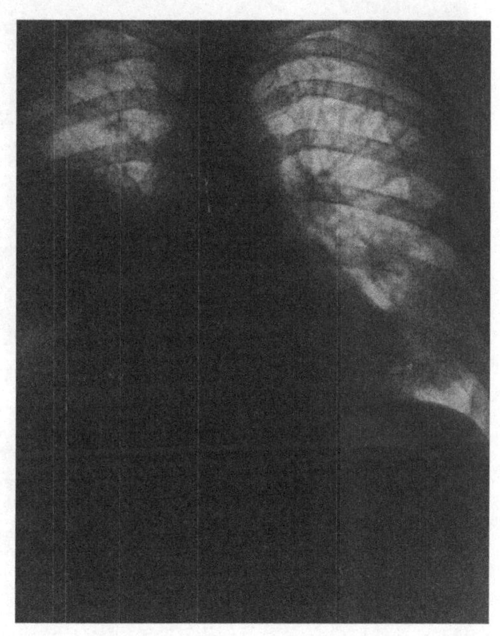

Abb. 237. Aufn.-Nr. 8727, ♀, 34 Jahre. Sarkom der Lungen. Hektisches Fieber, starke Linksverschiebung, normale Struktur. Obduktion.

eines Carcinoms, insbesondere beginnende Kachexie der spezifischen Färbung und vielleicht eine auffallend hohe Senkungsbeschleunigung die Annahme stützen. Handelt es sich um einen Tumor mit infiltrierendem Wachstum, so kann auch das Röntgenbild zur Klärung unter Umständen nicht viel beitragen. Ein solches vieldeutiges Bild zeigt die Abb. 233; indessen führte hier die Hilfsmaßnahme der Kontrastfüllung des rechten Unterlappenbronchus durch die Darstellung des ungemein charakteristischen Stopps zur richtigen Diagnose (Abb. 234). Ist der Tumor sehr ausgedehnt und gar mit einem Exsudat verbunden, das bekanntlich häufig durch blutig serösen Charakter die Diagnose des bösartigen Tumors stützt, so kann die massive Totalverschattung einer Seite die Röntgendiagnostik

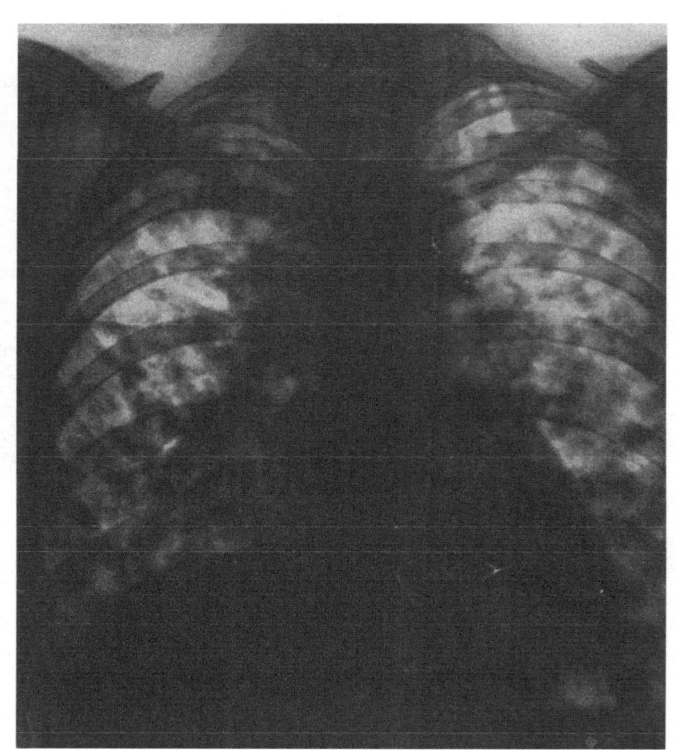

Abb. 238. Aufn.-Nr. 2812, ♂, 18 Jahre. Bronchogenes Adenocarcinom der Lungen. Kein Fieber, normale Senkung, zeitweise Linksverschiebung. Obduktion.

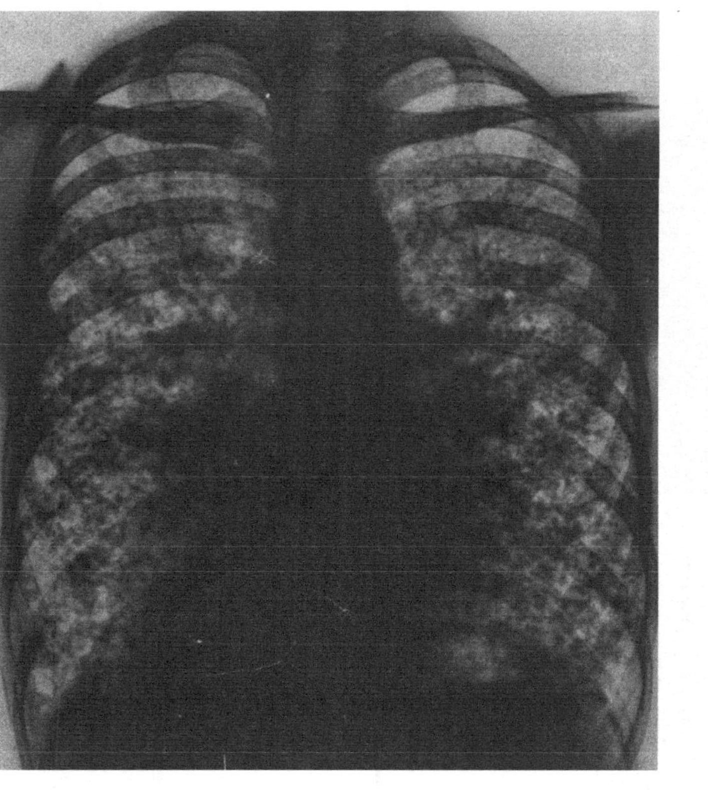

Abb. 239. Amb., ♀, 42 Jahre. Carcinommetastasen der Lungen. Primäres Bronchuscarcinom in alter Spitzennarbe rechts (Obduktion). (Von Dr. STEINMEYER-Görbersdorf freundlichst überlassen.)

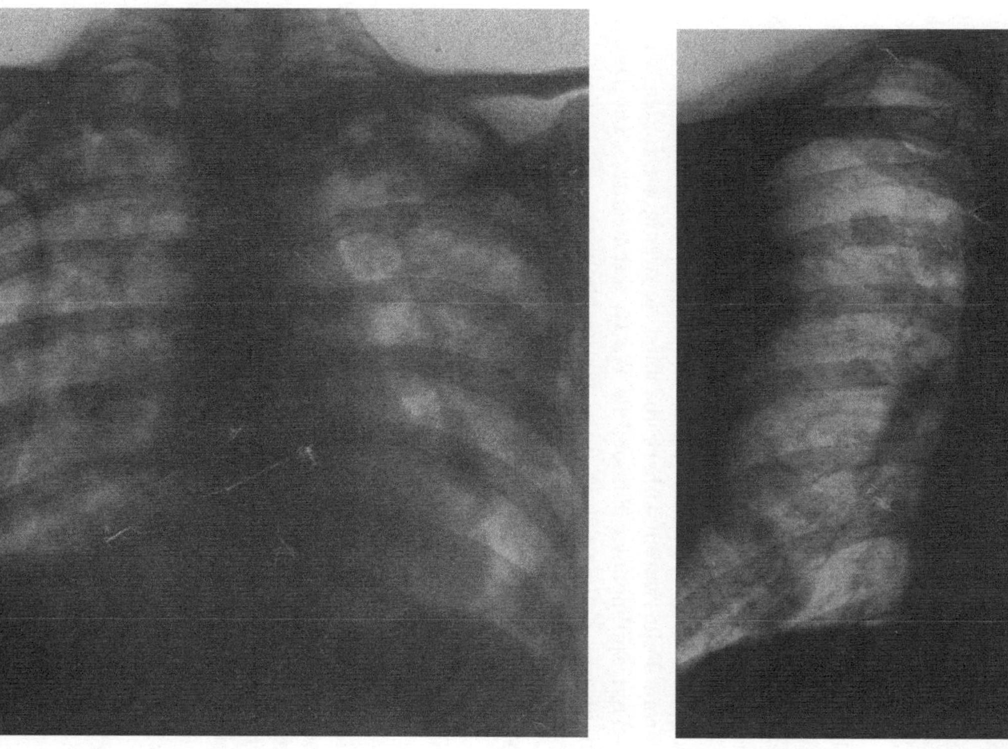

Abb. 240. Aufn.-Nr. 4411, ♀, 52 Jahre. Sarkometastasen in den Lungen bei
Uterussarkom Leichenaufnahme.

Abb. 241. Amb., ♂, 40 Jahre. Metastatische Herde in beiden Lungen.
Primärtumor nicht vorhanden. Keine Bacillen. Diagnose in suspenso.
(Von Dr. Ballin-Spandau freundlichst überlassen.)

ausschalten. Die Diagnose kann in solchem Fall auf längere Beobachtung der Weiterentwicklung des Leidens, insbesondere das Auftreten extrapulmonaler Metastasen, histologische Untersuchung des oft blutigtingierten Auswurfs oder etwaiger Probepunktate auf Tumorbestandteile angewiesen sein; die Diagnose einer Lungentuberkulose pflegt in diesem Stadium schon nicht mehr in Betracht zu kommen.

Metastatische Lungentumoren. Tumormetastasen in der Lunge sind gekennzeichnet durch multiples doppelseitiges Auftreten. Während aber die Einseitigkeit des Prozesses die metastatische Natur des Tumors unwahrscheinlich macht, gilt die Doppelseitigkeit, ja selbst das multiple Auftreten nicht ohne weiteres als sichere Unterlage für die Diagnose Metastase eines extrapulmonalen Tumors. Die Abb. 238 zeigt zahllose Metastasen eines Bronchocarcinoms, die Abb. 239 außerordentlich zahlreiche Metastasen des primären Carcinoms in einer alten Spitzennarbe. Die Abb. 240 bietet das typische Röntgenbild zahlreicher Metastasen eines Uteruscarcinoms. Die außerordentlichen Schwierigkeiten der Differentialdiagnose seien mit der Abb. 241 beleuchtet. Die Röntgenaufnahme zeigt bei gutem Allgemeinzustand zahlreiche Schatten runder Herde in beiden Lungen. ALBERT hat in ähnlichen Fällen durch den Tuberkelbacillennachweis die Diagnose Tuberkulose sichern können. In unserem Falle waren Tuberkelbacillen so wenig zu finden wie ein primärer extrapulmonaler Tumor; die Wa.R. war negativ. Die Diagnose muß in diesem Fall vorläufig in suspenso bleiben.

IX. Die Allgemeinbehandlung des Tuberkulösen.

Da die Tuberkulose überwiegend eine sehr chronische Krankheit ist, kann die Frage der Behandlungsbedürftigkeit in ihren verschiedenen Stadien nicht umgangen werden. Es gibt im Ablauf der Tuberkulose längere Zeiträume vollkommenen Stillstandes bei Fehlen aller Krankheitserscheinungen, für die eine laufende Beobachtung in angemessenen Zwischenräumen allen ärztlichen Pflichten gegenüber dem Kranken gerecht wird. Es gibt aber auch Perioden der Latenz, in denen gewisse Krankheitszeichen und Beschwerden fortbestehen, sowie Jahre langsamster Progredienz; in beiden Fällen besteht im wissenschaftlichen Sinne des Wortes Krankheit. Solche Episoden mit einer Dauerbehandlung auszufüllen, die je nach dem Ergebnis ihre Methoden wechselt, würde oft den Wünschen des Kranken entsprechen, denn immer noch hofft er wieder ganz gesund und voll leistungsfähig zu werden. Demgegenüber wird der gewissenhafte Arzt zu erwägen haben, ob denn der chronisch Kranke mit einer der in Frage kommenden Behandlungsarten seinem Wunschziele wirklich näher gebracht wird, ob er nicht durch die Behandlung immer tiefer in ein Krankheitsbewußtsein gedrängt wird, von dem ihn zu befreien der tiefere Sinn ärztlicher Kunst wäre. In der

Tat ist es für solche chronische Zustände oft richtiger, nur die notwendigen täglichen und jährlichen Erholungspausen zu regeln und Schädlichkeiten der Lebenshaltung auszuschalten; diese Aufgabe darf aber keineswegs ihre Erschöpfung finden in der leidigen Schonung, die in der ärztlichen Fürsorge einen viel zu breiten Raum einnimmt. Wo der körperliche Zustand es irgend zuläßt, ist vielmehr die körperliche Ertüchtigung durch Übung und Abhärtung zu erstreben; nur sie wird das für den Kranken in jedem Sinne Beste herausholen können. Sache ärztlicher Kunst ist es auch nicht, durch Ängstlichkeit und Bedenklichkeit jede Lebensfreude zu erschlagen und asketische Forderungen an den Kranken zu stellen, denen er seelisch nicht gewachsen ist. Chronisch Kranke mit ausgesprochenen Krankheitserscheinungen reagieren auf eine Behandlung in Etappen durchweg besser als auf jahrelange klimatische oder Sanatoriumskuren. Den richtigen Zeitpunkt für den Beginn und Wiederbeginn der Behandlung oder Kur bestimmen in erster Linie klinische Erscheinungen, in zweiter Reihe äußere Lebensumstände des Kranken, letztlich auch Rücksicht auf die Witterung, z. B. in der Unterbrechung des langen Winters durch eine Freiluftkur.

Da die Forschung eine kausale Therapie der Tuberkulose auch 50 Jahre nach der Entdeckung des Erregers noch nicht gefunden hat, muß die ärztliche Kunst ihren Heilbestrebungen auf Umwegen nachgehen. Die Erkenntnis ist alt, daß vom tuberkulösen Herd aus der ganze Organismus in mehr oder weniger hohem Grade durch den Krankheitsprozeß geschädigt und für Heilungsvorgänge beansprucht wird. Also geht logisch das Heilbestreben dahin, den Organismus in seiner Abwehrleistung zu unterstützen. In der Tat bildet heute noch die Allgemeinbehandlung das Rückgrat unserer gesamten Tuberkulosetherapie.

Die Gifte des Tuberkelbacillus schädigen in mannigfacher indirekter Weise alle Organe, ihre Einzelfunktion und ihr Zusammenarbeiten. Diese Störung zu paralysieren ist die eigentliche Aufgabe der Allgemeinbehandlung. Solange der menschliche Organismus ausgesprochen unter der Giftwirkung steht, hat das Prinzip strenger Schonung des Organismus und der Organe volle Gültigkeit. Aber mit der Überwindung dieser Vergiftung, mit der Wiederherstellung normaler Organfunktionen ist das Ziel der Heilbehandlung nicht erreicht. Denn die Tuberkulose als ein chronischer, in Schüben ablaufender Prozeß hat die Neigung, aus mühsam erreichtem Ruhezustand wieder vorzubrechen, und dem muß in einer Stärkung der Abwehr durch Erhöhung der Leistung ein Riegel vorgeschoben werden. Mit anderen Worten: über die Schonung hinaus muß die Ergänzung im Prinzip der Übung des Organismus wie der Organe gesehen werden.

Methoden. Heilanstalten oder häusliche Behandlung. Das Symptomenbild, der Allgemeinzustand, die Fieberkurve und die Veränderung der Senkungsgeschwindigkeit und des weißen Blutbildes geben zusammen

den Maßstab für das Urteil über den Grad der Toxinwirkung und damit
für die Methodik der Allgemeinbehandlung. Sie im Haushalt des Kranken
regelmäßig durchzuführen, ist eine außerordentlich schwierige Aufgabe,
weil sie auf der Beachtung zahlreicher klein erscheinender Umstände
und der genauen Einhaltung eines Tagesprogramms beruht, für dessen
Bedeutung dem Kranken selbst, vor allem aber seiner Umgebung und
seinen Besuchern das Verständnis völlig zu fehlen pflegt; durch selbständige Abweichungen, schlimmer noch durch Übertreibungen und
durch Ergänzungen droht oft die Wirkung solcher Therapie in ihr Gegenteil umzuschlagen. In der Heilanstalt sorgt neben dem Arzt und seinem
Personal der Genius loci, dem alle untertan sind, für die richtige Durchführung der ärztlichen Vorschrift.

Entfieberung durch Bettruhe. Fieberzustände zwingen zur Verordnung
der Bettruhe, selbstverständlich im korrekt hergerichteten Bett, und in
einem günstig gelegenen Zimmer, dessen Fenster möglichst überhaupt
nicht, oder doch nur vorübergehend (Mahlzeiten, Schweißausbrüche,
Pflegemaßnahmen, starke Kälte) ganz geschlossen werden. Sorgfältige
Hautpflege durch laue Ganzwaschungen, Abreibungen mit Franzbranntwein oder Essenzen, vorsichtige kurze Bäder, eventuell mit Fichtennadel-
essenz, sind so wichtig wie ärztlich streng geregelte, leicht verdauliche,
aber hochwertige Kost (Fieberdiät), Regelung der Verdauung, Husten-
und Auswurfdisziplin und psychische Ruhe (Besucher, Familie!) und
dem Bildungsgrad und der Aufnahmefähigkeit des Kranken angepaßter
geistiger Nahrung, deren Darreichung heute durch den Rundfunk sehr
erleichtert wird.

Freiluftkur. Ist eine Erholung des Kranken sichtbar, geht vor allem
die Temperatur herunter, so kann man mit der Freiluftbehandlung
beginnen, indem man, wenn Witterung und räumliche Verhältnisse das
erlauben, den Patienten mit dem Bett auf den Balkon bringt, allmählich immer länger, wenn er es gut verträgt. Solange indessen hält
man ihn bei strenger Bettruhe, bis eine Woche lang die Temperatur
afebril (bis 37,0° Mundmessung) und stabil ist, also gleiche Tages-
schwankungen nicht über etwa 0,6° C zeigt. Dann darf der Kranke
im temperierten Zimmer je einige Tage vormittags 1 Stunde, weiterhin
2 Stunden (Freiluftliegekur), vor- und nachmittags je 1—2 Stunden
aufstehen, außer Bett kleine, weiter auch die größeren Mahlzeiten einnehmen, bis er schließlich nach einigen Wochen seit Beginn des Auf-
stehens den ganzen Tag außer Bett ist, natürlich außer bei den Mahlzeiten nur im Liegestuhl. Bald beginnen auch kleine Spaziergänge von
ein- bis zweimal täglich einer Viertelstunde auf ebenem Weg, und ganz
allmählich wird hier zugelegt, bis der Kranke zur Normalkur von etwa
5 Stunden Liegezeit und dreimal 1 Stunde Spaziergang gelangt ist.
Es bedarf keiner näheren Ausführung, daß für die ärztlichen Anordnungen der Zustand des Kranken, insbesondere die Temperatur- und

Gewichtskurve maßgebend ist, daß also das Tempo dieses Systems den größten Schwankungen, auch vielfach Unterbrechungen unterliegt; nicht selten ist man auf halbem Wege zur Umkehr gezwungen.

Aber ganz abgesehen davon, daß viele Kranke nicht ganz fieberfrei werden, kann man dieses System der Entgiftung doch nicht regelmäßig durchführen. Es gibt Kranke, die mit stoischer Ruhe oder eiserner Energie Monat um Monat im Bett verbringen, bis der Fieberzustand überwunden ist; und es gibt andere, die sowohl im Allgemeinzustand wie auch, merkwürdigerweise, sogar im Fieberverlauf erst Besserung zeigen, wenn man sie aufstehen und sogar ein wenig spazieren gehen läßt. Die psychische Einstellung des Patienten zu seinem Zustand ist ein mächtiger Faktor, den der Arzt nicht selbstsicher außer Betracht lassen darf. Im besonderen bekommen nicht wenige Kranke erst Appetit, wenn sie die Mahlzeiten außer Bett einnehmen können und ein wenig Bewegung haben. Ich dehne den Versuch der Entfieberung durch Bettruhe, wenn ich ihn nicht als aussichtslos oder mit Rücksicht auf die Psyche des Kranken schon früher abbreche, meist nicht über 6 bis 8 Wochen aus, und wenn man auch langsamere Fortschritte sieht, so kommt man schließlich nicht so ganz selten ohne erneute strenge Bettruhe doch noch zum Ziel.

Diätetik. In dem Maße, in dem man von der Schonung zur Übung übergeht, muß man auch von der Schonungsdiät zur Normaldiät gelangen, was darauf hinausläuft, auch den Verdauungsorganen durch Verabreichung der zur Normaldiät gehörigen gröberen Kost mehr Leistung zuzumuten. Während der fiebernde Kranke eine Kost bekommt, die nur leicht verdauliche Speisen umfaßt, also die gröberen Gemüsearten (Kohl, Rüben, Hülsenfrüchte), die schwerer verdaulichen Fette (Margarine, Schmalz, Speck, mindestens in rohem Zustande), geräuchertes Fleisch und geräucherte Fische, rohes und cellulosereiches Obst (Birnen und Beerenobst), scharf gewürzte und schwer verdauliche Speisen sowie grobes Brot ausschaltet, vielfach auch die feineren Gemüse und Kartoffeln in Püreeform, Bohnen- und Erbsensuppe durchgeschlagen darreicht, kann man bei dem Kranken, dem körperliche Bewegung verordnet wird, auch allmählich zur Normaldiät übergehen. Reichliche Ernährung, besonders auch reichlicher Fettgehalt der Kost, ist bei den Tuberkulösen schon um deswillen notwendig, weil sie in ihrem Ernährungszustand meist mehr oder weniger stark zurückgekommen sind und über einen Reservevorrat an Körpereiweiß und Körperfett verfügen sollen. Die Weltkriegserfahrungen haben uns ja eindringlich und schmerzlich zum Bewußtsein gebracht, wie das Fortschreiten tuberkulöser Erkrankungen durch Unterernährung gefördert wird; es unterliegt keinem Zweifel, daß die Tuberkulosesterblichkeit der Jahre 1917/19 durch die Hungerblockade so stark in die Höhe getrieben war. Aber man soll doch in der Ernährung der Lungenkranken des Guten nicht zu viel tun, wie das früher vielfach geschah. Es gibt für jeden Kranken ein Optimum seines Ernährungszustandes, das in der Regel etwas über seinem Normalgewicht gesunder Zeit liegt; alles mehr ist nicht nur überflüssig, sondern häufig vom Übel, geht auch fast ausnahmslos sehr rasch wieder verloren. Speziell braucht man die früher in den Heilanstalten vielfach üblich gewesenen großen Tagesmengen von 2—3 l Milch keineswegs zu erreichen, es genügt vielmehr eine tägliche Zulage von 1 l Milch zur Normaldiät vollkommen, um ausreichenden Eiweiß- und Fettansatz zu erzielen, und diese Zulage kann auf die Hälfte und darunter reduziert werden, sobald das erstrebte Gewichtsoptimum erreicht ist. Wird Milch nicht gut vertragen oder nicht gern genommen, so kann man versuchen, durch Zusatz von Kalkwasser die Störungen und die Abneigung zu überwinden. Auch damit kommt man nicht immer zum Ziel und bei anhaltenden Verdauungsstörungen (Durchfälle!) oder unüberwindlichem Widerwillen muß man auf die Milchdarreichung verzichten und statt dessen Mehlsuppen geben, am besten 2—3mal täglich ⅓ l Roggenmehlsuppe, die man mit Milch zubereiten oder mit je 1—2 Teelöffel Schmalz versetzen läßt; sehr empfehlenswert sind Versuche mit Kefyr und Yoghurt, die oft sehr gern genommen und gut vertragen werden. Es gilt als Axiom, Milch nur in gekochtem Zustande zu geben; bei Erwachsenen braucht man aber durchaus nicht so ängstlich zu sein, kann vielmehr gute frische Milch auch unbedenklich roh trinken lassen; sie wird roh nicht selten lieber genommen und besser vertragen. Selbstverständlich kann man auch saure Milch geben, die vielen Kranken sehr angenehm ist und gut bekommt. Zur Verabreichung von süßer Sahne, roh oder gekocht oder als Zusatz zu Speisen, braucht man nur in Ausnahmefällen zu greifen, namentlich dann, wenn Milch und Mehlsuppe kategorisch abgelehnt wird und der Ernährungszustand des Kranken arg darniederliegt; saure Sahne als Zutat zu Saucen führt nicht nur nennenswerte Calorienmengen zu, sondern veredelt bekanntlich aufs beste den Geschmack. Schließlich ist zur Diätetik als Teil der Allgemeinbehandlung noch zu bemerken, daß die sog. reizlose Kost auf die Dauer sehr langweilig ist und sogar Widerwillen erregt; wenn man auch scharfe Gewürze (Pfeffer, schlechten Paprika usw.) dauernd vermeiden soll, weil sie die Rachenorgane reizen und dadurch Hustenanfälle auslösen, so kann man die Speisen doch in normaler Weise salzen lassen. Daß auf Abwechslung, gute Zutaten und gute Zubereitung, gerade auch in den Anstalten, nach aller Möglichkeit gehalten werden muß, versteht sich von selbst. — Immer soll man bei der Ernährung Tuberkulöser im Auge behalten, daß die Überlastung der Verdauungsorgane durch qualitativ ungeeignete oder quantitativ überreichliche Nahrung für den Kranken mehr Schaden als Nutzen bringt, daß Verdauungsstörungen möglichst vermieden werden sollen und der übertriebene Fettansatz nicht das Ziel der diätetischen Therapie sein kann.

Alkohol. Die *Alkoholfrage* ist für Tuberkulöse sehr einfach zu lösen. Als Nahrungsmittel spielt der Alkohol natürlich keine Rolle; seine Bedeutung als appetiterregendes Mittel ist gering, kann aber bei an Alkohol gewöhnten Kranken nicht ganz geleugnet werden, während bei Frauen der gewünschte Erfolg meist ausbleibt oder gar ins Gegenteil umschlägt. Der Alkohol als Tischgetränk kann ohne Schwierigkeiten ganz entbehrt werden, ist aber in irgendwie größeren Mengen nur schädlich. In 25jähriger Anstaltsleitung habe ich Alkohol lediglich als Medizin gegeben und auch das nur in bescheidenem Umfang. Schwerkranken, die an Alkohol gewöhnt sind, ein Glas Wein nicht zu gönnen, wäre barbarisch; mehr mögen sie in der Regel gar nicht. — Das *Rauchen* wird in den meisten Lungenheilanstalten streng verboten. Unzweifelhaft wird es am besten ganz unterlassen und nach Entwöhnung auch am wenigsten entbehrt. Wenn die Luftwege nicht miterkrankt sind, halte ich eine kleine Zigarre am Tag, möglichst im Freien geraucht, für unschädlich; Schwerkranken habe ich diesen Genuß immer gern gegönnt.

Diät SAUERBRUCH-HERRMANNSDORFER. Seit einigen Jahren hat man einer Spezialdiätetik für Tuberkulöse großes Interesse zugewandt. SAUERBRUCH-HERRMANNSDORFER schreiben ziemlich reichlich Fleisch vor (500 g wöchentlich), empfehlen auch Eingeweide (Milz, Leber, Bries, Hirn, Lunge, Nieren), geben reichlich Milch ($1^1/_4$ l), mithin 90 g Eiweiß täglich, auch reichlich Fett (bis 200 g täglich), dagegen knapp Kohlehydrate und Rohkost nur als Beigabe. Wichtig ist die Ausschließung des Kochsalzes aus der Nahrung; es erscheint nur, soweit es in den Rohstoffen selbst enthalten ist. Dieser Kochsalzmangel allein ist es, der die Durchführung der Diät recht erschweren kann. — Während die tuberkulösen Hauterkrankungen, auch Ekzeme übrigens, sich auf solche Diätetik ausgezeichnet zurückbilden, auch für die Knochentuberkulose von einer Anzahl Autoren ihr günstiger Einfluß anerkannt wird, hat die Mehrzahl der Nachprüfer bei der Lungentuberkulose keine deutlichen Resultate erzielt.

Abhärtung. Für den Lungenkranken bedeutet es aus naheliegenden Gründen immer einen erheblichen Nachteil, wenn er zu seinem Grundleiden Erkältungskatarrhe hinzuerwirbt; dank einer aus völliger Verkennung der Heilungsbedingungen mitunter jahrelang geübten Verzärtelung, der gar nicht selten ärztlicher Rat noch Vorschub leistet, neigt er ganz besonders zu Erkältungen. Es sollte bekannt genug sein, daß solche Neigung nur durch *Abhärtung* überwunden werden kann. Für diese Abhärtung gilt der Grundsatz, daß sie nicht vor dem Abklingen der toxischen Erscheinungen und Erreichung eines guten Allgemeinzustandes systematisch und energisch begonnen werden kann, demgemäß für Kranke, die man nicht soweit bringen kann, nur in bescheidenstem Umfang in Frage kommt. Wir haben aber keine Bedenken, nicht zu hoch fiebernde Kranke im Bett, gut zugedeckt, auch bei einigen Grad Kälte ins Freie zu bringen und haben nie schlechte Erfahrungen dabei gemacht; bei höheren Kältegraden und bei scharfem Ostwind muß man solche empfindliche Kranken natürlich im Zimmer belassen. Leider kann von einer Abhärtung durch die Freiluftbehandlung nur in der kühlen und kalten Jahreszeit die Rede sein, ein wesentlicher Nachteil der so beliebten Sommerkuren.

Luftbad. Während in der warmen Jahreszeit das *Luftbad*, auch in den Morgen- und Abendstunden, wohl der wichtigen Ausdünstung der Haut, kaum aber der Abhärtung dient, stellt es in der kühlen und kalten

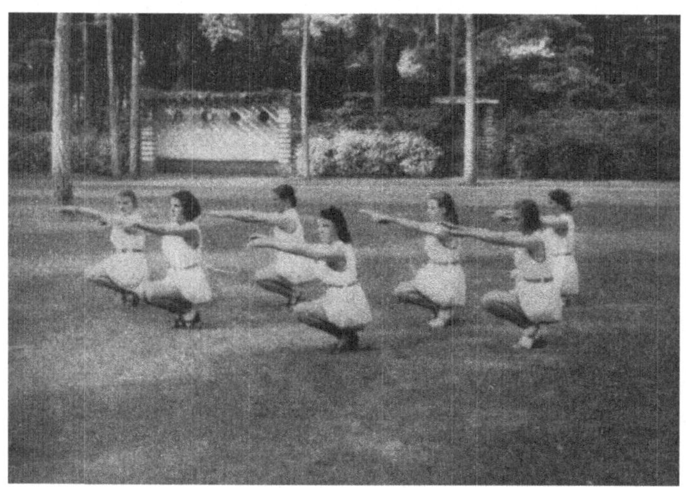

Abb. 242. Frühsport.

Jahreszeit ein wichtiges, dabei mildes und leicht zu dosierendes Abhärtungsmittel dar, milder und exakter dosierbar als jede Kaltwasserbehandlung. Das Luftbad dient anderen Zwecken, wie die Sonnenbestrahlung und bedient sich anderer Methodik; direkte intensive Besonnung soll im Luftbad auch im Sommer vermieden werden (frühe Morgen- und späte Abendstunden!). Der ausgiebigen Berührung mit der Luft, gleichzeitig dem Ersatz des Wärmeverlustes, dient lebhafte Bewegung des Kranken (Freiturnen und Bewegungsspiele!); die Dosierung besteht in der Bemessung der Dauer des Luftbades nach der Gewöhnung des Kranken und nach der Außentemperatur. In der kalten und feuchtkalten Jahreszeit darf man mit dem Luftbad nur bei sehr kräftigen Kranken mit gutartigen Lungenprozessen geringer Ausdehnung beginnen; an das Luftbad gewöhnte Kranke setzen es auch bei einigen Grad Kälte, windstilles Wetter vorausgesetzt, nicht aus.

Leichtgymnastik. Es ist zweckmäßig mit dem Luftbad systematische Leichtgymnastik zu verbinden. Im allgemeinen nimmt die Ruhebehandlung in unseren Heilanstalten noch einen zu breiten Raum ein und die körperliche Ertüchtigung, die nicht nur für die gesamte Körpermuskulatur, sondern auch für die Funktion des Kreislaufes und der Atmungsorgane und damit auch für die Überwindung der Lungentuberkulose von ausschlaggebender Bedeutung ist, tritt zu sehr zurück. Wir haben uns seit vielen Jahren bemüht, schon während der Behandlung der Kranken von der Schonung über die Übung die Leistung zu fördern und zu diesem Zweck auch die Leichtgymnastik im Luftbad ausgenutzt. Die Leichtgymnastik wird ausgeführt als Frühsport, zu dem die geeigneten Kranken, in Gruppen eingeteilt, herangezogen

werden (Abb. 242, 243). Die geeigneten Übungen haben wir unter Beratung eines Sportlehrers zusammengestellt und der Gymnastikerin als Dienstanweisung gegeben. Außer dem Frühsport, an dem Kranke mit chronisch gewordener Tuberkulose teilnehmen, haben wir leichtgymnastische Übungen für Sondergruppen zusammengestellt, und zwar 1. für Kranke mit Pneumothorax, 2. für Kranke nach Plastik oder Pneumolyse und 3. für Kranke mit Knochentuberkulose, und zwar bei letzteren mit Schonung des erkrankten Gliedes. Bei den Kranken nach Plastik und bei den Knochentuberkulösen wird außerdem die Massage ausgiebig ausgeübt.

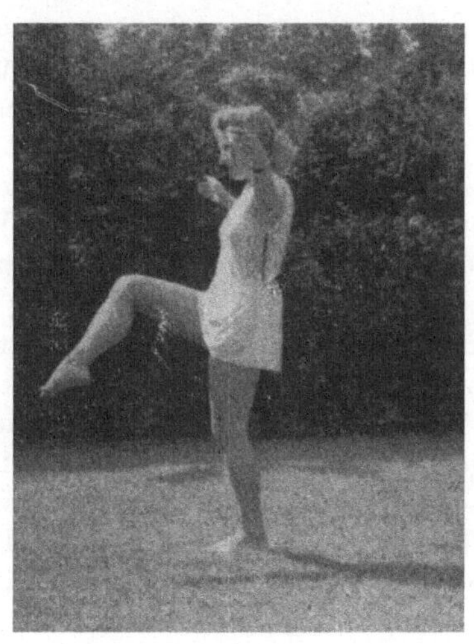

Abb. 243.

Kaltwasserbehandlung. Die energische Abhärtung besteht in der Anwendung der *Kaltwasserbehandlung,* die in Form der kalten Ganzabreibungen im temperierten Raume für die Mehrzahl der Kranken ohne toxische Symptome, in Form der kalten Fächerdusche aber nur für kräftige Kranke, die keine katarrhalische Erscheinungen über den Lungen haben, in Frage kommt. Mit allen Arten der Abhärtung muß man bei zarten und schwächlichen, auch bei nervösen und erregbaren, sowie bei älteren Kranken recht vorsichtig sein, ebenso bei Rheumatikern. Daß Komplikationen von seiten des Herzens und der Nieren jede Form der energischeren Abhärtung ausschließen, versteht sich von selbst. Wir haben mit der Kaltwasserbehandlung von Jahr zu Jahr mehr zurückgehalten.

Beschäftigung der Kranken. Neben der geistigen Nahrung, die man dem Kranken nicht vorenthalten soll, ist auch gemäß fortschreitender Genesung eine Beschäftigung in Mußestunden und auf der Liegehalle für ihn notwendig und heilsam: Freiluft-, Gesellschafts- und Brettspiele,

Handarbeiten, Papparbeiten, Kerbschnitzerei und Korbflechterei u. dgl. m. All diese Dinge dienen nur der Ablenkung vom „Spinnen"; man soll sie nicht Arbeitstherapie nennen.

Arbeitstherapie. Die Arbeitsbehandlung ist ganz etwas anderes. Sie strebt nach zweierlei Zielen: den Kranken rechtzeitig für die Rückkehr in seinen Beruf zu kräftigen, damit er nicht vom Liegestuhl in die Vollarbeit hinüberwechseln muß; und als zweites, ihn auf einen anderen Beruf vorzubereiten, wenn er seiner früheren Arbeit körperlich nicht mehr gewachsen ist. Das erstere Bemühen will durch Kräftigung der Skeletmuskulatur, vor allem aber auch des Herzmuskels nicht nur der Überanstrengung vorbeugen, sondern auch der lebhafteren Blutzirkulation dienen; ist doch die Überwindung des tuberkulösen Schubes und die Verhütung erneuter Ausbreitung sicherlich weitgehend von der Herzleistung abhängig. Als wir mit unserem Versuch begannen, geeignete Kranke zu geeigneter Arbeit heranzuziehen, stießen wir noch vielfach auf einen recht zähen passiven Widerstand. Das eigene Interesse völlig verkennend, hielten die Kranken die Erholung von der Arbeit bis zum letzten Tag für den besten Weg zur Gesundung und die Arbeit für eine kapitalistische Methode der Kosteneindeckung. Diesen Widerstand haben wir im Laufe der Zeit, wesentlich unterstützt durch die nationalsozialistische Auffassung vom Wert der Arbeit, weitgehend überwunden; dagegen sind wir noch nicht so weit, die Arbeitstherapie ganz systematisch ausnutzen zu können, wie das in einigen anderen deutschen Heilstätten (Erbprinzentanne bei Clausthal-Zellerfeld, Charlottenhöhe bei Schömberg, Buchwald-Hohenwiese bei Hirschberg, Tönsheide bei Kiel) sowie in einigen bekannten Anstalten des Auslandes (Papworth bei Cambridge, Preston Hall bei London, Holland, Schweiz) geschieht. Die vielfach vertretene Ansicht, daß Garten- und Landarbeit für den Lungentuberkulösen geeignet sei, trifft keineswegs zu, weil die Arbeit großenteils für ihn zu schwer ist, und er auch den Witterungsunbilden (Besonnung, Durchnässung usw.) unzweckmäßig ausgesetzt ist. Geeignete körperliche Arbeit für Lungenkranke ist Werkstättenarbeit mit Maschinenbetrieb und zwar Tischlerei, Schlosserei, Feinmechanik, Glaser- und Malerarbeiten, Buchbinderei, Lederbearbeitung, Weberei, Flechterei usw. Für helle und luftige Räume und für Staubfreiheit muß natürlich gesorgt werden.

Mit der Arbeitstherapie kann ein zweiter Zweck verbunden werden, nämlich die Umschulung. Viele Kranke können in ihren bisherigen Beruf nicht zurückkehren, weil die Arbeit zu schwer für sie ist oder die Umstände, unter denen sie zu leisten ist, zu ungünstig sind. Durch Umschulung kann der Tuberkulöse unschwer in einen Beruf gebracht werden, dem er gewachsen ist. Ich sah in Preston Hall eine Druckerei, in der Druckarbeiten der verschiedensten Art ausgeführt wurden; dort arbeiteten unter einem beruflich voll ausgebildeten Werkmeister zu voller Zufriedenheit der Leitung und zu normaler Löhnung 25 Tuberkulöse, die sämtlich nur angelernt waren.

Klimatotherapie. Ein Problem wäre noch zu erörtern, das in der Meinung des Krankenpublikums einen gar zu breiten Raum einnimmt: die Bedeutung des Klimas. BREHMER, der Begründer der modernen Allgemeinbehandlung und Gründer der ersten Heilanstalt für Lungenkranke, glaubte an ein „miasmenfreies Klima". Es gibt natürlich kein Klima, das dem Tuberkelbacillus nicht zuträglich wäre, also kein spezifisches Klima; es gibt nur Klimafaktoren, die auf den Organismus mehr oder weniger günstig oder auch ungünstig einwirken.

Das **Hochgebirge** erfreut sich beim breiten Publikum und bei vielen Ärzten eines besonders guten Rufes. Sein Klima ist ausgezeichnet durch niedrigen Luftdruck bei geringer Luftfeuchtigkeit, große Sonnenscheindauer und starke Sonnenwirkung, große Temperaturschwankungen zwischen Besonnung, Bewölkung und Nacht; dem steht zwar eine gewisse Konstanz der Witterung im Sommer und Winter gegenüber, aber auch besonders große Luftdruck- und Temperaturstürze, mit krassen Wetterumschlägen im Frühjahr und Herbst. Im ganzen ein Klima von starker Wirkung, ein ausgesprochenes Reizklima. Der niedrige Luftdruck bringt eine Minderung der absoluten Sauerstoffmenge des normalen Atemvolumens, die vom Kranken zunächst durch Erhöhung des Volumens und der Atmungs- und Herzschlagfrequenz ausgeglichen wird. Allmählich erfolgt die Anpassung an die geringe O_2-Spannung durch Erhöhung der Zahl der roten Blutkörperchen, also Verbreiterung der inneren Respirationsfläche. Der ersteren Art der Anpassung ist das durch anderweite Erkrankung oder durch langjährige Tuberkulose organisch geschädigte Herz nicht recht gewachsen, der letzteren das höhere Lebensalter (Involutionsperiode). Der geringe Feuchtigkeitsgehalt der Luft ist von entschieden günstiger Wirkung auf die Austrocknung absondernder tuberkulöser Krankheitsherde und katarrhalischer Erkrankung der oberen und tieferen Luftwege; bei tuberkulösen Erkrankungen des Kehlkopfs aber steigern sich die Beschwerden durch die Trockenheit im Hals und ausgesprochene Verschlimmerungen kommen vor. Das wichtigste Moment ist neben den Temperaturschwankungen unzweifelhaft die an Dauer und Intensität sehr starke Sonnenstrahlung. Der kräftige Reiz, der in diesen Einwirkungen gegeben ist, kann therapeutisch sehr nützlich sein, nicht zwar gegenüber der Labilität beim frischen ersten oder rezidivierenden Schub, desto mehr aber im Intervall und gegenüber dem torpide gewordenen Prozeß. Einschränkend ist zu sagen, daß sehr nervöse und eretische Naturen, ältere Personen, Kranke mit anderweiten Organkomplikationen (Nieren, Kreislauf) die Reize dieses Klimas oft schlecht vertragen, indem sie schlecht schlafen, reizbar werden, über Blendung, Kopfschmerzen klagen.

Mittelgebirge. Das Mittelgebirgsklima bietet das gleiche, nur sind die Ausschläge geringer. Das Klima ist weniger „stark", man kann also nicht ganz so viel von ihm erwarten, aber man kann den Indikationskreis etwas weiter ziehen. Die geringere Beanspruchung des Herzens gestattet die „Terrainkur" besser auszunutzen.

Seeklima. Eignen dem Gebirgsklima also überwiegend Wirkungen, welche dem Kranken dienlich sind, vorausgesetzt, daß der Arzt die eben angedeuteten Gegenanzeigen beachtet, vor allem bedenkt, daß der frische Schub kein „Klima", sondern Ruhe erfordert, so ist das Seeklima der deutschen Küsten für Lungenkranke ungeeignet. Zwar hat es auch eine durch Reflex verstärkte Sonnenstrahlung, aber der starke Feuchtigkeits- und Salzgehalt der Luft, insbesondere aber die stets starke Luftbewegung, zudem noch die Verlockung zum kalten Bad sind für den Lungentuberkulösen entschieden ungünstige Momente. Und das Ausweichen in pommersche Wälder wäre dann nur Flucht vor dem Klima. Infolge der Wärme des Golfstroms wesentlich milder ist das Klima der Isle of Wight, die von Lungenkranken gern aufgesucht wird.

Südliche Klimata. Anders steht es mit dem Klima des Südens, das auch recht beliebt ist. Schon das der oberitalienischen Seen, mehr noch das der Riviera und der Adria sind mit ihren linden Temperaturen und wenig Schwankungen ausgesetzten Witterungen von ausgesprochen schonendem Charakter, also für chronisch labile Krankheitstypen und sehr zarte Konstituionen geeignet, die maritimen Kurorte mit ihrer hohen Luftfeuchtigkeit auch für Kehlkopfkranke. Das gleiche gilt auch für Madeira und Teneriffa, deren subtropisches Klima durch maritime Einflüsse ausgeglichen und gemäßigt wird, während das Binnenklima Ägyptens mit seiner extremen Trockenheit bei großer Wärme für Lungenkranke keine Vorzüge besitzt. Immer ist bei der Wahl eines Aufenthaltes zu prüfen, ob ein erfahrener Arzt oder ein gutes Spezialsanatorium zur Verfügung stehen.

Medikamentöse Allgemeinbehandlung. Es genügt eine kurze Besprechung der Versuche einer medikamentösen Allgemeinbehandlung. Die Zahl der Medikamente, die zur Behandlung der Tuberkulose empfohlen wurden, ist Legion. Allein vom Kreosot, dessen vermeintlich spezifische Heilwirkung gegen die Lungentuberkulose schon vor hundert Jahren entdeckt wurde, gibt es viele Dutzende von Modifikationen. Dazu gesellen sich ganze Serien von Phosphor-, Arsen-, Kalk-, Kieselsäure-, Eisenpräparaten, denen eine Einwirkung auf den tuberkulösen Prozeß oder doch ein spezieller Einfluß auf die Allgemeinerscheinungen bei der Tuberkulose nachgerühmt wird. Aber die Behandlung mit den obengenannten Medikamenten entbehrt nicht nur einer wissenschaftlich experimentellen Grundlage, sondern die klinischen Erfahrungen sind auch so wenig substanziert, daß man nicht viel aus ihnen schließen kann und es sich daher auch nicht verlohnt, auf diese Art Therapie näher einzugehen; soweit diesen Medikamenten aber eine symptomatische Wirkung eignet, wird bei den einzelnen Krankheitserscheinungen auf sie zurückzukommen sein.

X. Symptomatische Behandlung.

Allgemeinsymptome. Fieber. Das wichtigste der Allgemeinsymptome, das Fieber, kennzeichnet den ganzen pathologischen Vorgang und ist natürlich von ihm abhängig, und zwar von ihm allein, d. h. von dem spezifischen tuberkulösen Prozeß im Organismus. Mischinfektionen können zwar gelegentlich beim Fieberverlauf der Tuberkulose mitsprechen, aber nachdem wir immer wieder sehen, daß einerseits rein tuberkulöse Prozesse (Miliartuberkulose, Meningitis tuberculosa, nicht mischinfizierte Knochen- und Gelenkherde usw.) Fieber jeder Höhe und Verlaufsweise hervorrufen, und daß andererseits Begleitbakterien im Sputum (Pneumokokken, Streptokokken, Staphylokokken) gefunden werden, ohne daß deshalb Fieber bestände, ist für die Annahme eines durch Mischinfektion herbeigeführten Fiebers der Nachweis einer besonderen wohl charakterisierten Fieberattacke oder eines speziellen Herdes Voraussetzung; ein solcher Nachweis ist selten möglich.

Die *Therapie des Fiebers* wird immer zunächst den Versuch zu machen haben, durch die geschilderten hygienisch-diätetischen Maßnahmen, vor allem die Freiluftbehandlung, zu wirken und wird das Ziel der Entfieberung häufig erreichen. Ob hartnäckige Fieberbewegungen eine spezielle Medikation nötig machen, hängt von den Erscheinungen ab, die das Fieber hervorbringt. Erhöhte Temperaturen und niedriges Fieber (bis 38⁰ C Mundmessung) belästigen den Kranken meist nicht nennenswert und man wird deshalb auf die Anwendung der Antifebrilia um so mehr verzichten, als sie nicht so selten Magenbeschwerden und Herzstörungen verursachen. Anders verhält es sich mit den mittelhohen und hohen Fieberbewegungen. Hier können die subjektiven Fiebererscheinungen (Kopfschmerzen, Blutandrang zum Kopf, Wallungen, Unruhe, Schlaflosigkeit, Schweißausbrüche) und der Einfluß des Fiebers auf andere Organe (Herzklopfen und Herzpalpitationen, Appetitlosigkeit) so erheblich sein, daß ein Eingreifen notwendig wird. Die Kaltwasserbehandlung des Fiebers soll bei der Tuberkulose immer zuerst versucht werden, und zwar in der Form der kalten Umschläge (am besten Brustwickel, allenfalls Halb- oder Ganzpackungen für $1/_2$—1 Stunde); während einzelne Kranke eine solche Therapie als wohltuend empfinden und sich nach der Anwendung frischer fühlen, vertragen hinfällige und sehr anämische Patienten die Anwendung des kalten Wassers schlecht, weil sie dabei zu sehr frieren und mitunter gerade danach eine höhere Temperatursteigerung aufweisen; in solchen Fällen wird man natürlich nach einem kurzen Versuch von solcher Therapie absehen. Der Erfolg der Kaltwasserbehandlung ist durchweg beschränkt und vorübergehend. — Auch die medikamentöse Behandlung des Fiebers spricht recht verschieden an und wird nicht immer gut vertragen. Eine heroische Therapie mit großen Dosen kommt gar nicht in Betracht, da sie zu

mehr oder minder heftigen Schweißausbrüchen führt, die den Kranken
sehr belästigen und schwächen, bei hinfälligen Kranken auch Temperatur-
sturz, Herzbeschwerden, ja Kollaps bewirken kann. Das Fiebermittel
muß stets in refracta dosi über einen größeren Teil des Tages verteilt
gegeben werden. Am besten bewährt sich Pyramidon in der Tagesdosis 0,3—0,4 g, gegeben in anderthalbstündigen Einzeldosen von 0,05
bis 0,1, etwa 2—3 Stunden vor Einsetzen des Fieberanstieges beginnend;
aufmerksamen Kranken kann man die Tagesdosis in einem Glas Wasser
lösen, das sie mit halbstündigen Schlucken allmählich leeren. In ähnlicher Weise gibt man, wenn Pyramidon nicht genügend wirkt, Phenacetin, Lactophenin oder Salipyrin in der Tagesdosis von 0,5—1,0.
BACMEISTER empfiehlt die Kombination mehrerer Antifebrilia, z. B.
Pyramidon 0,05 + Lactophenin 0,25 oder Lactophenin 0,25 + Aspirin 0,25
(besonders bei höherem Fieber und bei Schmerzen aller Art), Lactophenin 0,25 + Diplosal 0,25 (wenn Aspirin zu Schweißausbruch führt),
Chinin 0,05—0,1 + Lactophenin 0,25 + Aspirin 0,25 (um bei hohem
Fieber die ganze Kurve zu drücken); er will bei dieser Verordnungsweise
mit kleineren Dosen besser zum Ziel kommen. Wir können diese Erfahrung zwar nicht ganz bestätigen, möchten aber nach günstigen Beobachtungen solche Medikation empfehlen. Manche Autoren schwärmen
sehr für den Campher als Fiebermittel; der Versuch mit Kadechol 3mal
täglich 1,0 oder auch Cardiazol oder besser Ol. camphor. forte 1—2mal
täglich 2,0 ccm intramuskulär ist anzuraten, doch sind große Hoffnungen
auf energische und nachhaltige Wirkung nach unserer Erfahrung nicht
berechtigt.

Was den Erfolg der Fieberbehandlung bei der Lungentuberkulose
anlangt, so ist zu unterscheiden zwischen der momentanen Wirkung
und dem Dauererfolg. Bei regelmäßig hektischem Fieberverlauf gelingt
die Herabsetzung der Temperatur annähernd zur Norm noch am besten,
und zwar bei der richtigen Verteilung des Fiebermittels nach einigem
Probieren ohne wesentliche Belästigung des Kranken; hier ist das
subjektive und objektive Resultat in der Beseitigung der quälenden
Erscheinungen und der Besserung des Appetits meist augenfällig.
Schwieriger verhält es sich schon mit dem unregelmäßig hektischen
Fieber, weil man sich mit der Dosis und der zeitlichen Verordnung
dem Fieber nicht so leicht anpassen kann. Recht undankbar ist der
Versuch, die mittelhohe unregelmäßige Kontinua zu drücken, da sie
meist wenig von der Wirkung des Fiebermittels erkennen läßt, und
die hohe Kontinua (lobäre käsige Pneumonie!) ist in der Regel ganz
unzugänglich und rührt sich auf Antifebrilia überhaupt nicht. — Die
Dauererfolge der Fieberbehandlung sind fragwürdig. An und für sich ist
es recht unwahrscheinlich, daß eine Teilerscheinung eines pathologischen
Vorgangs auszuschalten ist, wenn dem Grundleiden nicht Abbruch
geschieht; das aber leistet die Fieberbehandlung natürlich nicht. Man

erlebt zwar nicht so selten, daß nach längerer Anwendung der Antifebrilia die nicht gedrückte Kurve eine gewisse Besserung zeigt und nach mehreren Etappen der Fieberbehandlung schließlich zur Norm absinkt. Wie weit aber dieser Erfolg auf die spezielle Fiebertherapie zu beziehen ist, bleibt immer fraglich; besten Falles wird man annehmen können, daß der Konsumptionsprozeß durch die Herabsetzung des Fiebers eine Einschränkung erfährt, der Kranke infolge besseren Schlafes Kräfte sammelt und bei besserem Appetit Kräfte zuführt. — Nicht selten ist die Wirkung der Antifebrilia dem Kranken auf die Dauer unangenehm. Bei hartnäckigem Fieber, das keinerlei Besserung zeigt, tut man gut, nicht nur auf die Fiebermittel zu verzichten, wenn sie nicht gut vertragen werden, sondern zeitweise auch die Fiebermessung auszusetzen und nur ab und zu Stichproben zu machen; das gleiche kann bei sehr erregbaren Kranken auch während der Besserung der Fieberkurve, ja sogar bei fieberfreiem Krankheitsverlauf notwendig werden.

Nachtschweiße. Die *Nachtschweiße der Phthisiker* pflegen bei richtiger hygienischer Allgemeinbehandlung sehr rasch zu verschwinden; nur bei höher fiebernden und bei kachektischen Kranken führt diese Therapie allein nicht zum Ziel. Dann wird man die Schweiße zunächst durch ergänzende äußere Maßnahmen bekämpfen, und zwar durch tägliche laue Ganzabwaschungen, Abreibungen mit Franzbranntwein oder Essigwasser, laue Fichtennadel- oder Mentholbäder; auch kann man das alte Hausmittel von $^1/_4$ l Milch mit einem Eßlöffel Kognak versuchen. Von Medikamenten kommt in erster Linie der Campher in Betracht, und zwar als Acid. camphor. abends 1,0 oder Phenoval abends 0,5—1,0, besser Ol. camphor. forte abends intramuskulär 2,0, bei gleichzeitigem Fieber Pyramid. bicamphor., 2mal täglich 0,5; bei gleichzeitiger Schlaflosigkeit wirkt oft Veronal abends 0,3—0,5 eventuell kombiniert mit Codein 0,01—0,015 recht gut. Vom Atropin machen wir der unangenehmen Nebenwirkungen wegen nur ungern Gebrauch und das Agaricin ist recht unzuverlässig. Wir haben gute Erfahrungen gemacht mit Agarical Gauff (Agaricin mit Pulv. Doveri) und auch mit Salvysat Bürger, einem Salbeipräparat,

Allgemeine Schwäche. Die Behebung der *Mattigkeit* und der *allgemeinen Schwäche* der Lungenkranken ist nur durch Hebung des Allgemein- und Kräftezustandes zu erzielen, ist also in erster Linie eine diätetische Aufgabe, die bei Schwerkranken recht schwierig sein kann. Es ist psychologisch nicht richtig, den Kranken mit der Frage zu quälen, worauf er Appetit habe: er hat meist auf gar nichts Appetit! Die Kost soll vielmehr von vornherein so geregelt werden, daß sie dem Kranken zusagt, und soweit die Berücksichtigung individueller Wünsche nötig ist, müssen sie indirekt durch Beobachtung, nicht durch Erfragung ermittelt werden. Der Kranke muß 5—6 Mahlzeiten appetitlich und vor allem nicht zu reichlich, damit er nicht gleich den Mut verliert, vorgesetzt bekommen, und zu vieles Zureden wird besser vermieden. Die Appetitlosigkeit ist allzu sehr toxisches Symptom, als daß gute Aussicht bestehen könnte, sie medikamentös zu beheben. Man kann deshalb von der Verabreichung der Stomachica (Tinct. chinae comp., Extract. condurango, Tinct. stomach., Orexin) nicht viel erwarten; besser wirkt dann noch ein kleines Glas starker Wein vor dem Essen oder ein kleines Glas dunkles Bier zum Essen. Bestehen bestimmte Störungen der Magenverdauung, die man nicht nur durch die für den Kranken sehr strapaziöse Magenausheberung ermitteln, sondern auch aus der Art der Beschwerden ersehen kann, so wird bei lästigem Füllegefühl die Verordnung von Salzsäure und Pepsin, am besten als Vin. peps. mit Acid. muriat., bei Sodbrennen Natr. bicarb. oder Magnesia usta, bei spastischen Beschwerden Atropin den Appetit günstig beeinflussen. Selbstverständlich ist für geregelte Verdauung zu sorgen, möglichst durch diätetische Verordnungen, wenn nicht anders möglich durch Glycerinspritzen oder Einläufe, nur notfalls durch milde Abführmittel; recht günstig, auch auf den Appetit durch Anregung der Magenverdauung, wirkt oft Karlsbader Mühlbrunnen, morgens nüchtern ein Wasserglas voll warm zu trinken, wenn nötig mit Zusatz von etwas Karlsbader Salz.

Die Mattigkeit der Lungenkranken ist übrigens zum großen Teil von einer Sekundärerscheinung der fortschreitenden Tuberkulose, der Anämie, abhängig. Freilich bedarf diese Anämie zunächst einer präzisen Feststellung durch Zählung der roten Blutkörperchen im Kubikmillimeter und Untersuchung auf den Hämoglobingehalt nach SAHLI oder AUTENRIETH, also der Ermittlung des färberischen Index; denn es gibt bei der Tuberkulose, namentlich bei der initialen Lungentuberkulose, eine Art spastischer Anämie, die der Schulanämie ähnelt, klinisch übrigens wie diese schon an der frischroten Farbe der Schleimhäute zu erkennen ist. Die echte *sekundäre Anämie* kann erhebliche Grade erreichen; im Gegensatz zur Chlorose ist sie therapeutisch recht undankbar, indem sie auf Eisenmedikation kaum anspricht, ebensowenig auf Arsen. Das ist auch ganz begreiflich, denn sie ist durchaus abhängig von dem Grundleiden und geht daher in ihrer Verschlimmerung oder Besserung der Progredienz oder Rückbildung der tuberkulösen Herde und ihrer toxischen Erscheinungen parallel. Die sekundäre Anämie ist also nicht eigentlich ein Symptom der Tuberkulose, sondern ein integrierender Teil des Leidens und deshalb muß die symptomatische Behandlung unfruchtbar sein.

Organsymptome. Der Husten der Lungenkranken wird soweit irgend möglich durch Erziehung bekämpft; der Kranke muß methodisch lernen, mit so wenig Husten wie möglich auszukommen. Für das Endstadium der Phthise lassen allerdings alle guten Ratschläge im Stich. Folgende Regeln sollte sich jeder Kranke praktisch aneignen. Bei Hustenreiz:

1. Oberflächlich weiter atmen. Das gelingt mit einiger Sicherheit, wenn man den Kranken einen tonlosen Reibelaut, z. B. ein tonloses S sprechen läßt, wobei der Kehlkopf sich reflektorisch weit öffnet. Wird der Kitzel zu stark, so kann der Husten immer noch durch ruckartige kurze und schnelle Atemzüge vermeiden werden. Bei forcierter tiefer Atmung dagegen wird der Hustenreiz durch die stärkere Bewegung des Schleimes und die Reizung der Schleimhaut durch die Luftbewegung ebenfalls stärker; bei angehaltenem Atmen verschwindet zwar der Kitzel, aber beim ersten Atemzug kehrt er verstärkt wieder und es folgt nun ein explosionsartiger Hustenanfall.

2. Einige Male leer schlucken. Das gelingt bekanntlich nur 3—4mal hintereinander; eventuell sind einige kleine Schlucke nicht zu kalten Wassers zu nehmen.

3. Ein Hustenbonbon lindert in der Regel den Hustenreiz, weniger durch die Materie, als durch die Anreizung der Speichelabsonderung und des Schluckens. Bonbons mit Mentholzusatz sind ganz zweckmäßig.

4. Beseitigt das alles den Kitzel nicht, so darf der Kranke zum Herausbefördern des Schleimes schließlich anhusten, indem er vor dem Hustenstoß tief einatmet, den Kehlkopf schließt, einen kräftigen Luftdruck erzeugt, nun den Kehlkopf plötzlich öffnet und die Luft lang anhaltend ausströmen läßt. Auch durch vorsichtiges Räuspern läßt sich der kitzelnde Schleim gut entfernen; dabei muß die Stimmritze ein klein wenig geöffnet bleiben, um den Schleim durchzulassen.

Solche Hustendisziplin wirkt günstig auf den Reizkatarrh der obersten Luftwege und beseitigt den unnützen Husten aus lässiger Angewohnheit oft in wenigen Tagen. Ist der Begleitkatarrh der Luftwege sehr hartnäckig, so geht es mit der Besserung des Hustens zwar viel langsamer; trotzdem sollen aber *Narkotica* gegen den Husten möglichst nur abends solchen Kranken gegeben werden, die durch starkes Husten sich selbst und ihren Zimmergenossen erheblich die Nachtruhe stören. Man gebe dann schon eine genügende Dosis Morphium (nur innerlich!), besser Codein, Dionin, eventuell Opiate, wenn eine Ruhigstellung des Darmes, die aber zur Verstopfung führt, erwünscht ist. Muß zugleich ein Schlafmittel gegeben werden, so kommt man mit einer kleineren Dosis sowohl des Narkoticums wie des Schlafmittels aus, da sich ja beide ergänzen. Bei Tuberkulose des Kehlkopfs muß man zwecks Schonung dieses Organs in wesentlich größerem Umfang zur Beseitigung des Hustens durch Narkotica greifen. Im Endstadium der Phthise soll man mit diesen Medikamenten(auch Morphium subcutan, eventuell unter anderer Firma) und mit den Schlafmitteln nicht sparen, doch genügen bei den so hinfälligen Kranken mittlere Dosen, wenn sie nicht etwa dem Abusus verfallen sind.

Der Auswurf. Der *Auswurf der Lungenkranken* muß zu irgend einer Zeit heraus; meist fällt die sog. „Lungentoilette" in die Morgenstunden.

Eine symptomatische Behandlung ist nur nötig, denn der Auswurf sehr zäh oder sehr kopiös ist. Im ersteren Falle versuche man es zunächst mit dem Brustwickel, am besten dem sog. Kreuzwickel, der mit temperiertem Wasser ohne wasserdichten Zwischenstoff abends angelegt wird und die ganze Nacht liegen bleibt (bei kalter Witterung Fenster schließen!), bei empfindlichen Kranken aber besser nach 2—3 Stunden wieder abgenommen wird; der Wickel kann bei bettlägerigen Kranken auch unter Tage 2—3mal für 2 Stunden angelegt werden. Genügt diese Behandlung nicht, so gibt man die üblichen Expektorantien, von denen ich allerdings nie recht viel gesehen habe: Liquor Ammonii anisati, Mixtura solvens (führt leicht ab!), Ipecacuanha (teuer!), Ipecopan, Lippspringer Arminiusquelle, Salzbrunner Oberbrunnen usw. Das zuverlässig wirksame Expectorans ist Jodkali (6,0—10,0/200,0 3mal täglich 1 Teelöffel bis 1 Eßlöffel). Wegen der Nebenwirkungen (Jodacne, Schnupfen, Conjunctivitis) ist langsamer Versuch zu empfehlen; große Vorsicht ist bei Schwerkranken dringend anzuraten, da zu reichliche seröse Sekretion in die Luftwege zu Lungenödem-ähnlichen Erscheinungen führen kann. Sehr zuverlässige Expectorantien sind Supersan und Transpulmin, die aber beide intramuskulär gegeben werden müssen und somit den Kranken, namentlich bei längerer Anwendung, doch erheblich belästigen. Vorsichtig sei man mit diesen vorzüglichen Mitteln nach großen Operationen; sie bringen zwar die der Schmerzen wegen oft ganz stockende Expektoration in Gang, aber wenn man des Guten etwas zu viel bewirkt, kann es zu gefährlichen Aspirationen kommen.

Zur Herabsetzung der für den Kranken mitunter höchst qualvollen großen Auswurfmengen (bis zu $^1/_2$ l) kenne ich nur ein leidlich zuverlässiges Mittel, das Calcium chloratum 10%ig intravenös alle 2 Tage 5 ccm. Wir begegnen der *intravenösen Calciumtherapie* noch öfter, doch sei zur Technik der Injektion hier gleich bemerkt, daß 10%iges Calcium, in das Gewebe gelangt, nicht nur sehr heftige Schmerzen, sondern auch Nekrose macht. Passiert dieses Malheur, was vielleicht nicht unbedingt vermieden werden kann, aber mindestens an den Schmerzen und an dem sich bildenden Knoten neben der Vene, den man am dürftigen Arm des Phthisikers häufig sieht, sofort erkannt werden muß, so ist die Injektion sofort abzubrechen und in den Knoten hinein und in seine Umgebung mit bereit gehaltener Spritze sogleich eine größere Menge (20 ccm) physiologische Kochsalzlösung oder noch besser $^1/_2$%ige Novocainlösung zu spritzen zwecks Verdünnung der Calciumlösung. Die Schmerzen lassen momentan nach, die sehr auffällige scharf begrenzte Hautröte bildet sich rasch zurück, eine Nekrose tritt nicht ein; der Kranke braucht gar nicht zu wissen, was vorgefallen ist, die Injektion der Calciumlösung wird am anderen Arm fortgesetzt und der ganze Vorfall ist nach 2 Minuten erledigt und vergessen. Das Calcium Sandoz kann man auch intramuskulär verabreichen. Worauf die Herabsetzung der Sputummengen durch das Calcium beruht, die mitunter bis zur Hälfte beträgt, ist nicht bekannt.

Brustschmerzen. *Schmerzen und Stiche* spielen beim Lungenkranken gemeinhin nur vorübergehend eine größere Rolle. Sind sie ja einmal ärger, so verordnet man den Brustwickel wie oben beschrieben, in diesem Falle aber mit warmem Wasser und nur auf 2 Stunden, den Thermophor oder warmen Sandsack oder zur Ablenkung einen Jodanstrich; auch Diathermie und Kurzwellenbehandlung wirken recht günstig. (Über die Schmerzen bei der Pleuritis sicca s. unter Komplikationen von seiten der Pleura.) — Hartnäckige Schmerzen bei chronisch-adhäsiver Pleuritis behandelt man bei kräftigen Kranken zweckmäßig mit Dampfdusche, bei inaktiver Lungentuberkulose auch mit Atemübungen. Die bei der Pleuritis exsudativa und im Verlauf der Pneumothoraxbehandlung auftretenden Schmerzen werden im entsprechenden Kapitel abgehandelt.

Lungenblutung. Das wichtigste Organsymptom bei der Lungentuberkulose ist die *Lungenblutung*. Nicht nur für die Diagnose, auch für die Therapie ist es von größter Bedeutung, ob das angeblich ausgehustete Blut aus der Lunge stammt; diese Vorfrage muß also zunächst gelöst werden.

Kleine Lungenblutungen erfordern bei indurierender Tuberkulose geringer Ausdehnung und ohne Zerfallserscheinungen keine besondere Behandlung, auch nicht einmal Bettruhe. Diese Therapie ist nicht bloß negativ, sondern hat in der beabsichtigten und meist auch erreichten Beruhigung des Kranken und seiner Umgebung auch ihre positive Seite; sie ist natürlich nur anwendbar, wenn man den Lungenbefund des Kranken bereits genau kennt, denn wegen der Gefahr der stärkeren Nachblutung ist die gründliche Untersuchung der Lungen unmittelbar nach der Blutung nicht möglich. Praktisch gestaltet sich die Sache übrigens meist so, daß der Kranke bereits zu Bett liegt, wenn der Arzt hinzukommt, und dann wird man es für den Tag schon dabei belassen. Daß die sog. initiale Lungenblutung als Zeichen einer aktiven Lungentuberkulose aufzufassen und das Grundleiden alsbald zu behandeln ist, bedarf keiner näheren Ausführung.

Kleine Blutungen bei Phthisen mit Zerfallserscheinungen sind mit Bettruhe und mittleren Dosen eines Narkoticums zu behandeln, auch ist der Hustenreiz durch Belehrung, Hustenbonbons, auch Lutschen von Eisstückchen (nicht zu viel!) zu bekämpfen; der Kranke muß für den Fall einer stärkeren Nachblutung leicht Hilfe erreichen können. Die sog. prämonitorische kleine Blutung als Vorläufer einer größeren ist zwar nicht gerade häufig, kommt aber ab und zu vor. — Hartnäckige kleinere Blutungen, sog. parenchymatöse Blutungen, bei denen Schleim und Blut oft innig, makroskopisch untrennbar, durchmischt sind, werden zweckmäßig mit Digitalis- oder Camphermedikamenten (Ol. forte intramuskulär täglich 2 ccm) behandelt, zumal wenn klinisch

Stauung im kleinen Kreislauf besteht. Es sei hier gleich bemerkt, daß wir bei größeren Blutungen von der Anwendung der Digitalis und des Camphers nie Erfolge sahen.

Bei *mittleren und größeren Blutungen* ist der Kranke meist sehr aufgeregt. Da ist erste Notwendigkeit, aufgeregte Angehörige aus dem Krankenzimmer zu entfernen und den Kranken durch ruhige und bestimmte Anordnungen zur Ruhe und zum Vertrauen zu bringen. Bettruhe ist notwendig, der Eisbeutel aufs Herz zur Beruhigung des Kranken zweckmäßig, Belehrung über Hustendisziplin sofort vorzunehmen, die Verordnung mittlerer Dosen eines Narkoticums meist nicht zu umgehen. Auf die Legion der Hämostyptica (Ergotin, Hydrastis, Stypticin, Clauden usw.) kann verzichtet werden, denn es ist unmöglich, eine so große Dosis dieser Medikamente zu geben, daß sich die gesamte glatte Muskulatur der Gefäße maximal kontrahiert; auch müßte eine solche Kontraktion zu einer eminenten Blutdrucksteigerung und damit wieder zur Blutungsgefahr führen. Auch Adrenalin und Suprarenin versagen bei Lungenblutungen, da sie nicht lokal appliziert werden können. Von der subcutanen Anwendung der Gelatine habe ich nie viel Gutes gesehen, aber öfter völliges Versagen; immerhin kann man einen Versuch empfehlen. Zur Injektion ist nur die Gelatine der zugeschmolzenen Ampullen (Merck, Serumwerk Dresden) zu verwenden, da Gelatine sehr schwierig einwandfrei zu sterilisieren ist (Tetanussporen!); es werden 40 ccm am Oberschenkel tief subcutan injiziert und die Injektionsstelle muß gekühlt werden, da die Injektion recht schmerzhaft ist. Wir geben die Gelatine meist nur innerlich als Gelee mit Citronenzusatz, weniger der blutstillenden, als der erfrischenden Wirkung wegen. Man gebe im übrigen nicht flüssige Kost, die zu viel Wasser führt, sondern breiige Kost in mäßigen Mengen. Als wirksam bei mittleren Blutungen hat sich uns Natrium chloratum und Natrium bromatum zweistündlich abwechselnd je 2 g bei gleichzeitiger Einschränkung der Flüssigkeitszufuhr bewährt, überlegen ist aber die Wirkung der intravenösen Injektion von 10 ccm einer 10%igen Lösung von Calcium chloratum, die, wenn nötig, am nächsten Tag zu wiederholen ist (Technik s. oben). Bei mittleren Blutungen wird man mit diesen Maßnahmen meist zum Ziel kommen. Ist aber die Anlegung des künstlichen Pneumothorax ohnehin indiziert oder wiederholt sich die Blutung, so zögere man nicht, die blutende Lunge ruhig zu stellen. *Bei großen Blutungen* wird Stauung im großen Kreislauf zwecks Druckminderung im Lungenkreislauf durch Abbinden der Extremitäten notwendig; die Binden werden nach 2 Stunden allmählich gelockert und abgenommen. Wenn irgend möglich, ist neben der intravenösen Calciuminjektion die Anlegung des künstlichen Pneumothorax auszuführen. Kennt man den Lungenbefund nicht, so kann es schwierig sein, die Blutungsseite zu ermitteln. Mitunter wird die präzise Angabe des Kranken über Wärme- und Rieselgefühl auf der Blutungsseite zur

Orientierung genügen, nicht selten eine oberflächliche Untersuchung (Tympanie über der Kaverne!). Ist man über die Blutungsseite nicht im Zweifel, so soll man gleich ziemlich viel Luft einlassen, mehr als bei der Anlegung sonst üblich ist, um möglichst eine Kompression der blutenden Lunge zu erreichen. Kommen nach der orientierenden Untersuchung beide Lungen als Herd der Blutung in Frage, so braucht man auf dieses souveräne Hilfsmittel zur Stillung der Blutung doch nicht zu verzichten, soll vielmehr den Pneumothorax auf der Seite mit den schweren Veränderungen anlegen, allerdings mit wesentlich geringerer Gasmenge, da wegen der Möglichkeit eines Irrtums nicht die Kompression der Lunge angestrebt werden darf, die zur Blutüberfüllung in der anderen Lunge führen würde, sondern nur eine Entspannung, die bei beweglichem Mediastinum abgeschwächt auch der anderen Lunge zugute kommt. Diese Entspannung ist wichtig, da das von BALLIN nachgewiesene gehäufte Auftreten der Blutungen bei cirrhotischen Phthisen auf der Zerrung der bloßgelegten Gefäße durch die Schrumpfungsvorgänge beruht. Nach der Pneumothoraxanlegung steht die Blutung in der Regel prompt, zuweilen kommt es am nächsten Tag zu einer kleinen Nachblutung, die sich nicht wiederholt; die Gefahr der Aspirationspneumonie, die für den Kranken viel dringender ist, als die Verblutungsgefahr, ist mit dem Pneumothorax ausgeschaltet. Ich kann mich nicht entsinnen, mit der Anlegung des Pneumothorax aus dieser symptomatischen Indikation einen Versager erlebt zu haben, wenn ein ausreichender Pneumothorax erzielt werden konnte; ein einzelner völliger Mißerfolg beruhte auf einer Anlegung auf der falschen Seite, die durch einen großen Tumor auf dieser Seite veranlaßt war. Über die Technik der Pneumothoraxanlegung siehe das Kapitel Pneumothoraxbehandlung.

Die Ausführungen über die Behandlung der Lungenblutung dürfen nicht ohne eine ausdrückliche *Warnung* abgeschlossen werden: *die Anwendung der Morphiumspritze ist unter allen Umständen kontraindiziert.* Wegen der großen Gefahr der Aspirationspneumonie gerade bei den größeren Blutungen darf die Empfindlichkeit gegen den Hustenreiz nicht soweit herabgesetzt werden, daß etwa aspiriertes Blut — und etwas Blut wird wohl immer aspiriert — nicht ausgehustet wird oder gar jegliche Expektoration für Stunden unterbleibt. Bei hoffnungslosem Zustand des Kranken ist eine größere Dosis Morphium subkutan zu geben.

Kurzatmigkeit. Die *Kurzatmigkeit der Lungenkranken* beruht zum Teil auf der Schädigung der Lunge durch Verminderung der Respirationsfläche und durch sekundäres Emphysem bei stark schrumpfenden Phthisen, zum Teil ist sie eine Folge ungenügender Leistung des Herzens. An der Reduktion der Respirationsfläche wird die beste Therapie nichts ändern können; sie braucht aber, wenn sie nicht gar zu groß ist, die Funktion des Gaswechsels nicht nennenswert zu stören, kann vielmehr durch eine gute Herzleistung kompensiert werden, außerdem durch eine

Vergrößerung der sog. inneren Respirationsfläche, d. h. durch eine Vermehrung der Zahl der roten Blutkörperchen pro Kubikmillimeter Blut und damit Hand in Hand die Erhöhung der Hämoglobinmenge. Wie das Beispiel von Kranken zeigt, die mit bestehendem Pneumothorax große und schwierige Hochgebirgstouren ausführten, kann solche Kompensation vollständig sein. Die Therapie der Kurzatmigkeit bei der Lungentuberkulose läuft darauf hinaus, die Leistungsfähigkeit des Herzens zu steigern und den Allgemeinzustand zu heben; das sind Aufgaben der Allgemeinbehandlung, die in den vorigen Kapiteln ausführlich gewürdigt wurden.

Bei der klinischen Charakterisierung der cirrhotischen Phthise wurde bereits hervorgehoben, daß die Kurzatmigkeit dieser Kranken oft in einem auffallenden Mißverhältnis zur Ausdehnung des tuberkulösen Lungenherdes steht und daß dieses Mißverhältnis seine Erklärung findet in der funktionellen Schädigung des verbliebenen Lungengewebes durch das infolge der Schrumpfung entstehende vikariierende Emphysem. Für die Richtigkeit dieser Auffassung spricht der Umstand, daß Kranke, bei denen durch einen kompletten Pneumothorax eine Lunge völlig ausgeschaltet ist, nach einiger Gewöhnung viel weniger dyspnoisch sind, als Träger einer cirrhotischen Phthise, die scheinbar über einen viel größeren Teil respirierenden Lungengewebes verfügen. Nach der Ausheilung tuberkulöser Herde größerer Ausdehnung resultiert immer eine starke Schrumpfung und damit die Ausfüllung des Thoraxraumes durch das übrige Lungengewebe, mit anderen Worten das *Emphysem*. Dazu kommt, daß gerade bei den chronischen Phthisen in der Regel eine ausgedehnte, nicht selten vollständige Verwachsung der Pleurablätter besteht, die eine genügende Bewegung der Lungen bei der Atmung verhindert. Sind doppelseitige Verwachsungen oder gar doppelseitige vollkommene Verödungen der Pleurablätter vorhanden — und zu diesem Zustand kommt es nach doppelseitiger Pneumothoraxbehandlung fast regelmäßig — so sind diese Kranken oder Krankgewesenen auch nach praktischer Ausheilung ihrer Lungentuberkulose fast immer recht kurzatmig, gar nicht selten hochgradig und leiden unter diesem Zustand nicht nur infolge der Beeinträchtigung ihrer Leistungsfähigkeit, sondern auch durch ein chronisches Sauerstoffdefizit, daß die genügende Ausnutzung selbst bester Ernährung nicht zuläßt. Der ausgedehnten Verwachsung der Pleurablätter kann man therapeutisch nicht direkt beikommen; immerhin läßt sich durch geeignete Leichtgymnastik, Terrainkuren und vor allem Atemübungen oft recht viel erreichen. Der Ausbildung eines Emphysems höheren Grades bei schrumpfenden Phthisen soll man rechtzeitig begegnen. Wenn durch den Tuberkuloseprozeß erhebliche Organteile einer Lunge zerstört worden sind, so kann das Restorgan den Brustraum nur unter einer schädlichen Überdehnung ausfüllen und die logische Folgerung ist, daß man dem durch rechtzeitige Verkleinerung

des Brustraums vorbeugt; die geeigneten Maßnahmen sind in erster
Linie die Phrenicusexairese, der wir in diesem Sinne die Bedeutung einer
selbständig wichtigen Behandlungsmethode zuerkennen müssen, und die
Thorakoplastik oder Plombierung. Die vorbeugende Behandlung des
vikariierenden Emphysems wird zu einem dieser Verfahren greifen
müssen; sonst kann es vorkommen, daß der Defekt nach der Heilung
des Grundleidens funktionell einen schlimmeren Zustand bedeutet, als
das Leiden selbst.

Komplikationen von seiten der Pleura. Nicht selten stehen bei der
Behandlung Lungenkranker Komplikationen von Seiten der Pleura ganz
im Vordergrunde; ja man kann geradezu sagen, daß bei der Lungentuberkulose die Empfindlichkeit der Pleura die verwundbare Stelle, die
Achillesferse oder das Siegfriedschicksal des Kranken bedeuten kann.
Die therapeutische Aufgabe ist bei der *Pleuritis sicca* verhältnismäßig
einfach. Im Verlauf der manifesten Lungentuberkulose treten Reiz-
erscheinungen an der Pleura, die auf Entzündungsvorgängen beruhen,
recht oft in Erscheinung. Das erste Symptom sind Schmerzen, die recht
heftig sein können. Bildet sich kein Erguß, was immer sofort am Rönt-
genschirm zu prüfen ist, so sind doch oft laute ohrnahe Reibegeräusche
der beweisende Befund für die entzündliche Reizung. Fieber pflegt bei
der trockenen Pleuritis nur kurzfristig aufzutreten und mittlere Grad
nicht zu übersteigen. Der von der Pleuritis ausgehende Reizhusten kann
sehr heftig und störend sein. Auf Wärmeanwendung (Termophor, Föhn)
noch besser auf feuchte Wärme (feuchtwarmer Umschlag mit Termophor)
bessern sich die Schmerzen meist bald. Kleinere Dosen von Narcoticis
können vorübergehend notwendig sein. Bei längerem Anhalten der
Schmerzen tut Diathermie und mehr noch Kurzwellenbestrahlung gute
Dienste. Auch ein fixierender Heftpflasterverband, dachziegelartig quer
zum Rippenverlauf, ist zweckmäßig. Zu der Anlegung des künstlichen
Pneumothorax kann ich mich aus so geringfügigem Anlaß, wenn anders
er nicht ohnehin indiziert ist, nicht entschließen; ist er aber angezeigt,
so soll man ihn sofort anwenden, da andernfalls Verklebungen und Verwachsungen ihn schon unmöglich machen können.

Sehr häufig ist die zunächst angenommene Pleuritis sicca in Wirklichkeit eine *Pleuritis exsudativa*, die mit Röntgendurchleuchtung und Aufnahme unschwer festzustellen ist. Ist die Entzündung nicht sehr heftig,
oder sind bereits ausgedehnte Pleuraverwachsungen vorhanden, so bildet
sich nur ein kleines wandständiges Exsudat, das der physikalischen
Untersuchung entgeht. Die klinischen Erscheinungen bei solchen beschränkten mit Erguß einhergehenden Entzündungen sind meist nicht
anders wie bei der Pleuritis sicca, doch nicht selten etwas intensiver
und hartnäckiger. Die therapeutische Aufgabe ist die gleiche.

Sind umfangreichere Verwachsungen im Pleuraraum nicht vorhanden,
und tritt die Pleuraentzündung heftig auf, so kann die Größe des

Ergusses die Frage der Entleerung aufwerfen, die heute noch umstritten, aber aktueller geworden ist, seit man zum *Ersatz der Flüssigkeit durch Luft* übergegangen ist. Man hat geglaubt, durch die Absaugung den Verlauf der Pleuritis abkürzen zu können; das ist nach unseren Erfahrungen nicht der Fall. Auch die Verhinderung der Verwachsung der Pleurablätter erreicht man durch die Lufteinblasung in der Regel nicht, da die entzündete Pleura eine besonders große Neigung zur Verwachsung zeigt und sich daher von den Rändern her die Vereinigung der Pleurablätter konzentrisch vorschiebt, um schließlich zur Verödung des Pleuraraumes zu führen. Ist der Pleuraraum anfänglich noch in großer Ausdehnung frei, so kann es allerdings gelingen, den erzielten Pneumothorax über den Entzündungszustand der Pleura hinaus zu erhalten und damit die Verwachsung zu verhindern. Bei der Pleuritis exsudativa der Kinder ist es uns verhältnismäßig oft gelungen, bei frühzeitiger Absaugung des Exsudates die Verwachsung der Pleurablätter zu verhindern und die Pneumothoraxbehandlung, wenn nötig, anschließend längere Zeit durchzuführen. Die Absaugung der Exsudate bietet aber andere Vorteile. Wenn auch die Verdrängungserscheinungen in der Regel nicht bedrohlich werden, so kann doch die Größe des Exsudates an sich dem Kranken sehr erhebliche Druckbeschwerden und Dyspnoe verursachen; und es ist ein leichtes, ihn davon zu befreien. Ja die Dyspnoe kann hochgradig werden, wenn die andere Lunge durch den Krankheitsprozeß in größerem Umfange zerstört oder aber künstlich ausgeschaltet ist; wir verloren um ein Haar eine Patientin, die seit langem eine große Paraffinplombe in der rechten Thoraxhälfte trägt und bei der ein Exsudat (800 ccm) im linken Pleuraraum plötzlich heftigste Dyspnoe und Herzschwäche verursachte, so daß wir mit der Absaugung fast zu spät kamen. — Sodann haben die Exsudate nach längerem Bestehen die Neigung, durch Eindickung sehr fibrinreich zu werden und das Fibrin in dicken Belägen auf der Pleura niederzuschlagen (vgl. Kapitel „Pneumothoraxexsudat" S. 389); dann kommt es nicht nur zur Verwachsung der Pleurablätter, sondern zur Bildung einer dicken derben Pleuraschwarte, die die Lunge funktionell aufs schwerste schädigt. Auch gehen alte Exsudate gern in tuberkulöse Empyeme mit grünlichem, ziemlich dünnem, aber doch sehr fibrinreichem Eiter über, die an Bakterien nur Tuberkelbacillen enthalten und nicht operiert werden dürfen, aber durch hartnäckige Fieberbewegungen und durch Schwartenbildung schädlich sein können. Wir pflegen mit der Absaugung der Exsudate, die, richtig und schonend ausgeführt, einen unschädlichen und für den Kranken geringfügigen Eingriff darstellt, nicht allzu lange zu warten und haben nie Nachteile davon gesehen.

Die Punktion nehmen wir in derselben Weise vor wie bei den Pneumothoraxexsudaten. Für die hausärztliche Behandlung ist die sog. *offene Punktion* als einfach und zweckmäßig zu empfehlen. Man lagert den

Kranken über zwei im Abstand von etwa 20—30 cm stehende Betten oder in ähnlicher Weise zunächst auf den Rücken, sticht den Trokar an der ausgesuchten Stelle ein, dreht den Kranken auf die kranke Seite und zieht das Stilet heraus. Das Exsudat fließt zunächst kontinuierlich ab; bei nachlassendem Druck aber wird inspiratorisch Luft angesaugt, expiratorisch Flüssigkeit ausgetrieben. Auf diese Weise kann man das Exsudat unbedenklich völlig entleeren. Eine Probepunktion ist jeder Punktion unbedingt vorauszuschicken; wir geben auch regelmäßig eine halbe Stunde vorher 0,001—0,0015 g Dilaudid innerlich oder subcutan und führen die Punktion in Lokalanästhesie aus.

Die Entzündung der Pleura kann indessen so heftig sein, daß das Exsudat sich immer wieder von neuem bildet und wegen der auftretenden Druck- und Verdrängungserscheinungen auch immer wieder Punktionen ausgeführt werden müssen, obwohl man mit der Erneuerung des Ergusses rechnen muß. Diese lange bestehenden Exsudate gehen besonders gern in tuberkulöse Empyeme über, und gerade bei den Punktionen dieser Empyeme kann es vorkommen, daß an der Punktionsstelle eine Fistel entsteht, aus der das Exsudat heraussickert. Solche Fisteln sind nicht nur für den Kranken sehr lästig, sondern auch mit der Gefahr der Mischinfektion des Ergusses verbunden. Um solche Fistelbildung zu vermeiden, pflegen wir einmal für wiederholte Punktionen nicht den Trokar, sondern Kanülen zu benutzen, die so dünn sind, wie die Beschaffenheit des Ergusses es irgend zuläßt. Beim Herausziehen spritzen wir Jodtinktur in den Stichkanal, was vorübergehend recht schmerzhaft ist. Das wichtigste ist aber, die Punktionsstelle so zu wählen, daß der verbleibende Exsudatrest nicht bei Hustenstößen gegen den Stichkanal steht, also nicht hinten unten, sondern möglichst vorn unten zu punktieren. Befindet sich der Resterguß nur hinten, so muß man den Kranken für 24 Stunden auf die andere Seite lagern.

Die Behandlung der entstandenen Fistel eines tuberkulösen Empyems ist auch dann sehr mißlich, wenn es nicht zur Mischinfektion des Pleuraraumes kommt. Wir haben öfter versucht, den ganzen tuberkulös infizierten Stichkanal auszuschneiden und die Wände zu vernähen, damit aber nur vereinzelt Glück gehabt. Das tuberkulöse Empyem, das mit oder ohne Punktionsbehandlung nicht zum Verschwinden zu bringen ist, erfordert nach längerer Dauer, gleichgültig ob die Tuberkulose offen ist, die Thorakoplastik. Wenn diese die völlige Verödung des Pleuraraumes erreicht, was leider nicht immer der Fall ist, so kommt, wenn auch langsam, auch die Fistel schließlich zur Ausheilung.

Kommt es zur Mischinfektion des Pleuraraumes von innen her, so ist zunächst zu versuchen, durch Saugbehandlung nach BÜLAU die Reinigung des Pleuraraumes zu erreichen. Die Besprechung dieser Behandlung s. im Kapitel Kollapstherapie.

Der **Spontanpneumothorax** bei manifester Lungentuberkulose kann sehr verschiedene Ausmaße und dementsprechend klinische Erscheinungen zeitigen. Bleibt er infolge vorhandener Verwachsungen klein, so können doch deutliche klinische Erscheinungen wie heftige Schmerzen und plötzliche Atemnot zu alsbaldiger Entdeckung durch Röntgenuntersuchung führen. Gar nicht selten sind aber die Erscheinungen so geringfügig, daß der kleine Spontanpneumothorax erst bei einer gelegentlichen Röntgenuntersuchung festgestellt wird. Die Behandlung des kleinen Spontanpneumothorax kann sich in der Regel auf symptomatische Maßnahmen beschränken. Nur wenn die entstandene Öffnung, als Ventil wirkend, einen kleinen Spannungspneumothorax zustande kommen läßt, können die heftigen Schmerzen und stärkere Atemnot die Einführung einer Dauerkanüle notwendig machen. Man benutzt dazu eine Pneumothoraxnadel, die durch einen flachen breiten Kork gestoßen und am Verschieben durch eine aufgesetzte Klemmschraube verhindert wird, und über deren äußeren Kopf man einen Gummifingerling festbindet, der eine kleine Öffnung erhält. Der Kork wird mit Heftpflasterstreifen fixiert und die Nadel durch ein darüber befestigtes Drahtkörbchen gegen Bestoßen geschützt. Nach einigen Tagen hat sich die entstandene Lungenfistel nicht selten geschlossen, und dann kann die Dauerkanüle wieder entfernt werden; gelegentlich haben wir beim Spontanpneumothorax durch Strangdurchtrennung vollkommenen Lungenkollaps mit Schließung der Lungenfistel erreicht. — Bildet sich beim kleinen Spontanpneumothorax durch Einwanderung von Keimen ein mischinfiziertes Empyem, so ist dieses nach den Grundsätzen der Empyembehandlung anzugehen (s. Kapitel Kollapstherapie).

Entsteht ein Spontanpneumothorax in den Pleuraraum hinein, in dem gar keine oder geringfügige Verwachsungen bestehen, so kann der Zustand des Kranken akut bedrohlich werden; das tritt besonders dann ein, wenn die entstandene Öffnung als Ventil wirkt, das den Eintritt von Luft gestattet, aber nicht den Austritt. In diesen Fällen kann sofortiges Eingreifen notwendig sein: Absaugen oder Ablassen der Luft, Anwendung von Morphium und von Cardiacis subcutan. Sind die Erscheinungen stürmisch, so ist stets erheblicher Überdruck im Pneumothorax vorhanden, in den inspiratorisch noch Luft einströmt, — je heftiger der Kranke atmet, um so mehr auch gegen den Überdruck —, während exspiratorisch der höher werdende Druck die Ränder der Fistel in die Lunge hineinpreßt und damit aneinander drückt, so daß keine Luft ausstreichen kann. Es genügt bei stärkerem Überdruck, den Pneumothorax zunächst zu punktieren und die Luft ausströmen zu lassen. Wir haben gelegentlich die ausströmende Luft über Wasser aufgefangen und dabei festgestellt, daß nach Entweichen von 600 ccm Luft der Überdruck beseitigt war, spontan keine Luft mehr ausströmte und der Kranke sich fast momentan erholte. Freilich ist dann immer noch sehr viel Luft

im Pleuraraum und es besteht die Gefahr, daß sich der Zustand durch
den weiteren Zustrom von Luft alsbald wieder verschlimmert. Es muß
deshalb mit dem Pneumothoraxapparat oder der Pumpe, allenfalls auch
mit einer großen Spritze möglichst viel Luft abgesaugt werden, und da
auch das nur vorübergehend helfen würde, ist zu versuchen, die Fistel
zum Verschluß zu bringen, indem man sie durch Einbringen einer größeren

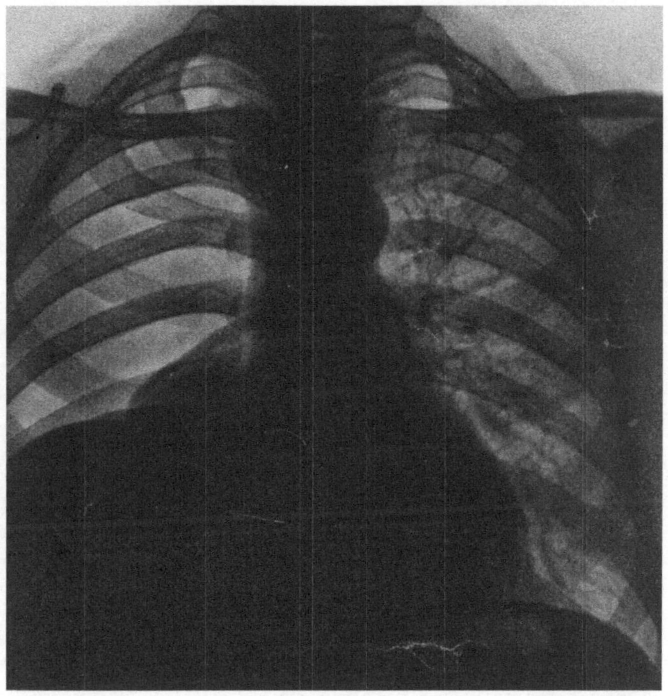

Abb. 244 Aufn.-Nr. 3477, ♂, 34 Jahre. Kompletter Spontanpneumothorax rechts. Lunge
maximal geschrumpft. Status nach Exairese. Kräftige Absaugung und Dauerkanüle
ohne jeden Erfolg. 1 Jahr später ist der Pneumothorax spontan eingegangen.

Menge steriler Kochsalzlösung unter Wasser setzt und dadurch einen
dauernden Druck gegen die Fistelstelle ausübt. Es gelingt mitunter auf
diese Weise eine Verklebung der Fistel zu erreichen; der Hydropneumo-
thorax kann dann allmählich durch Resorption der Luft und des Wassers
eingehen. Häufiger aber schließt sich die Fistel nicht und es bleibt dann
nichts anderes übrig, wie den Pneumothorax immer wieder zu punktieren,
solange die Erscheinungen von Überdruck sich wieder einstellen. Es kann
notwendig werden, das Entweichen der dauernd aus dem Bronchalbaum in den Pleuraraum nachgepumpten Luft nach außen durch Einsetzen einer Dauerkanüle zu ermöglichen. Die Mischinfektion der Pleura
vom Bronchalbaum aus bleibt in solchen Fällen nur ausnahmsweise

aus. Häufig wird die Lungenfistel allmählich größer und dann wirkt sie
nicht mehr als Ventil, sondern gestattet der Luft auch das Entweichen
nach dem Bronchalbaum hin; es resultiert dann ein nach innen kontinuierlich *offener Pneumothorax,* der regelmäßig zur Mischinfektion der Pleura,
zum heißen Empyem führt. Auch jetzt braucht noch nicht alles verloren
zu sein; durch fortschreitende Verwachsung der Pleurablätter kann sich

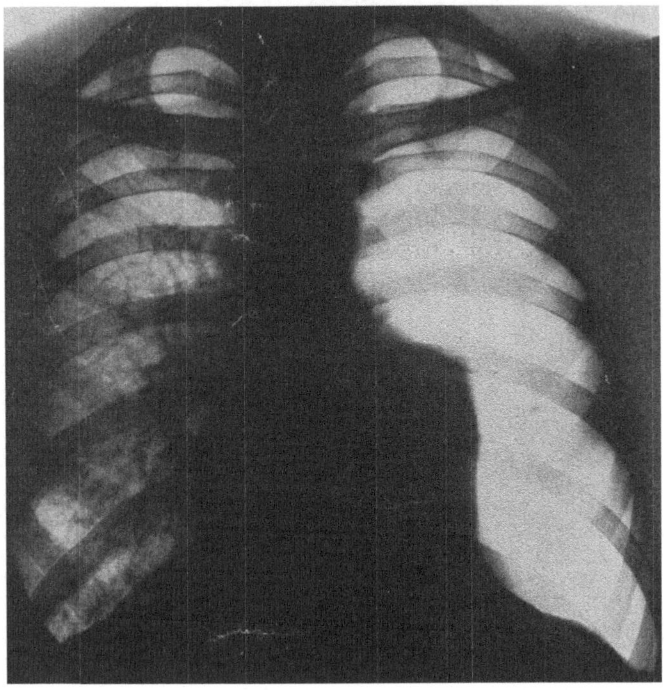

Abb. 245. Amb., ♂. Spontanpneumothorax links mit massivem Kollaps der linken Lunge
und starker Stauung der rechten Lunge.

die Lungenfistel von selbst wieder schließen und es kann dann möglich
werden, das Empyem durch regelmäßige Spülungen mit Rivanol 1:1000
zur Ausheilung zu bringen. Indessen diese Spülbehandlung führt doch
nur ausnahmsweise zum Ziel. Wenn der Allgemeinzustand des Kranken
es zuläßt, muß die operative thorakoplastische Behandlung versucht
werden, die freilich immer vor einer außerordentlich schwierigen Aufgabe
steht (vgl. mischinfizierte Pneumothoraxempyeme S. 392). Ist die Operation wegen des Allgemeinzustandes des Kranken nicht möglich, so ist
der Zustand völlig hoffnungslos. Meist bleibt die Lungenfistel offen und
die Behandlung muß sich darauf beschränken, den Eiter von Zeit zu Zeit
abzupunktieren; der unglückliche Kranke, durch das vorausgegangene

Siechtum ohnehin schon sehr geschwächt, erliegt meist sehr bald der neuen Infektion. Wird die Fistel sehr weit, so kann der höchst fatale Zustand eintreten, daß der Kranke den Eiter des Empyems — Hunderte von Kubikzentimetern auf einmal — aushustet. Wir haben in einem solchen Fall dem Kranken helfen müssen durch Anlegen einer Dauerdrainage mit einem Trokar, der eine tägliche Entleerung des Eiters gestattete, während er im übrigen durch einen aufgesetzten Schlauch mit Klemme verschlossen wurde, um dem Kranken das Aushusten seines Sputums zu ermöglichen.

Der **Diabetes mellitus** ist zwar nicht eigentlich als Komplikation der Lungentuberkulose anzusehen wie vielmehr als die Grundkrankheit, auf deren Boden die Tuberkulose sich entwickelt. Es gibt nach klinischer Erfahrung keinen Tuberkulosediabetes, d. h. keinen Diabetes, der sich auf dem Boden einer Tuberkulose entwickelt, sondern nur eine Diabetestuberkulose, die bei dem Kranken entsteht, weil der Diabetes den Tuberkelbacillen besonders günstige Lebensbedingungen schafft. Die Behandlung dieser Diabetestuberkulose unterliegt zwar den Gesetzen der Tuberkulosetherapie, doch ist eine Vorausbedingung zu erfüllen: die korrekte Behandlung des Diabetes. Wir haben bei zahlreichen Diabetestuberkulosen immer wieder die Erfahrung gemacht, daß die Beherrschung des tuberkulösen Prozesses nur gelingt, wenn die Einstellung des Diabetes möglich ist und sorgfältig durchgeführt wird. Diese Einstellung muß die Herabsetzung des Blutzuckers auf normale Werte erstreben; es genügt nicht, den Blutzucker gelegentlich morgens nüchtern zu untersuchen, vielmehr muß in wöchentlichen Abständen die Tagesblutzuckerkurve genommen werden und als Maßstab der Behandlung dienen, die natürlich in sorgfältiger Angleichung der Diät und der Insulinmengen bestehen muß. Wenn eine neuere Richtung der Diabetesbehandlung den Blutzuckerwerten nicht die entscheidende Bedeutung beimißt und erhebliche Kohlehydratmengen sogar ohne Rücksicht auf die Zuckerausscheidung im Urin verabreicht, so soll solche Auffassung hier nur soweit beurteilt werden, als sie für die Behandlung der Tuberkulose wesentlich ist. Bei der Diabetestuberkulose aber müssen wir nach unseren Erfahrungen die dauernde Niedrighaltung des Blutzuckers für entscheidend erklären (s. Kapitel VII, S. 242, Abb. 182 und 183).

Auch die **Schwangerschaft** ist ja nicht eigentlich eine Komplikation der Lungentuberkulose, doch wird diese Frage hier am besten behandelt. Ob die Schwangerschaft einen Einfluß auf den Ablauf einer Tuberkulose im einen oder anderen Sinne ausübt, und im besonderen ob eine Unterbrechung der Schwangerschaft angezeigt ist, ist seit Jahrzehnten lebhaft umstritten gewesen, und auch heute noch gehen die Meinungen weit auseinander. Aus eigener Erfahrung stehen wir unter dem Eindruck, daß Tuberkulosen subakuter oder auch chronischer Form recht häufig eine entscheidende Verschlimmerung erfahren, in der Regel nicht während der Schwangerschaft selbst, sondern erst im Puerperium und nach dem Puerperium. Bei der geschlossenen Tuberkulose wird die Unterbrechung einer Schwangerschaft in der Regel nicht in Frage kommen, es sei denn, daß es sich um eine jugendliche Frau handelt und um eine Tuberkuloseform, die sich rasch entwickelt hat und zu raschem Fortschreiten neigt und auch baldige Gewebseinschmelzung erwarten läßt. Sorgfältige Prüfung solcher Fälle ist durch das heute vorgeschriebene Gutachterverfahren bei der Schwangerschaftsunterbrechung gewährleistet. Handelt es sich um eine offene Tuberkulose, so wird man das Austragen der Schwangerschaft zulassen können, wenn der Widerstandsfähigkeit der Kranken ein gutes Zeungis ausgestellt und die Tuberkulose in ihrer Progredienz durch geeignete Behandlung, insbesondere Kollapsbehandlung abgebremst werden kann. Wenn diese Fragen mit hinreichender Zuverlässigkeit nicht bejaht werden können, die Rettung der werdenden Mutter durch die Beherrschung ihrer Lungentuberkulose aber doch noch möglich erscheint, so halten wir die Gefahr des Austragens und insbesondere des Puerperiums für zu groß und die Unterbrechung der Schwangerschaft für notwendig. Wiederum anders liegt die Frage bei schwerkranken Frauen, die nach Form und Grad ihrer Tuberkulose dem Lungenleiden aller Voraussicht nach in absehbarer Zeit zum Opfer fallen werden. In solchen Fällen halten wir zwar die Unterbrechung der Schwangerschaft für berechtigt, würden aber dem Wunsche der Kranken und ihrer Angehörigen weitgehend Rechnung tragen. Die Unterbrechung der Schwangerschaft nach dem dritten Monat kann des bekannten Risikos wegen nur bei bedrohlichen Krankheitszuständen in Frage kommen.

Noch immer wollen viele Heilanstalten schwangere Frauen, bei denen eine Unterbrechung der Schwangerschaft nicht mehr in Frage kommt, erst nach dem Austragen zum Heilverfahren aufnehmen. Gerade gegen Ende der Schwangerschaft und über Geburt und Puerperium hinaus bedarf aber die tuberkulös Erkrankte allerbester gesundheitlicher Stütze. Wir haben deshalb von jeher die Aufnahme werdender Mütter zur Behandlung ihrer Tuberkulose zu fördern gesucht, die Kranke nur bei Geburtskomplikationen in das geburtshilfliche Krankenhaus verlegt, im übrigen den Neugeborenen aus unserer Anstalt sofort in geeignete Pflege gegeben, die Mutter aber noch Monate nach der Geburt bis zur Stabilisierung ihrer Tuberkulose in Behandlung behalten.

Es sei darauf hingewiesen, daß bei Pneumothoraxbehandlung einer Schwangeren eine Nachfüllung des Pneumothorax sofort nach der Entbindung notwendig ist, weil der nachlassende Abdominaldruck eine plötzliche Dehnung und Blutüberfüllung der Lunge verursachen und einen bedrohlichen Zustand schaffen kann. Bei diesen Frauen ist es also besonders wichtig, daß sie bei der Entbindung selbst unter Aufsicht eines in der Pneumothoraxbehandlung erfahrenen Arztes stehen.

XI. Spezifische und unspezifische Reizbehandlung.

Prinzipien und Ziele der spezifischen Therapie. Tuberkulin. Die Bedeutung der Darstellung des Tuberkulins durch ROBERT KOCH beruht heute mehr auf der Spezifität seiner Beziehung zum Erreger der Tuberkulose, die durch v. PIRQUETS lokalen Nachweis der Allergie nach stattgehabter tuberkulöser Infektion unsere Kenntnis der Pathogenese und Epidemiologie der Tuberkulose eminent gefördert hat, als auf seiner umstrittenen klinisch-therapeutischen Brauchbarkeit; aber nur die letztere soll uns hier beschäftigen.

Während die experimentelle Forschung im Tierversuch nach Tuberkulinbehandlung besten Falles eine Verzögerung des Ablaufs der künstlich erzeugten und auch der natürlich entstandenen Tuberkulose beobachtete und eigentliche Heilungsvorgänge vermißte, schreibt eine kleine Anzahl von Klinikern und Tuberkuloseärzten, namentlich in Deutschland, dem Tuberkulin eine spezifische Heilwirkung zu, andere geben nur eine den natürlichen Heilungsvorgang unterstützende Wirkung zu und nicht wenige verhalten sich dem Tuberkulin gegenüber zurückhaltend oder gar ganz ablehnend. Der schlüssige Beweis für eine Heilwirkung des Tuberkulins ist auf klinischem Gebiete nicht leicht zu erbringen; er ist bis heute weder an autoptisch festgestellten Heilungsvorgängen bei Kranken, die mit Tuberkulin behandelt waren, noch bei der Behandlung sichtbarer tuberkulöser Herde (Lupus, Kehlkopftuberkulose), noch auch durch eine einwandfreie Statistik überzeugend erbracht worden. Die außerordentlich große Zahl der Präparate, mit denen im Laufe der Jahrzehnte eine Weiterentwicklung der Tuberkulinbehandlung versucht wurde, und die prinzipiellen Unterschiede der empfohlenen Methoden machen es nicht gerade leichter, ein objektives Bild der Tuberkulinwirkung und der Erfolge der Tuberkulinbehandlung zu geben.

Methoden. Gerade die von v. PIRQUET festgestellte Allergie ist der Zankapfel der Tuberkulintherapie geworden. Hier stehen sich zwei Richtungen diametral gegenüber. Während die ältere Schule (BANDELIER und ROEPKE, v. HAYEK u. a.) von KOCHS ursprünglicher Anschauung der Notwendigkeit der Tuberkulinfestigung durch konsequente Gewöhnung an systematisch steigende Dosen ausgeht, also die Überwindung der Tuberkulinempfindlichkeit und damit die sog. positive Anergie anstrebt und mit dieser *anergisierenden Methodik,* allerdings unter Verzicht auf die KOCHsche Reaktionstherapie, wirkliche Heilerfolge erreichen will, erblicken andere erfahrene Tuberkulosekenner (SCHRÖDER, BESSAU) gerade in der Allergie ein Zeichen der Widerstandskraft des Organismus gegen die Ausbreitung der Tuberkulose und ihr therapeutisches Streben geht daher auf die Erhaltung dieser Allergie, wenn möglich ihre Erhöhung aus, die sie durch die *anaphylaktisierende Methode,* die Anwendung kleinster Reizdosen, zu erreichen suchen. Nach eigenen Beobachtungen besteht ein hoher Grad von Allergie, gemessen mit der abgestuften Intracutanprobe nach MENDEL-MANTOUX, durch viele Jahre nach der Infektion, ohne daß klinisch irgendwelche Anzeichen des Fortschreitens der Tuberkulose zu finden wären, also bei klinisch inaktiver Tuberkulose. Bei älteren Individuen, deren tuberkulöse Infektion mutmaßlich Jahrzehnte zurückliegt, zeigt die Tuberkulinempfindlichkeit in der Regel geringe Grade. Es ist zwar wohl nicht fraglich, daß diese Personen den tuberkulösen Infekt längst überwunden haben und klinisch gesund sind, wohl aber ist es sehr zweifelhaft, ob bei ihnen noch ein starker Tuberkuloseschutz besteht. Wenn wirklich, was allerdings keineswegs erwiesen ist, die tertiäre isolierte Lungenphthise, also die banale chronische Lungenschwindsucht, überwiegend auf Grund einer tuberkulösen Superinfektion entsteht, so wäre die Abnahme der Tuberkulinempfindlichkeit als Zeichen wachsender Tuberkuloseempfänglichkeit zu deuten. Die exsudative Form der Greisentuberkulose, bei der fast ausnahmslos alte inaktive tuberkulöse Herde, z. B. in den Bronchaldrüsen, gefunden werden, wäre auch ein Beispiel der neuen Empfänglichkeit. Das allmähliche Anwachsen der Tuberkuloseempfänglichkeit, das dem Absinken der Tuberkulinempfindlichkeit reziprok zu gehen scheint, erinnert an das Nachlassen des Schutzes gegen die echten Pocken, den die Kuhpockenimpfung gewährt. Auf die ganze Frage der relativen Immunität bei der Tuberkulose und ihre Durchbrechung ist bisher durch die wissenschaftliche Forschung und die klinische Erfahrung ab und zu ein Streiflicht gefallen, aber von ihrer Lösung sind wir noch weit entfernt; die künstliche Immunisierung und die Heilung der Tuberkulose kann auch der optimistische Tuberkulintherapeut uns nicht vorzaubern, wohl aber ist es zweifelhaft, ob dem Tuberkulin in der Frage der Immunität und insbesondere der Immunisierung mehr als eine wegweisende Rolle zukommt.

Theorien der Tuberkulinwirkung. Über die Wirkung der Tuberkuline sind interessante Theorien aufgestellt, doch kommt ihnen eine praktische Bedeutung nicht zu, und es erübrigt sich daher, näher auf diese Hypothesen einzugehen. Die für die diagnostische Verwendung des Tuberkulins zu unterscheidenden drei Reaktionen: die lokale Reaktion am Applikationsort, die Allgemeinreaktion und die Herdreaktion im tuberkulösen Gewebe, haben vielfach bei der therapeutischen Anwendung als Anknüpfungspunkt gedient, wenn auch ihre Bedeutung für die Therapie abgenommen hat, seit man die Reaktionsbehandlung ihrer Gefährlichkeit halber aufgeben mußte. Man hat mit diesem Verzicht den sicheren Boden experimenteller und klinischer Beobachtung verlassen, denn die einzige objektiv nachweisbare Einwirkung des Tuberkulins auf den tuberkulösen Prozeß und den tuberkulösen Herd ist eben die Allgemein- und die Herdreaktion.

Die Herdreaktion besteht in einer Hyperämie und Exsudation im Krankheitsherd und in seiner nächsten Umgebung. Es ist nicht zu bezweifeln, daß eine perifokale Entzündung zur Abheilung des tuberkulösen Herdes beitragen kann; eine günstige Wirkung wird zustande kommen, wenn die Entzündung in mäßigen Grenzen bleibt, und ein chronisch entzündlicher Prozeß besteht, der zur bindegewebigen Induration in der Peripherie des tuberkulösen Granuloms neigt. Andererseits kann diese Herdreaktion zu einer Verschlimmerung führen, wenn die perifokale Entzündung größeren Umfang erreicht und der tuberkulöse Grundprozeß überwiegend Tendenz zur konfluierenden Verkäsung zeigt. In dem losen maschigen Gewebe der Lunge breitet sich jeder entzündliche Prozeß mehr aus als in dem kompakten Gewebe z. B. einer Lymphdrüse, und darin liegt bei der Herdreaktion die Gefahr. Man erlebt bei Tuberkulinreaktionen, daß kleinere Lungenblutungen eintreten oder im Sputum die vorher vermißten Bacillen gefunden werden. Im ersteren Fall braucht man zwar noch keinen neuen Gewebszerfall anzunehmen, zumal dafür die Blutung zu schnell eintritt; aber der Austritt von Blut ins Gewebe infolge der Hyperämie bereitet immer der Ausbreitung der tuberkulösen Herde den Boden. Der Befund der Bacillen im Sputum bedeutet die Ausschwemmung aus dem ursprünglichen Herd in die Nachbarschaft, und zwar durch die Exsudation, oder neuen Gewebszerfall, immer also einen Schaden. Es leben heute noch Personen, deren Lungentuberkulose während der ersten Tuberkulinära unter heftigen Reaktionen zur definitiven Ausheilung gebracht wurde, aber es ist auch bekannt genug, daß zu jener Zeit zahlreiche Lungenkranke durch die Reaktionsbehandlung schwer geschädigt wurden und unter den Erscheinungen der progredienten exsudativen Phthise rasch zugrunde gingen. Heute würden wir auf Grund dieser Erfahrungen und mit Hilfe einer vor allem durch die Röntgenuntersuchung wesentlich verbesserten Diagnostik die gröbsten Fehler jener Epoche zwar vermeiden können; ob aber die klinische Erfassung der Pathologie der Lungentuberkulose im Einzelfall zureicht, die *Reaktionsbehandlung* wieder aufzunehmen, ist fraglich.

Anergisierende Methode. Die *anergisierende Tuberkulinbehandlung* hat an die Stelle der Reaktionstherapie die sog. einschleichende Methode gesetzt, die erkennbare Reaktionen vermeidet. Die Annahme, daß es auch bei dieser Tuberkulinisierung zu Reaktionen am Krankheitsherd kommt, läßt sich klinisch nicht stützen, weil die Reizantwort so geringfügig sein müßte, daß sie physikalisch nicht zu beobachten ist, und die Dosensteigerung so gewählt wird, daß Allgemeinerscheinungen nicht eintreten. Ob in der Mithridatisation an sich, d. h. also in der Gewöhnung an größere Tuberkulindosen, irgendein Vorteil zu erblicken ist, bleibt zweifelhaft. Ich habe es mit dieser Methode bei schwersten progredienten, aber fieberfreien Lungenphthisen unter Vermeidung erkennbarer Reaktionen bis zu Dosen von 300 mg Alttuberkulin gebracht, ohne daß sich im Krankheitsbild und in der Prognose auch nur das geringste geändert hätte; vielmehr zeigte der weitere Verlauf die rasche Progredienz, die zu erwarten war und nach einigen Monaten zum Tode führte. Eine Schädigung durch diese Tuberkulinisierung war ebensowenig zu erkennen, wie ein Nutzen. Bei weniger vorgeschrittenen Tuberkulosen gelingt es natürlich leichter, mit der *einschleichenden Behandlung* hohe Tuberkulindosen zu erreichen, aber Erfolge dieser Therapie sind aus der eintretenden Besserung des Allgemeinzustandes und des Lungenbefundes nicht zu ersehen, da nach unseren Erfahrungen die Besserung nicht über das hinausgeht, was mit der Allgemeinbehandlung allein zu erreichen ist. Bei weit über 1000 mit Tuberkulin behandelten Kranken mit Tuberkulosen aller Formen und Grade haben wir unter Anwendung einer ganzen Reihe von Präparaten nicht die Überzeugung gewonnen, daß die Tuberkulinbehandlung in der Form der anergisierenden einschleichenden Methode unserer sonst geübten Therapie etwas Wesentliches hinzufügt und die Erreichung bestimmter Ziele gewährleistet oder verbessert, wie z. B. die Entfieberung, das Schwinden der Tuberkelbacillen, die Herabsetzung der Auswurfmengen, die Rückbildung tuberkulöser Infiltrate oder die Verkleinerung von Kavernen, während diese Ziele mit anderen therapeutischen Methoden sehr wohl mit einer gewissen Sicherheit erreicht werden können. Speziell die Entfieberung mit Tuberkulin ist uns nie gelungen, wenn bei höheren Fiebergraden die Temperaturen nach wochenlanger Behandlung mit Bettruhe keinen Rückgang mehr zeigten. Wenn aber niedrige Fieberbewegungen nach längerer Tuberkulinbehandlung schließlich zur Norm zurückgehen, so wird das in der gleichen Weise und auch nicht seltener ohne Tuberkulin erreicht. Die Frage der Entfieberung hat aber ein anderes Gesicht, wenn man sie unter dem Gesichtspunkt der Reaktion betrachtet, indem der Fiebersteigerung die negative Phase folgt wie dem Wellenberg das Wellental und die Wiederholung solcher Stöße die chronisch subfebrile Temperatur vielleicht herunterführt; für die hochfebrilen progredienten Phthisen kommt freilich dieser Versuch nicht in Frage, da er hier nur Schaden anrichten kann. Wenn mit der einschleichenden Methode der Tuberkulinisierung klinische Erfolge erzielt werden, so beruhen sie vielleicht auf Reaktionen, die ja von manchen Autoren (z. B. BANDELIER und ROEPKE) nicht durchaus abgelehnt, sondern in gewissen Grenzen zulässig oder gar erwünscht gefunden werden. Dann sollte man aber auch den Mut haben einzugestehen, daß die einschleichende Methode sensu strictiori wertlos ist, und wir in der Tuberkulinbehandlung zurück müssen zur Methodik ROBERT KOCHs, daß wir also in dieser Frage im Prinzip nicht weiter sind als der Altmeister, und nur gelernt haben, seine Gedanken mit mehr klinischem Verständnis in die Praxis umzusetzen. Auf Grund unserer Erfahrungen muß ich die Einwirkung der reaktionslosen Tuberkulinbehandlung auf den tuberkulösen Prozeß in Zweifel ziehen; in der Frage der Reaktionsbehandlung aber bin ich der Meinung, daß unsere klinische Kunst auch heute noch die möglichen Vorteile dieser Therapie nicht mit der wünschenswerten Sicherheit wahrzunehmen, ebensowenig aber die möglichen Gefahren sicher genug auszuschließen gestattet.

Anaphylaktisierende Methode. Die anaphylaktisierende Tuberkulin*therapie* möchte die bestehende Allergie durch kleinste Reizdosen erhalten und wenn möglich steigern. Nach unseren Erfahrungen können solche kleinste Dosen bei Kranken mit labilen oder leicht febrilen Temperaturen irritierend wirken und auch deutliche kleine Allgemeinreaktionen herbeiführen. Eine Erhöhung des mit der abgestuften Intracutanprobe gemessenen Allergiegrades haben wir jedoch mit dieser Behandlung nie erreichen können. Bei fieberfreien Kranken sieht man von einer Einwirkung dieser Therapie auf den Prozeß oder den Krankheitszustand gar nichts; ob die erwähnten Irritationen labiler Temperaturen, die den Allergiegrad nicht ändern und die Temperaturkurve auch nicht nachhaltig beeinflussen, im Krankheitsherd Reaktionen auslösen und ob etwaige kleine Reaktionen günstig wirken, ist schwer zu entscheiden; jedenfalls haben wir klinische Besserungen, die mit einiger Sicherheit auf die spezifische Behandlung zu beziehen waren, nicht konstatieren können. Ganz die gleichen Irritationen der Temperaturkurve sieht man übrigens auch bei der unspezifischen Reizbehandlung der Tuberkulose, ohne einen therapeutischen Effekt feststellen zu können. Der Heilwert der anaphylaktisierenden Tuberkulinbehandlung ist uns problematisch.

Das von v. PIRQUETS Beobachtung der cutanen Tuberkulinempfindlichkeit ausgehende Studium der Tuberkulinreaktion am Applikationsort hat nicht nur der Diagnostik neue Wege gewiesen, sondern auch den Anlaß zu besonderen therapeutischen Versuchen gegeben. Man ist dabei von der Anschauung ausgegangen, daß einerseits die celluläre Reaktion einen integrierenden Bestandteil der gesamten Reizantwort des Organismus ausmache, mithin nur ein Teil der Tuberkulinwirkung humoral, schließlich ein Bruchteil am Krankheitsherd zur Geltung komme, daß also die Tuberkulinwirkung in drei Teile zerlegt werde und sich dadurch abstufen, gleichsam spezialisieren lasse; zweitens aber, daß der Haut als dem Schutzorgan des Organismus besondere immunisatorische Funktionen zukommen dürften. Der ersten Hypothese ist entgegen zu halten, daß bei der percutanen oder intracutanen Tuberkulinapplikation ganz die gleichen Erscheinungen der Allgemein- und der Herdreaktion eintreten können, wie bei subcutaner oder intravenöser Anwendung, daß also von einer Abwandlung der Tuberkulinwirkung klinisch nichts zu beobachten ist; auch dürfte jedes Gewebe auf den lokalen Tuberkulinreiz eine Antwort geben, nur ist diese Gewebsreaktion unserer Beobachtung nicht immer so bequem zugänglich. Was die zweite Hypothese anlangt, so ist an der Aufgabe der Haut, den Organismus vor äußeren

Schädlichkeiten, auch bakterieller und toxischer Art, zu schützen nicht zu zweifeln; ob aber diesem Schutz lediglich die besondere, dem speziellen Zweck glänzend angepaßte morphologische Struktur dieses Organs dient, oder ob daneben eigene biologische Funktionen auf dieses Ziel eingestellt sind, dürfte nach dem heutigen Stande unserer Kenntnisse nicht zu entscheiden sein. Daß die Haut eine spezifische Funktion dem Tuberkulin gegenüber besitzt, ist nicht wahrscheinlich, da unter natürlichen Verhältnissen dieses Toxin bei dem Tuberkulosekranken höchstens in geringster Konzentration auf humoralem Wege die Haut erreichen kann. Daß die percutane oder intracutane Tuberkulinanwendung prinzipiell etwas anderes darstellt, als die subcutane Injektion, ist eine bisher unbewiesene Hypothese.

Cutane Anwendung. Bliebe zu erörtern, ob die *cutanen Anwendungsweisen* Vorteile technischer Art bieten oder Nachteile der subcutanen Injektion ausschalten. SAHLI sucht die vermeintliche Spezialfunktion der Haut für die Tuberkulintherapie in der Form der intracutanen Injektion oder der Einreibung in die mit dem „Tuberkulinschnepper" scarifizierte Haut auszunutzen. Wir haben uns in einer größeren Versuchsreihe nicht überzeugen können, daß diese Anwendungsart irgendwelche Vorzüge hat, wohl aber gesehen, daß die entstehenden Infiltrate recht schmerzhaft sein können. Von dem ähnlichen Verfahren, das PONNDORF vor Jahren reklamehaft propagierte, hört man zum Glück nichts mehr.

Intravenöse Injektion. BESSAU und sein Schüler FERNBACH suchen umgekehrt das Tuberkulin durch intravenöse Beibringung auf möglichst kurzem Wege und möglichst vollständig und unverändert an den Krankheitsherd heranzubringen. Sie verwenden kleine und stetig steigende Dosen und meinen bei der Skrofulose der Kinder und der isolierten Lungenphthise des Pubertätsalters sichere Erfolge zu erzielen.

Percutane Applikation. MORO hat für die Behandlung der Kindertuberkulose eine Tuberkulinsalbe hergestellt, die er Ektebin nennt; sie enthält Alttuberkulin und abgetötete humane und bovine Tuberkelbacillen. Da er der Salbe eine „keratolytische" Substanz zusetzt, ist das Eindringen der wirksamen Bestandteile in die tieferen Hautschichten, und zwar zunächst die des Alttuberkulins, dann aber unter der Wirkung der örtlichen Gewebsreaktion auch die der abgetöteten Bacillen, gewährleistet. Es tritt indessen nicht nur wie MORO meint, eine lokale Tuberkulinreaktion ein, sondern nach unserer Erfahrung auch, und zwar unbeabsichtigt und unvermeidbar, Allgemeinherdreaktionen, die sowohl nützlich wie schädlich sein können.

FRIEDMANN-Verfahren. Man sollte meinen, daß die fast einhellige Ablehnung des sogenannten FRIEDMANN-Mittels durch die erfahrensten Tuberkuloseärzte fast der ganzen Welt, die sich durch die medizinische

Literatur von Jahrzehnten hinzieht, genügen sollte, das Verfahren bei den Kranken in Mißkredit zu bringen und bei den Ärzten auszuschalten. Man könnte auch meinen, daß die üble Reklame für dieses Mittel und das unerfreuliche Gebahren des eminent geschäftstüchtigen Erfinders dazu beitragen sollten. Leider müssen wir feststellen, daß auch nach dem Verschwinden des Friedmann aus dem dritten Reich die Reklame für sein Mittel, dem heute der Name Utilin beigelegt wird, nicht nachgelassen und vielmehr groteske Formen angenommen hat, indem es im Prospekt als wirksam bei Basedow, Raynaud, Blutdrucksteigerung Jugendlicher und sogar bei Bettnässen bezeichnet wird. Leider aber hat der Scharlatan bei uns immer noch gute Geschäftsaussichten: seine Versprechungen können für ein gewisses Publikum gar nicht töricht genug sein.

Indikationen, Kontraindikationen, Technik. Die *Tuberkulintherapie ist eine Reizbehandlung.* Das Tuberkulin, aus den Tuberkelbacillen und ihren Toxinen gewonnen, ist ein Reizmittel von höchster Differenzierung. Da durch die Infektion mit Tuberkelbacillen nicht nur eine Gewebsreaktion am Einfallsort hervorgerufen, sondern der ganze Zellenstaat sensibilisiert wird, erfolgt auf die übliche parenterale Tuberkulinanwendung nicht nur eine Reizantwort am Krankheitsherd (Herdreaktion), sondern auch am Beibringungsort (Lokalreaktion) sowie von seiten der zentralen Regulierungsstelle (Allgemeinreaktion).

Für die Tuberkulinbehandlung kommen nur die zur Induration neigenden produktiven Formen der Lungentuberkulose in Frage, während sie für die progredienten produktiven und die exsudativen Formen kontraindiziert ist, auch für die sekundär auf einen ursprünglich produktiven Prozeß aufgepfropften käsigen Pneumonien. Daß weit fortgeschrittene Lungentuberkulosen keinen Erfolg der spezifischen Behandlung erwarten lassen, ist selbstverständlich; das gilt besonders, wenn schon Kachexie besteht und keine Erholungsfähigkeit des Kranken zu erkennen ist. Bei kavernösen Phthisen kann mit der spezifischen Therapie nichts Wesentliches erreicht werden; die Ausheilung der Kavernen durch die sog. Reinigung ist ein Heilungsvorgang, den man höchst selten zu sehen bekommt. Von der Tuberkulinbehandlung der Kehlkopftuberkulose habe ich nie deutliche Erfolge gesehen, doch braucht diese Komplikation der Lungentuberkulose, falls nicht sehr umfangreiche Infiltrate, tiefe Ulcerationen oder gar Ödeme bestehen, keine Kontraindikation für die spezifische Behandlung abzugeben. Anders bei der Darmtuberkulose. Wenn erst deutliche klinische Erscheinungen auf Darmtuberkulose hinweisen, pflegt der Prozeß bereits so ausgedehnt zu sein, daß keine Aussicht auf eine günstige Beeinflussung durch Tuberkulin besteht. Schließlich seien als Kontraindikationen der spezifischen Reizbehandlung ausdrücklich hervorgehoben Herzfehler, bei denen nennenswerte Störungen im großen oder kleinen Kreislauf bestehen, Arteriosklerose, degenerative Prozesse des Herzmuskels, wie sie bei cirrhotischen Phthisen so häufig sind, entzündliche und degenerative Erkrankungen der Nieren, Diabetes schwerer Form, ausgesprochene Neurasthenie und Hysterie.

Abgesehen von den ganz akuten exsudativen Tuberkulosen kann die einschleichende Tuberkulinbehandlung, die erkennbare Reaktionen ganz vermeidet, zwar bei allen Formen der Tuberkulose bis zu hohen Dosen durchgeführt werden, doch bleiben nach unseren oben erwähnten Erfahrungen nicht nur die Reaktionen unerkennbar, sondern auch die Erfolge solcher Giftgewöhnung. Es erübrigt sich daher, für diese Methodik Indikationen aufzustellen.

Tuberkulinpräparate. Was die *Indikationen für die verschiedenen im Handel befindlichen Tuberkulinpräparate* anlangt, so sind die Unterschiede ihres therapeutischen Wertes klinisch schwierig zu präzisieren. Die ursprünglichen KOCHschen Tuberkuline werden im allgemeinen bevorzugt. Das *Alttuberkulin* wird dargestellt, indem von 8—10 Wochen alten Tuberkelbacillenkulturen auf 4%iger Glycerinbouillon nach einstündigem Kochen im strömenden Wasserdampf über Filtrierpapier abfiltriert und das Filtrat im Wasserbad auf $^1/_{10}$ des Volumens eingedampft wird. Das Alttuberkulin enthält also die von den Bacillen in die Bouillon ausgeschiedenen Toxine, außerdem die Stoffe, die beim Kochen aus den Bacillen in die Bouillon übergehen, aber keine Bacillen und nichts von ihrer unlöslichen Leibessubstanz. Der Reichtum an Toxinen ist offenbar die Ursache, daß man mit dem Alttuberkulin besonders leicht, auch überraschend, Allgemeinreaktionen erhält, die ziemlich stürmisch sein können, aber ebenso rasch verklingen, wie sie auftreten. Das Alttuberkulin eignet sich daher nur für Fälle, bei denen man eine kräftige Reaktion allenfalls in Kauf nehmen kann oder gar für angezeigt hält; es ist das gegebene Präparat für die Behandlung der Drüsentuberkulose und der Skrofulose, bei der Lungentuberkulose aber mit Vorsicht zu gebrauchen. — ROBERT KOCHs *Neutuberkulin (Bacillenemulsion)*, durch Pulverisierung getrockneter Bacillenrasen in Kugelmühlen und Aufschwemmung des Pulvers in 50%igem Glycerinwasser gewonnen, enthält die Bacillenleibessubstanz, nicht aber die von den Bacillen ausgeschiedenen Toxine. Um die Stoffe aus den Bacillenleibern zur Wirkung zu bringen, müssen die Bacillentrümmer vom Organismus aufgeschlossen, quasi parenteral verdaut werden. Damit ist eine langsamere Wirkung toxischer Substanzen erreicht, die sich klinisch in weniger heftigen, dafür meist etwas länger anhaltenden Allgemeinreaktionen äußert. Die Bacillenemulsion eignet sich für die Behandlung der Lungentuberkulose besser als das Alttuberkulin. Von neueren Tuberkulinpräparaten wäre das Tebeprotein nach TOENIESSEN zu nennen, dem einige Autoren gute Wirkung nachrühmen.

Technik. Zur *Technik der Tuberkulinanwendung* ist zu sagen, daß es sich empfiehlt, tief in die Subcutis zu injizieren. Die von manchen Autoren immer wieder, speziell bei der Bacillenemulsion, erhaltenen schmerzhaften Infiltrate sieht man nie, wenn man nicht am Arm injiziert, wo wenig Unterhautzellgewebe vorhanden ist, sondern unterhalb des Schlüsselbeins (MOHRENHEIMsche Grube) oder unterhalb des Schulterblatts. Stichreaktionen erhält man nicht, wenn man die Kanüle unmittelbar vor der Injektion äußerlich von den Tuberkulinresten reinigt, die Kanüle ganz einsticht und nach der Injektion bei Druck auf die Einstichstelle die injizierte Flüssigkeit durch ziemlich kräftige Massage in der Richtung vom Einstichort fort verteilt. Schließlich ist zu beachten, daß man des Carbolzusatzes halber die Menge der zu injizierenden Flüssigkeit möglichst niedrig halten soll. Es empfiehlt sich, die im Handel befindliche Tuberkulinspritze zu benutzen, bei der jeder $^1/_{10}$ ccm in 5 Teile untergeteilt ist; man braucht mit ihr nicht mehr als jeweils 0,3 ccm Lösung zu injizieren, da man 0,4 schon gut in 0,04 ccm = 2 kleinen Teilstrichen der nächst höheren Konzentration geben kann. — Es ist zu beachten, daß eine Spritze, die für stärkere Konzentrationen gebraucht worden ist, vor der Verwendung für schwache Lösungen gründlichst ausgespritzt werden muß, da natürlich Spuren der starken Lösung sehr viel mehr Tuberkulin enthalten, als 1 ccm der schwachen Konzentration. — Das Ektebin wird in Mengen von 1 cm Salbenzylinder der 1 g-Tuben oder 0,5 cm der 5 g- und 10 g-Tuben etwa 1 Minute in die Haut der Brust, des Rückens oder des Bauches (nicht der Arme!) auf einer Fläche von 5 cm Durchmesser kräftig eingerieben; Wiederholung der Einreibung nach völligem Verschwinden der aufgetretenen Knötchen.

Als **Anfangsdosis** gibt man vom Alttuberkulin und ebenso von der Bacillenemulsion je nach der Toxizität des tuberkulösen Prozesses 0,0001—0,001 mg, bei torpiden Tuberkulosen 0,001—0,01 mg. Höhere Anfangsdosen sind fehlerhaft, weil sie überraschende Reaktionen geben können; unbeabsichtigte Reaktionen kommen aber nicht nur zu ungelegener Zeit, sondern können auch sehr heftig und schädlich sein.

Die Steigerung der Dosen erfolgt bei den fertigen Ampullen meist nach der Dezimalreihe, also 0,1, 0,2, 0,3 .... 0,9, 1,0, 2,0, 3,0 .... Von 0,9 auf 1,0 steigt die Dosis um $^1/_9$, von 1,0 auf 2,0 auf das Doppelte. Die Steigerung der Dosen muß gleichmäßig um denselben Bruchteil der letzten Gabe erfolgen; der Bequemlichkeit halber wird auf Dezimalen oder doch auf die zweite Dezimale abgerundet. Treten im Verlauf der Behandlung Störungen auf, die man auf das Tuberkulin bezieht, z. B. kleine Temperatursteigerungen, Vermehrung von Husten und Auswurf u. dgl., so bleibt man in größeren Abständen zeitweilig auf derselben Dosis und geht erst sehr langsam weiter, wenn solche Erscheinungen wieder ausgeblieben sind. Wünscht man aber eine Reaktion, so geht man aus der zunächst eingehaltenen Reihe zu größeren Steigerungen, z. B. je um die Hälfte der Dosis oder mehr über, bis eine deutliche Reaktion eingetreten ist; diese Reaktion muß man abklingen lassen, zu welchem Zweck eine Pause von 10—14 Tagen eingeschaltet wird, denn es besteht nach der Reaktion eine gewisse Überempfindlichkeit gegen Tuberkulin, die sich in Reaktion auf kleinere Gaben äußert. Nach dieser Pause wird die Behandlung mit $^1/_{10}$ der Reaktionsdosis und langsamer Steigerung wieder aufgenommen. Die *Abstände zwischen den Injektionen* richten sich im allgemeinen nach etwaiger Empfindlichkeit gegen das Tuberkulin; es empfiehlt sich als Regel in Abständen von 3—5 Tagen vorzugehen. Wenn manche Autoren diese oder größere Abstände als Prinzip aufstellen und zweitägliche oder tägliche Injektionen als fehlerhaft bezeichnen, so ist eine solche Kritik der kurzen Abstände nach unseren Erfahrungen nicht aus der praktisch geübten Therapie abzuleiten, sondern entspringt theoretischen Erwägungen. Bei unseren vergleichenden Untersuchungen waren die Resultate der Therapie gleich gut, oder wenn man will, gleich schlecht bei wöchentlichen wie bei täglichen Injektionen; der einzige praktische Unterschied ist der, daß man unter sonst gleichen Bedingungen bei großen Abständen auch größere Steigerungen der Dosis vornehmen kann, bei täglicher Injektion aber recht langsam vorgehen muß.

Enddosis. Manche Autoren erstreben bei der Tuberkulinbehandlung eine mehr oder weniger bestimmte hohe Dosis. Nach den Betrachtungen im vorigen Kapitel ist der Vorteil der Gewöhnung an hohe Dosen weder theoretisch abzuleiten noch praktisch zu begründen. Man soll die Tuberkulinbehandlung abbrechen, wenn eingetretene Überempfindlichkeit immer wieder zu Störungen führt oder wenn irgendwelche Erfolge nicht erkennbar werden. Die Wiederaufnahme der Behandlung nach längerer Pause ist zu empfehlen.

Unspezifische Reizbehandlung. Chemotherapie. Die *Chemotherapie der Tuberkulose* möchte sich gern die Abtötung der Bacillen im Organismus zum Ziel setzen. Aber der Verwirklichung dieses Gedankens stehen Schwierigkeiten entgegen, die noch größer sind als bei anderen akuten und chronischen Infektionen. Da ist einmal der natürliche Wachspanzer der Bacillen, zum andern die Lage der Bakterien inmitten eines zum Teil mortifizierten, an der humoralen Zirkulation nur sehr beschränkt teilnehmenden Gewebes und zum dritten die Abschließung dieses Gewebes durch die natürlichen Heilungsvorgänge, drei Momente, die das Heranbringen eines wirksamen Agens an die Bacillen ungemein erschweren. Dann könnte bei schwereren Erkrankungen die ungeheure Menge der im Organismus vorhandenen Tuberkelbacillen den Therapeuten vor seiner eigenen Courage bange machen, denn die Vernichtung dieser Bakterien auf einen Schlag müßte eine Endotoxinmenge frei machen, die dem Organismus zur größten Gefahr werden könnte (Tuberkulinschocktod!).

Nach dem, was bis heute chemotherapeutisch erreichbar ist, erscheint es berechtigt, die Chemotherapie in die unspezifische Reiztherapie einzubeziehen und von ihren höheren Zielen praktisch-therapeutisch einstweilen abzusehen, ein Standpunkt, den übrigens auch Vertreter der experimentellen Chemotherapie einnehmen. Nun fragt es sich freilich, ist solch ein chemischer Reiz als ein spezifischer, wie der Tuberkulinreiz, oder als unspezifisch anzusehen. Die Spezifität hätte nicht nur zur Voraussetzung, daß Reaktionen am Krankheitsherd eintreten, sondern auch daß eine Reaktion nur bei tuberkulösen, nicht aber bei tuberkulosefreien Menschen und Tieren eintritt. Während Reaktionen am Krankheitsherd sowohl im Tierexperiment wie auch bei klinischer Beobachtung von einer Reihe von Autoren angegeben, von anderen freilich wieder in Zweifel gezogen werden, wird die zweite Forderung von den chemischen Heilmitteln nicht erfüllt, indem sie Lokal- und Allgemeinreaktionen auch geben, wenn keine tuberkulöse Infektion besteht. Eine strenge Spezifität, wie beim Tuberkulin, besteht also bei keinem dieser Heilmittel.

Es sind im wesentlichen zwei Gruppen von chemischen Substanzen, gewisse Schwermetallsalze und gewisse Farbstoffe, denen man, ausgehend von ihrer desinfizierenden Kraft, zunächst eine bactericide Wirkung gegenüber den Tuberkelbacillen zutraute; diese ist aber im lebenden Gewebe nicht zu erzielen, weil die erwähnte Absperrung der Bacillen vom Säfteaustausch trotz der angenommenen Affinität der Substanzen zu den Bakterien eine vom Organismus nicht zu ertragende Konzentration der Lösung erfordern würde. Es wurden aber nach der therapeutischen Anwendung solcher chemischen Agenzien tierexperimentell wie klinisch Entzündungsvorgänge am Krankheitsherd festgestellt; die beobachteten Rückbildungserscheinungen und klinischen Besserungen werden nunmehr auf diese perifokalen Reaktionen, also auf eine chemische Reizung des Gewebes bezogen.

Von den Schwermetallsalzen wird den *Kupferpräparaten* (Lekutyl BAYER, 0,2—10,0 ccm 1—5%ige Lösung intravenös) sowohl nach dem Tierexperiment (Gräfin v. LINDEN), wie nach klinischer Erfahrung (MEISSEN) eine günstige Wirkung auf den tuberkulösen Prozeß nachgerühmt, während gewichtige Stimmen (SCHRÖDER, JUNKER, SCHITTENHELM, v. HAYEK) der Kupfertherapie jeden Wert absprechen; eigene Erfahrungen stehen mir nicht zu Gebote.

Goldbehandlung. Im Mittelpunkte des Interesses stehen noch immer die *Goldpräparate*; FELDT hat im Tierexperiment nach Goldbehandlung Gewichtszunahme, Lebensverlängerung und bindegewebige Vernarbung von Lungenherden beobachtet; klinisch wurden mit dem *Krysolgan* (SCHERING) gute Resultate bei Lungentuberkulose und besonders auch bei Kehlkopftuberkulose erzielt (JUNKER, SCHITTENHELM u. a.), auch wird die Kombination der Krysolgantherapie mit Röntgenbestrahlung und Tuberkulinbehandlung empfohlen (SCHRÖDER). Unsere eigenen Erfahrungen konnten eine zweifelsfreie Einwirkung des Krysolgans auf den Ablauf der tuberkulösen Lungenerkrankung nicht feststellen. Bei der ursprünglichen Dosierung (0,05—0,25 g intravenös, Lösung der Substanz mit Aqua dest. in der Ampulle) haben wir ziemlich heftige Allgemeinreaktionen mit Fieber bis über 39,0° C erlebt, die den Kranken erheblich belästigten, ohne einen erkennbaren Vorteil zu bringen. Mit der Reduktion der Dosen (0,01—0,1 g), die man neuerdings allgemein vornahm, werden zwar die Allgemeinreaktionen seltener und weniger heftig, aber sie kommen doch noch vor; anderweite schädliche Nebenwirkungen, insbesondere solche auf Nieren oder Darm haben wir nicht wahrgenommen. Die Behandlung einer größeren Anzahl Kehlkopftuberkulöser ergab uns keine evidente Wirkung und von der Kombination der Krysolgantherapie mit der Tuberkulinbehandlung sahen wir auch dann keinen Vorteil, wenn wir Krysolgan nach deutlichen Tuberkulinreaktionen, das Tuberkulin gleichsam als Schrittmacher benutzend, injizierten. In letzter Zeit glauben wir mit einem neuen Goldpräparat Solganal oleosum, das intramuskulär gegeben wird, etwas bessere Erfahrungen insofern gemacht zu haben, als die Allgemeinreaktionen milde blieben. Schließlich sei hervorgehoben, daß wir bei unseren Untersuchungen niemals sichere Herdreaktionen parallel mit den Allgemeinreaktionen oder unabhängig von diesen feststellen konnten; im Kehlkopf sind ja Herdreaktionen wegen der Abhängigkeit der Blutfüllung der Schleimhaut von äußeren Reizen überhaupt nicht einwandfrei festzustellen.

Großes Aufsehen erregte 1924 die Mitteilung des dänischen Forschers MØLLGAARD über die Wirkung eines von ihm hergestellten Goldpräparates „Sanocrysin" bei der experimentellen Tuberkulose und sensationelle Berichte einiger dänischer Kliniker und Tuberkuloseärzte über glänzende Erfolge bei der Behandlung lungentuberkulöser Menschen mit diesem Präparat. MØLLGAARD setzte mit heroischen Dosen seines Präparates äußerst heftige Reaktionen und die Kliniker waren zunächst seiner Methodik gefolgt; dabei ergaben sich aber nicht nur foudroyante Allgemein- und Herdreaktionen, die gelegentlich den Kranken in größte Gefahr brachten, sondern auch schwere Schädigungen der Nieren, des Darmes und lästige Exantheme. Man war genötigt, die Dosen ganz erheblich herunterzusetzen und nachdem nunmehr nicht nur die erwähnten Epithelschädigungen, sondern auch die heftigen Reaktionen am Krankheitsherd ausblieben, unterscheidet sich heute die Sanocrysinbehandlung nicht mehr wesentlich von der Reizbehandlung mit deutschen Goldpräparaten.

Außer den Kupfer- und Goldpräparaten sind Salze des Nickels, des Kobalts, des Silbers und Quecksilbers und verschiedener seltener Erdmetalle für die Tuberkulosebehandlung besonders von französischen Autoren therapeutisch erprobt und empfohlen, doch kommt diesen Präparaten kaum eine Bedeutung zu. Die Versuche, den Tuberkelbacillus oder doch den tuberkulösen Herd mit organischen Arsenverbindungen

(Atoxyl, Salvarsan) anzugehen, haben keine greifbaren Resultate gezeitigt und die von manchen Autoren gerühmte Siliciumbehandlung der Tuberkulose steht nicht auf einem wissenschaftlich gegründeten Fundament. Den Kalksalzen schließlich kommt bei der Behandlung der Tuberkulose der im Kapitel XII 1 und 2 erwähnte symptomatische Wert zu, aber die Wirkung auf den tuberkulösen Prozeß ist problematisch.

Farbstoffe. Die EHRLICHschen experimentellen Untersuchungen über die Wirkung von Farbstoffen bei Protozoen gaben den Anreiz zu dem Versuch, auch der Tuberkulose im Tierversuch und klinisch-therapeutisch mit *Farbstoffen* beizukommen, aber im großen ganzen war das Ergebnis negativ. Auch der Gedanke, das große Diffusionsvermögen gewisser Farbstoffe in der Weise auszunutzen, daß man sie als Vehikel benutzte und mit bactericiden Substanzen (Jod, Schwermetallsalzen usw.) belud, führte bisher weder im Tierexperiment noch klinisch zu eindeutigen Resultaten.

Proteinkörper. Die Reiztherapie der Tuberkulose mit *Proteinkörpern* und mit kolloidalen Lösungen steht mit der Chemotherapie, was die Erfolge anlangt, auf gleicher Stufe. Eigene Versuche (Aolan, Caseosan, Milch, artfremdes Serum und Eigenserum, Elektrokollargol) haben zwar vielfach unspezifische Allgemeinreaktionen, jedoch keine sicheren Herdreaktionen und keinen erkennbaren Einfluß auf den klinischen Ablauf der Lungentuberkulose ergeben (Allgemeinzustand, Fieber, Auswurfmenge, Bacillenbefund, Lungenbefund usw.).

Eine besondere Würdigung gebührt der *Strahlenbehandlung der Tuberkulose*. Es ist zu unterscheiden zwischen Allgemeinbestrahlung (Sonne und künstlicher Ersatz) und Herdbestrahlung (hauptsächlich Röntgenbestrahlung).

Sonnenlichtbestrahlung. Seit BERNHARD-St. Moritz und ROLLIER-Leysin über glänzende Erfolge mit der *Sonnenlichtbehandlung* der Knochen- und Gelenktuberkulose berichten konnten, ist der therapeutische Schatz, der uns im Sonnenlicht zur Verfügung steht, aus Jahrhunderte langer Vergessenheit wieder zu Ehren gekommen und die Sonnenbestrahlung, die heute an erster Stelle der gesamten Lichttherapie steht, auf ein wissenschaftliches Fundament gestellt worden.

Die Sonnenlichtbehandlung wird als Allgemeinbestrahlung angewendet. Sie ist für den Tuberkulösen, insbesondere den Lungenkranken, kein gleichgültiges Heilmittel. Als ein lungenkranker Soldat in einer Heilanstalt der Anordnung gemäß im Hochsommer auf einem nach Süden gelegenen Abhang von weißem Sand erstmalig stundenlang am Sonnenbad teilnahm, meinte er, hier würde er sicher wieder eine Lungenblutung bekommen; am selben Abend erlag er einer tödlichen Blutung. Ich habe selbst, wie andere Heilanstaltsärzte (BACMEISTER, KOCH) nicht selten erhebliche Schäden nach Sonnenbestrahlung entgegen ärztlicher Anordnung gesehen, darunter eine Anzahl zum Glück nicht schwerer Lungenblutungen.

Das Sonnenlicht setzt einen sehr intensiven Allgemeinreiz, der besonders bei Lungenkranken genauer Dosierung bedarf. Wir verfahren, ähnlich wie BERNHARD, etwa nach folgendem Schema:

```
 1. Tag 3 × 5  Min. Füße,
 2.  „   3 × 5   „   Unterschenkel, Vorderseite,
 3.  „   3 × 5   „         „              „      und 3 × 5 Min. Rückseite,
 4.  „   3 × 10  „   bis zur Hüfte        „      ebenso Rückseite,
 5.  „   3 × 10  „    „   „    „           „      3 × 5  Min. Rückseite,
 6.  „   3 × 10  „    „   „    „           „      3 × 10  „        „
 7.  „   3 × 5   „    „   „  Brust         „      3 × 5   „        „
 8.  „   3 × 10  „    „   „    „           „      3 × 5   „        „
 9.  „   3 × 10  „    „   „    „           „      3 × 10  „        „
10.  „   3 × 5   „    „  zum Hals          „      3 × 5   „        „
11.  „   3 × 10  „    „   „    „           „      3 × 5   „        „
12.  „   3 × 10  „    „   „    „           „      3 × 10  „        „
13.  „   3 × 15  „    „   „    „           „      3 × 15  „        „
14.  „   3 × 20  „    „   „    „           „      3 × 20  „        „
15.  „   3 × 25  „    „   „    „           „      3 × 25  „        „
16.  „   3 × 30  „    „   „    „           „      3 × 30  „        „
17.  „   3 × 40  „    „   „    „           „      3 × 40  „        „
18.  „   3 × 45  „    „   „    „           „      3 × 45  „        „
```

Der Kopf bleibt immer beschattet, auch ist Kühlung mit feuchten Kompressen bei sehr intensiver Sonnenwirkung notwendig; Schutz der Augen gegen Blendung durch eine dunkle Brille ist bei empfindlichen Kranken erwünscht. Nach $^3/_4$stündiger Bestrahlung kommt der Patient regelmäßig in den Schatten.

Während die Vorzüge der Sonnenlichtbestrahlung im Verein mit der Wirkung des diffusen Tageslichtes und der Freiluftbehandlung des ganzen Körpers bei der Knochen- und Gelenktuberkulose offensichtlich sind, indem die im Sommer zu erzielenden Besserungen den Winterresultaten deutlich überlegen sind, begegnet die Bewertung der Sonnenbestrahlung bei der Lungentuberkulose größeren Schwierigkeiten. Einen deutlichen Einfluß der Sonnenbestrahlung auf den Ablauf der Lungentuberkulose haben wir bei länger dauernden Versuchen nicht erkennen können. Das ist auch nicht zu verwundern, da für solche Behandlung nur die gutartigen chronischen Tuberkuloseformen in Frage kommen, die von vornherein eine leidlich gute Prognose haben und eine entscheidende Wendung zum besseren schwer erkennen lassen.

Jede **künstliche Bestrahlung** ist ein Notersatz der Sonnenwirkung; der Beweis ist bei der Behandlung der Knochen- und Gelenktuberkulose leicht erbracht. Die Quarzlampe mit ihrem Reichtum an ultravioletten Strahlen scheint anderem Bestrahlungsgerät in der Heilwirkung überlegen zu sein. Dank ihrer irreführenden Benennung als künstliche Höhensonne und einer ausgiebigen und geschickten Reklame und dank des auffälligen Effektes der Pigmentierung erfreut sie sich aber bei Ärzten und Kranken einer Wertschätzung, die bei der Tuberkulose im

Mißverhältnis zu ihrer Wirkung steht. Unsere Untersuchungen über die Wirkung der Quarzlampe (vorwiegend ultraviolette Strahlen), der Heliollampe (ungefähr Sonnenspektrum) und der Kischlampe (vorwiegend Wärmestrahlen) bei der Behandlung der Knochen- und Gelenktuberkulose hatten zum Ergebnis einen so geringen Effekt der Bestrahlung im Vergleich mit nicht bestrahlten Kindern, daß ein Unterschied zwischen den einzelnen Strahlungsarten nicht mehr festzustellen war; der Grad der Pigmentierung darf dabei natürlich nicht als Maßstab dienen.

Die künstliche Bestrahlung wird in der Hauptsache als Allgemeinbestrahlung angewendet. Man beginnt mit 2mal 5 Minuten (Vorder- und Rückseite) aus 1 m Entfernung und steigert bei 2täglicher Bestrahlung im Laufe von 14 Tagen bis zu 2mal 30 Minuten aus 70 cm Entfernung. Ist der Bestrahlungsraum kühl, so empfiehlt sich bei Verwendung der Quarzlampe die gleichzeitige Anwendung eines Glühlampenringes um die Quarzlampe herum oder der Solluxergänzungslampe; beide Strahlungen sind reich an roten, also Wärmestrahlen. Zur lokalen Bestrahlung finden von diesen Lampen nur Verwendung die Quarzlampe bei Hautkrankheiten, auch Lupus (30 cm Abstand, Tubus) und die Kischlampe zur lokalen Wärmeapplikation (Gelenke, Peritonitis tub.). Der Brenner der Quarzlampe hat eine Brenndauer von 800—1000 Stunden, doch läßt die Intensität der Strahlung schon vor Ablauf dieser Zeit erheblich nach, weshalb man nach Einsetzung eines neuen Brenners bei der Dosierung vorsichtig sein muß.

Bei der Lungentuberkulose betrachten wir den Einfluß der künstlichen Bestrahlung im wesentlichen als einen suggestiven; irgendeine zuverlässige Wirkung auf den Allgemeinzustand, das Symptomenbild, den lokalen Befund, das Blutbild haben wir bei zahllosen bestrahlten Kranken nicht feststellen können.

Die **Röntgenbestrahlung** nimmt unter den Methoden der unspezifischen Reizbehandlung eine Sonderstellung ein, da sie allein die direkte Applikation des Reizes am Krankheitsherd gestattet. Die Röntgenbestrahlung bezweckt keineswegs die Vernichtung der Tuberkelbacillen oder auch nur, wie bei der Carcinombehandlung, die Zerstörung des spezifischen Gewebes. Vielmehr sollen im wesentlichen folgende empirisch gefundenen biologischen Eigenschaften der Röntgenstrahlen für die Tuberkulosebehandlung nutzbar gemacht werden: einmal die entzündungswidrige Wirkung und zum anderen die Anregung der Bindegewebsbildung. Dagegen muß streng darauf geachtet werden, daß sich nicht eine andere Eigentümlichkeit der Röntgenstrahlen schädigend oder gar verderblich auswirkt, nämlich die Beschleunigung der Einschmelzungsvorgänge. Diesen Erfordernissen kann nur eine richtige Auswahl der zu bestrahlenden Fälle und eine zuverlässige Dosierung der Röntgenstrahlen Rechnung tragen.

Indikationen. Geeignet für die Röntgenbestrahlung sind demnach nur die zur Induration neigenden Formen der produktiven Tuberkulose mäßiger Ausdehnung ohne größeren Zerfall. Die Durchführung der Röntgenstrahlenbehandlung sollte unter der Verantwortung eines Röntgenfacharztes erfolgen.

Technik. Hinsichtlich der Technik ist folgendes zu bemerken: Notwendig ist ein Röntgenapparat, der eine Röhrenspannung von 150 bis 180 Kilovolt liefert. Zwecks Schutzes der Haut des Patienten vor den im Strahlengemisch vorhandenen weichen Strahlen wird ein Filter von 0,4 mm Aluminium oder besser von $^1/_2$ mm Zink vorgeschaltet. Durch Spannung und Filter ist die Qualität der Strahlen gegeben. Ihre Quantität wird jetzt in den international anerkannten r-Einheiten ausgedrückt; dabei bedeuten etwa 550 r diejenige Strahlenmenge, die man eine Hauterythemdosis (HED) zu nennen pflegt. Man hat nun mittels eines zuverlässigen, auf Messung der Luftionisation in einer Kammer beruhenden Dosimeters von Zeit zu Zeit festzustellen, wieviel r pro Minute die Röntgenröhre bei einer bestimmten Röhrenstärke (z. B. 3 Milliampère) in einem bestimmten Abstand (z. B. 30 cm) liefert.

Bei der Behandlung der Lungentuberkulose werden stets nur kleine Röntgenstrahlenmengen auf einmal verabreicht. Es empfiehlt sich, als Normaldosis bei der einzelnen Bestrahlung 30 r (etwa $^1/_{20}$ HED) anzunehmen und jede Woche ein Feld von etwa 10 cm mal 15 cm zu bestrahlen, Brust und Rücken, rechts und links abwechselnd, so daß der Zyklus in 1—2 Monaten beendet ist; in den nächsten 2 Monaten werden bei jeder Sitzung jedesmal 2 Felder bestrahlt (2 Brustfelder bzw. 2 Rückenfelder), wiederum mit Abständen von 1 Woche. Auf diese Weise ist jedes Feld 3mal innerhalb von 2—4 Monaten bestrahlt worden. Nach einer Serienpause von 2 Monaten wird bei günstigem Verlaufe die ganze Behandlung noch einmal wiederholt.

Das gegebene Schema kann im Einzelfalle oft nicht starr innegehalten werden; es muß unter dem Gesichtspunkt variiert werden, daß bei dem Verdacht auf die Möglichkeit exsudativer Vorgänge (hohe Senkung!) die Strahlenmenge pro Einzelbestrahlung auf die Hälfte, d. h. auf 15 r oder $^1/_{40}$ HED herabgesetzt wird, während man bei klinisch ganz ruhigen, rein cirrhotischen Phthisen im Laufe der Strahlenbehandlung die Einzeldosis verdoppeln (60 r— $^1/_{10}$ HED) darf. Was den Erfolg der Röntgenbestrahlung bei der Tuberkulose anlangt, so glauben wir günstige Resultate, insbesondere bei der Drüsentuberkulose, in geringem Grade auch bei der Knochen- und Gelenktuberkulose und bescheiden bei der Kehlkopftuberkulose feststellen zu können. Da für die Röntgenbestrahlung alle frischeren Prozesse und alle Prozesse mit Einschmelzungen nicht in Betracht kommen, also nur die ohnehin günstig gelegenen zur Induration neigenden Tuberkulosen übrig bleiben, ist es unmöglich, sich ein sicheres Urteil zu bilden, da die zur Induration neigenden geschlossenen

Tuberkulosen auf die Allgemeinbehandlung ohnehin sehr günstig anzusprechen pflegen. Wir sind deshalb von der Anwendung der Röntgenbestrahlung bei der Lungentuberkulose mehr und mehr zurückgekommen.

Was die Indikationen für die unspezifische Reizbehandlung aller Art betrifft, so ist vorauszuschicken, daß alle unter schwerer Toxinwirkung stehenden Kranken, also vor allem die, bei denen dauerndes höheres Fieber oder schon Kachexie besteht, für diese Art Therapie nicht in Frage kommen können, auch nicht für die mildesten Formen, weil jeder Reiz in neue Toxinproduktion und Propagation des tuberkulösen Prozesses umgesetzt wird. Es empfiehlt sich im übrigen, der Sensibilität des Kranken seiner Tuberkulose gegenüber die Reizstärke der einzelnen Verfahren anzupassen. Der Reizintensität nach können wir folgende Reihen bilden:

	Lokaler Reiz	Allgemeinreiz	Herdreiz
Röntgenbestrahlung . . .	fehlt	sekundär, mäßig stark	sehr stark
Sonnenbestrahlung. . . .	sehr stark	stark	deutlich
Goldbehandlung	fehlt	mäßig stark	nicht sicher
Proteinkörpertherapie . .	fehlt	deutlich	zweifelhaft
Künstliche Bestrahlung .	stark	deutlich	nicht nachzuweisen

Je torpider der Krankheitsprozeß von vornherein ist oder im Laufe der Behandlung geworden ist, desto intensiver darf der allgemeine und schließlich auch der Herdreiz sein, von dem man eine günstige Wirkung erwarten kann; demgemäß wird man im Verlaufe einer längeren Behandlung in der obigen Reihe aufwärts steigen können und müssen.

XII. Kollapstherapie.

1. Zweck, Methoden und Indikationen.

Die Kollapsbehandlung stellt das erkrankte Organ relativ ruhig. Sie setzt dadurch die Ventilation der Lunge, also auch die Sauerstoffversorgung des Gewebes herab, was nach der Erfahrung mit der venösen Stauung bei extrapulmonalen tuberkulösen Herden die Lebensbedingungen für die Tuberkelbacillen verschlechtern dürfte. Durch Einschränkung der Atembewegung bremst sie die Bewegung der Lymphe und der Luft in ihren Kanälen und damit hemmt sie das Appositionswachstum der Herde und die intracanaliculäre Keimverschleppung. Sie hebt schließlich die Ausspannung des Lungengewebes im Brustraum auf und überläßt die Lunge dem Zuge ihres reichen elastischen Gewebes. Damit fördert sie die Heilung der tuberkulösen Herde, die immer mit Schrumpfung einhergeht. Besonders wichtig — sicherlich der wichtigste Faktor der Kollapswirkung — ist diese Entspannung für die Heilung der Kavernen, die nur durch konzentrische Schrumpfung bis zur völligen Verödung zustande kommt.

Methoden. Sehr verschiedene Verfahren streben zum selben Ziel. Nachdem sich schon amerikanische Ärzte mit der Ausschaltung der an Tuberkulose erkrankten Lunge von der Atmung beschäftigt hatten, war FORLANINI der erste, der dem Gedanken praktisch näher trat. SAUGMAN, v. MURALT, BRAUER haben den *Pneumothorax* zu einer so wichtigen. wie brauchbaren Methode ausgestaltet.

Zur Verbesserung des vollständigen Pneumothorax, vor allem des Kollapses von Kavernen, ersann JACOBAEUS das Verfahren der Strangdurchbrennung, das von UNVERRICHT, ULRICI und seinen Mitarbeitern und anderen mannigfach verbessert wurde.

Der Ersatz des Pneumothorax durch einen Daueroleothorax nach BERNOU hat nur eine eng begrenzte Aufgabe.

Dem Dauerkollaps dient ferner die halbseitige Zwerchfellähmung, die STUERTZ vorschlug und SAUERBRUCH mit seinen Mitarbeitern in der Form der Exairese des Nervus phrenicus zu einem Standardverfahren entwickelte. Die Zwerchfellähmung wird als selbständiges Verfahren und zur Ergänzung eines unvollständigen Pneumothorax angewendet sowie zur Vorbereitung der Thorakoplastik und Plombierung. Neuerdings wird, namentlich zu letzterem Zweck, vielfach die Zwerchfelllähmung auf Zeit durch Quetschung oder Vereisung des Phrenicus vorgezogen.

Die erste Anregung zum Lungenkollaps durch die *thorakoplastische Operation* bei Atresie des Pleuraspaltes gab BRAUER, die erste Ausführung nahm FRIEDRICH vor; die Ausbildung zur Standardoperation verdanken wir BRAUER und SAUERBRUCH. Um Methoden für Teilplastiken bemühten sich LAUWERS (Spitze) und GRAF und W. SCHMIDT (Obergeschoß). Als Ersatz für die Teilplastik schlug BAER die extrapleurale *Plombierung* vor, die neuerdings GRAF, W. SCHMIDT und andere durch den extrapleuralen Pneumo- und Oleothorax zu ersetzen empfahlen.

Die Einführung des doppelseitigen Pneumothorax durch ASCOLI war eine wichtige Erweiterung der Kollapsbehandlung.

Allgemeine Indikation. Ursprünglich gab die rein einseitige Lungentuberkulose allein die Anzeige zur Kollapsbehandlung. Nachdem man aber mit Erfolg zum doppelseitigen Pneumothorax und mannigfacher doppelseitiger Kombination verschiedener Kollapsverfahren übergegangen ist, gestaltet sich die Behandlungsweise heute nach folgenden Gesichtspunkten. Im allgemeinen gilt nur die offene Lungentuberkulose als Objekt dieser Therapie und zwar:

1. Die einseitige Lungentuberkulose, auch bei schweren Veränderungen auf einer Seite, für den Pneumothorax, eventuell mit Ergänzungsoperationen (Strangdurchbrennung, Exairese) und gegebenenfalls Dauerkollaps durch Umwandlung in Oleothorax. Ist der Pneumothorax wegen Verwachsung der Pleurablätter gar nicht oder doch von vornherein ganz unzulänglich möglich, so ist zu überlegen, mit welchem Eingriff der

Kaverne die Schrumpfungsmöglichkeit zuverlässig gegeben werden kann; es ist jeweils derjenige Eingriff zu wählen, der dem Kranken am wenigsten zumutet und funktionstüchtiges Lungengewebe am besten schont. Am einfachsten liegt die Frage, wenn die Kaverne in den untersten Partien des Unterlappens gelegen ist. In diesen Fällen kann man mit einiger Sicherheit darauf rechnen, durch die Ausführung der Zwerchfellähmung (Exairese) die Ausheilung der Kaverne zu erreichen. Auch bei den ganz in der Spitze gelegenen Kavernen ist die operative Aufgabe verhältnismäßig einfach, denn man kann darauf rechnen, daß die Spitzenkaverne durch eine Obergeschoßplastik oder eine extrapleurale Pneumolyse mit anschließendem extrapleuralem Pneumothorax oder Oleothorax genügende Schrumpfungsmöglichkeit erhält. Bei großen Kavernen im Obergeschoß oder mehreren Kavernen im Ober- und Mittelgeschoß wird meist nur eine umfangreiche Thorakoplastik genügende Aussichten bieten, während für die Pneumolyse die Kavernen oft zu nahe an der Pleura liegen und die Gefahr der Perforation daher zu groß ist. Bei großen Kavernen, namentlich isolierten Kavernen, konkurriert heute mit den anderen Kollapsverfahren die *Saugdrainage* nach MONALDI. Die größte Schwierigkeit bieten einzelne Kavernen im Mittelgeschoß, die meist in der Spitze des Unterlappens gelegen sind. Will man in diesen Fällen das funktionstüchtige Lungengewebe möglichst erhalten, so bleibt eigentlich nur die Möglichkeit der gezielten Plombe, die in der Regel von hinten her im Mittelgeschoß zu setzen ist. Die Plastik kann diesen Kavernen nur unter Opferung großer Teile funktionstüchtigen Lungengewebes beikommen, und die Pneumolyse müßte einen außerordentlich großen extrapleuralen Pneumothorax setzen, der in diesem Umfang schwierig auszuführen und noch schwieriger zu erhalten ist. Es hat sich leider bei nicht wenigen Tuberkuloseärzten eine Gedankenkoppelung herausgebildet, die etwa so aussieht: Kaverne also Pneumothorax, unvollständiger Pneumothorax, also Strangdurchbrennung, Pneumothorax unmöglich, also Exairese, womit das operative Vorgehen meist ein vorläufiges Ende findet. Aber bei einem unvollständigen Pneumothorax kommt keineswegs immer der Versuch einer Strangdurchbrennung in Frage, sondern wohl ebenso häufig die ergänzende Thorakoplastik oder Pneumolyse, und gar die Exairese als regelmäßiger erster Ersatz des unmöglichen Pneumothorax ist durchaus abzulehnen. Wohl erlebt man es immer wieder, daß nach einer Exairese auch die apical gelegene Kaverne schrumpft und sogar völlig verödet, aber es handelt sich in diesen Fällen gleichsam um ein unverschämtes Glück, und rechnen kann man auf ein solches Resultat weder bei den Spitzenkavernen noch auch nur bei den Obergeschoßkavernen, schon gar nicht aber bei großen Kavernen oder Kavernensystemen. Die Exairese als irreparabler Eingriff schaltet aber allzu häufig funktionstüchtiges Lungengewebe aus, dessen der Kranke bei späterer Ausführung einer Plastik recht dringend benötigen kann.

Wenn man schon bei kleinen Kavernen einen Versuch für angezeigt hält, ob die Zwerchfellähmung zum Ziel führt, so kann zunächst nur die zeitweilige Zwerchfellähmung durch Quetschung oder Vereisung des Phrenicus in Frage kommen, der ja bei günstigem Verlauf zur Stabilisierung des erreichten Resultates die Exairese des Phrenicus nachgeschickt werden kann.

2. Die doppelseitige Lungentuberkulose nicht zu großer Ausdehnung. In Frage kommt der doppelseitige Pneumothorax eventuell mit Ergänzungsoperationen: Exairese, Plastik, Pneumolyse oder Plombierung der einen und Pneumothorax der anderen Seite. Den Dauerkollaps (Exairese, Oleothorax, Plastik, Plombierung) wird man in der Regel nur auf einer Seite anwenden können.

Spezielle Indikation. *Der Pneumothorax* soll und muß immer zunächst versucht werden. Er ist nicht nur das technisch einfachste Verfahren, zu dem sich der Patient auch am leichtesten entschließt, ein Verfahren zudem, das mindestens zunächst kein Risiko hat, sondern es ist auch notwendig, vor Anwendung anderer Verfahren festzustellen, ob ein freier Pleuraspalt vorhanden ist.

Der Pneumothorax gewährt einen Kollaps von beschränkter Dauer. Er ist das gegebene Verfahren bei akuten Tuberkulosen mäßiger Ausdehnung, weil man bei ihnen mit einem freien Pleuraspalt bei gesunder Pleura rechnen kann, weil zweitens eine rasche Herdrückbildung zu erwarten ist, die beim Eingehen des Pneumothorax schon dauerhaft sein kann; und weil drittens eine extreme Schrumpfung nicht zustande kommen wird, die eine dauernde Einengung des Brustraumes notwendig machen würde (ideale Indikation). Handelt es sich um eine akute exsudative Lungentuberkulose großer Ausdehnung, bei der ein rasches Fortschreiten des Prozesses und ein Übergreifen auf die Pleura zu befürchten ist, so wird dem Pneumothorax zweckmäßig die milder wirkende Zwerchfellähmung, je nach der Ausdehnung der Tuberkulose temporär durch Phrenicusquetschung oder zwecks Dauerkollaps durch Exairese, vorausgeschickt.

Wenn einerseits bei den akuten Tuberkulosen der Vorgang der Entzündung noch reparationsfähig und die Verkäsung noch in bescheidenen Grenzen sein kann, was aber klinisch und röntgenologisch nicht mit einer ausreichenden Sicherheit zu beurteilen ist, so sind zwar die Aussichten auf Wirkung des Pneumothorax günstig, aber andererseits neigen ja gerade diese Tuberkulosen zu einem unbeherrschten schubweisen Fortschreiten, und insbesondere kommt es bei ihnen leicht zum Übergreifen des entzündlichen Prozesses auf die Pleura und damit zur Crux der Pneumothoraxtherapie, der Exsudatbildung, von der weiterhin noch ausführlich die Rede sein wird. Bei manchen solchen Tuberkulosen der Jugendlichen fehlen nach anatomischen Erfahrungen Reparationsvorgänge vollständig. Diesen Kranken ist auch mit einer Kollapsbehandlung nicht zu helfen; und wenn solcher Versuch gemacht ist, höheres Fieber aber bestehen bleibt, so gibt man ihn am besten bald wieder auf.

Ältere Lungentuberkulosen produktiv-cirrhotischer oder gar rein cirrhotischer Form haben in der Regel die Pleura in Mitleidenschaft gezogen und Pleuraverwachsungen gesetzt, die nur einen mehr oder minder unvollständigen Lungenkollaps durch den Pneumothorax zulassen. Solche Verwachsungen verhindern oft gerade den Kollaps der kranken Lungenpartien, insbesondere die Schrumpfung von Kavernen. Häufig ist es in diesen Fällen möglich, durch Strangdurchbrennung nach JACOBAEUS und durch die Zwerchfellähmung mittels Phrenicusexairese einen genügenden Lungenkollaps zu erzielen, der insbesondere die Kavernenschrumpfung gewährleistet.

Neuerdings hat HERHOLZ für den Pneumothorax mit umfangreichen flächenhaften Verwachsungen, die gerade im Bereich der erkrankten Lungenpartien zu bestehen pflegen, die intrapleurale Pneumolyse empfohlen. Er hat sein Verfahren durch eine kleine Anzahl so ausgeführter Operationen sehr eindrucksvoll belegt. In unserer Anstalt hat DIEHL in einigen Fällen mit der gleichen Methode einen vollen Erfolg erzielen können. Nicht selten freilich ist die intrapleurale Durchtrennung umfangreicherer, insbesondere flächenhafter Verwachsungen nicht möglich und auch der Lungenkollaps durch ergänzende Zwerchfellähmung nicht ausreichend, die Verödung der Kavernen durch Schrumpfung zu ermöglichen. Dann wird man den notwendigen Kollaps durch eine partielle Plastik oder eine Pneumolyse herbeiführen müssen. Der Pneumothorax bei älteren Phthisen muß also auf Schwierigkeiten gefaßt machen.

Auf Grund unrichtiger pathophysiologischer Vorstellungen hat man früher einen *doppelseitigen Pneumothorax* für unmöglich gehalten und deshalb die Pneumothoraxbehandlung streng auf einseitige Prozesse beschränkt. Die Beobachtung am Durchleuchtungsschirm lehrt indessen eindrucksvoll, daß die durch einen nicht zu großen Pneumothorax kollabierte Lunge keineswegs von der Atmung vollständig ausgeschaltet ist, vielmehr dem Zuge der Thorax- und Zwerchfellbewegung weitgehend folgt. ASCOLI, Palermo, hat das Verdienst auf Grund solcher Beobachtungen und tierexperimenteller Versuche die Möglichkeit des doppelseitigen Pneumothorax nachgewiesen und in die Praxis eingeführt zu haben. Für den doppelseitigen Pneumothorax geben wiederum die akuten Tuberkulosen die ideale Indikation ab. Leider ist es bei diesen exsudativen Prozessen auch heute noch nicht möglich, den Umfang der bereits eingetretenen oder nicht mehr aufzuhaltenden Verkäsung mit ausreichender Sicherheit zu erkennen und es ist deshalb davor zu warnen, an ausgedehntere Prozesse solcher Art allzu wagemutig mit dem doppelseitigen Pneumothorax heranzugehen. Das verkäste oder in Verkäsung begriffene Gewebe ist nicht kollapsfähig, wird also durch den Pneumothorax gar nicht beeinflußt. Andererseits greift der Verkäsungsprozeß im Fortschreiten natürlich auch auf die Pleura über, und damit droht beim Pneumothorax nicht nur das Exsudat in der besonders schweren Form der Pleuratuberkulose, sondern auch die viel schlimmere Perforation in den Pleuraraum, die fast immer zum mischinfizierten Empyem führt. — Die chronischen doppelseitigen Tuberkulosen können Gegenstand einer erfolgreichen doppelseitigen Pneumothoraxbehandlung werden, wenn

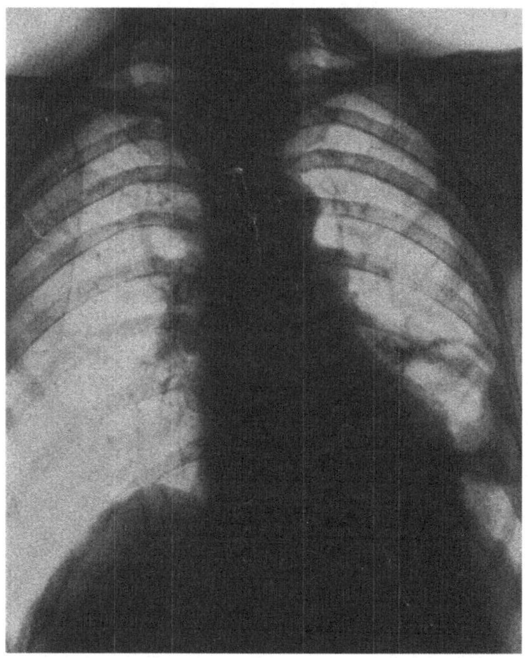

Abb. 246 Aufn.-Nr. 333, ♀, 48 Jahre. Isolierte Kaverne als Indikation der Exairese. Ausheilung der Kaverne nach 7 Monaten.

es sich um Erkrankungen nicht zu großer Ausdehnung handelt. Freilich muß man bei diesen Prozessen wiederum auf Verwachsungen, also auf Schwierigkeiten, Ergänzungseingriffe und Versager gefaßt sein. Doppelseitige Tuberkulosen großer Ausdehnung eignen sich nicht für den doppelseitigen Pneumothorax. Zwar das direkte Ziel der Kollapsbehandlung, die Verödung der Kavernen, kann bei der exquisiten Schrumpfungsneigung cirrhotischer Phthisen verhältnismäßig rasch und scheinbar ideal erreicht werden. Aber der mit solcher Schrumpfung verbundene Gewebsausfall und die durch ihn bedingte Kurzatmigkeit können den klinischen Erfolg solcher Herdtherapie ganz und gar in Frage stellen, indem die Tuberkulose zwar ausheilt, aber der Kranke in zunehmendem Maße „phthisisch" wird. Dazu kann es große Schwierigkeiten machen, den Pneumothorax, der durch die Schrumpfung ganzer Lappen auf

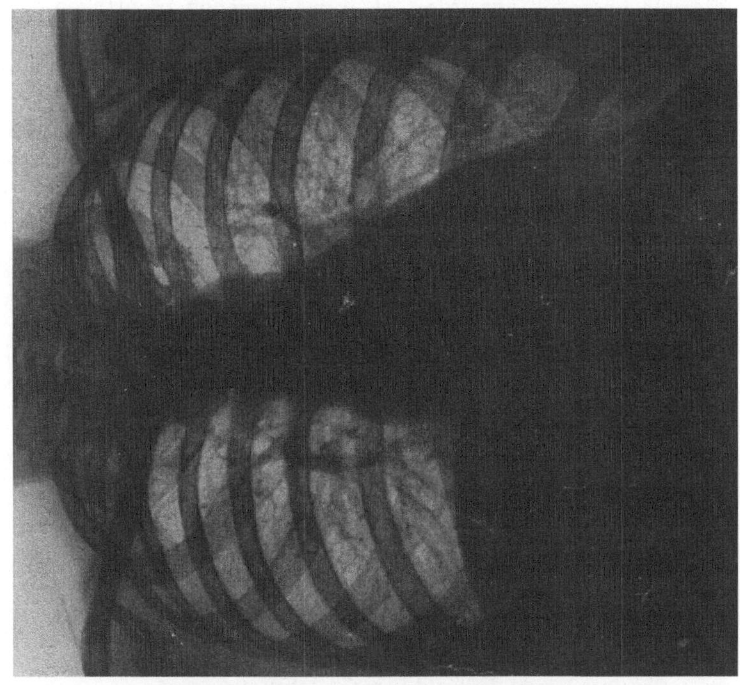

Abb. 248 Derselbe Fall. Rückbildung nach Exairese.

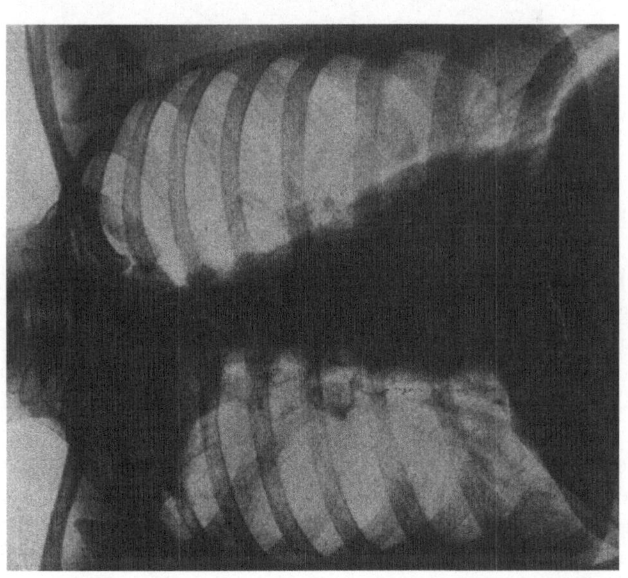

Abb. 247 Aufn.-Nr. 1094, ♀, 44 Jahre. Erweichtes Infiltrat
im rechten Obergeschoß.

Kleinapfelgröße übergroß geworden ist, zum Aufgehen zu bringen. Wir haben nach anfänglicher Begeisterung für die Chancen dieser Therapie im Laufe der Zeit mit der Anwendung des Doppelpneumothorax immer mehr Zurückhaltung geübt.

Die Indikation für die *Zwerchfellähmung* als selbständige Operation gilt in erster Linie den Unterlappentuberkulosen, für die sie geradezu

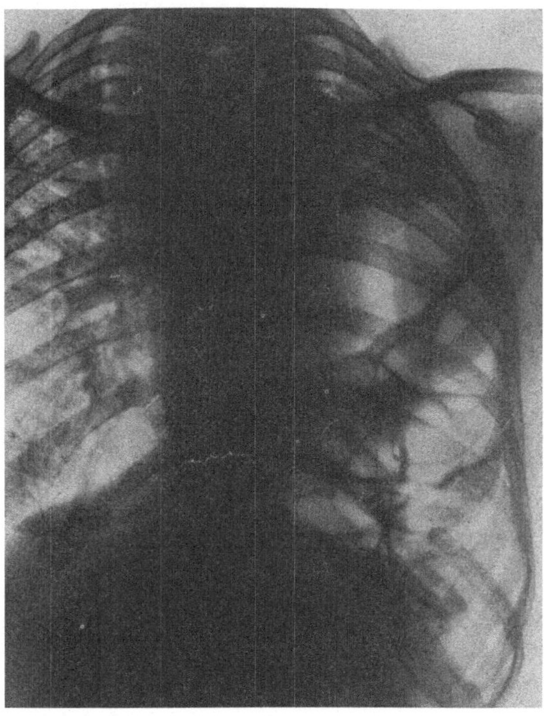

Abb. 249 Amb., ♀, 38 Jahre. Extremer Zwerchfellhochstand links mit enormem Hochstand der Flexura lienalis. 8 Jahre nach Exairese.

das Idealverfahren darstellt. Auch bei Mittelfeldkavernen haben wir recht günstiges gesehen. Für die Obergeschoßphthisen und insbesondere die Oberlappenkavernen wird man sie nur ausführen, wenn bei Unmöglichkeit des Pneumothorax die eigentlich angezeigte große Operation (Plastik, Pneumolyse, Plombierung) wegen des Alters des Kranken oder des Zustandes seines Herzen, wegen Komplikationen von seiten anderer Organe (Nieren!) oder wegen Ablehnung des Kranken nicht ausgeführt werden kann. Es muß allerdings gesagt werden, daß wir durch die Exairese, wie andere Autoren auch, überraschende Ausheilungen von Spitzenkavernen zustande kommen sahen; die Lunge kollabiert nicht partiell, sondern wie ein Gummiband in allen ihren Teilen, ganz besonders

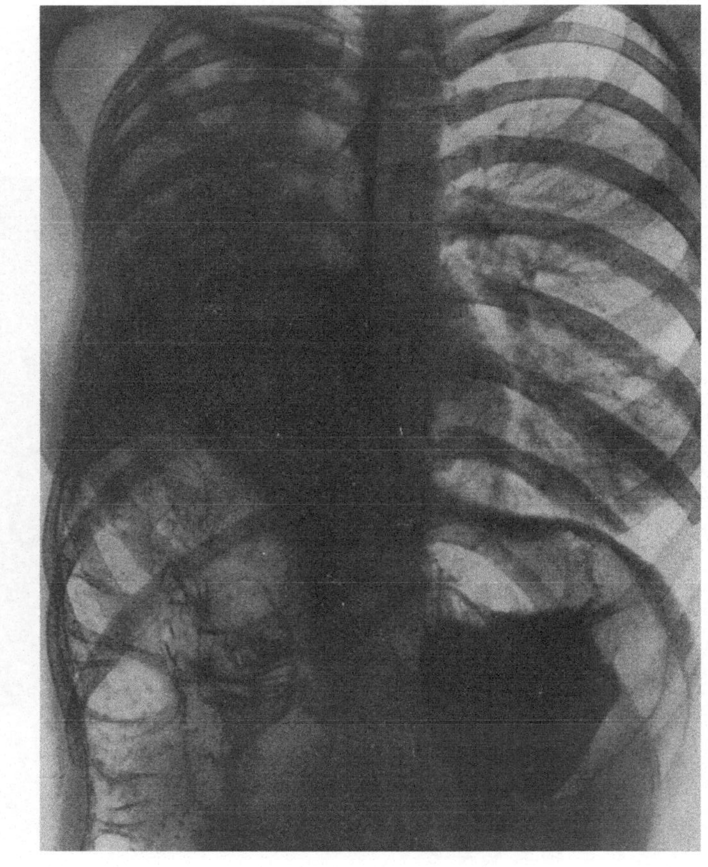

Abb. 250 Aufn.-Nr. 4740, ♀, 28 Jahre. Abknickung des Oesophagus bei extremem Zwerchfellhochstand nach Exairese.

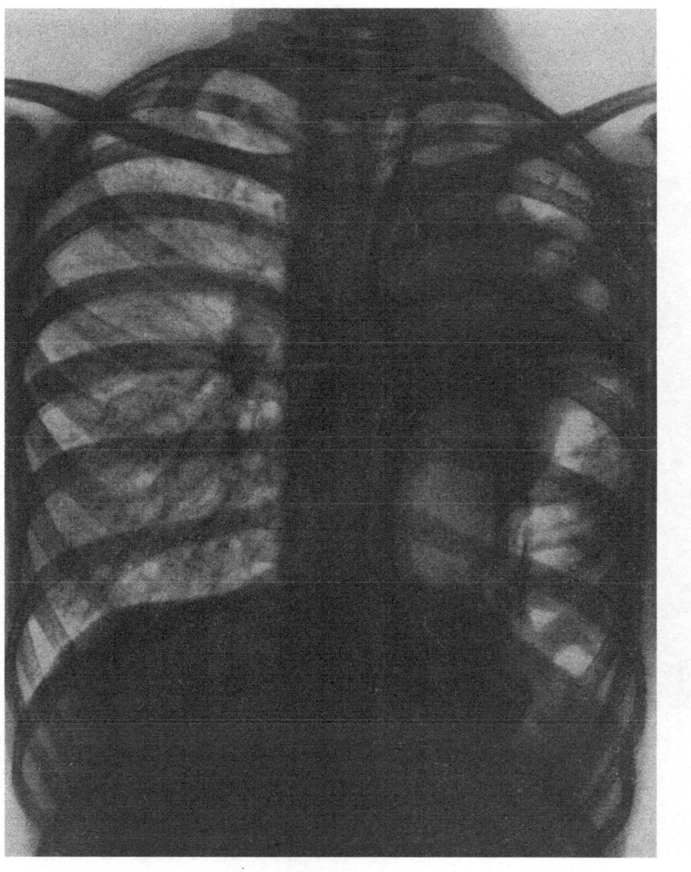

Abb. 251. Aufn.-Nr. 5989, ♀, 22 Jahre. Divertikel des Oesophagus und enormer Hochstand der Flexura hepatica nach Exairese. Herz ganz nach rechts verlagert.

aber in den kranken zur Induration neigenden Partien. Andererseits
müssen wir gestehen, daß es uns mit der Exairese so ähnlich gegangen ist,
wie mit dem doppelten Pneumothorax: „Die ich rief, die Geister, werd
ich nun nicht los". Wir haben nach der Exairese Schrumpfungen
grotesken Ausmaßes gesehen, besonders links: Zwerchfellstand oberer
Rand der zweiten Rippe mit phantastischen Verziehungen der Nachbar-
organe, z. B. der Flexura lienalis bis fast in die Achselhöhle mit steilstem

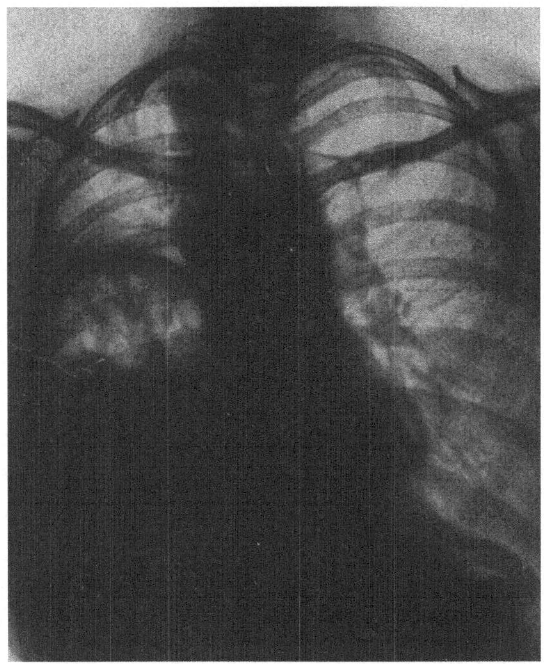

Abb. 252. Aufn.-Nr 7968, ♀ 39 Jahre. Zwerchfellhochstand nach Exairese rechts, Colon
transversum oberhalb der Leber.

Anstieg des Colon transversum, scharfer Abknickung in der Flexur und
entsprechenden Stenosierungsbeschwerden (Abb. 249); Umknickung des
Oesophagus durch Hochziehung der Kardia mit Schluck- und Aufstoß-
beschwerden (Abb. 250), Knickung des Herzens mit unangenehmen
Sensationen, Hochziehung der Flexura hepatica über die Leber hinweg,
wiederum mit Passageerschwerung (Abb. 251) u. a. m. Sind unzweifelhaft
feste schwartige Pleuraverwachsungen vorhanden, so kann es zu so
extremen Schrumpfungen nicht kommen und dann ist die Exairese
unbedenklich. Sind wir über die Festigkeit dieser Verwachsungen nicht
ganz sicher, so ziehen wir, namentlich linksseitig, der Zwerchfellähmung
durch Exairese die zeitweilige Lähmung durch einfache Phrenicotomie,

besser durch Vereisung oder Quetschung des Nervus phrenicus vor.
Nach unseren Erfahrungen hat die Vereisung oder Quetschung des
Phrenicus nicht den gleichen Effekt wie die Exairese. Das Zwerchfell
bewegt sich zwar paradox, jedoch fast nie so ausgiebig wie nach einer

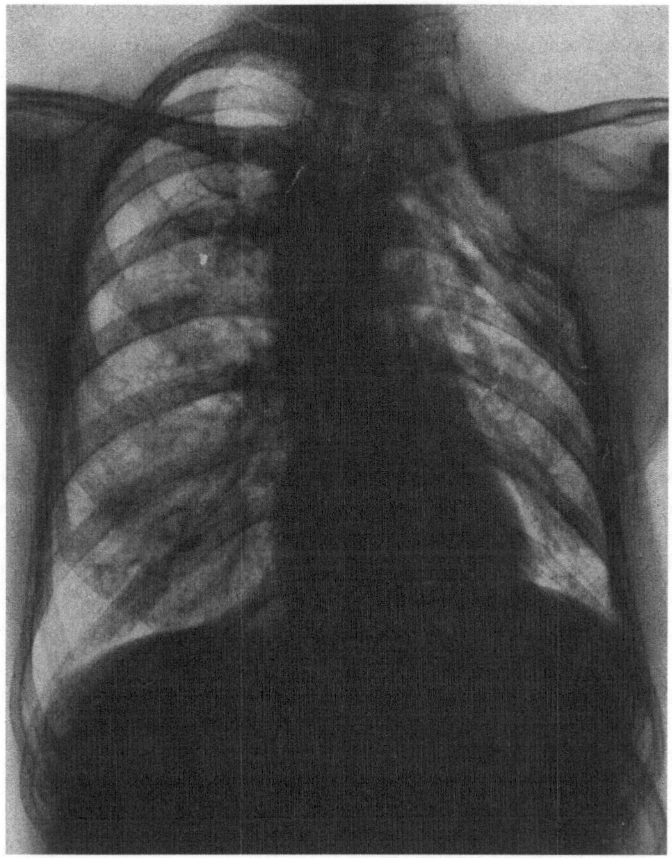

Abb. 253. Aufn.-Nr. 3554, ♂, 33 Jahre. Obergeschoßplastik links bei bestehendem
Pneumothorax rechts.

Exairese und wird auch nicht so weit nach oben verzogen; sicherlich
hat diese geringe Auswirkung der Quetschung ihre Ursache in den
Anastomosen des Phrenicus, die FELIX nachgewiesen hat und SAUER-
BRUCH zur Anwendung der 'Exairese veranlaßten. 4—5 Monate nach
diesem Eingriff hat sich der Nerv von der Läsionsstelle aus wieder
restauriert und die Funktion des Zwerchfells wird wieder normal. Hat
diese Operation ergeben, daß eine unerträglich große Schrumpfung der
Lunge nicht eintritt, und reicht andererseits die Zeitspanne für die

Heilung der tuberkulösen Herde nicht aus, so kann man nunmehr unbedenklich die Exairese vornehmen. Freilich macht BRAUER neuerdings mit Recht darauf aufmerksam, daß die Zwerchfellähmung nach Ausheilung der Tuberkulose bei zunehmendem Alter des Kranken eine recht nachteilige Funktionsbeeinträchtigung der Lunge darstellt.

Die *Thorakoplastik* und die *Plombierung* haben ihre speziellen Indikationsgebiete. Daß und warum der Pneumothoraxversuch der großen Operation vorauszugehen hat, wurde schon hervorgehoben; auch daß bei einem Pneumothorax, der ungenügend wirkt und durch Strangdurchbrennung und Zwerchfellähmung nicht genügend wirksam gestaltet werden kann, eine ergänzende Thorakoplastik oder Pneumolyse in Frage kommt.

Ist ein freier Pleuraspalt überhaupt nicht vorhanden, so kommt von vorneherein die große Operation in Frage. Die Indikation geben in allgemeinem nur die einseitigen Lungentuberkulosen. Wir haben aber in den letzten Jahren den Indikationskreis etwas weiter spannen können. Ist auf der anderen Seite nur eine geringe kleinherdige Streuung vorhanden, bei der ein Stillstand des Prozesses erwartet werden kann, so genügt es, durch Pneumothoraxversuch auf der Gegenseite festzustellen, ob notfalls eine nachträgliche Pneumothoraxbehandlung möglich sein wird; von dieser Pneumothoraxbehandlung ist aber einstweilen abzusehen. Sind auf der Gegenseite weich konturierte unzweifelhaft progrediente Herde oder ist gar ein kleiner Einschmelzungsherd vorhanden, so ist ein Entspannungspneumothorax einzuleiten, der bei gutem Kräfte- und Herzzustand die Durchführung der großen Operation nicht hindert.

Vier Arten von thorakoplastischen Operationen kommen in Frage:

1. Die *Spitzenplastik* nach LAUWERS, bei der nur die 1. und 2. Rippe und zwar die 1. ganz, die 2. fast ganz reseziert werden, außerdem aber die Lungenkuppe durch extrapleurale Pneumolyse mobilisiert wird. Die Operation kommt für Spitzenkavernen in Betracht, sie kann außerdem das gegebene Verfahren bei unvollständigem Pneumothorax sein (Abb. 254 und 255).

2. Die *Obergeschoßplastik* nach GRAF, bei der die 1. Rippe ganz reseziert wird, die 2. fast ganz und die 3. und 4. bis eventuell 6. teilweise je nach Umfang der Oberlappentuberkulose; auch dies Operationsverfahren kann zur Ergänzung des unvollständigen Pneumothorax in Frage kommen (Abb. 256 und 257).

3. Die *einzeitige totale Plastik 1 bis 8* nach BRAUER-SAUERBRUCH; die Länge der zu resezierenden Rippenstücke richtet sich nach dem Grade des Lungenkollapses, der zur Ausheilung der Tuberkulose nötig erscheint. Diese Operationsmethode ist angezeigt für Tuberkulosen, die bis in die unteren Lungenpartien herabreichen, ohne doch dort größere Einschmelzungen gesetzt zu haben; für schwerere Erkrankungen des Unterlappens kann diese Technik auch ausreichen, wenn die voraus-

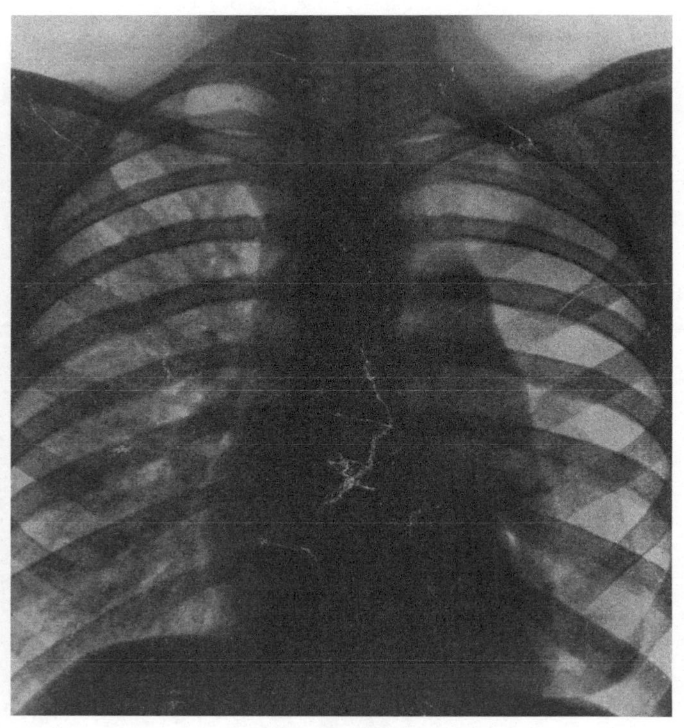

Abb. 254. Aufn.-Nr. 4588, ♂, 20 Jahre. Unvollständiger Pneumothorax. Oberlappenkaverne klaffend.

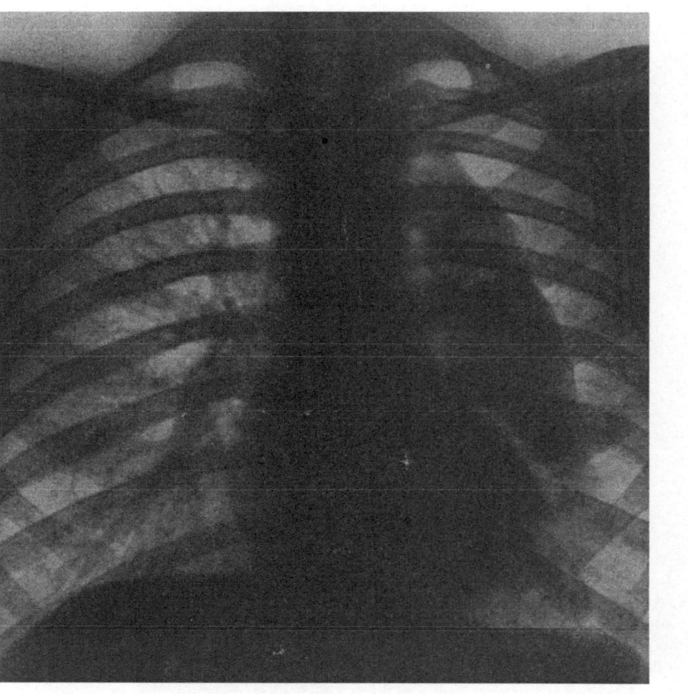

Abb. 255. Derselbe Fall. Absinken der Lunge nach Resektion der ersten und zweiten Rippe. Genügende Entspannung des Oberlappens. Heilung der Kaverne.

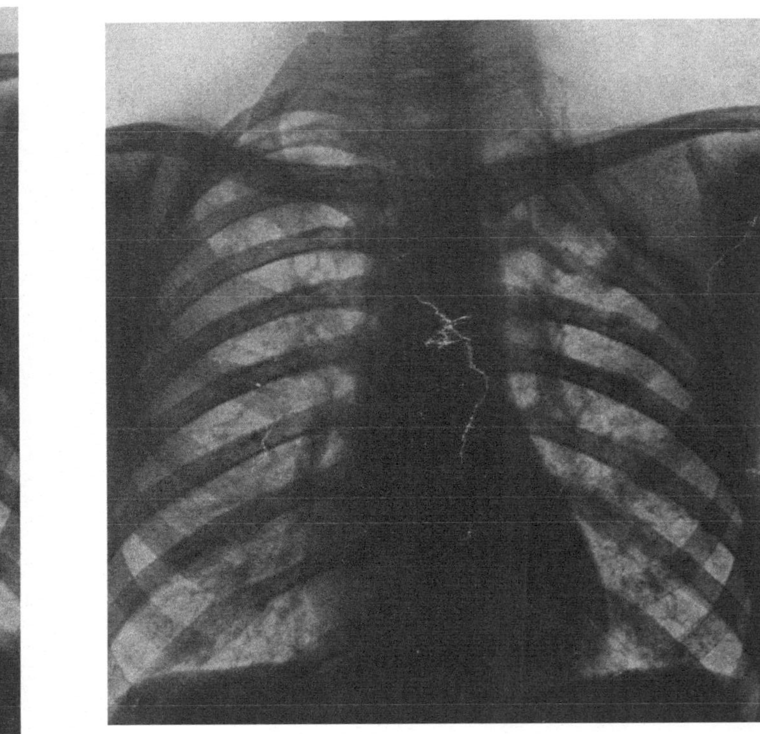

Abb. 256. Aufn.-Nr. 2969, ♂, 18 Jahre. Tuberkulose des linken Oberlappens
mit größerer Kaverne, geringe Streuung rechts.

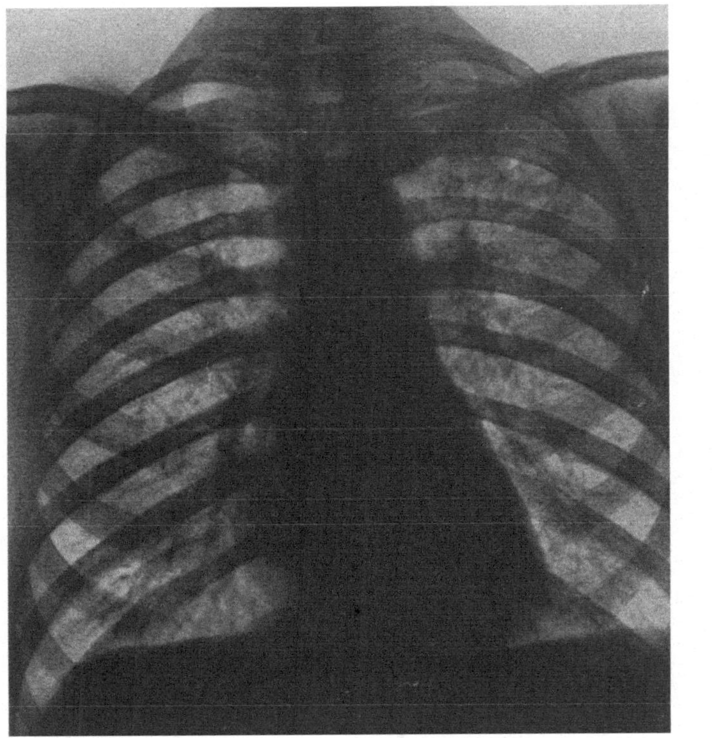

Abb. 257. Derselbe Fall.
Heilung der Kaverne nach Obergeschoßplastik 1—5.

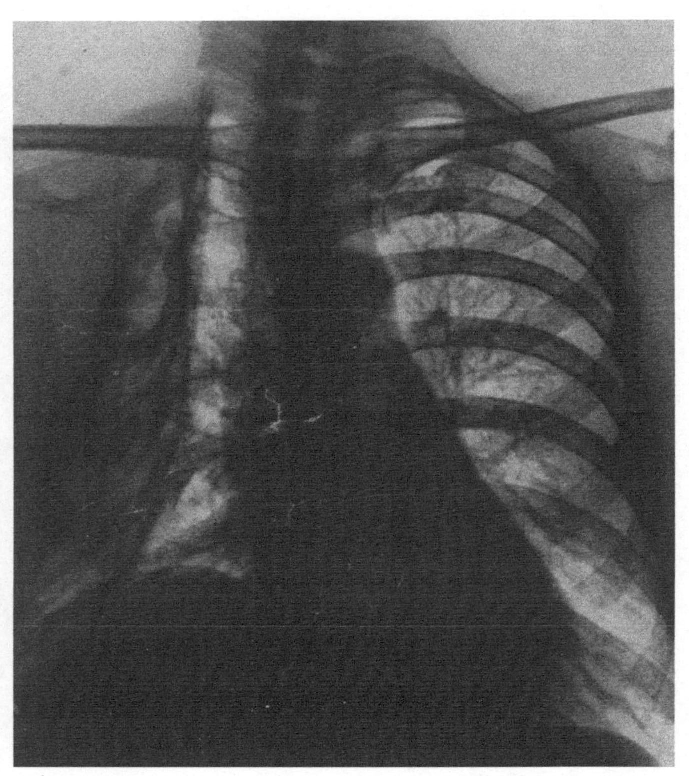

Abb. 258. Aufn.-Nr. 1320, ♂, 39 Jahre. Tuberkulose im rechten Ober- und Mittelgeschoß mit kleiner Kaverne und geringer Streuung links.

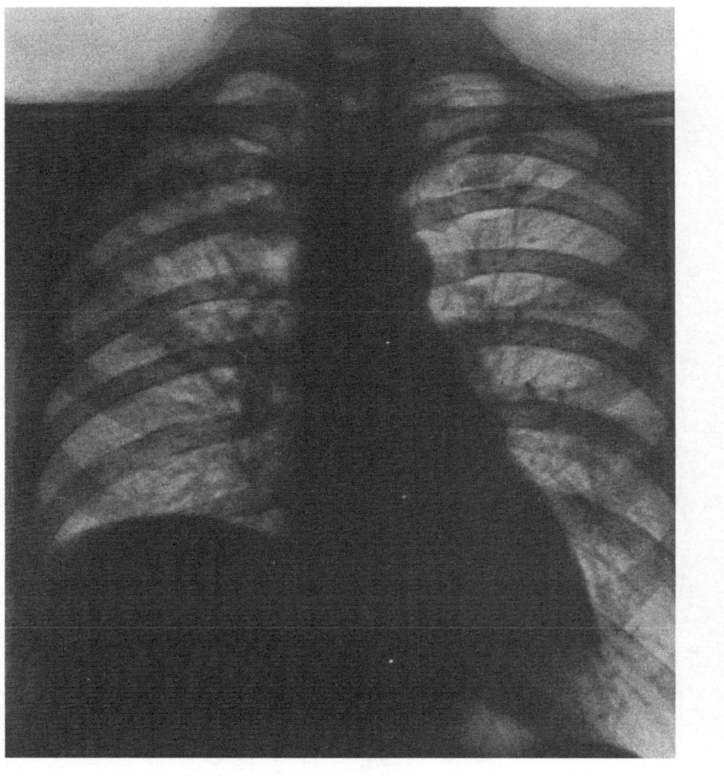

Abb. 259. Derselbe Fall. Voller Erfolg nach einzeitiger Plastik 1—8.

geschickte Exairese bereits einen ausgiebigen Zwerchfellhochstand herbeigeführt hat. Während man bei der Spitzen- und Oberfeldplastik einen ausreichenden Kollaps der oberen Lungenpartien von oben herbeiführt, tritt bei der Totalplastik 1—8 als mechanisches Moment die Kompression von hinten nach vorn hinzu, indem nämlich das Schulter-

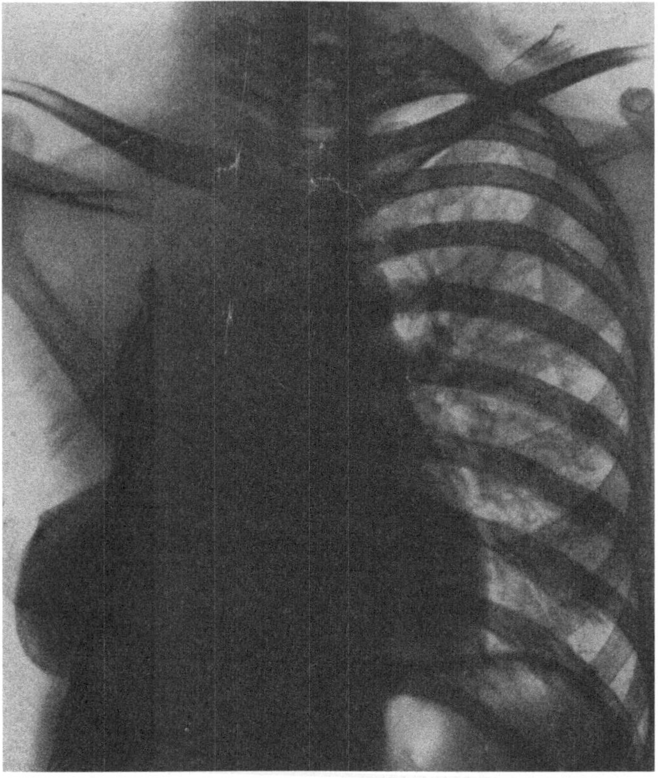

Abb. 260. Aufn.-Nr. 5289, ♀ 22 Jahre. Plastik 1—11, zweizeitig, wegen extrem schrumpfender Phthise der rechten Lunge. Status vor der Operation s. Abb. 251, S. 357.

blatt nach medial und vorn stark einrücken kann. Die Länge der zu resezierenden Rippenstücke richtet sich nach der Ausdehnung des Krankheitsprozesses, vor allem natürlich nach Größe und Lage der Kavernen. Als Regel kann gelten, daß von der 1. Rippe mindestens einige Zentimeter, dann zunehmend bis zur. 5 Rippe bis zu 15 cm, von der 6. bis 8. abnehmend auf 8 cm reseziert werden (Abb. 258 und 259). Wir bevorzugen die zweizeitige Ausführung des Eingriffs.

4. Die *totale Plastik* 1—11 nach BRAUER-SAUERBRUCH kommt bei schweren Tuberkulosen des Ober- und Unterlappens in Frage. Der

große Eingriff wird immer zweizeitig ausgeführt. Man fängt in der Regel mit Resektion der 5. oder 6. bis 11. Rippe an und läßt nach 3 bis 4 Wochen die obere Plastik 1—4 oder 5 folgen. Der Umfang der einzelnen Rippenkürzungen wird von Art und Umfang des Zerstörungsprozesses diktiert (Abb. 251, S. 357 und Abb. 260, S. 364). SAUERBRUCH hebt mit Recht hervor, daß bei dieser großen Plastik ein weiteres mechanisches Moment das Zustandekommen eines starken Lungenkollapses fördert. Infolge der Resektion auch der unteren Rippen sinken nämlich sämtliche vorderen Rippenabschnitte, soweit sie stehen gelassen wurden, stark nach unten. Der Kollaps vollzieht sich nunmehr in allen drei Dimensionen: von außen nach der Körpermitte zu, von hinten nach vorn durch Einrücken des Schulterblattes und schließlich von oben nach unten. Die körperliche Entstellung hängt natürlich von dem Umfang der Resektion ab; aber selbst bei sehr weitgreifenden Operationen ist sie am bekleideten Körper kaum zu bemerken (Abb. 261).

Bei allen großen Operationen muß heute die Lage der Kavernen durch das Schichtaufnahmeverfahren bestimmt werden, das zugleich auch die Ausdehnung des tuberkulösen Prozesses und etwaige kleinere Nebenkavernen

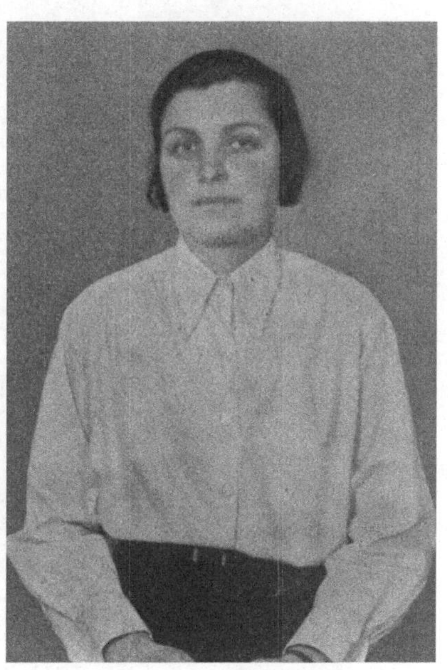

Abb. 261. Derselbe Fall.
Patientin nach zweizeitiger Plastik 1—11.

erkennen läßt. Die Kaverne des Obergeschosses und auch die Kaverne des Mittelgeschosses, letztere meist in der Spitze des Unterlappens, liegen überwiegend hinten, und in diesen Fällen wird die Ausführung der Plastik von hinten her in der Regel zum Ziele führen können. Wird aber durch Schichtaufnahmen festgestellt, daß eine Oberfeldkaverne weit vorn liegt, so kann es von vornherein notwendig sein, mit der hinteren Plastik die vordere Plastik zu verbinden, d. h. von einem vorderen Schnitt aus die vorderen Enden der ersten, zweiten, allenfalls auch dritten und vierten Rippe einschließlich der Rippenknorpel bis hart ans Brustbein wegzunehmen. SAUERBRUCH hat mit Recht darauf hingewiesen, daß bei dieser Kombination ein Flattern des oberen Mediastinums lebensgefährlich werden kann. GRAF und SCHMIDT, die bei Obergeschoßkavernen dieses kombinierte Verfahren vielfach angewendet

haben, legen deshalb in die vordere Wundhöhle gern eine sog. Stützplombe aus Paraffin ein, die zugleich das sehr entstellende Einsinken
der vorderen Brustwand einschränkt.

Die geschilderten plastischen Operationen sind als Typen gedacht;
der Operateur kann und wird im Einzelfall oft modifizieren und sich

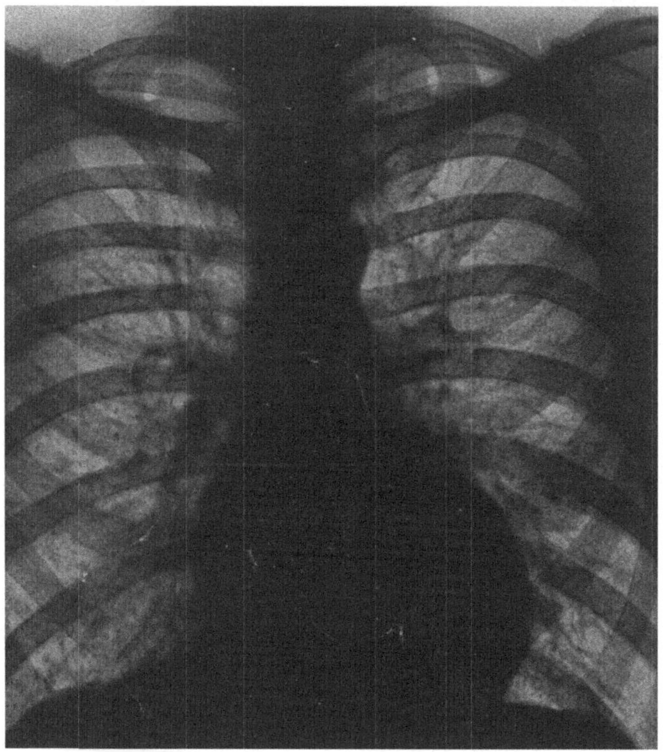

Abb. 262. Aufn.-Nr. 3384, ♂, 32 Jahre. Mittlere isolierte Kaverne in der Spitze des
rechten Unterlappens (durch stereoskopische Aufnahme lokalisiert).

in seinem Vorgehen ganz dem klinischen und röntgenologischen Befund
anpassen.

Als Ersatz für die Thorakoplastik, die immer eine große Operation
ist, und auch immer mit einer gewissen Entstellung des Körpers verbunden bleibt, hat BAER die *Paraffinplombe* vorgeschlagen. Von einer
Resektionslücke aus wird die parietale Pleura von der Brustwand gelöst
und der geschaffene Hohlraum mit Paraffin in bestimmter Konsistenz
ausgefüllt. Die Plombierung hat ihr besonderes Indikationsgebiet in den
Mittelgeschoß- und den Unterlappenprozessen, insbesondere den isolierten
Kavernen dieser Regionen. Diesen Herden ist nämlich mit den plastischen

Operationen nur unter Opferung größerer Partien gesunden und funktionswichtigen Lungengewebes beizukommen, weil ein ausreichender Kollaps durch Resektion einiger mittlerer oder unterer Rippen nicht zu erreichen ist. Mit der Plombe aber kann man sozusagen zielen, besonders gut, wie unsere Abb. 262 und 263 zeigen, wenn man die Lage einer

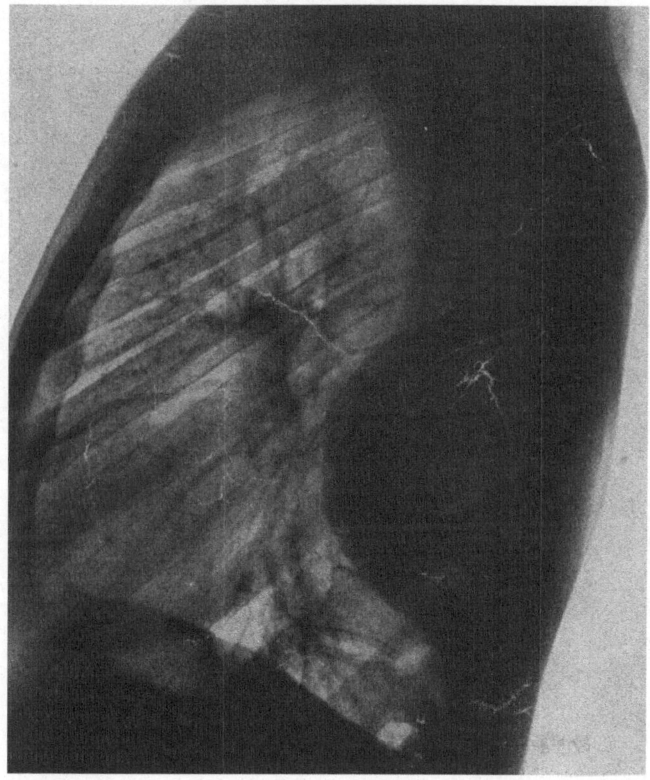

Abb. 263. Derselbe Fall. Frontalaufnahme der gezielten Plombe.

isolierten Kaverne durch Schichtaufnahmen genau bestimmt hat. Für diese Mittelfeld- und Unterlappenprozesse ist die Plombierung die Methode der Wahl.

Die Plombierung mit Paraffin hat indessen den großen Nachteil, daß man einen starren Fremdkörper zur Einheilung bringen muß, und daß die reaktionslose und dauerhafte Einheilung nicht ausnahmslos gelingt. Zwar die früher gelegentlich vorgekommene Ausstoßung der Plombe nach außen unter Nachgeben der Wundnaht kann nach unseren Erfahrungen der letzten Jahre durch geeignete Technik sicher vermieden werden. Nicht ganz zuverlässig aber kann man die gefürchtete Spät-

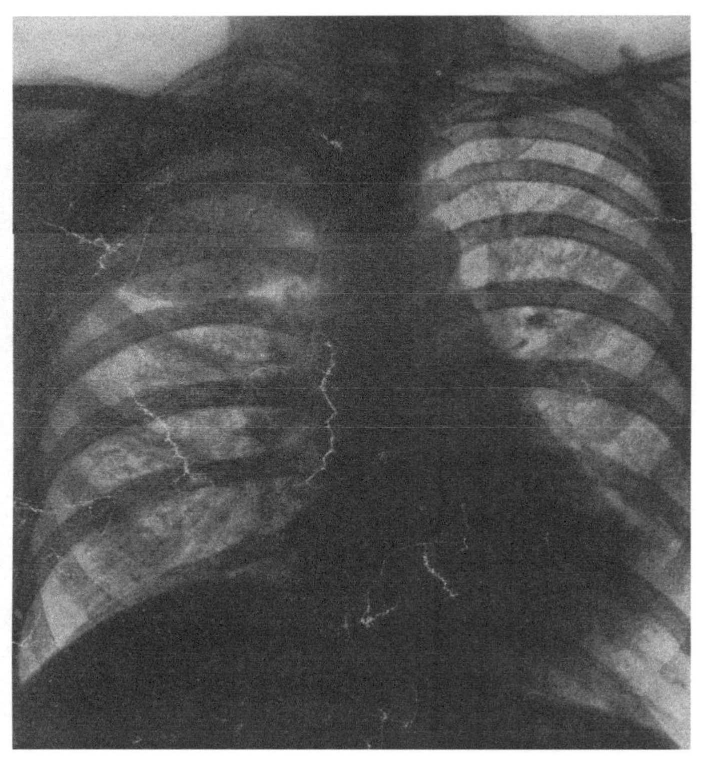

Abb. 264. Aufn.-Nr. 1752, ♂, 31 Jahre. Große isolierte
Obergeschoßkaverne rechts.

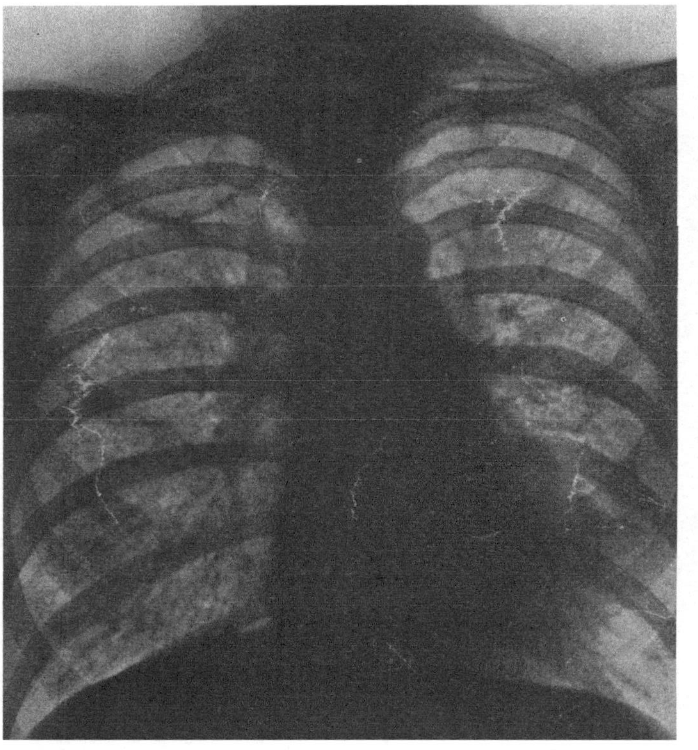

Abb. 265. Derselbe Fall. Status nach Plombierung.

perforation von der Lunge her in das Plombenbett ausschließen, die fast immer zur Mischinfektion des Plombenbettes und damit zu neuen operativ sehr schwierigen Aufgaben führt. Zur Vermeidung der Perforation nach innen beläßt Savič die Intercostalmuskulatur nebst Nerven

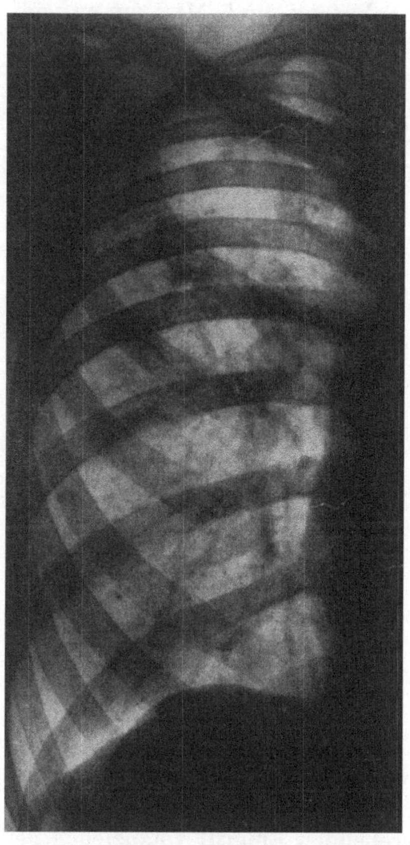

Abb. 266. Aufn.-Nr. 887/42, ♀, 38 Jahre. Produktive Tuberkulose des rechten Ober-lappens mit Kaverne.

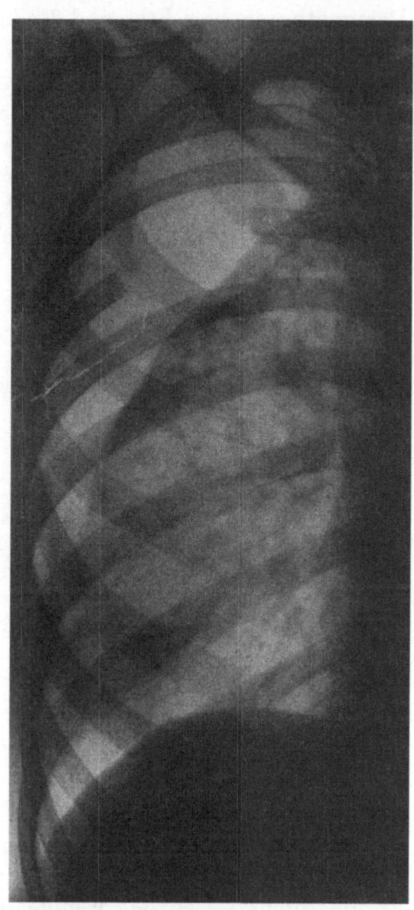

Abb. 267. Derselbe Fall. Extrapleuraler Pneumothorax mit Resektion der 5. Rippe.

und Gefäßen auf der Lunge und legt die Plombe auf die Muskelschicht. In ähnlicher Weise geht Kremer vor (siehe Technik).

Pneumolyse. Tuffier hat 1891 als erster den extrapleuralen Pneumothorax beschrieben, den er aufrecht zu halten versuchte, nachdem er die Lungenspitze operativ gelöst und die erkrankte Lungenpartie reseziert hatte. Auch Versuche von A. E. Mayer, Mertens, Jessen (offene Wundbehandlung) wurden nicht fortgesetzt. Unsere eigenen Versuche

von 1918—1920 mit dem extrapleuralen Pneumothorax, auch bereits
mit Öleinfüllung, scheiterten an der vorzeitigen Verwachsung und der
Gefahr des tuberkulösen und mischinfizierten Empyems. 1936 hat
GRAF über eine Anzahl erfolgreicher Durchführungen eines extrapleuralen
Pneumothorax berichtet und Ende 1936 W. SCHMIDT über 72 Pneumolysen. Die Art des operativen Vorgehens ist seither von GRAF, W.
SCHMIDT, ADELBERGER, KLEESATTEL, FRIEBE und MUTSCHLER eingehend beschrieben und mannigfach modifiziert worden.

Die Anzeige für die Pneumolyse
deckt sich im allgemeinen mit der
für die Thorakoplastik, erstreckt
sich also zunächst auf einseitige
Tuberkulosen mit Zerfall (Abb. 266,
267). In diesen Fällen hängt die

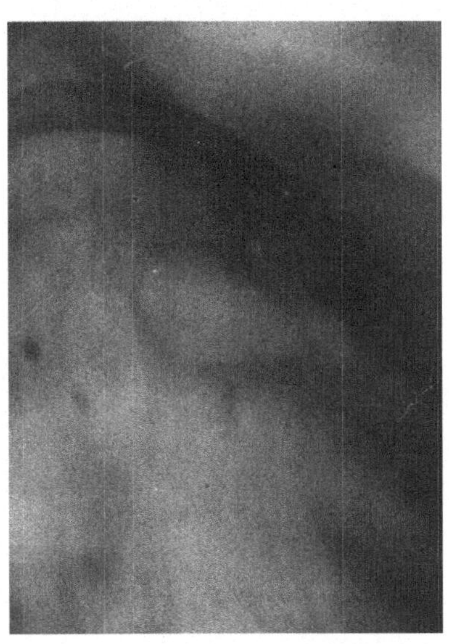

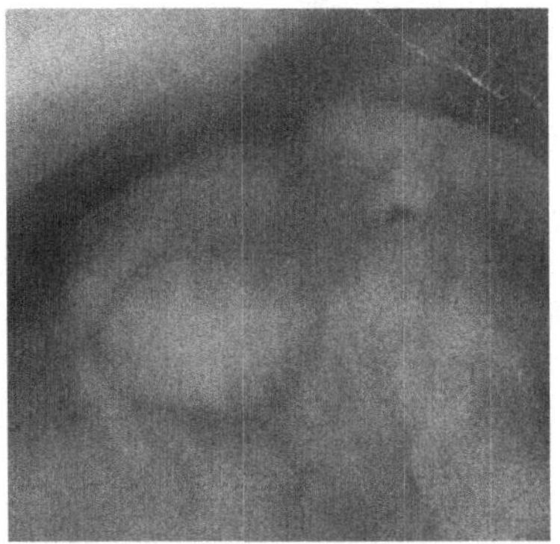

Abb. 268. Aufn.-Nr. 353/42, ♂, 22 Jahre.   Abb. 269. Derselbe Fall. Schichtaufnahme
Schichtaufnahme rechts 7 cm von hinten.   links 6 cm von hinten. Große Kaverne.
              Große Kaverne.

Entscheidung für den einen oder anderen Eingriff einerseits von der operativen Erfahrung, andererseits aber auch von der Einstellung des Kranken
ab, der nicht selten den weniger entstellenden Eingriff vorzuziehen geneigt ist. Außerdem aber ist die primäre Operationsgefahr bei der Pneumolyse unzweifelhaft geringer als bei der Thorakoplastik, insbesondere
wenn diese umfangreiche Entknochung erfordert und einzeitig ausgeführt
wird. Da man bei der Pneumolyse den erstrebten Lungenkollaps noch
präziser auf die erkrankten Lungenpartien beschränken kann, kommt
auch die doppelseitige Anwendung bei Prozessen geringer Ausdehnung
eher noch in Frage (Abb. 268—270) als die doppelseitige Thorakoplastik,
die vereinzelt ja auch schon ausgeführt ist. Im ganzen kann die Indikation
zur Pneumolyse etwas weiter ausgedehnt werden als die Indikation zur
Plastik. Dafür hat aber die Pneumolyse bei der Nachbehandlung des

extrapleuralen Pneumothorax oder Oleothorax oft mit erheblichen Schwierigkeiten zu kämpfen, während sich solche bei der Thorakoplastik nur ganz ausnahmesweise ergeben. Diese Schwierigkeiten haben GRAF veranlaßt vom extrapleuralen Pneumothorax und Oleothorax abzusehen und eine kombinierte Methode auszubilden, die eine Verbindung der Pneumolyse mit Obergeschoßplastik darstellt. Auch KREMER zieht

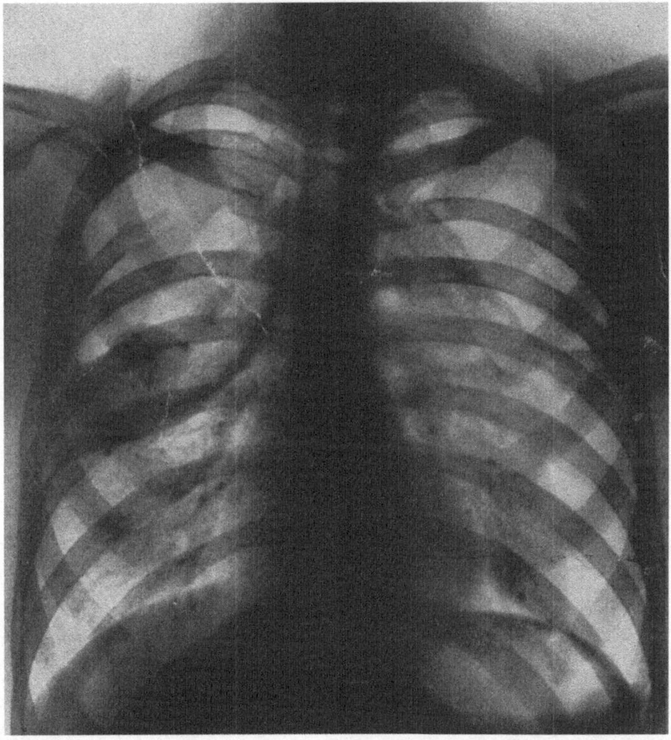

Abb. 270. Derselbe Fall. Doppelseitiger extrapleuraler Pneumothorax nach Teilrsektion der 4. bzw. 5. Rippe. Fibrinkugel rechts. Allgemeinzustand vorzüglich. Sputum zuverlässig negativ.

diesen letzteren Weg vor, während ADELBERGER die Tradition W. SCHMIDTs in der Anwendung des extrapleuralen Pneumothorax fortsetzte, CURSCHMANN über sehr günstige Resultate berichtet, und KLEE-SATTEL, ebenso wie FRIEBE den primären Oleothorax anwenden. Führt die extrapleurale Pneumolyse bei großen Kavernen nicht zum Ziel, so kann eine umfangreiche Thorakoplastik notwendig werden. Auf das unterschiedliche operative Vorgehen sowie auf MUTSCHLERS „Standartmethode zur blutigen Lungenkollapstherapie" wird im nächsten Kapitel eingegangen.

24*

Seit einiger Zeit hat die *Kavernen-Saugdrainage nach* MONALDI erhebliches Aufsehen erregt. Prof. MONALDI hatte die Güte, mir in Rom eine große Anzahl von ihm behandelter Kranker zu zeigen, bei denen zu einem hohen Prozentsatz die Kaverne zum völligen Verschwinden gebracht, und bei einer kleineren Anzahl vor einigen Jahren behandelter Kranker eine praktische Ausheilung solcher Tuberkulosen festzustellen war, und das bei großen Kavernen. Von guten Erfolgen haben in letzter Zeit GRASS, SCHUBERT und andere berichtet; von unserer Anstalt hat DIEHL an einigen Kranken nach längerer Behandlung einen vollen Erfolg erreichen können (Abb. 271 und 272). Es scheint, daß man die besten Resultate bei einer torpiden Tuberkulose mit einer übriggebliebenen großen Kaverne erwarten kann, bei der der Organismus mit der Tuberkulose durch Ausstoßung eines großen Krankheitsherdes im Sinne einer erfolgreichen Abwehr, ja eines Heilungsvorganges bis zu einem gewissen Grade fertig geworden ist, aber aus wesentlich mechanischen Gründen nicht mit dem Defekt eben jener übriggebliebenen großen Kaverne. Bei diesen Zuständen besteht also weniger die Aufgabe der Heilung einer fortschreitenden Lungentuberkulose als die der Beseitigung eines allerdings nicht ungefähr-

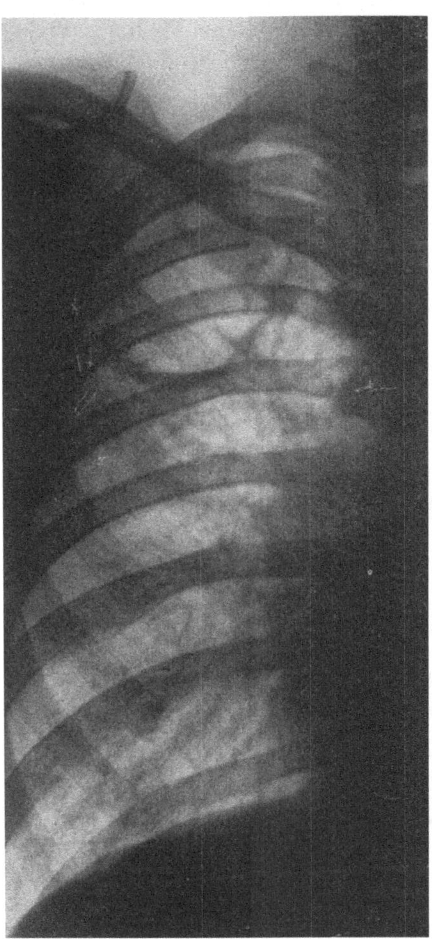

Abb. 271. Aufn.-Nr. 213/40, ♂, 28 Jahre.
Isolierte Riesenkaverne im rechten Oberlappen.
Mit Kavernenspiegel.

lichen Restzustandes, der durch neue Schübe bedrohlich werden kann. MONALDI selbst hat sowohl auf der Tagung der deutschen Tuberkulosegesellschaft im September 1941 in Baden-Baden wie in der Medizinischen Gesellschaft im Januar 1942 in Berlin über sein Verfahren ausführlich berichtet und die Erfolge durch demonstrative, höchst eindrucksvolle Röntgenbilderserien belegen können. Ein endgültiges Urteil

über die erst seit einigen Jahren angewendete Methode insbesondere
über die Dauererfolge, ist noch nicht möglich; sie verdient das ihr viel-
seitig zuteil gewordene Interesse, aber einen vollen Ersatz der großen
Operationen erwartet auch MONALDI nicht von ihr.

Es bleiben die **Gegenindikationen** der großen Operationen kurz zu
besprechen. Da ist in erster Linie das Lebensalter zu berücksichtigen.
Jenseits des 40. Lebensjahres
muß man mindestens für große
plastische Operationen hinsichtlich des Herzens sehr sorgfältig abwägen; wir haben immerhin mehrfach bei 50jährigen
Kranken mit Erfolg plastische
Operationen und Plombierungen ausgeführt; SAUERBRUCH
berichtet sogar von einer erfolgreichen Plastik bei einem
60jährigen Kranken. JESSEN
weist sehr mit Recht darauf
hin, daß für die Aussichten
einer Plastik das Alter des
tuberkulösen Prozesses zu berücksichtigen ist, da man bei
alten Phthisen immer mit einer
erheblichen Schädigung des
Herzens rechnen müsse. Wir
haben seit Jahren vor der Ausführung großer Operationen
der Herzuntersuchung besondere Sorgfalt zugewendet und
uns dabei auf die Blutdruck-
messung, die Herzkraftunter-
suchung an der Hand von
leichtathletischen Übungen und

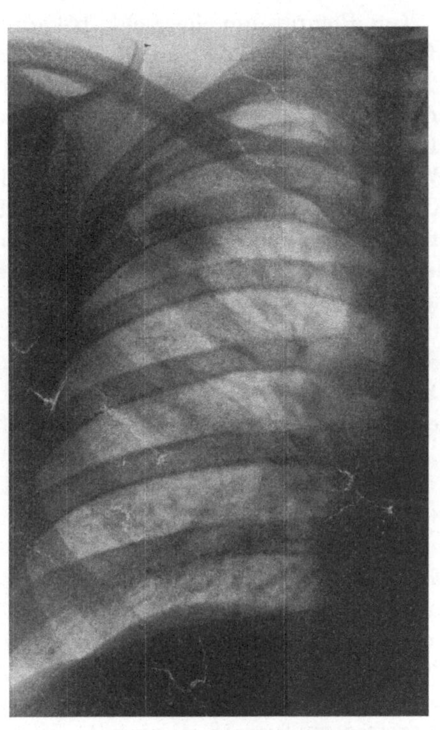

Abb. 272. Derselbe Fall. ⁵/₄ Jahre später. Kaverne
nach Saugdrainage völlig zurückgebildet.
Zuverlässig geschlossen.

der Kreislaufuntersuchung mit Hilfe des Elektrokardiogramms gestützt.
Seit wir nach diesen Untersuchungen regelmäßig unsere Indikation zur
Operation kritisieren, haben wir keinen Frühtodesfall mehr erlebt. Der
Messung der Lungenfunktion auf Grund ausgezeichneter klinisch-experi-
menteller Studien der BRAUERschen Klinik, nämlich der exakten Spirometrie bei gemessener Arbeitsleistung bedient sich heute wohl jede Klinik,
die großen Operationen zur Erzielung des Lungenkollapses ausführt
(s. Kap. Technik). Die Kombination der Herzkraft- und Lungenfunktionsprüfung im Verein mit der klinisch-röntgenologischen Herdanalyse wird
der Klinik die Möglichkeit geben, nicht nur die Chancen der großen

Operation quoad vitam und quoad sanationem, sondern auch hinsichtlich der zu erwartenden körperlichen Leistungsfähigkeit, die letzten Endes den nutzbaren Erfolg der Operation bestimmt, genau festzulegen. Daß für diese Operationen etwaige Komplikationen von seiten anderer Organe sorgfältig zu berücksichtigen sind, dürfte sich von selbst verstehen.

2. Der Pneumothorax.

Im Pleuraraum herrscht bekanntlich negativer Druck. Bei Eröffnung des Thoraxraumes von außen her sinkt die Lunge, wenn die Pleurablätter nicht verwachsen sind, zurück. Solcher Lungenkollaps kann erreicht und zugleich dosiert werden, wenn man von außen her mit einer Hohlnadel bis auf den Pleuraspalt eingeht und Luft einströmen läßt. Wir verdanken dem italienischen Kliniker FORLANINI die großartige Konzeption des Gedankens, die bei Exsudatbildung beobachtete günstige Wirkung des Lungenkollapses auf die Lungentuberkulose in Form des Pneumothorax systematisch auszunutzen, und BRAUER die Einführung des Manometers zur Beobachtung der intrapleuralen Druckschwankungen; SAUGMAN ersetzte das Quecksilbermanometer durch das weit empfindlichere, heute allgemein gebrauchte Wassermanometer. Die Druckbeobachtung gewährt ein vollkommen sicheres Vorgehen und schließt die Gefahr der Luftembolie durch Einströmen von Luft in die Gefäßbahn so gut wie völlig aus. Über den *Zeitpunkt der Pneumothoraxanlegung* ist man in den Kreisen der Fachleute recht geteilter Meinung. Unsere Untersuchungen über die Dauererfolge der Kollapstherapie haben ergeben, daß die Resultate bei frühzeitig behandelten Kranken um das Mehrfache den Spätbehandlungen überlegen sind. Da die Frühbehandlung nicht nur die weitaus besten Chancen bietet, sondern auch bei noch nicht beteiligter Pleura das geringste Risiko einschließt, sollte die Pneumothoraxbehandlung gerade so „Frühoperation" werden, wie etwa die Appendektomie, natürlich im Zeitmaß dem Tempo des pathologischen Prozesses sinngemäß angepaßt. Wir verfahren demgemäß, indem wir die Pneumothoraxanlegung nur so lange hinausschieben, wie die Klärung des Krankheitszustandes, die Rücksicht auf die psychische Einstellung des Kranken und seiner Angehörigen, etwaige Zwischenfälle (Festtage, Menses) oder Komplikationen erfordern, aber auch nicht einen Tag länger. Wir wüßten nicht, welchen Vorteil das Hinausschieben der für notwendig erkannten Kollapsbehandlung bringen sollte. Die Gefahr der Streuung von der Kaverne her ist allemal sehr viel größer als die Chance der Spontanheilung. Nur wenn wir im Zweifel sind, ob die Lungenerkrankung und insbesondere der gesamte Zustand des Kranken eine Kollapsbehandlung überhaupt noch zulassen, stellen wir den Eingriff so lange zurück, bis wir über die Erholungsfähigkeit des Kranken und damit über die Aussichten einer klinischen Besserung im klaren sind. Die Scheu vor dieser weitaus wichtigsten Behandlungsart bei offener

Tuberkulose wird bei Ärzten und Kranken in dem Maße zurückgehen, wie man sich an die fast immer komplikationslose Behandlung der akuten offenen Tuberkulosen gewöhnt. Auch wenn Tuberkelbacillen zur Zeit im Sputum und auch im Nüchternmageninhalt nicht gefunden werden, sind diejenigen Tuberkulosen als klinisch offen anzusehen, bei denen röntgenologisch (Schichtaufnahmen) Hohlraumbildung nachzuweisen ist. Schließlich hat jede Lungenblutung einen Zerfallsherd zur Voraussetzung, was dem Nachweis einer Kaverne für die Indikationsstellung zur Pneumothoraxbehandlung praktisch gleichkommt. Dringlich ist die Kollapsbehandlung beim Fehlen von Tuberkelbacillen aber nur, wenn bei längerer Beobachtung Neigung zum Fortschreiten des Prozesses festgestellt ist.

Wir haben uns indessen seit Jahren bei geschlossenen Tuberkulosen zur Pneumothoraxbehandlung auch dann entschlossen, wenn Zerfallsherde röntgenologisch zwar nicht festgestellt wurden, es sich aber um Tuberkulosen handelte, bei denen nach der Art der Herdbildung, der Art der Krankheitserscheinungen und dem klinischen Verlauf mit rascher Herdeinschmelzung gerechnet werden mußte, also im wesentlichen bei frischen tuberkulösen infiltrativen Erkrankungen Jugendlicher. Bei vorausgegangener anderweitiger Behandlung sowie bei Ablehnung des Pneumothorax haben wir der raschen Einschmelzung solcher Herde die verhängnisvolle bronchogene Streuung so plötzlich folgen sehen, daß wir uns zum Abwarten sehr ungern entschließen. Dem Einwand, daß Infiltrate auch bei jugendlichen Kranken keineswegs immer einschmelzen, sondern sich gar nicht selten spontan zurückbilden und auch ausheilen können, begegnen wir mit der Feststellung, daß bisher leider niemand den Weg gefunden hat, die Entwicklung des Herdes in dem einen oder anderen Sinne vorauszubestimmen. Angesichts unserer Erfolge kann der Zweifel in Kauf genommen werden, ob die Rückbildung nicht auch ohne Pneumothorax eingetreten wäre. Sahen wir bei unserer Aktivität keinen Nachteil, so fürchten wir gerade bei diesen Erkrankungen die „Aktivität des Prozesses", der man nicht schnell genug und nicht aktiv genug begegnen kann. Seit wir zu solcher Kollapsbehandlung bei geschlossenen Tuberkulosen in zahlreichen Fällen übergegangen sind, haben wir noch keinen Anlaß gehabt, unsere Stellungnahme zu revidieren. Komplikationen, insbesondere Exsudate, kommen bei diesen Tuberkuloseformen bei so frühzeitigem Einsatz der Kollapsbehandlung nicht vor, da der tuberkulöse Prozeß die Pleura noch nicht erreicht hat.

Natürlich sind wir auf den Einwand gefaßt, daß die eine oder andere von den Infiltrierungen, der wir frühzeitig mit Ruhigstellung der Lunge begegneten, gar nicht tuberkulöser Natur gewesen wäre und uns dieser Umstand zu einem billigen Erfolg verholfen hätte. Für die Diagnose des tuberkulösen Infiltrats sind die nachgewiesene Exposition, die

röntgenologische Herdform, das Zustandsbild des Kranken, die Blut-
veränderung und der Verlauf, insbesondere die Entwicklung des Herdes
im Röntgenbild sowie der Spätverlauf in der Regel charakteristisch genug,
um Zweifel ablehnen zu können, außerdem bilden sich unspezifische
Infiltrierungen meist so schnell zurück, daß die Diagnose der Tuberkulose
alsbald hinfällig wird.

Mit BRAEUNING sind wir der Meinung, daß die in unseren Heilanstalten geübte *physikalisch-diätetische Therapie* das souveräne Mittel
zur Behandlung der Tuberkulose als Allgemeinkrankheit ist, das ohne
Gefährdung der Kranken nicht entbehrt und nicht eingeschränkt werden
kann. Es ist deshalb der gewiesene Weg, die Einleitung der Pneumothoraxbehandlung in der Heilstätte vorzunehmen und nicht, wie das
leider vielfach eingerissen ist, ambulant in der Sprechstunde; auch sollte
in den Anstalten mit der Anlegung des notwendigen Pneumothorax
wegen der wirklich nicht notwendigen klimatischen Anpassung und aus
mancherlei anderen Gründen nicht kostbare Zeit vertan werden. Bei
der Anlegung eines künstlichen Pneumothorax und bei seiner ersten
Entwicklung können Komplikationen auftreten, die nicht von vornherein zu übersehen sind. Der Kranke gehört nach Anlegung des Pneumothorax mindestens für 24 Stunden ins Bett; sollte Fieber bestehen,
so muß diese Bettruhebehandlung länger ausgedehnt werden.

Die **Funktionsumstellung** von Herz und Lunge ist für den Zirkulationsapparat eine erhebliche Belastung und die Reaktion des Kranken auf
den Eingriff kann nur bei klinischer Beobachtung genügend festgestellt
werden. Dieser Umstellung muß sich der Modus der Ruhigstellung mit
den ersten Terminen und Quantitäten der Nachfüllung anpassen, wenn
der Eingriff glatt und ohne Schaden überwunden werden soll. Die
in der ambulanten Anlegung in Erscheinung tretende Bagatellisierung
des Eingriffes ist mit aller Entschiedenheit abzulehnen. — Eine schwere
Lungenblutung kann den Transport ins Krankenhaus unmöglich und
die sofortige Pneumothoraxanlegung nötig machen. In diesem Aus-
nahmefall ist der Pneumothorax in der Wohnung des Kranken anzulegen
und auch nachzufüllen, bis die Blutung zuverlässig sistiert.

Ist die Pneumothoraxbehandlung als notwendig erkannt und kein
Fieber vorhanden, so liegt kein Grund vor, mit der Ruhigstellung der
Lunge zu warten. Ein solches *Abwarten* ist mit der *Gefahr* der Lungenblutung und der akuten bronchogenen Streuung belastet. Auch die
vielerorts geübte wochenlange Bettruhe schützt nicht vor den erwähnten
unglücklichen Verläufen; treten doch die Lungenblutungen keineswegs
immer aus erkennbarem äußerem Anlaß, sondern vielfach bei Bettruhe
ein. Bei uns wird der künstliche Pneumothorax, wenn nicht die oben
genannten Einschränkungen zum Abwarten zwingen, meist wenige
Tage nach der Krankenhausaufnahme angelegt, und wir haben bei diesem
frühzeitigen Einsatz nie eine schädliche Wirkung gesehen.

Ist der Pneumothorax nach einigen Wochen zu guter Wirksamkeit entwickelt, so bestehen keine Bedenken gegen die ambulante Weiterbehandlung, wenn die Durchführung eines längeren Heilverfahrens aus äußeren Gründen auf Schwierigkeiten stößt. Unüberwindliche Schwierigkeiten sind aber große Ausnahmen.

Technik. Es sind eine ganze Anzahl *Pneumothoraxapparate* im Gebrauch; sie beruhen alle auf dem Prinzip, das in der Abb. 273 schematisch dargestellt ist. Wichtig ist, daß die Pneumothoraxnadel, also der Pleuraraum zwangmäßig mit dem Manometer in Verbindung bleibt, also diese Verbindung nicht durch eine irrtümliche Hahnstellung unterbrochen werden kann. Welchen Apparates man sich bedient, ist im übrigen unwesentlich. Wir benutzen den Apparat von GRASS, dem früheren Oberarzt unserer Anstalt (Hersteller Hanff und Buest, Berlin), dessen Konstruktion die Abb. 274 und 275 zeigen. Er hat den Vorteil der Einfachheit, da er nur einen einzigen Hahn hat, und eine falsche Hahnstellung daher kaum vorkommen kann. Bevor man den Apparat,

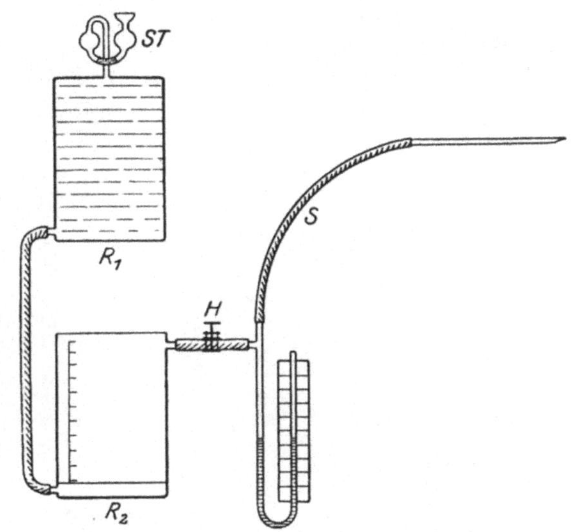

Abb. 273. Schematische Darstellung des Pneumothoraxapparates. ST Sicherheitstrichter, durch den Außenluft einstreichen kann; R_1 Rezipient 1, mit Wasser gefüllt; R_2 Rezipient 2 mit Luft gefüllt, graduiert; H Hahn; S Schlauch zur Pneumothoraxnadel. Das Wassermanometer rechts unten ist verkürzt gezeichnet.

gleichgültig welchen, in Gebrauch nimmt, muß man sich jedesmal durch Zuhalten des zur Pneumothoraxnadel führenden Schlauches bei geöffneten Hähnen überzeugen, ob alle Schlauchverbindungen dicht sind, ob also der Apparat gebrauchsfertig ist. — Es sind auch eine ganze Anzahl Pneumothoraxnadeln empfohlen worden. Was für den Apparat gilt, kann man auch von der Nadel sagen; sie sind alle brauchbar, und wichtig ist nur, daß man mit Nadel und Apparat vertraut ist. Wir bedienen uns einer modifizierten Nadel nach DENEKE, die kurz schräg abgeschliffen und am vorderen Ende verschlossen ist und die ganz kurz über der Spitze eine weite runde seitliche Öffnung hat (Abb. 276). Zweckmäßig ist die Trockensterilisierung der Nadel; steht eine Einrichtung für Heißluftsterilisierung nicht zur Verfügung, so ist die Nadel vor Gebrauch durch mehrfaches Luftdurchspritzen von innerer Feuchtigkeit zu befreien.

Zur Herabsetzung der Gasemboliegefahr ist für die Pneumothorax-anlegung die Verwendung von reinem O_2 empfohlen worden. GRASS hat mit Recht darauf aufmerksam gemacht, daß bei der Pneumothorax anlegung etwa in die Blutbahn gelangendes Gas in die mit arteriellem Blut gefüllten Lungenvenen und mit ihm in das linke Herz dringt, und O_2 von diesem arteriellen Blut nicht aufgenommen wird; er hat deshalb für die Erstanlegung folgerichtig reine CO_2 empfohlen, die von dem

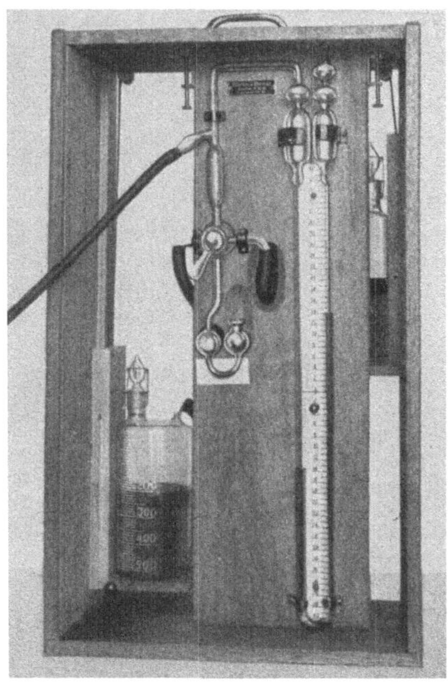 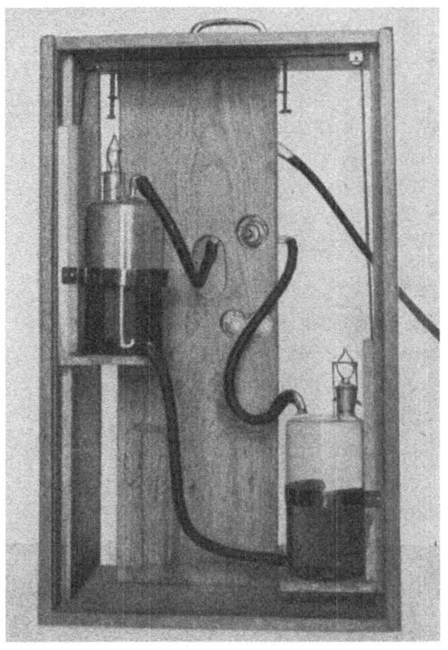

Abb. 274.   Abb. 275.

Abb. 274. Pneumothoraxapparat nach GRASS. Bei dieser Hahnstellung ist der untere Rezipient mit dem Schlauch zur Punktionsnadel und mit dem Wassermanometer, der obere durch den Sicherheitstrichter (unter dem Hahn) mit der Außenluft verbunden.

Abb. 275. Pneumothoraxapparat; Rückseite.

arteriellen Blut aufgenommen wird; man kann die CO_2 in dem Pneumo-thoraxrezipienten durch Einbringen von Natrium bicarbonicum + Wein-steinsäure erzeugen. Wir verfahren in der Anstalt seit etwa 20 Jahren nach diesem Ratschlag und haben in dieser Zeit keine Gasembolie erlebt. Es ist aber zu bedenken, daß bei Pneumothoraxnachfüllungen auch Gasembolien vorgekommen sind. Selbst wenn man alle Nachfüllungen mit CO_2 beginnen wollte, würde man gegen die Gefahr einer Gasembolie keine absolute Sicherheit haben. Denn es ist bei ungeberdigen Kranken (Kleinkinder schreien und pressen fast immer!) zur Lungenverletzung und zur Gasembolie durch Einpressen von Pneumothoraxluft in die Blutbahn gekommen. Vor der Gasembolie schützt am besten eine gute Technik der Nadeleinführung.

Der Kranke wird auf den Rücken gelagert. Es ist vielfach Sitte, ihn auf die andere Seite zu lagern, wobei man durch Unterschieben einer Kissenrolle unter den Brustkorb ein Klaffen der Intercostalräume erreichen kann. Das hat aber den großen Nachteil, daß sich bei beweglichem Mittelfell der intrapleurale Druck erheblich ändern kann; da man nicht weiß, ob der Kranke ein bewegliches Mediastinum hat, führt man durch Seitenlagerung eine Unbekannte in die Rechnung. Natürlich soll man, um nachträgliche Drucksteigerung bei Lagewechsel auszuschalten, auch die Nachfüllungen in Rückenlage des Kranken machen. Aus dem gleichen Grund ist die Anlegung oder Nachfüllung beim sitzenden Kranken nicht zu empfehlen, denn wenn der Kranke sich hinlegt, drängt der abdominale Druck das Zwerchfell höher und die unerwünschte nachträgliche Drucksteigerung ist da.

Der Ort des Eingehens mit der Nadel ist von untergeordneter Bedeutung; für den ersten Versuch ist die mittlere Axillarlinie (links nicht weiter nach vorn!) zu empfehlen. Findet man hier keinen freien Pleuraspalt, so soll man ihn immer im ersten Intercostalraum vorn suchen; wir haben von dieser Stelle aus häufig einen vollkommen ausreichenden partiellen Pneumothorax bei angewachsenem Unterlappen erzielt. Weitere Versuche sind meist vergeblich, doch soll man immerhin hinten unten und hinten oben die Verwachsung der Pleurablätter feststellen, um nicht bei Operationen (Plombe!) unangenehme Überraschungen zu erleben, die wohl jedem Operateur schon vorgekommen sind.

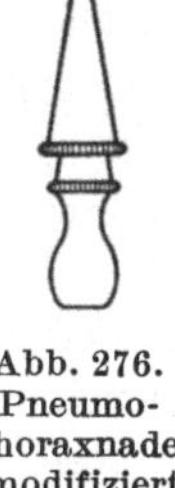

Abb. 276. Pneumothoraxnadel modifiziert nach DENEKE.

Es empfiehlt sich, mindestens bei der Erstanlegung, am besten auch bei allen Nachfüllungen, die Nadel unter Lokalanästhesie mit $^1/_2$%iger Novocainlösung einzuführen, einmal, weil die Mehrzahl der Kranken den Eingriff unter Lokalanästhesie als kaum schmerzhaft empfindet, vor allem aber, weil die Anästhesie der Pleura costalis für den wichtigen Moment des Passierens der Nadel durch die Pleura völlige Ruhe des Kranken gewährt. Unruhigen und ängstlichen Kranken gibt man $^1/_2$ Stunde vor dem Eingriff 0,002 g Dilaudid innerlich, allenfalls auch subcutan. Man muß natürlich peinlich vermeiden, mit der Nadel der Injektionsspritze die Lunge zu verletzen; bei Kindern und grazilen mageren Erwachsenen ist die Brustwand kaum mehr als 1 cm dick. Wir haben bei einer solchen Lungenverletzung in 10 Minuten einen großen Spontanpneumothorax entstehen sehen, was glücklicherweise ohne weitere Folgen blieb, indem die feine Verletzung nach Kollabieren der Lunge verklebte. Mitunter kann man mit der Nadel der Injektionsspritze die einzelnen Stationen des Weges deutlich abtasten: Haut, subcutane Fascie, Intercostalfascie, subpleurale Fascie, und auch das Herankommen an die

Pleura am leichten Zusammenzucken des Kranken erkennen; doch soll man sich auf solche Finessen nicht verlassen. Ist man nicht sicher, ob man die Pleura mit der Anästhesie direkt erreicht hat, so wird man zuwarten, bis sich die Novocainlösung hinreichend verteilt und die Pleura erreicht haben dürfte. Um mit der halbstumpfen Pneumothoraxnadel sanft eingehen zu können, durchschlägt man die Haut nebst der subcutanen Fascie mit dem FRANKschen Schnepper. Nun wird die Nadel in die Brustwand eingeführt und der Hahn für einen Moment ein wenig geöffnet. Man hat dann im Manometer, in dessen Außenluftschenkel das Wasser nur einige Zentimeter angestiegen sein soll, ein wenig Luft oder Kohlensäure zur Verfügung und mehr kann einstweilen nicht einfließen. Nun wird die Pneumothoraxnadel, am besten mit beiden Händern, eisern festgehalten und Millimeter für Millimeter ganz langsam vorgeschoben. An leisen Schwankungen am Manometer merkt man oft, nicht immer, daß man dicht an der Pleura ist. Die Nadel soll die Pleura so langsam passieren, daß ihre seitliche Öffnung nur allmählich frei wird und die Manometerluft nur langsam angesaugt wird. Hat man einen ausgesprochenen Umschlag in negativen Druck, so kann man nun ohne Bedenken Gas einströmen lassen. Verwendet man für die Erstanlegung Kohlensäure, so geht man nach 100 ccm durch Umstellen der Rezipienten zu Luft über. Bei der Anlegung soll man nicht über 400—600 ccm gehen (bei Kindern 150—400 je nach dem Alter), falls nicht etwa Drucksteigerung schon vorher anzeigt, daß nur ein kleiner Pneumothorax zustande kommt.

Bekommt man beim langsamen Vorschieben der Pneumothoraxnadel keinen einwandfreien negativen Manometerausschlag, sinkt vielmehr der Druck nur langsam auf 0 und zeigt er kleine Schwankungen um 0, so ist kein freier Pleuraspalt vorhanden, die Nadelspitze ist vielmehr bereits in das Lungengewebe eingedrungen. In diesem Falle darf der Gashahn keinesfalls geöffnet werden. Sinkt der Druck im Manometer überhaupt nicht ab und zeigt er auch keine kleinen Schwankungen, so prüft man an der herausgezogenen Nadel, ob sie etwa verstopft ist; diese Prüfung darf man natürlich nicht erst machen, nachdem man die Lunge schon verletzt hat. In diesem Falle kann der Versuch an der gleichen Stelle mit neuer Nadel wiederholt werden. Fand aber die Nadel keinen freien Pleuraspalt, so wiederholt man den Versuch wie angegeben an anderer Stelle. Während des Einströmens des Gases sieht man am Manometer Schwankungen im Tempo der Atembewegungen; sie zeigen an, daß sich die Nadelspitze im Pleuraraum befindet. Linksseitig sieht man gelegentlich kleinere Schwankungen im Tempo der Herzbewegungen. Bleiben diese kleinen Schwankungen aus, so befindet sich die Nadelspitze nicht mehr im Pleuraraum, was schon bei geringer Unruhe des Kranken vorkommen kann. Dann schließt man den Gashahn und wenn der Manometerdruck nun nicht absinkt, zieht man die Nadel etwas zurück und schiebt sie langsam wieder vor, bis das Manometer wieder spielt. Zeigt das Manometer schon nach 100 oder wenigen 100 ccm Gaseinfüllung positiven Druck, wobei der Kranke auch meist Schmerzen äußert, so fühlt man sich versucht, diesen kleinen Pneumothorax durch weitere Einfüllung zu forcieren. Das gelingt zwar nicht selten, aber in der Regel weicht das Gas nur im lockeren Gewebe aus (Schwartenemphysem) und der nicht ungefährliche Versuch erweist sich als zwecklos; man unterläßt ihn deshalb am besten ganz. Nach beendeter Anlegung — wir machen sie in der Regel am Krankenbett — bleibt der Kranke für diesen Tag im Bett.

Wenn bei verwachsenen Pleurablättern die Lunge durch die Nadelspitze verletzt wird, so hat das keine Bedeutung; gelegentlich kommt es vor, daß der Kranke danach ein wenig Blut aushustet, was ihn zwar sehr erschreckt, aber keine weiteren Folgen hat. Eine Lungenverletzung durch den freien Pleuraspalt kann nur bei unvorsichtiger Handhabung der Pneumothoraxnadel vorkommen und kann durch den nunmehr entstehenden Spontanpneumothorax (Spannungspneumothorax!) recht gefährlich werden; auch kann es bei Gefäßverletzung zur Gasembolie kommen, ohne daß der Gashahn des Apparates geöffnet war, indem Luft aus dem entstandenen Spontanpneumothorax in das Gefäß gepreßt wird. Treten nachträglich Druckerscheinungen und insbesondere Verdrängungserscheinungen auf, so muß man ihnen durch Absaugen begegnen; man soll auch versuchen, die Fistel nach Absaugen des Gases unter Wasser zu setzen (physiologische Kochsalzlösung), um das weitere Nachströmen von Luft aus der Lungenfistel zu verhindern; so ist es uns in einem solchen Fall gelungen, den bedrohlichen Zustand zu koupieren. Die Gasembolie äußert sich durch Unruhe des Kranken, plötzliches, gelegentlich halbseitiges Erblassen, Verdrehen der Augen, tiefe Ohnmacht, halbseitige und weiterhin allgemeine klonische und tonische Krämpfe, CHEYNE-STOKESsche Atmung und Aussetzen der Atmung. Sie ist ein höchst bedrohlicher und oft in Minuten zum Tode führender Zustand. Es wird Beckenhochlagerung, maximale Beugung der Beine im Hüftgelenk, Aderlaß, künstliche Atmung, große Dosen Campher, Äther, Coffein, schließlich Strophanthin intrakardial zu versuchen sein. Oft ist alles vergeblich.

Nachfüllungen des Pneumothorax sind notwendig, weil die Luft aus dem Pleuraraum allmählich resorbiert wird. Auch die Nachfüllungen sind keineswegs frei von allen Gefahren. Zwar kann man sich häufig durch Durchleuchtung vor der Nachfüllung überzeugen, wie die kollabierte Lunge liegt und wo man sicher ist, die Lunge nicht zu verletzen. Aber wohl ebenso häufig kann man die Kontur der Lunge, namentlich der gesunden Partien, nicht deutlich erkennen. Die Abb. 277 und 278 zeigen, daß der freie Pleuraspalt sehr schmal und deshalb die Gefahr einer Lungenverletzung recht groß sein kann. Es ist auch zu bedenken,

daß sich die Lage der kollabierten Lunge bei Lagewechsel des Kranken
ändert, also beim stehenden Kranken, in Rückenlage und in Seitenlage
jeweils anders ist. Viele Autoren empfehlen die Nachfüllungen in Seitenlage, weil alsdann die Lunge nach der anderen Seite sinkt und die Gefahr
der Lungenverletzung beim Eingehen in der mittleren Axillarlinie geringer
ist. Das ist beim kompletten Pneumothorax sicherlich zutreffend.
Wenn aber der Pneumothorax bei partieller Verwachsung oder Verklebung der Pleurablätter unvollständig ist, so kann man sich mit der
Durchleuchtung in verschiedenen Durchmessern doch nicht immer zuverlässig über die Lage der Lunge unterrichten und auch nicht bei Seitenlage des Kranken auf ein Absinken der Lunge nach der Mitte zu rechnen.

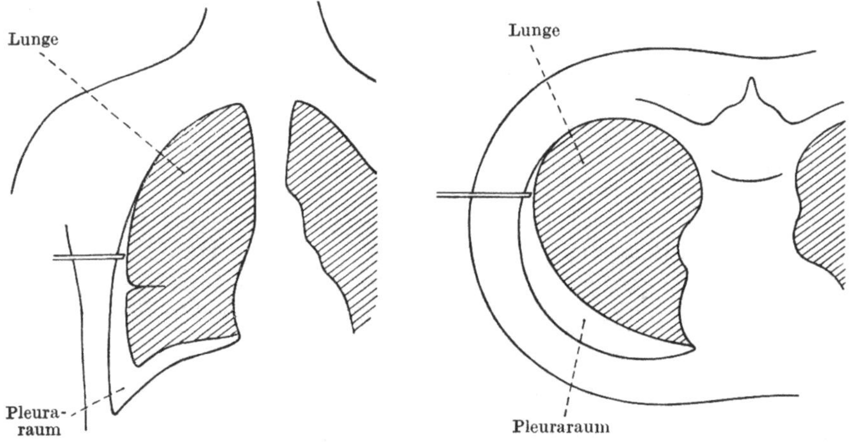

Abb. 277.   Abb. 278.

Abb. 277 und 278. Gefahren der Pneumothoraxnachfüllung. Spitze der Punktionsnadel
in einem schmalen Pleuraspalt.

Die Nachfüllung bei Seitenlage hat aber den beschriebenen Nachteil
der Druckänderung. Ich pflege deshalb stets in Rückenlage des Kranken
nachzufüllen. Kommt es bei der Nachfüllung zu einer Verletzung der
Lunge an einer Stelle, wo die Pleurablätter nicht verwachsen sind,
so treten dieselben Gefahren der Gasembolie und des Spannungspneumothorax ein, wie bei der Erstanlegung. Die Nachfüllungen sind
deshalb mit der gleichen Sorgfalt vorzunehmen, wie die Anlegung; wir
bedienen uns auch meist der Lokalanästhesie, um recht ruhig vorgehen
zu können.

Das Zeitmaß der Nachfüllungen des Pneumothorax paßt sich dem
Luftverlust im Pleuraraum durch Resorption von Luft seitens der Lunge,
dem zunehmenden Kollaps der Lunge und der eventuellen Vergrößerung
des Pneumothorax durch Lösung von Verklebungen und Dehnung von
Verwachsungen an. Im Beginn der Behandlung geht die Luftresorption
durch die zarte intakte Lungenpleura ziemlich rasch vonstatten. Man

füllt zum erstenmal nach 24—48 Stunden, weiterhin nach je 5, 7, 10
und 14 Tagen nach und bleibt dann zweckmäßig einige Monate bei
14täglichen Nachfüllungen, um allmählich zu 3—4—6 wöchentlichen
Nachfüllungen überzugehen. Während der ersten Monate soll man bei
der Nachfüllung durchaus im negativen Druck bleiben, d. h. der negative

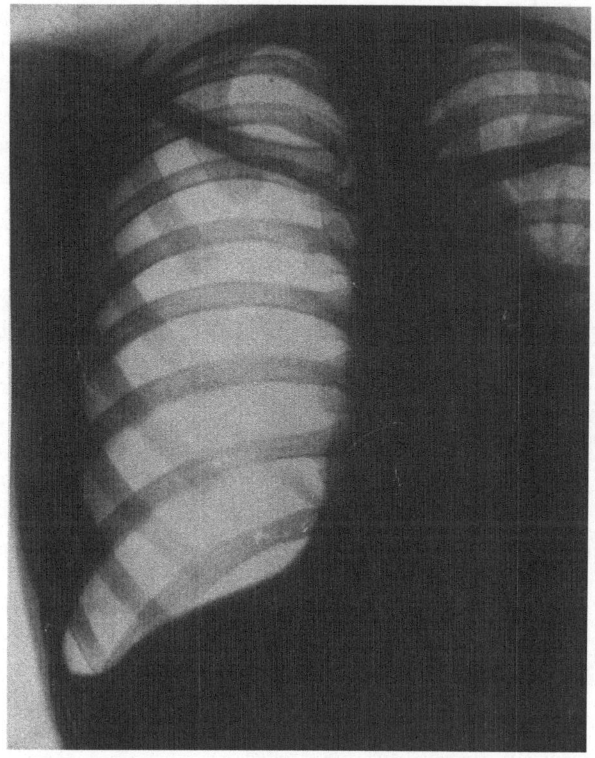

Abb. 279. Amb., ♀, 19 Jahre. Ungeheuerliche Überblähung eines rechtsseitigen Pneumothorax mit Massivkollaps der rechten Lunge und stärkster Verdrängung des Mittelfelles.

Inspirationsausschlag des Manometers soll bei ruhiger Atmung am Ende
der Nachfüllung größer sein als der positive Exspirationsausschlag.
Die Kollapsbehandlung der Lunge darf nicht auf Kompression, sondern
soll nur auf Entspannung abzielen. Der positive Enddruck ist im Beginn
der Behandlung nicht nur nutzlos, sondern sogar schädlich, denn er
belästigt den Kranken, macht häufig fieberhafte Reaktionen, überdehnt
das Mediastinum, reizt die Pleura und zerrt an Verwachsungen. Ob man
beim älteren Pneumothorax zu positivem Druck übergehen kann, hängt
von der Größe des Pneumothorax, der Beschaffenheit der Pleura und der
Empfindlichkeit des Patienten auf Druck ab. Der kleine Pneumothorax,

dessen Wand nach Exsudatbildung schwartig verdickt ist, verträgt oft einen Druck von einigen 10 cm Wasser ohne Reaktion, aber es gibt Kranke, die noch nach 2 Jahren auf wenige Zentimeter Druck einen hohen Fieberausschlag bekommen. Auch beim alten Pneumothorax ist der positive Druck meist zwecklos, da er nach Stunden abzusinken pflegt.

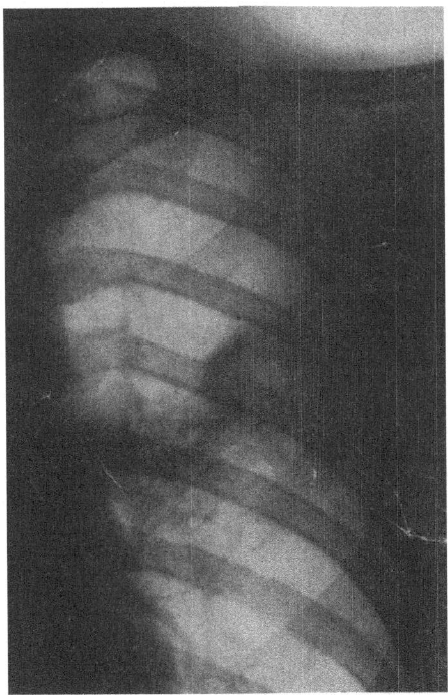

Abb. 280. Amb., ♂, 21 Jahre. Eingeschmolzenes Infiltrat im linken Mittelgeschoß mit Übergreifen auf die Hilusregion (primäre Tuberkulose?).

Die Anschauungen über den **Grad des Lungenkollapses**, der für die Wirkung eines Pneumothorax notwendig ist, gehen weit auseinander; leider wird nach unseren Erfahrungen überwiegend ein vollständiger Kollaps der Lunge erstrebt. Schon bei der Anlegung des Pneumothorax soll man mit der Einfüllungsquantität Maß halten und keinesfalls eine Einfüllung von mehr als 500 bis höchstens 600 ccm vornehmen. In der Freude über den Ersterfolg werden häufig gleich erstmals Luftmengen von 1000, ja 1500 ccm Luft eingelassen, zumal wenn die Druckmessung bei Seitenlagerung irreführend zu niedrige Werte anzeigt. Eine so große Luftquantität belästigt den Kranken, belastet schockartig den Kreislaufapparat, reizt die Pleura und führt durch Toxinausschwemmung häufig zu hochfieberhaften Reaktionen, ist also nur schädlich.

Durchaus **zu vermeiden** ist der **übergroße Pneumothorax** (Abb. 279). Der zur Schrumpfung bereite tuberkulöse Herd macht sich die Entspannung durch den Pneumothorax elektiv nutzbar und die Kompression der Lunge kann diesen Heilungsvorgang nicht fördern, wohl aber das gesunde Lungengewebe aufs schwerste schädigen und die Pleura zu heftiger Reaktion reizen. Wenn man bei einem kompletten Pneumothorax die Lunge vollkommen atelektatisch medial auf dem Zwerchfell liegen sieht oder sie bei Spitzenverwachsung wie ein nasses Handtuch der Wirbelsäule angeklatscht findet, so kann man zuverlässig annehmen, daß während solcher Behandlung die Respiration schwer beeinträchtigt und der Zirkulationsapparat unerträglich belastet ist. Außerdem aber spielt sich in der längere Zeit derart gequetschten Lunge der verhängnisvolle Vorgang der Kollapsinduration ab, der unter Verödung der luftleeren Lungenalveolen einen irreparablen Funktionsverlust der Lunge setzt. Und schließlich der Hauptschaden solcher Pneumothoraxüberblähung: die Reizung der Pleura! Wir sehen bei unserer schonenden Pneumothoraxtherapie, auch bei ambulanter Weiterführung, so wenig größere Pneumothoraxexsudate und bei anderweitiger Pneumothoraxüberblähung so viele, daß wir einen großen Teil der *Exsudatbildungen* auf diese Pleurareizung und Lungengewebsschädigung durch die Überblähung beziehen müssen.

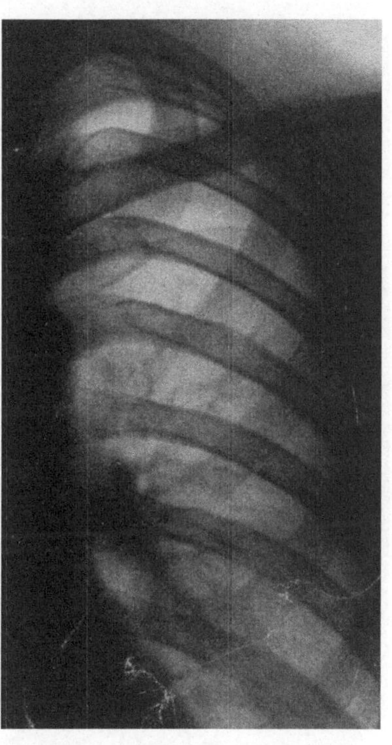

Abb. 281. Derselbe Fall. Pneumothoraxbehandlung links mit ausgezeichneter Rückbildung.

Ganz besondere **Vorsicht** erfordert der **doppelseitige Pneumothorax**; wird der Pneumothorax auf beiden Seiten zu groß gestaltet, so entsteht durch die Einengung der Respirationsfläche zwangsläufig neben der Herzüberlastung ein chronisches Sauerstoffdefizit, und da kann es nicht wundernehmen, daß der Kranke solche Pneumothoraxbehandlung schlecht verträgt und trotz ausgezeichneter Rückbildung der Kavernen mit Verschwinden von Auswurf und Tuberkelbacillen in seinem Allgemeinzustand dauernd zurückkommt. Wir haben neuerdings diese Verhältnisse durch exakte Lungenfunktionsprüfung am Knipping-Apparat nachgeprüft und das vermutete artefizielle, d. h. mit Einsetzen der Behandlung zustande kommende Sauerstoffdefizit bestätigt gefunden. Wir haben auch beobachtet, daß Kranke, deren Doppelpneumothorax auswärts übermäßig nachgefüllt war, sich bei monatelangem Aussetzen der Nachfüllungen glänzend erholten. Der Grad des Lungenkollapses ist röntgenologisch laufend zu kontrollieren, damit nicht etwa ein Pneumothorax vorzeitig eingeht. Ist freilich erst ein doppelseitiges Exsudat entstanden, so ist der Zustand meist irreparabel geworden. Denn das Exsudat umgibt die komprimierte Lunge bei längerem Bestehen mit einem Fibrinmantel, der sich bindegewebig organisiert und die Wiederausdehnung der Lunge oft endgültig ausschließt.

Die Wirkung des Pneumothorax ist nach den ersten Nachfüllungen noch nicht recht zu beurteilen. Nach 1—2 Monaten kann aber immer ein sicheres Urteil gewonnen werden, ob der Pneumothorax vollständig ist, ob der unvollständige und ungenügend wirksame Pneumothorax durch Forcieren oder Strangdurchbrennung verbessert, durch Zwerchfellähmung oder Spitzenplastik ergänzt werden kann oder aufgegeben werden muß. Jahrelang einen Pneumothorax nachzufüllen, der nur die unteren Lungenpartien erfaßt, während eine Oberlappenkaverne, in der Thoraxkuppel breit fixiert, ganz unverändert bleibt, ist unverantwortlich.

Unter **Forcieren** verstehen wir Nachfüllen bis zum Druckausgleich in kurzen Abständen, etwa alle 5 Tage; Anwendung positiven Druckes reizt die Pleura, ist eher schädlich als nützlich und deshalb unstatthaft. Unter diesem Forcieren verbessert sich der Pneumothorax oft erstaunlich. Das Forcieren eines Pneumothorax ist eine klinische Methode und für die Ambulanz abzulehnen.

Die **Dauer der Pneumothoraxbehandlung** ist von Fall zu Fall zu bemessen; ist doch die zu lösende Aufgabe nach Qualität und Quantität des Krankheitsprozesses außerordentlich verschieden. Man kann als Minimaldauer im

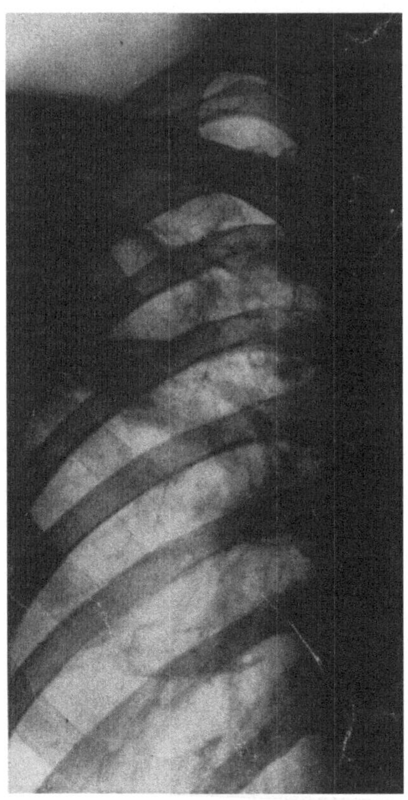

Abb. 282. Derselbe Fall. Eine Erkrankung der rechten Seite war schon 4 Jahre vorher festgestellt, jetzt infiltrativer einschmelzender Nachschub.

allgemeinen 2 Jahre ansetzen. Ich habe immer wieder beobachtet, daß tuberkulöse Herde sich innerhalb des zweiten Jahres der Behandlung durch Schrumpfung noch ganz erheblich verkleinern und dann im Röntgenbild sehr viel schärfer begrenzt und härter herauskommen. Kalkeinlagerung in solchen Herden habe ich innerhalb von 2 Jahren noch nicht gesehen, wohl aber nicht selten nach einer Reihe von Jahren. Danach ist der Heilungsvorgang auch nach 2 Jahren noch nicht beendet, doch möchte ich glauben, daß man diesen letzten morphologischen Umbau des Herdes nicht abzuwarten braucht. Der Beendigung der

Pneumothoraxbehandlung wesentlich vor Ablauf des zweiten Jahres kann man nach unseren Erfahrungen nicht beistimmen.

Andererseits können große Spätkavernen, die oft sehr langsam schrumpfen, sowie die Notwendigkeit von Ergänzungseingriffen die Pneumothoraxbehandlung recht in die Länge ziehen. Wichtiger als die Frage nach der Dauer ist die nach dem Ziel dieser Therapie. Solange der Kranke nicht zuverlässig bacillenfrei ist, hat die Kollapstherapie ihr Ziel nicht erreicht und muß fortgesetzt und verbessert werden. Und wenn der Kranke keinen Auswurf mehr hat, die Kaverne aber noch klafft, so ist das Ziel auch nicht erreicht, denn solche Heilung ist eine Scheinheilung, der im Wiedererscheinen von Auswurf und Bacillen allzubald der „Rückfall" zu folgen pflegt. Das Geheimnis des Dauererfolges beruht auf der Konsequenz der Kollapsbehandlung. Man kann aber vielleicht gelten lassen, daß einer Pneumothoraxbehandlung, die innerhalb von 2—3 Jahren nicht zum vollen Erfolg geführt hat, ein voller Erfolg nicht mehr beschieden ist.

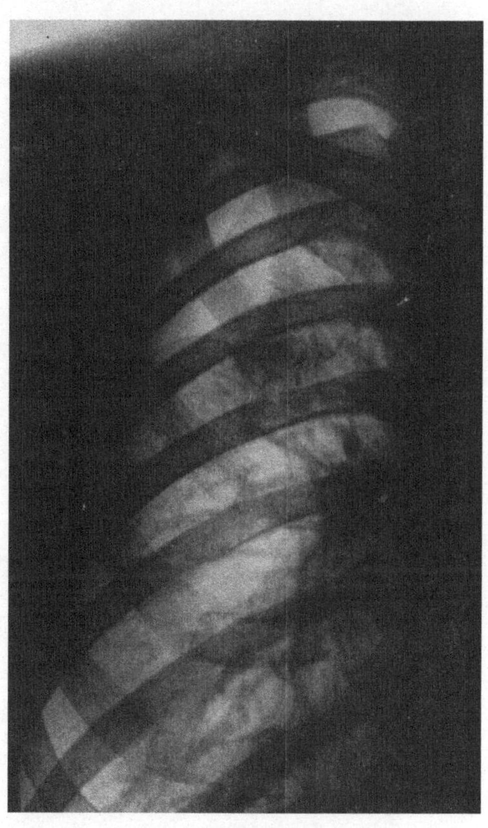

Abb. 283. Derselbe Fall. Pneumothoraxbehandlung rechts mit ausgezeichnetem Erfolg.

Der **doppelseitige Pneumothorax** kann innerhalb von 14 Tagen auf beiden Seiten eingeleitet werden. Dazu wird man sich entschließen, wenn beide Seiten qualitativ und quantitativ etwa gleich, und zwar akut oder subakut erkrankt sind, beide Seiten also die Kollapsbehandlung gleich dringlich nötig machen. Besteht ein wesentlicher Unterschied zwischen beiden Lungen, so ist auf derjenigen Seite mit der Pneumothoraxbehandlung zu beginnen, die entweder die frischeren Herde oder den ausgedehnteren Zerfall aufweist. Im Laufe von 4—6 Wochen entwickelt man allmählich den einseitigen Pneumothorax zu mittlerer Größe,

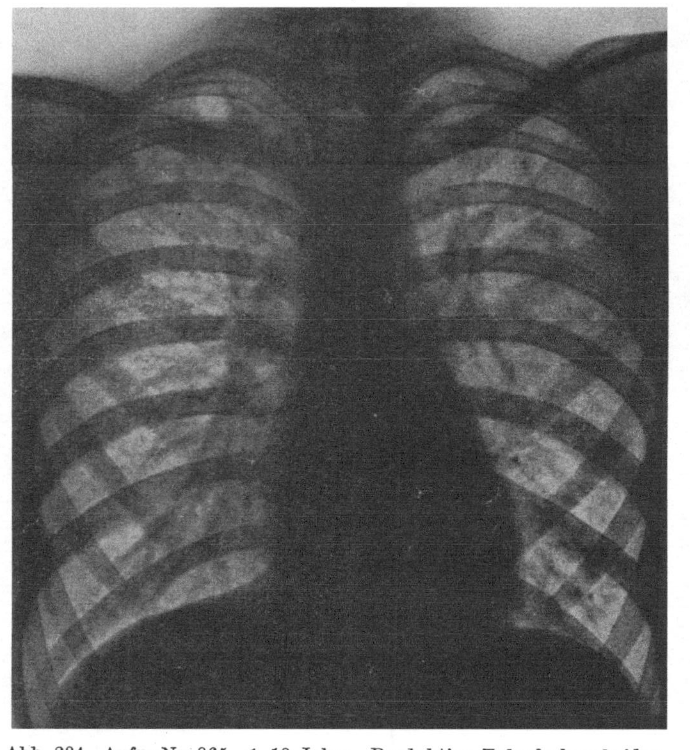

Abb. 284. Aufn.-Nr. 865, ♂, 18 Jahre. Produktive Tuberkulose beider Oberlappen mit Kavernen beiderseits.

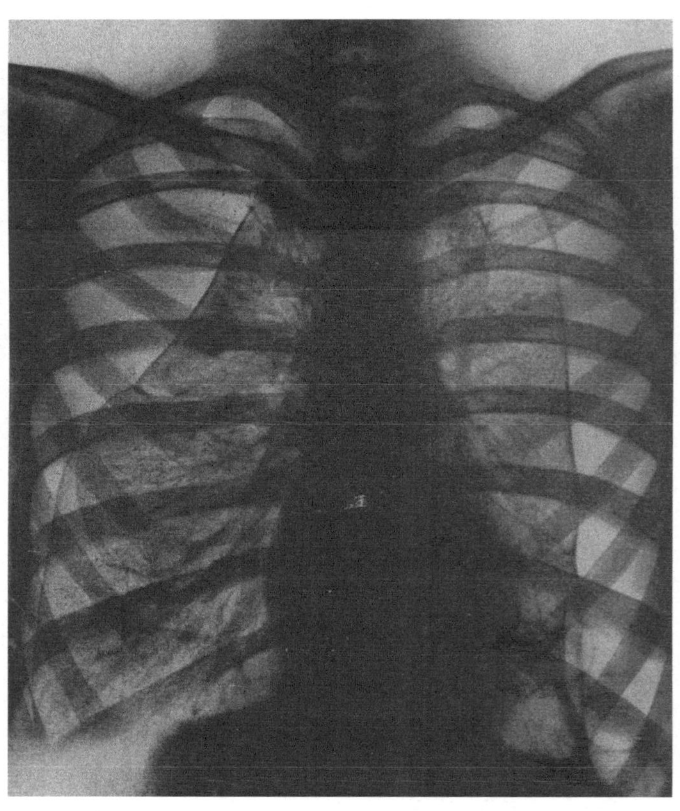

Abb. 285. Derselbe Fall. Pneumothorax beiderseits; Sputum negativ.

um dann etwa eine Woche nach der letzten Nachfüllung zur Behandlung
der anderen Seite überzugehen; nach zwei Nachfüllungen dieses zweiten
Pneumothorax wird weiterhin bei klinischer Behandlung alternierend
nachgefüllt, bei ambulanter Behandlung aber mit Rücksicht auf den
Kranken beiderseits zugleich. Im ersteren Falle füllt man jeweils natürlich

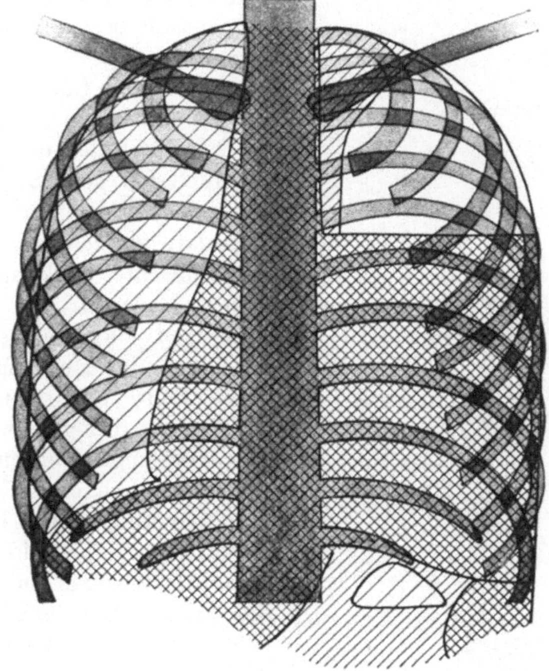

Abb. 286. Großes Exsudat im Pneumothoraxraum links. Herz stark nach rechts, linkes
Zwerchfell stark nach unten verdrängt. Rechts unten im Bilde Magenblase und Milzschatten.

weniger nach als beim einseitigen Pneumothorax, bleibt also im Mittel-
druck um einige Zentimeter negativer.

Die **Exsudatbildung im Pneumothorax** ist eine wahre Crux dieser
Therapie. Manche Autoren geben bis zu 100% Exsudate an; wenn man
die minimalen Sinusexsudate mitzählt, mag das stimmen. Die Angaben
über größere Exsudate schwanken außerordentlich; wir sehen in der
Anstalt wie in der Ambulanz etwa 15—20% Exsudate, die klinisch von
Bedeutung sind. Ein großer Teil der Exsudate ist sowohl klinisch wie
auch für die Pneumothoraxentwicklung bedeutungslos. Es bildet sich
ein Erguß, der etwa vorübergehend von Schmerzen, auch von Tem-
peraturerhöhungen begleitet ist — eine meist erhebliche Senkungsbeschleunigung fehlt niemals —, der einige Zentimeter bis etwa handhoch
im Pneumothoraxraum ansteigt und nach einiger Zeit ohne weiteres Zutun

wieder verschwindet. Diese Exsudate bedürfen keiner Behandlung, nur soll man den Kranken in dieser Zeit besonders ruhig halten. Anders wird das Bild, wenn unter gleichen klinischen Erscheinungen das Exsudat durch Monate bestehen bleibt und allmählich bis zur Thoraxmitte und darüber ansteigt. Diese größeren Exsudate komprimieren die Lunge namentlich in ihren unteren Partien, was zur Vergrößerung des Pneumothorax führen kann. Diese Vergrößerung kann nützlich sein, ist aber wertlos, wenn sie nur durch Kompression gesunden Lungengewebes zustande kommt. Größere Exsudate können rein mechanisch unerwünschte Wirkung haben, indem sie durch Druck den Kranken belästigen, das Mediastinum und besonders das Herz nach der anderen Seite und das Zwerchfell nach unten drängen, was links zu Magenstörungen führen kann. Ein weiterer erheblicher Nachteil des größeren und länger bestehenden Exsudates ist die Bildung von Fibrinniederschlägen auf der Pleura, die sich organisieren und eine dicke Schwarte bilden können. Das ist besonders nachteilig für die pulmonale Pleura, da ihre schwartige Verdickung einen Panzer um die Lunge bilden und ihre spätere Wiederausdehnung unmöglich machen kann. Solche Exsudate soll man deshalb abpunktieren; sie pflegen sich zwar zunächst bald wieder

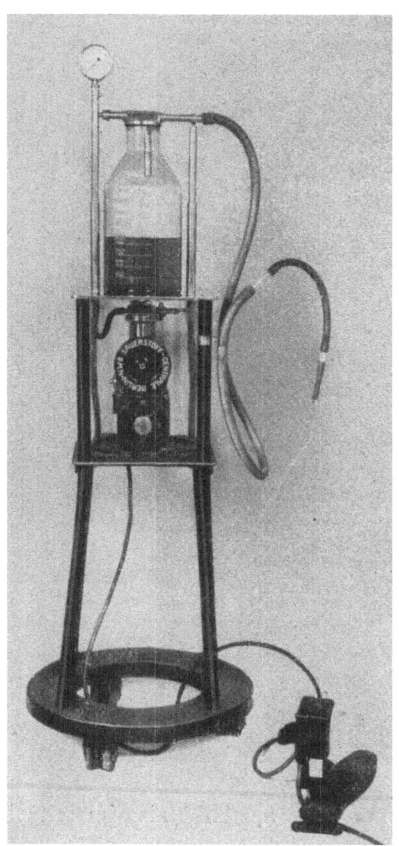

Abb. 287. Elektrische Pumpe zum Absaugen von Exsudat mit Fußschalter.

aufzufüllen, bleiben aber nach mehreren Punktionen schließlich stationär und relativ unschädlich.

Sehr angenehm, besonders auch für den Kranken, ist die Absaugung mit der elektrischen Pumpe (Abbildung 287), da sie eine vollkommen ruhige Lage der Nadel gewährt. Sehr brauchbar ist auch die Rotanda-Spritze, in die ein Dreiwegehahn eingebaut ist. Entnimmt man größere Mengen Exsudat, so muß man natürlich einen Teil von ihm, etwa die Hälfte, durch einzulassende Luft ersetzen. Fibrinreiche Exsudate und Empyeme verstopfen oft die Nadel und lassen sich durchaus nicht

absaugen. Man kann sich helfen, indem man nach SAUERBRUCH-HERR-
MANNSDORFERs Vorschlag etwa 8 Stunden vor der Punktion eine Lösung
Pepsin 20,0, Acid. mur. und Acid. carbol. āā 2,0, Aq. dest. ad 400,0 in das
Exsudat bringt, was zur Verdauung des Fibrins führt.

Nicht so ganz selten treten Exsudate unter hohen Fiebererscheinungen
auf (Abb. 147, S. 204), die den typischen Verlauf der Pleuritis exsudativa,
also eine ziemlich hohe Kontinua mit allmählichem lytischen Abfall zeigen.
Diesen Exsudaten liegt wohl meist eine echte Pleuratuberkulose zugrunde.

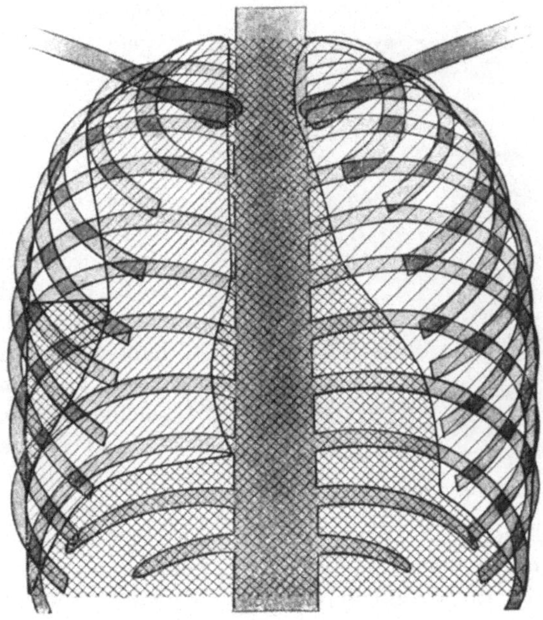

Abb. 288. Reitendes Exsudat im eingehenden Pneumothoraxraum.

Das Fieber nimmt den Kranken natürlich ziemlich mit; außerdem
pflegen diese Exsudate recht groß zu werden, hartnäckig zu sein und
die erwähnten Punktionen nötig zu machen, die aber vor Abfall des
Fiebers zwecklos sind. Eine häufige und recht fatale Begleiterscheinung
ist das Verkleben der Pleurablätter, meist von unten her, was zum Bild
des sog. reitenden Exsudates (Abb. 288) und allzuoft zum vorzeitigen
Eingehen des Pneumothorax führt. In diesen Fällen empfiehlt es sich,
den wertvollen oberen Pneumothoraxrest durch Öleinfüllung (s. Oleothorax) zu retten (Abb. 291 und 292, S. 395). Andererseits gehen diese
fieberhaften Ergüsse nicht selten in echte tuberkulöse Empyeme über,
indem das Exsudat zunächst trübe und schließlich eitrig wird. Der Eiter
ist charakteristisch tuberkulös, nämlich ziemlich dünn und grüngelblich;
er enthält, wie übrigens fast alle Exsudate, Tuberkelbacillen, aber keine

Mischbakterien. Diese Empyeme umgeben regelmäßig die Lunge mit einem schwartigen Panzer und verhindern damit ihre Ausdehnung und das Eingehen des Pneumothorax. BERNOU hat die Behandlung dieser Empyeme mit Gomenolöl empfohlen, die sich auch uns des öfteren gut bewährt hat. Das eingebrachte Öl soll den Empyemraum möglichst ganz ausfüllen, was man nur erreicht, wenn man die Luft durch eine an höchster Stelle eingeführte Pneumothoraxnadel entweichen läßt; das Gomenolöl muß alle 8 Tage gewechselt werden. Der Erfolg besteht darin, daß nach einigen Monaten der Erguß nicht mehr eitrig, sondern trüb serös ist, und nunmehr gegebenenfalls endgültig durch Paraffinöl ersetzt werden kann.

Das **mischinfizierte Empyem** ist die gefährlichste Form des Pneumothoraxexsudates. Die Infektion eines bestehenden Exsudates bei Gelegenheit der Punktion (mangelhafte Asepsis!) habe ich nur vereinzelt gesehen; aber man soll aus solcher Beobachtung die Lehre ziehen, Exsudatpunktionen lieber nicht in der Sprechstunde vorzunehmen.

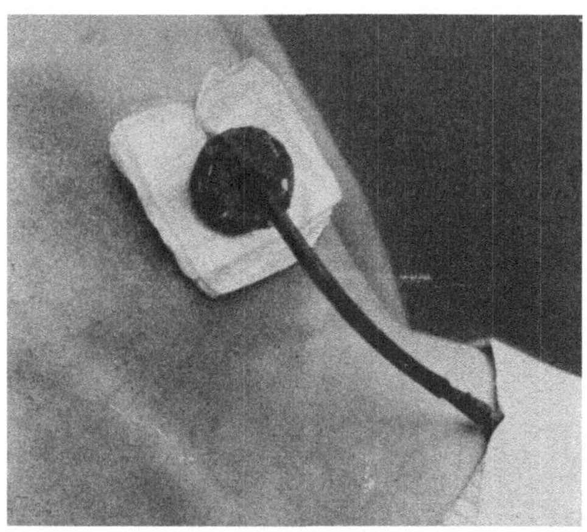

Abb. 289. Empyemdrainage nach BÜLAU.

Die Mehrzahl dieser Empyeme kommt durch Perforation eines subpleuralen Käseherdes (Obduktionsbefunde!), seltener durch Kavernendurchbruch zustande. Im Krankenhaus haben wir solche Perforationen glücklicherweise selten gesehen, aber eine Anzahl Kranke wurden mit solchen Empyemen bei uns aufgenommen. Gar nicht so selten sahen wir mischinfizierte Empyeme nach einer meist auswärts ausgeführten Strangdurchbrennung auftreten. Sicherlich war es bei der Ausführung der Operation nicht unmittelbar zu einer Lungenverletzung gekommen, die ja unmittelbar zu einer Infektion der Pleura hätte führen müssen. Wenn aber der Strang nur sehr kurz, vielleicht dabei sehr breit war, gar noch eine große Kaverne gegenüber lag, und nun nach der Strangdurchbrennung die pulmonale Pleura, einer Gefäßverbindung nach der Brustwand beraubt, nicht mehr genügend ernährt ist und die Heilung der Brandwunde Not leidet, kann es nachträglich, nach Wochen oder gar Monaten zur Perforation an der Durchbrennungsstelle kommen. Die Therapie des mischinfizierten Empyems steht vor schwierigen Aufgaben. Ist eine Lungenperforation nicht Ursache des Empyems gewesen oder nach den klinischen Erscheinungen eine Verklebung der Öffnung

eingetreten, wovon man sich am sichersten durch Injektion von Methylenblau oder durch Einbringung einer stark riechenden Substanz in den
Pneumothorax überzeugt, so kann man versuchen, mit antiseptischen

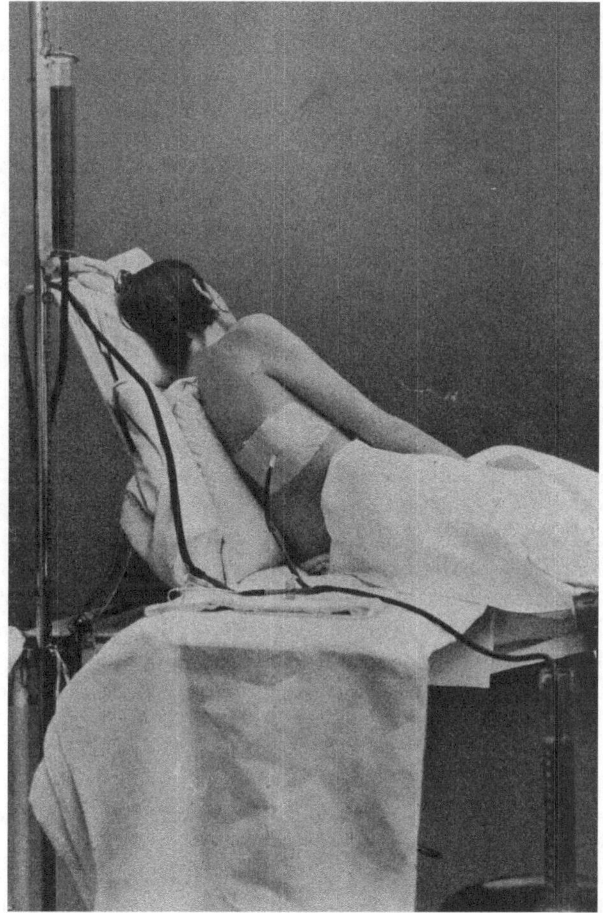

Abb. 290. Spülung der Empyemhöhle nach angelegtem BÜLAU.

Spülungen (Rivanol 1 : 2000, Azochloramid 1 : 3300, Borwasser 3%,
Prontosil 5%) zum Ziel zu kommen. Das gelingt am ersten bei Infektionen mit Staphylococcus albus, doch sind wir auch schon bei Infektion mit Staphylococcus aureus und bei Pneumokokkenempyemen mit
solchen Spülungen, die 1—2täglich vorgenommen werden müssen und
eine rechte Qual für den Kranken sind, zum Ziel gekommen, nicht jedoch
bei Streptokokkenempyemen. Geht bei dieser Behandlung das Fieber

nicht alsbald herunter, so muß man nach BÜLAU drainieren. Man geht mit einem dicken Trokar unter Lokalanästhesie in den Empyemraum, führt einen Nélatonkatheter durch den Trokar, über den man das Trokarrohr zurückzieht und fixiert den Katheter mittels einer größeren, dicken, ihm straff aufsitzenden Gummischeibe mit Heftpflaster am Brustkorb (Abb. 289). Der Katheter wird mit einer Saugleitung verbunden (Abb. 290). Ist das Empyem nicht schon zu alt, so dehnt sich die Lunge unter dieser Behandlung allmählich wieder aus. Die verbleibende Resthöhle muß schließlich durch eine Thorakoplastik entsprechenden Umfanges zur Ausheilung gebracht werden. Die Kontrastfüllung dieser Höhlen zwecks röntgenologischer Ausmessung ist nicht ungefährlich, indem es bei Anwendung von Druck zu Embolien kommen kann. Man muß deshalb die Anwendung eines höheren Druckes durchaus vermeiden, und die Einfüllung nur mit einem Irrigator vornehmen, der nur ein wenig gehoben wird. Natürlich ist es notwendig, durch eine an anderer Stelle eingestochene Pneumothoraxnadel die Luft aus der Höhle herauszulassen. Die röntgenologische Beurteilung des Pneumothoraxraumes oder der Empyemhöhle bedient sich der Lageänderung des Kranken. Wir haben mit dieser Methode feststellen können, daß eine apicale Aufhellung nicht einer Kaverne entsprach, sondern sich bei der Lageänderung mit dem Kontrastmittel (Abrodillösung) anfüllte. Sehr viel schwieriger ist die operative Aufgabe, wenn das Empyem längere Zeit bestanden hat und die nunmehr mit einer dicken Schwarte umgebene Lunge sich überhaupt nicht wieder ausdehnt. Es ist dann oft eine sehr große Eiterhöhle vorhanden, die zu ihrer Beseitigung sehr umfangreiche Resektionen, noch dazu im infizierten Gewebe erfordern. Noch ungünstiger liegen schließlich die Verhältnisse, wenn eine Lungenpleurafistel offen geblieben ist.

3. Strangdurchbrennung.

Reicht ein tuberkulöser Herd an die pulmonale Pleura heran, so greift die subakute oder chronische Entzündung auf die Pleura über, die in diesem Stadium mit der anliegenden Pleura costalis verklebt und weiterhin verwächst. Der künstliche Pneumothorax dehnt diese Verwachsung allmählich zum mehr oder minder dünnen Strang oder Band. Wesentlich zur Dehnung dieser Verwachsung trägt das Gewicht der Lunge bei, das im Pneumothoraxraum ständig zur Geltung kommt, weniger ein etwa angewendeter positiver Druck, der schon erheblich sein muß, um zur Dehnung des Stranges zu führen. Um solche Verwachsungen zu sprengen, hat man tatsächlich hohe Drucke angewendet. Vor solchen Sprengungen kann nicht eindringlich genug gewarnt werden. Denn der Strang oder das Band zerreißt ja nicht an der Stelle, wo eine solche Zerreißung ungefährlich wäre, also dicht an der Thoraxwand, sondern vielmehr dort, wo er am meisten ausgezogen ist, also etwa in der Mitte, oder dort, wo er am wenigsten fest ist, und das dürfte nach

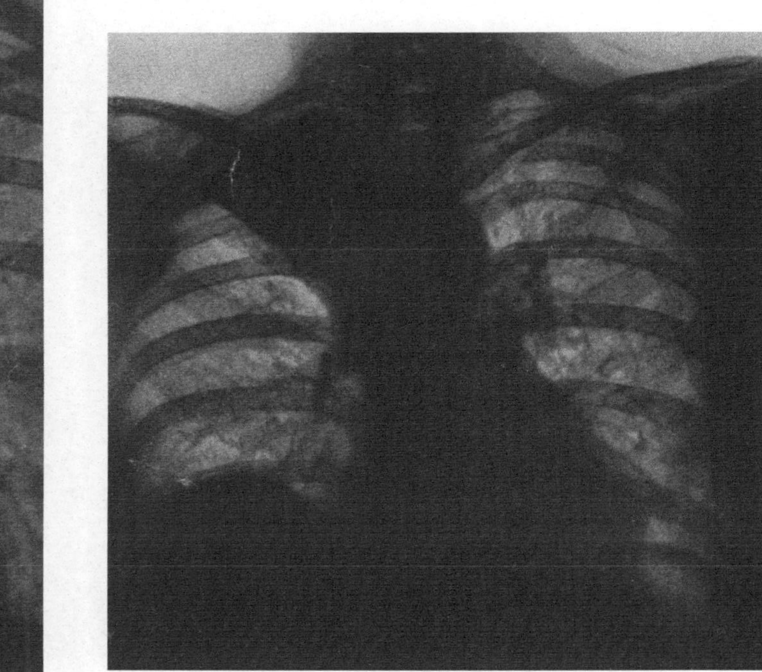

Abb. 291. Aufn.-Nr. 1309, ♀, 43 Jahre. Unvollständiger Pneumothorax.
Kaverne durch strangförmige Verwachsung ausgespannt.

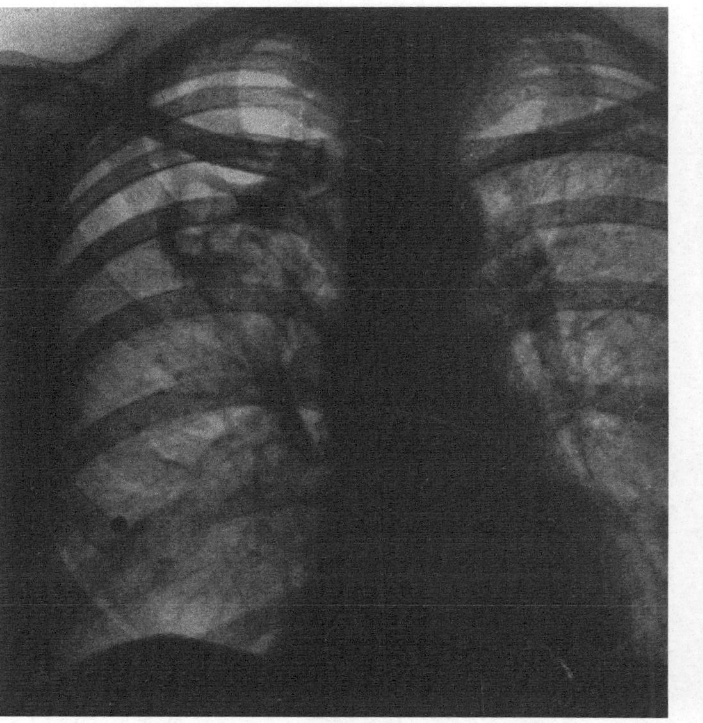

Abb. 292 Derselbe Fall. Oleothorax. Unmittelbar nach der Strangdurchbrennung bildet sich ein Exsudat und der Pneumothorax begann einzugehen.
Um den Kollaps der Kaverne aufrechtzuerhalten, wurde Öl eingefüllt.

der anatomischen Untersuchung am pulmonalen Ansatz des Stranges sein. Die anatomische Untersuchung an mikroskopischen Längsschnitten von Verwachsungssträngen hat ergeben, daß bei der Dehnung durch die Pneumothoraxanlegung gerade der pulmonale Ansatz so in die

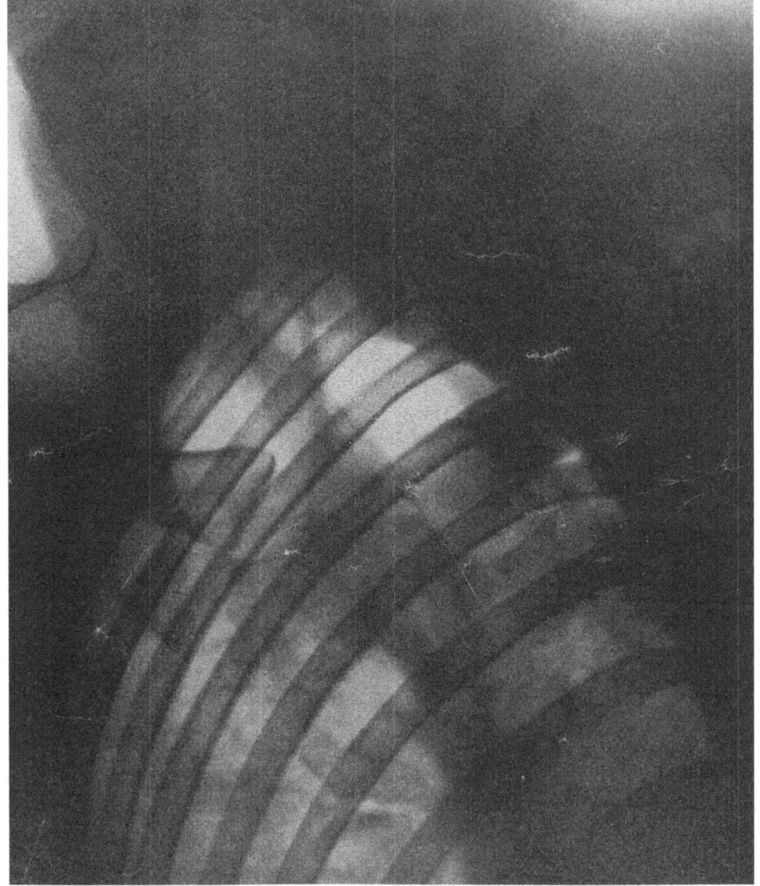

Abb. 293. Strangförmige Verwachsungen in der Frontalaufnahme.

Länge gezogen wird, daß häufig Lungengewebe noch weit in den Strang hineinreicht. Bei der Abreißung des Stranges nahe der Lunge ist also immer die Gefahr der Lungenverletzung gegeben. Deshalb ist es notwendig, die Stelle für die Durchtrennung der Verwachsung zu wählen, wofür JACOBAEUS die Methode der kaustischen Strangdurchbrennung ersann, die sich im Laufe der seither vergangenen 30 Jahre als Methode der Wahl durchgesetzt hat.

Die **Indikation der Strangdurchbrennung** ist gegeben, wenn 1 bis 2 Monate nach der Pneumothoraxanlegung beim positiv bleibenden und an Menge nicht dauernd abnehmenden Sputum die Röntgenaufnahme strangförmige Verwachsungen zeigt, welche die von Krankheitsherden durchsetzte Lungenpartie und insbesondere Kavernen ausgespannt halten oder gar zipflig ausziehen (ideale Indikation). Indessen erscheinen auf der Sagittalaufnahme nur solche Verwachsungsstränge deutlich, die seitlich von der Lunge wegziehen (s. Abb. 291, S. 395) und zugleich in der Strahlenrichtung dick genug sind, um einen deutlichen Schatten zu geben. Stränge, die band- oder segelförmig sind und keinen Schatten geben, kann man oft aus der Ausziehung der Lungenpartien deutlich erkennen, andere, namentlich nach hinten oder vorn gehende, in der Schrägaufnahme oder Frontalaufnahme (Abb. 293) auf die Platte bringen oder aus der sich zeigenden Lungen- oder Kavernenform erschließen. Ein recht vollständiges und gut orientierendes Bild namentlich mehrfacher Strangverwachsungen gibt häufig, aber keineswegs immer, die stereoskopische Aufnahme oder auch die Schichtaufnahme. Es bleiben indessen genug Verwachsungsstränge übrig, die auf den Aufnahmen verschiedener Richtung nicht zu sehen und auch nicht einmal in ihrer Lage richtig zu vermuten sind, die aber bei der Thorakoskopie gefunden werden und auch häufig kaustisch unschwer durchtrennt werden können. Hat sich nach 1—2 Monaten Pneumothoraxbehandlung die Lunge größtenteils von der Brustwand abgelöst, ohne doch in den kranken Partien genügend zu kollabieren und bleibt insbesondere die Kaverne ausgespannt, so halten wir die *Indikation zur Thorakoskopie* und eventuell anschließend zur Strangdurchbrennung für gegeben. Vielfach wird länger zugewartet. Damit geht aber nicht nur kostbare Zeit verloren, sondern es besteht die Gefahr, daß ein inzwischen auftretendes Exsudat die Operation erheblich erschwert, denn es führt zu Auflagerungen auf die Pleura, damit zur Verdickung, auch oft Verkürzung und Vermehrung der Verwachsungen und vor allem verdeckt eine solche Pleuraverdickung die wichtige Grenze zwischen Lungengewebe und bindegewebigem Strang, von deren Erkennung die Gefahrlosigkeit des operativen Vorgehens abhängt.

Das **Instrumentarium zur Strangdurchbrennung** besteht aus dem Thorakoskop und dem Brenner; jedes Instrument wird durch ein etwa 4 mm weites Trokarröhrchen in den Brustraum geführt. Es sind drei Arten Thorakoskope im Gebrauch, das ursprüngliche von Jacobaeus, dessen Blickrichtung durch ein Prisma rechtwinkelig von der Sehachse abgebogen ist, und dessen Blickfeld Unverricht wesentlich vergrößerte und besser beleuchtete (Abb. 294), das Thorakoskop nach Kremer, dessen Blickrichtung geradeaus geht (Abb. 295) und das Thorakoskop nach Gullbring, bei dem die Blickrichtung schräg nach vorn geht. Das Thorakoskop von Jacobaeus gestattet die Absuchung des ganzen

Brustraumes bei Wechsel der Neigung, Vorschieben und Drehung des Instrumentes; etwaige Stränge kann man mit ihm ganz aus der Nähe von allen Seiten betrachten. Es bringt jedoch jeweils nur einen Teil des Raumes zu Gesicht und hat vor allem den Nachteil der Bildumkehrung je nach Stellung der sog. Symmetrieebene, die durch die Sehachse und die Richtung des abgebogenen Blickes gegeben ist und ein aufrechtes Bild nur gewährt, wenn sie in die Körperachse des Untersuchers fällt. Man muß sich an diesen Umstand erst sehr gewöhnen. Die geradsichtige Optik hat nur eine Sehachse und gibt stets ein aufrechtes Bild. Sie gibt ein ausgezeichnetes und sehr scharfes Übersichtsbild, gestattet aber die nähere Betrachtung der Stränge nur unvollkommen. Das Thorakoskop mit schräger Blickrichtung gibt einen vorzüglichen Einblick in die Thoraxkuppel, erweist sich als besonders brauchbar bei apicalen Verwachsungssträngen, die ja sehr häufig sind. Ich selbst bediene mich zur Orientierung gern der geradsichtigen Optik, zur näheren Untersuchung wie zur Operation aber fast ausnahmslos der seitlichen Optik oder im Spitzengebiet des Thorakoskops von GULLBRING. Mehrere meiner Mitarbeiter haben sich ganz an die gerade Optik gewöhnt und mit ihr ausgezeichnet operiert. Die Hauptsache ist, daß man sein Instrument beherrscht. In neuester Zeit sind mehrere kombinierte Instrumente zur Thorakokaustik auf den Markt gekommen, Instrumente, die Optik und Beleuchtung und Kauter in sich vereinigen. Es gibt solche Instrumente nach DAVIDSON, MAENDL-KORNITZER, GRAF, KREMER usw. Der Vorteil, daß man nur an einer Stelle mit dem Trokar in den Brustraum zu gehen braucht, wird aufgehoben durch

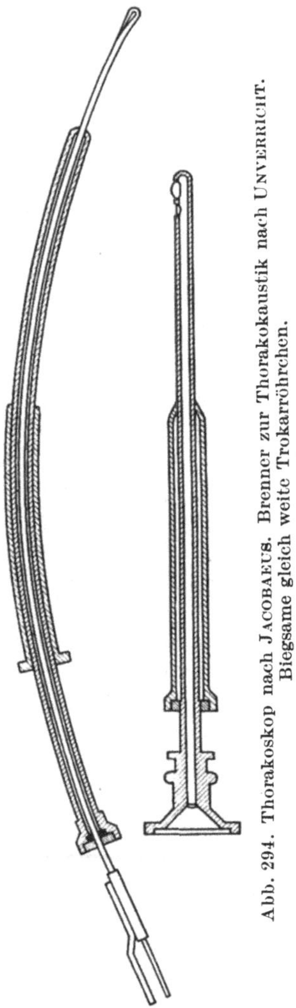

Abb. 294. Thorakoskop nach JACOBAEUS. Brenner zur Thorakokaustik nach UNVERRICHT. Biegsame gleich weite Trokarröhrchen.

Abb. 295. Thorakoskop nach KREMER.

den Nachteil, daß das kombinierte Instrument erheblich dicker ist. Isolierte Stränge kann man recht gut mit solchem Instrument erreichen und durchtrennen, während breitere Verwachsungen der Anwendung

des Einheitsinstrumentes oft Schwierigkeiten bereiten; auch bieten
zwei Einführungsstellen von Instrumenten den Vorteil, daß man Optik
und Kauter tauschen kann, was besonders bei mehreren Verwachsungen
nötig werden mag.

Technik der Thorakoskopie. Vorderfläche des Thorax und Achselhöhle sind rasiert; der Kranke erhält $1/2$ Stunde vor dem Eingriff 0,002 g

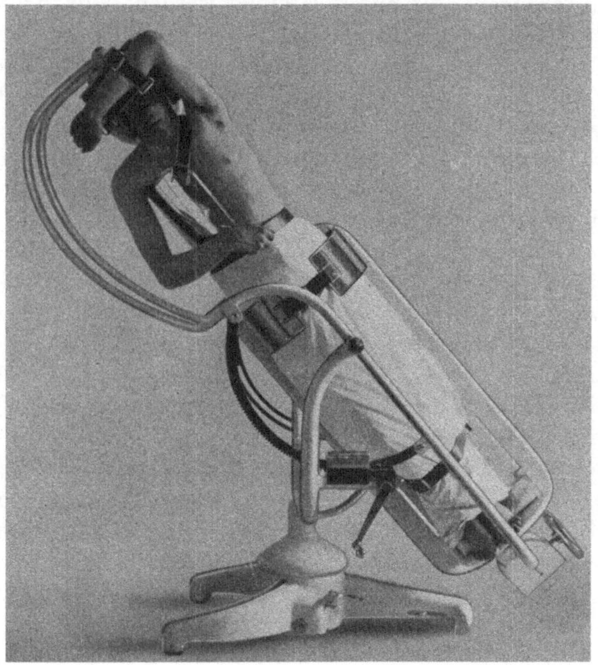

Abb. 296. Operationstisch zur Thorakokaustik.

Dilaudid subcutan. Für die Lagerung des Kranken genügt jeder einfache
Operationstisch. Sehr zweckmäßig ist der auf unseren Anlaß konstruierte
Spezialtisch (Abb. 296).

Die Desinfektion der Hände und der Umgebung des Operationsfeldes halten wir für falsch, weil wegen der unvermeidlichen Berührung
des nichtsterilen Okulars, der Kabel, des Brennergriffs diese Art Asepsis
nicht konsequent durchgeführt werden kann. Wir arbeiten rein instru-
mentell und haben davon bei etwa 1500 Strangdurchbrennungen nie einen
Nachteil gesehen. Sämtliche Instrumente sind ausgekocht mit Ausnahme
der Thorakoskope, die das Auskochen nicht vertragen; sie werden
dauernd in einem formalinbeschickten Behälter aufbewahrt oder eine
Stunde vor der Operation in Alkohol gehängt.

Wir bevorzugen für die Thorakoskopie, sofern nicht die Röntgenaufnahme Abweichungen vorschreibt, den 2. oder 3. Intercostalraum dicht hinter dem seitlichen Pectoralisrand, spalten nach ausgiebiger Lokalanästhesie, vor allem auch der Rippenränder, nur die Cutis mit dem zweischneidigen Bistouri und gehen mit dem Trokar in den Pneumothoraxraum. Das Trokarröhrchen muß vor Einführung des am Fenster vorsichtig in der Flamme anzuwärmenden Thorakoskops mit Watteträgern von etwaigen Blutspuren gereinigt werden. Für die Anwärmung der Thorakoskope hat die Firma Wolff, Berlin, einen sehr angenehmen elektrisch beheizten Apparat konstruiert, bei dem die Beschädigung der Optik durch Verflüssigung der Kittung vermieden wird. Mit den Thorakoskopen mit direkter und mit indirekter Optik wird nunmehr der Pneumothoraxraum genau besichtigt. Für diese Absuchung ist die Lageänderung des Kranken außerordentlich wichtig. Da die im Pneumothorax mehr oder minder frei bewegliche Lunge nach unten sinkt, ist der vordere Raum nur bei Rückenlage des Kranken, der hintere Raum nur bei Seiten- oder Bauchlage gut zu übersehen. Erscheinen Verwachsungen für eine Durchtrennung mit dem Kauter ungeeignet, so hat man sich über ein anderes operatives Vorgehen schlüssig zu werden. Ist der Verwachsungsstrang zu kurz, aber seine weitere Ausziehung nicht unwahrscheinlich, so soll man die Durchtrennung auf einen eventuellen zweiten Eingriff vertagen, dessen Zeitpunkt von der röntgenologischen Verfolgung der Kavernenschrumpfung abhängt. Erscheint die Durchtrennung angezeigt, so wird sie möglichst sogleich vorgenommen.

Technik der Strangdurchbrennung. Der Ort für die Einführung des Brenners wird nach dem thorakoskopischen Bild gewählt. In Frage kommt in erster Linie der 2. Intercostalraum vorn, der 3. Intercostalraum in der hinteren Axillarlinie und eventuell der 4. oder 5. Intercostalraum in der mittleren Axillarlinie. Die richtige Wahl des Ortes ist lediglich Sache der Erfahrung. Wir halten es aber für außerordentlich wichtig, im Verlauf der Operation den Einführungsort von Thorakoskop und Brenner vertauschen zu können und verwenden deshalb für beide gleich weite biegsame Trokare. Wiederum ist für die Operation die Lage des Kranken von ausschlaggebender Wichtigkeit. Sie soll möglichst so gewählt werden, daß der thorakale Strangansatz annähernd senkrecht über dem pulmonalen Ansatz liegt, weil alsdann der Strang durch das Gewicht der Lunge gut angespannt und von der Thoraxwand optimal abgezogen wird. Ich verwende ausschließlich den nach UNVERRICHTS Vorschlag gebogenen Brenner (s. Abb. 294, S. 398); ich hatte unlängst einen Oberarzt, der lediglich, und zwar ausgezeichnet, mit dem geraden Brenner operierte. Das ist also nur Gewohnheitssache. Für die Kaustik soll der Brenner durchaus rechtwinklig quer zum Strang liegen, weil er so den kürzesten Weg quer durch den Strang nimmt und die Lunge nicht gefährdet. Die Durchbrennung erfolgt stets nahe

der Thoraxwand, doch ist ein Eingehen in die Thoraxwand selbst nicht
ungefährlich, weil gelegentlich der Zug des Stranges die Intercostal-

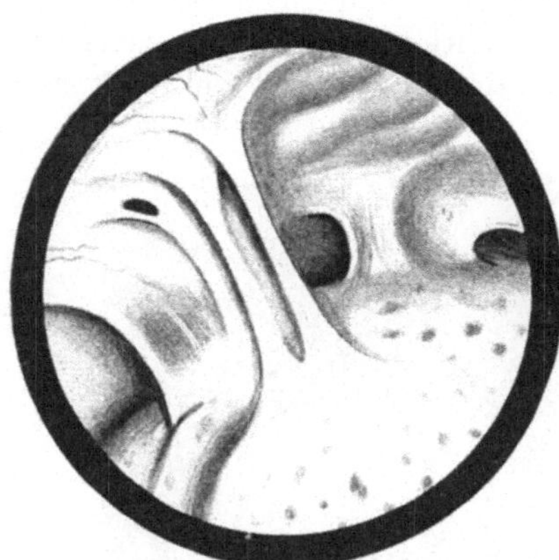

Abb. 297. Thorakoskopisches Bild der strang-
und segelförmigen Verwachsung der
Pleurablätter.

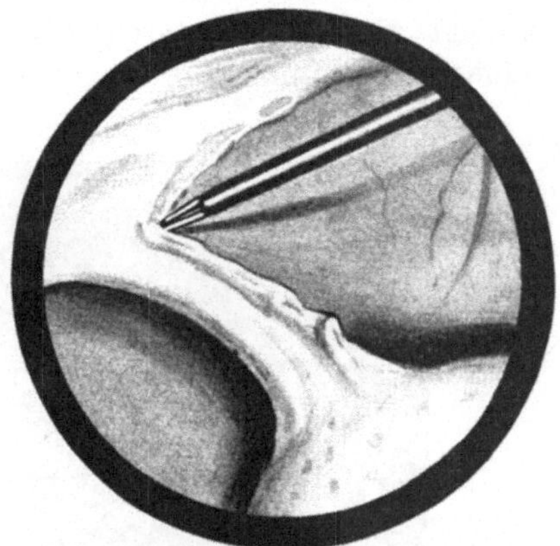

Abb. 298. Desgl., Strang halb durchtrennt,
der Zug der Lungen zieht die Durch-
brennungsfläche stark in die Länge.

gefäße aus dem Rippensulcus bogenförmig herausgezogen hat und
deren Verletzung möglich wäre. Der Brenner ist auf helle Rotglut
einzustellen, nicht weniger, weil das Gewebe sonst kohlt und raucht,
nicht mehr, weil sonst die Koagu-
lation der nächsten Umgebung, die
Blutungen verhindert, nicht genügt. Bei richtiger Einregelung des
Brenners ist eine Rauchabsaugung
während der Operation überflüssig,
höchstens mal eine kurze Lüftung
notwendig. Die Kaustik erfolgt
ausnahmslos so, daß man von unten
an den Strang gehend nur mit der
Brennerspitze die Kante des Stranges aufnimmt (Abb. 298), bis zum
Durchschneiden Strom gibt und dies
Vorgehen bis zur völligen Durchtrennung des Stranges wiederholt.
Die Einschaltung des Stromes am
Brennergriff, die der Operateur
selbst bedient, hat ihre Vorzüge,

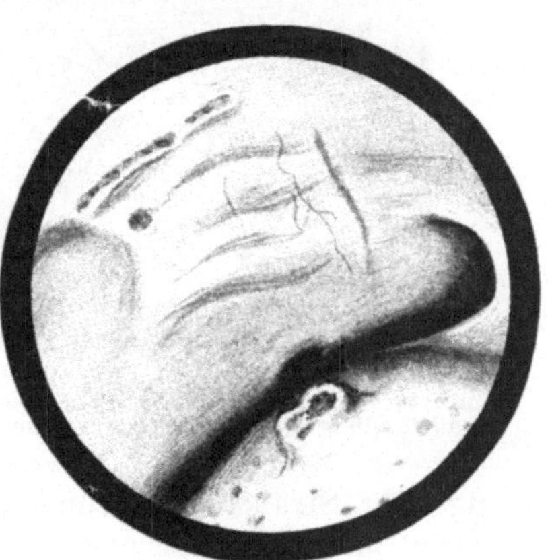

Abb. 299. Desgl., Strang vollkommen durchtrennt. Trotz wandständiger Abtrennung
erscheint der ursprünglich stark ausgedehnte
Strang jetzt außerordentlich kurz.

doch kann man natürlich auch einen Fußschalter benutzen oder die
Schwester schalten lassen.

Die Schmerzhaftigkeit der Durchbrennung ist merkwürdig verschieden. Viele Kranke äußern keinerlei Schmerz, andere finden ihn

erträglich oder ertragen die Schmerzen mit guter Haltung. Empfindliche
Kranke leiden sehr darunter. Man kann alsdann den thorakalen Strangansatz von außen her oder mit langer Kanüle von innen her — beides
ist nicht schwierig — durch Novocaininjektionen wenigstens zeitweilig
leidlich unempfindlich machen. Wir haben auf diese Weise oft sehr

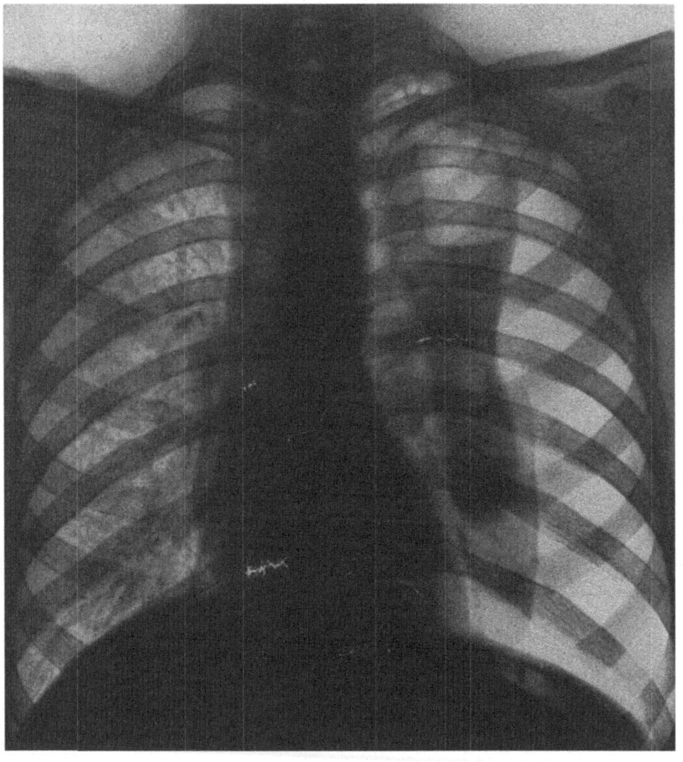

Abb. 300. Aufn.-Nr. 8560. ♂, 20 Jahre. Tuberkulose des rechten Oberlappens,
unvollständiger Pneumothorax. Große Kaverne mit Sekretspiegel ausgespannt.

umfangreiche Strangdurchbrennungen ausgeführt, doch soll die Operation, wenn sie in 1 bis höchstens $1^1/_2$ Stunde nicht beendet werden kann,
lieber auf 2 Sitzungen verteilt werden. Mehrfache Strangdurchbrennungen haben wir bei etwa 15% unserer operierten Kranken vorgenommen.

Nach Beendigung der Operation werden die Trokarröhrchen mit eingesetzten Stiletts herausgezogen, die Durchbohrungsstellen werden massiert,
damit sich das Muskelgewebe übereinanderschiebt, die Wunden mit
Klammern verschlossen und mit stramm angezogenem Heftpflasterverband versehen. Die operierten Kranken haben in der Regel einige Tage

mittleres Fieber, bekommen auch öfter ein kleines unschädliches Exsudat; größere Exsudate bekamen 15% der Kranken. Verklebt der Stichkanal nicht, so kommt es, namentlich bei Kranken, die unbeherrscht husten, gelegentlich zu einem mehr oder minder umfangreichen subcutanen Emphysem, das zwar den Kranken erheblich belästigen kann, aber ausnahmslos ohne bleibenden Schaden wieder resorbiert wird; man muß stets 24 Stunden nach der Kaustik den Pneumothorax nachfüllen, um

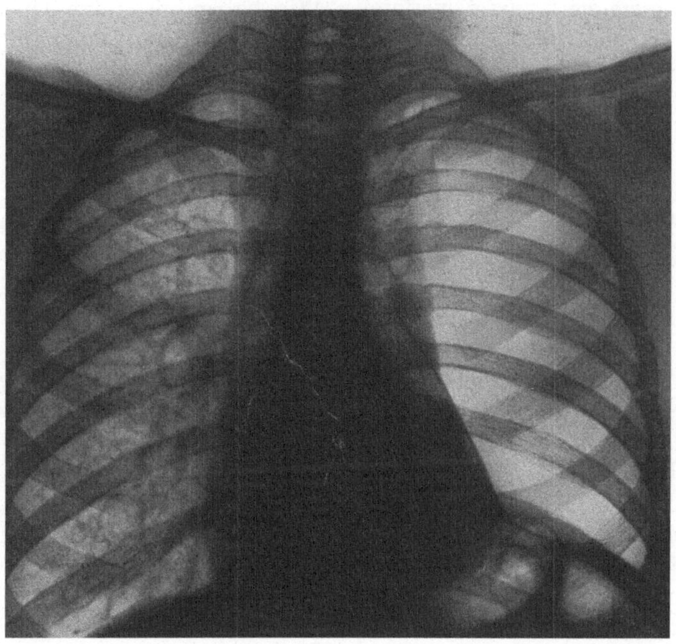

Abb. 301. Derselbe Fall nach Strangdurchbrennung. Apikal-mediale Stränge sind nicht durchtrennt, damit die Lunge nicht zu stark absinkt. Voller Erfolg.

Verklebungen zu verhüten, ganz besonders natürlich in diesen Hautemphysemfällen, bei denen viel Pneumothoraxluft entwichen ist. Einige Tage bis eine Woche nach der Operation befinden sich die Kranken vollkommen wohl.

Gefahren der Strangdurchbrennung. Der Strangdurchbrennung ist immer wieder eine besondere Gefährlichkeit beigemessen worden, und zwar die *Gefahr der Blutung* und die *Gefahr der Lungenverletzung*. Wir haben bei etwa 1500 Strangdurchbrennungen 10mal größere Blutungen erlebt, von denen einige bedrohlichen Charakter annahmen, haben aber nur einen dieser Kranken verloren, auch bei keinem sonst einen dauernden Nachteil von diesen Blutungen erlebt. In den letzten Jahren haben wir auch auf geringfügige Blutungen sorgfältig geachtet, sie durch den

ganz nahe an die blutende Stelle gehaltenen, schwach glühenden Brenner
durch Koagulation gestillt und seitdem auch nur vereinzelt Nachblutungen entstehen sehen. Einen Kranken aber haben wir durch Gefäßverletzung verloren, und zwar durch Luftansaugung, also Luftembolie von
einer verletzten Intercostalvene aus. Mischinfizierte Empyeme infolge von
Lungenverletzung haben wir 5 mal erlebt; drei von diesen Kranken kamen
im weiteren Verlauf ad exitum. Schließlich haben wir noch einen Kranken
2 Stunden nach der Operation unter Versagen des Herzens (keine Blutung,
keine Lungenverletzung) verloren. Wir haben also eine Operations-
mortalität von 6 auf 1500, etwa 0,4% zu beklagen. Man muß diesem
Risiko der Operation die positiven Ergebnisse und die Gefahren der
großen Operationen gegenüberstellen; wenn man dann noch berücksichtigt, daß bei nicht wenigen dieser Kranken die Strangdurchbrennung
der einzige Weg ist, die offene Lungentuberkulose zum Stillstand zu
bringen, so wird man finden, daß ihr Risiko in Kauf genommen werden
kann. Von den bei uns operierten Kranken wurden durch die Operation,
die zur Schrumpfung der Kaverne führte, 40% bacillenfrei, ein Resultat,
das sich sehr wohl mit den Erfolgen der großen Operationen messen
kann. Auf einen besonderen Gefahrenpunkt ist noch hinzuweisen. Wir
haben leider gar nicht so selten nach auswärts ausgeführten umfangreichen Strangdurchbrennungen Spätperforationen an der Brandstelle
gesehen. Liegt eine solche Durchtrennung, wie so häufig, direkt über einer
Kaverne oder verkästem Lungengewebe, so ist die Ernährung der Pleura
nach Abtrennung von der Brustwand gefährdet, die Abheilung der Brandwunde in Frage gestellt und die Gefahr der Perforation gegeben. Diese
Beobachtung hat zu größerer Zurückhaltung gegenüber umfangreichen
Verwachsungen Anlaß gegeben.

Kombinationsgeräte. Um die doppelte Durchbohrung der Brustwand zu vermeiden, haben sich mehrere Autoren (KREMER 1929, GRAF
1935) bemüht, ein Kombinationsgerät zu konstruieren, bei dem in gleicher
Weise wie beim Cystoskop das Operationsinstrument mit der Optik
zusammen eingeführt wird. Bei den bisherigen Konstruktionen entfällt
jedoch die freie Handhabung des Brenners, der nur mit der Optik zugleich geführt werden kann. Die Instrumente genügen deshalb nur für
leicht erreichbare dünnere Stränge.

Kaltkaustik. MAENDL und vor allem MAURER haben empfohlen, der
Blutungsgefahr durch Verwendung der Kaltkaustik zu begegnen. Nach
unseren eigenen Erfahrungen wird die Blutungsgefahr vielleicht etwas
beschränkt, aber doch keineswegs ganz ausgeschaltet. Für den etwas
problematischen Vorteil der Blutungsbeschränkung tauscht man aber
andere Nachteile ein, und zwar einmal die Breite der Koagulationszone,
die beim Operieren an kurzen Verwachsungen die Gefahr der Lungenverletzung und damit des mischinfizierten Empyems näher rückt;
sodann die Verlängerung der ohnehin oft schon erheblichen Operations-

dauer auf etwa das Doppelte. Wir sind von der Anwendung der Kaltkaustik wieder abgekommen.

Eine methodische Erweiterung der intrathorakalen Strangdurchbrennung hat HERHOLZ erdacht und praktisch ausgeführt. Er geht dabei
so vor, daß er die flächenhaften Verwachsungen mit dem Brenner um-
schneidet und von diesem Schnitt aus mit einem spatelförmigen Instrument intrathorakal die Pneumolyse ausführt. Nach eigenen Versuchen
kommt es bei dieser Operation darauf an, genau wie bei der extrapleuralen
Pneumolyse in der richtigen Schicht vorzugehen, also die thorakale
Pleura zu lösen und auf dem Lungenstumpf zu belassen. Der Eingriff
ist immer schwierig und langwierig und muß des öfteren auf zwei Sitzungen
ausgedehnt werden. Immerhin verdient dieses Verfahren Beachtung
und Nachprüfung.

4. Der intrapleurale Oleothorax.

Der Gedanke BERNOUs, den Pneumothorax durch Öleinfüllung zu
einem Dauerkollaps der geschrumpften Lunge zu führen, schien zunächst
bestechend. Es haben sich jedoch erhebliche Nachteile dieses Verfahrens
herausgestellt, die unseres Erachtens seine Verwendung stark ein-
schränken müssen. Große Ölmengen drücken in dem nicht vollkommen
starren oder nicht vollkommen ölgefüllten Thoraxraum stark auf nach-
giebigere Wandstellen: auf die schwachen Stellen des Mediastinums,
den rechten Vorhof, das linke Zwerchfell und können hier recht unlieb-
same Verdrängungs- und Druckerscheinungen hervorrufen. Die Einbringung von Ölmengen über 500 bis höchstens 700 ccm in den Pneumothorax ist deshalb nicht zu empfehlen. Den Pneumothorax nur partiell
durch den Oleothorax zu ersetzen, würde zur Kompression der unteren,
meist nicht oder weniger erkrankten Lungenpartien führen, also am
Ziel vorbeigehen. Es kommt deshalb ein Oleothorax nur als Ersatz
eines kleinen Pneumothorax von nicht über $^{1}/_{2}$ l Kapazität in Frage
und zwar nur ein Pneumothorax, der voll wirksam elektiv über den
erkrankten Lungenpartien gelegen ist. In der Regel wird es sich um
einen oberen Restpneumothorax handeln, der eventuell durch Strangdurchbrennung verbessert ist (s. Abb. 291 und 292, S. 395). Der untere
Restpneumothorax pflegt genügenden Kollaps überhaupt nicht herbeizuführen; auch würde seine Umwandlung in einen Oleothorax mit der
Belastung des Zwerchfells verbunden sein.

Der Oleothorax hat aber vor allem den Nachteil, daß wie bei den
Plombierungen ein Fremdkörper zur Einheilung gebracht werden soll
und daß wiederum diese Einheilung nicht ausnahmslos gelingt. Bei
unseren Oleothoraxfällen haben wir etwa 10% Spätperforationen erlebt,
welche Erfahrung wir noch ergänzen können durch Beobachtungen an
Kranken, deren Oleothorax anderwärts angelegt wurde. Der Entstehung der inneren Fistel folgt fast immer eine Mischinfektion des

Pleuraraumes, die ihrerseits, des öfteren nach Ausheilung der Tuberkulose, einen sehr schweren Krankheitszustand bedeutet. Solche Perforationen können noch sehr lange nach der Anlegung des Oleothorax
vorkommen. Ganz besonders droht diese Gefahr, wenn die pulmonale
Pleura intakt und zart ist und wenn etwa gar subpleurale Käseherde
vorhanden sind oder bei fortschreitender Tuberkulose nachträglich
entstehen, die in den Pleuraraum durchbrechen können. Dagegen ist
die Gefahr der Perforation gering, wenn ein länger bestehendes Pleura-
exsudat zu einer soliden Verdickung der Pleura geführt haben dürfte.
Die Indikation des intrapleuralen Oleothorax sehen wir daher nur gegeben, wenn die Erhaltung eines nicht zu großen gut wirkenden Restpneumothorax notwendig ist und wenn in diesem Pneumothorax ein
Exsudat bestanden hat oder noch besteht. Freilich schützt auch das
vorausgegangene Exsudat mit seiner Pleuraverdickung nicht sicher vor
der Spätperforation.

BERNOU und andere französische Autoren wollen mit dem Ersatz
des mischinfizierten und des tuberkulösen Empyems durch 4—8%iges
Gomenolöl eine Ausheilung dieser Empyeme erreicht haben. Unsere
eigenen Versuche haben beim mischinfizierten Empyem keinen Erfolg
gebracht und wir haben diese Therapie wieder aufgegeben. Auch beim
tuberkulösen Empyem haben wir uns wohl von einer Besserung, nicht
aber von einer Ausheilung der Pleuratuberkulose durch Gomenolöl-
behandlung überzeugen können.

Die **Technik des Oleothorax** bietet *keine Schwierigkeiten*. Nennenswerte Exsudatmengen im Pneumothoraxraum sind vor der Öleinfüllung
abzupunktieren. Man führt alsdann beim liegenden Kranken unter
Kontrolle des Manometers eine Hohlnadel etwa an höchster geeigneter
Stelle bis eben in den Pneumothorax ein und entfernt den Schlauch.
Dann führt man an geeigneter tieferer Stelle ebenfalls unter Kontrolle
des Manometers eine mittelstarke Kanüle in den Pneumothorax ein
und läßt durch diese vom Irrigator aus das Öl in den Brustraum einfließen, aus dem zugleich die Luft durch die andere Nadel entweicht,
bis aus dieser Nadel Öl quillt. Die Durchleuchtung nach der Füllung
ergibt regelmäßig eine Luftblase über dem Öl. Dieser Luftrest ist erwünscht, denn er wirkt bei etwaiger Drucksteigerung als Puffer; er
resorbiert sich übrigens etwa innerhalb von 14 Tagen. Die Messung des
Druckes bei der Anlegung des Oleothorax wird von manchen Autoren
für notwendig gehalten. Wir halten sie für überflüssig, weil wir einen
positiven Druck im Oleothoraxraum als zu gefährlich ablehnen. Der
Oleothorax hat ja auch keineswegs die Aufgabe, eine etwa vorhandene
Restkaverne zu komprimieren, sondern er will nur der Erhaltung des
zur Zeit seiner Anlegung bestehenden Lungenkollapses dienen. Deshalb
kommen auch Oleothoraxnachfüllungen nur in Frage, wenn man etwa
aus Besorgnis vor einer Reaktion der Pleura nur eine Teilfüllung vor-

genommen hat. Es ist notwendig, den Kranken sofort nach der Oleothoraxanlegung zu durchleuchten und sich eine Skizze des Befundes anzufertigen, um an den nächsten Tagen genau feststellen zu können, ob der Oleothorax etwa größer wird, was nur durch erneute Exsudatbildung zustande kommen kann und eine Punktion erfordert, um die gefährliche Drucksteigerung auszuschalten. Es ist außerdem notwendig, den Oleothorax in größeren Abständen etwa von einigen Monaten, durch Absaugen kleiner Ölmengen allmählich zu verkleinern, da eine fortschreitende Verwachsung der Pleurablätter, mit der man wohl immer rechnen muß, wiederum zur Verkleinerung des Restraumes und damit zu einer gefährlichen Drucksteigerung im Oleothorax führt. Diese Kontrolle führt man in der Weise aus, daß man eine Hohlnadel, die durch Schlauch mit einem Glasrohr verbunden ist, in den Oleothorax einführt, und auf diese Weise feststellt, ob eine Drucksteigerung vorhanden ist und eine Punktion notwendig macht. Die gefährliche Spätperforation, die wir bis zu 16 Jahren nach Anlegung des Oleothorax erlebt haben, kann man so mit einiger Sicherheit ausschalten.

Wir haben zur Füllung des Oleothorax früher immer 5%iges Jodipinöl verwendet, was den Vorteil hat, daß bei der Durchleuchtung oder Aufnahme der Schatten des Öles sich vom Schatten des etwaigen Exsudates deutlich absetzt. Das vegetabilische Öl hat aber den Nachteil, die Pleura mehr zu reizen als ein mineralisches Öl. Wir haben, um diesen Reiz zu vermeiden, neuerdings zur Füllung Paraffinöl verwendet, aber bei dessen Verwendung auch Vergrößerung des Oleothorax gesehen, die nur auf Exsudatbildung beruhen kann. Die laufende röntgenologische Kontrolle des Oleothorax ist also auch bei Verwendung von Paraffinöl notwendig. Seit wir solche Kontrolle bei dem von uns angelegten Oleothorax regelmäßig jahrelang durchführen und den Oleothorax ganz allmählich verkleinern, haben wir in diesen Fällen keine Spätperforationen mehr gesehen.

5. Die künstliche Zwerchfellähmung.

Die **Indikation der Zwerchfellähmung** als selbständiger Eingriff wurde oben besprochen. Die Operation kommt außerdem als Ergänzungseingriff in Frage, und zwar einmal zur Verbesserung eines ungenügend wirkenden Pneumothorax, zweitens zur Verkleinerung des Pleuraraumes bei starker Schrumpfung der Lunge und drittens zur Vorbereitung der Plastik oder Plombierung. Handelt es sich darum, einen unvollständigen Pneumothorax zu verbessern, so ist zur Vermeidung der erwähnten exzessiven Spätverziehungen die zeitweilige Zwerchfellähmung durch Phrenicusquetschung angezeigt, die notfalls wiederholt oder durch Exairese ersetzt werden kann. Ist die mit Pneumothoraxkollaps behandelte Lunge, sei es durch starke Schrumpfung kranken Gewebes, sei es nach Panzerbildung um die Lunge durch ein lange bestehendes

Exsudat, zur Ausfüllung des ihr gegebenen Brustraumes zu klein geworden, so ist zur Vermeidung schädlicher Überdehnung gesunder Lungengewebsteile die dauernde Einengung der Brustraumseite notwendig, also die Exairese angezeigt. Dahingegen genügt, um bei Plastiken und Plombierungen der Aspirationsgefahr vorzubeugen, die zeitweilige Zwerchfellähmung durch Quetschung des Phrenicus. Über diese Frage herrscht übrigens unter den Thoraxchirurgen noch keine Einigkeit. Während BRUNNER durch die Zwerchfellähmung die Expektoration aus dem Unterlappen auf der Seite der Lähmung zu verbessern und damit der gefährlichen Aspiration nach Ausführung der Thorakoplastik einen Riegel vorschieben zu können meint, glaubt KREMER röntgenkymographisch nachweisen zu können, daß die Hustenexkursionen auf der Lähmungsseite geringer sind, also die Expektoration verschlechtert wäre. Das scheinen auch experimentelle und röntgenologische Untersuchungen von CARLSON und Mitarbeitern an Hunden, denen der Bronchalbaum mit Jodipinöl gefüllt wurde, zu bestätigen. Wir pflegen der Ausführung der Thorakoplastik die Zwerchfellähmung, und zwar zunächst die zeitweilige Zwerchfellähmung, vorauszuschicken, wenn bei kleiner Kaverne mit starker Schrumpfungsneigung die Aussicht besteht, durch diesen Eingriff allein die Ausheilung der Kaverne zu erreichen, und die Exairese des Phrenicus dann zuerst vorzunehmen, wenn frischere Herde im Unterlappen eine dauernde Einengung des Thoraxraumes gerade auch für die unteren Partien notwendig machen. Eine starke Schrumpfung auf der Lähmungsseite kann, wie auch KREMER beobachtet hat, den Vorteil bringen, die Ausführung der Thorakoplastik auf ein geringeres Maß zu beschränken. Die Sorge vor der Aspiration spielt also bei unserer Anzeigestellung der Vorausschickung der Zwerchfellähmung keine Rolle.

Technik der Operation. Der Kranke bekommt eine Stunde vor dem in Lokalanästhesie vorzunehmenden Eingriff 0,002 g Dilaudid subcutan, wenn er sehr unruhig ist mit 0,0003 g Scopolamin. Lagerung mit stark rückwärts geneigtem und stark nach der anderen Seite gedrehtem Kopf. Lokalanästhesie um das Operationsfeld herum subcutan und im tieferen Gewebe; einfacher ist die Injektion von 5—10 ccm einer 1—2%igen Novocainlösung in den Plexus und seine Umgebung (Plexusanästhesie nach KULENKAMPFF). Bei der Tiefenanästhesie ist durch Ansaugen zu prüfen, ob die Nadelspitze nicht etwa in einem Gefäß liegt. Früher haben wir für die Ausführung der Phrenicusexairese den Längsschnitt längs des Außenrandes des Sternocleidomastoideus bevorzugt. Dieser Schnitt hat den Vorzug, daß man ihn bei Schwierigkeiten in der Auffindung des Nerven nach oben und unten verlängern kann, um das Operationsfeld in größerer Ausdehnung freizulegen; immerhin pflegten wir auch früher schon bei Frauen den kleinen Querschnitt anzuwenden, dessen Narbe leichter zu verstecken ist, übrigens bei Beachtung der Hautspaltrichtung auch unauffälliger wird. Nachdem wir bei der letzteren Operationsausführung niemals mehr ernstliche Schwierigkeiten hatten, wenden wir heute ausschließlich den Querschnitt an, dessen Lage freilich vor Abdeckung des Operationsfeldes genau bestimmt werden muß. Seine Mitte muß den äußeren Rand des Sternocleidomastoideus schneiden, seine Richtung den feinen Hautspalten entsprechen und seine Höhenlage die sehr unterschiedliche Länge des Halses des Patienten berücksichtigen. Ich pflege mir die Richtung des Schnittes zu markieren durch die Wahl der vier Punkte, an denen das Schlitztuch an die Haut geklemmt wird und finde den Phrenicus fast ausnahmslos innerhalb von 1—2 Minuten nach Beginn der eigentlichen Operation. Platysma und Halsfascie werden scharf durchtrennt, wobei auf die meist durch die Haut zu sehende Vena jugularis externa zu achten ist, die schräg zum äußeren Kopfnickerrande unter der Fascie verläuft und keineswegs verletzt werden darf; auch kleine blutende Gefäße sind durch Fassen mit kleinen Klemmen zu stillen, damit das Blut nicht störend in den Wundtrichter läuft. Die Vene wird nach außen, der Kopfnicker unter stumpfer Lösung nach innen gezogen. Es kommt ein in der Delle liegendes Fetträubchen zutage, durch das man stumpf senkrecht in die Tiefe geht. Dabei sind von Assistenten die Haken etwas nach innen zu setzen, wobei sich der Scalenus als rundliche, längs verlaufende Vorwölbung meist schon deutlich erkennen läßt. Nicht selten sieht man jetzt schon den schräg über ihn hinweglaufenden Phrenicus. Findet man ihn nicht sogleich, so könnte er bei tiefer Kreuzung noch seitlich am Scalenus zu finden sein. Wenn man ihn dort sucht, stößt man neben dem Scalenusrand auf den Plexus brachialis, den man stumpf nach oben zu ein Stück freilegt. Findet man hier den Phrenicus nicht, so könnte er bei hoher Kreuzung über dem Scalenus im Wundbereich schon medial liegen. Wenn man ihn unter entsprechender Verschiebung der Haken hier aufsuchen will, so kommt man bei vorsichtigem stumpfen Vorgehen auf die Vena jugularis interna, die keineswegs verletzt werden darf. Findet man auch hier den Phrenicus nicht, so muß man den Scalenus unter Einsetzen weiterer Haken nach oben und unten absuchen. Nach oben zu wird man sich an den Plexus brachialis halten, nach unten zu den Omohyoideus beiseite ziehen und die Arteria cervicalis supervicialis sowie die Arteria und Vena cervicalis ascendens zu schonen haben. Mitunter findet man hier den Nerven tief am Innenrande des Scalenus. Bei stark entwickeltem Scalenus kommt es auch vor, daß der Phrenicus unter der Fascie nicht nur, sondern fast in der Muskulatur des Scalenus versteckt aufgefunden wird. Ein so mühsames Suchen nach dem Phrenicus ist aber doch die Ausnahme.

Der aufgefundene Phrenicus wird auf ein stumpfes Häkchen genommen. Nach genauer Orientierung über die Situation und den Verlauf des Nerven

wird er mit der THIERSCHschen Zange gefaßt, oberhalb durchtrennt
und vorsichtig aufgerollt. Wir ziehen es vor, ihn mit einer Klemme
zu fassen, oberhalb zu durchtrennen und unter Nachfassen mit weiteren
Klemmen vorsichtig herauszuziehen. Es gelingt fast immer, mehr als 10
bis über 30 cm des Nerven zu entfernen. Beim Fassen des Nerven klagt
der Kranke meist über Schmerzen in der Schulter, beim Herausziehen
über Schmerzen in der Brust, die aber beide Male nicht unerträglich

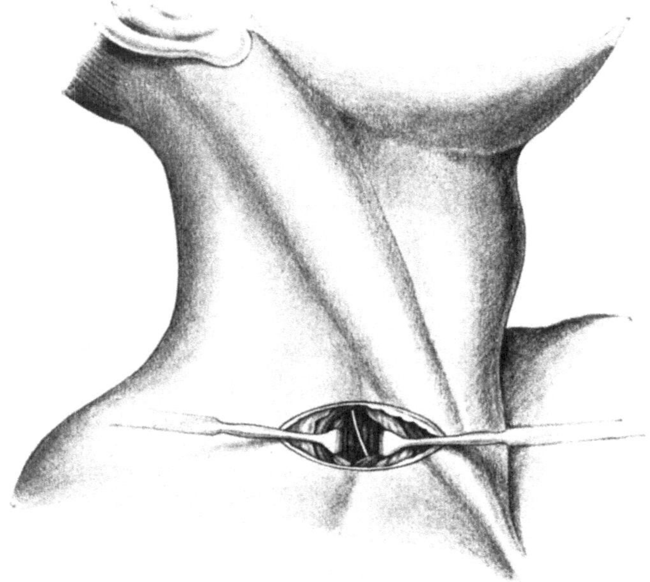

Abb. 302. Exairese des Nervus phrenicus. Rechts lateraler Rand des Musculus sternocleidomastoideus, unten quer der obere Rand des Musculus omohyoideus, links Vena jugularis
externa. In der Mitte des Musculus scalenus anterior, über den etwas schräg der Nervus
phrenicus verläuft. Oben zwischen Vena jugularis externa und Musculus scalenus anterior
ein kurzes Stückchen Plexus cervicalis.

sind. Wundversorgung mit einigen Catgutnähten; man näht zur Erzielung einer guten Narbe das Platysma. Drei feine Seidenhautnähte
genügen in der Regel; man erhält eine besonders feine Narbe, wenn
man die Hautnähte bereits nach 48 Stunden entfernt. Ist nur eine
zeitweilige Zwerchfellähmung beabsichtigt, so wird der Phrenicus in
Ausdehnung von 2 cm mit einer Darmklemme gequetscht. Stramm
angezogener Heftpflasterverband; 2—3 Tage Bettruhe. Unmittelbar
nach der Operation zeigt das Zwerchfell bereits die charakteristische
paradoxe Waagebalkenbewegung (Abb. 303), während sich das Hoch-
treten unter der Schrumpfung der Lunge allmählich vollzieht. Die
Zwerchfellparese nach Quetschung des Phrenicus hält etwa 4 bis
5 Monate an.

Wir können nach unseren Erfahrungen an rund 2000 Phrenicus-
operationen von einer Gefahr der Operation nicht sprechen. Wir erlebten
keine größere Blutung, keinen Todesfall; ausnahmslos erzielten wir
primäre glatte Wundheilung. Folgende Mißgeschicke haben wir, gesehen:
5mal wurde bei wirksamer Exairese der Sympathicus mit verletzt; es
kam zum HORNERschen Symptomenkomplex, der sich in 2 Fällen

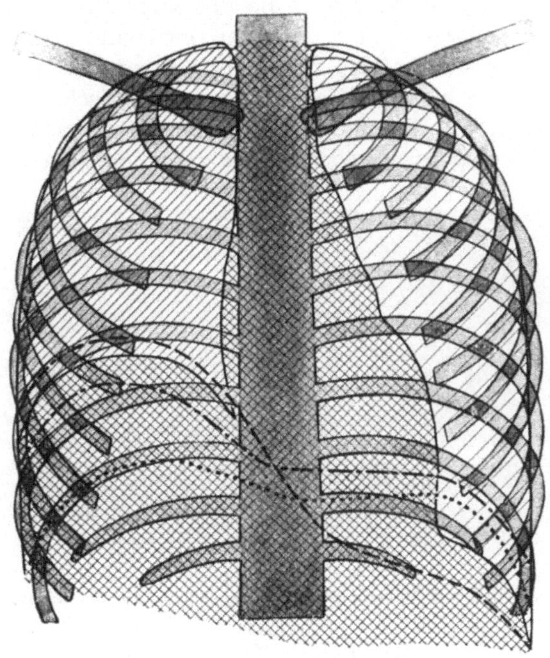

Abb. 303. Zwerchfellhochstand und paradoxe Zwerchfellbewegung nach rechtsseitiger
Phrenicusexairese.

<pre>
············ normaler Zwerchfellstand
———————— mittlerer Zwerchfellstand ⎫
– – – – – Stand im Inspirium   ⎬ nach der Exairese.
—·—·—·— Stand im Exspirium   ⎭
</pre>

(Quetschung des Phrenicus) zurückbildete, 3mal aber (Exairese) bestehen
blieb. Dies waren die einzigen Fälle von einem anhaltenden Schaden.

6. Die thorakoplastischen Operationen.

Wir haben von 1146 thorakoplastischen Operationen an 653 Kranken
182 in Avertinnarkose, 964 in Lokalanästhesie ausgeführt. In beiden
Fällen bekommt der Kranke am Abend vor der Operation einen Einlauf und ein leichtes Schlafmittel, eine Stunde vor der Operation
0,002 g Dilaudid subcutan. Avertin wird unmittelbar vor der Operation
in der Dosis von 0,10—0,12 g pro Kilogramm Körpergewicht als $2^{1}/_{2}$%ige
Lösung in Aqua destillata lauwarm langsam in den Darm gegeben.

Lagerung wie Abb. 304 auf dem vorzüglich geeigneten Operationstisch von SAUERBRUCH. Der Arm der kranken Seite wird von einer Schwester stark abgezogen, die Brust des Kranken zugleich gestützt. Unter den Thorax kommt zweckmäßig eine aufgeblasene Luftkissenrolle, die man beim Wundschluß entleert. Die Lokalanästhesie wird als subcutane und Leitungsanästhesie ausgeführt.

Seit einigen Jahren haben wir die Operation auch häufig am sitzenden, stark vornübergebeugten Kranken gemacht. Der Kranke sitzt auf dem SAUERBRUCHschen Operationstisch, lehnt sich mit der gesunden Seite an den hochgeklappten Teil des Operationstisches, auf den er den gesunden Arm legt, während der Arm der kranken Seite von einer Schwester stark nach vorn und nach der gesunden Seite herübergezogen

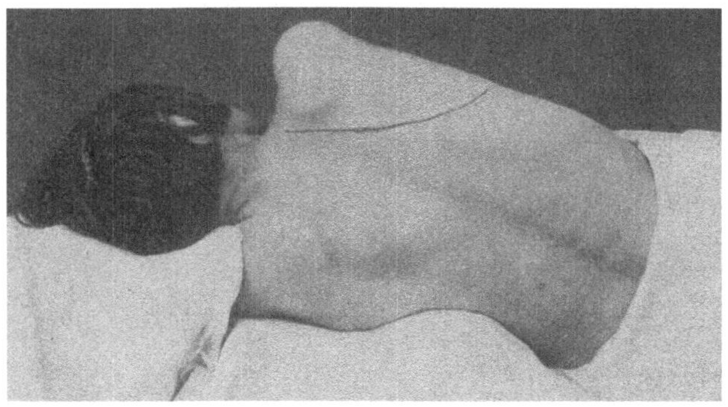

Abb. 304. Lagerung zur Thorakoplastik. Schnittführung für Obergeschoßplastik.

wird. Auf den Oberschenkeln des Kranken liegt ein großes kubisches Kissen, das von einem am Operationstisch angeschraubten kräftigen Rahmen am Abrutschen verhindert wird. Etwas unbequem ist bei dieser Operation, daß der Operateur und die Assistenten auf Tritten stehen müssen. Rechts vom Operateur steht der Instrumententisch und hinter diesem die instrumentierende Schwester, während der Assistent auf der gesunden Seite neben sich einen weiteren kleinen Tisch stehen hat mit den für ihn nötigen Instrumenten.

Operationstechnik. Für die **Spitzenplastik,** die LAUWERS in der Form der Resektion der 1. oder 1. und 2. Rippe empfahl, gehen wir von einem hinteren Hautschnitt aus, der nahe dem oberen Trapeziusrande beginnt und 2—3 fingerbreit seitlich der Dornfortsätze bogenförmig bis zum Schulterblattwinkel geht. Der Muskelschnitt durchtrennt den oberen Teil des M. trapezius und den M. rhomboideus minor, während der M. rhomboideus major eingekerbt wird. Die spritzenden Gefäße werden gefaßt und nach Abdecken der Haut mit großen Kompressen, die mit besonderen Haken (Abb. 305, 4) am Hautrand befestigt werden, unterbunden. Einfacher ist bei kleineren Gefäßen die völlig genügende Blutstillung mit Diathermie. Nun wird das Schulterblatt stumpf von den Rippen gelöst und mit breitem Haken angehoben, das Periost der 2. Rippe gespalten und mit dem Rasparatorium samt den Ansätzen des M. scalenus posterior und des M. serratus posterior superior abgeschoben. Die langen Rückenmuskeln sind durchaus zu schonen, weil sie nicht wieder exakt genäht werden können und ihre Funktion für die gerade Stellung der Wirbel-

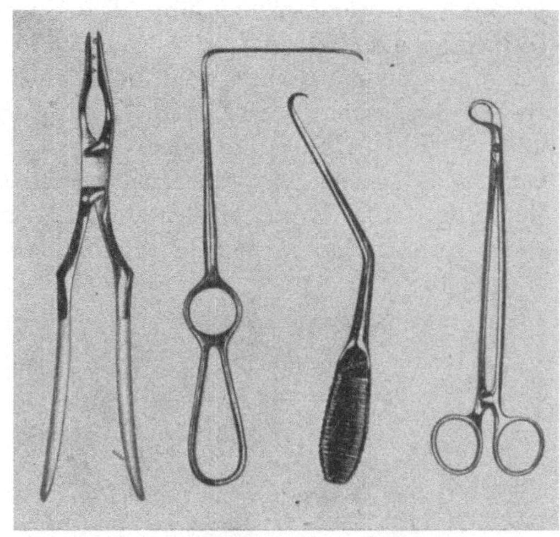

Abb. 305. 1. Rippenfaßzange nach KLEESATTEL.
2. Stumpfer Haken nach LANGENBECK (extra lang).
3. Raspatorium in Häkchenform für die 1. Rippe nach
SAUERBRUCH. 4. Wundrandklemme.

säule nach der Plastik wichtig ist. Sie werden mit zwei oberhalb und unterhalb der Rippen eingesetzten LANGENBECK-Haken (Abb. 305, 2) stark medialwärts gezogen, um die Rippe nach der Lösung des Periosts außen und innen in der Linie der Querfortsätze der Wirbel, also dicht außerhalb des Tuberculum costae mit der BRUNNERschen Rippenschere (Abb. 307, 3) durchtrennen zu können. Die nunmehr bewegliche Rippe wird mit der KLEESATTELschen Faßzange (Abb. 305, 1) gehalten und mit dem langen GRAFschen Raspatorium (Abb. 306, 3 u. 4) nach vorn vom Periost befreit, bis man an den Rippenknorpel kommt, und sie mit dem gebogenen Raspatorium von diesen abgehebelt werden kann. Macht es bei sehr langer 2. Rippe Schwierigkeiten, bis zum Knorpel zu gelangen, so kann man sich auch mit der Resektion bis einige Zentimeter vom Knorpelansatz

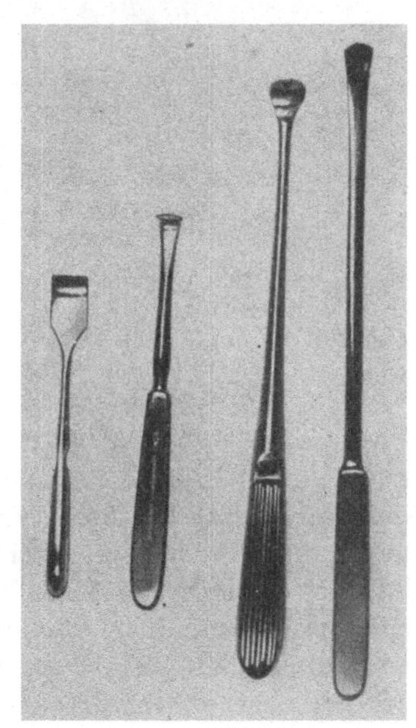

Abb. 306. 1. und 2. Kratzer nach
ZIEGLER. 3. und 4. Raspatorien nach
GRAF.

begnügen. Mit der 1. Rippe verfährt man entsprechend. Man macht sich den Zugang zu ihrer hinteren Kante frei, indem man den M. scalenus

posterior seitwärts ziehen läßt. Die Unterseite der Rippe ist zunächst
bequem zugänglich und wird vom Periost befreit. Um die obere Seite
gut erreichen zu können, läßt man die Rippe mit einem LANGENBECK-
Haken stark nach unten ziehen. In der Nachbarschaft der großen Gefäße
und des Plexus darf man nicht im Dunklen arbeiten, man muß vielmehr genau sehen, wo das Instrument ansetzt. Die mediale Durchtrennung der 1. Rippe erfolgt ebenfalls in der Linie der Querfortsatz-
enden unmittelbar hinter dem Tuberculum costae, und zwar mit der

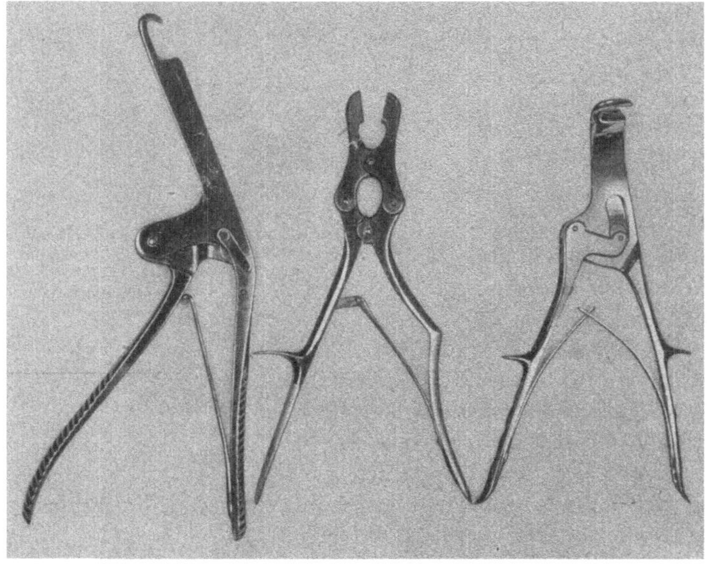

Abb. 307. 1. Rippenschere für die 1. Rippe nach SAUERBRUCH. 2. Große Beißzange nach
LUER. 3. Rippenschere nach BRUNNER.

Spezialschere für die 1. Rippe von SAUERBRUCH (Abb. 307, 1). Die
nunmehr bewegliche Rippe wird mit der Faßzange nach oben gedreht,
um das Periost an ihrer Unterseite abschieben zu können, dann nach
unten, um die Oberseite frei zu machen. An der Innenkante der Rippe
läßt sich das Periost gut mit dem SAUERBRUCHschen Häkchen (Abb. 205, 3)
zurückschieben, doch muß man den Ansatz des M. scalenus anterior
am Tuberculum scaleni an der oberen inneren Kante der Rippe öfter
mit der Schere (Finger vor die Scherenspitze!) abtrennen. Am Knorpelansatz wird die Rippe mit dem Raspatorium angehebelt; wenn der
Knorpel verknöchert ist, muß man zur BRUNNERschen Rippenschere
greifen. LAUWERS empfiehlt der Resektion der Rippen die Apikolyse
(s. bei Plombierung) anzuschließen, um der Lungenspitze die Möglichkeit ausgiebiger Schrumpfung zu geben. Wundrevision, sorgfältige

Blutstillung. Muskelnaht schichtweise, subcutane Naht und völlige Schließung der Wunde mit Hautnaht.

Die **Obergeschoßplastik** nach GRAF bedient sich eines Hautschnittes, der wie der Schnitt für die Spitzenplastik beginnt, aber unter dem Angulus scapulae lateralwärts etwas weiter geht. Der M. trapezius wird völlig durchtrennt, ebenso die M. rhomboidei. Die stumpf gelöste Scapula kann nunmehr völlig abgehoben werden. Das lockere Bindegewebe auf dem Brustkorb wird stumpf zurückgeschoben. Nach Durchtrennung des Periostes der Rippen 2 bis 5 evtl. 6 mit dem Skalpell wird mit dem Kratzer nach ZIEGLER das äußere Periost nach beiden Seiten abgeschoben, darauf mit dem Kantenkratzer das Periost von den Rippenkanten gelöst, wobei das Instrument am oberen Rippenrand wegen der Faserrichtung der äußeren Intercostalmuskulatur von innen nach außen, am unteren Rand von außen nach innen zu führen ist. Nunmehr wird das innere Periost mit dem Raspatorium in etwa Dreifingerbreite von den Rippen vorsichtig gelöst, und die Rippen 2—6 werden mit der Rippenschere (SAUERBRUCH oder BRUNNER) einige Fingerbreit von der Querfortsatz-linie durchtrennt. Die Resektion der äußeren Rippenteile macht nun-mehr keine Schwierigkeiten, weil sie mit der Faßzange abgehoben und nach oben und unten gezogen werden können. Das innere Periost wird möglichst mit dem Stieltupfer stumpf abgeschoben, was in der Regel leicht gelingt. Die 2. Rippe wird möglichst bis zum Rippenknorpel, die 3. bis 5. evtl. 6. je Daumenbreite weniger mit der BRUNNERschen Rippenschere abgesetzt. Bei der Resektion der medialen Knochenstümpfe ist wiederum die Längsmuskulatur zu schonen, indem sie mit dem mehr-zinkigen scharfen Haken medial abgezogen wird. Nach Durchtrennung des Periosts bis zum Querfortsatz wird dieses mit dem Rippenkratzer und dem Raspatorium schonend gelöst. Wir pflegen mit dem Skalpell das Gelenk zwischen Rippe und Querfortsatz zu eröffnen und mit dem geraden Raspatorium die Rippe vom Querfortsatz abzudrängen, die Bandverbindungen mit dem Querfortsatz mit der Schere zu durchtrennen und nunmehr die Rippe im Rippenhals mit der BRUNNERschen Schere zu durchtrennen. Es folgt die Entfernung der ganzen ersten Rippe. Die Muskulatur (Serratus posticus superior) wird medial verzogen, das Periost an der äußeren Kante der Rippe durchtrennt und nach Ab-schieben des Periost an der Unterseite und Oberseite der Rippe die Rippe mit der SAUERBRUCHschen Zange durchtrennt. Nunmehr kann ihr äußerer Teil mit der Faßzange nach unten gezogen und das untere und obere Periost mit dem Raspatorium bis zum Knorpelansatz ab-gehebelt werden. Mit dem langen Raspatorium nach GRAF muß auch der oft sehr festsitzende Ansatz des Scalenus am Innenrand der Rippe gelöst werden, und nunmehr gelingt es auch unschwer mit diesem Raspa-torium die Rippe am Knorpelansatz zu luxieren. Wie bei der 2. bis 5. Rippe wird schließlich der mediale Rippenstumpf unter Eröffnung

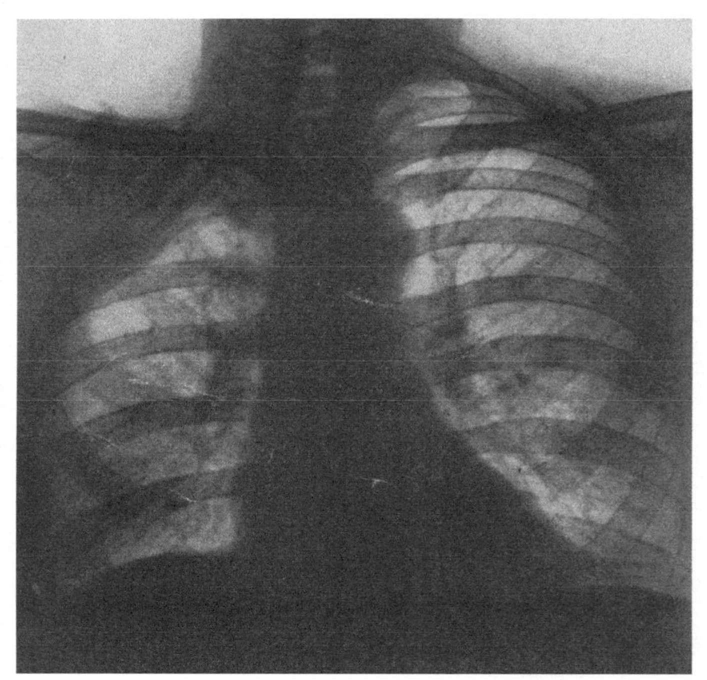

Abb. 308. Aufn.-Nr. 3338, ♀, 43 Jahre. Obergeschoßplastik 1—5 wegen kavernöser Oberlappenphthise. Klaffendes Wundbett (8 Tage nach der Operation).

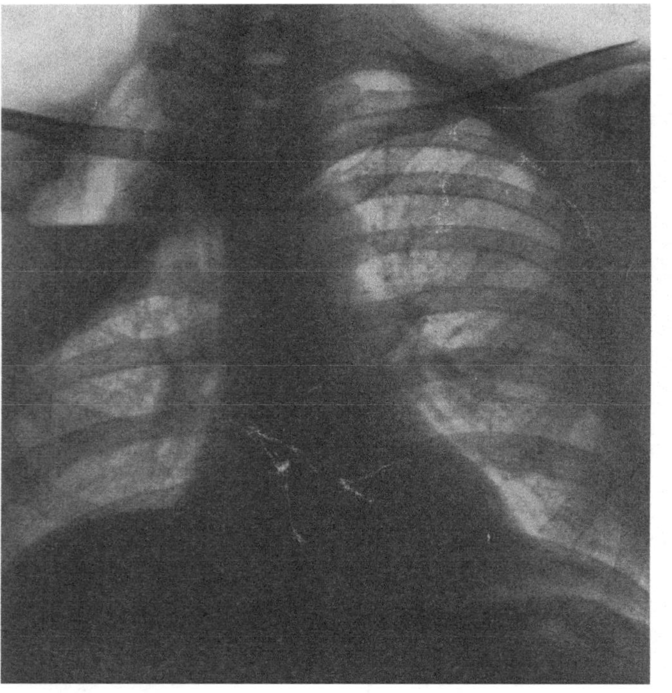

Abb. 309. Derselbe Fall nach Heilung der Wunde und der Tuberkulose.

des Rippenquerfortsatzgelenkes im Rippenhals reseziert. Wundrevision, Schichtnaht der Muskulatur, Subcutannaht und Hautnaht wie üblich. Drainage der Wundhöhle ist bei dieser Obergeschoßplastik nicht erforderlich. Bei großen Oberlappenkavernen haben wir, dem Vorgang von GRAF folgend, vor Resektion der 1. bis 3. Rippe die Lungenkuppe extrapleural aus der Thoraxkuppel gelöst und nach unten zu bis zur Höhe der 4. Rippe mobilisiert. Nach Resektion der oberen drei Rippen haben wir sodann die Weichteile, also Periost und Intercostalmuskulatur, mit der Schere quer zur Richtung der Rippen scharf durchtrennt und diese Weichteillappen um die hinteren und vorderen Rippenstümpfe herumgeschlagen. Die große Wundhöhle muß drainiert werden. Man führt den Schlauch der besseren Wundrandadaption und des festeren Sitzes des Schlauches wegen besser durch einen besonderen Schnitt. Das Herausrutschen wird durch eine Seidennaht verhindert. Es entsteht bei dieser Operation, wie die Röntgenaufnahme einige Tage nach der Operation erweist (Abb. 308 und 309), infolge des starken Absinkens der Lunge und der Unnachgiebigkeit der Schulter, die von der Clavicula gehalten wird, stets ein klaffendes Wundbett, das sich erst allmählich schließt. Bei 125 solchen Operationen haben wir nur 2mal eine Wundinfektion mit verzögertem Wundheilungsverlauf aber ohne bleibenden Schaden erlebt; eine schwere Wundinfektion kam durch geringe Verletzung einer bis ans Periost reichenden großen Kaverne zustande.

Für die **ganze einzeitige Plastik** 1.—8. oder 9. Rippe beginnt der gleichverlaufende bogenförmige Hautschnitt etwa in Höhe der normal stehenden Spina scapulae und führt bis zur 9. Rippe. Der Muskelschnitt durchtrennt die untere Hälfte des M. trapezius und den M. rhomboideus major und kerbt den M. latissimus dorsi ein. Man beginnt mit der Resektion der 5. Rippe und geht von hier nach oben. Wenn nicht eine größere Spitzenkaverne es anders erfordert, genügt bei der 2. Rippe Resektion eines Stückes von etwa 8, bei der 1. von etwa 4 cm. Dann folgt die Resektion der 6. bis 8. oder 9. Rippe im notwendig erscheinenden Ausmaß. Drainage wie oben, Muskelschichtnaht, subcutane Naht, Hautnaht.

Wir haben in den letzten Jahren die ganze Plastik nur noch ausnahmsweise in einer Sitzung ausgeführt, und zwar nur bei kräftigen jungen Patienten, die das ausdrücklich so wünschten, bevorzugen aber im übrigen bei diesen großen Plastiken die zweizeitige Plastik.

Die zweizeitige Thorakoplastik beginnt mit der Resektion der 3. bis 8., 9. oder 10. Rippe. Hautschnitt paravertebral von Höhe des 3. Brustwirbels bis zur 9. Rippe. Der M. trapezius wird eingekerbt. Durchtrennung des M. latissimus dorsi soweit notwendig. Die Ansätze des M. serratus posterior inferior an der 9. bis 10. Rippe sind zu durchtrennen. Die Resektion der Rippen beginnt an der 4. Rippe. Naht und Wundversorgung und Drainage wie oben. Die Resektion der 1. bis 3. Rippe in der zweiten Sitzung soll möglichst nach 3—4 Wochen erfolgen, damit nicht

neu gebildete Rippenspangen den Effekt beeinträchtigen. Hautschnitt
und Operationsverlauf wie bei der totalen Plastik 1—8.

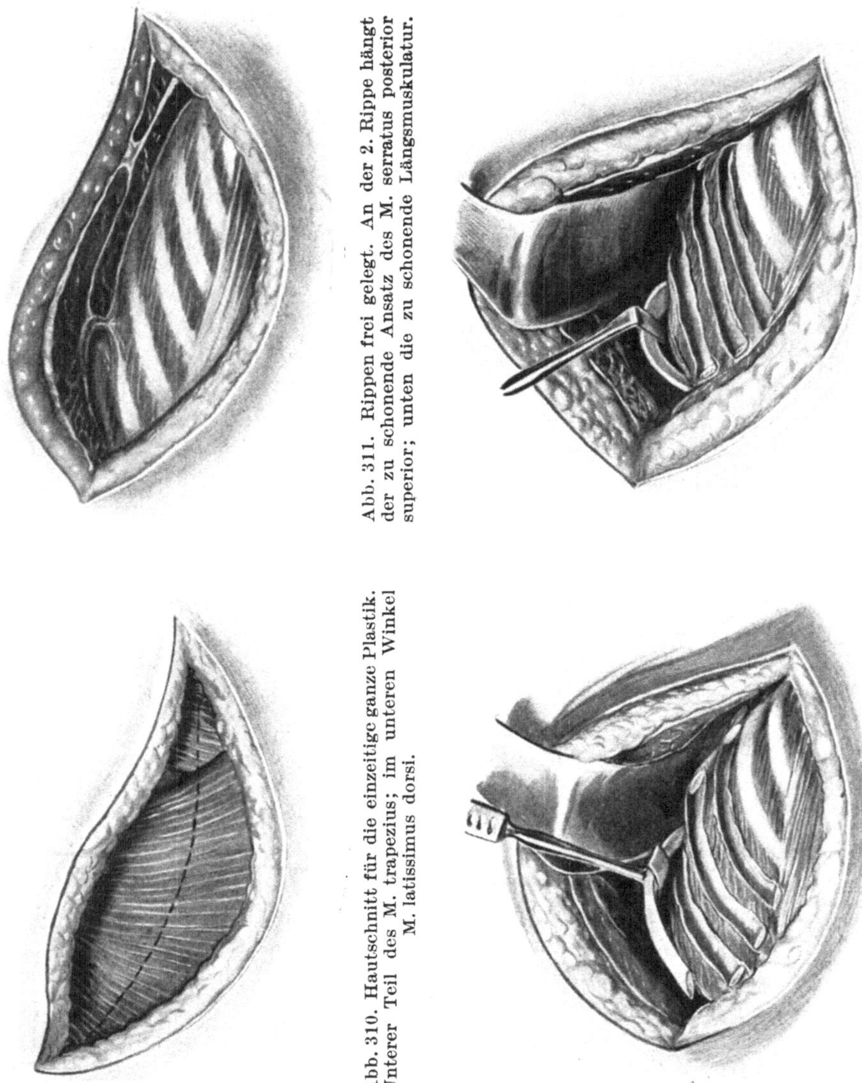

Abb. 311. Rippen frei gelegt. An der 2. Rippe hängt der zu schonende Ansatz des M. serratus posterior superior; unten die zu schonende Längsmuskulatur.

Abb. 310. Hautschnitt für die einzeitige ganze Plastik. Unterer Teil des M. trapezius; im unteren Winkel M. latissimus dorsi.

Während der Operation wird natürlich der Puls des Kranken genau
überwacht und nach Bedarf durch Cardiazol, Hexeton oder Coffein
subcutan die Herztätigkeit angeregt. Bei Operationen in Lokalanästhesie
kann es notwendig werden, dem Kranken Morphium 0,01—0,015 subcutan

zu geben. Die Avertinnarkose geben wir als Vollnarkose und brauchen
zusätzlich Inhalationsnarkose nur ausnahmsweise und nur mit geringen
Mengen Chloräthyl oder Äther. Wird bei allgemeiner Narkose das Blut
venös, so läßt man Sauerstoff atmen; ein Schuß Kohlensäure, mit
Schlauch in die Nase geblasen, regt die Atmung kräftig an. Vor der
Hautnaht bekommt der Kranke 5 ccm Coramin intramuskulär, nach

dem Verband, bereits im angewärmten
Bett, 3—5 ccm Coramin intravenös,
worauf er in der Regel sogleich auf-
wacht. Verband mit Elastoplast wie
Abbildung. Der Drainageschlauch muß
im Winkel der Elastoplaststreifen liegen
und darf nicht von ihnen verdeckt werden, damit er ohne Entfernung und
Lockerung des Verbandes gezogen werden kann. Nachbehandlung: Lagerung
im Bett halbsitzend auf Luftring mit
Unterstützung der Knie. Tropfeinlauf
von 1—2 l mit Heizkissen warm gehaltener 4%iger Traubenzuckerlösung
mit 1 ccm Digipurat. Der Kranke muß
ständig zum Abhusten angehalten werden. Herzmittel nach Bedarf 2stündlich
(Cardiazol, Hexeton, Coffein). Abends
0,01 g Pantopon, welche Gabe eventuell
im Laufe der Nacht wiederholt wird.

Ist die Wunde primär geschlossen
worden, so bleibt der erste Verband
bei ungestörtem Verlauf 5 Tage liegen.
Wurde aber drainiert, so wird der
Schlauch ohne Lockerung des Verbandes nach 48 Stunden herausgezogen.

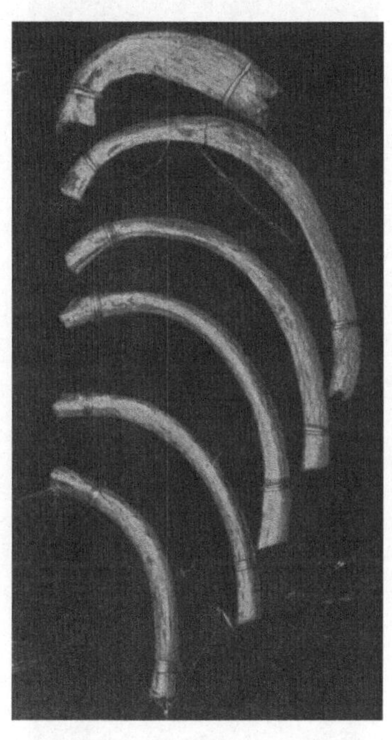

Abb. 314. Resezierte Rippen 1—6. Die
1. und 2. Rippe sind bis zum Knorpelansatz herausgenommen.

Die Wunde wird durch eine Klammer geschlossen und durch einen
kleinen Verband geschützt. Nach 5 Tagen wird der Verband abgenommen und je nach Beschaffenheit der Wunde ein Teil der Nähte entfernt, der Rest 2 Tage später.

Die Behandlung während der 1. Woche nach der Operation bedient sich
der erwähnten Herzmittel soweit notwendig. Wenn man die Indikation
zur Operation weitgehend vom Ergebnis der Herzuntersuchung abhängig
macht, was wir für außerordentlich wichtig halten, so kann man die Herzmittel in der Regel schon am 2. Tag ganz entbehren. An Narkoticis
geben wir am 2. Tag abends 0,01—0,02 Pantopon oder 0,01 g Eukodal und
am 3. Tag abends 0,002 g Dilaudid subcutan, möglichst nicht mehr, vor
allem nicht öfter Eukodal; Schlafmittel werden nach Bedarf gegeben.

Während der ersten Tage bestehen Wundschmerz und Wundfieber in mäßigen Grenzen; solange muß der Kranke ständig zum Abhusten ermahnt, sonst aber in Ruhe gelassen werden; leichte Kost ohne Zwang, wenn nötig Einlauf 2—3 Tage nach der Operation. Etwa am 5. Tage beginnt man mit passiven Bewegungen des Armes; vom 8. Tage an darf der Patient anfangen aufzustehen und nun setzen auch bereits aktive Bewegungen des Armes und etwas später des Rumpfes ein, deren früher Beginn und energische Durchführung für die völlige Wiederherstellung der Muskelfunktion, die ausnahmslos gelingen muß, und für die gerade Haltung der Wirbelsäule von ausschlaggebender Bedeutung sind (Abb. 315).

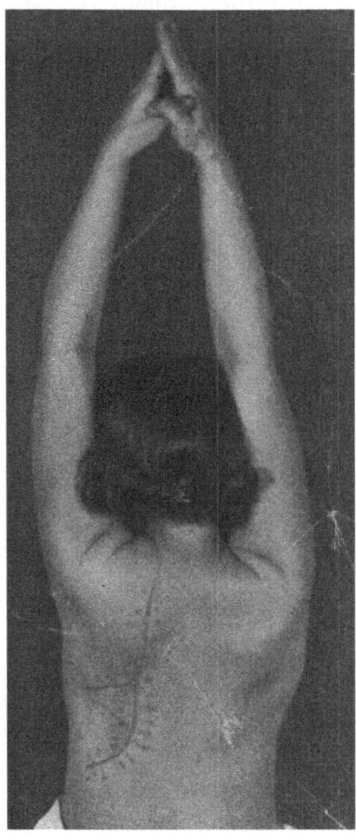

Abb. 315. Aufn.-Nr. 3027, ♀, 24 Jahre Zweizeitige Plastik 1—11. Gute Haltung und Muskelfunktion.

Ein sehr appartes Verfahren der Thorakoplastik hat in letzter Zeit MAURER angegeben. Es besteht in der paravertebral-subscapularen Resektion der Rippen 1—4 oder 5, der Verlagerung des Schulterblattes in den Brustkorb, der Resektion der Intercostalnerven 1—6 und einer basalen Pneumolyse. Die Ausführung der Operation erfolgt in zwei Sitzungen, und zwar werden in der ersten Sitzung die Intercostalnerven 3—6 oder 7 und die Rippen 3 und 4 reseziert, wobei die Periostschläuche zur Einschränkung der Rippenregeneration mit 10%iger Formalinlösung bepinselt werden. In der Hauptsitzung werden die Rippen 1 und 2 (Formalinbehandlung des Periosts) und die Intercostalnerven 1 und 2 reseziert, und nach Ausführung der basalen Pneumolyse wird das Schulterblatt in den Brustraum derart verlagert, daß der untere Winkel vor die erhaltenen Rippen 5 oder 6 bis 7 zu liegen kommt. MAURER hat über gute Resultate mit diesem Verfahren bei guter Funktion der Schulter- und Armmuskulatur berichtet; anderweite Berichte liegen noch nicht vor.

Ergänzungsplastiken oder *Korrekturplastiken* können notwendig werden, wenn der Kranke dauernd bacillenhaltigen Auswurf hat und die Schichtuntersuchung eine Restkaverne erkennen läßt. Als Ergänzungsplastiken bezeichnen wir die Ausdehnung der Rippenresektion auf die Nachbargebiete der ursprünglichen Operation. Je nach der Lage der

Kaverne kommt die Entfernung von mehr oder weniger großen Teilen der bisher geschonten Rippen im hinteren Abschnitt, also je nach der ersten Plastik der 5., 6., 7., 8. oder 9. Rippe von einem hinteren Hakenschnitt aus nebst weiterer Kürzung der vorderen Enden der schon resezierten Rippen in Frage. Die Querfortsätze soll man auch dann möglichst nicht resezieren, wenn die Restkaverne direkt an der Wirbelsäule liegt, weil durch diese Operation durch die Lösung der Längsmuskulatur von ihren Insertionsstellen der Gegenzug auf der gesunden Seite unvermeidlich eine sehr starke Krümmung nach der gesunden Seite herbeiführt. Liegt die Restkaverne ganz vorn, so kann auch die Entfernung der Reststücke der 1. bis 3. oder 4. Rippe nebst den Knorpeln dieser Rippen in Frage kommen. GRAF und auch SCHMIDT haben diese Operation von einem vorderen Schnitt etwa parallel dem Schlüsselbein in Höhe der 2. Rippe eine Zeitlang grundsätzlich als 1. Sitzung der Obergeschoßplastik ausgeführt, außerdem wegen des starken Einsinkens der vorderen Brustwand seitlich unter dem Schlüsselbein eine sog. Stützplombe eingelegt. Wir haben die vordere Plastik nur nachträglich ausgeführt, wenn die ausgiebige hintere Obergeschoßplastik eine vordere Restkaverne bestehen ließ und auf eine Stützplombe wegen der Schwierigkeit der Einheilung in der Regel verzichtet.

Unter Korrekturplastiken verstehen wir die erneute Resektion der neugebildeten Rippen im ursprünglichen Operationsgebiet, eine Operation, die wegen der festen Verwachsungen und unregelmäßigen, oft plattenförmigen Knochenneubildungen recht schwierig sein kann, zweckmäßig übrigens mit weiterer Kürzung der vorderen und hinteren Stümpfe der erstresezierten Rippen verbunden wird, wenn nötig auch mit einer Ergänzungsoperation. Liegt die Restkaverne paravertebral in der Spitze, so muß man versuchen, diese Operation mit einer Apicolyse zu verbinden, die aber nicht selten wegen eisenfester Verwachsungen nicht möglich ist. Ergänzungsplastiken und Korrekturplastiken sind für den Kranken immer sehr unerfreuliche Erlebnisse, führen aber leider keineswegs immer zum Ziel; man soll deshalb bemüht sein, sie durch richtige Indikationsstellung und zielgerechte, die Lage der Kaverne im Raum berücksichtigende Plastikausführung nach Möglichkeit zu vermeiden. Da die Lokalanästhesie wegen der narbigen Verwachsungen und der Schwierigkeit im Narbengebiet zur Ausführung der Leitungsanästhesie den Nervus intercostalis zu erreichen nicht selten unzulänglich bleibt, empfiehlt sich für die Korrekturplastiken die Allgemeinbetäubung in Form der Avertinnarkose oder auch der verlängerten Evipannarkose.

7. Die Paraffinplombe, der extrapleurale Oleothorax und der extrapleurale Pneumothorax.

Wir fassen diese Operationen zusammen, weil das operative Vorgehen wesentlich das gleiche ist. In der Regel handelt es sich bei diesen

Operationen um Kavernen im Obergeschoß, also um eine Pneumolyse in diesem Bereich, seltener um isolierte Kavernen des Mittel- und Untergeschosses. ZIEGLER bevorzugte für die Paraffinplomben die Operation vom vorderen 1. oder 2. Intercostalraum aus, wobei er die Fasern des M. pectoralis major stumpf trennt, den M. pectoralis minor durchschneidet und ohne Rippenresektion auskommt. Ebenso verfahren BÉRARD und DENIS. Wir haben meist wie SAUERBRUCH-NISSEN, GRAF und SCHMIDT die Operation von einem hinteren Schnitt aus vorgenommen, weil den Patienten die Narbe am Rücken weniger stört und weil das Schulterblatt die Wunde vorzüglich abdeckt. Der Kranke wird auf die gesunde Seite gelagert. Unter den Thorax kommt ein dickes Gummikissen, das vor der Wundnaht entfernt wird. Viele Operateure gehen von einem Querschnitt aus, andere von einem Längsschnitt. Wir bevorzugen den paravertebralen Längsschnitt von 10—12 cm Länge, durchtrennen den Trapezius und die Rhomboidei soweit erforderlich scharf und schieben den Serratus posterior superior stumpf zur Seite, um ihn später zum Wundverschluß gut verwenden können. Man erreicht auf diese Weise einen bequemen Zugang zur 4. Rippe. Ist der 3. Intercostalraum hinten nicht gar zu eng, so kann man auch von hier aus die Pneumolyse ohne Rippenresektion ausführen, und zwar nach scharfer Durchtrennung der Intercostalmuskulatur, die aber allenfalls auch stumpf auseinander geschoben werden kann, wobei man natürlich die sich kreuzende Verlaufsrichtung der äußeren und der inneren Schicht berücksichtigen muß. Hat man die Fascia endothoracica erreicht und in kleinem Umfange von den benachbarten Rippen gelöst, so kann man die Rippen mit einem Rippensperrer, der seitlich eingesetzt wird, weit genug spreizen, um die weitere Lösung der parietalen Pleura digital oder mit einer tupferbewehrten Kornzange ausreichend vorzunehmen. Man kann den Innenraum etwas besser überblicken, wenn man ein Stück der 3. oder 4. Rippe in der Ausdehnung von 6—8 cm reseziert. Das Periost ist mit großer Sorgfalt vorn, an den Kanten und innen von der Rippe zu lösen, weil seine Erhaltung für den Schluß der Wunde wichtig ist. Schiebt man das Periost sorgfältig zur Seite, so kann man die Lösung nunmehr sehr bequem mit dem Auge verfolgen, indem man sich des für die Thorakoskopie gebrauchten geraden Beleuchtungskörpers oder besser des von BRUNNER angegebenen breiten Hakens mit Beleuchtungslampe bedient. Dieser Haken hat den Vorteil, daß der Operateur beide Hände frei hat. Er kann nunmehr mit dem Lungenspatel die Lunge abdrängen und anspannen und mit dem Kornzangentupfer die stumpfe Lösung unter Leitung des Auges ausführen. Die Lösung in der richtigen Schicht gelingt meist gut, kann aber bei alten Cirrhosen mit massiver Pleuraverdickung recht schwierig und nur partiell möglich sein. Geht man vorsichtig vor, so blutet die verletzte Pleura wenig oder fast gar nicht und größere Blutungen kommen nicht vor. Eine nennenswerte Blutung wird

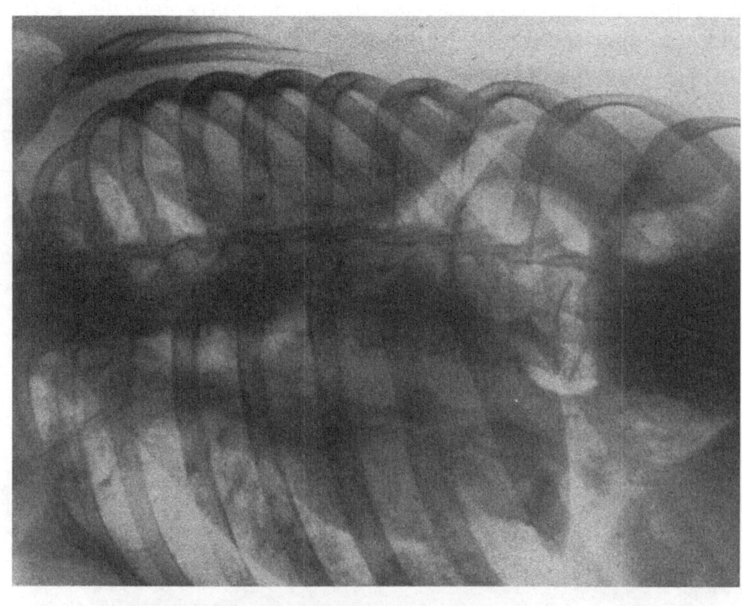

Abb. 317 Derselbe Fall. Aufnahme im 2. schrägen Durchmesser. Gezielte Paraffinplombe. Kaverne nicht mehr nachweisbar.

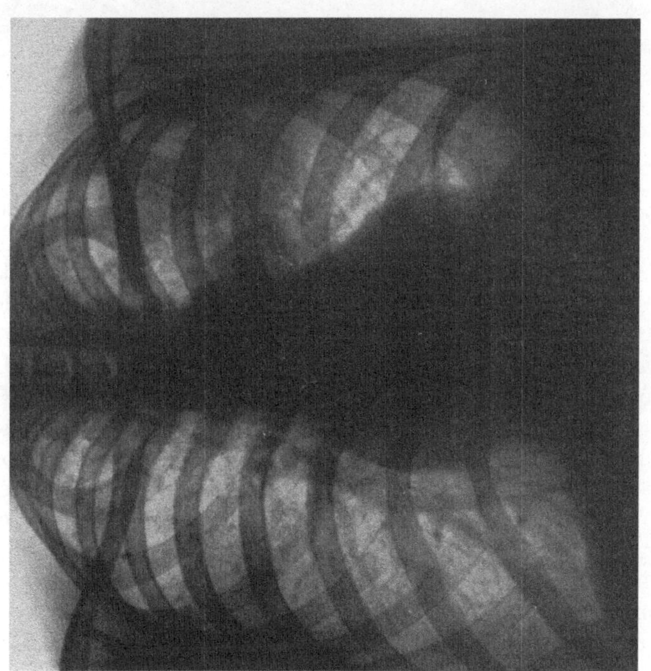

Abb. 316. Aufn.-Nr. 732/41, ♀, 34 Jahre. Exsudativer Nachschub im linken Mittelgeschoß. Zwerchfellhochstand links nach Exairese. Nach Schichtaufnahmen Lage der Kaverne unmittelbar an der Rückwand.

durch örtliche Tamponade mit endlosen Gazestreifen gestillt. Wir pflegen auch eine trockene Tamponade des gesamten extrapleuralen Raumes vorzunehmen, verzichten aber BRUNNER folgend auf die Anwendung von Clauden, weil dessen Wirkung nur vorübergehend ist. Für die Paraffinplombe, die wir unsererseits seit längerer Zeit nur ausnahmsweise verwenden, nachdem wir eine Anzahl sehr fataler innerer Spätperforationen bei von uns oder auswärts gemachten Paraffinplomben auch noch nach 5 Jahren gesehen haben, macht man das Plombenbett so klein, wie es allenfalls ausreichend sein dürfte. Bei isolierten Kavernen des Mittelgeschosses, in der Regel in der Spitze es Unterlappens gelegen, kann

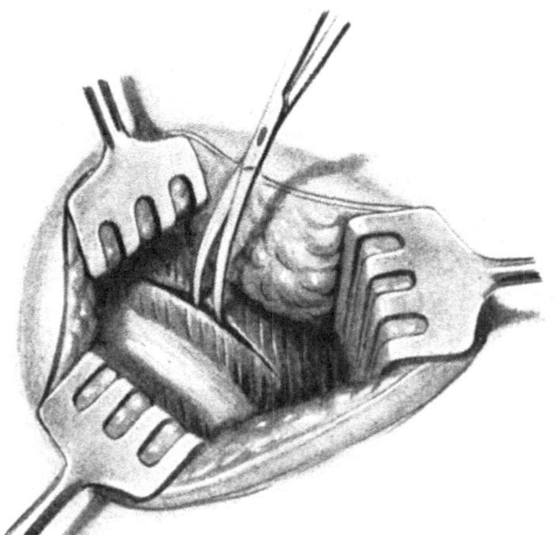

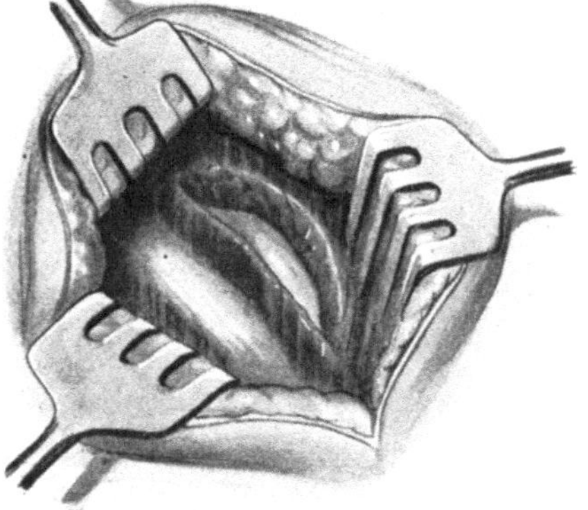

Abb. 318. Durchtrennung der Intercostalmuskulatur.

Abb. 319. Pleura costalis freigelegt.

die operative Aufgabe recht schwierig sein. Mit der Plastik können solche Kavernen nur angegangen werden, indem man große Teile funktionstüchtigen Lungengewebes opfert. Die extrapleurale Pneumolyse kann kaum so groß gestaltet werden, daß sie den Kollaps in der Gegend der Kaverne zur Wirkung bringen könnte. Wir haben uns in solchen Fällen des öfteren mit Erfolg der gezielten Paraffinplombe bedient (Abb. 316, 317, 324 u. 325). Beabsichtigt man einen primären extrapleuralen Oleothorax, wie ihn KLEESATTEL und FRIEBE neuerdings beschrieben, und auch wir ihn schon seit längerer Zeit ausgeführt haben, so kann die Lösung etwas ausgiebiger erfolgen, was der Kollapswirkung natürlich zugute kommt. Wird beabsichtigt, einen extrapleuralen Pneumothorax durchzuführen, so muß die Lösung der Lunge mindestens bis über das Mittelgeschoß hinaus vorgenommen werden, damit die Lunge weit genug abgedrängt ist, um sich nicht alsbald wieder anzulegen. Für die Lösung in den mittleren und unteren Partien kann von der Resektion der 4. Rippe aus die Lösung nicht mehr mit dem Finger und auch nicht mit dem Stieltupfer unter Leitung des Auges vorgenommen werden, sondern muß blind vorgehen. Man kann sie nur vornehmen, wenn die Lösung der Pleura

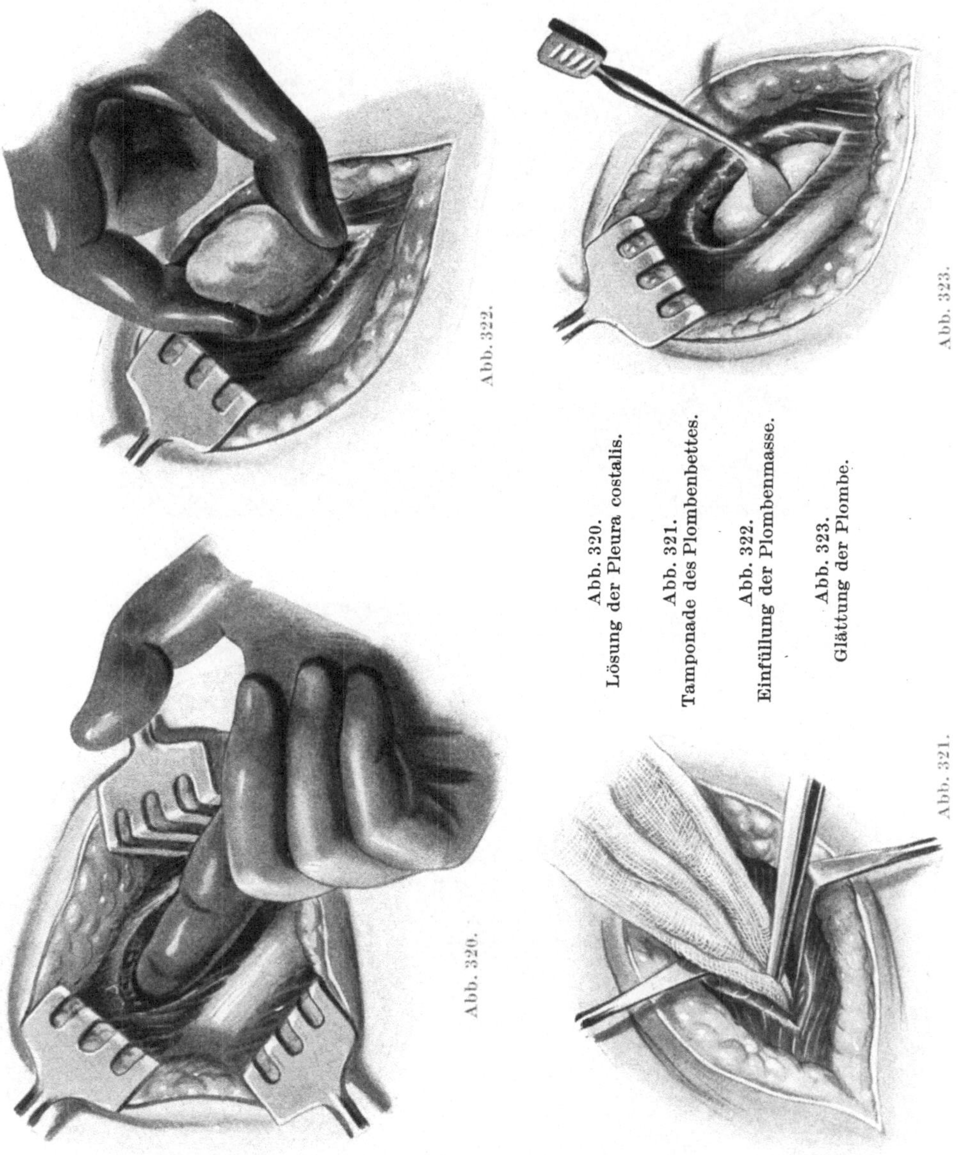

Abb. 320.
Lösung der Pleura costalis.

Abb. 321.
Tamponade des Plombenbettes.

Abb. 322.
Einfüllung der Plombenmasse.

Abb. 323.
Glättung der Plombe.

verhältnismäßig leicht und ohne starken Druck erfolgen kann. BRUNNER, und wir folgen ihm darin, bedient sich einer rechtwinklig gekrümmten

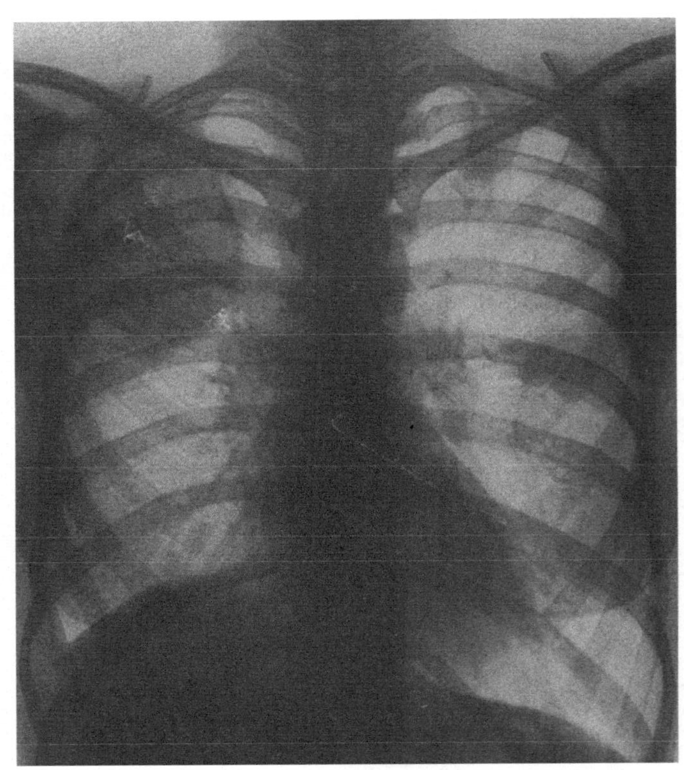

Abb. 324. Aufn.-Nr. 4957, ♀, 28 Jahre. Mittelfeldkaverne.

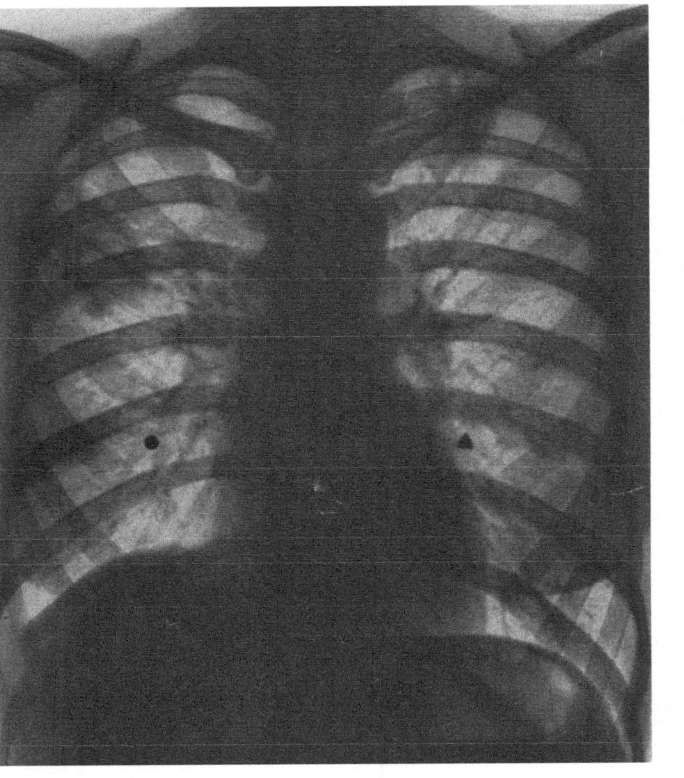

Abb. 325. Derselbe Fall. Gezielte Plombe rechts. Pneumothorax links wegen frischer Streuung.

Kornzange mit kleinem Tupfer, mit der man gut einen extrapleuralen Pneumothorax bis zur 8. Rippe herab herstellen kann.

Nach Beendigung der eigentlichen Pneumolyse in für den gedachten Zweck nötigem Umfang wird bei der Paraffinplombierung als Plombenmasse eine Mischung im Verhältnis von 150 g Paraffinum solidum (Schmelzpunkt 52⁰ C) und 50 g desgleichen vom Schmelzpunkt 43⁰ C ohne jeden Zusatz verwendet, die in Thermosflaschen 5 Stunden im Heißluftschrank (bis 160⁰ C) sterilisiert wird und 8 Stunden nach Beendigung der Sterilisierung die für den Gebrauch nötige Konsistenz und Temperatur hat. Das Plombenbett wird voll ausgefüllt (Abb. 322); Muskelnaht, Hautnaht. Nachbehandlung und Wundbehandlung wie nach Plastik.

Nachdem es uns bei solchem Vorgehen seit Jahresfrist fast regelmäßig gelungen ist, die Lungen in sehr großem Umfang zu lösen und bei dieser Art des Vorgehens größere Blutergüsse sehr selten sind, haben wir uns in letzter Zeit bemüht, einen extrapleuralen Pneumothorax herzustellen und auf den primären Oleothorax verzichtet. Wird aber der Pneumothoraxraum im Laufe der Nachbehandlung so klein, daß der erforderliche Kollaps gefährdet wird, so haben wir den Restraum durch Einfüllung von Paraffinöl (Merck) in einen sekundären Oleothorax umgewandelt.

Bei der Wahl zwischen extrapleuraler Pneumolyse und primärem Oleothorax verfahren wir heute nach folgenden Gesichtspunkten; hat sich bei Ausführung der Operation die Pleura parietalis leicht und glatt ablösen lassen, so daß die gesamten inneren Wundflächen sowohl auf dem Lungenstumpf wie auch an der Thoraxwand ganz unbeschädigt sind, und hat sich insbesondere auch die Ablösung nach unten zu etwa bis zur 8. Rippe ohne alle Schwierigkeiten ausführen lassen, und ist es ferner bei der Ausführung der Pneumolyse zu gar keinen oder zu ganz unerheblichen Blutungen gekommen, so bevorzugen wir den extrapleuralen Pneumothorax (Abb. 326 u. 327). Nach genauer Besichtigung des extrapleuralen Raumes und etwaiger nochmaliger Stillung kleiner Nachblutungen durch örtliche Tamponade, wird die Resektionslücke durch sorgfältige Naht geschlossen, wobei man sich mit Vorteil des Riverdin bedient. Hat man von einer Rippenresektion Abstand genommen, so wird die Intercostalwunde in der Weise geschlossen, daß drei Doppelnähte Catgut Nr. 8 um die beiden benachbarten Rippen gelegt und unter stärkster Zusammenpressung der Rippen mit Haken in dieser fixiert werden. In beiden Fällen wird über der Wunde der M. serratus posticus superior sorgfältig fixiert und schließlich über der Intercostalmuskulatur in Schichten die stumpf oder scharf durchtrennte Thoraxmuskulatur genäht. Subcutane und Hautnaht.

War aber die Ablösung nicht so glatt und vielleicht auch nur unvollkommen möglich, dabei die Wundfläche pulmonal und parietal nicht

ganz glatt, und war es zu einer nennenswerten Blutung aus der Brustwand gekommen oder auch die Lösung nach unten zu nicht im nötigen
Umfang möglich, so muß der extrapleurale Raum unbedingt in dieser

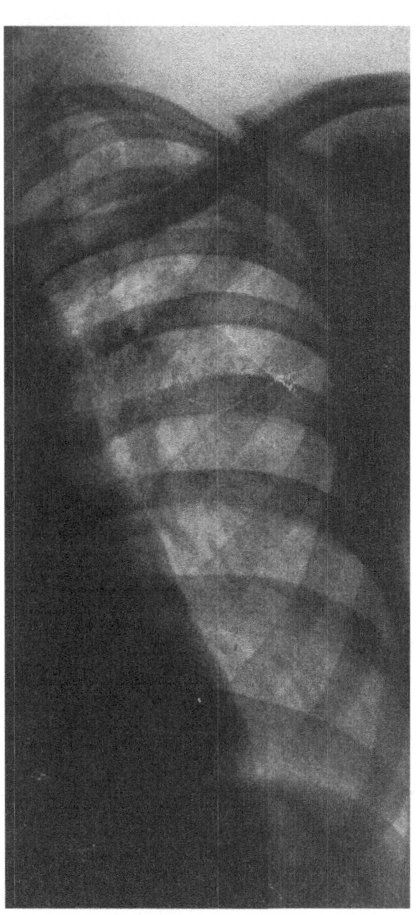

Abb. 326. Aufn.-Nr. 752/42, ♀, 32 Jahre.
Produktive Tuberkulose des linken Oberlappens mit Kavernen.

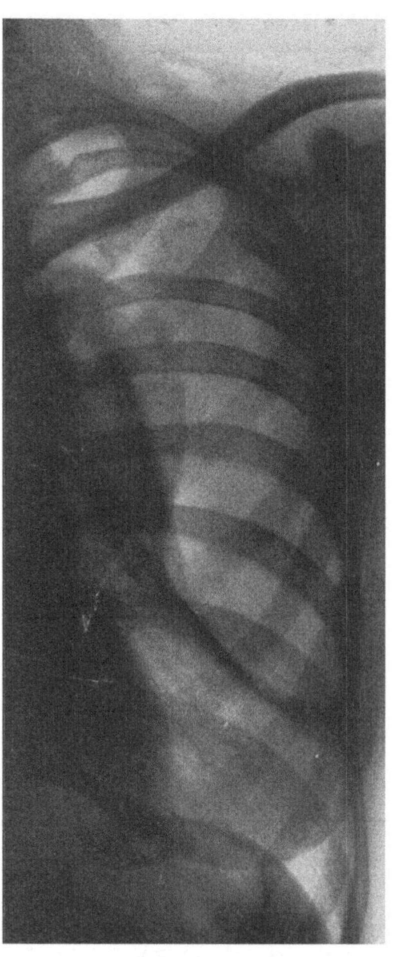

Abb. 327. Derselbe Fall. Extrapleuraler
Pneumothorax mit Resektion der 4. Rippe.

Größe erhalten werden, und in diesen Fällen bevorzugen wir den
primären extrapleuralen Oleothorax (Abb. 328 u. 329). Nach Vernähung
der Intercostalmuskulatur und der Thoraxmuskulatur wird der Kranke
so auf den Bauch gelagert, daß die Resektionsstelle ungefähr die höchste
Stelle des Thorax bildet, und nun wird durch die Muskulatur der
Operationsstelle eine weitere und eine engere Kanüle durchgestoßen.

Durch die weitere Kanüle läßt man Paraffinum liquidum einfließen, bis es aus der anderen Kanüle wieder herauskommt. Subkutannaht, Hautnaht. Den Kranken mit extrapleuralem Oleothorax legen wir zwei Tage auf den Bauch, was ihm zwar recht unbehaglich ist, aber das Durchsickern des Öles durch den Wundverschluß verhindert.

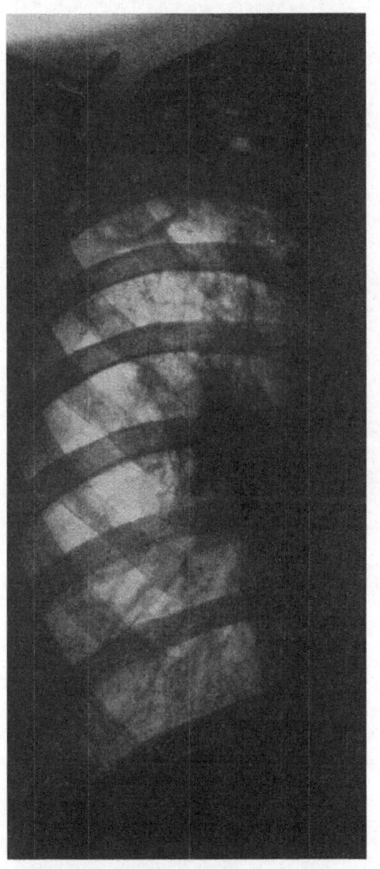

Abb. 328. Aufn.-Nr. 913, ♀, 40 Jahre. Produktive Tuberkulose im rechten Oberlappen mit großer Kaverne.

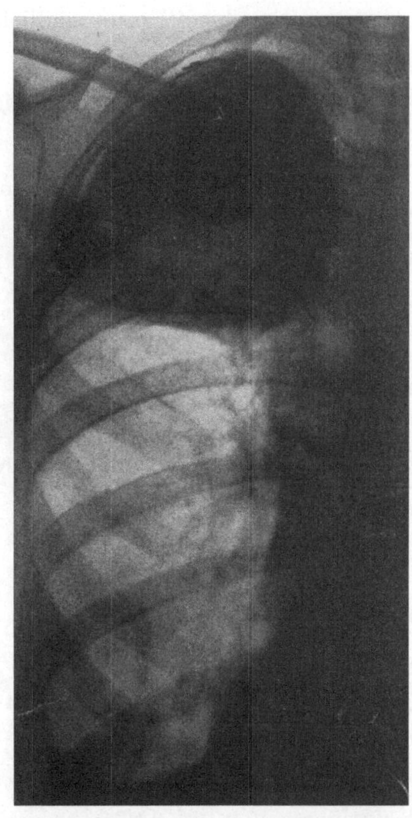

Abb. 329. Derselbe Fall. Extrapleuraler Oleothorax mit kleinem Resterguß. 3. Rippe nach Durchschneidung reponiert und fixiert. Allgemeinzustand sehr gut, zuverlässig geschlossen.

Wir pflegen nach Ausführung des extrapleuralen Oleothorax und des extrapleuralen Pneumothorax die Kranken sofort nach der Operation zu durchleuchten und eine Pause oder einen Film anzufertigen, um ein genaues Bild von der Lage zu haben, den extrapleuralen Pneumothorax schon am Nachmittag bis zum Druckausgleich nachzufüllen und weiterhin die Lage der Lunge und die evtl. Nachblutung durch

tägliche Durchleuchtungen zu kontrollieren. Punktionen wegen Nachblutungen sind oft gar nicht oder doch nur 1—2mal notwendig, Nachfüllung des Pneumothorax nach Be-
darf, wobei nach einigen Tagen ein
gewisser Überdruck angewendet werden kann. Wir können aber nicht
verschweigen, daß wir immer wieder
hartnäckige Nachblutungen erlebt
haben, sowie auch heftige entzündliche

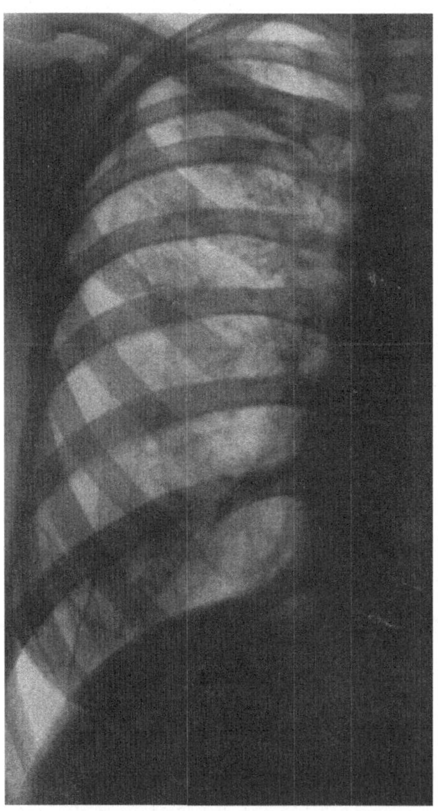

Abb. 330. Aufn.-Nr. 505/42, ♀, 20 Jahre.
Produktive Tuberkulose im rechten Oberlappen
mit kleiner Kaverne. Partieller Pneumothorax
rechts.

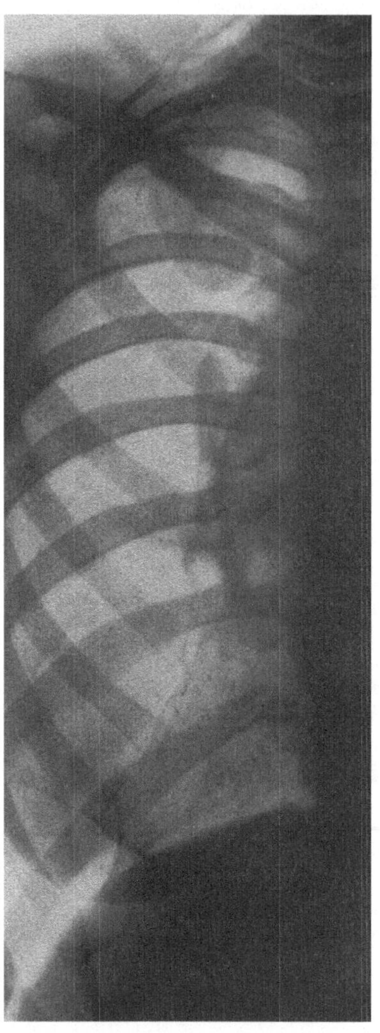

Abb. 331. Derselbe Fall. Kombinierter
extra- und intrapleuraler Pneumothorax
rechts mit Teilresektion der 4. Rippe.
Der Pneumothorax wurde in dieser Form
durch Durchtrennung der abgelösten
Pleura parietalis hergestellt.

Reizungen im Wundbett mit längeren sehr lästigen Fieberverläufen.
In diesen Fällen kann die Durchführung des extrapleuralen Kollapses

recht große Schwierigkeiten machen. Wir waren auch öfter genötigt, einen extrapleuralen Pneumothorax wegen beginnender Verklebung der Wundflächen in einen sekundären Oleothorax zu verwandeln. Im ganzen sind wir mit den Verläufen und Resultaten dieser Operationen zufrieden, doch können wir ein Urteil über die Dauererfolge nicht abgeben, weil wir nicht genügende Zeiträume überblicken.

Um die Gefahr der Perforation nach dem Bronchalbaum nach Paraffinplombierung zu vermeiden, hat Savič eine eigenartige Methode ersonnen. Er geht so vor, daß er das Periost der Rippen im Umfang der beabsichtigten Plombierung an den Kanten einschneidet, das innere Periost von den Rippen ablöst und mitsamt der Intercostalmuskulatur, den Gefäßen und Nerven versenkt, so daß die nunmehr eingelegte Paraffinplombe zwischen diese Muskelschicht und die stehengebliebenen Rippen zu liegen kommt. Das versenkte Periost bildet neue Rippenspangen, sodaß die Paraffinplombe schließlich in einem knöchernen Korb liegt. Die Gefahr der Perforation nach innen ist bei diesem Verfahren ausgeschlossen. Wir haben aber bei einigen solchen Operationen die Perforation nach außen und die beginnende Ausstoßung der Paraffinplombe erlebt. Die nunmehr notwendig werdende Plastik bietet zwar weniger Gefahren, weil der Kollaps der Lunge schon besteht, aber der Kranke nimmt die zweimalige Operation und die gewisse Entstellung, die er gerade vermeiden wollte, nur ungern in Kauf. Noch etwas anders geht Kremer vor, indem er das innere Periost und die innere Schicht der Intercostalmuskulatur auf der Lunge beläßt, den Rest der Intercostalmuskulatur in Verbindung mit den stehenbleibenden Rippen. Die versenkten Intercostalnerven werden dabei durchschnitten. Kremer verwendet auch eine Paraffinmischung, die bei Körpertemperatur weich bleibt, wodurch eine gewisse Nachgiebigkeit der Plombe die elektive Schrumpfung des Lungengewebes gestattet.

Mutschlers Standardmethode zur blutigen Lungenkollapstherapie. Da sich vor der Operation nicht übersehen läßt, ob eine Pneumolyse einen wirksamen extrapleuralen Pneumothorax oder die Beschaffenheit der Pleura parietalis ein tragfähiges Plombenbett abgibt oder neben die Pneumolysis die Obergeschoßplastik in Idealkonkurrenz tritt, hat Mutschler eine Methode ersonnen, welche die Wahl des Kollapsverfahrens in den Eingiff hinein verlegt. Voraussetzung ist die Zustimmung des Kranken zu jedem der möglichen Eingriffe. Mutschler verzichtet auf eine Rippenresektion, führt vielmehr die Pneumolyse vom 3. Intercostalraum aus durch. Um weit genug nach unten ablösen zu können, nimmt er evtl. einen tiefer gelegten zweiten Intercostalschnitt zu Hilfe. Die Lysis erfolgt unter Aufspreizung des Intercostalraumes mit stumpfen Haken unter voller Sicht mit Stablampe stumpf, doch kann in der Kuppe Durchschneidung von Strängen nach Unterbindung notwendig werden. Den extrapleuralen Pneumothorax zieht Mutschler nicht in Betracht;

er füllt vielmehr nach ausreichend gelungener Pneumolyse eine feste
Plombenmasse ein und hält Drainage des Plombenbettes für notwendig.

Gelingt die Pneumolyse nicht in genügendem Umfang, so wird
sogleich die Obergeschoßplastik ausgeführt, und zwar nach der Methode
der Periostlücken (GRAF) möglichst in einer Sitzung 1—7, notfalls in
2 Sitzungen. Die ersten drei Rippen sollen bis zum Knorpelansatz
entfernt werden. Alle Rippen werden grundsätzlich mit dem Köpfchen
exartikuliert. Die Wunddrainage läßt MUTSCHLER 8 Tage liegen.

8. Kavernensaugdrainage nach MONALDI.

Die Ausführung der Kavernendrainage nach MONALDI hat zur Voraussetzung die genaue röntgenologische Erhebung der Lage der Kaverne
mittels gezielter Aufnahmen und insbesondere der Schichtmethode,
auch die Absuchung beider Lungen auf einen etwaigen zweiten kleinen
Zerfallsherd, der den Erfolg der Behandlung in Frage stellen könnte.
Die Lage der Kaverne entscheidet über den Zugangsweg zur Kaverne.
Heute wählt der eine Autor aus grundsätzlichen Erwägungen den Weg
von vorn, der andere den von hinten; wesentlich dürfte sein, den kürzesten Zugangsweg zu finden. Zweites Erfordernis vor Ausführung des
Eingriffes ist die Feststellung der festen Verwachsung der Pleurablätter
in größerer Umgebung der anzugehenden Kaverne. Ist noch ein freier
Pleuraraum vorhanden, so muß dieser zunächst verödet werden, was
man am besten dadurch erreicht, daß man den Spalt durch Luftfüllung
unter Druck erweitert, nunmehr durch die Kanüle in verschiedenen
Richtungen Talkum einbläst und danach die Luft absaugt. Nach einigen
Wochen pflegt Nachprüfung zu ergeben, daß kein freier Pleuraraum
mehr besteht. Nach sorgfältigen Erwägungen über die Wahl der best-
geeigneten Eingangsstelle wird die Lokalanästhesie mit langer dünner
Nadel ausgeführt bis an die Pleura heran, nicht aber darüber hinaus.
Die Wand der Kaverne selbst verrät sich meist durch einen plötzlichen
Widerstand, der nur mit einigem Druck überwunden werden kann.
Ist die Spitze der Nadel in der Kaverne, so ist die Ansaugung von Luft
ganz leicht möglich. Die Lage der Nadel wird zweckmäßig mit Unter-
tischdurchleuchtung nachgeprüft. Die Punktion mit einem Trokar
durch den ein Katheter Nr. 9 eingeführt werden kann, erfolgt nunmehr
an derselben Stelle und in genau derselben Richtung. Hat man beim
Eingehen das Gefühl gehabt, die Kavernenwand durchstoßen zu haben,
so wird das Stilett entfernt und mit dem angeschlossenen Pneumothoraxapparat geprüft, ob das Wassermanometer die großen charakteristischen Druckschwankungen von — 6 bis + 6 zeigt. Ist das der
Fall, so wird durch den Trokar der Katheter mit eingelegtem Mandrin
eingeführt bis über die Marke 15 hinaus, womit seine Spitze frei in der
Kaverne liegt. Nach Röntgenkontrolle der Lage wird der Mandrin und

der Trokar über dem Katheter vorsichtig entfernt, die Lage des Katheters
nochmals röntgenologisch kontrolliert und nunmehr der Katheter in
seiner Lage durch ungewickelte Heftpflasterstreifen mit geeignetem
Wundschutz der Punktionsstelle an der Brustwand fixiert. Die Punktion
kleiner oder flacher Kavernen kann schon große Schwierigkeiten machen
und muß zuweilen von verschiedenen Stellen aus, am besten in einem
zweiten oder dritten Versuch wiederholt werden. Die Punktion und
Drainage der Kaverne gelingt fast immer. In den ersten ein bis zwei
Tagen wird nicht abgesaugt, vielmehr nur die Reaktion auf den Eingriff
abgewartet. Eine Entzündung um den Stichkanal herum ist nicht ganz
selten, auch gelegentlich mit Fieber verbunden; auch kleine Blutungen
und Infiltrierungen um den Stichkanal herum kommen vor, während
größere Blutungen, Luftembolien, Aspirationspneumonien auffallender-,
aber glücklicherweise sehr seltene Vorkommnisse sind. Die Absaugung
beginnt nach etwa 48 Stunden zunächst mit 2 Stunden täglich, allmählich
auf 6—8 Stunden ausgedehnt. Die Saugung kann mit einer Wasser-
strahlpumpe erfolgen, muß aber in diesem Fall mit einem Wassermanometer kontrolliert und reguliert werden, damit der Sog nicht zu
stark wird. Wir haben uns für diese Methode eine besonders zuverlässige Apparatur konstruiert. Das gleiche leistet ein alternierendes
System zweier großer Flaschen, bei denen die Niveaudifferenz durch
einen besonderen Apparat oder einfach durch Unterlagen hergestellt
wird. Es scheint recht wichtig zu sein, sowohl mit der Absaugungszeit
wie mit der Stärke der Absaugung zu wechseln, um die richtige Saug-
kraft zur Geltung kommen zu lassen, die jeweils verschieden sein kann.
Bei sehr großen Sputummengen ist die Absaugung dieses Kaverneninhaltes für den Kranken eine große Wohltat, im übrigen kommt es
aber weniger darauf an, dieses Sekret abzusaugen, das in einer zwischen-
geschalteten WULFschen Flasche abgefangen wird, als in der Kaverne
einen ständigen negativen Druck herzustellen, der ihre Verkleinerung
und die Reinigung ihrer Wände erleichtert. Eine deutliche Verkleinerung
der Kaverne ist nicht selten schon beim Beginn der Absaugung, häufiger
nach Tagen bis Wochen zu beobachten. Die Kavernensaugdrainage
muß immer einige Wochen, nicht selten viele Monate durchgeführt
werden. Hat sie nach 6—8 Monaten zu einem immer besser werdenden
Ergebnis nicht geführt, so kann auf einen Erfolg nicht mehr gehofft
werden. Die Größe der Kaverne und das Verhalten des Zuführungs-
bronchus wird zweckmäßig nach einigen Wochen durch Jodipineinfüllung
kontrolliert. MONALDI legt entscheidenden Wert auf die Frage, ob es
zum Verschluß des Drainagebronchus kommt. Solcher Verschluß beschleunigt sicher die endgültige Schrumpfung der Kaverne, doch dürfte
die Ausheilung der Kaverne auch bei nachträglichem Verschluß dieses
Bronchus zustande kommen können. Neuerdings hat MONALDI auch eine
Masse angegeben, die er in die Kaverne einführt, um den Verschluß des

Bronchus künstlich herbeizuführen; die Masse besteht aus Tierkohle, Keratin und Kollodium und wird mittels Spritze in den Kavernenrest eingefüllt.

Ist eine wesentliche Verkleinerung der Kaverne erreicht, aber eine völlige Verödung nicht mehr zu erwarten, so kann die Ausführung einer Thorakoplastik in Frage kommen, die über der stark verkleinerten Kaverne nicht so umfangreich zu sein braucht, wie sie vor der Absaugung hätte sein müssen. Wenn wir bei sehr großen starren Kavernen mit der MONALDI-Behandlung einen vollen Erfolg nicht erwarten können, so haben wir neuerdings, einem Vorschlag von MARQUARDT, ISTEBNA, folgend der Kavernendrainage die vordere Plastik vorausgeschickt, um bei Ausführung der späteren Obergeschoßplastik nicht im Gebiet des Drainagekanals operieren zu müssen und Wundinfektionen auf diese Weise zu vermeiden.

9. Dauererfolge der Kollapsbehandlung und Aussichten für ihre Ausgestaltung[1].

Unser großes Krankengut der Lungenkollapstherapie ist von ROLOFF 1930 auf die Dauerresultate geprüft worden (1128 Fälle). Eine erneute und erweiterte Nachprüfung war uns während des Krieges aus Mangel an Hilfskräften und wegen der Zerstreuung der früher Behandelten leider nicht möglich.

Mit dem *einseitigen Pneumothorax* erzielten wir folgende *Entlassungserfolge* (Tab. 1).

Die Entlassungserfolge (negativer Sputumbefund!) wurde also im Laufe der Jahre von 18% auf 47% verbessert. Dieses Resultat beruht zum kleinen Teil auf der Besserung der Indikationsstellung, zum größeren Teil auf der konsequenten Durchführung der Kollapstherapie durch ausgiebige Heranziehung der Ergänzungsoperationen.

Tabelle 1.

1918—21	18%	(173 Fälle)
1922—25	28%	(154 ,,)
1926—28	47%	(188 ,,)

Der *doppelseitige Pneumothorax* (seit 1922) erzielte bei 72 Kranken das Schwinden der Bacillen in 36% der Fälle, die *Exairese* als selbständige Operation 18% gleichsinnige Erfolge. Nach der *Plastik und Plombierung* wurden 38,5% der Operierten bacillenfrei.

Es ist selbstverständlich, daß die festgestellten *Dauererfolge* bei kürzerer Beobachtungsdauer wesentlich besser sind, als bei späterer Nachforschung. Wenn man also die Dauererfolge nach 2—5 Jahren nicht ohne weiteres mit den Erfolgen nach 9—12 Jahren vergleichen kann, so dürfte doch die Annahme Berechtigung haben, daß der gleiche Prozentsatz der Entlassungserfolge sich als Dauererfolg bewähren wird. Aus unserer Statistik erhellt, daß 61% der Entlassungserfolge nach 9—12 Jahren

---

[1] Aus dem Aufsatz Klin. Wschr. **1932**, Nr. 15.

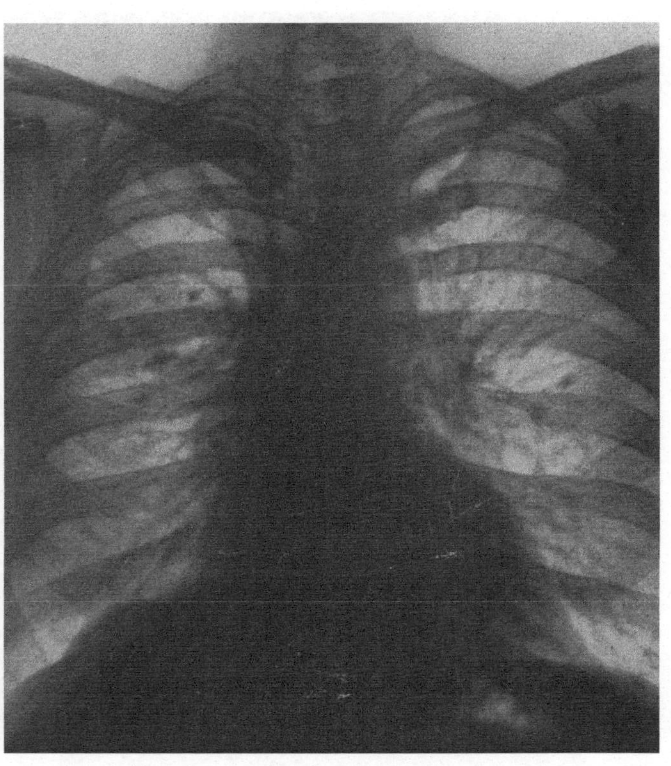

Abb. 332. Aufn.-Nr. 5149, ♂, 24 Jahre. Erweichendes Infiltrat im rechten Oberlappen (Adoleszentenphthise).

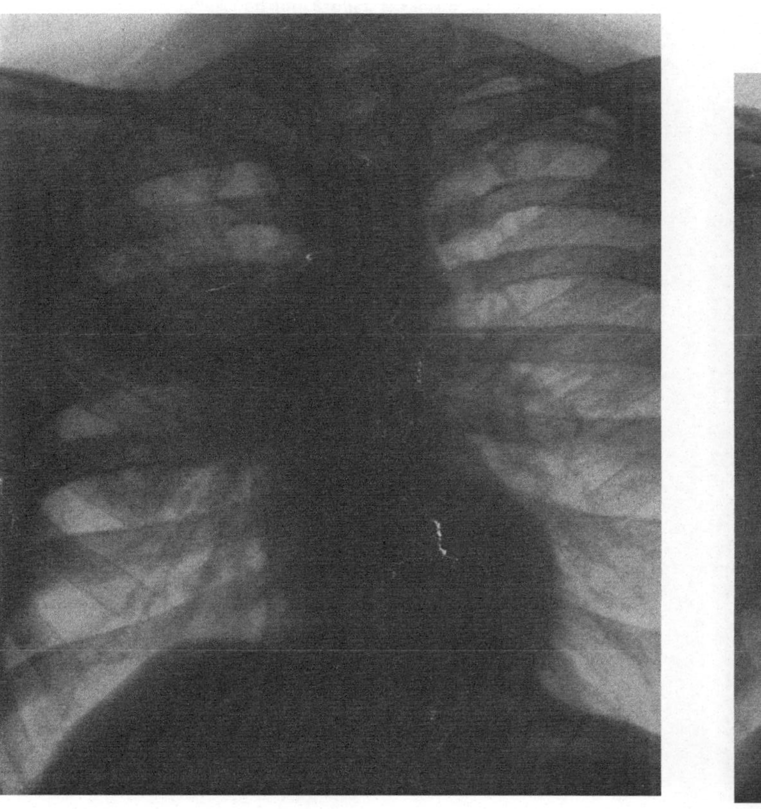

Abb. 333. Derselbe Fall. Klinische Heilung 8 Jahre nach Beginn der Pneumothoraxbehandlung. Seit 6 Jahren klinisch gesund.

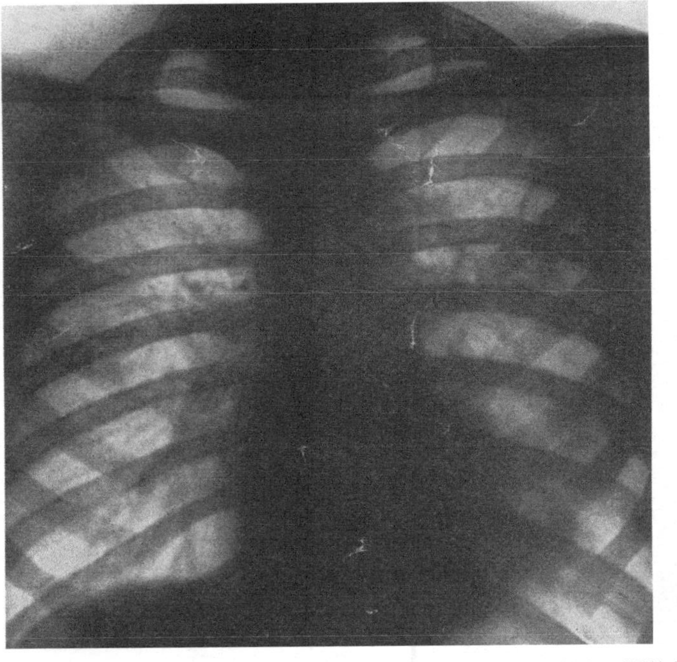

Abb. 334. Amb., ♂, 24 Jahre. Exsudative Tuberkulose im linken Mittelgeschoß mit großer Kaverne.

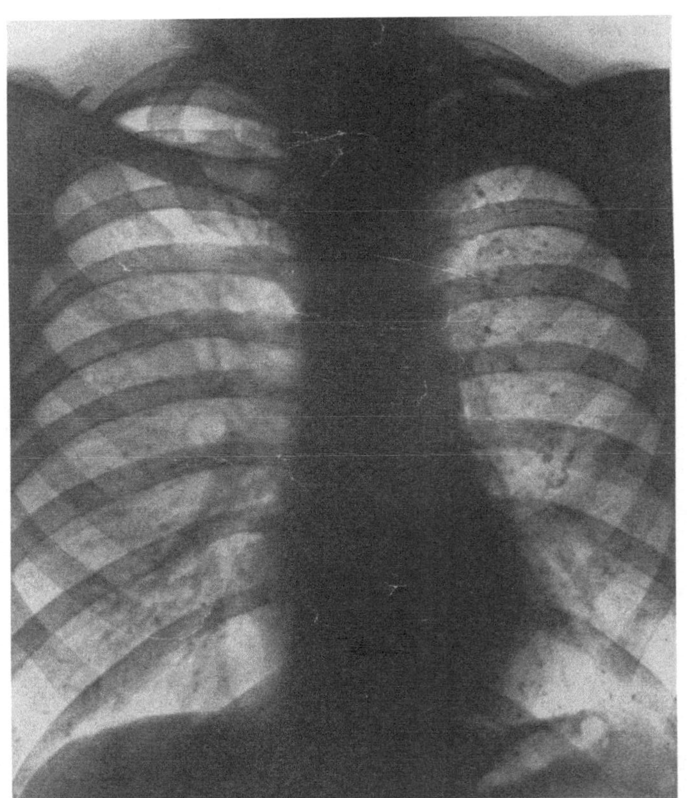

Abb. 335. Derselbe Fall. 10 Jahre später. Linke Lunge von zahlreichen
Kalkherden durchsetzt. Tuberkulose nach Pneumothoraxbehandlung

als Dauererfolge festgestellt wurden. So können wir wohl darauf rechnen, daß unsere neueren Resultate der Kollapsbehandlung nach etwa 10 Jahren beim einseitigen Pneumothorax 28,5%, beim doppelseitigen Pneumothorax 22%, bei der Plastik und Plombierung 23,5% und bei der Exairese als selbständige Operation 12% Dauererfolge ergeben, dürfen also annehmen, *daß wir mit den heutigen Methoden im Durchschnitt etwa 25% der offenen Tuberkulosen endgültig ausheilen können.*

Tabelle 2. Einseitiger Pneumothorax im Jahre 1927.

Offen vor Beginn der Pneumothoraxbehandlung	Zahl der Fälle	Entlassungserfolg bacillenfrei %	1930 %
1— 3 Monate .	95	52	50
3—12 ,, .	38	45	35
1— 2 Jahre . .	29	24	24
über 2 ,, . .	24	13	16

Können diese Resultate noch nennenswert verbessert werden? Ganz gewiß! Unser Statistik gibt dafür sehr wertvolle Anhaltspunkte. Die Tabelle 2 beweist die außerordentliche Wichtigkeit der *frühzeitigen Einleitung der Kollapsbehandlung.*

Mit der Zunahme des Alters der offenen Tuberkulose vor der Kollapsbehandlung sinkt also der zu erzielende Erfolg auf ein Drittel bis ein Viertel des Anfangswertes.

Tabelle 3.

Lebensalter	Zahl der Fälle	Entlassungserfolg bacillenfrei %	Dauererfolg %
7—15 Jahre .	31	45	32
15—35 ,, .	605	33	30
über 35 ,, .	135	22	23

Zu dem gleichen Ergebnis führt die Betrachtung der *Lebensalter* bei Einleitung der Kollapsbehandlung (Tab. 3).

Bei den Kranken über 35 Jahre, die ohne Zweifel größtenteils an einer älteren Phthise leiden, waren also die Entlassungs- wie die Dauererfolge erheblich schlechter. Es sei bei dieser Gelegenheit bemerkt, daß nach dieser unserer Feststellung die Prognose der offenen Tuberkulose im Kindesalter

Tabelle 4.

Die Nachfüllungen wurden durchgeführt	Zahl der Fälle	Dauererfolg %
Bis 6 Monate .	253	9
$^1/_2$—1 Jahr . .	88	23
1—2 Jahre .	120	50
über 2 ,, .	54	69

unter der Kollapsbehandlung doch nicht ganz so schlecht ist, wie sie im allgemeinen angesehen wird.

Nicht weniger wichtig ist die *ausreichende Durchführung der Kollapsbehandlung.* Die Tabelle 4 illustriert das eindringlich.

Der Dauererfolg hängt also ganz und gar von der genügenden Durchführung der Kollapsbehandlung ab. Pneumothoraxbehandlung unter

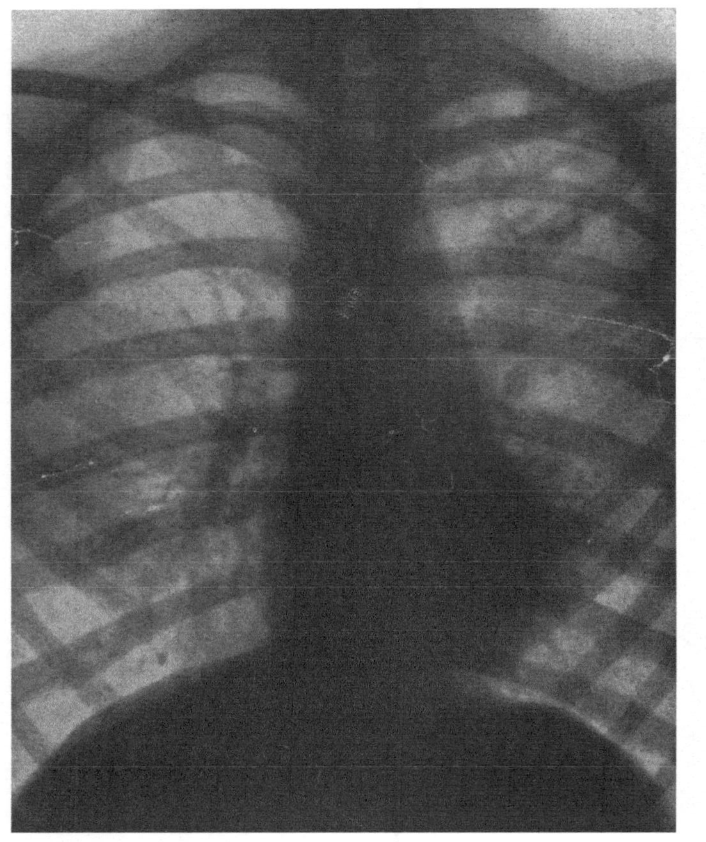

Abb. 336. Aufn.-Nr. 3226, ♀, 15 Jahre. Akute offene Adoleszentenphthise.
Pneumothorax. Strangdurchbrennung.

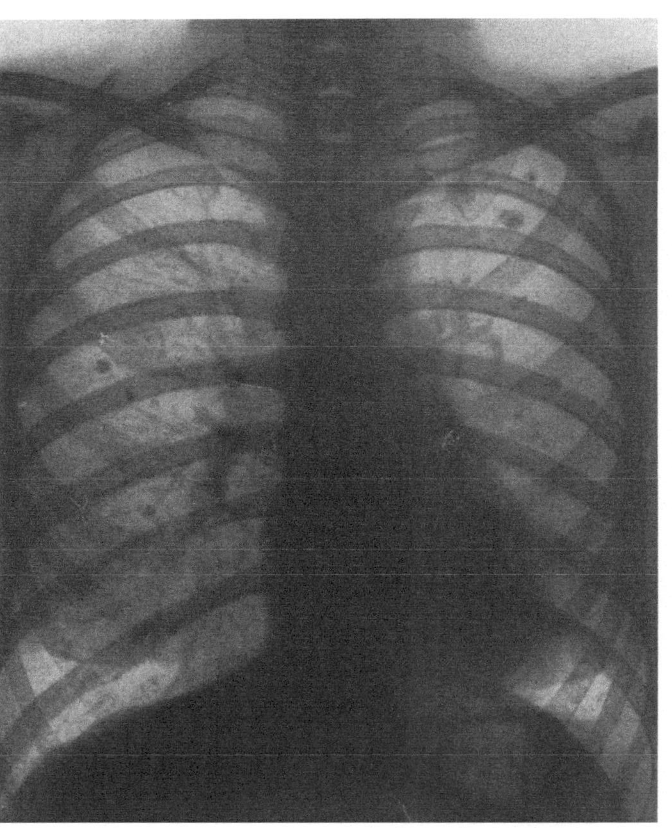

Abb. 337. Derselbe Fall, 11 Jahre später. 2 Kalkherde im linken Oberfeld.
Tuberkulose seit 8 Jahren geheilt. Glänzender Zustand.

1 Jahr ist unzulänglich. Da die weit überwiegende Mehrzahl der Behandlungen nach der Anstaltsbehandlung abgeschlossen wurde, haben

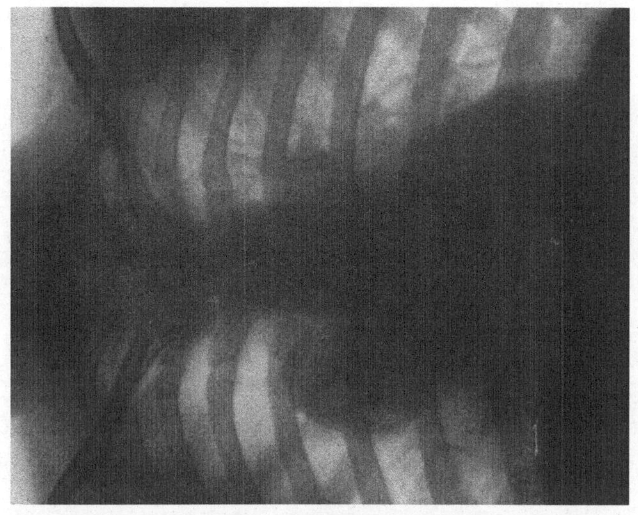

Abb. 339. Derselbe Fall nach kaustischer Durchtrennung der Stränge rechts. Schrumpfung der Kaverne.

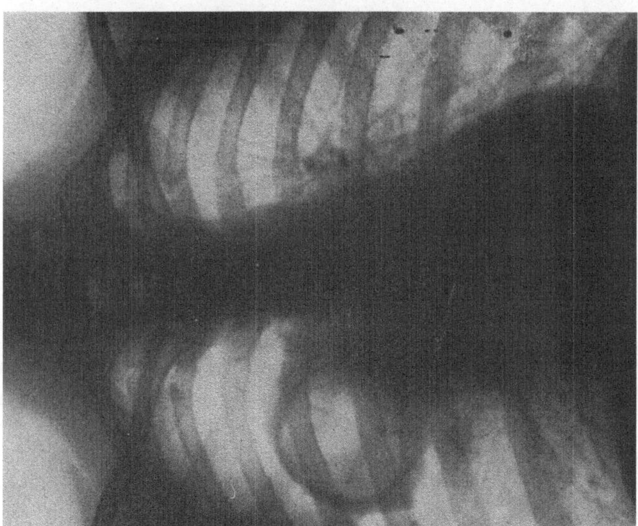

Abb. 338. Aufn.-Nr. 6194, ♂, 22 Jahre. Riesige Oberlappenkaverne, durch strangförmige Verwachsungen, von denen man aber nur die Ansätze an der Lunge sieht, im Pneumothorax ausgespannt.

wir nicht feststellen können, in welchem Prozentsatz der Pneumothorax vorzeitig einging oder die Behandlung vorzeitig abgebrochen wurde. Das ändert indessen nichts an unserer Schlußfolgerung; denn wenn der Pneumothorax vor Erreichung des Zieles der Kavernenheilung spontan eingeht, muß das Ziel der Kollapsbehandlung durch eine andere operative Methode erstrebt werden.

BRAEUNING hat 1932 überzeugend dargelegt, wie schlecht es um die Frühdiagnose der Lungentuberkulose, auch gerade der offenen Lungentuberkulose, noch bestellt ist. Fortschritte in der Diagnostik bringen

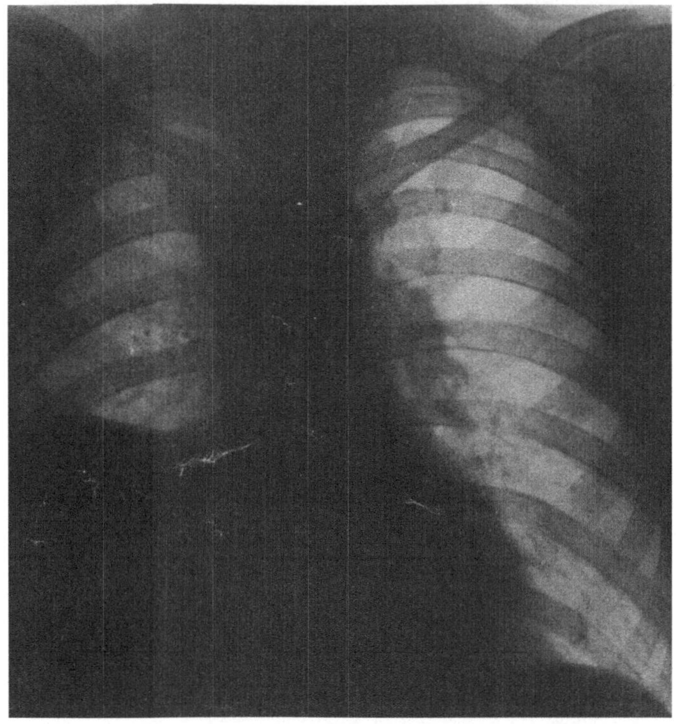

Abb. 340. Derselbe Fall, 9 Jahre später. Tuberkulose nach Pneumothorax, Strangdurchbrennung und Exairese seit 6 Jahren klinisch gestellt.

nach unseren obigen Darlegungen zwangsläufig bessere Resultate in der Kollapstherapie. So wenig man zwar von heute auf morgen eine Besserung des jetzigen Zustandes erwarten kann, so bestimmt können wir darauf rechnen, mit den modernen Methoden der Diagnostik und den sozialhygienischen Verfahren der Aufsuchung der Tuberkulösen einerseits, der hier besprochenen neuzeitlichen Behandlung andererseits Schritt vor Schritt auf sicherem Pfade vorwärtszukommen. Ich schöpfe aus dieser Überzeugung die Berechtigung zu dem stolzen Optimismus zielklarer und erfolgreicher Bekämpfung der Tuberkulose durch die systematische Früherfassung und Verstopfung der Infektionsquellen. Eine Statistik aus Oslo scheint diese Auffassung zu bestätigen.

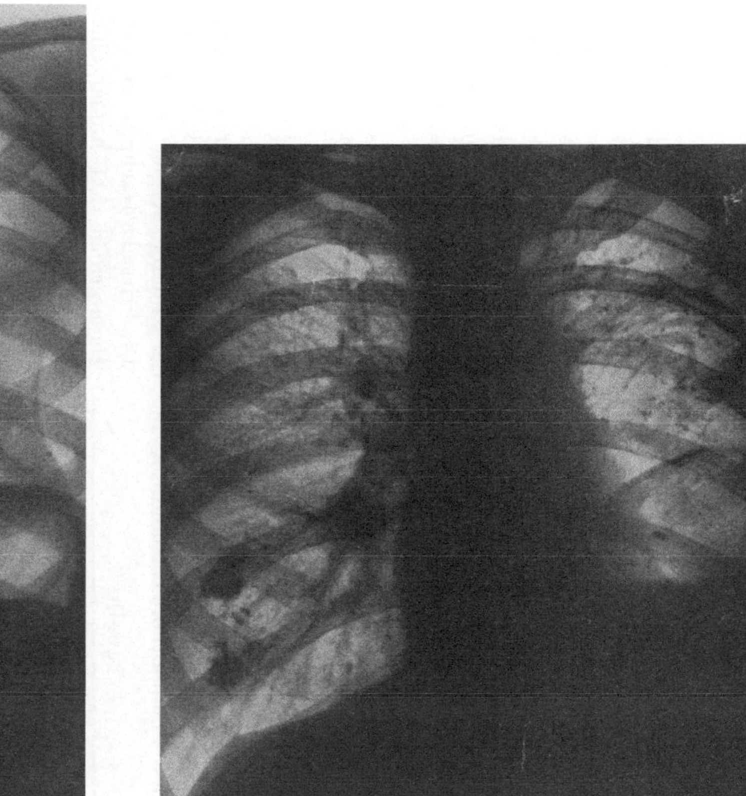

Abb. 341. Aufn.-Nr. 6032, ♂, 23 Jahre. Hochfieberhafte exsudative Tuberkulose der linken Lunge mit großen Einschmelzungen. Aspirationsaussaat im rechten Untergeschoß. Partieller Pneumothorax links, Zwerchfelllähmung links.

Abb. 342. Derselbe Fall, 17 Jahre später. Linke Lunge von zahlreichen Kalkherden durchsetzt. Großes Narbenfeld im linken Obergeschoß. Zwerchfellhochstand links.

Sie ergibt eine Zunahme der Tuberkuloseheilung von 1920—1927 von 3% auf 6,7%; in der gleichen Zeit ist die Tuberkulosemortalität von 20,4 auf 15,3 $^0/_{000}$ und die Tuberkuloseletalität von 12,7 auf 11,3% gesunken. Nun hat zwar BERG 1941 das Ergebnis einer Nachprüfung von 1910—1934 mit Pneumothorax behandelter Lungentuberkulöser mitgeteilt, das sehr ungünstig lautet, indem sich die Wirkung der Pneumothoraxbehandlung auf die Absterbeordnung allmählich verliere, offenbar weil die Pneumothoraxtherapie nicht eine kausale Therapie darstelle, sondern eher eine symptomatische, die sich gegen die lokale Manifestation eines allgemeinen Leidens richte; aber abgesehen davon, daß bei so langer Beobachtung die Sterblichkeit weitgehend durch interkurrente oder zusätzliche Erkrankungen beeinflußt sein kann, was nur in einem Teil der Fälle aufzuklären sein dürfte, kommt es aber nach unseren obigen Darlegungen sehr darauf an, in welchem Alter der Behandelte sich ursprünglich befand. Ist die Prognose der Kollapsbehandlung im späteren Lebensalter an sich schon ungünstiger, so kann man natürlich auch nicht erwarten, daß von 40jährigen 25 Jahre später noch ein großer Teil am Leben ist. Unsere obige Darlegung zeigt aber außerdem, daß der Dauererfolg von der konsequenten Durchführung der Kollapsbehandlung abhängt, was zur Folge hat, daß man keineswegs die eine Pneumothoraxbehandlung mit der anderen vergleichen kann.

Tabelle 5.

	Dauer-erfolge %
Einseitiger Pneumothorax mit Ergänzungsoperationen	29
Exairese als selbständige Operation	24
Doppelseitiger Pneumothorax	19
Plastik und Plombierung	44

Die kritische Nachprüfung der Dauererfolge hat immer eine Zergliederung des Materials im obigen Sinne zur Voraussetzung, wenn anders sie gerecht sein soll.

Von einer *Konkurrenz der Methoden* der Kollapsbehandlung sollte billig nicht gesprochen werden. Wir stellen folgende Durchschnittswerte fest (Tab. 5). Inzwischen ist die Zahl der mit Plastik, Paraffinplombe, extrapleuralem Pneumothorax und extrapleuralem Oleothorax bei uns behandelter Kranken auf 5,5% angestiegen. Wenn wir auch nur einen Teil dieser Kranken jahrelang verfolgen und die Dauererfolge systematisch noch nicht nachprüfen konnten, so haben sich doch die Erfahrungen an unseren früheren Fällen im Laufe der letzten 12 Jahre durchaus bestätigt.

Aus dieser Übersicht würde eine Überlegenheit der großen Operationen hervorgehen. Dieser Schluß ist indessen nicht ohne weiteres zulässig, denn die großen Operationen fallen in die Zeit der besseren Indikationsstellung, und der Entschluß zu dem großen Eingriff erfolgte natürlich auch mit größerer Zurückhaltung.

Interessant ist aber unsere Erfahrung, daß beim Pneumothorax der Prozentsatz der Dauererfolge kleiner ist als der Prozentsatz der

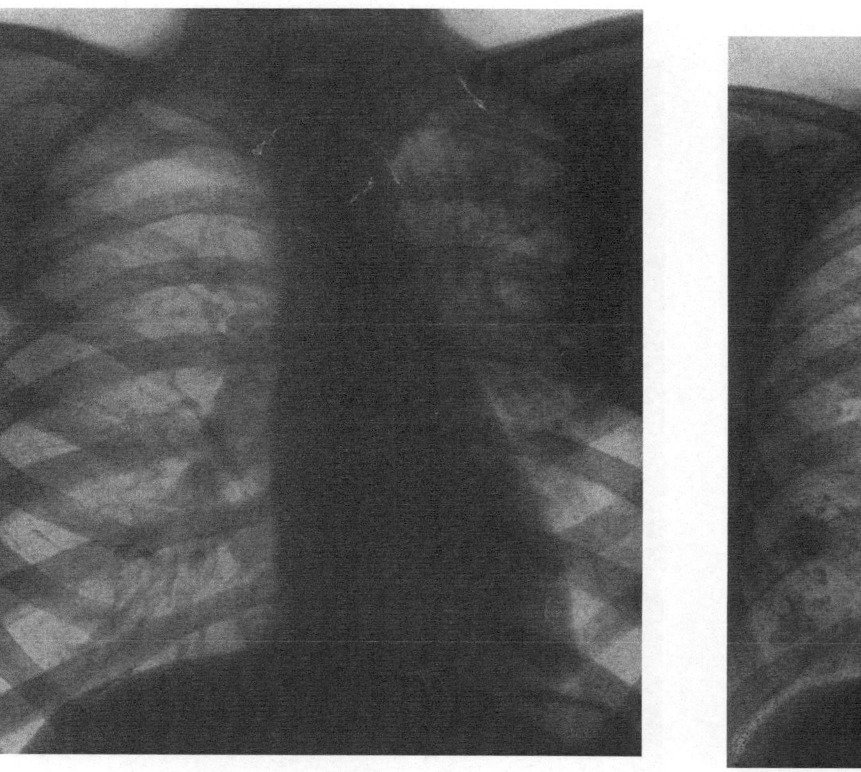

Abb. 343. Aufn.-Nr. 6032, ♂, 23 Jahre. Adoleszentenphthise des linken Oberlappens mit größerer Einschmelzung. Wiederholte hochfieberhaft verlaufende Aspirationsaussaaten.

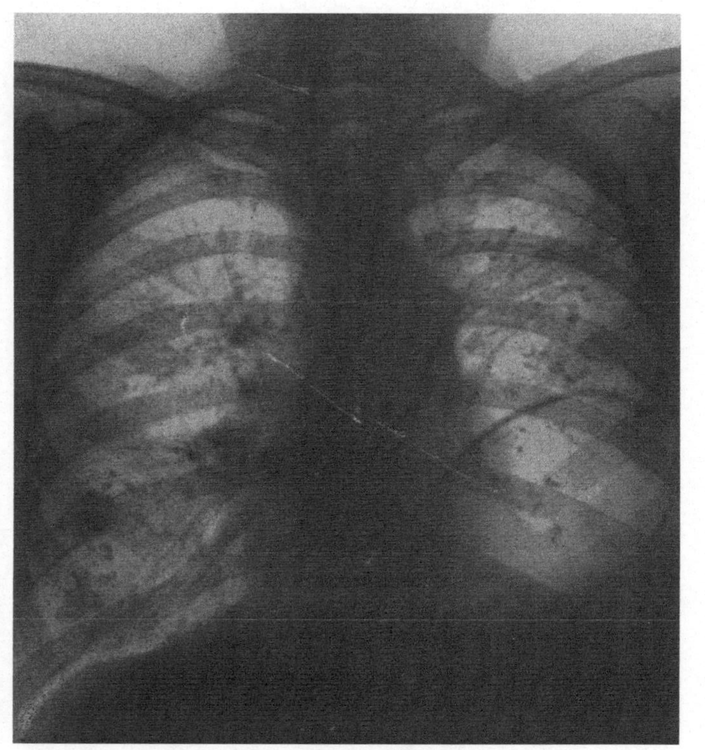

Abb. 344. Derselbe Fall, 7 Jahre später, Tuberkulose nach Exairese seit Jahren geheilt. Glänzender Allgemeinzustand.

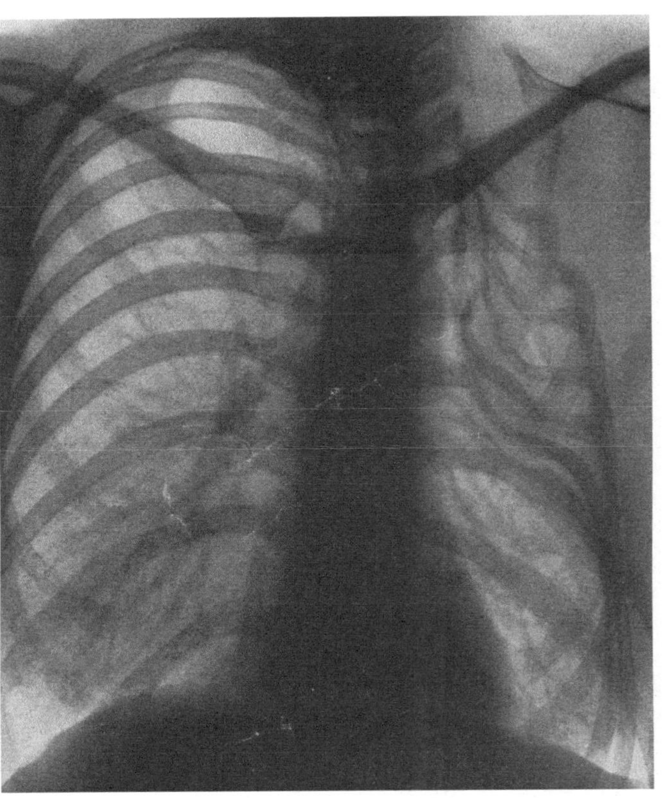

Abb. 345. Aufn.-Nr. 1048/40, ♀, 35 Jahre. Produktive Tuberkulose im linken Oberlappen mit kleinen Kavernen.

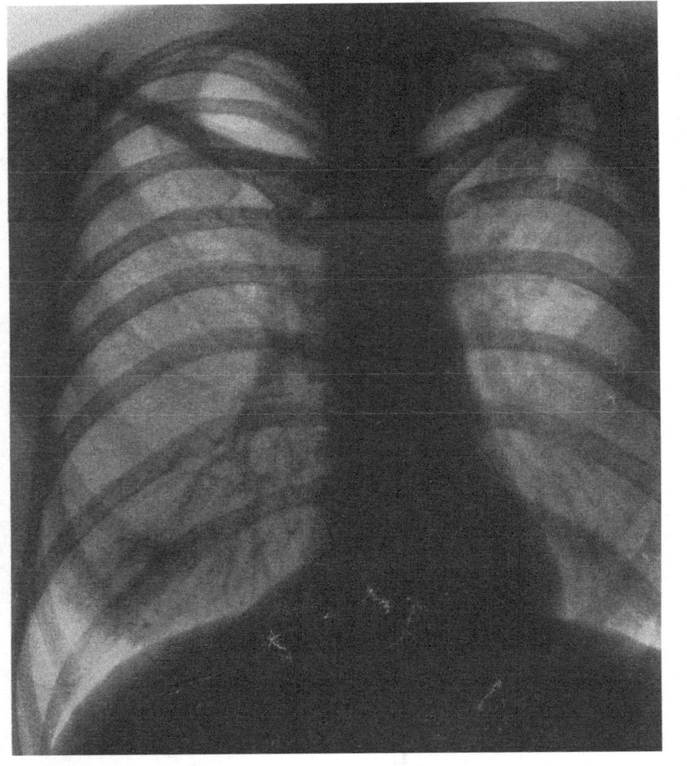

Abb. 346. Derselbe Fall. Status nach Obergeschoßplastik 1—8. 2 Jahre nach der Operation. Zuverlässig geschlossen.

Entlassungserfolge, beim Pneumothorax mit Exairese die Erfolge gleich bleiben, während bei der isolierten Exairese, der Plastik und der Plombierung die Dauererfolge besser sind als die Entlassungserfolge. Den Methoden, die einen Dauerkollaps gewährleisten, scheint also für den Dauererfolg eine gewisse Überlegenheit zuzukommen.

Für das Urteil über die Bedeutung der Kollapsbehandlung für die Volksgesundheit sind außer dem individuellen klinischen Erfolg noch 2 Momente wichtig: die wirtschaftlichen Ergebnisse im Vergleich mit dem Aufwand und die Verstopfung von Infektionsquellen.

Die Feststellung des *wirtschaftlichen Erfolges* stößt auf große Schwierigkeiten. Unsere Enquete beschränkte sich auf die Anfrage bei den von uns behandelten Kranken. Die erhaltenen Antworten gruppieren wir in Tabelle 6.

Aus der Übersicht ergibt sich, daß der Anteil der wieder voll erwerbsfähig gewordenen und gebliebenen Kranken durchschnittlich um 8% hinter den bacillenfrei gebliebenen zurücksteht, während die Summe der voll und beschränkt Erwerbsfähigen um einige Prozent über dem Satz der bacillenfrei Gebliebenen liegt.

Tabelle 6.

	Bacillenfrei %	Voll erwerbsfähig %	Beschränkt erwerbsfähig %
1919	14	12	2
1920	12	10	1
1921	16	10	6
1922	14	9	9
1923	31	23	14
1924	30	22	13
1925	27	20	13
1926	35	23	15
1927	35	22	14
1928	38	26	21

Der Wert unserer Tabelle ist durch die Subjektivität der Antworten besonders stark beeinträchtigt, weil sich 1930 die wirtschaftliche Depression schon sehr erheblich geltend machte. Ein zuverlässiges Urteil kann nur gewonnen werden durch eingehende fachärztliche Untersuchung der behandelten Kranken, die der Anstalt nicht möglich ist, aber eine wichtige Aufgabe der Tuberkulosefürsorge sein sollte. Dabei wäre nicht nur der Gesundheitszustand der ehemals Kranken zu prüfen, sondern auch die Beeinträchtigung ihrer Leistungsfähigkeit durch Restzustände nach der Behandlung und vor allem auch die Beschränkung ihres Arbeitsmutes durch unberechtigte Angst vor schädlichen Folgen der Arbeit und nicht zuletzt durch übertriebene Befürsorgung, z. B. durch Rentengewährung. Voraussetzung einer solchen Begutachtung durch die Fürsorge ist die Heranziehung von Ärzten, die in der Kollapstherapie und der Leistungsprüfung, z. B. nach plastischen Operationen, hinreichende Erfahrung besitzen. Erst seit einigen Jahren bemüht man sich vielfältig, wenn auch noch lange nicht überall systematisch, die in ihrer Leistungsfähigkeit nach erfolgreicher Behandlung geminderten Kranken an den geeigneten Arbeitsplatz zu bringen; das ist aber die Kernfrage nach der Arbeitsfähigkeit der Tuberkulösen, bei denen fast immer nach erfolgreicher Kollapsbehandlung und insbesondere Plastik eine mehr oder minder stark geminderte Leistungsfähigkeit besteht, die aber bei geeignetem Einsatz doch als voll

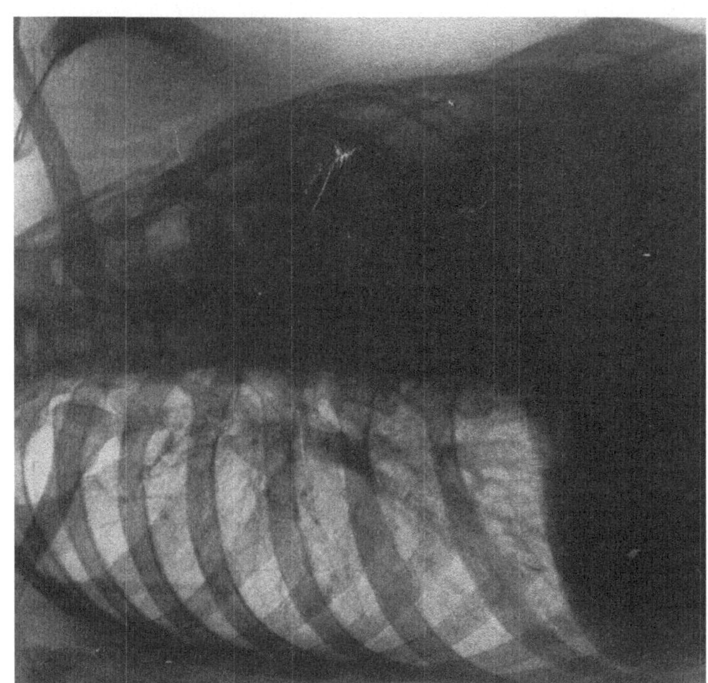

Abb. 348. Derselbe Fall, 5 Jahre später. Nach 4zeitiger radikaler Plastik Tuberkulose geheilt.

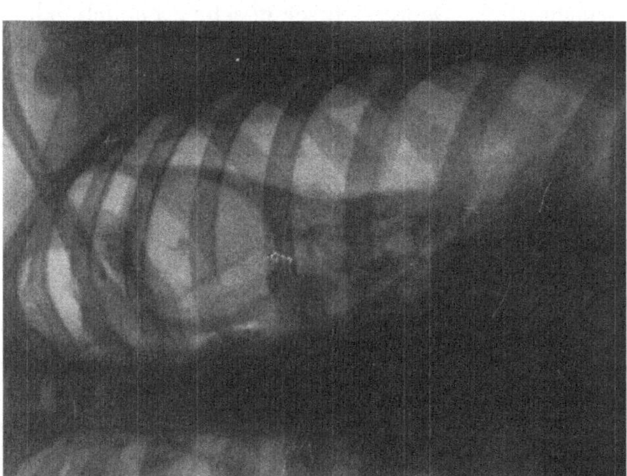

Abb. 347. Aufn.-Nr. 8717, ♀, 33 Jahre. Riesenkaverne im linken Oberlappen, Strangdurchbrennung führt zu sofortiger Verödung des Pleuraraumes.

befriedigende Leistung ausgenutzt werden kann, voll befriedigend nicht nur für das Einkommen des Genesenen, sondern auch für die Wirtschaft.

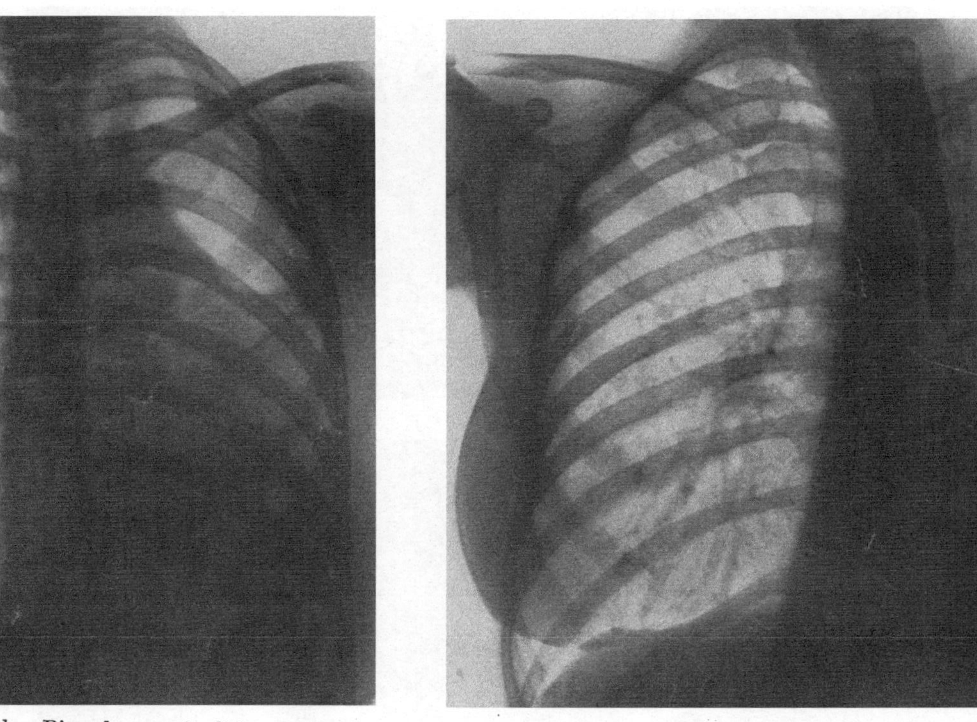

Abb. 349. Aufn.-Nr. 9948, ♀, 23 Jahre. Riesenkaverne im linken Oberlappen. Pneumolyse und extrapleuraler Oleothorax haben nicht zum Ziel geführt.

Abb. 350. Derselbe Fall, 3¹/₂ Jahre später. Nach radikaler Plastik Tuberkulose geheilt.

Unser Urteil über die Bedeutung der Kollapsbehandlung ist also trotz des großen Materials und der zum Teil sehr langen Beobachtungszeit noch in manchen Beziehungen unvollkommen. Feststellen konnten wir:

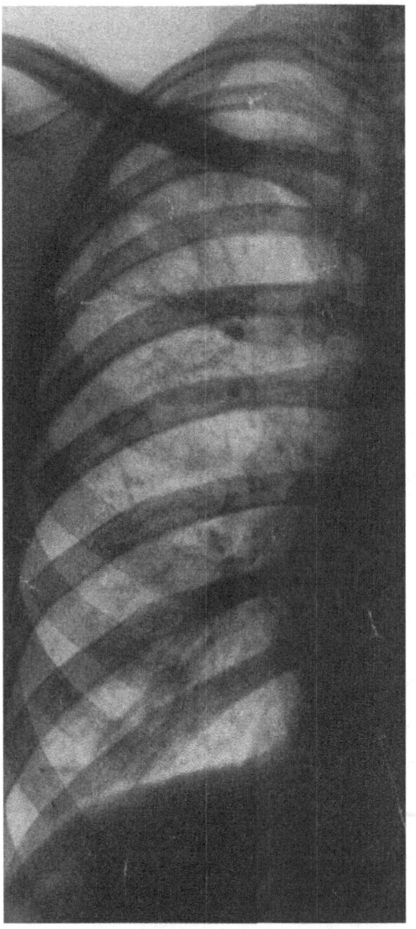

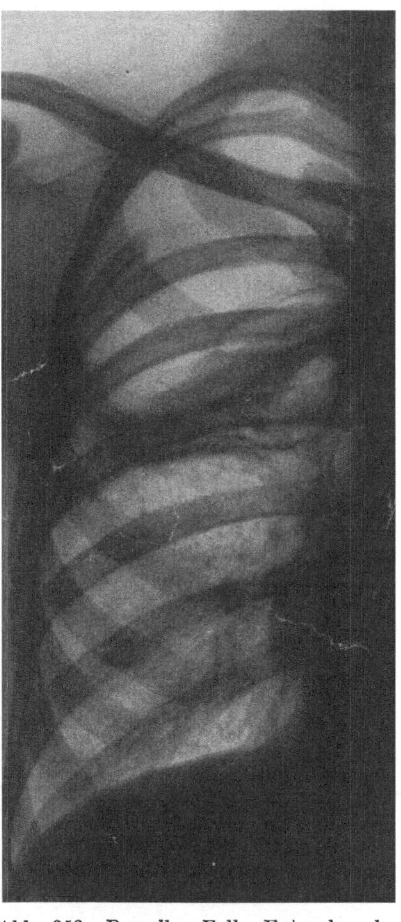

Abb. 351. Aufn.-Nr. 9849/36, ♂, 24 Jahre. Tuberkulose des rechten Oberlappens mit Kaverne.

Abb. 352. Derselbe Fall. Extrapleuraler Pneumothorax, 6 Jahre später Tuberkelbacillen negativ.

1. 25% der offen Tuberkulösen können durch Kollapsbehandlung endgültig geheilt werden.

2. 20% der Kranken werden wieder dauernd voll erwerbsfähig.

3. Die Resultate können durch Besserung der Frühdiagnostik, durch Frühoperation und konsequente Durchführung der Behandlung ganz erheblich verbessert werden.

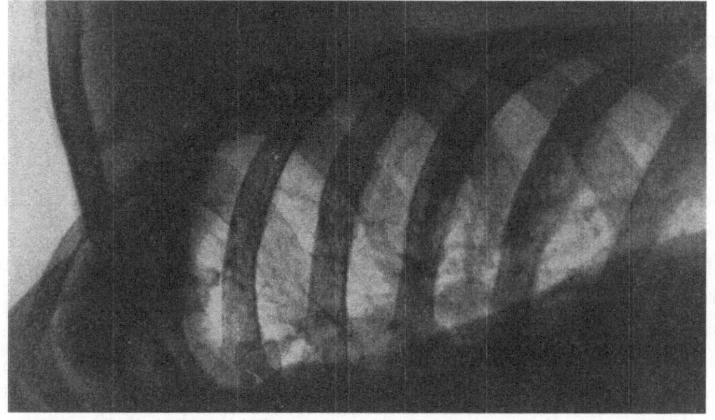

Abb. 355. Derselbe Fall, 4¹/₄ Jahre später. Dauernd bacillenfrei, klinisch gesund.

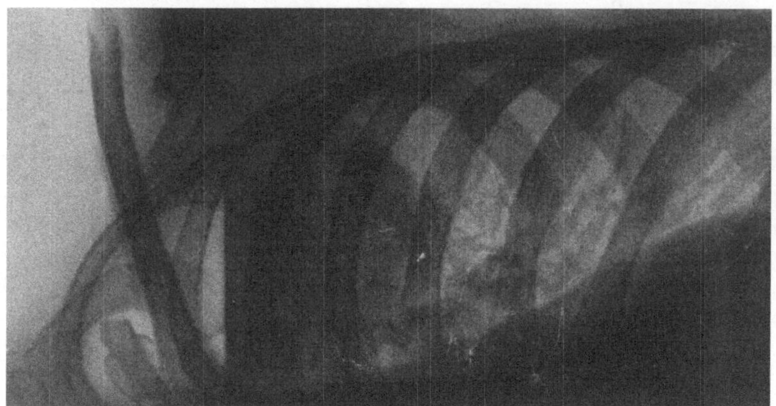

Abb. 354. Derselbe Fall. Extrapleuraler Oleothorax.

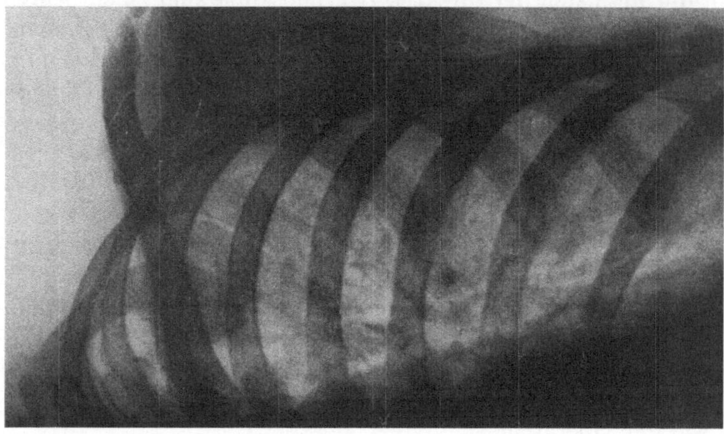

Abb. 353. Aufn.-Nr. 53/37, ♀, 26 Jahre. Mittlere Kaverne im rechten Oberlappen mit Sekretspiegel.

Bleibt die wichtigste Frage nach dem Ergebnis all solcher Mühe und solchen Aufwandes für die Volksgesundheit. Sie kann nur an Hand eines zusammengefaßten Materials beantwortet werden. Nach unserem Teilergebnis haben wir aber keinen Zweifel, daß die erreichbare Verstopfung eines beträchtlichen Teiles der Infektionsquellen in konsequenter Durchführung zur Überwindung der Tuberkulose als Volkskrankheit wesentliches beitragen wird. Wir dürfen deshalb stolz sein auf die zielbewußte Umstellung unserer gesamten Heilanstaltsbehandlung von einer wesentlich vorbeugenden Therapie bei geschlossener „Spitzentuberkulose" zu einer wesentlich seuchenbekämpfenden Heilung der offenen Tuberkulose. Sollte Braeunings Ansicht sich bestätigen, daß 25% der offen Tuberkulösen vor dem Erscheinen der Bacillen im Auswurf als tuberkulosekrank ermittelt werden könnten, so könnten wir den Zeitpunkt des Einsetzens der Therapie vorverlegen, vielleicht auch neue Wege finden. Am Wesen moderner Tuberkulosebekämpfung gemessen, würde solche erneute Umstellung nur Gewinn bedeuten.

XIII. Kehlkopftuberkulose.

1. Diagnose der Kehlkopftuberkulose.

Die Kehlkopftuberkulose macht in ihrem Beginn oft keine nennenswerten subjektiven Erscheinungen; um sie rechtzeitig zu entdecken, muß man jeden Kranken mit Lungentuberkulose, insbesondere offener Lungentuberkulose, laryngoskopisch untersuchen, worunter in diesem Falle die Untersuchung der ganzen oberen Luftwege zu verstehen ist. Wenn erst subjektive Erscheinungen auftreten: Ermüdung und Rauhigkeit der Stimme, Trockenheit, Kratzen, Fremdkörpergefühl im Hals usw., so sind in der Regel schon Veränderungen erheblichen Umfangs vorhanden. Die Untersuchung wird als indirekte Laryngoskopie vorgenommen, die Methoden der direkten Laryngoskopie sind zu entbehren. Wichtig ist die Betrachtung der Hinterwand in Killianscher Stellung; zuweilen ist die Aufrichtung der Epiglottis mit dem Kehldeckelhalter (Lokalanästhesie) notwendig, auch ist die Untersuchung von Tumoren mit der Sonde auf Resistenz und Beweglichkeit angezeigt. Neben der Verwendung der üblichen Kehlkopfspiegel, die, wenn versilbert und wasserdicht eingekittet, das Auskochen in Sodalösung vertragen, ist die Benutzung des anastigmatisch vergrößernden Kehlkopfspiegels nach Brüning zu empfehlen. Die Binokularlupe nach von Eicken bietet bei sehr gut beleuchtetem, etwas vergrößertem Kehlkopfbild den für operative Eingriffe wichtigen Vorteil des plastischen Sehens; sie ermöglicht außerdem, das Untersuchungsbild wie den therapeutischen Eingriff zwei Beobachtern zu demonstrieren, die infolge der im Apparat befindlichen Prismen von der Seite her dasselbe Bild, nur seitenverkehrt, erblicken, wie der Operateur.

Die geschilderten anatomischen Grundformen der Kehlkopftuberkulose sind klinisch bei Beginn der Kehlkopftuberkulose gut auseinanderzuhalten.

Die ersten Veränderungen, die *subepithelialen Tuberkel*, sind nur unter besonders günstigen Bedingungen sicher zu erkennen, z. B. am Epiglottisrande oder auf dem weißen Stimmbande durch die kollaterale Hyperämie. Besser sind die erwähnten multiplen Tuberkel bei exsudativen Phthisen zu sehen, da sie infolge der raschen Verkäsung gelblich durch die Schleimhaut schimmern. Die Anwendung des Vergrößerungsspiegels erleichtert die Erkennung dieser stecknadelkopfgroßen Knötchen wesentlich.

Die **tuberkulösen Infiltrate,** überwiegend zuerst an der Hinterwand auftretend, können die verschiedensten Formen haben. Die feinen Fältelungen der Schleimhaut, die auch bei maximaler Öffnung der Glottis nicht verschwinden, sind die ersten Anzeichen der submukösen Infiltration an der Hinterwand. Größere Infiltrate, oft durch graue Verfärbung auffallend, präsentieren sich als flache, meist höckerige Verdickungen, als zackige, mitunter kegelförmige Wucherungen, als kolbige oder auch blumenkohlartige oder gestielte Efflorescenzen (Abb. 357) oder als leistenförmige oder wulstige Vorsprünge und Kombinationen dieser Form nehmen zuweilen die ganze Breite der Hinterwand in beträchtlicher Tiefe ein. Größere Infiltrate der Stimmbänder, meist zunächst einseitig, sind ebenso leicht zu erkennen wie eine partielle Verdickung oder Wucherung am Kehldeckel. Infiltrate der Taschenbänder und an den aryepiglottischen Falten gehen oft von vornherein mit etwas Ödem einher und zeigen deshalb mehr glatte Formen diffuser Verdickungen.

Die Diagnose der **tuberkulösen Geschwüre** macht an der Hinterwand insofern Schwierigkeiten, als man bei der üblichen Untersuchung nur den oberen Rand des Geschwürs sieht, allenfalls auch vorspringende Zacken des seitlichen oder unteren Randes. Die Untersuchung in KILLIANscher Stellung zeigt aber den schmieriggrauen Grund des Ulcus inmitten der überhängenden, zum Teil papillomartig wuchernden Ränder. Kleine lentikuläre Geschwüre an den Stimmbändern sind nur mit dem Vergrößerungsspiegel zu erkennen, während größere Defekte durch die zackige Form ihres medianen Randes oder seine Rinnengestalt auffallen. Geschwüre der Taschenbänder, der Epiglottis und der aryepiglottischen Falten sind meist in ganzer Ausdehnung zu übersehen, während Geschwüre in der MORGAGNIschen Tasche, an der Vorderseite der Aryknorpel oder im subglottischen Raum sich nur durch das lokalisierte kollaterale Ödem verraten und dem Blick überhaupt nicht zugänglich gemacht werden können. Bei vorgeschrittenen Prozessen kann der ganze Umfang der Glottis von konfluierenden Geschwüren (Ringgeschwür) besetzt sein.

Die **Perichondritis**, am häufigsten an den Aryknorpeln, demnächst
an der Epiglottis, ist klinisch durch ein oft hochgradiges, diffuses, blau-
rotes Ödem der ganzen Gegend gekennzeichnet, das häufig die Geschwüre, von denen der Prozeß ausgeht, verdeckt.

All die geschilderten Veränderungen können sich bei der vorgeschrittenen Kehlkopftuberkulose in der mannigfaltigsten Weise lokalisieren und kombinieren, auch mit Paresen der Stimmbänder verbinden;

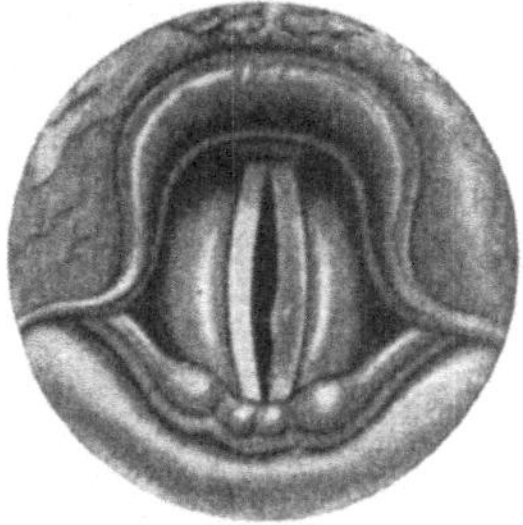

Abb. 356. Tuberkulöses Infiltrat am
linken Stimmband.

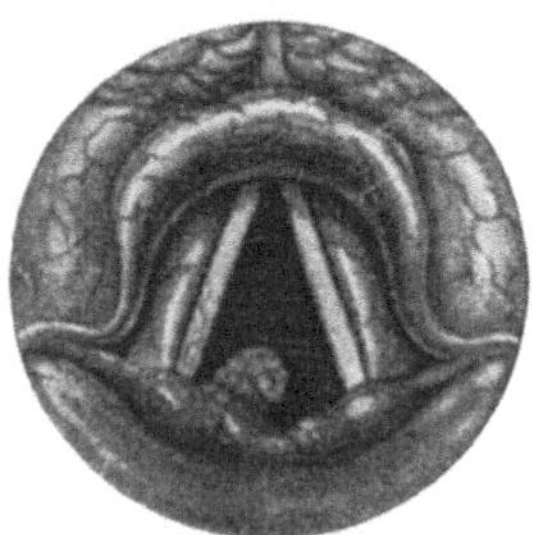

Abb. 357. Blumenkohlartige tuberkulöse
Wucherung an der Hinterwand.

das Spiegelbild des Kehlkopfes kann dabei so groteske Formen zeigen,
daß die Orientierung schwer wird und es einer langen oder bei der
Hinfälligkeit der Kranken besser wiederholter Untersuchung bedarf,

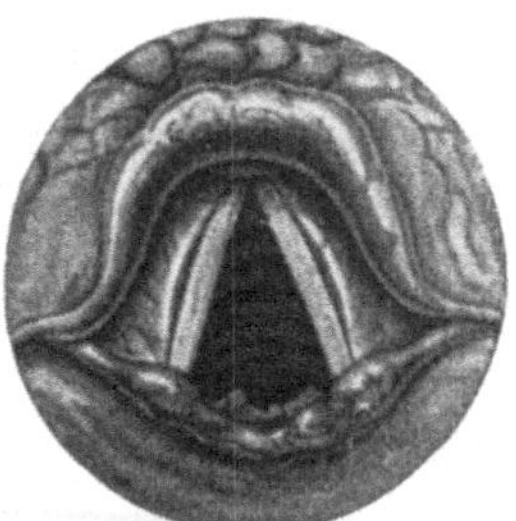

Abb. 358. Tuberkulöses Geschwür an der
Hinterwand. Profilbild von oben.

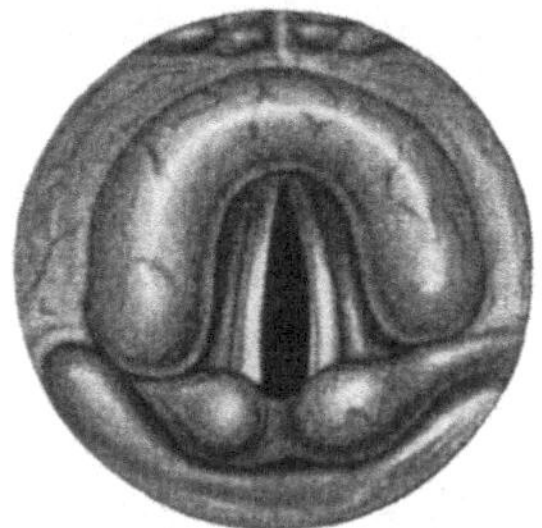

Abb. 359. Ödem der Epiglottis bei
tuberkulöser Perichondritis.

die einzelnen Krankheitsherde abzugrenzen und die Möglichkeit therapeutischer Eingriffe abzuschätzen.

Für die **Differentialdiagnose** liegt die Frage der Spezifität der Erkrankung, auch wenn eine offene Lungentuberkulose besteht, nicht
immer ganz einfach. Die *chronische Laryngitis* als Teilerscheinung des
chronischen Katarrhs der oberen Luftwege macht als diffuser Prozeß
diagnostisch keine Schwierigkeiten, da die Tuberkulose stets ein lokalisierter, freilich oft multipel lokalisierter Prozeß ist. Mißlicher ist schon
die Unterscheidung lokalisierter chronisch-entzündlicher Zustände, der
unspezifischen Pachydermie des Kehlkopfs, von tuberkulöser Infiltration.

Die einfache *Pachydermie* der Hinterwand stellt eine gleichmäßige Verdickung dar, die der Stimmbänder, meist ihrer hinteren Enden, ist doppelseitig; in schwierigen Fällen kann nur die histologische Untersuchung nach Probeexcision entscheiden. *Luische Geschwüre* sitzen gern an den Taschenbändern, haben scharfe, wie ausgestanzte Ränder und speckig gelblichen Grund; die Differentialdiagnose wird sich zweckmäßig auf den Ausfall der Wa.R. stützen, eventuell auch ex juvantibus (Salvarsankur) urteilen müssen. Papillome der Stimmbänder können die Differentialdiagnose gegen *Carcinom* durch histologische Untersuchung nach Abtragung nötig machen. In jedem diagnostisch nicht unzweifelhaften Fall von Kehlkopferkrankung, auch bei bestehender offener Lungentuberkulose, ist es zur Vermeidung fataler Überraschungen notwendig, daran zu denken, daß die genannten schweren anderweiten Erkrankungen, die eine ganz andere Therapie erfordern, gelegentlich komplizierend vorkommen. Das Tuberkulin ist für die spezifische Diagnose bei Kehlkopferkrankungen nicht zu brauchen, da Hyperämie, Anschwellung und Schmerzen in der Umgebung des Krankheitsherdes, die als spezifische Reaktion imponieren können, von mancherlei äußeren Einflüssen, z. B. Husten und Würgen, abhängige, sehr wechselnde Erscheinungen sind.

2. Verlauf der Kehlkopftuberkulose.

Im Verlauf der Kehlkopftuberkulose ändert sich mit der Ausdehnung und der mannigfachen Kombination der Herde auch das klinische Bild. Zwar den Reichtum des Auf und Ab im Tuberkuloseablauf in der Lunge sieht man hier im kleinen Rahmen und im anatomisch ganz anderen Bau und morphologisch ganz anderer Gewebsstruktur keineswegs. Der Versuch, auch bei der Kehlkopftuberkulose exsudative und produktive Vorgänge klinisch oder selbst anatomisch zu unterscheiden, stößt hier auf große Schwierigkeiten. Die Sekundärveränderungen im tuberkulösen Gewebe, der Vorgang der nekrotisierenden Verkäsung und Erweichung einerseits, der bindegewebigen Induration andererseits verändern das klinische und anatomische Bild fortgesetzt. So führt die Verkäsung zur Bildung tiefer Geschwüre mit schmierig belegtem Grund und unterminierten Rändern, aber die Selbstreinigung der Geschwüre und die indurativen Vorgänge auch zu Heilungsvorgängen, die zur Spontanheilung selbst schwerer Veränderungen, sogar ausnahmsweise nach der gefürchteten Perichondritis mit Ausstoßung ganzer Knorpel (Epiglottis, Aryknorpel) führen können. Die Prognose schwerer Kehlkopftuberkulose ist meist schlecht und oft bereitet die progrediente Tuberkulose mit umfangreichen Ödemen, die selbst Erstickungsgefahr bedingen können, und mit zunehmenden Schluckbeschwerden dem Kranken die fürchterlichsten Qualen.

3. Therapie der Kehlkopftuberkulose.

Allgemeinbehandlung. Eine ausschließlich örtliche Behandlung der
Kehlkopftuberkulose ist Stückwerk; sie macht, wie jeder tuberkulöse
Prozeß, stets eine Allgemeinbehandlung notwendig, um so mehr, als sie
immer eine Begleiterscheinung der Lungentuberkulose ist. Das Ziel der
Allgemeinbehandlung ist das gleiche, wo immer der tuberkulöse Herd
sitzen mag, und deshalb wechseln auch die Methoden, die auf die Erhöhung
der Resistenz des Organismus gegen die Infektion abzielen, nur hinsichtlich des speziellen Schutzes des erkrankten Organs. Die im Kapitel XI
besprochenen Grundsätze und Regeln können daher ohne weiteres für
die Therapie der Kehlkopftuberkulose gelten, nur ist zu bedenken, daß
die Erkrankung des Larynx unabhängig von dem Stand und Charakter
des Lungenleidens immer eine ernste Komplikation darstellt und der
Übergang von der Schonung zur Übung sich demgemäß langsamer vollziehen muß, auch die Methoden energischer Abhärtung zurückzutreten
haben, bis eine sichere klinische Ausheilung oder doch ein Stillstand
des Kehlkopfleidens erreicht ist.

Das Prinzip der *Schonung des erkrankten Organs* wird meist zu einseitig
zur Geltung gebracht, indem man auf die rigorose Durchführung des
Schweigegebotes den größten Wert legt, dabei aber übersieht, daß der
Lungenkranke nicht kehlkopfkrank wird, weil er zuviel spricht oder
singt — lungenkranke Sänger und Schauspieler erkranken im Gegenteil
weniger häufig an Larynxtuberkulose als Angehörige anderer Berufe —,
sondern weil die Reizung des Kehlkopfes durch den Husten und das
zäh haftende Sputum dem Eindringen der Bacillen den Boden bereitete.
Die erste Indikation für die Ruhigstellung des Kehlkopfes ist die im
Kapitel X gegebene Behandlung des Hustens und des Auswurfes, die
mit besonderer Sorgfalt zu üben ist; die Anwendung geeigneter Expektorantien und in mäßigem Grade auch der Narkotica ist bei der Kehlkopftuberkulose wichtiger als bei der Therapie der Lungentuberkulose.
Von feuchten Umschlägen des Halses zusammen mit dem Brustwickel
ist ausgiebig Gebrauch zu machen, bei frischen entzündlichen oder
ödematösen Zuständen auch vom Halseisbeutel, während die Ver-
wöhnung durch Halstücher allmählich der Abhärtung durch halsfreie
Kleidung zu weichen hat. Das Schweigegebot ist vor allem während der
akuten Phase und nach operativen Eingriffen durchzuführen, dann aber
auch gründlich, d. h. mit Verbot der Flüstersprache, die kaum weniger
schädlich ist als halblautes oder lautes Sprechen; in der häuslichen
Praxis stößt die Durchführung des Schweigegebotes begreiflicherweise
auf viel größere Schwierigkeiten als in der Anstalt.

Der *Allgemeinbestrahlung* rühmen erfahrene Therapeuten eine recht
günstige Wirkung auf den lokalen Prozeß ein. Zwar von der inten-
sivsten Ganzbestrahlung mit Sonne wird kaum Gebrauch zu machen
sein, weil meist eine erhebliche und kavernöse Lungenphthise die

Gegenindikation abgibt. Von der günstigen Wirkung der Höhensonnenbestrahlung haben wir uns nicht überzeugen können. Das Finseninstitut in Kopenhagen und die VON EICKENsche Klinik in Berlin bedienen sich der Bogenlichtbäder, ersteres mit 6 Bogenlampen, letztere der sog. Kandemlampe (Abb. 360), die auch wir anwenden.

Von der Tuberkulinbehandlung der Kehlkopftuberkulose hat man bei den infiltrativen Prozessen nicht viel zu erwarten, während sie bei den rasch fortschreitenden Erkrankungen mit tiefgreifenden Zerstörungen unbedingt kontraindiziert ist; eine eklatante Besserung der Kehlkopftuberkulose haben wir bei der Tuberkulinanwendung ebenso wenig gesehen wie bei der Chemotherapie (Krysolgan!).

Für die **Lokalbehandlung** der Kehlkopftuberkulose kommt die medikamentöse Behandlung, die Stauung, die operative Therapie und die lokale Bestrahlung in Frage.

Der *medikamentösen Behandlung* kommt nur eine symptomatische Bedeutung zu. Das viel gerühmte Mentholöl wirkt zwar durch Verdunstung kühlend und anämisierend und damit schmerzlindernd und entzündungswidrig, und diese Eigenschaft ist hoch zu schätzen, aber von einer spezifischen Heilwirkung kann auch bei oberflächlichen tuberkulösen Erkrankungen keine Rede sein. Wir wenden es 5—10%ig zu Einträufelungen an, bei Geschwüren aber zu Einreibungen mit dem Wattepinsel, weil damit eine mechanische

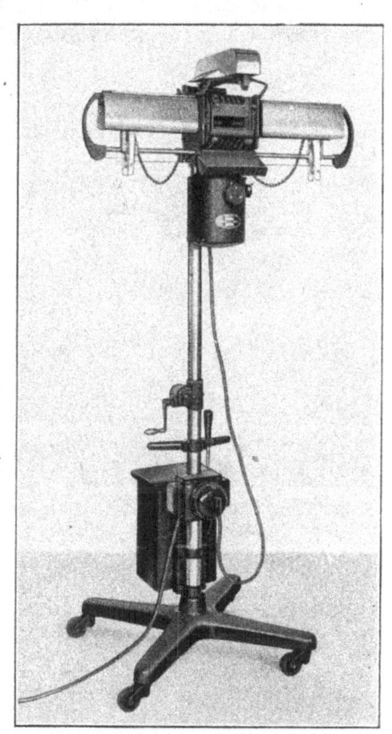

Abb. 360. Kandemlampe zur Bogenlichtbestrahlung.

Reinigung der Geschwüre verbunden ist. Besonders zu empfehlen ist das Mentholöl bei fieberhaften Tuberkulosen, bei denen eine energische Therapie nicht in Frage kommt. Sitzt zäher Schleim im Kehlkopf sehr fest, so ist die Einblasung von fein pulverisierter *Borsäure*, die den Schleim verflüssigt und desinfizierend wirkt, von Nutzen (Pulverbläser nach MORITZ SCHMIDT oder nach HARTMANN); der Kranke muß zunächst phonieren, aber im Moment des Einblasens kurz einatmen. In derselben Weise wird bei stärkeren Schmerzen *Anästhesin-Orthoform* āā eingeblasen, während bei sehr starken Schluckschmerzen eine Viertelstunde vor den Mahlzeiten *Cocain* in 10%iger Lösung auf Epiglottis und Kehlkopfeingang einzupinseln, milder mit der Kehlkopfspritze einzuträufeln ist (nicht mehr als 1—2 ccm!); bei schwerster Dysphagie ist daneben Morphium subcutan zu geben und die Ernährung durch einen sorgfältigen Diätzettel zu regeln, der berücksichtigt, daß diese unglücklichen Kranken breiige Speisen und Gelees am besten schlucken können und daß derartige Speisen auch den Flüssigkeitsbedarf decken müssen, da das Schlucken von Flüssigkeit am schlechtesten zu gehen pflegt.

Die *Stauung* ist symptomatisch von recht guter Wirkung, indem regelmäßig eine Schmerzlinderung eintritt; auch ist eine Abschwellung des Ödems häufig zu beobachten. Die Anlegung der Staubinde veranschaulicht Abb. 361; die Stauung soll subjektiv an der Wärme des Gesichts und objektiv an dem leicht gedunsenen und bläulichen Aussehen feststellbar sein. Nach Gewöhnung wird die Binde stundenlang vertragen, auch über Nacht, und wohltuend empfunden. Eine eigentliche Heilwirkung können wir ihr aber nicht nachrühmen.

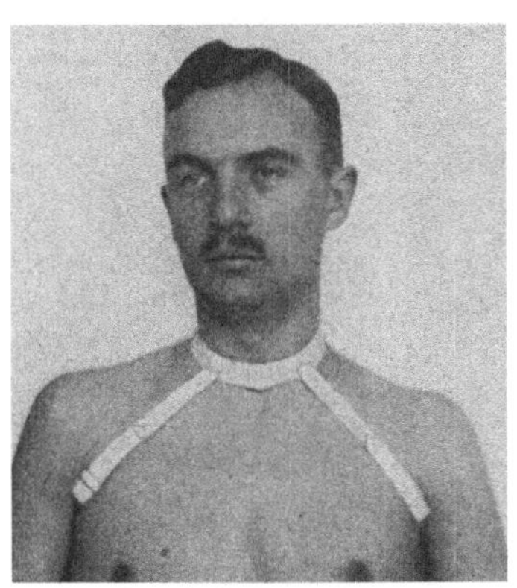
Abb. 361. Anlegung der Gummibänder zur Stauungsbehandlung des Kehlkopfes.

Die **operative Behandlung** besteht in der Ätzung flacher Geschwüre, der oberflächlichen Kauterisation tieferer Geschwüre und dem kaustischen Tiefenstich, der Stichelung, Incision und Abtragung von Infiltration und Tuberkulomen, der Amputation der Epiglottis und schließlich den größeren Operationen bei stenosierenden Kehlkopftuberkulosen (Tracheotomie, Laryngofissur, Laryngektomie).

Zur *Ätzung flacher Geschwüre* bedient man sich zweckmäßig der *Milchsäure*; wir haben die Anwendung verdünnter Milchsäure als zu wenig wirksam aufgegeben und benutzen ausschließlich die reine Milchsäure. Wir machen die Einreibung mit dem Wattepinsel unter Cocainanästhesie, doch gibt es Kranke, die der wenig angenehmen Anästhesierung die Pinselung ohne örtliche Betäubung vorziehen. Nach der Pinselung, die streng lokal sein soll, bildet sich auf dem Geschwür ein weißer Ätzschorf, der sich nach einigen Tagen abstößt; die Wiederholung der Pinselung soll nicht vor Abstoßung des Schorfes, im allgemeinen etwa alle 8 Tage erfolgen, bis das Geschwür sich ganz epithelisiert hat, was an dem Ausbleiben der Schorfbildung zu erkennen ist. Die Milchsäure hat die angenehme Eigenschaft, daß sie auf gesunder Schleimhaut wohl adstringierend, aber nicht schorfbildend wirkt.

Eine energischere Ätzung wird mit *Chromsäure* erreicht. Man nimmt mit der etwas rauh und feucht gemachten Kehlkopfsonde einige Chromsäurekrystalle auf und läßt sie über der Flamme, nicht in der Flamme,

in der Weise schmelzen, daß sie nach der Seite der vorzunehmenden
Ätzung ein hängender Tropfen bildet, der nach dem Erstarren in der
Zimmerluft braunrote, nicht schwarze Farbe zeigen muß. Lokalanästhesie
ist notwendig. Mit der angeschmolzenen Chromsäureperle ist eine ganz

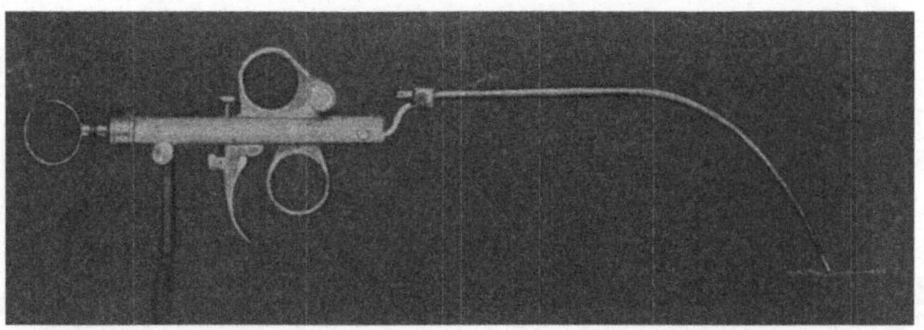

Abb. 362. Brenner mit Griff zur Galvanokaustik im Kehlkopf.

exakte Lokalisierung der Ätzung möglich, die auch peinlich genau ausgeführt werden muß, da die Chromsäure auch gesunde Schleimhaut
ätzt. Ist der Chromsäuretropfen zu groß gewesen, so verbreitet sich die
zerfließende Chromsäure über die Ränder des Geschwürs hinaus auf die
gesunde Schleimhaut. Etwas milder als Chromsäure wirkt Trichlor-
essigsäure, die ebenso an-
gewendet wird.

Die oberflächliche
*Kauterisation der Ge-
schwüre* mit dem Flach-
brenner (Abb. 362 und
364, 4, 5 u. 6) wirkt gründlicher in die Tiefe, als
die Ätzung, da sich unter
dem Brandschorf eine
Zone der Koagulation des
Zelleiweißes bildet, die
ebenfalls nekrotisch wird;

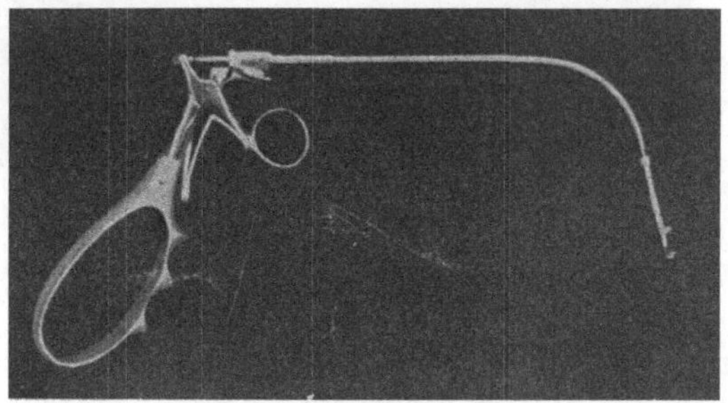

Abb. 363. Schneidende Curette für den Kehlkopf nach
Kümmel-Pfau.

sie ist daher bei etwas tieferen Geschwüren mit wulstigen starren Rändern anzuwenden. Sorgfältige Anästhesierung ist notwendig, da der
Kehlkopf während des Brennens in völliger Ruhe bleiben muß. Es ist
zu empfehlen, die Gaumenbögen, das Zäpfchen und den Kehlkopfeingang
mit 10%iger Alypinlösung zu bepinseln. Dann löst man $^1/_4$ g Cocain in
$1^1/_4$ ccm Wasser auf, die man mit der Rekordspritze abmißt; mit dieser
Menge Cocain, der man 2—3 Tropfen Suprarenin 1 : 1000 zusetzt, soll man
auszukommen suchen, doch kann allenfalls etwas mehr verbraucht werden.
Die Cocainlösung wird mit ziemlich fest gewickeltem Wattepinsel auf das
Geschwür und seine weitere Umgebung aufgepinselt und die ausreichende
Anästhesie wird mit dem kalten Brenner, dem man bei dieser Probe die

richtige Biegung gibt, festgestellt. Nachdem man den Brenner auf helle
Rotglut einreguliert hat, wird er kalt auf das Geschwür aufgelegt und
durch Betätigung der Schaltung im Griff zum Glühen gebracht; der
Brenner muß noch glühend abgehoben werden, da er sonst festbrennt und
abgerissen werden muß, was zu Gewebszerreißung und Blutung führt.

Bei der Behandlung tuberkulöser Infiltrate ist die Ätzung und oberflächliche Kauterisation unzulänglich, vielmehr die *blutige Abtragung*
oder der galvanokaustische Tiefenstich die Methode der Wahl. Wir
sind von der schabenden Curette ganz abgekommen, weil Nebenver-
letzungen, z. B. Abreißung von Stücken gesunder Schleimhaut kaum

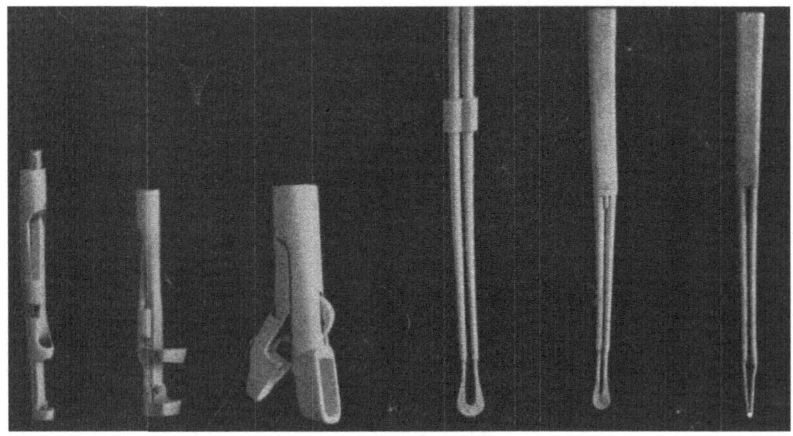

Abb. 364. Kehlkopfcuretten und Brenner. Von links: 1. kleine runde Stanze; 2. mittlere
viereckige Stanze; 3. kleiner Ansatz zum Epiglottidotom; 4. Flachbrenner mittelgroß;
5. Flachbrenner klein; 6. Spitzbrenner; ¹/₈ natürlicher Größe.

zu vermeiden sind, und benutzen ausschließlich die Stanzen; damit engt
sich der blutige Eingriff bei den Infiltraten auf die Fälle gestielter oder
doch stark prominenter Tumoren ein, die mit der schneidenden Curette
gut zu fassen sind. Für den Eingriff wählt man den geeigneten Ansatz
der Curette nach KÜMMEL-PFAU (Abb. 363 und 364, 1, 2 u. 3), der so in
das Instrument einzuschrauben ist, daß er sich weit genug öffnet, exakt
schließt und die zweckmäßige Stellung für die Abtragung hat. Sorgfältige
Anästhesie ist Vorbedingung, die Benutzung des Vergrößerungsspiegels
(für die linke Hand!) oder auch der Binokularlupe zu empfehlen. Ist
der Tumor mit einem Schnitt nicht zu exstirpieren, so wird die Stanze
mehrfach angesetzt. Die Abtragungsstelle wird sogleich mit der vor-
bereiteten Chromsäureperle oder dem Flachbrenner übergangen, was
nicht nur die Blutung stillt, sondern auch noch weiteres tuberkulöses
Gewebe zerstört. Auch Infiltrate oder Geschwüre der Stimmbänder
kann man excidieren, ohne ein gar zu schlechtes phonetisches Resultat

befürchten zu müssen; die Ausheilung eines tuberkulösen Geschwürs im Kehlkopf ist übrigens von solcher Wichtigkeit für den Kranken, daß er schließlich auch eine rauhe Stimme in Kauf nehmen müßte, wenn die reine Stimme bei radikaler Entfernung des erkrankten Gewebes nicht zu erhalten ist.

Der *galvanokaustische Tiefenstich* nach GRÜNWALD kommt bei großen Infiltraten zur Anwendung, deren Abtragung schwieriger sein würde als die kaustische Behandlung. Zur Ausführung ist zu bemerken, daß der anzuwendende Platinspitzbrenner auf ganz helle Rotglut einzuregulieren ist. Die Anwendung irgendeines Druckes ist zwecklos, vielmehr soll sich der glühende Brenner unter seinem eigenen Gewicht allmählich in das Gewebe senken, je nach der Größe des Infiltrates $^1/_2$—1 cm, was

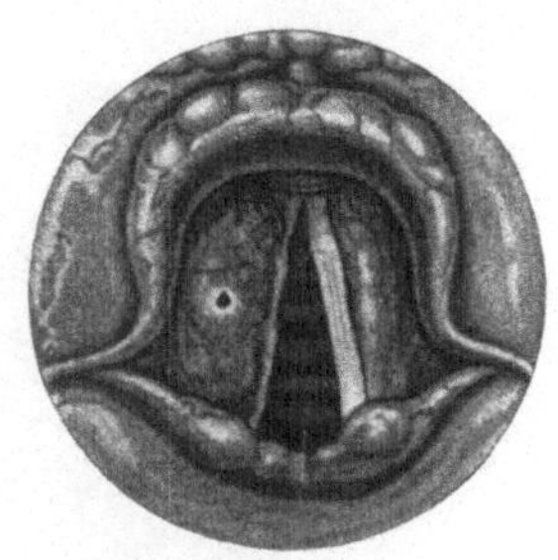

Abb. 365.
Tuberkulöses Infiltrat des rechten Taschenbandes.
Tiefenstich nach GRÜNWALD.

5—6 Sekunden Brennen erfordert; der Brenner wird glühend aus dem Stichloch gezogen, damit er nicht festbrennt. Es ist unbedenklich, in einer Sitzung 2—3 Tiefenstiche zu setzen; der schwarze Krater des Brandloches zeigt sich von einer weißen Zone des durch die Hitze koagulierten Gewebes umgeben (Abb. 365).

Die *Amputation der Epiglottis* wird nötig, wenn sie in ganzer Ausdehnung oder doch größtenteils infiltriert ist und stärkere Schluckbeschwerden oder gar durch Ödem Stridor macht. Sie wird mit der kalten oder der glühenden Schlinge oder dem Epiglottidotom

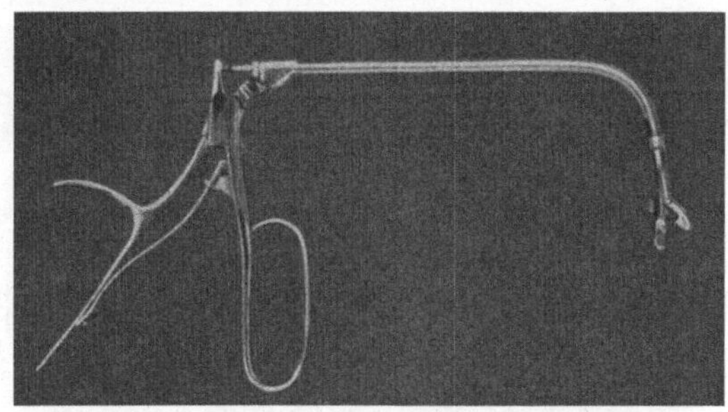

Abb. 366. Epiglottidotom zur Abtragung der Epiglottis.

(Abb. 366 und 367) vorgenommen, natürlich nach gründlicher Anästhesierung; auch hier wird der Stumpf mit der Chromsäureperle oder dem Flachbrenner verschorft. Ein Verschlucken der Kranken braucht man auch nach völliger Wegnahme des Kehldeckels nicht zu befürchten; jedenfalls treten derartige Störungen nur vorübergehend auf.

Infiltrate des ganzen Stimmbandes kann man mit der Curette nicht abtragen; die Anwendung des Brenners ist wegen des größeren Umfanges der Zerstörung nicht erwünscht, dagegen gestattet die Spaltung solcher Tuberkulome mit einem geeigneten Messer (Abb. 368) und die Ätzung des Einschnittes mit der Chromsäureperle eine exakte Lokalisierung und eine strenge Beschränkung auf das erkrankte Gewebe. Auch

Tuberkulome der Hinterwand habe ich gelegentlich in derselben Weise mit bestem Erfolg behandelt. Die Kehlkopfmesser werden auch zur Spaltung von perichondritischen Abscessen und zu Scarifikationen von Ödemem, die

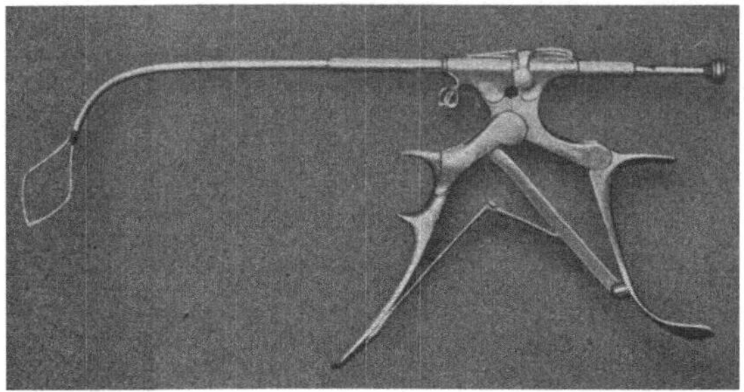

Abb. 367. Schlinge zur Abtragung der Epiglottis nach KREMER.

bedrohliche Stenoseerscheinungen oder unerträgliche Schluckschmerzen machen, benutzt; eine Ätzung mit Chromsäure unterbleibt hier natürlich.

Die **Nachbehandlung nach Kehlkopfeingriffen** ist von großer Wichtigkeit. Der Kranke kommt sofort ins Bett, erhält so viel Dilaudid oder

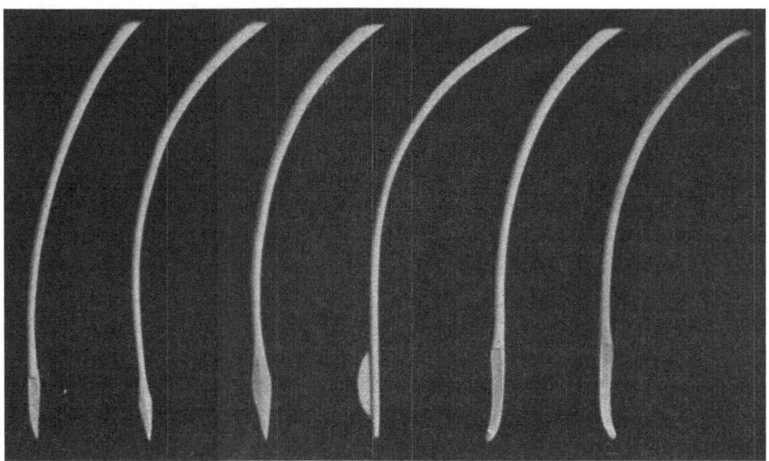

Abb. 368. Kehlkopfmesser nach FRÄNKEL.

Dicodid, wie zur Unterdrückung des Hustens und Linderung des Wundschmerzes, der übrigens gar nicht so sehr erheblich zu sein pflegt, notwendig ist, und eine Eiskrawatte. Nach einigen Stunden kann er etwas Gelee oder auch breiige Kost, wenn er gut schlucken kann, auch kühle Getränke bekommen. Vom nächsten Tage an pflegen die Nachschmerzen schon gering zu sein. Ruhigstellung des Kehlkopfs (Schweigegebot, Einzelzimmer, kein Besuch!) ist für eine Woche unbedingt notwendig und streng durchzuführen, die Nachbehandlung mit Mentholölinstillation zu empfehlen.

Von **großen operativen Eingriffen** bei der Behandlung der Kehlkopftuberkulose sind die Tracheotomie zur Ruhigstellung des Kehlkopfs, die Laryngofissur mit Ausräumung allen erkrankten Gewebes, die Laryngektomie bei schwersten zerstörenden Prozessen und schließlich die Gastrostomie bei schwerster Dysphagie empfohlen worden. Diese Eingriffe können nur in Frage kommen, wenn bei schwerer Larynxtuberkulose Lunge wie Allgemeinzustand des Kranken noch in leidlich guter Verfassung sind und ein Erfolg zu erhoffen ist. Wir haben bei unserem Material niemals Anlaß gehabt, eine dieser Operationen in Erwägung zu ziehen, da ausnahmslos der Allgemeinzustand der Kranken oder der Zustand der Lunge (riesige Auswurfmengen!) solche Eingriffe oder doch eine nennenswerte Besserung durch sie ausgeschlossen erscheinen ließen. — Auch bei den oben erwähnten kleineren Eingriffen sind natürlich der Allgemeinzustand des Kranken und die allgemeine Prognose des Leidens in Rechnung zu stellen und bei sehr hinfälligen und schwer dyspnoischen Kranken wird von jeder endolaryngealen Operation abzusehen sein. Auch bei der Kehlkopftuberkulose sollte die operative Behandlung sich in der Hauptsache den Frühfällen zuwenden, also sich auf solche Tuberkulosen beschränken, bei denen die Aussicht besteht, mit dem Eingriff den einzelnen Herd entweder zu exstirpieren (Tuberkulome, isolierte kleine Stimmbandgeschwüre, isolierte Epiglottiserkrankung) oder durch Ätzung oder Kauterisation zur Ausheilung zu bringen. Bei multipler oder vorgeschrittener Kehlkopftuberkulose sollte nur operiert werden, wenn bedrohliche Erscheinungen das unbedingt erfordern.

Zur Behebung der qualvollen Schluckbeschwerden bei vorgeschrittener Kehlkopftuberkulose kann die **Alkoholinjektion** in den **Nervus laryngeus superior** oder dessen *Resektion* recht gute Dienste tun. Zur Alkoholinjektion geht man auf der Seite der schweren Veränderungen und des stärkeren Ödems mit der feinen Kanüle einer mit 70%igem Alkohol gefüllten Rekordspritze in der Mitte zwischen Zungenbein und Schildknorpel etwa 3 cm von der Mittellinie ein und tastet mit der Nadelspitze in etwa 1 cm Tiefe die Gegend des Einstiches so lange ab, bis der Kranke spontan einen nach dem Ohr ausstrahlenden Schmerz angibt; an dieser Stelle werden 1—2 ccm Alkohol injiziert. Der Erfolg ist bei gutem Gelingen sehr befriedigend, aber das Gelingen ist nicht sicher und die Dauer der Wirkung ist wechselnd; wir haben eine genügende schmerzstillende Wirkung bei der größeren Hälfte unserer Injektionen erzielt und eine Dauer der Wirkung von einigen Tagen bis zu 4 Wochen beobachtet.

Sicherer und anhaltend ist der Erfolg der **Resektion des Nervus laryngeus superior;** entschließt sich der Kranke zu dem kleinen Eingriff, so ist er immer sehr glücklich über die fast völlige Befreiung von seinen qualvollen Schluckschmerzen. Zur Ausführung der Operation werden $^1/_2$ Stunde vorher 0,002 g Dilaudid subcutan gegeben; der Kopf des Kranken wird seitwärts gewendet und rückwärts gebeugt gelagert, Lokalanästhesie mit etwa 20 ccm $^1/_2\%$iger Novocainlösung. 5 cm langer Schnitt durch Haut, Fascie und Platysma 3 cm neben und parallel der Mittellinie mitten auf dem Schildknorpel beginnend bis über das Zungenbein weg. Stumpfe Freilegung des Musculus sternohyoideus, der medianwärts, und des Musculus omohyoidus und des zum Teil unter ihm liegenden Musculus thyreohyoideus, die lateral beiseite gezogen werden. Darunter kommt man auf Fettgewebe, in dem man den sich hier in einige Äste teilenden und durch die Membrana hyothyreoidea in das Kehlkopfinnere eintretenden Nerven aufsuchen muß; Resektion von 1 cm Nerv; Klammernaht. Die Aufsuchung des Nerven kann mühsam sein, wenn der Kopf des Kranken wegen eintretenden Stridors nicht genügend seitwärts und vor allem rückwärts gelagert, die genannte Membran also nicht angespannt werden kann. Die Schmerzbeseitigung durch die Resektion ist bei allen wesentlich einseitigen Erkrankungen ideal. Es tritt insofern ein Nachteil ein, als sich die Kranken infolge der Aufhebung der Sensibilität leicht verschlucken, doch lernen sie es meist in einigen Tagen gut, sich darüber hinwegzuhelfen, indem sie mit stark vorgeneigtem Kopf essen, doch bleibt die Flüssigkeitsaufnahme immer etwas schwierig. Wir haben die Resektion auch einige Male doppelseitig ausgeführt; die Schmerzbehebung ist dann stets vollkommen, aber die Schluckschwierigkeit wird noch größer.

Von den verschiedenen Arten der **lokalen Bestrahlung,** die *bei der Kehlkopftuberkulose* versucht worden sind, bewirkt die Besonnung wohl eine gewisse Anämisierung und vielleicht eine Rückbildung entzündlicher Infiltrate, doch bleiben die tuberkulösen Herde unbeeinflußt. Der Kranke muß im Liegen oder Sitzen die Bestrahlung durch den von ihm selbst eingeführten Kehlkopfspiegel in einem gegenüberstehenden Spiegel beobachten; der Kopf und der übrige Körper müssen gegen die Sonnenstrahlen geschützt werden. Wir lassen die Bestrahlung im Liegen ausführen, indem wir vor dem Kranken einen schräg gestellten Bettisch mit einem kleinen Fenster in der Mitte aufstellen; unter dem Fenster ist an der Unterseite der Tischplatte ein kleiner Spiegel angebracht. Der symptomatische Erfolg der Bestrahlung ist meist recht bedriedigend.

Seit einiger Zeit wenden wir die lokale *Quarzlichtbestrahlung* des Kehlkopfes mit der Hanauer wassergekühlten Lampe nach CEMACH an, die vom Stativ abgenommen und bis unmittelbar in den Kehlkopf eingeführt wird. Anästhesie ist nur bei den ersten Bestrahlungen nötig sowie im Falle eine überhängende Epiglottis mit dem Kehldeckelhalter aufgerichtet werden muß. Eine genaue Gebrauchsanweisung wird jeder Lampe beigegeben. Man muß vorsichtig dosieren, um nicht unerwünscht heftige Reaktionen zu erleben. Wir bestrahlen 10 Sekunden bis höchstens 2—3 Minuten 1—2mal in der Woche. Wir haben den Eindruck, daß durch Bestrahlung mindestens symptomatische Erfolge zu erzielen sind; doch haben wir wirkliche entscheidende Besserungen nicht beobachtet bei Kranken, die nur mit dieser Bestrahlung nicht aber zugleich oder zwischen hinein mit anderen Methoden, z. B. operativ, behandelt wurden. CEMACH, der in der Dosierung allerdings sehr viel höher geht (bis zu 8 Minuten Bestrahlung), berichtet über ausgezeichnete Erfolge. Doch sind von anderen Autoren, z. B. RICKMANN, entscheidende Erfolge nicht gesehen worden.

Die *Röntgenbestrahlung des Kehlkopfes* bei Tuberkulose halten wir mit anderen Autoren (BACMEISTER, RICKMANN) auf Grund eigener Erfahrung an 160 Fällen für wertvoll. Geeignet für die Bestrahlung sind die infiltrierenden und oberflächlich ulcerierenden, nicht jedoch die tiefgreifenden, zur Perichondritis führenden Formen. Wir bestrahlen nur von außen, und zwar links und rechts je ein Feld von 6 × 8 cm aus

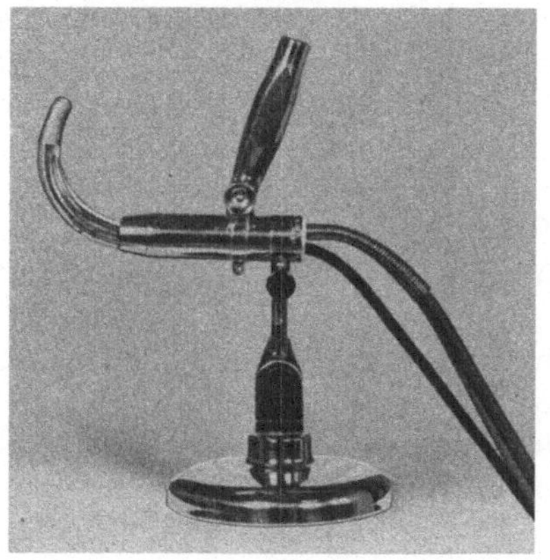

Abb. 369. Quarzlampe mit Wasserkühlung des Brenners zur lokalen Bestrahlung des Kehlkopfes durch den Mund nach CEMACH.

30 cm Entfernung mit 180 Kilovolt und 3 Milliampère 5 Minuten (0,1 HED oder 55 r). In einer Woche werden 2 Felder bestrahlt, dann folgt eine Pause von 2—3 Wochen. Wiederholung bis zur Gesamtdosis von 1 HED. Nötigenfalls wird die Serie nach 3 Monaten Pause wiederholt. Bei Versuchen mit *Radiumbestrahlung* bei Kehlkopftuberkulose an einer Anzahl von Kranken haben wir keine eindrucksvollen Besserungen gesehen.

XIV. Darmtuberkulose.

Die **Symptome der Darmtuberkulose** sind im Beginn des Leidens uncharakteristisch, ja es können jegliche klinischen Erscheinungen bei ausgedehnten Darmerkrankungen fehlen. Wir fanden bei der Autopsie eines Kranken, der wegen schwerer, aber fieberfreier einseitiger Lungentuberkulose mit bestem Erfolg mit Pneumothorax behandelt wurde, niemals irgendwelche Erscheinungen von seiten des Verdauungstractus hatte, vielmehr über 10 kg an Gewicht zunahm und dann an einer

Grippepneumonie akut zugrunde gegangen war, zu unserem Erstaunen die Schleimhaut im Coecum und Colon ascendens durch ein riesiges, über 20 cm langes Geschwür zerstört.

Wenn ausgesprochene klinische Erscheinungen der Darmtuberkulose fehlen, so ist sowohl die Diagnose wie auch die diagnostische Ausschließung eine schwierige Aufgabe. Da bei der sekundären Darmtuberkulose immer eine offene Lungentuberkulose besteht, so ist der Nachweis der Tuberkelbacillen im Stuhl (s. Kapitel V, 1, S. 96) kein Beweis für die Darmtuberkulose, denn es können mit dem Sputum verschluckte Bacillen unverändert den Darm passieren und im Stuhl wiedergefunden werden. Auch der Nachweis okkulter Blutungen gibt keinen zuverlässigen Anhalt für die Diagnose. Die Benzidinprobe fällt zwar bei sicheren Darmtuberkulosen oft positiv aus, doch ist wegen ihrer außerordentlichen Empfindlichkeit ihre Bedeutung für die Diagnose einer Magen- oder Darmblutung auch nach Einhaltung fleischfreier Kost während der vorausgegangenen 5 Tage zweifelhaft. Die Guajacprobe aber fällt bei sicherer Darmtuberkulose in der Regel negativ aus, was nicht verwundern kann, da wie erwähnt, nennenswerte Darmblutungen im Verlaufe der Darmtuberkulose nicht häufig sind. Der Nachweis von Eiter im Stuhl gelingt nur bei geschwürigen Prozessen im untersten Darmabschnitt, während größere Schleimbeimengungen nicht zum Bilde der Darmtuberkulose gehören. Die EHRLICHsche Diazoreaktion und die WEISSsche Urochromogenreaktion sind nur bei schweren Darmtuberkulosen positiv.

Die ersten **klinischen Erscheinungen der Darmtuberkulose** sind nach unseren Erfahrungen nicht Durchfälle, sondern im Gegenteil unmotivierte Verstopfung. Wechselt diese wiederholt mit vorübergehendem Durchfall, der nicht durch Diätfehler oder gar verdorbene Speisen hervorgerufen ist, so ist bei gleichzeitiger offener Lungentuberkulose der Verdacht auf Darmtuberkulose schon höchst dringend. Durchfälle können aber auch bei vorgeschrittenen Erkrankungen fehlen, wenn der Prozeß überwiegend oder gar ausschließlich im Dünndarm lokalisiert ist, während bei starker Beteiligung des Dickdarms, namentlich seines mittleren und unteren Abschnitts, Diarrhöen auf die Dauer nicht ausbleiben, häufig auch schon in einem frühen Stadium der Geschwürsbildung auftreten. Die Farbe des Stuhles ist nicht selten hellgrau, tonartig, der Geruch meist widerwärtig stinkend. Die Erscheinungen des akuten und des chronischen Darmkatarrhs: kollernde und gurrende Darmgeräusche, Plätschergeräusche beim Palpieren, vor allem in der Ileococalgegend, Blähungen und Auftreibung des Leibes pflegen bei schwerer Darmtuberkulose nicht zu fehlen, haben aber nichts für sie Charakteristisches; bei sehr schweren Prozessen ist der Leib bei dünner Bauchdecke oft brettartig flach und hart gespannt, mitunter kahnförmig eingezogen, nicht selten auch infolge von Blähungen bei Passagehindernissen im ganzen oder teilweise aufgetrieben. Leibschmerzen treten in Beginn und Verlauf des Leidens zwar häufig auf, können aber auch bei schweren Erkrankungen fehlen, wenn das Bauchfell gar nicht oder kaum in Mitleidenschaft gezogen ist. Kolikartige Schmerzen beruhen auf der Anspannung der Darmmuskulatur zur Überwindung eines Hindernisses, lassen also auf Verwachsungen oder Stenosierungen schließen; die Palpation ergibt in solchen Fällen oft lokalisierte Schmerzempfindlichkeit, ohne daß es doch gelingt, die Art des Hindernisses oder der lokalen Veränderungen (Absceß, Perforation in einen abgesackten Hohlraum, Narbenstenose) zu erkennen. Fieberbewegungen bei der Darmtuberkulose können auf die Darmaffektion nur bezogen werden, wenn sie in der Art des Lungenprozesses nicht ihre Erklärung finden. Die klinische Erfahrung lehrt, daß schwere Darmtuberkulosen sowohl hohes hektisches Fieber erzeugen, wie auch fast ohne Fieber ablaufen können; sie kann aber keine Aufklärung darüber geben, wodurch dieser auffällige Unterschied bedingt ist; auch der pathologisch-anatomische Befund schafft hierüber keine Klarheit. Die erwähnten Abscesse gehen meist mit hohen Fieberbewegungen einher; die Symptome der lokalisierten Perforationsperitonitis heben sich im übrigen von den Erscheinungen der Darmtuberkulose wo wenig ab, daß sie in vivo häufig gar nicht diagnostiziert oder doch nicht genau lokalisiert und erst autoptisch gefunden wird. Dagegen hat der tuberkulöse Darmtumor seine Symptomatologie für sich, indem Fieberbewegungen und die Erscheinungen des Darmkatarrhs, insbesondere die Durchfälle, fehlen oder geringfügig sind, die Schmerzen an ganz bestimmter Stelle auftreten und der Tumor, meist in der Ileocoecalgegend, palpatorisch nachgewiesen und genau abgegrenzt werden kann; die Geschwulst hat in der Regel eine wurstförmige oder keulenförmige Gestalt, entwickelt sich langsam bei Fehlen stürmischer Erscheinungen und kann in ihrer Ätiologie bei zugleich bestehender offener Lungentuberkulose nicht zweifelhaft sein.

Wird bei offener Lungentuberkulose der Verdacht auf eine Darmtuberkulose erst aufgenommen, wenn Symptome von seiten des Darmtractus dazu Anlaß geben, und stützt sich die Diagnose ausschließlich auf das klinische Bild, so ist das diagnostische Ergebnis höchst unbefriedigend; denn die Darmtuberkulose, die klinische Erscheinungen macht, ist nach unseren röntgenologischen und autoptischen Erfahrungen regelmäßig ein vorgeschrittener Prozeß. Diese klinische Diagnostik steht also so gut wie immer vor einer schlechten Prognose und hinkt den therapeutischen Möglichkeiten nach.

Auch hier ist es wieder so, daß man die Darmtuberkulose suchen muß, um sie rechtzeitig zu finden. Man darf nicht auf deutliche Darmerscheinungen warten, sondern muß bei jeder offenen Lungentuberkulose nach einer Darmtuberkulose fahnden, wenn das klinische Bild disharmonisch ist, d. h. wenn im klinischen Bilde Erscheinungen auftreten, die nicht zum Bilde der Lungentuberkuloseform passen. Wenn z. B. bei einer produktiven Tuberkulose, die zum klinischen Stillstand zu neigen scheint, Fieberbewegungen auftreten, subfebrile Temperaturen etwa oder die sehr verdächtigen ganz unregelmäßigen flüchtigen Attacken, ohne daß Symptome von seiten der Lunge (Vermehrung des Auswurfs!) oder das Röntgenbild neue Herdaussaat oder neue Einschmelzung verraten;

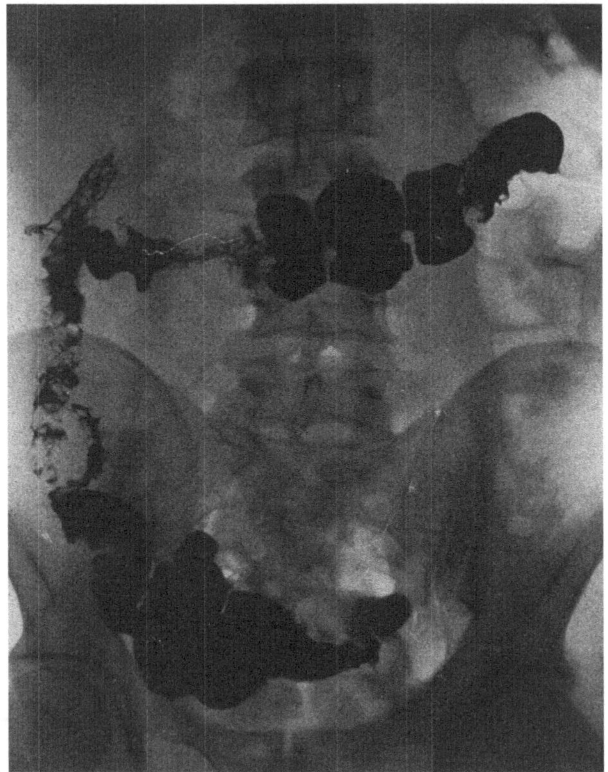

Abb. 370. Aufn.-Nr. 2514, ♂, 25 Jahre. Kontrastmahlzeit. Füllungsdefekt (STIERLIN) des Colon ascendens und der Flexura hepatica.

wenn der Kranke nicht wie zu erwarten wäre, zunehmen will, wenn hartnäckige Appetitlosigkeit und leichte Übelkeit schon auf den Darmtractus hinweisen; wenn die Senkung auffallend hoch oder das Blutbild hartnäckig linksverschoben bleibt, dann wird der erfahrene Tuberkulosearzt wissen, daß hier irgend etwa nicht stimmt und dann ist es angezeigt, nach der versteckten Darmtuberkulose zu suchen.

Röntgendiagnostik. Auch bei der Darmtuberkulose, wie bei der Lungentuberkulose kommt man mit der klinischen Diagnostik nicht aus. Dagegen ist die Röntgendiagnostik des Magendarmkanals heute so weit ausgebaut (FLEISCHNER, ROTHER), daß sie für die Dickdarmerkrankungen gute diagnostische Ergebnisse erzielt, während allerdings die Diagnostik der Dünndarmerkrankungen noch nicht befriedigt. Die Diagnose der Darmtuberkulose stützt sich nach unseren Erfahrungen an etwa 1700 Fällen (Prof. ROTHER), von denen eine größere Anzahl durch Sektion, einige autoptisch bei der Operation bestätigt sind, auf folgende röntgenologische Erscheinungen: den Füllungsdefekt (STIERLIN), der im kranken Darmteil durch Verengung des Lumens zustande kommt; Aussparungen im kontrastgefüllten Darmrohr durch partielle Schleimhautschwellungen, steil aufrecht stehende Dünndarmschlingen, Stenose durch Narbenbildung und Stauungsdilatation oberhalb der Stenose, unterminierte Geschwürsränder und partielle Peristaltikbeschleunigung und partielle Spasmen, die immer wieder die gleiche Stelle einnehmen.

Technik der Darmuntersuchung. Es wird zunächst mit *Kontrasteinlauf* der Dickdarm untersucht, nachdem der Kranke am Abend vorher und 2 Stunden vor der Untersuchung ein Reinigungsklystier bekommen hat. Man läßt eine feine Aufschwemmung von Roebaryt oder Neobar/Merck ohne Geschmack rectal unter Beobachtung mit der Untertischröhre ein und verbessert mit massierenden Bewegungen die Darmfüllung. Tritt Kontrastbrei in die Ultima ilei, so ist der Einlauf

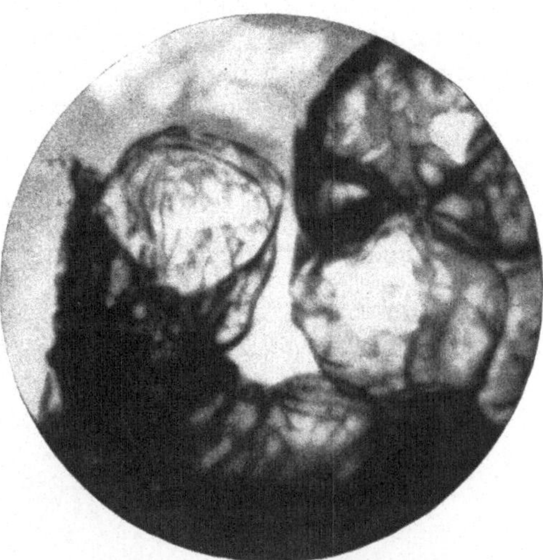

Abb. 371. Derselbe Fall. Kontrastmahlzeit. Aufgestellte, lufthaltige Dünndarmschlingen.

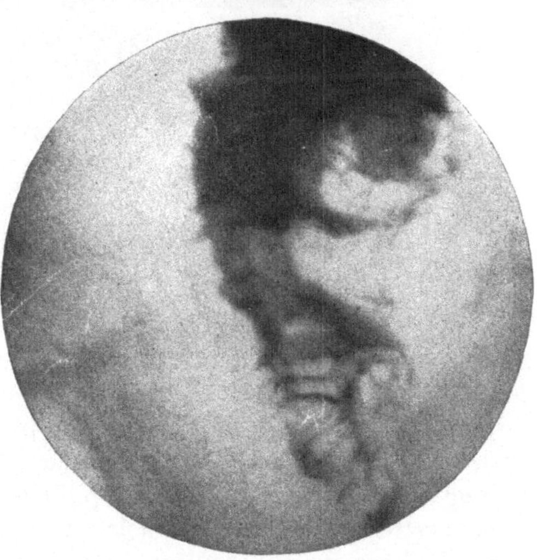

Abb. 372. Derselbe Fall. Kontrasteinlauf. Bogigzackige Konturen des Coecum. Bogenförmig in das Coecallumen vorspringender Schattendefekt durch die ringwallartig geschwollene Valvula Bauhini.

zu beenden, da eine stärkere Füllung der Dünndarmschlingen die Beobachtung am Dickdarm beeinträchtigen würde. Der Kontrastbrei wird unter Nachhilfe des Kranken wieder entleert, während wir auf die Luftaufblähung des Darmes wegen der Schmerzhaftigkeit meist verzichten. Röntgenübersichtsaufnahme; gezielte Aufnahmen nach Bedarf. Zur Untersuchung des Dünndarms bedient man sich der *Kontrastmahlzeit*, die es ermöglicht, die verschiedenen Phasen der Darmfüllung zu verfolgen.

Die Abb. 370 zeigt einen Füllungsdefekt (STIERLIN) des Colon sacendens und der Flexura hepatica, die Abb. 372 bogig-zackige Konturen

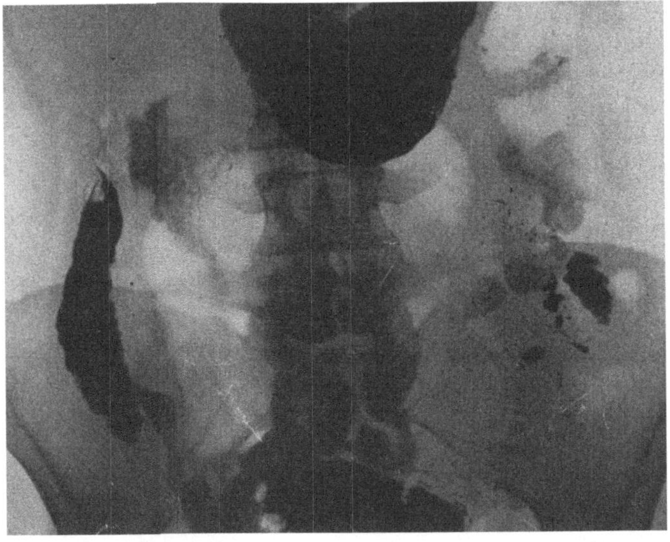

Abb. 373. Aufn.-Nr. 1690, ♀, 27 Jahre. Kontrastmahlzeit. Aufgestellte Dünndarmschlingen.

des Coecums und wallartige Vorwölbung der BAUHINschen Klappe in das Coecum hinein und die Abb. 371 und 373 aufgestellte Dünndarmschlingen.

Therapie der Darmtuberkulose. Autoptische und operative Erfahrung lehrt, daß auch bei der Tuberkulose des Darmes eine gewisse Heilungsneigung besteht. Gereinigte und epithelisierte Geschwüre werden nicht so ganz selten gefunden, auch gelegentlich Darmstenosen, bei denen der zugrunde liegende tuberkulöse Prozeß völlig abgeheilt ist. Daß man solche Heilungstendenz durch eine zweckmäßige Allgemeinbehandlung unterstützt, kann nicht zweifelhaft sein. Es fehlt aber bisher an Erfahrungen über die Heilung klinisch bzw. röntgenologisch exakt diagnostizierter Darmtuberkulosen durch solche Maßnahmen. Man sollte meinen, daß eine *Diätetik*, die dem Darm möglichst wenig zumutet, die Ausheilung einer Darmtuberkulose fördern sollte, aber auch dafür fehlt es

an zuverlässigen präzisen Beobachtungen. Andererseits habe ich immer
wieder mit Verwunderung gesehen, daß Darmtuberkulöse, ihren geradezu
perversen diätetischen Neigungen folgend, den Darm nach ärztlichen
Begriffen geradezu malträtierten und daß solche diätetische Exzesse
auf die Darmerscheinungen ohne jeden Einfluß blieben. Danach möchte

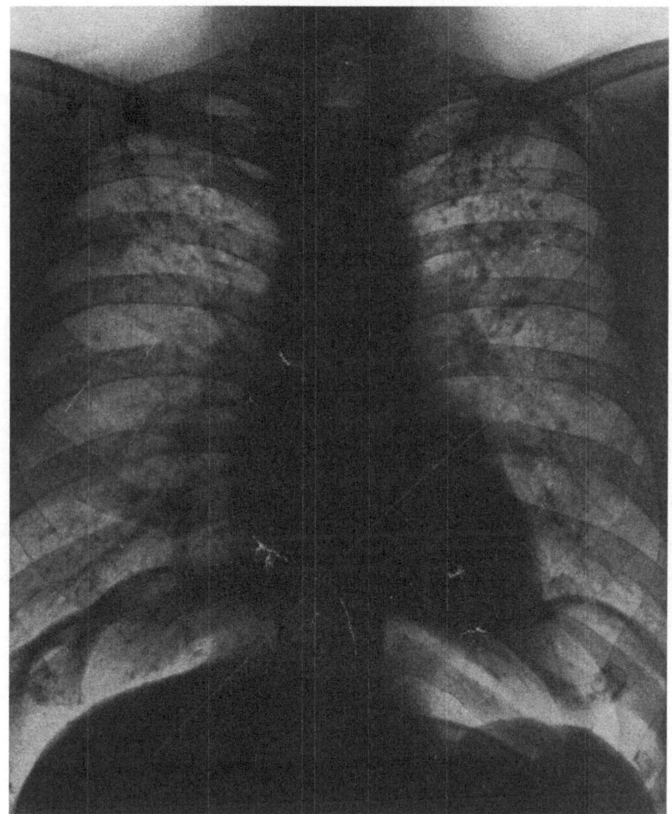

Abb. 374. Pneumoperitoneum.

ich die diätetische Behandlung der Darmtuberkulose für eine nicht sehr
zuverlässige symptomatische Therapie halten. In Frage kommt bei
ausgesprochener Verstopfung eine vorsichtige Obstipationsdiät mit reichlich Obst und Gemüse, saurer Milch, Buttermilch, ergänzt durch Glycerinspritzen oder Ölklysmen, allenfalls milde Laxantien (Tamarinden, Karlsbader Mühlbrunnen oder Kissinger Rakoczy). Bei Diarrhöen ist eine
Schonungsdiät angezeigt und durch stopfende Nahrungsmittel zu
ergänzen: Schleim- und Mehlsuppen, Kakao, Eichel- und Haferkakao,
fettarmes Fleisch, Kartoffeln und zarte Gemüse in Püreeform, Reis,

Grieß, Graupen; Vermeidung von Kaffee und kalten Getränken; Flüssig-keitsbeschränkung. Man soll indessen diese unglücklichen Kranken nicht mit zu strengen und zu lange durchgeführten Diätvorschriften quälen und lieber einmal fünf gerade sein lassen. Auch die *medikamentöse Behandlung* hat nur symptomatische Bedeutung. Die Adstringenzien

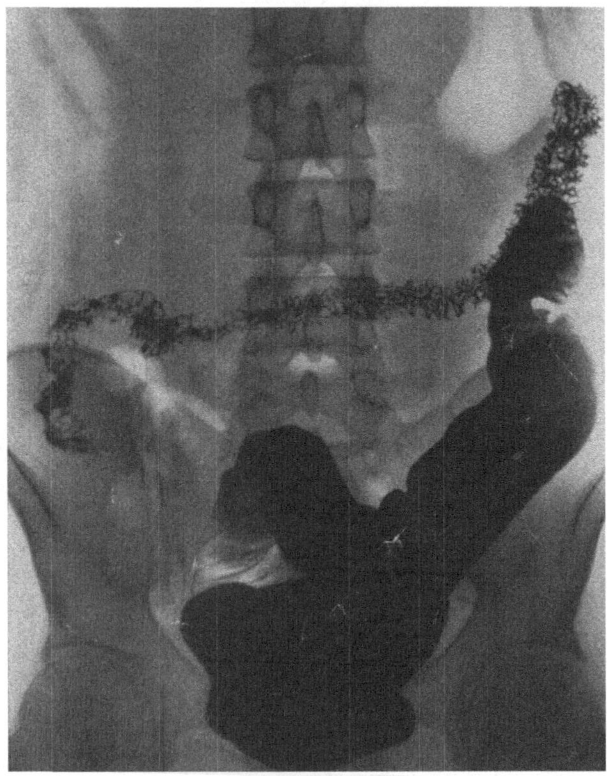

Abb. 375. Aufn.-Nr. 2784, ♂, 23 Jahre. Füllungsdefekt des Colon ascendens und der Flexura hepatica. Spasmus des Colon transversum und der Flexura lienalis. Resektion des Colon ascendens und transversum: schwere geschwürige Tuberkulose des Colon ascendens, zentrale Geschwüre des Colon transversum. Vorzüglicher Erfolg.

(Tannin, Tannigen, Tannalbin, Tannoform, Bismutum subnitricum oder subgallicum) enttäuschen meist; mit Einläufen adstringierender Lösungen soll man die Kranken schon gar nicht peinigen. Gelegentlich hilft Bolus alba (morgens 30 g in Wasser aufgeschwemmt); am besten hat sich uns noch Tierkohle bewährt, die in Form der Granulae oder der Compretten angenehm zu nehmen ist. Hervorzuheben ist schließlich das Calcium, mit dem wir befriedigende Ergebnisse erzielten (1—2mal täglich 5 ccm einer 5%igen Lösung von Calc. chloratum intravenös; Technik siehe S. 320). Von symptomatisch guter Wirkung ist die

4-Felder-Bestrahlung mit Quarzlampe täglich 1 Feld 3—6 Minuten aus 100—50 cm Entfernung.

Das **Pneumoperitoneum** hat uns bei der Behandlung der Darmtuberkulose oft gute Dienste getan. Daß die Schmerzen nachlassen ist begreiflich, da die Darmschlingen sich bei ihrer Bewegung nicht mehr am parietalen Peritoneum reiben. Es sistieren aber merkwürdigerweise auch oft die Durchfälle, was wohl so zu erklären ist, daß die Peristaltik bei Fortfall peritonealer Reize weniger lebhaft ist. Ein Teil unserer fiebernden Kranken wurden unter dieser Behandlung fieberfrei. Bei den meisten Kranken sehen wir kleine Gewichtszunahmen den Gewichtssturz ablösen, einige nahmen ganz beträchtlich zu und bei einzelnen konnten wir nach solcher Besserung die operative Behandlung wagen.

Die **Resektion des tuberkulös erkrankten Darmabschnittes** beschränkte sich bisher auf die sog. tumorigen Formen, meist chronische isolierte Tuberkulosen des Coecums. Die exakt lokalisierende Röntgendiagnostik der Darmtuberkulose gestattet, die Indikation auf örtlich beschränkte geschwürige Formen auszudehnen. Es besteht natürlich keine Aussicht, diese radikale Therapie für eine beträchtliche Zahl der Darmtuberkulosen anzuwenden, weil bei den meisten Kranken die Lungentuberkulose so vorgeschritten ist, daß sie nicht mehr zum Stillstand gebracht werden kann, auch vielfach der Allgemeinzustand der Patienten das nicht unerhebliche Risiko der großen Operation nicht zuläßt. Immerhin bedeutet es einen Gewinn, wenn man den einen oder anderen Kranken dem trostlosen Schicksal der fortschreitenden Darmtuberkulose entreißen kann. Das ist uns bei einigen Kranken gelungen. Die Abb. 375 zeigt eine schwere geschwürige Tuberkulose des Colon ascendens und der Flexura hepatica; der bei wiederholten Untersuchungen beobachtete Spasmus des Colon transversum einschließlich der Flexura lienalis läßt vermuten, daß dieser Darmabschnitt auch schon mitgegriffen ist. Bei der Operation wurde der Dickdarm bis über die Flexura lienalis hinaus reseziert; Colon ascendens und Flexura hepatica zeigte schwerste geschwürige Darmtuberkulose, das Colon transversum zerstreute Darmgeschwüre. Nach der Operation erholte sich der recht mitgenommene Kranke ausgezeichnet und war noch Jahre später in sehr guter Verfassung.

XV. Tuberkulose und Umwelt.

1. Soziale Bekämpfung der Tuberkulose.

Die Entwicklung der Tuberkulosegesetzgebung und die Organisation zur Bekämpfung der Tuberkulose im Deutschen Reich. Die Bekämpfung der Tuberkulose als Volkskrankheit stützt sich auf gesetzliche Regelung. Das erste bedeutungsvolle Gesetz dieser Richtung ist das preußische Gesetz zur Bekämpfung übertragbarer Krankheiten vom 28. VIII. 1908, das dem behandelnden Arzt, dem Haushaltungsvortand, den Pflege-

personen pp., dem Wohnungsinhaber, Leichenschauer oder dem Krankenhausleiter die Meldung der Todesfälle an Lungen- und Kehlkopftuberkulose vorschreibt. Ein eigentliches Tuberkulosegesetz stellt das preußische Gesetz zur Bekämpfung der Tuberkulose vom 4. VIII. 1923 vor,
das die Meldung jeder ansteckenden Erkrankung und jedes Todesfalles
an Lungen- und Kehlkopftuberkulose an den beamteten Arzt vorschreibt. Eine erste Abänderung vom gleichen Tage legt den Fürsorgestellen für Lungenkranke die Verpflichtung auf, die Fürsorgemaßnahmen
im Benehmen mit dem behandelnden Arzt zu treffen und Anträge an
die Gemeinden und andere Stellen zu richten. Die zweite Abänderung
dieses Gesetzes vom 24. III. 1934 erweitert die Meldepflicht auf die
Todesfälle an Tuberkulose jeder Art und auf jede Erkrankung an Hauttuberkulose und den Verdacht dieser Erkrankung. Dieser Entwicklung
in Preußen ging eine gleichsinnige Entwicklung in den anderen deutschen
Ländern teils voraus, teils parallel, teils folgte sie ihr nach. Auf die
Einzelheiten dieser Gesetzgebung kann hier nicht eingegangen werden.
Es sei auf die Übersicht von MÖLLERS in seinem Aufsatz zum Tuberkulosegesetz verwiesen. Von außerordentlicher Bedeutung für die Bekämpfung der Tuberkulose im Deutschen Reich und insbesondere für
die Entwicklung des Fürsorgewesens ist das Gesetz zur Vereinheitlichung des Gesundheitswesens vom 3. VII. 1934, das nunmehr gemäß der
politischen Entwicklung Gültigkeit für das Reich hat. Dieses Gesetz
macht die Tuberkulosebefürsorgung zur Pflichtaufgabe der in allen
Kreisen eingerichteten staatlichen oder kommunalen Gesundheitsämter,
die damit die Durchführung der Seuchenbekämpfung und die ärztliche
Fürsorge für Tuberkuloseerkrankte und -gefährdete übernehmen. Eine
Ausführungsverfügung zu dieser Verpflichtung stellt schließlich die
erste Verordnung zur Bekämpfung übertragbarer Krankheiten vom
1. XII. 1938 (RGBl. L S. 1721) dar, nach der innerhalb von 24 Stunden
zu melden sind jede Erkrankung, jeder Verdacht einer Erkrankung und
jeder Sterbefall an ansteckender Lungen- und Kehlkopftuberkulose,
an Hauttuberkulose und an Tuberkulose anderer Organe. Es sei ausdrücklich hervorgehoben, daß wohl der Verdacht einer ansteckenden
Lungentuberkulose zu melden ist, nicht jedoch eine geschlossene aktive
Lungentuberkulose, wenn der Verdacht der Ansteckungsfähigkeit nicht
besteht. Das Gesundheitsamt hat über Ursache, Art, Ansteckungsquelle und Ausbreitung der Tuberkulose alsbald Erhebungen anzustellen
und der Ortspolizeibehörde Vorschläge über erforderliche Schutzmaßnahmen zu machen. Personen, die an einer übertragbaren Erkrankung
leiden, können einer Absonderung oder Beobachtung unterworfen werden,
deren Kosten der Betroffene oder der Unterhaltspflichtige, und im Falle
der Hilfsbedürftigkeit die öffentliche Fürsorge zu tragen hat.

So wichtig und begrüßenswert die geschilderte gesetzgeberische
Arbeit auch ist, so muß doch gesagt werden, daß die Tuberkulose-

bekämpfung im Deutschen Reich noch nicht einheitlich ausgestaltet ist; ist sie doch heute noch Aufgabe zweier verschiedener Reichsministerien, und zwar des Reichsministeriums des Innern, dessen Aufgabenbereich auf diesem Gebiet wesentlich die Tuberkuloseverhütung umfaßt, während dem Reichsarbeitsministerium die gesamte soziale Versicherung und damit die Behandlung der Tuberkulösen eingegliedert ist. Der Aufbau einer einheitlichen Lenkung der Tuberkulosebekämpfung wird vorbereitet durch einen Runderlaß des Reichsministeriums des Innern vom 1. VII. 1941 über die Gründung eines Tuberkuloserates, an dem außer dem Reichsministerium des Innern das Reichsarbeitsministerium, das Reichsministerium für Volksaufklärung und Propaganda, die Parteikanzlei und das Oberkommando der Wehrmacht beteiligt sind. Dieser Reichstuberkuloserat gibt in Zukunft die Richtlinien für die Tuberkulosebekämpfung und bedient sich für die Erfüllung seiner Aufgaben des Reichstuberkuloseausschusses. Der Reichstuberkuloseausschuß hat seinerseits in den Ländern und Provinzen als nachgeordnete Organe Bezirksleiter eingesetzt, die mit den nachgeordneten Behörden und Organisationen der oben genannten Reichsbehörden in engster Fühlung arbeiten (RMBliV. 1941 Nr. 28). Für die Erfüllung der besonderen Aufgaben der Tuberkulosefürsorge besteht im Reichstuberkuloseausschuß die Arbeitsgruppe Tuberkulosefürsorge.

Der Vereinheitlichung der Maßnahmen zur Bekämpfung der Tuberkulose dienen auch die in manchen deutschen Gauen ins Leben gerufenen Arbeitsgemeinschaften, an denen in der Regel alle maßgeblichen Behörden und Institutionen beteiligt sind, die als Kostenträger in Frage kommen. Diese Arbeitsgemeinschaften setzen sich durchweg zum Ziel, die Durchführung von Heilverfahren bei unversicherten Minderbemittelten, die Bewahrung hochinfektiöser Tuberkulöser und die Nachfürsorge. Solche Arbeitsgemeinschaften, die mit gutem Erfolg tätig sind, bestehen z. B. in Thüringen, Schlesien, Württemberg, Rheinprovinz, Baden, Staat Sachsen; sie sind je nach den örtlichen Verhältnissen recht verschieden organisiert und die Wege ihrer Betätigung wie auch die finanziellen Mittel, über die sie verfügen, sind örtlich ganz verschieden. Neuerdings ist aber eine großzügige Neuregelung der Tuberkulosebekämpfung und der Befürsorgung Tuberkuloseerkrankter und -gefährdeter im Mittelstand geschaffen (s. S. 480).

Aufgaben der Tuberkulosebekämpfung. Soweit die Aufgaben den Tuberkulosefürsorgestellen zufallen, gehören sie in das Arbeitsgebiet des Reichsministeriums des Innern; sie greifen jedoch vielfach herüber in den Aufgabenbereich des Reichsarbeitsministeriums.

Der eingeführte Begriff „Tuberkulosefürsorge" deckt — abgesehen von dem sprachlichen Schnitzer — nicht die Aufgabe der sozialen Therapie. Aber aus der Fürsorge für die Tuberkulösen, wie sie PÜTTER verdienstvoll in Deutschland ins Leben gerufen, hat sich unter Führung von BRAEUNING,

BLÜMEL, REDEKER, HARMS, GRASS, WALTER, KAYSER-PETERSEN und vielen anderen eine *Tuberkulosevorsorge* entwickelt, die in ihren heutigen Formen seuchenbekämpfenden Grundsätzen gerecht wird. Ihr Gegenstand ist:

1. Die frühzeitige Erfassung aller Erkrankungen an allen Formen der Tuberkulose.

2. Die gesundheitliche Überwachung, die Sorge für geeignete Behandlung, die wirtschaftliche Unterstützung und der Arbeitseinsatz (Nachfürsorge) der Tuberkulösen.

3. Die Erfassung, gesundheitliche Überwachung und wirtschaftliche Unterstützung aller Tuberkulosebedrohten.

4. Die Sanierung der Infektionsquellen durch Trennung der Infektionstüchtigen von den Infektionsempfänglichen.

5. Die Aufklärung von Kranken und Gesunden über das Wesen der Tuberkulose.

Die Behandlung der Kranken kann in den Aufgabenkreis der Tuberkulosevorsorge nicht einbezogen werden, weil sie die unentbehrliche Zusammenarbeit mit den frei praktizierenden Ärzten stören würde.

Zu 1. Die frühzeitige Erfassung aller Erkrankungen an allen Formen der Tuberkulose stützt sich auf die oben dargestellten gesetzlichen Unterlagen. Die praktische Erfahrung lehrt indessen, daß die Meldungen durch die praktischen Ärzte recht unvollkommen erfolgen; immer wieder ergibt sich, daß bei Tuberkulosetodesfällen eine zwar meist kleine, aber doch manchmal auch nicht ganz unerhebliche Zahl von Tuberkulosefällen den Fürsorgestellen vor dem Tode nicht bekannt war. Die Tuberkulosefälle werden nicht überwiegend von den behandelnden Ärzten gemeldet, sondern von den Krankenhäusern und Heilstätten, in denen die Kranken behandelt wurden, und von den Untersuchungsämtern, die Sputum Tuberkulöser zur Untersuchung eingeschickt erhielten. Vor allem erfolgt aber die Meldung der Tuberkulösen auf Grund der gesetzlichen Meldepflicht überwiegend so spät, daß sich eine frühzeitige Erfassung der Erkrankungen auf Grund der gesetzlichen Meldepflicht nicht ergibt. Von mir angestellte Untersuchungen in dieser Richtung in einem großen ländlichen Bezirk einerseits, einem großstädtischen Bezirk andererseits, haben ergeben, daß im ersten die größere, im letzten durch die Spezialfürsorge die kleinere Hälfte der Tuberkuloseerkrankungen zu spät für eine Frühbehandlung zur Kenntnis der Fürsorgestellen gelangen.

Den Fürsorgestellen war das natürlich nicht entgangen, und eine ganze Anzahl solcher Stellen sind unter der Führung von REDEKER, BRAEUNING, HARMS, KÖSTER und vielen anderen schon seit vielen Jahren andere Wege gegangen zur frühzeitigen Erfassung der Tuberkulösen. In erster Linie dienten diesem Streben die Umgebungsuntersuchungen, d. h. die systematische Röntgenuntersuchung aller Angehörigen der Familien und der Wohngemeinschaft offen Tuberkulöser. Auf diesem Wege kam REDEKER zur Entdeckung der Frühform der kindlichen

Tuberkulose, aber trotz heißen Bemühens und mühsamster Arbeit in musterhaften Fürsorgestellen wurde die Früherfassung der lungentuberkulösen Erwachsenen, insbesondere der Jugendlichen, nur recht unvollkommen erreicht. Man ging deshalb zur systematischen Reihendurchleuchtung über. Die nachstehende Tabelle über Röntgenreihenuntersuchungen bestimmter Altersklassen, die sich immerhin auf hinreichend große Gruppen stützt, hat bei den Erwachsenen etwa 0,3% offene und etwa 0,4% geschlossene aktive Tuberkulosen zur Kenntnis gebracht. Die Methode ist also an sich geeignet, die Früherfassung der Lungentuberkulösen zu gewährleisten. Als Massenmethode ist sie

Tabelle 7. Röntgenreihenuntersuchungen. Auf 164470 Untersuchungen 511 offene Tuberkulosen.

Bevölkerungsgruppe	Zahl	Offene Tuberkulose %	Geschlossene aktive Tuberkulose %
Schulkinder	3453	0,05	0,12
HJ	2927	0,11	0,38
RAD	24366	0,25	0,22
Reichswehr	52670	0,31	0,32
Wehrformationen	9718	0,40	0,51
Studenten	11743	0,34	0,31
Betriebe	12063	0,27	0,69
Bevölkerung	43338	0,34	0,42
Lehrpersonen	1392	0,50	0,22
Beamte	2800	0,52	0,60

gleichwohl gescheitert, weil sie an die ärztliche Leistung Anforderungen stellt, die untragbar sind. Im Jahre 1937 hat der brasilianische Arzt Dr. ABRÉU die für andere Zwecke schon mannigfach benutzte Schirmbildphotographie als Suchmethode der Tuberkulose angewendet, und zwar in Form der Schmalfilmaufnahme im Format 24 × 24 mm. HOLFELDER hat mit dieser Methode Massenuntersuchungen in Mecklenburg, Westfalen usw. durchgeführt, bei denen die Gesamtbevölkerung in einem verhältnismäßig kurzen Zeitraum schirmbildphotographisch erfaßt wurde. Die Ergebnisse dieser Untersuchungen entsprechen denen der Röntgenreihendurchleuchtung, und da diese Suchmethode nicht nur außerordentlich schnell und billig arbeitet, sondern auch den ärztlichen Einsatz auf ein erträgliches Maß vermindert, ist sie an sich für die Durchführung des von REDEKER schon 1926 verlangten Volksröntgenkatasters durchaus geeignet. Freilich ergeben sich zunächst gewisse Schwierigkeiten in der Zusammenarbeit mit den Gesundheitsämtern, denen bei dieser Methode immerhin noch zu viel Arbeit zufällt, als daß sie ihr mit ihrem heutigen Aufbau gewachsen sein könnten, und vor allem in der Frage der Behandlung und der Anstaltsversorgung der aufgefundenen Tuberkulösen; haben doch meine Berechnungen ergeben, daß es im Altreich zur Zeit noch etwa 150000 unbekannte offen Tuberkulöse geben dürfte. Das sind aber Aufgaben, die im Interesse einer systematischen Tuberkulosebekämpfung überwunden werden müssen und auch überwunden werden können. Der zweite Weltkrieg hat hier zunächst einen Riegel vorgeschoben. Grundsätzlich kann die Frage der Früherfassung der Tuberkulösen als gelöst angesehen werden.

Zu 2. Die gesundheitliche Überwachung der erfaßten offen Tuberkulösen ist in Deutschland grundsätzlich gelöst, seit die Tuberkulosebekämpfung Pflichtaufgabe der staatlichen Gesundheitsämter ist. Die in Aussicht stehende rechtzeitige Erfassung der Tuberkulösen wird diese Überwachung lückenlos zulassen. Die Schwierigkeiten, die dabei zu überwinden sind, nämlich die terminmäßige Kontrolle, ist eine Frage der Organisation.

Auch die Frage der Behandlung der Tuberkulösen kann grundsätzlich als gelöst angesehen werden. Die Vielfältigkeit der Versicherungsarten (Krankenkassen, Rentenversicherungsträger, Kriegsbeschädigtenfürsorge usw.) bietet zwar mancherlei Schwierigkeiten, durch die der praktische Arzt erfahrungsgemäß sich nicht leicht durchfindet, aber die Fürsorgestelle muß solchen Aufgaben gewachsen sein. Die richtige Lösung der Aufgabe, die noch nicht überall durchgesetzt ist, leitet alle Heilverfahrensanträge über die Fürsorgestellen, die für alle Versicherungsträger vertrauensärztliche Funktion haben sollten. Heute ist es freilich noch so, daß recht viele Lungentuberkulöse zu spät zur Kenntnis des Arztes und der Fürsorge gelangen, und zwar so spät, daß die Einleitung eines Heilverfahrens keinen Erfolg mehr verspricht. Ungleich größere Schwierigkeiten als die Einleitung eines Heilverfahrens bietet, erwachsen den Ärzten und Fürsorgestellen bei der Unterbringung der chronisch kranken Tuberkulösen, für die ein Heilverfahren eines fortgeschrittenen Leidens wegen nicht in Frage kommt, die aber wegen der Schwere ihres Krankheitszustandes, wegen ungenügender Versorgung in der Familie oder als Ledige, oder aber wegen schwerer Gefährdung ihrer Umgebung der Unterbringung in einer Anstalt bedürfen. Für die Bewahrung solcher Kranken stehen Betten in geeigneten Anstalten nur ganz unzulänglich zur Verfügung. Diese Kranken bedürfen der Unterbringung in kleineren behaglichen Räumen, der durchweg konservativen, aber immer fachärztlichen Behandlung mit Freiluftliegekur und einer fachlichen Pflege sowie guter Verpflegung. Ihre Behandlung stellt also an die Anstalt keine großen Anforderungen und kann deshalb billiger sein als das Heilverfahren; sie muß auch billiger sein, da es sich immer um langwierige Behandlung handelt und ein wirtschaftlicher Erfolg nicht zu erwarten ist. Notfalls kann die Unterbringung in der geschlossenen Anstalt erzwungen werden, und zwar auf Grund der Verordnung vom 1. XII. 1938, nach der der Amtsarzt befugt ist, die Einweisung widerspenstiger Kranker durch die Polizei zu veranlassen. Die zwangsweise Unterbringung, von der glücklicherweise nicht allzu oft Gebrauch gemacht werden muß, erfolgt in solchen Fällen, insbesondere wenn es sich um asoziale oder antisoziale Elemente handelt, in Tuberkuloseabteilungen der Landesheil- und Pflegeanstalten; vielfach genügt schon die Androhung der Zwangseinweisung, um den Kranken gefügig zu machen; auch hat die Erfahrung gelehrt, daß die Kranken in diesen Abteilungen nach einigen Monaten gefügig werden und nunmehr in anderen Abteilungen untergebracht werden können.

Was die Nachbehandlung anlangt, so wird ihr zwar vielfach der behandelnde Arzt gewachsen sein, aber die Fortsetzung und Überwachung einer Kollapsbehandlung ist eine fachärztliche Aufgabe, die in den größeren Städten unschwer durchzuführen ist, aber auf dem Lande große Schwierigkeiten machen kann. Die Fürsorgestellen werden die Kranken geeignet beraten können, wie sie auch die Nachfürsorge und wirtschaftliche Unterstützung einzuleiten haben, für die neben den Versicherungsträgern gemäß Verordnung über Tuberkulosehilfe vom 8. 9. 42 die Gaufürsorgeverbände zur Verfügung stehen (vgl. S. 480).

Die **Nachfürsorge** für Tuberkulöse nach beendetem Heilverfahren ist bei günstigen wie ungünstigem Krankheitsverlauf von gleicher Wichtigkeit. Neben einer etwa notwendigen wirtschaftlichen Hilfe, die ein Abgleiten des Kranken und seiner Familie ausschließen soll, sind die Fragen der Wohnung und des Arbeitseinsatzes zu lösen. Wird einmal die Lösung der Wohnungsfrage möglich sein, so muß die Tuberkulosebekämpfung eingeschaltet werden, weil die Tuberkulose nicht zum geringsten Teil eine Domestikationserscheinung ist. Über die Lösung der Wohnungsfrage gehen die Meinungen weit auseinander. Besondere Tuberkulosehäuser haben sich vielfach nicht bewährt, weil sie das Leiden des Kranken offenkundig machen und deshalb von den Kranken, die soziale Ächtung befürchten, abgelehnt werden. Am besten wäre wohl die Ansiedlung der Tuberkulösen in Gruppenhäusern am Stadtrand; sie brauchte nicht zu kostspielig zu sein, wenn die Forderungen nicht immer überspannt würden.

Außerordentlich wichtig ist die Aufgabe, die mit Hilfe der Fürsorgestellen gelöst werden muß: das ist die Unterbringung eines mehr oder minder beschränkt arbeitsfähigen Tuberkulösen am geeigneten Arbeitsplatz. Viele Fürsorgestellen leisten auf diesem Gebiet in der Zusammenarbeit mit den Betriebsärzten schon sehr Beachtliches, doch ist diese Zusammenarbeit heute noch nicht systematisch durchorganisiert. Der Arbeitseinsatz ist wie geschildert im Rahmen des Heilverfahrens vorzubereiten und abzugrenzen. Die Tuberkulosefürsorge muß im Benehmen mit dem Arbeitsamt und den Betriebsärzten den geeigneten Arbeitsplatz auswählen und für die fachliche Überwachung der Arbeit und der Arbeitsbedingungen sorgen. In der Fürsorge Charlottenburg haben wir seit vielen Jahren bei der Tuberkulose zwischen hochinfektiös und wenig infektiös unterschieden; hochinfektiös sind diejenigen Kranken, die viel husten, viel Auswurf haben und im Auswurf viele Tuberkelbacillen, sowie auch diejenigen Kranken, die nicht zu einem vernünftigen Verhalten zu erziehen sind (asoziale und antisoziale). Der Simulation und Dissimulation begegnet man durch die Kontrolle der Angaben an Röntgenbild und physikalischem Befund; es kann aber notwendig werden, bei Lehrern z. B., die Situation durch klinische Beobachtung, insbesondere kontrollierte Sputumabgabe und Magenausheberung zu prüfen. Nachdem jahrzehntelang eine weit übertriebene von den Ärzten, auch den Tuberkuloseärzten selbst gezüchtete Ansteckungsfurcht vor der Tuberkulose viele Kranke in größte soziale und wirtschaftliche Not gebracht hatte, hat neuerdings die Verordnung des R. u. Pr. M. d. I. vom 18. VI. 1941 mit diesem Unfug gründlich aufgeräumt. Es heißt in der Verordnung, daß der hustende Offentuberkulöse nur für seine engere Umgebung ansteckend ist und er bei geringem Husten und diszipliniertem Verhalten praktisch eine geringere Gefahr für Erwachsene bedeutet als die, welcher jeder Mensch im modernen Verkehrsleben ausgesetzt ist. Eine Absonderung Offentuberkulöser ist notwendig gegenüber Kindern und Jugendlichen und bei stark hustenden und undisziplinierten Kranken. Alle darüber hinausgehenden Maßnahmen am Arbeitsplatz oder gar in den Wohnhäusern sind unbegründet.

Zu 3. Die Erfassung der Tuberkulosebedrohten wird weitgehend durch die Umgebungsuntersuchung gewährleistet. Freilich zieht sich so mancher Jugendliche seine Erstinfektion oder Superinfektion im immer dichter werdenden Verkehr oder auch am Arbeitsplatz zu, und hier muß natürlich die Umgebungsuntersuchung versagen. Diese Gefährdetengruppe kann vor schwerem Schicksal nur bewahrt werden durch häufige Kontrollen in der Art der Suche nach der unbekannten Tuberkulose. Um diese Erfassung der Jugendlichen bemühen sich mit Erfolg die Röntgenreihenuntersuchungen bei der Hitlerjugend, dem Arbeitsdienst und in den Betrieben. Auch die Wehrmacht, die sich bei der Musterung und der Einstellung der Wehrpflichtigen in zunehmendem Maße der Röntgenuntersuchung bedient, erfaßt bei dieser Gelegenheit so manche unbekannte Tuberkulose. Die Kontrolle der Gefährdeten muß terminmäßig erfolgen.

Zur gesundheitlichen Überwachung der offen Tuberkulösen durch die Fürsorge gehört die Wohnungskontrolle. Es muß angestrebt werden, daß der Tuberkulöse nicht nur sein eigenes Bett, sondern möglichst auch ein Zimmer für sich hat. Soweit die vorhandene Wohnung das nicht zuläßt, muß sich die Fürsorge bemühen, unter Gewährung von Mietzuschüssen dem Tuberkulösen eine geeignete Wohnung zu beschaffen, ihm auch notfalls ein Bett und Bettzeug zu stellen. Die Benutzung der Wohnung, die Ausschaltung der Untervermietung, die Pflege der Wohnung und das Verhalten des Tuberkulösen muß die Fürsorge durch Wohnungsbesuche der Fürsorgerinnen überwachen.

Zu 4. Der Sanierung der Infektionsquellen dient in vielen Fällen die Bewahrung der Infektionstüchtigen, die wir oben behandelt haben. Auch der umgekehrte Weg ist gangbar und vielfach beschritten, nämlich die Entfernung der Gefährdeten, insbesondere der Kinder, aus dem Haushalt der Tuberkulösen. Wie die Bewahrung ist auch diese Maßnahme einschneidend und für die Familie sehr schmerzlich; aber es gibt keinen anderen Weg, die Gefährdeten zu schützen. Sofern der offene Tuberkulöse in der Wohnung verbleibt, ist nicht nur die Trennung von den Angehörigen durch Beschaffung eines eigenen Zimmers notwendig, sondern auch die sachgemäße Beseitigung des Ansteckungsstoffes. Wenn der Kranke schon in einer Heilstätte war, so hat er gelernt, die Sputumflasche zu benutzen, Entleerung derselben in den Abort und persönliche Reinigung derselben unter fließendem Wasser und mit Sagrotanlösung vorzunehmen. Ist der Kranke aber bettlägerig und hat er große Sputummengen, so fällt die Beseitigung des Auswurfes der Ehefrau oder der Mutter zu, die dafür von der Fürsorgerin angelernt werden müssen. Am mißlichsten ist die Behandlung der Wäsche und der Kleidung des Kranken, Die Wäsche (Leibwäsche, Bettwäsche, und besonders Taschentücher) sind gesondert von der übrigen Wäsche der Familie 24 Stunden lang in einer 2—3%igen Sagrotanlösung zu desinfizieren, bevor sie in üblicher Weise weiterbehandelt werden können. Ein geeignetes Gefäß sowie auch das Desinfektionsmittel wird notfalls von der Fürsorge zur Verfügung gestellt. Ganz mißlich ist die Behandlung der Oberkleidung des Kranken, die nicht in wirksamer Weise desinfiziert und deshalb von Tuberkelbacillen, die durch Hustentröpfchen darauf gestreut sind, überhaupt nicht befreit werden kann. Immerhin soll man diese Kleidung regelmäßig mit Sagrotanlösung feucht abreiben. Diese Beseitigung des Sputums und die Behandlung der Wäsche und Kleidung erfüllt die Aufgaben der laufenden Desinfektion, zu der noch die gesonderte Reinigung der Eßgeräte kommen mag. Daß der Kranke selbst immer wieder auf vorsichtiges Umgehen mit dem Auswurf, Vermeiden des Anhustens und hemmungslosen Behustens von Gegenständen hinzuweisen ist, versteht sich von selbst. Von der Desinfektion der Wohnungen, ganz besonders der Formalindesinfektion, halten wir nicht viel, zumal Kleinkinder von dem offen Tuberkulösen ohnehin grundsätzlich getrennt werden müssen. Ob durch die Wohnungsdesinfektion die Ansteckung an Tuberkulose nennenswert eingeschränkt werden kann, ist sehr zweifelhaft. Sie bringt aber den großen Nachteil, daß der große Apparat und der Geruch der Desinfizientien den Krankheitsfall der weiteren Umgebung bekannt macht und nicht selten zur Ächtung des unglücklichen Kranken und seiner Familie führt, ja besonders bei Untermietern Anlaß zur Aufkündigung der Wohnung geben kann. Man erlebt nicht selten, daß der Tuberkulöse die Fürsorge meidet, weil die Hausbesuche der Fürsorgerin und besonders die Desinfektionen die Art seines Leidens bekannt machen.

Zu 5. Selbstverständliche Pflicht der Fürsorge ist die Aufklärung des Kranken und seiner Angehörigen über die Natur seines Leidens. Ohne solche Aufklärung ist der Versuch einer Ansteckungsverhütung illusorisch; merkwürigerweise erlebt man aber immer wieder, daß der von einer Fürsorge betreute Kranke nicht weiß, daß er eine offene Tuberkulose hat. Die Aufklärung erfolgt am eindringlichsten in persönlicher Belehrung durch Ärzte und Fürsorgerinnen, bedient sich aber auch zweckmäßig geeigneter Plakate — es gibt viel mehr ungeeignete als geeignete — und möglichst kurz gehaltener gedruckter Anweisungen und Aufklärungsschriften. Erst jüngst vergangene Zeit hat in dieser Richtung insofern viel zu viel getan, als sie durch übermäßige Betonung der Ansteckungsgefahr eine weit übertriebene Furcht vor der Tuberkulose erzeugt, damit dem Kranken selbst und seiner Familie soziale Beziehungen vergiftet und wirtschaftliches Vorwärtskommen erschwert, aber darüber hinaus auch noch die Bereitstellung geeigneten Pflege- und Hauspersonals in Tuberkuloseanstalten außerordentlich behindert hat. Es ist nicht leicht, hier den richtigen Mittelweg zu gehen; einerseits bedarf die Tuberkulosebekämpfung der Mitarbeit der Kranken selbst, aber andererseits kann sie sich gar zu leicht die Wege wirtschaftlicher Hilfe und Behandlung für den Kranken verbauen.

Zu den ausschließlichen Aufgaben der Tuberkulosefürsorge sollte auch die Beantragung aller Heilverfahren gehören, dann könnte man darauf rechnen, daß unnütze Heilverfahren bei inaktiver Tuberkulose einerseits und bei aussichtslosen Fällen andererseits vermieden und bei den Kranken nicht Hoffnungen erweckt würden, die nicht erfüllt werden können. Solange die Fürsorgestellen indessen nicht durchweg mit Tuberkulosefachärzten besetzt sind, wird diese Forderung nicht zum Ziele führen. Leider ist die Zersplitterung in der Kostenträgerfrage in den letzten Jahren immer größer geworden, indem neben den Rentenversicherungsanstalten eine Anzahl Ersatz- und Privatkassen, dazu große Fachverbände, Bezirksfürsorgeverbände, Behörden, Mittelstandsfürsorge und Tuberkulosehilfswerk als Kostenträger allein oder zusätzlich in Frage kommen können. Seit 1934 war für nicht versicherte Minderbemittelte, die aus eigenen Mitteln ein Heilverfahren nicht durchführen konnten, das zu diesem Zweck ins Leben gerufene Tuberkulosehilfswerk der nationalsozialistischen Volkswohlfahrt der Partei tatkräftig und opferbereit eingetreten. Durch Verordnung über Tuberkulosehilfe des Ministerrates für die Reichsverteidigung vom 8. 9. 42 wurde für diese wirtschaftlich nicht gesicherten Kreise den Gaufürsorgeverbänden der Länder und Provinzen die Verpflichtung einer großzügigen Hilfe jeder Art auferlegt, einer Hilfe, die sich nicht nur auf die Durchführung der notwendigen Heilverfahren, sondern auch der Krankenhausbehandlung, der wirtschaftlichen Unterstützung und der Nachfürsorge erstreckte; diese Verordnung ist am 1. 4. 43 in Kraft getreten. Die sozialen Versicherungsträger haben

durch ein besonderes Tuberkulosewerk für die versicherten Bevölkerungs-
teile die Pflichten der Befürsorgung in gleichem Umfang übernommen,
wie sie die Tuberkulosehilfe gewährt. Damit ist im Deutschen Reich
einer Befürsorgung aller Tuberkulösen geschaffen, die schlechthin muster-
gültig ist, und die in gleichem Umfang noch in keinem Kulturlande besteht.

Organisation der Fürsorgestellen. Wichtig ist die verkehrstechnisch
günstige Lage der Fürsorgestelle, die in den Städten keine großen
Schwierigkeiten macht, um so mehr aber in ländlichen Bezirken. Hier
muß sich nicht nur die Lage der Stelle, sondern auch ihre Arbeitszeit
den Verkehrsmöglichkeiten anpassen, um der Bevölkerung weite und
doppelte Wege nach Möglichkeit zu ersparen; ja unter ungünstigen
Verhältnissen läßt es sich nicht vermeiden, den Fürsorgedienst örtlich
aufzuteilen, was nicht nur die mehrfache Bereitstellung geeigneter Räume,
sondern auch mehrere ortsfeste Röntgenapparate oder aber einen transportablen Apparat erfordert und den Arzt der Fürsorge mit Zeitverlust
für Reisen belastet. Um nicht nur die Kranken, sondern auch die Gefährdeten zur Fürsorgestelle zu bringen, muß das Gesundheitsamt bei
Hilfsbedürftigen häufig die Reisekosten übernehmen.

Der Raumbedarf für die Fürsorgestelle eines mittelgroßen Bezirks
(50—100000 Einwohner) wird recht verschieden angegeben. Als Mindest-
bedarf ist zu fordern ein recht großes Wartezimmer, das durch Auskleidekabinen mit dem geräumigen Arbeitszimmer in Verbindung steht;
in diesem befindet sich zweckmäßig auch der Röntgenapparat, damit
Durchleuchtung und Untersuchung des Kranken verbunden werden
können. Ein drittes, ebenfalls geräumiges Zimmer dient der Fürsorgerin,
die auch die Akten betreut; neben dem Zimmer der Fürsorgerin liegen
Laboratorium und Dunkelkammer. Aborte sind unentbehrlich. Wo
die örtlichen Verhältnisse es irgend zulassen, wird man sich indessen
nicht auf diese Mindestforderung beschränken. Zweckentsprechende
Anordnung, die den Arbeitsgang sehr erleichtert, ist nur bei Neubauten
möglich. In den Fürsorgestellen der großen Städte, die mit mehreren
Ärzten arbeiten, ist der Raumbedarf entsprechend größer. In der
Fürsorge Charlottenburg hat sich die Dezentralisierung bestens bewährt.
Der Bezirk von 330000 Einwohnern ist in 6 Fürsorgebezirke unterteilt,
deren je zwei den Bereich eines Fürsorgearztes bilden. Im Innenbetrieb
bearbeitet jede Fürsorgerin die Akten ihres Bezirkes, die durch unterschiedliche Farbe der Aktendeckel und Schwänze gekennzeichnet sind,
so daß Fehlleitungen nicht vorkommen können. Jedem Arzt steht ein
Wartezimmer, ein Fürsorgerinnenzimmer und ein Untersuchungszimmer
mit Durchleuchtungsgerät und Auskleidekabinen zur Verfügung. Daneben verfügt die Fürsorge über einen Aufnahmedienst, der die Kranken
verteilt, ein Büro, das die Anträge usw. bearbeitet, Röntgenabteilung
für Aufnahmen und besondere große Abteilung für Schirmbildphotographie, Laboratorium und Nebenräume.

Als Leiter der Fürsorge soll ein Facharzt tätig sein, der aber auch die Grenzen der Heilbehandlung und möglichst auch die operative Therapie aus eigener Erfahrung kennen sollte. Wenn die Spezialfürsorgerinnen sich in den großen Städten bestens bewährt haben, würde ihre Einsetzung untragbar sein in ländlichen Bezirken, wo so viel Zeit auf die Wege verwendet werden muß, ein Verlust, der sich bei Teilung der Fürsorge vervielfacht. In der Tat haben sich die Bezirksfürsorgerinnen im allgemeinen auch gut bewährt. Wo im Fürsorgedienst Ärzte herangezogen werden, die nicht fachlich ausgebildet sind, und Bezirksfürsorgerinnen, ist es notwendig, die Ärzte wie die Fürsorgerinnen in besonderen Kursen für ihre Arbeit zu schulen. Das mindeste, was man von einem Fürsorgearzt verlangen muß, ist zuverlässige Beherrschung der Durchleuchtungstechnik, des Lesens von Röntgenaufnahmen und die Kenntnis der Wege für Behandlung und Versorgung des Kranken, sowie der besonderen fürsorgerischen Maßnahmen jeder Art. Die letzten Gegenstände müssen auch der Fürsorgerin geläufig sein, die darüber hinaus die Bearbeitung der Akten, der Anträge und den Geschäftsgang genau kennen muß.

Die sozialhygienische Arbeit in einer Fürsorge muß einheitlich ausgerichtet werden. Ein Arbeiten mit schematischen Gruppeneinteilungen, formularmäßigen Aktenführen und Jahresberichten nach Formularen ist für diese Arbeit nicht zu entbehren. Solche Bürokratisierung kann aber in ganz erträglichen Grenzen bleiben.

Die Fürsorge führt zweckmäßig eine Gesamtkartei (Suchkartei), die alle Besucher erfaßt. Über gesund befundene Einzelbesucher, die nicht zu einer tuberkulösen Familie gehören, wird nur die Karte der Suchkartei angelegt, die einen kurzen Vermerk über den negativen Befund enthält. Diese Karten werden zweckmäßig gesondert aufgestellt.

Für jeden Kranken wird ein Aktenstück angelegt. Es enthält den Fürsorgebogen nebst Anlagen, ferner die Familienbogen der untersuchten Angehörigen (Familienakten). Leider sind für die Fürsorgebogen die mehrfach vorgeschlagenen zweckmäßigen einheitlichen Formulare noch nicht eingeführt.

Über die offen Tuberkulösen führt die Fürsorge eine Sonderkartei (Meldekartei). In der Tuberkulosefürsorgestelle Charlottenburg entsprechen dieser Meldekartei die sozialhygienischen Karten, die alle Angaben über die Familie, die Wohn- und Arbeitsverhältnisse enthalten. Diese Karten werden von den Fürsorgerinnen der einzelnen Bezirke weitergeführt, aber auf ihren Stand, insbesondere den Zugang und den Abgang durch Tod, Verzug usw. laufend genau kontrolliert. Sehr wichtig ist für die Fürsorge die Führung eines Terminkalenders (Terminkartei). Bei sorgfältiger Führun dieser Kartei kann es nicht vorkommen, daß ein Kranker oder Gefährdeter sich der Befürsorgung unbemerkt entzieht.

Da die Röntgenuntersuchung in der Tuberkulosefürsorge ganz und gar das diagnostische Feld beherrscht, ist nicht nur die sorgfältige Ordnung der Röntgen-Aufnahmen selbstverständliches Erfordernis, sondern es ist auch notwendig, von Röntgenaufnahmen der Kranken, die die Fürsorge nicht in der Hand behalten kann, photographische Aufnahmen oder Diapositive (Photopult) den Akten einzuverleiben. Die Einzeichnung des Lungenbefundes in ein Brustkorbschema ist viel weniger wichtig, als die Registrierung des Durchleuchtungsbefundes in einem geeigneten Schema des Fürsorgebogens oder die Beschreibung des Röntgenbefundes.

Die **Sputumuntersuchung** mit allen Schikanen (Antiforminverfahren, Züchtung, Kehlkopfabstrich, Magenausheberung) ist wichtigstes Requisit der Tuberkulosefürsorge, denn die Auffindung der offen Tuberkulösen ist ja das Kernstück der systematischen Bekämpfung dieser Suche und gibt zugleich die wichtigste Indikation für die Heilbehandlung und die Sanierungsmaßnahmen. Wie weit die Untersuchungen im eigenen Laboratorium vorgenommen werden, was immer vorzuziehen ist, richtet sich nach den örtlichen Einrichtungen.

Für die Beurteilung des Krankheitsgeschehens sind regelmäßige Blutuntersuchungen (Senkung, weißes Blutbild) wichtiger als die in der Ambulanz immer mißlichen und unzuverlässigen Temperaturkontrollen. Für die Tuberkulose der Kinder ist natürlich die exakte Tuberkulinprobe unentbehrlich.

Die Tuberkulosefürsorge hat über das staatliche Gesundheitsamt den zentralen Behörden Jahresberichte zu erstatten, die zur Beurteilung der Bekämpfungsmaßnahmen und ihrer Auswirkung unentbehrlich sind. Für die Berichte ist im Abschnitt IX der Jahresberichte über Gesundheitsführung ein Formular vorgeschrieben, das außer allgemeinen Angaben über die Einrichtung der Fürsorge Meldung über die Zu- und Abgänge, über Leistung und Maßnahmen der Fürsorgestelle, die Wohnungsfürsorge und die Sterbefälle vorschreibt. Die laufende Arbeit der Fürsorge muß diese Berichterstattung vorbereiten. Es ist deshalb notwendig, daß die Aktenführung auf diese Berichterstattung zugeschnitten wird. Bei den Zu- und Abgängen ist zu melden:

1. Das Versicherungsverhältnis des Kranken (Landesversicherungsanstalt, Reichsversicherungsanstalt für Angestellte, Sonderanstalten, Unversicherte).

2. Die Art der Überweisung durch Ärzte, Behörden, Selbstmelder und Bestellung seitens der Fürsorge.

Bei den Personen, die in der Betreuung der Fürsorge verbleiben, sind zu unterscheiden:

I. Fürsorgefälle:
    a) Ansteckende Tuberkulose der Atmungsorgane mit Bacillennachweis.
    b) Ansteckende Tuberkulose der Atmungsorgane ohne Bacillennachweis.

c) Nichtansteckende, aber aktive Tuberkulose der Atmungsorgane.
d) Aktive Tuberkulose anderer Organe, davon gesondert Knochen und Gelenke, Drüsen, Haut.

II. Überwachungsfälle:
a) Klinisch geheilte Tuberkulose der Atmungsorgane.
b) Klinisch geheilte Tuberkulose anderer Organe.
c) Exponierte und exponiert Gewesene.
d) Unentschiedene Diagnosen.

III. Beobachtungsfälle (nichttuberkulöse Erkrankungen der Atmungsorgane; Staublunge, Asthma, Carcinom usw.).

Bei der Meldung der Abgänge wird unterschieden: Tod an Tuberkulose, Tod an sonstigen Ursachen, Wegzug, Entweichen aus der Beobachtung, nicht mehr beobachtungs- und fürsorgebedürftig.

Hinsichtlich der Sterbefälle wird verlangt: verstorben an Tuberkulose der Atmungsorgane, sonstiger Tuberkulose; davon starben zu Hause hygienisch einwandfrei, zu Hause nicht hygienisch einwandfrei, im Krankenhaus usw.

Über die Leistungen der Fürsorge ist zu melden: Zahl der Untersuchungen durch Auskultation und Perkussion, Röntgendurchleuchtungen, Röntgenaufnahmen, Sputumuntersuchungen, Tuberkulinproben, Blutsenkungsproben, Blutbilder.

Über die Maßnahmen der Fürsorge ist zu melden: Überweisung in ärztliche Behandlung, Krankenhäuser, Heilstätten, Erholungsheime, örtliche Erholungsheime, Asylierung.

Um all diesen statistischen Aufgaben gerecht zu werden, führt die Fürsorge zweckmäßig eine monatliche sog. Strichelstatistik, die all die verlangten Angaben vorsieht. Die Addition dieser monatlichen Zusammenstellungen ergibt den Jahresbericht.

Der Arbeitsausschuß im Reichstuberkuloseausschuß hat für die Führung der Statistik Erläuterungen herausgegeben, die der Erleichterung der statistischen Arbeit wesentlich dienen; sie sind in der Zeitschrift „Öffentlicher Gesundheitsdienst" Teilausgabe B, 8. Jahrgang, Heft 14 abgedruckt.

Die oben wiedergegebene Einteilung der Tuberkulosen dient lediglich fürsorgerischen Zwecken. Sie gestattet aber gleichzeitig mit ihrer Einfachheit und Übersichtlichkeit eine vergleichende Statistik. Sie hat den Vorzug Grundprinzipien festzulegen, die auch international nicht anders sein können, und den Vergleich der Tuberkuloseausbreitung in den Kulturländern erlauben. Andererseits genügt sie mit ihrer Einfachheit nicht für klinisch-wissenschaftliche Zwecke, ja der Fürsorgearzt und ebenso der klinisch tätige Arzt werden auch oft im Zweifel sein, wie die vollständige klinische Diagnose in diese Einteilung einzuordnen ist. Eine klinische Einteilung der Tuberkulose ist vielfach versucht worden. Die jahrzehntelang im Gebrauch gewesene

Turban-Gerhardtsche Einteilung genügt den heutigen Anforderungen nicht mehr, weil sie sich ausschließlich auf die Art und Ausdehnung des physikalischen Befundes und das klinische Bild stützt, nicht aber auf die heute maßgeblichen Röntgenbefunde und biologischen Untersuchungen. Die Bedeutung der Rankeschen Einteilung (vgl. Kap. I) soll in ihrer grundlegenden wissenschaftlichen Bedeutung nicht verkannt werden, aber für klinische Zwecke ist sie nicht brauchbar, weil sie eine genügende Einteilung der Lungentuberkuloseformen unter Berücksichtigung der sogenannten Qualitätsdiagnose nicht einschließt. Die bekanntesten neuen Einteilungen sind die französischen von Bard-Pierry, auf die sich W. Neumanns Einteilung stützt, und in Deutschland die Einteilung nach Ulrici, die vor etwa 10 Jahren geschaffen und heute vielfach in Gebrauch ist. In der nachfolgenden Einteilung ist nun diese letztere Einleitung der oben wiedergegebenen fürsorgerischen Einteilung eingefügt worden. Damit ist eine Einteilung geschaffen, die sowohl fürsorgerischen wie auch klinischen und wissenschaftlichen Zwecken dienen kann. Da die Grundeinteilung sicher noch für lange Jahre Gültigkeit behalten wird, wird sie eine vergleichende Statistik und auch eine vergleichende internationale Statistik ermöglichen, während die Tuberkulosenformen, die sich auf Grund wissenschaftlicher Fortschritte ändern könnten, eine fortschreitende Entwicklung zulassen, ohne die vergleichende Statistik unmöglich zu machen.

Einteilung der Tuberkuloseformen für die Zwecke der Fürsorge und der Klinik.

F. Fürsorgefälle (aktive Tuberkulose).

    (F. a) I. Ansteckende Tuberkulose der Atmungsorgane mit Bacillennachweis (meldepflichtig).

        A. Akute Tuberkulose[1].

            1. Primäre Tuberkulose; Primärkomplex und dessen unmittelbare Folgezustände.

            2. Akutes einschmelzendes Infiltrat ohne oder mit Streuung.

            3. Miliartuberkulose partiell und diffus.

            4. Exsudative Tuberkulose.

            5. Lobuläre und lobäre käsige Pneumonie.

        B. Chronische Tuberkulose[1].

            11. Produktive Tuberkulose.

            12. Produktiv-cirrhotische Tuberkulose.

            13. Cirrhotische Tuberkulose.

            14. Phthise im Endstadium.

---

[1] Die einzelnen Ziffern sind jeweils zu ergänzen:

a	postpleuritische Tuberkulose	f	rasch progredient
b	mit akutem Nachschub	g	schleichend progredient
c	mit Caverne	h	ruhend
d	mit Kehlkopftuberkulose	i	in Rückbildung
e	mit Darmtuberkulose		

      z. B. 5 c d e f; 12 a b c; 13 a.

(F. b) II. Ansteckende Tuberkulose der Atmungsorgane ohne Bacillennachweis (meldepflichtig).

A. Akute Tuberkulose[1].

21. Primäre Tuberkulose; Primärkomplex und dessen unmittelbare Folgezustände.
22. Akutes einschmelzendes Infiltrat ohne oder mit Streuung.
23. Miliartuberkulose, partiell und diffus.
24. Exsudative Tuberkulose.
25. Lobuläre und lobäre käsige Pneumonie.

B. Chronische Tuberkulose[1].

31. Produktive Tuberkulose.
32. Produktiv-cirrhotische Tuberkulose.
33. Cirrhotische Tuberkulose.

(F. c) III. Nichtansteckende, aber aktive Tuberkulose der Atmungsorgane (nicht meldepflichtig).

A. Akute Tuberkulose[1].

41. Säuglinge mit positiver Tuberkulinreaktion.
42. Primärinfiltrierung.
43. Bronchialdrüsentuberkulose mit oder ohne Sekundärinfiltrierung.
44. Isolierte Pleuritis exsudativa.
45. Miliartuberkulose partiell oder diffus.
46. Exsudative Tuberkulose (einzelne oder mehrere Infiltrate).

B. Chronische Tuberkulose[1].

51. Produktive Tuberkulose.
52. Produktiv-cirrhotische Tuberkulose.
53. Cirrhotische Tuberkulose.
54. Ältere Infiltrate.

(F. d) IV. Aktive Tuberkulose anderer Organe (meldepflichtig).

61. Drüsentuberkulose[2].
62. Peritonitis tuberculosa.
63. Genitaltuberkulose.
64. Nierentuberkulose.
65. Knochen- und Gelenktuberkulose[3].

---

[1] Die einzelnen Ziffern sind jeweils zu ergänzen:

a	postpleuritische Tuberkulose	f	rasch progredient
b	mit akutem Nachschub	g	schleichend progredient
c	mit Caverne	h	ruhend
d	mit Kehlkopftuberkulose	i	in Rückbildung
e	mit Darmtuberkulose		

[2]
a	Halsdrüsentuberkulose	c	allgemeine Drüsentuberkulose
b	Mesenterialdrüsentuberkulose		

[3]
a	Spina ventosa	f	Handgelenktuberkulose
b	Wirbelsäulentuberkulose	g	Ellenbogengelenktuberkulose
c	Hüftgelenktuberkulose	h	Schultergelenktuberkulose
d	Kniegelenktuberkulose	i	sonstige Knochen- und Gelenktuberkulose
e	Fußgelenktuberkulose		

66. Haut- und Schleimhauttuberkulose (Lupus).
67. Augentuberkulose.
68. Ohrentuberkulose.
69. Tuberkulose des Zentralnervensystems und der Hirnhäute.
70. Tuberkulose der Weichteile (außer Haut und Schleimhaut).

Ü. Überwachungsfälle (inaktive Tuberkulose).

(Ü. a) Klinisch geheilte Tuberkulose der Atmungsorgane.

71. Abgeheilter Primärkomplex.
72. Alte hämatogene und verkalkte Streuherde.
73. Alte Spitzencirrhose.
74. Infiltratreste und Indurationsfelder.
75. Cirrhotische Tuberkulose.
76. Isolierte Pleuraschwarten (jeder Art).

(Ü. b) Klinisch geheilte oder inaktive Tuberkulose anderer Organe.

81. Drüsentuberkulose[2].
82. Peritonitis tuberculosa.
83. Genitaltuberkulose.
84. Nierentuberkulose.
85. Knochen- und Gelenktuberkulose[3].
86. Haut- und Schleimhauttuberkulose (Lupus).
87. Augentuberkulose.
88. Ohrentuberkulose.
89. Tuberkulose des Zentralnervensystems und der Hirnhäute.
90. Tuberkulose der Weichteile (außer Haut und Schleimhaut).

(Ü. c) 91. *Exponierte und exponiert Gewesene.*

2. Lungentuberkulose und soziale Versicherung.

In der sozialen Versicherung sind folgende Begriffe auf die Lungentuberkulose anzuwenden:

1. Arbeitsunfähigkeit in der Krankenversicherung und der Arbeitslosenversicherung;

2. fixierte Erwerbsunfähigkeit auf dem allgemeinen Arbeitsmarkt (unter $33^1/_3\%$ Invalidität) in der Invaliditätsversicherung;

3. fixierte Erwerbsunfähigkeit im Beruf (unter 50% Berufsunfähigkeit) in der Angestellten- und Knappschaftsversicherung;

4. abgestufte Erwerbsunfähigkeit in der Unfallversicherung und der Reichsversorgung der Kriegsbeschädigten bzw. Versehrten;

5. Dienstunfähigkeit bei Beamten und Festangestellten.

Arbeitsunfähigkeit. Die Feststellung der *Arbeitsunfähigkeit* im Sinne der Krankenversicherung liegt im allgemeinen eine Querschnittsbetrachtung zugrunde: sie äußert sich über den jetzigen Zustand ohne Rücksicht

---

[2] a Halsdrüsentuberkulose   c allgemeine Drüsentuberkulose
   b Mesenterialdrüsentuberkulose

[3] Siehe Fußnote 3 S. 486.

auf dessen Dauer; soll ein Urteil über die voraussichtliche Dauer der Arbeitsunfähigkeit abgegeben werden, so wird das Zeitmaß hinzugesetzt.

Erwerbsunfähigkeit. Der Begriff der *Erwerbsunfähigkeit* ist aber mit einer prognostischen Beurteilung insofern verbunden, als er diesen Zustand für längere Zeit, in der Regel nicht unter 1 Jahr festlegt; zweckmäßig wird die voraussichtliche Dauer dieses Zustandes zeitlich begrenzt oder als unbegrenzt angegeben.

Abgestufte Erwerbsunfähigkeit. Bei der Lungentuberkulose sind kleine Stufen unzweckmäßig, weil es praktisch nicht möglich ist zu unterscheiden, ob ein Kranker 70 oder 75% erwerbsbeschränkt ist. Folgende Sätze sind zu empfehlen: 0—30—45—60—80—100% Erwerbsfähigkeit; diese Abstufung vermeidet die Klippen der Invaliditätsbegrenzung (unter $33^1/_3$% Erwerbsfähigkeit) und der Berufsunfähigkeitsbegrenzung (unter 50% Berufsfähigkeit).

Behandlungsbedürftigkeit. Schließlich brauchen wir für die Krankenversicherung und das vorbeugende Heilverfahren noch den Begriff der *Behandlungsbedürftigkeit* und der *Notwendigkeit der Krankenhausbehandlung.*

Die Anwendung der gekennzeichneten Begriffe auf die Lungentuberkulose kann auf große Schwierigkeiten stoßen. Gibt es doch zwischen klinisch gesund und klinisch schwer krank alle Übergänge, dazu bei der unzweifelhaft fortschreitenden Tuberkulose alle Grade der Leistungsbeschränkung.

Der Begriff der aktiven und inaktiven Tuberkulose hat immer etwas Gekünsteltes; brauchbar erweist sich aber die Unterscheidung der abortiven Formen (verkalkter Primärkomplex, verkalkte Streuungsherde, die Mehrzahl der sog. Spitzentuberkulosen), der progredienten geschlossenen und offenen Lungentuberkulose und der Restzustände nach geheilter Lungentuberkulose.

Die **abortiven Tuberkulosen** bedingen weder Arbeitsunfähigkeit und Dienstunfähigkeit noch Erwerbsunfähigkeit noch Behandlungsbedürftigkeit. Sofern bei Spitzentuberkulosen klinische Zeichen eines progredienten Prozesses bestehen (Rasselgeräusche, positive Blutreaktionen, röntgenologisch festgestellte Herdentwicklung) gehören sie in die Gruppe der progredienten geschlossenen (eventuell offenen) Tuberkulosen.

Die **progrediente geschlossene Lungentuberkulose** kann Arbeitsunfähigkeit und partielle Erwerbsunfähigkeit bedingen; das Urteil über Arbeitsunfähigkeit und den Grad der Erwerbsbeschränkung richtet sich nach den klinischen Erscheinungen, ebenso die Behandlungsbedürftigkeit. Invalidität und Berufsunfähigkeit bestehen in der Regel nicht; im Einzelfall wären sie in Komplikationen und schwereren Krankheitserscheinungen zu begründen. Für das vorbeugende Heilverfahren kommen diese Formen in erster Linie in Frage, insbesondere für klimatische Kuren. Während des Heilverfahrens besteht nach der RVO. Arbeitsunfähigkeit.

Die **offen Lungentuberkulösen** sind bei der ersten Feststellung immer als arbeitsunfähig zu erachten. Bei chronischem Ablauf der Lungentuberkulose und insbesondere nach erfolgreichem Heilverfahren kann aber sehr wohl auf Arbeitsfähigkeit erkannt werden. Den Begriff der beschränkten Arbeitsfähigkeit kennt die Krankenversicherung nicht. Man sollte ihn nur anwenden, wenn das chronische Leiden Erwerbstätigkeit nur in gewissen Berufen oder nur zeitlich beschränkt zuläßt. Wegen der Ansteckungsgefährdung der Umgebung sind Kranke, die eine offene Tuberkulose haben, in den Berufen der Kinderpflege, des Unterrichtes und des Nahrungsmittelgewerbes immer als arbeits- bzw. dienstunfähig zu führen. In anderen Berufen sollte die Prüfung der Umgebungsgefährdung Sache der zuständigen Tuberkulösenfürsorgestelle sein. Offen Tuberkulöse sind immer erwerbsbeschränkt, und zwar wegen der zeitweisen Arbeitsunfähigkeit mindestens 40%; sie brauchen aber nicht invalide oder berufsunfähig zu sein. Behandlungsbedürftigkeit dürfte in der Regel bestehen. Ob ein Heilverfahren die Wiederherstellung der Erwerbsfähigkeit für längere Dauer verspricht, sollte vom Urteil der Spezialfürsorge oder des Facharztes abhängig gemacht werden.

Die **ambulante Pneumothoraxbehandlung** muß an sich nicht Arbeitsunfähigkeit bedingen. Ist die Behandlung schon längere Zeit im Krankenhaus oder in der Heilanstalt durchgeführt und der Lungenprozeß unter Schwinden von Auswurf und Bacillen, nach normalen Temperaturen und normalem Senkungswert und günstigem Blutbild schon einigermaßen zur Ruhe gekommen, so kann der Kranke als arbeitsfähig angesehen werden, wenn sein Allgemeinzustand gut und seine Arbeitsbedingungen nicht zu ungünstig sind. Bestehen jedoch noch Anzeichen einer Aktivität des Prozesses, so übt anstrengende Tätigkeit nach meiner Erfahrung einen ungünstigen Einfluß auf die Behandlung (Auftreten von Exsudaten) und die Heilungsaussichten aus. Auch kann man einem in Pneumothoraxbehandlung stehenden Kranken ausgesprochen schwere Arbeit nicht zumuten.

Die **Restzustände nach geheilter Lungentuberkulose** spielen im Erwerbsleben eine gewisse Rolle. Umfangreichere Verschwartung der Lunge, insbesondere nach Pleuritis exsudativa, Pneumothoraxexsudat, Empyem, Status nach Exairese, Plastik, Plombierung können die Leistung des erkrankt gewesenen Organs beträchtlich herabsetzen. Sie werden in der Regel weder Arbeitsunfähigkeit und Dienstunfähigkeit, noch Behandlungsbedürftigkeit bedingen und Invalidität und Berufsunfähigkeit meist nur auf Zeit (1—2 Jahre), wohl aber stets die Erwerbsfähigkeit um 20—40% und darüber herabsetzen. Für die Beurteilung dieser Restzustände, die oft zum Anlaß von Renten- und Ruhegeldansprüchen

Lungentuberkulose	Arbeitsunfähigkeit	Berufsfähigkeit gemindert %	Allgemeine Erwerbsfähigkeit gemindert %
Abortiv..........	Nein	20—30	20—40
Geschlossen.......	zeitweise	20—40	30—50
Ruhig offen........	zeitweise	40—70	50—70
Fortschreitend offen . . .	ja	100	100
Restzustände	für schwere Arbeit	bis 40	bis 50

werden, ist die Funktionsprüfung von Lunge und Kreislauf von ausschlaggebender Bedeutung. Heilbehandlung und Krankenhausbehandlung kommen nicht in Frage.

Wenn auch die *schematische Darstellung der Erwerbsbeschränkung bei Lungentuberkulose* immer mißlich ist, so können doch folgende allgemeine Richtlinien Gültigkeit beanspruchen:

Danach wären die Kranken mit fortschreitender offener Lungentuberkulose immer Ruhegeld- oder Invalidenrenten-berechtigt, darüber hinaus unter besonderen Verhältnissen auch die Kranken mit ruhiger offener Tuberkulose. Als solcher besonderer Umstand kann schon ein höheres Lebensalter oder eine Komplikation leichterer Art gelten. Kranke mit geschlossener Tuberkulose können als Ruhegeld- oder Invalidenrenten-berechtigt nur angesehen werden, wenn schwerere Komplikationen von seiten anderer Organe bestehen. Die hier gegebenen Prozentzahlen können natürlich nur als Anhaltspunkte gelten und sind von Fall zu Fall anzuwenden und zu modifizieren.

Die *Lungentuberkulose* kann als *Unfallfolge* oder als verschlimmert durch einen Unfall nur gelten, wenn entweder der Unfall den Brustkorb betroffen hat und die Entstehung der Lungentuberkulose oder ihre Verschlimmerung als unmittelbare Unfallfolge nachgewiesen werden kann, oder wenn der Unfall den gesamten Körper schwer betroffen hat und die Entstehung oder Verschlimmerung der Lungentuberkulose nachweisbar während des Krankenlagers eingetreten ist. In den meisten Fällen, in denen ich als Gutachter zur Zusammenhangsfrage Stellung zu nehmen hatte, kommt die Entstehung der Lungentuberkulose durch den Unfall überhaupt nicht in Frage, weil die Erkrankung nach Art und Ausdehnung unzweifelhaft schon vor dem Unfallereignis bestanden haben mußte. Die Frage der Verschlimmerung einer vorhandenen Lungentuberkulose durch einen Unfall ist oft sehr schwer zu beantworten; die Schwierigkeiten werden dadurch vergrößert, daß eine verspätet festgestellte Lungentuberkulose den zeitlichen Zusammenhang zwischen Unfall und etwaiger Verschlimmerung nicht mehr aufzuklären gestattet. Es ist dabei oft erstaunlich zu sehen, mit welcher Unbefangenheit, um nicht zusagen Unsachlichkeit Vorgutachter, auch Internisten, Röntgenologen und selbst Tuberkuloseärzte solche Zusammenhänge schlankweg bejahen, ohne den Entwicklungsgang der Tuberkulose genügend zu berücksichtigen.

Was die *Lungentuberkulose* als Folge einer *beruflichen Ansteckung* anlangt, so ist für die Anerkennung erforderlich 1. der Nachweis, daß Zeichen einer Lungentuberkulose vor dem Stichtag, dem 1. VII. 1928 nicht vorhanden gewesen sind und die berufliche Ansteckungsgefährdung nach dem 30. VI. 1928 bestanden hat, sowie 2. der Nachweis, daß die Lungentuberkulose in zeitlich glaubhaftem Zusammenhang mit der nachgewiesenen Gefährdung sowie in einer Form aufgetreten ist, die als Neuansteckungsform bekannt ist. In den Vorgutachten zur Zusammenhangsfrage findet man recht oft den Begriff der beruflichen Gefährdung unrichtig angewendet. Von einer „beruflichen" Gefährdung kann nach den übereinstimmenden Entscheidungen höchster Spruchbehörden nur dann gesprochen werden, wenn die Gefährdung im Beruf die durchschnittliche Tuberkulosegefährdung, der jeder Volksgenosse im Verkehr und bei der Arbeit ausgesetzt ist, wesentlich überschreitet. In der Regel trifft das nur für Berufe zu, die den Gefährdeten mit offen Tuberkulösen regelmäßig in enge Berührung bringt, also für diejenigen Personenkreise, die im Beruf offen Tuberkulöse zu betreuen haben. Die Tuberkuloseübertragung durch leblose Gegenstände, z. B. Akten, Eßgeräte und dergleichen, kann durchweg nicht die Grundlage einer beruflichen Gefährdung abgeben. Auch die gelegentliche Abfertigung Tuberkulöser am Schalter usw. dürfte nur ausnahmsweise, und zwar bei besonderer Häufung solcher Abfertigung als berufliche Gefährdung anerkannt werden können. Als tuberkuloseansteckungsgefährdet können auch in der Regel nur Personen in jüngeren Lebensjahren, also etwa bis zum 25., allenfalls 30. Lebensjahr anerkannt werden, da ein tuberkulöser Superinfekt bei älteren Personen zwar bei sehr sorgfältiger und engmaschiger röntgenologischer Kontrolle gelegentlich beobachtet wird, aber nur ganz ausnahmsweise eine fortschreitende Tuberkuloseerkrankung erzeugt. Daß die sorgfältige Anamnese, insbesondere die Durchsicht früherer Röntgenuntersuchungen frühere postprimäre Tuberkulosen zur Kenntnis bringen und zu beachten bemüht sein muß, sollte selbstverständlich sein. Sie ist von größter Wichtigkeit, da eine Lungentuberkulose, einmal mit oder ohne Behandlung glücklich überwunden, immer den Betroffenen mit der Rezidivgefahr belastet und die Entstehung des neuen Schubes am gleichen Ort die Mitwirkung einer neuen Infektion sehr unwahrscheinlich macht. Die Verschlimmerung einer bestehenden akuten Tuberkulose durch Neuansteckung kommt nach klinischer, anatomischer und experimenteller Erfahrung nicht in Frage und ist in den Entscheidungen höchster Spruchbehörden in der Regel auch nicht in Betracht gezogen worden. Auch bei den Tuberkulosen, die angeblich auf beruflicher Neuansteckung beruhen sollen, ist die Unbedenklichkeit erstaunlich, mit der viele Gutachter, insbesondere auch Röntgenologen und Internisten die

Zusammenhangsfrage bejahen, ohne den Fall mit aller Sorgfalt aufgeklärt zu haben.

Die Neuanerkennung einer *Lungentuberkulose als Kriegsdienstfolge* des Weltkrieges 1914—18 kommt heute, 26 Jahre nach dem Ende des ersten Weltkrieges kaum noch in Frage. Meist wird der Gutachter den Zusammenhang erst lange Zeit nach dem Kriege manifest gewordener Lungentuberkulose mit Kriegsstrapazen für sehr zweifelhaft ansehen; aber selbst wenn er den Zusammenhang für wahrscheinlich hält, wird es in der Regel unmöglich sein, diese Beziehung nicht nur glaubhaft zu machen, sondern auch aktenmäßig darzustellen; ärztliche Zeugnisse, die nach dem Gedächtnis viele Jahre nach der stattgehabten Behandlung ausgestellt werden, sind dabei von sehr zweifelhaftem Wert. Ist die Lungentuberkulose dagegen als Kriegsdienstfolge bereits anerkannt, so gelten für die Festsetzung der Rente die obigen Richtlinien für die Erwerbsbeschränkung. Recht häufig kommt es aber heute noch vor, daß die Witwen erst kürzlich an Tuberkulose verstorbener Teilnehmer des ersten Weltkrieges den Versuch machen, für das Leiden des verstorbenen Ehemannes die Kriegsstrapazen, denen er ausgesetzt war, verantwortlich zu machen, um Witwen- und Waisenrente zu erlangen. In der Regel ist nach dem Akteninhalt eine solche Rekonstruktion als völlig hoffnungslos zu erkennen; auch bei diesen Versuchen spielen die Erinnerungszeugnisse behandelnder Ärzte in den Begründungen der Antragsteller oft eine große Rolle, ohne doch für die Entscheidung bei der Unbestimmtheit der Angaben irgendwelchen Wert zu besitzen. Manche Gutachter suchen durch sog. Brückensymptome den Zusammenhang glaubhaft zu machen, aber der rezidivierende Katarrh, der hier so oft als Brückensymptom bewertet wird, kann fast niemals als Beweis dienen, daß der Verstorbene Jahrzehnte hindurch an einer nicht erkannten Lungentuberkulose gelitten hat, schon gar nicht wenn seine Berufsart, z. B. bei den häufigen Erkältungskrankheiten in manchen Berufen, der Staubkrankheit in anderen Berufen, die anderweite Natur solcher Katarrhe sehr viel wahrscheinlicher macht.

Für die grundsätzliche Entscheidung über die Lungentuberkulose durch Wehrdienstbeschädigung bei den Teilnehmern des neuen Weltkrieges ist die Zeit noch nicht reif. Bei den aufgefundenen Tuberkuloseerkrankungen der Teilnehmer des jetzigen Weltkrieges, die also durchweg in unmittelbarem Zusammenhang mit dem Wehrdienst festgestellt sind, dürfte in der Regel nicht die Entstehung der Lungentuberkulose durch Wehrdienstbeschädigung in Frage kommen, aber häufig die Anerkennung einer Verschlimmerung durch den Wehrdienst und seine besonderen Verhältnisse. Eine Stellungnahme zu dieser Frage der neuesten Beobachtungen muß späteren zusammenfassenden Darstellungen vorbehalten bleiben.

Literatur.

I. Pathogenese und pathologische Anatomie der Tuberkulose.

ANDERS: Die Pathogene der Altersphthise. Verh. dtsch. path. Ges. **1928**, 406. — Über den endogenen phthisischen Reinfekt der Lungen des Erwachsenen. Beitr. Klin. Tbk. **72** (1929). — ARBORELIUS: Die Tuberkulose bei einer wenig oder gar nicht durchseuchten Bevölkerung. Erg. Tbk.forsch. **4** (1932). — ASCHOFF: Über den phthisischen Reinfekt der Lungen. Klin. Wschr. **1929 I**. — Über den tuberkulösen kindlichen Primärkomplexe. Beitr. klin. Tbk. **95**, 217 (1940).

ASSMANN: Frühinfiltrat. Erg. Tbk.forsch. **1** (1930).

BALLIN: Der tuberkulöse „primäre Komplex" im Röntgenbild der Lunge. Beitr. Klin. Tbk. **51**, 127 (1922). — BEITZKE: Warum beginnt die chronische Lungenschwindsucht in der Spitze? Beitr. Klin. Tbk. **57**, 351 (1924). — Zur Immunität bei der Tuberkulose. Beitr. Klin. Tbk. **95**, 220 (1940). — BRAEUNING-REDEKER: Die hämatogene Lungentuberkulose des Erwachsenen. Tbk.bibl. **1931**, H. 38. — Phthisische Entwicklungen aus den Reihen des Frühinfiltrates und des frühen phthisischen Nachschubes. Tbk.bibl. **1931**, H. 39.

CALMETTES: L'infection bacillaire et la tuberculose. Paris: Masson & Cie. 1928.

DIEHL: Beitrag zum Ablauf der Tuberkulose innerhalb der progressiven Durchseuchungsperiode. Beitr. Klin. Tbk. **65**, 14 (1927). — Tierexperimentelle Erbforschung bei der Tuberkulose. Beitr. klin. Tbk. **87**, 4/5 (1942). — DIEHL u. VERSCHUER: Zwillingstuberkulose. Jena: Gustav Fischer 1933. — Erbeinfluß bei der Tuberkulose. Jena: Gustav Fischer 1936.

GEISSLER: Zur Frage des Erbganges der Tuberkulosehinfälligkeit, eine Auswertung der Ergebnisse klinischer Konstitutionsforschung. Tbk.bibl. **1939**. — GHON: Über Sitz, Größe und Form des primären Lungenherdes bei der Säuglings- und Kindertuberkulose. Virchows Arch. **254** (1925). — GRÄFF: Die „exogen stimulierte endogene Reinfektion" der Tuberkulose in der Begutachtung. Münch. med. Wschr. **1941 I**, 324. — GRÄFF-KÜPFERLE: Die Lungenphthise. Ergebnisse vergleichender röntgenologisch-anatomischer Untersuchungen, Bd. 2. Berlin: Springer 1923.

HARMS: Die Entwicklungsstadien der Lungentuberkulose. Leipzig: Curt Kabitzsch 1926. — HOLLO: Tuberkulose und Lebensalter. Zbl. Tbk.forsch. **38**, 161, 321 (1933). — HUEBSCHMANN: Pathologische Anatomie der Tuberkulose. Die Tuberkulose und ihre Grenzgebiete in Einzeldarstellung. Beih. z. d. Beitr. Klin. Tbk. V (1928).

ICKERT: Allergie und Tuberkulose. Leipzig: Georg Thieme 1940. — Über exogene Reinfekte und die Superinfektion bei Tuberkulose. Tbk.bibl. **71** (1939).

KLARE und KÖSTER: Konstitutionsschule. Einführungen in die Zusammenhänge zwischen Tuberkulose und Konstitution. Leipzig: Georg Thieme 1940. — KOCH: Thoraxschnitte von Erkrankungen der Brustorgane. Berlin: Springer 1924.— KREMER u. RETZLAFF: Die Deutung des Röntgenschichtbildes der Lungenspitzen bei Lungentuberkulose. Leipzig: Georg Thieme 1941.

LANGE, B.: Tierexperimentelle Untersuchungen über die Bedeutung von Infektionsdosis, natürlicher Resistenz und erworbener Immunität für Entstehung und Verlauf der Tuberkulose. Z. Tbk. **61** (1931). — Die individuelle natürliche Widerstandsfähigkeit als Gestaltungsfaktor der Tuberkulose unter besonderer Berücksichtigung ihrer erblichen Grundlagen. Erg. Hyg. usw. **18**, 123 (1936). — Vorkommen und Verlauf der tuberkulösen Primärinfektion des Erwachsenen. Z. Tbk. **78**, 145 (1937). — Wien. Tbk.-Tagg 1940. — LANGE u. THON: Das Ergebnis der Tuberkulinreihenprüfungen bei jugendlichen Erwachsenen; ein Beitrag zur Epidemiologie der Tuberkulose. Dtsch. med. Wschr. **1939 I**, 884. — LIEBERMEISTER:

Tuberkulose. Berlin: Springer 1921. — LOESCHKE: Über Entwicklung, Vernarbung und Reaktivierung der Lungentuberkulose Erwachsener. Beitr. Klin. Tbk. **68**, 251 (1928).

MAYER: Die tuberkulöse Erstinfektion im Heer. Dtsch. Mil.arzt **4**, 119 (1939).

NICOL: Die pathologisch-anatomischen Grundlagen der Lungenphthise und ihre Bedeutung für die klinische Einteilung der Verlaufsformen. Beitr. Klin. Tbk. **52**, 228 (1922).

PUHL: Über phthisische Primär- und Reinfektionen in der Lunge. Beitr. Klin. Tbk. **52**, 116 (1922).

RANKE: Ausgewählte Schriften zur Tuberkulosepathologie. Die Tuberkulose und ihre Grenzgebiete in Einzeldarst. Beih. z. d. Beitr. Klin. Tbk. VI (1928). — REDEKER-WALTER: Entstehung und Entwicklung der Lungenschwindsucht des Erwachsenen, 2. Aufl. Leipzig: Curt Kabitzsch 1929. — REISS: Ergebnisse von Tuberkulinprüfungen in 2 Lagern des Reichsarbeitsdienstes. Z. Tbk. **82**, H. 5 (1939). — RÖSSLE: Die pathologisch-anatomischen Grundlagen der Epituberkulose. Virchows Arch. **296**, H. 1 (1935). — Beitr. Klin. Tbk. **96**, 1. Tuberkulose. — ROLOFF: Die Prognose der Lungentuberkulose des Erwachsenen. Beitr. Klin. Tbk. **97**, 415 (1942). — ROMBERG, v.: Korreferat über die Entwicklung der Lungentuberkulose. Zbl. Path. **46**, Erg.-H., 124 (1929).

SCHMINCKE: Gestaltungsfaktoren auf den Ablauf der menschlichen Tuberkulose. Tbk.-Tagg Kreuznach 1935. — SCHRADER: Virchows Arch. **260**. — SCHÜRMANN: Zur Frage der Gesetzmäßigkeiten im Ablauf der Tuberkulose unter besonderer Berücksichtigung der Lehre RANKES. Beitr. path. Anat. **81**, 568; **83**, 551 (1930). — SERGENT: Les réveils de la tuberculose pulmonaire chez l'adulte. Paris: Masson & Cie. 1933.

TENDELO: Studien über die Entstehung und den Verlauf der Lungenkrankheiten, 2. Aufl. München: J. F. Bergmann 1931.

ULRICI: Klinische Einteilung der Lungentuberkulose nach den anatomischen Grundprozessen. Beitr. Klin. Tbk. **51**, 63 (1922). — Präphthisisches Infiltrat und Entwicklungsgänge der Lungentuberkulose. Beitr. Klin. Tbk. **70**, 159 (1928) — Tuberkulose und Lebensalter. Beitr. Klin. Tbk. **95**, 445 (1940). — ULRICI-KOCH: Tuberkulose, ein Fortbildungskursus. Berlin: Springer 1937.

WURM: Beitr. zur Pathologischen Anatomie der Tuberkulose. Beitr. Klin. Tbk. **63**, 977 (1926).

II. Endothorakale Tuberkulose im Kindesalter.

BESSAU u. FERNBACH: Wert und Wesen der spezifischen Behandlung der Tuberkulose im Kindesalter. Erg. Tbk.forsch. **6**, 175 (1934).

DUKEN: Die klinischen Verlaufsformen der postprimären Lungentuberkulose im Kindesalter. Erg. inn. Med. **1931**.

ENGEL-PIRQUET: Handbuch der Kindertuberkulose. Leipzig: Georg Thieme 1930.

GEISSLER: Zur Frage des Erbganges der Tuberkulosehinfälligkeit, eine Auswertung der Ergebnisse klinischer Konstitutionsforschung. Leipzig: Georg Thieme 1939.

HAMBURGER-DIETL: Die Tuberkulose des Kindesalters. Leipzig u. Wien: Franz Deuticke 1932.

KELLER-MORO: Die Tuberkulose und Skrofulose. Handbuch der Kinderheilkunde von PFAUNDLER-SCHLOSSMANN, 4. Aufl., Bd. 2. Berlin: F. C. W. Vogel 1931. — KLARE: Konstitution und Tuberkulose im Kindesalter. Leipzig: Georg Thieme 1935. — Anleitung zur Konstitutionsdiagnostik bei kindlicher Tuberkulose. Prakt. Tbk.-Bücherei **1937**, 17. — Die Diagnose der kindlichen intrathorakalen Tuberkulose. Tbk.-bibl. **30** (1944). — KLEINSCHMIDT: Tuberkulose des Kindes, 2. Aufl. Leipzig: Johann Ambrosius Barth 1927.

LIEBERMEISTER: Vorkommen und Verlauf der tuberkulösen Primärinfektion des späteren Kindesalters und des Erwachsenen. Beitr. Klin. Tbk. **92**, 201 (1939).

OPITZ: Die Infektiosität der Kindertuberkulose unter besonderer Berücksichtigung der Bakterienausscheidungen bei gutartigen und unscheinbaren intrathorakalen Prozessen. Erg. Tbk.forsch. **5** (1933).

PÉHU-DUFOURT: Die medizinische Tuberkulose im Kindesalter. Aus dem französischen übersetzt von FISCHL. Leipzig: Georg Thieme 1928.

REDEKER: Über die exsudativen Infiltrierungen der primären und sekundären Tuberkulose. Beitr. Klin. Tbk. **59**, 588 (1924). — Über die Primärinfiltrierung. Z. Tbk. **45**, 1 (1926). — Die Individualität beim Ablauf der Tuberkulose. Aus Individualpathologie. Jena: Gustav Fischer 1939. — RUPILIUS: Über die Tuberkuloseschutzimpfung mit BCG. (nach CALMETTE). Beih. z. Arch. Kinderhk. **1931, 1. H.**

SCHWENK: Die Klinik der primären Lungentuberkulose des Kindes. 1938. — SCHWETAS: Die Tuberkulinprobe in den Erntekindergärten der NSV. Dtsch. Tbkbl. **12**, 273 (1938). — SIMON: Die hämatogene Tuberkulose des Kindesalters. Tbk. Tagg Harzburg 1932. Beitr. Klin. Tbk. **81**, 194. — Diagnostik und Klinik der Lungentuberkulose des Kindesalters. Beih. Kinderhk. **1940**. — SIMON-REDEKER: Praktisches Lehrbuch der Kindertuberkulose, 2. Aufl. Leipzig: Johann Ambrosius Barth 1930. — SODERSTRÖM: Studien über die Tuberkulose bei Heldingforcer Kindern. Acta paediatr. (Schwed.) **13**, 432 (1932).

ULRICI: Tuberkuloseprobleme im Kindesalter Dtsch. med. Wschr. **1934 I**, 849.

III. Diagnostik und Klinik der Tuberkulose.

Röntgenuntersuchung, Untersuchung der Abscheidungen und des Blutes, Kehlkopf- und Darmtuberkulose, Differentialdiagnostik.

ABREU: Verfahren und Apparatur zur kollektiven Röntgenphotographie. Z. Tbk. **80**, 70 (1938). — ALBERT: Mehrfache tuberkulöse Rundinfiltrate. Beitr. Klin. Tbk. **78**, 647 (1931). — ALEXANDER: Differential-diagnostische Bilder zur Lungentuberkulose. Tbk.-Bücherei **1941**. — ALEXANDER-BEEKMANN: Röntgenatlas der Lungentuberkulose des Erwachsenen. Tbk.bibl. **1927/28**, H. 39 u. 32. — ANTHONY: Funktionsprüfung der Atmung. Leipzig: Johann Ambrosius Barth 1937.

BACMEISTER: Der diagnostische Untersuchungsgang zur Feststellung der aktiven Lungentuberkulose. Tbk.bibl. **1943**. — BAFFONI: Le curve glicemiche differenziali capillaro-venose provocate con carico vario di glucosio nei tubercolotici polmonari in stadio di greve tossiema. Ann. Ist. Carlo Forl. **1942**, 699. — BÖHME: Frühsymptome der Staublungenerkrankung. Dtsch. Ärztebl. **1943**, H. 7. — BÖHME-LUCANUS: Der Verlauf der Staublungenerkrankung bei den Gesteinshauern des Ruhrkohlengebietes. Berlin: Springer 1930. — BRAEUNING: Der Beginn der Lungentuberkulose des Erwachsenen, 2. Aufl. Leipzig: Georg Thieme 1941. — Einige Feststellungen über den Beginn der Lungentuberkulose des Erwachsenen an Serien von Röntgenphotographien vom normalen bis zum krankhaften Befund. Z. Tbk. **64**, 416 (1932). — Lungentuberkulose und Schwangerschaft. Leipzig: Georg Thieme 1935. — BRAEUNING u. REDEKER: Die hämatogene Lungentuberkulose des Erwachsenen. Leipzig: Johann Ambrosius Barth 1931. — BRAUER: Über den Lungenkollaps. Vortr. Berl. med. Ges., 15. Febr. 1933. Ref. Dtsch. med. Wschr. **1935 I**, 671. — BREDNO u. HOFFMANN: Röntgenatlas der Lungenkrankheiten. Wien u. Berlin: Urban & Schwarzenberg 1933. — BURCKHARDT: Über fakultativ offene Lungentuberkulose. (Nachweis von Tuberkelbazillen bei Fehlen von Auswurf.) Schweiz. med. Wschr. **1941 I**, 604.

CARELLAS: Die postpleuritische Tuberkulose. Die Pleuritis exsudativa im Formenkreis der Lungentuberkulose. Z. Tbk. **85**, H. 4/5 (1940). — CZARNECKI: Röntgenatlas frühtuberkulöser Veränderungen im Hilus bei systematischen Standard-Queraufnahmen. Leipzig: Georg Thieme 1936.

DADDI e SPINA: Le pleuriti essudative nelle fasi dell'infezione tubercolare. Ann. Ist. Carlo Forl. **1942**, H. 3/4. — Presenza del bacillo KOCH nell'essudato delle pleuriti siero-fibrinose cosidelle primitive. Ann. Istit. Carlo Forl. **1942**, H. 3/4. — DEIST: Bacillämie und Bacillurie bei Tuberkulose. Klin. Wschr. **1935 I.** — Praxis der Tuberkulosekrankheit und ihrer Behandlung. Leipzig: Johann Ambrosius Barth 1938. — DEUTSCHMANN: Vom Wesen und Wert der Tomographie. Leipzig: Georg Thieme 1939. — DIEHL: Beiträge zur Klinik der progressiven Durchseuchungsperiode bei der Tuberkulose. Beitr. Klin. Tbk. **62**, 356 (1926). — DRESSLER: Über die Lungenbeteiligung bei der Granulomatosis benigna (BESNIER-BOECK-SCHAUMANNsche Krankheit). Erg. inn. Med. **62**, 282 (1942).

FETT: Lungentuberkulose und Diabetes. Inaug.-Diss. 1939. — FISCHER: Die Costa-Reaktion und ihre Eignung für Reihenuntersuchungen. Schriftenreihe für Arbeits- u. Leistungsmedizin, H. 3. 1942.

GAUBATZ: Die versicherungsrechtliche Beurteilung der Steinstaublungenerkrankung (Silikose). Beitr. Klin. Tbk. **95**, 286 (1940). — Die Emailstaublunge. Fschr. Röntgenstr. **61**, H. 4 (1940). — Die Porphylilikose. Fschr. Röntgenstr. **62**, H. 6 (1940). — GIEGLER: Beiträge zur Bedeutung der Gaswechseluntersuchungen für die Klinik der Lungentuberkulose. Klin. Wschr. **1927 II**, 2326. — GRÄFF u. KÜPFERLE: Die Bedeutung des Röntgenverfahrens für die Diagnostik der Lungenphthise auf Grund vergleichender röntgenologisch-anatomischer Untersuchungsergebnisse. Beitr. Klin. Tbk. **44**, 165 (1920). GRAFE: Stoffwechsel und Ernährung bei Tuberkulösen. Beitr. Klin. Tbk. **75**, 42 (1930). — GRASS: Erleichterung des Tuberkelbazillennachweises durch Kehlkopfabstrich. Seine Bedeutung für die Frühdiagnose der offenen Lungentuberkulose. Münch. med. Wschr. **1931 I**, 1171.— GRASS-SIMMERS: Die Rolle der Eosinophilie im tuberkulösen Geschehen. Klin. Wschr. **1931 II**, 1457. — GREINEDER: Das Schichtbild der Lunge, des Tracheobronchialbaumes und des Kehlkopfes. Leipzig: Georg Thieme 1941. — GSELL: Zur Klinik der Pleuritis exsudativa. Mit besonderer Berücksichtigung der Beziehung zu Tuberkulose und Lebensalter. Beitr. Klin. Tbk. **75**, 701 (1930).

HANGLEITER: Tuberkulose und Schwangerschaft. Beitr. Klin. Tbk. **94**, 145 (1940). — HANTSCHMANN-STEUBE: Über die Einwirkung von Komplikationen auf die Kolloidlabilität bei der Lungentuberkulose. Beitr. Klin. Tbk. **70**, 536 (1928). — HASSKO u. BERNER: Serologische Untersuchungen bei Tuberkulose mit besonderer Berücksichtigung der MEINICKEschen Reaktion. Dtsch. med. Wschr. **1938 I**, 856. — HOESSLIN, v.: Das Sputum. Berlin: Springer 1921. — HOHN: Der Z-Einährboden zur Kultur des Tuberkelbazillus. Die Typendifferenzierung und das Wachstum von BCG auf Z-Einährböden. Zbl. Bakter. usw. I Orig. **121**, 488 (1931). — HOLFELDER u. BERNER: Atlas des Röntgenbildes des Brustraumes. Leipzig: Georg Thieme 1939.

ICKERT: Staublunge und Staublungentuberkulose. Die Tuberkulose und ihre Grenzgebiete in Einzeldarst. Beih. z. d. Beitr. Klin. Tbk. IV (1928).

JANKER: Leuchtschirmphotographie — Röntgenreihenuntersuchung. Tbk.bibl. **69** (1938).

KOCH: Tuberkulöse Erstinfektion und primäre Tuberkulose des Erwachsenen. Zbl. Tbk. **48**, 353 (1938). — KOELSCH: Die Lungenerkrankung durch Aluminiumstaub. Beitr. Klin. Tbk. **97**, H. 6 (1942). — KRETSCHMER: Körperbau und Charakter. Berlin: Springer 1931. — KUSUNOKI: Über die klinische Bedeutung der Komplementbindungsreaktion bei Tuberkulose. Beitr. Klin. Tbk. **94**, 656 (1940).

LANGE, BR.: Neuere Forschungen zur Biologie des Tuberkelbazillus. Tbk.tagg Bad Harzburg 1932. Beitr. Klin. Tbk. **81**, 235 (1932. — LEITNER: Der Morbus BESNIER-BOECK-SCHAUMANN. Basel: Benno SCHWABE & Co. 1942. — LIEBERMEISTER: Die Klinik der hämatogenen Tuberkulose. Erg. Tbk. forsch. **6**, 71 (1934).— Vorkommen und Verlauf der tuberkulösen Primärinfektion des späteren Kindesalters und des Erwachsenen. Zbl. Tbk. **48**, 353 (1938). — LIEBERMEISTER-SCHOOP:

Der künstliche doppelseitige Pneumothorax bei der Behandlung der Lungenphthise. Erg. Tbk.forsch. **2** (1931). — Löffler: Zur Differentialdiagnose der Lungeninfiltrierungen I und II. Beitr. Klin. Tbk. **79**, 338, 368 (1932). — Lucchesi: La presenza del bacilla di Koch nel contenuto gastrica dei pleuritici. — Lydtin: Klinische Untersuchungen über hämatogene und bronchogene Formen der Lungentuberkulose. Tbk.bibl. **1932**, H. 45.

Malmros u. Hedvall: Zur Diskussion über den Beginn der Lungentuberkulose beim Erwachsenen. Z. Tbk. **81**, 6 (1939). — Manasse: Anatomische Untersuchungen über die Tuberkulose der oberen Luftwege. Die Tuberkulose und ihre Grenzgebiete in Einzeldarst. Beih. z. d. Beitr. Klin. Tbk. III (1927), — Meinicke, Funk, Schulze: Zur Technik der Meinicke-Tuberkulose-Reaktion. (M.-Tb.-R.) Z. Tbk. **78**, 24 (1937). — Melzer: Der Einfluß der Tuberkulose auf das Seelenleben der Kranken. Stuttgart: Ferdinand Enke 1933. — Meunier et Bertherand: Presse méd. **1898**, 81. — Müller, Manfred: Über das Zusammentreffen von Lungentuberkulose und Schwangerschaft. Beitr. Klin. Tbk. **95**, 56 (1940). — Müller-Scheven: Über eine neue Mikromethode der Blutkörperchensenkungsreaktion. Dtsch. med. Wschr. **1926 II**, 1896.

Neumann: Die Klinik der Tuberkulose Erwachsener, 2. Aufl. Berlin: Springer 1930. — Nicol: Die Staublungenkrankheiten. Erg. inn. Med. **49**, 761 (1935). — Nicol-Schröder: Die Lungentuberkulose. Lehrbuch der diagnostischen Irrtümer. München: Otto Gmelin 1932.

Opitz: Überraschende Tuberkelbazillenbefunde bei jungen Kindern. Münch. med. Wschr. **1931 I**, 949.

Patronikolas: Getarnte Tuberkulosen (Tuberkulosemasken). Tbk.bibl. **85** (1942).

Redeker u. Walter: Entstehung und Entwicklung der Lungenschwindsucht des Erwachsenen. Leipzig: Curt Kabitzsch 1929. — Rickmann: Pathologie und Therapie der Kehlkopftuberkulose. Stuttgart: Ferdinand Enke 1930. — Erkennung und Behandlung der Lungen- und Kehlkopftuberkulose. Fschr. Med. **1941**, 145. — Roloff: Über die Tuberkulose in den deutschen Kolonien in Afrika. Z. Tbk. **86**, 197 (1941). — Zur Tuberkulose der Neger. Z. Tbk. **87**, 170 (1941). — Die Tuberkulose als Problem in Afrika. Med. Welt **1941**, 1184. — Roloff-Pagel: Zur Virulenz der Tuberkelbazillen bei der Lungentuberkulose. Beitr. Klin. Tbk. **72**, 685 (1929). — Rosen, von: Studien über die Lungendurchleuchtung in der Tuberkulosebekämpfung. CWK Gleerup-Land 1941. — Rother: Zur Röntgensymptomatologie der Darmtuberkulose. Z. Tbk. **65**, 24 (1932).

Saegler: Zum Tuberkelbazillennachweis im Blute bei Tuberkulose und anderen Erkrankungen. Eine Umfrage von K. Meyer. Med. Klin. **1932 I**, 110. — Schmidt: Symptomlose, nicht tuberkulöse Kavernen und Scheinkavernen mit besonderer Berücksichtigung der Lungencysten. Erg. Tbk.forsch. **10**, 111 (1941). — Schneider: Fluoreszenzmikroskopie und Tuberkelbazillennachweis im Tuberkulosekrankenhaus Z. Tbk. **84**, 319 (1940). — Schütte: Röntgenatlas der Staublungenerkrankungen der Ruhrgebiete. — Schulte-Rhonhof u. Hansen: Lungentuberkulose und Schwangerschaft. Erg. Tbk.forsch. **3** (1931). — Seidel: Ein Beitrag zur Frage der Aluminiumlunge. Z. Tbk. **1942**, 49. — Simon: Differentialdiganostik der Lungenerkrankungen im Röntgenbild unter besonderer Berücksichtigung der Queraufnahme. Leipzig: Georg Thieme 1939.

Teschendorf: Lehrbuch der röntgenologischen Differentialdiagnostik der Erkrankungen der Brustorgane. Leipzig: Georg Thieme 1939.

Ulrici: Die Formen der Lungentuberkulose. Klin. Wschr. **1926 I**, 969. — Präphthisisches Infiltrat und Entwicklungsgänge der Lungentuberkulose. Beitr. Klin. Tbk. **70**, 159 (1928). — Die hämatogenen Lungentuberkulosen. Beitr. Klin. Tbk. **77**, 267 (1931). — Über den Ersatz der Röntgenfilmaufnahmen durch Papieraufnahmen. Dtsch. med. Wschr. **1932 II**, 1241. — Tuberkulose und Leibesübungen.

498 Literatur: Behandlung der Tuberkulose.

Med. Klin. **1937 I**, 10. — Tuberkulose und Lebensalter., Beitr. Klin. Tbk. **95**, 445 (1940).

VERSÉ: Röntgenbefund und pathologisch-anatomischer Befund bei Lungenkrankheiten. Berlin: Otto Elsner 1935.

WEDLER: Klinik der Lungenasbestose. Leipzig: Georg Thieme 1929. — WEHER: Aktive Tuberkulose und Schwangerschaft. Münch. med. Wschr. **1941 I**, 463. — WETH, V. D.: Die biologischen Grundlagen der wichtigsten unspezifischen Blutreaktionen bei der Tuberkulose. Erg. Tbk.forsch. 1 (1930). — WIESE: Lungencysten. Zbl. Tbk.forsch. **55**, 1 (1942). — WITEBSKY-KLINGENSTEIN: Betrachtungen zur Serologie der Tuberkulose. Erg. Tbk.forsch. **5**, 123 (1933). — WITZENRATH: Herzfunktionsprüfungen bei Lungentuberkulösen. Beitr. Klin. Tbk. **82**, 585 (1933).

ZEERLEDER: Lungenröntgenbilder, die mit den Bildern der Lungentuberkulose verwechselt werden können. Bern: Huber 1943. — ZINN: Die Pneumothoraxbehandlung der Lungentuberkulose, ihre Durchführung und soziale Bedeutung. Z. Tbk. **62**, 100 (1931).

IV. Behandlung der Tuberkulose.

ABELLO: Nuevas aportaciones ala cirugia y Medicina de pulmon. Editorial Cientifico Med., Barcelona. — ADELBERGER: Über Technik und Nachbehandlung der gezielten Teilplastik und die Pneumolyse. Beitr. Klin. Tbk. **88**, 175 (1936). — AGUILAR: Le toracoplastica. Buenos Aires. Liberia Y Edit. El Ateno 1938. — ALEXANDER, HANNS: Doppelseitige Lungenkollapstherapie (mit Ausnahme des gleichzeitigen beiderseitigen intrapleuralen Pneumothorax). Beitr. Klin. Tbk. **95**, 182 (1940). — Elektrische Saugpumpe zur Dauersaugdrainage von Lungen-Kavernen Münch. med. Wschr. **1942 I**, 34. — ALEXANDER, JOHN: The surgery of pulmonary tuberculosis. Philadelphia und New York: Lea and Febiger 1925.

BACMEISTER-REHFELDT: Ernährung und Diät bei Tuberkulose. Dresden und Leipzig: Theodor Steinkopff 1932. — BACMEISTER-RICKMANN: Die Röntgenbehandlung der Lungen- und Kehlkopftuberkulose. Leipzig: Georg Thieme 1924. — BÉRARD: Sur le traitement chirurgical de la tuberculose pulmonaire. Lyon chir. **1925**, 274. — BERG: Die Prognose pneumothoraxbehandelter Fälle von offener Lungentuberkulose und diese beeinflussende Faktoren. Das Gotenburger Material 1910—1934. Eine statistisch-klinische Untersuchung. Beitr. Klin. Tbk. **96**, 533 (1941). — BERTHOLD: Aufgaben und Durchführung der Arbeitsbehandlung. Z. Tbk. **86**, 204 (1941). — BRAUER: Über das Kavernenproblem. Beitr. Klin. Tbk. **67**, 228 (1927). — BRAUER u. SPENGLER: Die operative Behandlung der Tuberkulose. Handbuch der Tuberkulose 1923. — BRUNNER: Plombe oder Spitzenplastik bei der chirurgischen Behandlung der isolierten Oberlappencavernen. Schweiz. med. Wschr. **1933 I**, 929. — Chirurgie der Lungen und des Brustfelles. Dresden und Leipzig: Theodor Steinkopff 1938.

CURSCHMANN: Beitrag zur Technik der Apicolyse. Beitr. Klin. Tbk. **96**, 627 (1941).

DIEHL-KREMER: Thorakoskopie und Thorakokaustik. Die Tuberkulose und ihre Grenzgebiete in Einzeldarst. Beih. z. d. Beitr. Klin. Tbk. VII (1929).

EFFENBERGER: Zur Behandlung der Kehlkopftuberkulose. Dtsch. Tbk.bl. **1938**, 7.

FLÜGGE: Über die künstliche Verklebung teilweise freier Pleuraspalten vor Anwendung der Kavernensaugdrainage. Z. Tbk. **85**, 215 (1940). — FRANGENHEIM: Technik der Apicolyse bei Spitzentuberkulose. 54. Tagg dtsch. Ges. Chir. **1930**. — FRIEBE: Vereinfachung der Nachbehandlung extrapleuraler Pneumolysen durch primäre Öleingießung. Z. Tbk. **86**, 309 (1941). — FRIEDRICH: Die operative Brustwandmobiliserung (Pneumolyse) zwecks Behandlung einseitiger Lungenphthise. Med. Klin. **1908 I**, 33.

Goralewski: Das Kupfer in der Behandlung der Lungentuberkulose. Z. Tbk. 84, 313 (1940). — Graf: Zur Resektion der ganzen 1. Rippe bei der extrapleuralen Thorakoplastik und über die Möglichkeit einer isolierten Entrippung von Spitzen- und Oberfeld (thorakoplastischer Selektivkollaps). Dtsch. med. Wschr. 1930 II. 1647. — Die biologische gesteuerte Anzeigestellung in der Lungenkollapstherapie. Beitr. Klin. Tbk. 95, 312 (1940). — Ein Beitrag zur Technik der kombinierten Pleurolyse-Spitzenplastik. Chirurg 1940, 405. — Grass: Ein transportabler Pneumothroaxapparat zur Anwendung von Kohlensäure und Luft. Beitr. Klin. Tbk. 47, 337 (1921). — Über Kavernenheilung durch Saugdrainage nach Monaldi. Z. Tbk. 84, 1 (1939). — Über die Behandlung der tuberkulösen Kaverne, der Lungengangrän und des Empyems mit der Saugdrainage. Dtsch. Tbk.bl. 1941, H. 1/2. — Gwerder: Die Plombierung der tuberkulösen Lunge. Münch. med. Wschr. 1913 I, 48.

Hein-Kremer-Schmidt: Kollapstherapie der Lungentuberkulose. Leipzig: Georg Thieme 1938. — Herholz: Intrathorakale Lösung flächenhafter Verwachsungen beim inkompletten Pneumothorax (intrathorakale Pneumolyse). Beitr. Klin. Tbk. 92, 8 (1939). — Hermannsdorfer, M. u. A.: Kochbuch für Tuberkulöse. 4. Aufl. Leipzig: Johann Ambrosius Barth 1931.

Jacobaeus: Die Thorakoskopie und ihre praktische Bedeutung. Erg. Med. 7 (1925). — Jessen: Über Pneumolyse. Münch. med. Wschr. 1913 I, 29.

Kleesattel: Avertinbetäubung bei Lungentuberkulose. Dtsch. med. Wschr. 1930 II, 2040. — Zur Totalresektion der 1. Rippe. Beitr. Klin. Tbk. 82, 571 (1933). — Die Ölplombe. Z. Tbk. 86, 280 (1941). — Klopstock-Schüler: Das Pneumoperitoneum als Behandlungsmethode der Darmtuberkulose. Beitr. Klin. Tbk. 83 (1933). — Kremer: Oleothorax. Erg. Tbk.forsch. 4 (1932). — Kavernensaugdrainagebehandlung bei Restkavernen. Z. Tbk. 85, 11 (1940).

Lauwers: Contribution à l'étude de l'apicolyse. Bull. Soc. nat. Chir. 54, 1261 (1928). — Zbl. Tbk.forsch. 30, 876. — Leitner: Neue Ergebnisse der Goldbehandlung bei Tuberkulose. Zbl. Tbk.forsch. 43, 1 (1935). — Lischke: Die praktische Lungenarbeitstherapie. Öff. Gesdh.dienst 1942, H. 19. — Lütgerath: Beiträge zur Behandlung der Lungentuberkulose mit Kupfer. Beitr. Klin. Tbk. 98, 147 1942). — Lundh: Zur Frage der chirurgischen Kollapstherapie bei Lungentuberkulose. Copenhagen 1942.

Martini, Rosendahl: Bilanz der Goldtherapie bei der Lungentuberkulose. Z. Tbk. 84, 330 (1940). — Maurer: Die 4- oder 5-Rippenplastik mit intrathorakaler Skapula. Acta davos. (D.) 1938, Nr 18. — Melzer: Kavernensaugbehandlung. Dtsch. Tbk.bl. 1941, Nr 8. — Meseti: L'aspirazione andocavitaria di Monaldi nel trattamento dei processi lobitici. Ann. Istit. Carlo Forl. 1942, 471. — Monaldi: Saugdrainage der tuberkulösen Lungenkaverne. Z. Tbk. 85, 11 (1940). — Die Kavernensaugdrainage in ihren theoretischen Grundlagen und in ihren klinischen Indikationen. Dtsch. med. Wschr. 1942 I, 673. — Versuche über den Verschluß der Drainagebronchien bei Anwendung des Verfahrens der Kavernensaugdrainage. Z. Tbk. 89, 105 (1942). — Morelli e Perin: Trattato italiano di medicina interna. — Mutschler: Eine Standardmethode zur blutigen Lungenkollapstherapie. Chirurg 1938, 538.

Neumann: Indikation und Technik der Tuberkulinbehandlung der verschiedenen tuberkulösen Erkrankungen. Dtsch. med. Wschr. 1941 II, 1010. — Nicol: Die Indikationsstellung zu den heute gebräuchlichsten Methoden der Kollapstherapie der Lungentuberkulose. Münch. med. Wschr. 1939 II, 1413, 1435.

Omodei-Zornini-Scorpati-Cerutti: Atlante anatomo-patologica della T.B.C. pulmonare.

Partearroyo-Rodrignez: Colapsterapia de la tuberculosis pulmonar. Ediciones Rev. espan. Tbc. — Partenheimer: Die Behandlung Schwertuberkulöser. Leipzig: Johann Ambrosius Barth 1942.

REVOTO: Trattato delle T.B.C. — RICKMANN: Die Behandlung der Kehlkopftuberkulose mit der Kehlkopf-Quarzlampe nach CEMACH. Beitr. Klin. Tbk. **94**, H. 3 (1939). — ROLLIER: Die Heliotherapie der Tuberkulose, 2. Aufl. Berlin: Springer 1924. — ROLOFF: Dauererfolge der Lungenkollapsbehandlung. Statistischer Bericht über 1128 Fälle aus den Jahren 1918—1928. Beitr. Klin. Tbk. **78**, 495 (1931). — Dauererfolge der Lungenkollapsbehandlung. Sozialhygienische und wirtschaftliche Betrachtungen. Z. Gesdh.verw. **3**, H. 15, 337. — Dauererfolge der Pneumothoraxbehandlung. Die Statistiken der Weltliteratur. Tbk.forsch. **36**, 657 (1932).

SAUERBRUCH: Die Chirurgie der Brustorgane. Bd. 1, Teil 2: Die Erkrankungen der Lungen, 3. Aufl. Berlin: Springer 1930. — SCHMIDT: Gezielte Teilplastik, Pneumolyse, estrapleuraler Pneumo- und Oleothorax als Methoden einer erhaltenden und schonenden operativen Kollapstherapie. Beitr. Klin. Tbk. **88**, 689 (1936). — SCHUBERTH: Die Behandlung der tuberkulösen Kaverne mit der Kavernensaugdrainage. Z. Tbk. **84**, 185 (1940). — Kavernensaugdrainage und Behandlung tuberkulöser Lungenkavernen. Tbk.bibl. **78** (1941). — SEMB: Thorakoplastik mit extrafascialer Apikolyse. I. Theoretische Grundlagen. II. Technik und Ergebnisse. Kir. Avd. III Ulleval, Kommun. Sydek, Oslo. Chirurg **9**,. 81, 121. — STEGLICH: Bericht über 587 Plastiken nach einer Beobachtungszeit bis zu 17 Jahren. Beitr. Klin. Tbk. **94**, 351 (1940). — STUERTZ: Indikationsstellung und Ergebnisse der Phrenikotomie. Z. Tbk. **50**, 3 (1928).

TUFFIER: État actuel de la chirurgie intrathoracique. Congr. internat. Chir. Londres. **1913**. — Decollement pleuro-parietal an chirurgie pleuro-pulmonaire Arch. méd.-chir. Appar. respirat. **1** (1926).

ULRICI: Künstlicher Pneumothorax durch manuelle Lösung der flächenhaft verwachsenen Lunge. Dtsch. med. Wschr. **1918** I, 44. — Extrapleurale Pneumolyse. Tubercle **3/4** (1924). — Das Endziel der Pneumothoraxbehandlung. Beitr. Klin. Tbk. **75**, 285 (1930). — Über Spitzenplastiken. Dtsch. med. Wschr. **1932** I, 411. — Pneumothoraxbehandlung. Dtsch. med. Wschr. **1940** I, 34. — Die geschlossene Fürsorge (Anstaltsbehandlung) und die operativen Maßnahmen im Kampfe gegen die Tuberkulose. Erg. Tbk.forsch. **10**, 77 (1941).

WACKER: Goldbehandlung bei Lungentuberkulose. Dtsch. Tbk.bl. **1940**, 2. — WEBER: Indikation zur Kavernendrainage. Beitr. Klin. Tbk. **98**, 90 (1942).

ZIEGLER: Bekämpfung der Lungentuberkulose durch Ruhigstellung der Lunge. Dtsch. Zentralkommission zur Bekämpfung der Tuberkulose. Coburg Mai 1924.

V. Tuberkulose und Umwelt.

ALEXANDER-ALEXANDER: Die Arbeitsbehandlung. Leipzig: Georg Thieme 1932. — ALMANSA DE CARA: Die Eheprobleme der Tuberkulose. Rev. espan. Tbc. **9**, 361 (1940). — ARBORELIUS: Tuberkulose in der Armee. Nord. Med. **1940**, 1745.

BLÜMEL: Handbuch der Tuberkulosefürsorge. München: J. F. Lehmann 1926. — BRAEUNING: Welche Mindestforderungen müssen heute an eine planmäßige Tuberkulosebekämpfung gestellt werden? Öff. Gesdh.dienst **1937**, 469. — Die Wohnungsnot der offen Tuberkulösen. Öff. Gesdh.dienst **1941**, 416. — BRANDT: Der Tuberkulöse in der Arbeit. Z. Tbk. **85**, 24 (1940). — BRIEGER: Anstaltsfürsorge und Arbeitsnachfürsorge. 8. Tagg der internat. Vereinigung gegen die Tbk. im Haag 1932. Zbl. Tbk.forsch. **37**, 738 (1932). — BRONKHORST: Die Arbeitskur in einer Volksheilstätte für Lungentuberkulose. Z. Tbk. **56**, 208 (1930).

DEIST: Die Tuberkulose in der Wehrmacht. Dtsch. Tbk.bl. **12**, 129 (1938).

FRANZ-MÜLLER: Ein Jahr Reihenröntgenuntersuchungen im Reichsheer. Dtsch. med. Wschr. **1932** I, 769.

GRASS: Eine neuartige Anwendung der Schirmbildfotografie und Möglichkeiten ihrer Auswirkung. Z. Tbk. **85,** 94 (1940). — GRIESBACH: Die Tuberkulosebekämpfung. Leipzig: Georg Thieme 1941.

HEIDELBERG: Die „Tuberkulose-Wandlungs-Kartei". Öff. Gesdh.dienst **1941,** 159.

ICKERT: Die Beurteilung der Arbeitsunfähigkeit bei Lungentuberkulose. München: Otto Gmelin 1932.

KAYSER-PETERSEN: Die Organisation der Tuberkulosebekämpfung in Großdeutschland. Dtsch. Ärztebl. **1941,** 26. — KÖSTER: Ländliche Tuberkulose-Fürsorge in Deutschland. Erg. Tbk.forsch. **5,** 26 (1933).

LÖFFLER u. KARTAGENER: Die Tuberkulose als Gegenstand der Begutachtung mit besonderer Berücksichtigung der Eidg. Militärversicherung. Schweiz. med. Wschr. **1939 I,** 489.

MARTI: Arbeitstherapie und Nachfürsorge im Rahmen der Tuberkulosebekämpfung. Gegen die Tbk. **1942,** 54. — MARUHN: Die Tuberkulosekartei. Öff. Gesdh.-dienst **1942,** 462.

NICOL: Tuberkulose-Bekämpfung und Planwirtschaft. Dtsch. Ärztebl. **1938,** 21, 25. — Die Eingliederung der Tuberkulösen in den Arbeitsprozeß. Dtsch. Tbk.-bl. **14,** 5 (1940).

PERETTI: 15 Jahre Tuberkulinkataster bei Schulkindern. Dtsch. Tbk.bl. **1941,** 6. — PUDOR: Über die Einteilung der Lungentuberkulose. Entwurf einer neuen praktischen Tuberkulosenomenklatur. Schweiz. med. Wschr. **1942 I,** 102.

REUSCHER: Welche Lehren zieht der Amtsarzt aus dem HOLFELDERschen Versuch der Verwirklichung eines Röntgenkatasters in Mecklenburg? Öff. Gesdh.-dienst **1940,** H. 8. — RIST: La vie familiale du tuberculeux. Par. méd. **1941,** 73.

SCHEDTLER: Röntgenschirmbildfotografie im Dienste der Wehrmacht. Dtsch. Mil.arzt **4,** 253 (1939). — SCHOENEMANN: Wann darf ein Kranker mit Gasbrust arbeiten? Dtsch. Tbk.bl. **1941,** H. 6. — STEINMEYER: Wehrdienstbeschädigung bei Lungentuberkulose und Lungenschüssen in Röntgenbildern. Tbk.bibl. **1940.** SZERREIKS: Über Ergebnisse von Röntgenreihenuntersuchungen in ihrer Beziehung zur DB-Frage bei Lungentuberkulose. Veröff. Heeressan.wes. **108,** 72 (1939).

ULRICI: Zusammenarbeit der offenen und geschlossenen Fürsorge auf dem Gebiet der Tuberkulose. Z. Tbk. **59,** 23 (1930). — Lungentuberkulose in ärztliche Begutachtung in der Krankenversicherung. Berlin-Charlottenburg: Verlag für Sozialmedizin 1932. — Klinisch-fürsorgerische Einteilung der Lungentuberkulose. Z. Tbk. **64,** 350 (1932). — Mit der Röntgenmusterung auf der Suche nach der unbekannten Tuberkulose. Dtsch. med. Wschr. **1939 I,** 869.

VOS: Arbeitstherapie bei der Lungentuberkulose. Z. Tbk. **53,** 11 (1929).

WIEWIOROWSKI: Röntgenserienuntersuchungen bei der Schutzpolizei. Ärztl. Wschr. **1929 I,** 193.

ZACHARIAS: Der tuberkulöse Arbeiter. Ein Beitrag zur Frage der Wiedereingliederung des tuberkulösen Handarbeiters in den Arbeitsprozeß. Z. Tbk. **88,** 253 (1932). — ZAPEL: Ergebnisse Reihenuntersuchungen (Hollerithverfahren). Dtsch. med. Wschr. **1941 I,** 15.

Sachverzeichnis.

Abbinden der Extremitäten bei Hämoptoe 322.
Abführmittel 318.
Abhärtung 311.
Abortive Tuberkulosen 487.
Abreibungen 317.
Acidum camphoricum 316.
Acinus 19.
Adrenalin 322.
Agaricin (Agarical) 316.
Alkoholgenuß, bei Tuberkulösen 309.
Alkoholinjektion in den N. laryngeus sup. bei Dysphagie 461.
Allgemeinbehandlung 304.
— Abhärtung 309.
— Alkoholica 309.
— Anstaltsbehandlung 306.
— Arbeitstherapie 312.
— Beschäftigung 311.
— Bettruhe 306.
— Diätetik 307.
— — nach GERSON-SAUERBRUCH-HERMANNSDORFER 309.
— Fieber 315.
— Freiluftkur 306.
— Grundsätze 304.
— Häusliche Kuren und ihre Schwierigkeiten 305.
— Heilplan 305.
— Indikationen (Behandlungsbedürftigkeit) 304.
— — spezielle 333.
— Kaltwasserkur 311.
— Kehlkopftuberkulose 450.
— Klimakuren 313.
— Kurzatmigkeit 323.
— Leichtgymnastik 310.
— Luftbäder 310.

Allgemeinbehandlung,
— Medikamentöse 314, 316.
— Milch 308.
— Psychotherapie 307.
— Reizbehandlung (s. a. diese) 333.
— Toxische Symptome 305.
— Ziel und Weg 305.
Altersdisposition 177.
Alterstuberkulose 239.
Alttuberkulin 340.
Alypinpinselung bei Kehlkopftuberkulose 457.
Amyloidose 258.
Anamnese 46.
Anästhesineinblasung bei Kehlkopftuberkulose 455.
Anatomie, pathologische 18.
Anstaltsbehandlung 306.
Ansteckung, berufliche 490.
Ansteckungsgefährdung, berufliche 489.
Anthrakose und Tuberkuloseverlauf 50.
Antifebrilia 316.
Antiforminverfahren 94.
Appetitlosigkeit, Behandlung 317.
Arbeitsfähigkeit, Lungenkranker 267.
Arbeitsunfähigkeit 486.
— beschränkte 487.
Arteriosklerose, Tuberkulinkuren und 339.
Arzneibehandlung,
— Darmtuberkulose 470.
— Kehlkopftuberkulose 455.
— Lungentuberkulose 314, 316.
Aspirationspneumonie, käsige 13, 235.
Atelektase 236.

Atemgeräusche 63, 66.
— amphorische 318.
Atropin 318.
Ätzungen bei Kehlkopftuberkulose 456.
Ausbreitungswege der Tuberkulose 7—8.
Auskultation 62—67.
— Fehlerquellen 64.
Auswurf s. Sputum.

Bacillenemulsion 340.
Begutachtung, der Tuberkulösen 487.
Behandlung,
— Abführmittel 318.
— Abreibungen 317.
— Alkoholica 309.
— Allgemeinbehandlung (s. a. Allgemeinbehandlung) 304.
— Anämie 318.
— Anstaltsbehandlung 306.
— Appetitlosigkeit 317.
— Bedürftigkeit 487.
— Chemotherapie 342.
— Darmtuberkulose 463.
— Diät 307.
— — nach GERSON 309.
— Dyspnoe 323.
— Emphysem 324.
— Expektorantia 320.
— Extremitätenabbindung bei Blutungen 322.
— Farbstofftherapie 343, 345.
— Fieber 315.
— Goldbehandlung 343.
— Hämoptoe 321.
— Husten 318.
— Kalktherapie, intravenöse 320.
— Kaltwasserbehandlung 311.
— Kehlkopftuberkulose 454.

Behandlung,
— Kollapstherapie 349.
— Kupferpräparate 343.
— Kurzatmigkeit 323.
— Lungentuberkulose
304.
— Magenstörungen 318.
— Milch 308.
— Monaldi 351.
— Nachtschweiße 317.
— Narkotica 323.
— Phrenicusexairese 350
(s. a. diese).
— Plombierung, extra-
pleurale 366, 422.
— Pneumolyse, extra-
pleurale 369.
— — intrapleurale 353.
— Pneumothoraxver-
fahren 374, 377.
— Proteinkörpertherapie
345.
— Reizbehandlung 333,
348 (s. a. diese).
— Salz 309.
— Schmerzen 321.
— Schwäche 317.
— Schwermetallsalze 343.
— Sputum 319.
— Stiche 321.
— Strahlenbehandlung (s.
a. diese) 345.
— Symptomatische 315.
— Thorakoplastik (s. a.
diese) 360, 417.
— Tuberkulinkuren (s. a.
diese) 333.
— Verdauungsstörungen
318.
Behandlungsbedürftigkeit
487.
Bekämpfung, soziale, der
Tuberkulose 471.
Blutbild, weißes 105.
Bluthusten s. Hämoptoe.
Blutuntersuchung 102 u. f.
— Herstellung von Blut-
präparaten 108.
Boecksches Sarkoid 245.
Borsäureeinblasung bei
Kehlkopftuberkulose
455.
Brauer, Thorakoplastik
360, 417.
Bronchialdrüsentuber-
kulose der Kinder 60,
89, 141.
Bronchitis, käsige 31.
— chronische 277.

Bronchogene Streuung
193.
Bronchophonie 62.
Bronchuscarcinom 301.

Campher 316.
Chemotherapie 342.
Chromsäureätzung bei
Kehlkopftuberkulose
456.
Cirrhose (cirrhotische
Phthise),
— Anatomie 36.
— Kavernöse Form 228.
— Verlauf 228.
Cocainpinselungen bei
Kehlkopftuberkulose
455.
Curettierung bei Kehlkopf-
tuberkulose 458.

Darmtuberkulose 44, 463.
— Behandlung 468.
— Diagnose 463.
— Entstehung 44.
— Fieber 465.
— Geschwüre 45.
— Klinische Erschei-
nungen 464.
— Kotabscesse 46.
— Lungentuberkulose und
464.
— Pathologische Anato-
mie 44.
— Perforation von Ge-
schwüren 46, 465.
— Pneumoperitoneum bei
471.
— Resektion bei 471.
— Röntgenuntersuchung
466.
— Sitz 45.
— Stenosen 465.
— Stuhluntersuchung 96,
464.
— Symptome 463.
— Tumorartige Formen
465.
— Vorkommen 45, 465.
Diabetes, Form der Tuber-
kulose bei 242.
— Tuberkulosedisposition
49, 331.
Diabetes mellitus,
— Tuberkulinkuren und
340.
Diagnostik, Spezifische 67
(s. a. Differentialdia-
gnose, Untersuchung).

Diätetik,
— Darmtuberkulose 469.
— Lungentuberkulose
307.
Diathese, lymphatisch-
exsudative und tuber-
kulöse Infektion 150.
Diazoreaktion, positive
101, 464.
Differentialdiagnostik,
— Aktinomykose 294.
— akute Bronchopneumo-
nie 272.
— Aortitis luetica 288.
— Arteriosklerose 288.
— Atheromatose 288.
— Boecksches Sarkoid
245.
— Bronchektasien 280.
— Bronchiolitis obliterans
277.
— chronische Bronchitis
277.
— chronische Pneumonie
273.
— Cystenlunge 283.
— Echinococcus 295.
— extrapulmonale Tumo-
ren 295.
— Koniosen 288.
— Lues der Lunge 277.
— Lungenabsceß 277.
— Lungengangrän 285.
— Lungeninfiltrierungen
269.
— Lungentuberkulose 67.
— Lungentumoren 296,
301 u. f.
— Lymphogranulomatose
299.
— Stauungslunge 286.
Disposition 49, 177, 262.
Durchleuchtung, diagnosti-
sche 70.
Dyspnoe, und ihre Behand-
lung 323.

Ektebin (Moro) 122.
Elastische Fasern im Spu-
tum und ihr Nachweis
101.
Emphysem, vikariierendes
37, 232, 324 (s. a.
Lungenemphysem).
Emphysemtuberkulose,
hämatogene 34.
Empyem s. Pleuraergüsse.
Entstehung,
— Darmtuberkulose 44.

Entstehung,
— Kehlkopftuberkulose 40.
— Lungentuberkulose 1, 15.
Entwicklungsgänge der Lungentuberkulose 15.
Epidemiologie der tuberkulösen Infektion 5.
Epiglottisabtragung bei Kehlkopftuberkulose 459.
Erstansteckungstuberkulose 159.
Erweichung, tuberkulöse 24.
Erwerbsunfähigkeit 486.
Erythema induratum 150.
— nodosum 150.
Erythrocytensenkung 102.
Exacerbation 167, 172.
Exsudat, blutig-seröses bei Tumor 301.
Exsudative Phthise 16, 84, 188.
— Fieber 192.
— Kindesalter 153.
— Pathologische Anatomie 16, 18, 22, 29.
— Prognose 199.
— Röntgendiagnostik 188.
Extremitätenabbindung bei Hämoptoe 322.

Faeces s. Stuhluntersuchung.
Fahräus, Erythrocytensenkung 102.
Fieber 53—55, 199.
— akutes Infiltrat und 196.
— Behandlung 315.
— Kindertuberkulose und 53, 155.
Fiebermessung 53.
Filtrierbare Form des Tuberkelbacillus 2.
Fluorescenzmikroskopie 93.
Frühinfiltrat 14—15, 18.
— im Kindesalter 155.
— Röntgendiagnostik 180.
Frühkaverne 25, 192, 196.
Frühsport 310.
Fürsorgebestrebungen 471.
Funktionsprüfung,
— Lunge 110.
— Kreislauf 117.

Galvanokaustischer Tiefenstich bei Kehlkopftuberkulose 459.
Gastrostomie bei Kehlkopftuberkulose (Dysphagie) 461.
Gelatine(injektionen) 322.
Geschwüre, tuberkulöse,
— Darm 45.
— Kehlkopf 451.
Gewebsreaktionen, primäre 18.
— sekundäre 24.
Ghonscher Herd 169.
Goldbehandlung 343.
Greisentuberkulose 239.
Grippe, als Fehldiagnose beginnender Tuberkulose 47.

Habitus 57, 177.
Hämatogene Tuberkulose 207.
Hämoptoe 48.
— Behandlung 321.
— cirrhotische Phthise 228.
— Stauungslunge 287.
Halsdrüseninfektion, tuberkulöse 148.
Harn,
— Chemische Untersuchung 101.
— Tuberkelbacillennachweis 96.
Heilungsvorgänge, Anatomie 27.
Heliotherapie,
— Kehlkopftuberkulose 454.
— Lungentuberkulose 313.
Herdreaktion 68.
Heredität 49.
Herz, cirrhotische Phthise und 37, 256.
Herz(fehler), Tuberkulinkuren und 339.
Herzfehler, Tuberkulose und 286.
Herzuntersuchung vor Lungenoperation 117.
Hilusschatten (s. Röntgendiagnostik) 88, 90.
— im Kindesalter 140.
Hochgebirgskuren 318.
Husten, Behandlung 318.
Hydrotherapie 311.
Hysterie, Tuberkulinkuren und 340.

Indikationen,
— Allgemeinbehandlung 304.
— Anstaltsbehandlung 306.
— Kehlkopfeingriffe 456.
— Phrenicusexairese 350, 358.
— Pleuraexsudate, Entleerung 393.
— Pneumothorax 350, 352.
— Strangdurchbrennung 394.
— Thorakoplastik 351.
— Tuberkulinkuren 339.
Indurationsfeld, tuberkulöses 23.
Infektion,
— Darmtuberkulose 44.
— Kehlkopftuberkulose 40.
— Lungentuberkulose 1, 3.
Infektionskrankheiten, Tuberkulose und 50.
Infektionsquellen, Sanierung der 474, 479.
Infiltrate 14—15, 180.
Infraclaviculäres s. Frühinfiltrat.
Inspektion 57.
Intracutane Tuberkulinprobe 68, 121.

Jacobaeus, Thorakoskopie und Strangdurchbrennung 394.
Jodipinfüllung, Differentialdiagnose durch 280, 301.

Kalkbehandlung 320.
— Intravenöse 320, 470.
Kaltkaustik, Strangdurchbrennung mit 504.
Käsige Bronchopneumonie s. Kindertuberkulose.
Kauterisation bei Kehlkopftuberkulose 456.
Kavernen 25.
— cirrhotische Phthise und 228.
— isolierte, und Plombierung 366.
— Kindertuberkulose 137.
— Physikalische Symptome 64.
— Pneumothoraxverfahren bei 352.

Kavernen,
— Spätkavernen 227.
Kavernensaugdrainage
nach MONALDI 351, 372,
432.
Kehlkopfgeschwüre,
— Differentialdiagnose
452.
Kehlkopftuberkulose 450.
— Abtragung (blutige)
von Infiltraten 458.
— Alkoholinjektion in den
N. laryngeus sup.
461.
— Allgemeinbehandlung
454.
— Anästhesineinblasung
455.
— Behandlung 454.
— Bogenlichtbehandlung
(FINSEN) 455.
— Borsäureeinblasung
455.
— Chromsäureätzung 456.
— Cocainpinselung (Aly-
pinpinselung) 455.
— Curettierung von Infil-
traten 458.
— Diagnostik 450.
— Differentialdiagnose
452.
— Dysphagie und ihre Be-
handlung 456, 461.
— Entstehung 40.
— Epiglottisabtragung
459.
— Galvanokaustik 459.
— Gastrostomie 461.
— Geschwürsbildung 451.
— Heliotherapie 454.
— Hinterwandtuberku-
lome, Spaltung 459.
— Infektionsweg 40.
— Infiltrationen 451.
— Kauterisation 456.
— Krysolgan bei 455.
— Laryngofissur 461.
— Lokalbehandlung 455.
— Mentholöleinträufe-
lungen 455.
— Milchsäureätzung 456.
— Morphiuminjektionen
456.
— Nachbehandlung nach
Eingriffen 460.
— Orthoformeinblasung
455.
— Pachydermie 453.

Kehlkopftuberkulose,
— Pathogenese und pa-
thologische Anatomie
39.
— Perichondritis 452.
— Prognose 453.
— Quarzlichtbestrahlung
462.
— Resektion des N. laryn-
geus sup. bei 461,
462.
— Röntgen- (Radium-)
behandlung 463.
— Schluckschmerzen und
ihre Behandlung 456.
— Schonungstherapie 454.
— Spaltung erkrankter
Partien 459.
— Stauungsbehandlung
456.
— Stimmbandtuberku-
lome 451.
— Strahlenbehandlung
454.
— Symptomatologie 453.
— Tracheotomie bei 461.
— Tuberkel 451.
— Tuberkulinbehandlung
455.
— Tuberkulome 461.
— Untersuchungstechnik
450.
— Vorkommen (Häufig-
keit) 450.
Kindertuberkulose 121.
— Anstaltsbehandlung
156.
— Bacillenbefunde 135.
— Behandlung 155.
— Bipolarität der Herde
123.
— Bronchaldrüsentuber-
kulose (s. a. diese) 81,
141.
— Chronische Phthise 153.
— Epituberkulose 130.
— Exsudative Phthise
153.
— Fieber bei 135.
— Frühinfiltrat 155.
— Halsdrüseninfektion
148.
— Hämatogene Streu-
ungen 143, 147.
— Hospitalismus und 156.
— käsige Bronchopneu-
monie 153.
— Klinik der Infiltrie-
rungen 152.

Kindertuberkulose,
— Lichen scrofulosorum
148.
— Miliare Streuungen 150.
— Miliartuberkulose 143,
150.
— Organverziehungen
155.
— Paravertebrale Schall-
verkürzung 60.
— perihiläre Infiltrierung
127.
— Peritonitis tuberculosa
148.
— Phlyktänen 148.
— Physikalischer Befund
135.
— Primäre 136.
— — Kaverne 137.
— Primärinfiltrierung 123.
— Proliferierender Pri-
märkomplex 140.
— Psychologie und 157.
— Säuglingsalter 136.
— Sekundärinfiltrierung
125.
— Skrofulose 159.
— Spina ventosa 148.
— Tertiäre Formen 155.
— Therapie s. Behand-
lung.
— Tuberkulide 144, 148.
— Tuberkulinkur 157.
Klimakuren 313.
Kochsalz bei Blutungen
321.
Kokainpinselungen bei
Kehlkopftuberkulose
455.
Kollapstherapie 349.
Komplementbindungs-
reaktion 108.
Konstitution, schizoide
und Tuberkulose 262.
— zyklothyme 262.
Konstitutionstypen, Tu-
berkulose und 177, 261.
Kotabscesse bei Darm-
tuberkulose 46.
Kriegsdienstfolge, Lungen-
tuberkulose als 490.
Krysolgan bei Lungen- und
Kehlkopftuberkulose
455.
Kupferbehandlung 343.
Kurzatmigkeit (s. Dys-
pnoe).
Kymographie 83.

Lactophenin 316.
Laryngeus superior N., Alkoholinjektionen und Resektion bei Kehlkopftuberkulose 461, 462.
Laryngitis chronica und Kehlkopftuberkulose, Differentialdiagnose 452.
Laryngofissur bei Kehlkopftuberkulose 461.
Laryngoskopie bei Kehlkopftuberkulose 450.
Lekutyl 343.
Leukocytenbild 106.
Lichen scrofulosorum 148.
LINZENMEYER, Senkungsprobe 103.
Lochkavernen bei hämatogener Tuberkulose 34, 214.
Luftbäder 310.
Lumbalpunktat,
— Meningitis tuberculosa und 97.
— Tuberkelbacillennachweis 97.
Lunge, Röntgenbild der normalen 88.
Lungenblutung, in der Anamnese (s. a. Hämoptoe) 48.
— tödliche 233.
Lungenemphysem,
— Behandlung (vorbeugende) 324.
— Cirrhotische Phthise und 37, 232, 242·
Lungenfistel, Spontanpneumothorax und 237.
Lungenfunktionsproben vor Lungenplastik 110, 248.
Lungenspitzen (s. Spitzen-).
Lungentuberkulose,
— Abortive Formen 487.
— Aktive bzw. inaktive, Abgrenzungsversuche 108, 109, 221.
— akuter Beginn 46, 174.
— Allgemeinbehandlung (s. a. Allgemeinbehandlung) 304.
— Allgemeinsymptome 53.
— Alteration 22.
— Anamnese 46.

Lungentuberkulose,
— Anatomie, pathologische 18.
— Ansteckung 47.
— Apikal-caudaler Ablauf der 34, 155.
— Beginnende,
— — Klinik 174.
— — Kollapstherapie 349.
— Begutachtung 487.
— Behandlung (s. a. Behandlung) 304.
— Bekämpfung, soziale 471.
— berufliche Ansteckung 490.
— Chemotherapie 342.
— Chronische hämatogene 10.
— Cirrhotische (s. a. Cirrhose) 36, 227.
— Darmtuberkulose und (s. Darmtuberkulose) 44.
— Differentialdiagnose (s. a. diese) 268.
— Endstadium 255.
— Entwicklungsgänge 15.
— Erbliche Belastung 49.
— Erstansteckungstuberkulose 159.
— Exposition 47.
— Exsudative (s. a. Exsudative) 16, 18, 22, 29, 188.
— Formen (Schema) 485.
— Fürsorge 473.
— Greisentuberkulose 239.
— Grundreaktionen 27.
— hämatogene Formen 31, 207.
— Heilvorgänge 248.
— Inaktive bzw. aktive, Abgrenzung 108, 109, 221.
— Infektion 3.
— Kehlkopftuberkulose und 450.
— Klinisches Bild 174.
— Kriegsdienst und 490.
— offene Formen, Begutachtung 487.
— Pathogenese 1.
— Pathologische Anatomie 18.
— Pleuritis exsudativa und 199, 325.

Lungentuberkulose,
— Primäre 6.
— — des Kindes 136.
— Produktive (s. a. Produktive) 20, 34, 217.
— Progrediente geschlossene Form 487.
— RANKES Einteilung 4.
— Restzustände 488.
— Röntgendiagnostik (s. a. diese) 69f.
— Schirmbildphotographie 84, 176.
— schleichender Beginn 48, 217.
— Sekundäre 6—11.
— Soziale Bekämpfung der 471.
— — Versicherung 486.
— Superinfektion, exogene 181.
— Symptomatologie 46.
— Tertiäre 11, 155.
— Todesformen 256.
— Umwelt und 471.
— Unfall und 489.
— Untersuchung (s. a. diese) 57.
Lungenuntersuchung 66.
Lupus 44.
Lymphome, multiple tuberkulöse 148.

Magenstörungen, Behandlung 318.
MAURER, Thorakoplastik 420.
MEINICKE, Serumreaktion 109.
Meldepflicht 474.
MENDEL-MANTOUX, Intracutanprobe 122.
Meningitis tuberculosa, Lumbalpunktat 97.
Mentholöl bei Kehlkopftuberkulose 455.
Metallsalze 343.
Mikromethode der Blutsenkung 105.
Milchkuren 308.
Milchsäureätzung bei Kehlkopftuberkulose 456.
Miliare Aussaat 34, 148.
Milztumor, Hämatogene Lungentuberkulose und 216.
MONALDI, Saugdrainage 351.

Morphiummedikation,
— Hämoptoe und 323.
— Kehlkopftuberkulose
456.
Much, Granula und ihr
Nachweis 97.
Mutschler, Standard-
methode 431.

Nachtschweiße 55.
— Behandlung 317.
Narkotica 319.
Neurasthenie, Tuberkulin-
kur und 340.
Neutuberkulin (Bacillen-
emulsion) 340.
Nierenerkrankungen,
— Tuberkulinkuren und
340.

Obergeschoßplastik nach
Graf 360.
Oleothorax,
— extrapleuraler 421, 424,
427.
— intrapleuraler 405.
Oleum camphoratum 316.
Organverziehungen bei
Kindertuberkulose 155.
Orthoformeinblasung bei
Kehlkopftuberkulose
455.

Pachydermia laryngis und
Kehlkopftuberkulose
453.
Papilloma laryngis 453.
Pathogenese,
— Darmtuberkulose 44.
— Kehlkopftuberkulose
39.
— Lungentuberkulose 1,
21.
Pathologische Anatomie,
— Darmtuberkulose 44.
— Kehlkopftuberkulose
39.
— Lungentuberkulose 18.
Peribronchitis tuberculosa,
sog. 43.
Perichondritis laryngea 43.
Perifokale Entzündung 4,
9, 24.
Perkussion 59.
— Technik 61.
Phenacetin 316.

Phlyktäne 148.
Phrenicusexairese,
— Emphysem, vikari-
ierendes und 325.
— Indikationen 350, 356.
— Nebenwirkungen 358.
— Technik 408.
Phrenicusquetschung 358,
410.
Phthise s. Darm-, Kehl-
kopf-, Lungentuberku-
lose, Tuberkulose.
Physikalische Unter-
suchung 57.
Pleuraergüsse,
— Empyeme 354, 387,
392.
— Entleerung 393.
— Lungentuberkulose und
51, 325.
— Pneumothoraxexsudat
389.
— Strangdurchbrennung
403.
— Tuberkelbacillennach-
weis 96.
Pleuratuberkulose 38.
Pleuraverwachsungen
(-schwarten, -stränge)
s. Pleuraergüsse, Pneu-
mothoraxverfahren,
Strangdurchbrennung.
Pleuritis exsudativa,
— hämatogene 38, 199,
325.
— initiale 51, 199.
— Prognose 207.
— sicca 202, 325.
— tuberculosa 38, 199.
Pleuritisschmerzen, Be-
handlung 321.
Plombierung 366.
— extrapleurale 422.
— Spätperforationen nach
424.
Pneumolyse,
— extrapleurale 369, 422,
427.
— intrapleurale 353.
Pneumonie, käsige 20, 30.
Pneumoperitoneum bei
Darmtuberkulose 471.
Pneumothorax,
— diagnostischer 296.
— extrapleuraler 369, 421.
— offener 238.
Pneumothoraxexsudat
326, 389.
— Entleerung 326, 390.

Pneumothoraxverfahren
374.
— Arbeitsfähigkeit und
445.
— Dauer der Behandlung
386.
— Doppelseitiges 353, 385,
387.
— Druckverhältnisse 380,
386.
— Entspannungspneumo-
thorax 323, 360.
— Erfolge 434.
— Ergänzungsoperationen
350, 356, 394, 406,
421.
— Erstanlegung 379.
— Exsudatbildung 389.
— Fieber nach Füllung
383.
— Frühbehandlung 376,
437.
— Gasembolie 378, 381.
— Hämoptoe und 323.
— Indikationen 350, 352.
— Instrumentarium 377.
— Kavernen 352, 387.
— Kohlensäureeinfüllung
378.
— Komplikationen 381,
385.
— Lokalanästhesie 379.
— Luftembolie 378, 381.
— Lungenverletzung 378,
379, 381.
— Nachfüllungen 381.
— Pneumothoraxnadeln
377.
— Restpneumothorax
391, 406.
— Röntgenkontrolle 381.
— Spannungspneumo-
thorax 381.
— Strangdurchbrennung
394.
— Technik 377.
— Thorakoplastik 351,
411.
— Verwachsungen 394.
Primäre Tuberkulose 159.
Primärherd(-komplex) 4, 6,
123, 170.
Primärinfekte 4.
— extrapulmonale 4.
Primärkomplex, prolife-
rierender (Neumann)
140.
— Röntgendiagnostik 69.

Produktive Tuberkulose
    20, 34, 217.
— Geschlossene Form
    222.
— Pathologische Anato-
    mie 20, 34.
— Prognose 266.
— Röntgenbehandlung
    347.
— Sekundärkaverne 227.
Proteinkörpertherapie 345.
Psychologie des Phthisi-
    kers 259.
PUHLscher Herd 170.
Puls 57.
Pyramidon 316.

Quarzlichtbestrahlung,
— Kehlkopftuberkulose
    462.
— Lungentuberkulose
    346.

RANKE, Ausbreitung der
    Tuberkulose 4.
Rasselgeräusche 65.
Reinfektion 12, 47.
Reizbehandlung,
— Spezifische (s. a. Tuber-
    kulinkuren) 333.
— Unspezifische 342.
— — Indikationen 348.
Rindertuberkelbacillen 1.
Röntgenbehandlung,
— Kehlkopftuberkulose
    463.
— Lungentuberkulose
    347.
Röntgendiagnostik,
— Bronchuscarcinom 301.
— Cirrhotische Phthise
    230.
— Darmtuberkulose 466.
— Durchleuchtung der
    Lunge 70.
— Exsudative Phthise
    196.
— Frontalaufnahmen 74.
— Frühinfiltrat s. Infil-
    trat, akutes.
— Fürsorge und 483.
— Gezielte Aufnahmen
    75.
— Halslinie 88.
— Hämatogene Lungen-
    tuberkulose 208.
— Hilusgebiet 88, 90.
— Infiltrat, akutes 183.

Röntgendiagnostik,
— Instrumentarium 72.
— Kavernen 79.
— Koniosen 288.
— Kontrastaufnahmen 77.
— Kymographie 83.
— Leuchtbildphoto-
    graphie 84, 176.
— Lochkavernen 214.
— Lungenbild, normales
    88.
— Miliartuberkulose,
    hämatogene 208.
— Pneumothoraxver-
    fahren 374.
— Primärkomplex, tuber-
    kulöser 169, 170.
— Produktive Tuberku-
    lose 217.
— Qualitätsdiagnose 124.
— Rippenknorpelverkal-
    kung 91.
— Schichtaufnahmen 79.
— Spitzenfeldaufnahme
    76.
— Stereoskopische Auf-
    nahmen 76.
— Technik 70.
— Übersichtsaufnahme
    74, 88.
Röntgenreihenphoto-
    graphie 87.

Salipyrin 316.
Sanocrysinbehandlung 344.
Säuglingstuberkulose 139.
Schichtaufnahmen 79.
Schirmbildphotographie
    84, 176.
Schizoider Charakter,
    Tuberkulose und 261.
Schizophrenie, Tuberku-
    lose und 261.
Schluckschmerzen bei
    Kehlkopftuberkulose
    und ihre Behandlung
    456.
Schmerzen, Behandlung
    321.
Schonungsbehandlung,
— Kehlkopftuberkulose
    454.
Schwäche, Behandlung
    317.
Schwangerschaft 331.
Schwellenwertperkussion
    GOLDSCHEIDERs 61.
Schwermetallsalze 343.

Schwindsucht s. Darm-,
    Kehlkopf-, Lungen-
    tuberkulose, Tuberku-
    lose.
Sekrete, Untersuchung 92.
Sekretgeräusche 63.
Sekundäre Tuberkulose
    6—11, 50.
— im Kindesalter 125.
Senkungsreaktion
    (WESTERGREN-KATZ,
    FAHRÄUS, LINZEN-
    MEYER) 152.
— Cirrhotische Phthise
    und 229.
— Mikromethode 105.
— Pneumothoraxexsudat
    389.
Serumglobinvermehrung
    und ihr Nachweis 108.
Serumtherapie 345.
SIMONsche Herde 170.
Skrofulose 159.
SLUKAsches Dreieck 126,
    183.
Sonnenlichtbehandlung,
    Lungentuberkulose
    345.
Soziale Versicherung 476.
Spätkavernen 25, 169.
— Dauer der Behandlung
    387.
Spitzenfeldaufnahme 76.
Spitzenperkussion 59.
— Fehlerquellen 60.
Spitzenplastik 360, 412.
Spitzentuberkulose 220,
    228.
Spontanpneumothorax
    237, 379.
Sputum,
— Bacillen im Beginn 48.
— Therapeutisches 320.
Sputumuntersuchung,
— Chemische 92, 100.
— Fürsorge und 483.
— Menge des Sputums
    und deren Bedeutung
    57.
— Morphologische 100.
— Tuberkelbacillennach-
    weis 92.
Staubinhalation, Tuberku-
    lose und 3, 50.
Staublungenkrankheit 288.
Stauungsbehandlung,
    Kehlkopftuberkulose
    456.
Stiche, Behandlung 321.

Stimmauskultation (s.
Bronchophonie) 62.
Stimmbandtuberkulom,
Spaltung 459.
Stimmfremitus 61.
Stomachica 318.
Strahlenbehandlung,
— Kehlkopftuberkulose
454.
— Lungentuberkulose 345.
Strangdurchbrennung
nach JACOBAEUS 394,
400.
Streuungen, blande 209.
Stuhluntersuchung, Tuber-
kelbacillennachweis 96.
Symptomatologie,
— Darmtuberkulose 463.
— Kehlkopftuberkulose
453.
— Lungentuberkulose 46.
Syphilitische Kehlkopfge-
schwüre, Diagnose 453.

Temperaturmessung (s. a.
Fieber) und Menstrua-
tionszyklus 54, 222.
Tertiäre Lungenphthise
11—12.
— — im Kindesalter 155.
Thorakoplastik 351, 360,
411.
— Arten der Operation
360.
— Emphysem, vikariie-
rendes und 325.
— Empyem 394.
— Korrekturplastik 420.
— Obergeschoßplastik
nach GRAF 360.
— Technik 412.
Thorakoskopie, Indikation
397.
— Technik 399.
Thoraxdeformität, Physi-
kalische Untersuchung
bei 57.
Tiefenstich, galvanokausti-
scher bei Kehlkopf-
tuberkulose 459.
Tierversuch 98.
Tracheotomie bei Kehl-
kopftuberkulose 461.
Tröpfcheninfektion 3.
Tuberkel, Aufbau 25.
Tuberkelbacillen 1, 20.
— Blutuntersuchung 100.

Tuberkelbacillen,
— Einfallspforte 3.
— Frühinfiltrat und 48.
— Filtrierbare ultravisible
Form 2.
— Harnuntersuchung 96.
— Kehlkopfabstrich 95.
— Lumbalpunktat nach
97.
— Magensaftunter-
suchung 95.
— MUCHsche Granula 97.
— Pleurapunktat und 96.
— Pneumothoraxexsudat
391.
— Sputumuntersuchuung
92.
— Stuhluntersuchung 96.
— Tierversuch 98.
— Typus humanus und
bovinus 1.
— Ultravisible Form 2.
— Züchtung 98.
— — aus dem Blut 100.
Tuberkulide,
— Kindertuberkulose und
144, 148.
Tuberkulinkuren (Reizbe-
handlung, spezifi-
sche) 333.
— Alttuberkulin 340.
— Anaphylaktisierende
Kuren 333, 337.
— Anergisierende Kuren
333, 335.
— Arteriosklerose und
339.
— Bacillenemulsion 340.
— Cutane Anwendung
338.
— Diabetes und 340.
— Dosierung 341.
— Einschleichende Be-
handlung 336.
— Ektebin (MORO) 338,
341.
— Häufigkeit der Injek-
tionen 341.
— Herdreaktion 335, 337.
— Herz(fehler) und 339.
— Hysterie und 340.
— Indikationsstellung
339.
— Kehlkopftuberkulose
339, 455.
— Kindertuberkulose 157.
— Kontraindikationen
339.

Tuberkulinkuren,
— Lösungen und ihre Her-
stellung 340.
— MORO8 Verfahren 338.
— Neurasthenie und 340.
— Neutuberkulin 340.
— Nierenerkrankungen
340.
— Präparate 340.
— Prinzipien 334.
— Reaktionen 335.
— subcutane Injektionen
340.
— Tebeprotein 340.
— Technik 340.
— Theorie 334.
— Toxinwirkung 338.
— Vorgeschrittene Tuber-
kulose 339.
— Wiederaufnahme der
Behandlung 342.
Tuberkulinpräparate (s. a.
Tuberkulinkuren) 340.
Tuberkulinproben 67, 121,
221.
— bei Infektionskrank-
heiten 50, 181.
Tuberkulome 43.
Tuberkulose, Begutach-
tung 487.
— Bekämpfung, soziale
471.
— Endothorakale der
Kinder 121.
— Lungentuberkulose (s.
a. diese) 1.
— sekundäre extrapulmo-
nale 50.
— Umwelt und 471.
Tuberkulosebekämpfung
473.
Tuberkuloseformen, Ein-
teilung 483, 485.
Tuberkulosegesetzgebung
471.
Tuberkulosevorsorge 473,
481.
Tympanie 61, 65, 323.
Typhobacillose LANDOUZYs
22.

Übertragung 3.
Überwachung der Tuber-
kulösen 474, 476.
Ultravisible Form des
Tuberkelbacillus 2.
Umgebungsgefährdung
478.

Umgebungsunter-
suchungen 474.
Umwelt, Tuberkulose und
471.
Unfall, Lungentuberkulose
und 489.
Untersuchung,
— Aufzeichnung und
Deutung der Befunde
66.
— Blut 102.
— Exkrete 92.
— Kehlkopfabstrich 95.
— Kehlkopftuberkulose
450.
Untersuchung,
— Physikalische 57.
— Reihenuntersuchungen
87, 475.
— Sekrete 92.
— Spezifische Diagnostik
67.
— Stuhluntersuchung
96, 464.
— Umgebungsunter-
suchungen 478.
Urin s. Harn.

Ventilpneumothorax 237,
330.
Verkalkung 28.
Verkäsung, tuberkulöse 24.

WESTERGREN, Senkungs-
probe 103.
Wirtsorganismus der tuberkulösen Infektion 20.
Wundinfektion 2.

Zauberbergkrankheit 266.
Zwerchfellähmung, künst-
liche s. Phrenicus-
exairese.
Zyklothyme Konstitution,
Tuberkulose und 262.